経穴主治症総覧

池田政一
編著

医道の日本社
Ido-No-Nippon-Sha

❖序文

本書は次のような構成で、経穴の主治症と施術法をまとめた。これを参考書物とともに説明する。

1・経穴名

最初に「○○○」と3桁の番号を付けて経穴名を記した。経穴名は現代の新しい漢字による表記とした。順序は『漢方概論・経穴編』（全国養成施設協会鍼灸部会編、医歯薬出版、1959年）に記されているものに従った。これら354の経穴は、『鍼灸甲乙経』に記されている349穴に、『銅人』に記載されている5穴を加えたものである。現代の学校教科書ではさらに加えられているが、これらについては各先生が主治症を記されていないこともあって省略した。奇穴については記していない。

経穴名の後に、その性質を示す募穴、兪土穴などの名称と、経穴が2つの経絡に関係する場合も記した。また経穴の別名を記した。ただし、あまりにも多い別名は一部を省略した。

2・取穴

この項には取穴方法を記した。これも『漢方概論・経穴編』（前掲書）から引用した。ただし、一部ではあるが柳谷素霊（敬称略・以下同じ）の取穴方法について、大意を酌んで記した。柳谷は経穴に現れる硬結やスジをギョロギョロとかキョロキョロと説明している。これを真摯に確認してみると、確かにギョロギョロと表現したいようなスジが現れていて、これを圧すると痛みがある。そうして、そのスジを狙って刺すと効果がある。このスジは筋肉ではないと柳谷は記している。

また筆者の取穴方法も少し記した。

現代の先生方の引用書物にも主治症とともに取穴方法が記されているものがある。これらは主治症とともに記した。

本書を記すために引用した書物のほとんどが、経穴の部位について言及している。古来から経穴の部位・取穴方法には諸説がある。しかし、基本が理解できれば後は個人の臨床経験によって決めていけばよいと考えている。なお、現代ではWHOによって標準経穴部位が決められている。これについては第二次日本経穴委員会が監訳した『WHO/WPRO標準経穴部位―日本語公式版―』や東洋療法学校協会が編纂した『新版　経絡経穴概論』（ともに医道の日本社、2009年）を参照されるとよい。

3・古法の主治症と施術法

ここには次に紹介する書物から主治症などを引用した。ただし、各経穴の主治症や施術法が、すべての書物に記されているわけではない。そのことに留意してお読みいただきたい。参考にした書物は、以下のようなものである。

①『素問』『霊枢』の中から、経穴名が記されている条文を引用した。参考にしたのは石田秀実らが著された『現代語訳・黄帝内経素問』（東洋学術出版社、1991年）と『現代語訳・黄帝内経霊枢』（東洋学術出版社、1999年）である。

②『傷寒論』と『金匱要略』の中から、経穴名が記されている条文を引用した。条文の解釈は『方術説話』全五巻（荒木性次著・方術信和会、1979年）を参考にした。

③『脈経』の中から、経穴名が出てくる条文を引用した。条文の解釈は『脈経』（池田政一訓訳・小曽戸丈夫校注、たにぐち書店、1991年）を参考にした。

④『黄帝内経明堂』（日本内経医学会編、北里研究所東洋医学総合研究所医史学研究部、1999年）の「刺灸」と「主治」の全文を引用した。ただし、校正ミスと思われる字句は訂正し、続けるべきだと考えた病症は句読点を除いた。本書は貴重なものだ。その出版の経緯などは、宮川浩也の解説や小曽戸洋のあとがきに詳しい。ぜひご一読いただきたい。なお、本書では『明堂』と略記した。

⑤『医心方』は槇佐知子の解説した巻二A・鍼灸篇1から、原文を引用させていただいた。ただし、『明堂』と同文のものは省略し、一部のみ違うものは『明堂』の字句の後に（）に青文字で記した。『明堂』と内容の違う条文は全文を記した。

⑥『黄帝鍼灸甲乙経』（『甲乙経』と略記）は病因・病理・病症別に経穴が記されているので、その表題名とともに条文を引用した。そのほうが病理が理解しやすいと考えたからである。

⑦『備急千金要方』（『千金方』と略記）と『千金翼方』は、正穴の一部の主治症のみ取り上げた。『千金方』は奇穴に特徴があるのだが、長くなるので省いた。

⑧『外台秘要方』（『外台』と略記）の主治症も参考にしたが、『明堂』と同文のものは省略し、字句の違いがあるものは、医心方と同じように『明堂』の字句の後に（）して青文字で記した。『明堂』と内容の違う条文は全文を記した。

⑨『銅人腧穴図経』（『銅人』と略記）の原文を引用した。ただし、原書の印刷は木版で読みにくい字句があるので、丸山昌朗の『訓注・銅人腧穴図経』（績文堂出版、1974年）を参考にさせていただいた。

⑩『鍼灸聚英』（『聚英』と略記）の原文を引用した。本書は1520年代に高武が著したものである。

⑪『類経図翼』（『図翼』と略記）の原文を引用した。本書は1620年代に張介賓が著したものである。

⑫『黄帝明堂灸経』（『灸経』と略記）の原文を引用した。

⑬『鍼灸則』の原文を引用した。本書は1706年代に菅沼周桂が著したものである。

⑭『鍼灸説約』（『説約』と略記）の原文を訓読みして引用した。これは若い人が漢文を読む練習になるかと思い、わざとそうした。本書は江戸時代後期に石坂宗哲が著したもので、実に臨床的な書物である。

　このほかに『医学入門』、『東医宝鑑』、『諸病源候論』なども参考にした。また、現代の先生方の著書も参考にしたが、これらについては本文の中に明記した。

4・意釈と解説

　以上の「古法の主治症と施術法」を『甲乙経』を主として意釈し、他の書物に記されている病症も付記した。難しい病名や漢字の解説もした。

　古典書物は音読みが共通であれば似たような漢字を用いることがある。また衄血と衂血、瘈瘲と瘛瘲、俯仰と俛仰、翳と瞖、小と少などを混用するような場合が多くある。注意していただきたい。

5・現代の主治症と施術法

明治期以降、現代に至るまでに出版された代表的な書物を取り上げた。ただし、長い文章は、その中の病症と刺法のみを記した。また、各先生がすべての経穴について記していない。名前が記されていないのは、その先生が主治症を記されていないためである。参考にさせていただいたのは、次の先生方の著作である。

①「松元」と略記したのは、松元四郎平が著した『鍼灸孔穴類聚』からの引用文である。本書の初版は1927年である。それを2011年に績文堂から復刻再版されている。詳しくは本書の末に上地栄が解題を書かれているので参照していただきたい。

②「駒井」と略記したのは、駒井一雄が著した『経絡経穴学』からの引用文である。本書の初版は1939年である。それを1976年に、やはり績文堂から復刻再版された。その経緯も本書の巻末に記されているが、駒井や松元の人となりについて知りたい方は、上地栄の『鍼灸老舗の人々』（績文堂、2009年）をお読みいただきたい。鍼灸の歴史を知るうえでも欠かせない好著である。

③「柳谷」と略記したのは、柳谷素霊の説である。これは『柳谷素霊選集　上下』（績文堂、1979年）から引用した。そのほか、『柳谷秘法一本鍼伝書』（医道の日本社、1955年）からも引用してある。柳谷の指導を受けられた先生方は極めて少ないと思われるので、柳谷の神業的な手技を見られないのは残念だが、書物から少しでも汲み取れれば幸いである。

④「岡部」と略記したのは、岡部素道が著した『鍼灸経絡治療』（績文堂、1974年）からの引用である。岡部は『聚英』をよく研究されていたのではないかと推測している。

岡部に指導を受けられた方は、多くご活躍中だから筆者の出る幕はないが、ご子息の岡部素明とは治療したりされたりした仲なので、少しは実態を知っている。医師である素明から見て、なぜこんな病気が治るのか、と思うような病気を素道は治していたという。

⑤「本間」と略記したのは、本間祥白が著した『図解　鍼灸実用経穴学』（医道の日本社、1955年）からの引用である。本間は井上恵理のお弟子さんで、経絡治療草創期から活躍された。著書も多い。

本間は井上のお弟子さんだから浅い鍼、鍉鍼、知熱灸などの使い方が得意だったと思われるが、深い鍼も使われている。

柳谷、岡部、本間各先生について知りたい方は、上地栄の書かれた『昭和鍼灸の歳月』（績文堂、1985年）をお読みいただきたい。

⑥「竹之内・濱添」と略記したのは、竹之内診佐夫と濱添圀弘の共著による『鍼灸医学』（南山堂、1977年）からの引用である。大変な労作である。もともと松元の『鍼灸孔穴類聚』を研究、発展させることを目的として書かれたと聞いている。

⑦「代田」と略記したのは、沢田健門下の代田文誌が著した『鍼灸治療基礎学』（医道の日本社、1940年）からの引用である。

⑧「中医学」と略記したのは、中医薬大学全国共通教材として楊甲三主篇により著された『腧穴学』を、今村隆神針が訳された著書（たにぐち書店、2002年）から引用した。

筆者も細い中国鍼は常用しているし、時には太くて長い中国鍼も用いる。したがって、本書の刺法は大いに参考になる。

⑨「深谷灸」と略記したのは、深谷伊三郎の灸法である。これについては入江靖二の『図説深谷灸法』（緑書房、1980年）から引用した。ただし、深谷のご子息である新間英雄が編纂された『名灸穴の研究』や『灸による治療法』など、多くの深谷書も参考にした。

⑩「森」と略記したのは、森秀太郎の著した『はり入門』（医道の日本社、1971年）からの引用である。森の刺法はやや深いが、その深さに妙味があった。刺法は極めて簡単に書かれているが、後は自分で工夫して用いよ、ということであろう。この刺法を受け継いでいる人がいるかどうか。森の同志であった清水千里や三木健次も同じような刺法であったと記憶している。

⑪「上地」と略記したのは、鍼灸素霊会が編著した上地栄の実戦鍼灸学『経穴の使い方　鍼の刺し方』（績文堂、2003年）からの引用である。本書を読んでいると、ご指導を受けたかったと思わずにはいられない。上地には著述も多いが、本書から察するに紛れもなく臨床家であった。

⑫「首藤」と略記したのは、現役で活躍されている首藤傳明の著した『超旋刺と臨床のツボ』（医道の日本社、2009年）からの引用である。首藤についてはご存じの方も多いので詳細は述べないが、現代の名人と言って差し支えない先生である。

以上、諸先生の記されている主治症や刺法を引用して本書は成り立っている。引用した書物は古い順に並べたつもりだが、勘違いがあるかと思うので順不同としておく。なお、（）内に記されている字句について、黒文字は原文、青文字は筆者の註記である。

ただし、次のような問題点がある。

①上記の先生方の主治症を読んでいると、本当に鍼灸で治ったのだろうかと疑問に思う疾患が多い。たとえば心筋梗塞や心臓肥大なども治っている。各先生の時代背景を考えれば、あるいは治ったのかもしれないが、現代であれば専門医に紹介すべき疾患も多い。鍼灸師は、鍼灸で治せないと思ったら、躊躇することなく専門医に紹介するべきであろう。それが患者にとって最良の方法だからである。

②コレラ、ジフテリア、破傷風、梅毒、マラリアなども治っている。しかし、コレラの場合は現代でいう嘔吐下痢症のことであろう。破傷風は古書でいう痙病で、筋肉の引きつった状態であろうと推測している。マラリアも古書でいう瘧病のことで、悪寒、発熱の状態がマラリアに似ているので治したことになったのではないだろうか。それにしても梅毒まで治したとは信じられないが、症状くらいは軽くなったのかもしれない。以上のような疑問点が出てくると思うが、理解できる範囲で参考にしていただきたい。

③諸先生の治したという主治症の中には古い言葉で記した病名が多い。たとえば○○カタル、蓄膿症、肋膜炎、上膊神経痛などである。これらは現代風に読み替えていただきたい。また病名、症候名、症状が入り交じっている。これは単に症状のみで記すのがよかったのではないかと思う。

筆者は患者の訴えてくる言葉で記すようにしている。そうして、そこから脈診などの診察をして、何らかの病名が想像でき（鍼灸師だから想像するだけ）、それが重大な病気を示すものであるなら専門医に紹介するし、自分で治せると考えれば治療するのである。

また次のような疑問もある。たとえば曲池は橈骨神経痛や肘関節リウマチに効く、といったものがある。これら経穴部位の痛みを神経痛だリウマチだと名付けてよいのだろうか。これは神経痛、リウマチなどと表現するのではなく、その部位の経筋の痛みと表現するのが正しい。そうして冷えると痛むとか雨の前に痛むとか、運動痛のみで自発痛はないのかなど、痛み方まで記すべきであろう。それによって病理が推測できて、脈診や腹診によって証＝病理が決定できて、鍼がよいのか灸がよいのか判断できる。また、鍼の太さや深さも考えられるのである。

さらに言うならば、曲池の部分が痛いから曲池を使うというのは当然のことのようだが、痛み方によっては、そうして施術方法によっては患部の経穴を用いると悪化する場合がある。通常は痛む部位から離れた関連する経絡に属する経穴を用いて治すのがよい。

6・まとめ

ここでは諸先生の治したという病名などを参考にしつつ、筆者の経験や施術方法について記した。ただし、鍼の深さを1分とか3分とか表現している書物があるが、これを何ミリと解釈するか。一般には1分が3ミリだという。しかし、これはあくまでも目安である。もちろん治療中に鍼の深さを計測したわけではなかろう。1ミリ入れたか3ミリ入れたかは、術者の主観なのである。この一つを取り上げても客観化できないのが鍼の治療法なのだ。とすれば主観を研ぎ澄まして治療する以外にない。

鍼の方向も問題である。だいたいは経絡に逆らうか随うかである。ということは斜刺または横刺になる。部位によっては直刺することもあるが。

7・経穴と病名・病症対照表

最後に各経穴がいかなる疾患に用いられているかを示すために、巻末に経絡別に対照表を記した。病症や病名は、各先生の記されているものに従って整理したが、意味が同じものは省略した。

以上をもって序文とするが、引用した各先生の書物は、ぜひともお読みいただきたい。

２０１６年　11月
池田政一

目次 *contents*

1

手の太陰肺経

001 中府《ちゅうふ》

肺の募穴／手足太陰の会／
一名膺輸

取穴

雲門の下一寸、動脈手に応ずるところに取る。

庫房、彧中、華蓋、中府は第一肋間の高さに並ぶ。喘息のときの過食には顕著な圧痛（深谷）。熱があるときや胸が痛いときは触れただけで痛む（池田）。

古法の主治症と施術法

『素問』水熱穴論第六十一

大杼、膺兪（中府）、缺盆、背兪（風門）、此八者、以寫（「瀉」と混用）胸中之熱也。

『脈経』平三関病候并治宜第三・第十六条

寸口脈細、発熱、嘔吐、宜服黄芩竜胆湯、吐不止、宜服橘皮桔梗湯、灸中府。

『明堂』

刺入三分、留五呼、灸三壮（『医心方』と『外台』は灸5壮）。

肺系急、咳、胸中痛、悪清、胸満邑邑然、嘔胆（『外台』は胆熱嘔逆）、胸中熱、喘逆気、気相追逐、多濁唾（『医心方』は多唾）不得息、肩背風汗出（『医心方』は肩背汗出）、面腹腫（『外台』は腹脹）、膈中、食噎不下食（『外台』は食噎不下）、喉痺、肩息、肺脹、皮膚骨痛、寒熱、煩満。

『甲乙経』

八巻・五蔵伝病、発寒熱第一下に「肺系急、胸中痛、悪寒、胸満悒悒（邑邑も同意）然、善嘔胆、胸中熱、喘逆気、気相追逐、多濁唾不得息、肩背風汗出、面腹腫、膈中、食噎不下食、喉痺、肩息、肺脹、皮膚骨痛、寒熱、煩満」とある。

『千金方』

遺尿。喉痺、胸満塞、寒熱。胸中満。胸中痛。面腹腫。嘔逆吐、食下還出、膈寒食不下、嘔吐還出。肺寒熱、呼吸不得臥、咳逆上気、嘔沫、喘気相追逐。咳逆上気、呼吸多吐、澤沫膿血。肺系急、咳輒胸痛。汗出、寒熱。寒熱、皮肉骨痛、少気不得臥支満。悪風、邪気遁尸、内有瘀血。

『銅人』

鍼入三分、留五呼。可灸五壮。

肺系急、胸中痛慊慊、胆熱、嘔逆、上気、咳唾濁涕、肩背痛、風汗出、腹脹食不下、喉痺、肩息、膚骨痛、寒熱。

『聚英』

銅人鍼入三分、留五呼。灸五壮。

腹脹、四肢腫、食不下、喘気胸満、肩背痛、嘔啘、咳逆上気、肺系急、肺寒熱、胸悚悚、胆熱、嘔逆、咳唾濁涕、風汗出、皮痛面腫、少気不得臥、傷寒、胸中熱、飛尸遁疰、癭瘤。

『図翼』

刺三分、留五呼。灸三壮・五壮。

肺急、胸満、喘逆、善噎、食不下、肺胆寒熱、咳嘔膿血、肺風面腫、汗出、肩息、背痛、涕濁、喉痺、少気不得臥、飛尸遁注（「疰」

と混用）、癭瘤。

此穴主寫胸中之熱、其治多与大杼、缺盆、風府同。

千金云、身体煩熱、刺中府。又云、上気咳逆短気、気満食不下、灸五十壯。

『灸経』

灸五壯。

肺急、胸中満喘逆、唾濁、善噎、皮膚痛也。

『説約』

鍼すること三分、灸すること五壯。

喉痺、胸中煩満、肩痛みて挙ぐること得ざるを治す。

『鍼灸則』

胸肋痰痛、中風。

意釈と解説

①傷寒や温病などの熱病によって発生した熱が、気管から肺に内攻したために気管支が引きつり、咳をして胸が痛み、胸が張り苦しくて憂鬱になる。

②肺熱になると近くの胃に熱が波及し、胃気が逆上して苦い水を嘔吐する。これを「嘔胆《おうたん》」という。胸に熱が多くなると、ゼエゼエと喘いで逆上し、胸の中がゼロゼロ鳴って、濁った痰や膿血が出て呼吸が苦しく息切れがする。肺に熱が内攻すると、腠理《そうり》が開いて汗が出やすくなる。汗が出ると冷えて肺の裏側である肩背部が痛む。肺熱が旺盛になると、陽気は表に出ていこうとするが、汗を出すだけの力がないと表に水を停滞させる。それで顔面や腹が腫れる。胃気が逆上すると、横隔膜の辺りが詰まり食欲がなくなり、食べた物が消化しなくなる。気管に熱を持つと、咽喉が腫れて痛み、肩で息をする。肺熱によって肺脹、つまり、肺炎になると、皮膚や関節が痛み、悪寒や発熱を引き起こし、胸が張り苦しくなる。

③そのほか、肩関節痛による挙上不能（五十肩）。小児の癇症による腹満、腸鳴、息切れ。腕や前胸部の筋肉の引きつり痛み。急なしゃっくりに膻中、中脘を併用して透熱灸を行う。奔豚気病、つまり、臍下から胸に気が衝き上がってきて動悸がして、腰や腹が痛む。意識が不明になるほどの胸の痛み。発作的に刺すように痛む腹痛。以上のような病症にも中府が用いられる。

④飛尸は「発無由漸、忽然而至、若飛走之急疾、故謂之飛尸、其状心腹刺痛、気息喘急、脹満上衝、心胸者是也」（諸病源候論巻二十三・尸病諸候・飛尸候）とある。

⑤遁疰（注）は「注者住也、言其病連帯停住、死又注易傍人也、由人体虚、受邪毒之気、停遁経絡蔵府之間、発則四肢沈重、而腹内刺痛、発作無時、病亦無定、以其停遁不差、故謂之遁注」（同書）。

⑥癭瘤はコブのこと。多くは脂肪の塊である。全身にできやすいが、中府で効くかどうかは不明。

⑦『銅人』の「慊慊」は「さくさく」と読み、「少し痛む」という意味。『聚英』の「悚悚」は「しょうしょう」と読み、「恐れる」という意味。おそらく伝写の間違いであろう。

現代の主治症と施術法

〈松元〉

鍼三分、灸七壮。

咳嗽、声門痙攣、気管支炎、扁桃腺炎、再帰熱（伝染性熱病で１週間ほどの間隔を置いて発熱するもの、回帰熱）、熱病、また顔面及び四肢の浮腫を主る。

〈駒井〉

鍼三分、禁灸。

喘息、気管支炎、肺結核。

〈岡部〉

喘息、気管支炎、扁桃炎、上腹部の脹り、食欲不振、顔面や手足の浮腫、肩背部の凝りおよび疼痛。

〈本間〉

咳嗽、発熱、呼吸困難、浮腫など。呼吸器疾患、心臓疾患に使われる。扁桃炎、肩こり、上腕痛にも効く。

〈竹之内・濱添〉

鍼三分、留むること五呼、灸三壮ないし七壮。

肺疾患を主る。気管支炎、扁桃炎、声がれ、熱病、胸膜炎、肋間神経痛、顔面および四肢浮腫、上肢神経痛、肩背部疼痛。

〈代田〉

肺結核、喘息、肩関節リウマチ、五十肩、肺尖浸潤、気管支炎、咽頭炎、扁桃炎。

〈中医学〉

外方に向けて斜刺０・５〜０・８寸。

咳嗽、喘息、胸中煩満、胸痛、肩背痛、腹脹、空えずき、咽喉腫痛、浮腫。

〈深谷灸〉

呼吸器疾患、心臓疾患、肩関節リウマチ、五十肩。

〈森〉

仰臥させて直刺10〜20ミリ。

咳嗽、喘息、気管支炎、肩甲間部の凝り。

〈上地〉

中側に向けて寸六の鍼を水平刺。岡部素道が肺炎で脳症を起こしていた四世鍼師神戸源蔵氏を治した刺し方。

〈首藤〉

超旋刺。

胸郭出口症候群、特に過外転症候群。

まとめ

①中府の透熱灸は熱を瀉すためだから3壮までとする。知熱灸でもよい。『千金方』や『千金翼方』は50壮、１００壮となっているが、これは一度に用いるのではなく、数日をかけて施灸する壮数である。ほかの経穴についても同じ。

②鍼は切皮程度（2ミリほどの深さ）で置鍼する。あるいは、よく按圧して（必ず圧痛がある）5ミリくらい刺入して瀉法する。鍼の深さや灸の壮数は基準を示したものだから、目的が達成できるのであればこだわる必要はない。ただし、古法の鍼は太い物を用いたのを忘

れてはならない。

③肺熱の有無は右寸口脈で診る。ここの脈が重按して弦実、または濇実などであれば、肺熱があり肺炎の恐れがある。間質性肺炎の慢性型になると、発熱や咳はないが四肢や顔面の浮腫が現れる。肺熱は肝虚陰虚熱証からの肺熱、脾虚熱証からの肺熱、肝虚脾実証による肺熱、脾虚肝実熱証からの肺熱などがある。大腸経と肺経がともに熱を持っていることがある。そのときは右寸口を3段階または5段階に分けて脈診し、大腸経から肺までの深さの中で、いずれの部位に熱が多いかを判断しなければならない。

④現代の方法で注目しておきたいのは、首藤の主治症である。刺し方は上地のものが参考になる。刺せるように練習するとよい。

⑤これらの主治症以外にも、鼻水、息切れ、悪寒、発熱して胸が痛む、鞭打ち症なども中府が効く。

002 雲門《うんもん》

手足太陰脈気の発する所

取穴

上肢を挙げて鎖骨外端の凹みに取る。

古法の主治症と施術法

『素問』水熱穴論第六十一

雲門、髃骨（肩髃）、委中、髄空（横骨）、此八者、以寫四肢之熱也。

『明堂』

刺入七分、刺太深令人逆息、灸五壯。

喉痺、胸中暴逆、先取衝脈、後取三里、雲門、皆寫之。咳逆、喘不得息、坐不得臥、呼吸気索、咽不得、胸中熱、暴心腹痛、疝積発上衝心、肩痛不可挙引缺盆、脈代不至寸口、四逆、脈鼓不通。

『甲乙経』

八巻・経絡受病入腸胃五蔵積、発伏梁、息賁、肥気、痞気、奔豚第二に「暴心腹痛、疝横発、上衝心」とある。

九巻・邪在肺五蔵六府受病、発咳逆上気第三に「咳喘、不得坐不得臥、呼吸気索、咽不得、胸中熱」とある。

九巻・肝受病及衛気留積、発胸脇満痛第四に「喉痺、胸中暴逆、先取衝脈後取三里、雲門、皆寫之」とある。

十巻・手太陰陽明太陽少陽脈動、発肩背痛・肩前臑皆痛肩似抜第五に「肩痛不可挙、引缺盆痛」とある。

十一巻・胸中寒、発脈代第一に「脈代不至寸口、四逆、脈鼓不通」とある。

『千金方』

喉痺、脇中暴逆、先取衝脈後取三里、雲門、各寫之。胸中痛。喉痺哽咽寒熱。心痛如懸。咳逆。咳逆上気、涎出多唾、呼吸喘悸、坐不安席。喘逆上気、呼吸肩息、不知食味。胸中暴逆。

『銅人』

甲乙経云、可灸五壮。鍼入三分、刺深使人気逆、故不宜深刺。

喉痺、胸中煩満、気上衝心、咳喘不得息、胸脇短気、肩痛不得挙臂。

『聚英』

素註鍼七分。銅人鍼三分、不宜深、深則使気逆、灸五壮。

傷寒、四肢熱不已、咳逆短気、気上衝心、胸脇徹背痛、喉痺、肩背痛、臂不得挙、瘻気。

『図翼』

刺三分、灸五壮。甲乙経云、刺太深令人逆息。千金云、灸五十壮。

傷寒、四肢熱不已、咳逆短気、上衝心胸、脇肋煩満徹痛、喉痺、瘻気、臂不得挙。此穴主寫四肢之熱、其治与肩髃、委中、腰兪大同。

千金云、病瘻上気胸満、灸百壮。

『説約』

鍼三分、灸五壮。

喉痺、胸満を治す。千金に云う、灸すること五十壮。傷寒、熱已まず、咳逆、短気を治す。

意釈と解説

①疝積があると発作的に腹筋が引きつり、それが心臓にまで衝き上がってくることがある。

②咳き込んでゼエゼエ喘ぐため、呼吸が苦しく座っても寝ていられない。ただし、『明堂』では座して寝られないとある。また、呼吸が乱れて物が飲み込めない。これは胸に熱があるためだ。

③咽喉が腫れて急に胸が苦しくなる。このようなときは先に衝脈を補い、後に三里（足）と雲門を瀉法する。衝脈の補法には太渓を用いる。

④肺経、大腸経、太陽経、少陽経などの経筋が詰まったために肩背部が痛んだり、腕を上げることができなくなる。無理に挙げようとすると欠盆に響いて痛む。

⑤胸の陽気がなくなると、不整脈を発症して寸口で脈が解らなくなり、手足が冷える。そのほか、全身や手足が熱して解熱しないときにも雲門を用いる。

⑥「暴心腹痛、疝横発、上衝心」は『明堂』では「暴心腹痛、疝積発衝心」となっている。『甲乙経』の記述だと下腹部に発生した疝が肺大腸（金）から心（火）に相剋関係の逆に波及するという意味で「疝横」と言ったと考えられる。「横」については『傷寒論』平脈法の第十一条を参照のこと。疝は下腹の筋肉の引きつり。積は肝積（肥気）、心積（伏梁）、脾積（痞気）、肺積（息賁）、腎積（賁豚または奔豚）の5種類がある。いずれも心に影響を及ぼすが、肝積は肝虚証で治療する。病症はイライラのほかに左腹直筋の引きつり、左大腿部の引きつり、左坐骨神経痛、左側が引きつる側弯症、動悸、不整脈などが現れる。

⑦『甲乙経』では「呼吸気索」が「呼吸気素」となっている。「索」だと呼吸が乱れると解し、「素」だと呼吸がむなしいと解せるが、後世は『明堂』または『外台』のように「索」に訂正されている。

⑧『千金方』には「上気、胸満、短気、咳逆、灸雲門五十壮」と

あるが、1回に5壮で10日間施灸すればよいという意味。

現代の主治症と施術法

〈**松元**〉

鍼三分、留むること五呼、灸三壮ないし七壮、一説に壮者は年壮を灸せよという。

咳嗽、扁桃腺炎、心臓病、脇背痙攣及び疼痛、橈骨神経麻痺、そのほか、再帰熱及び腸チフス（四肢熱）に効あり。

〈**駒井**〉

鍼三分、灸五壮。

肩背神経痛、心臓機能障害、側胸廓神経痛、肺結核、気管支カタル。

〈**岡部**〉

心臓肥大、心臓疾患一般、上腕神経痛、五十肩、肩関節リウマチ、橈骨神経痛、および中府と同じ。

〈**本間**〉

咳嗽、発熱、呼吸促迫、扁桃腺炎。

〈**竹之内・濱添**〉

鍼三分、灸七壮。

肺疾患を主る。気管支炎、扁桃炎、熱症、心臓病、胸膜炎、肋間神経痛、胸背疼痛、五十肩、頸肩腕症候群、上肢神経痛および痙攣。

〈**代田**〉

上腕神経痛、五十肩、肩甲関節リウマチ、上肢の挙上障害や神経麻痺、長胸神経痛。

〈**中医学**〉

外方に向けて斜刺0・5～0・8寸、可灸。

咳嗽、喘息、胸痛、肩背痛、胸苦しく熱がある。

〈**深谷灸**〉

気管支炎、扁桃炎、心臓疾患の顔のむくみ、肩甲関節炎、リウマチなどの肋間筋上肢の挙上不能に用う（原文のまま）。

〈**森**〉

胸より背に向い、やや外方に刺す。10～15ミリ。

五十肩、上肢麻痺。

〈**上地**〉

肘を脇に付け、手は背中をかくようにさせ、胸を反らせたままの姿勢にする。烏口突起付近から関節の中心に向けて刺す。寸6・3番が全部入らなければ場所が違う。入れたら少し留める。気胸に注意する。胸部痙攣には水平刺。

五十肩で帯が結べないときに用いる。同側の側頸部もよくなる。

まとめ

肺熱による心疾患には、浅い刺鍼で瀉法する。少し深く刺して置鍼するのもよい。咳、喘息も同じ刺法。知熱灸を用いるのもよい。五十肩には上地の刺法が効く。ただし、注意しないと気胸を起こすことがある。

003 天府《てんぷ》

禁灸

取穴

腋窩横紋の頭から尺沢に向かって下ること三寸。三角筋の下縁にして上腕二頭筋の筋溝に取る。

ただし、上腕二頭筋外側縁に取るとの説もある。昔から二説あるようだ。筆者は筋溝の圧痛、硬結を目当てに取る（池田）。

古法の主治症と施術法

『霊枢』寒熱病第二十一

暴癉内逆、肝肺相搏、血溢鼻口、取天府。

『明堂』

刺入四分、留三呼。禁不可灸、使人逆気。

咳、上気、喘不得息、暴癉内逆、肝肺相搏、口鼻出血、身脹、逆息不得臥、風汗出、身腫、喘喝、多睡、恍惚善忘、嗜臥不覚。

『甲乙経』

八巻・五蔵伝病、発寒熱第一下に「胸中彭彭然、甚則交両手而瞀、暴痺、喘逆、刺経渠及天府。此謂之大俞」とある。

九巻・邪在肺五蔵六府受病、発咳逆上気第三に「咳上気、喘不得息、暴痺（『霊枢』は癉）内逆、肝肺相傳（『霊枢』は「搏」だが、これが正しい）、鼻口出血、身脹、逆息不得臥」とある。

十巻・陽受病、発風第二に「風汗出、身腫、喘喝、多睡、恍惚善忘、嗜臥不覚」とある。

『千金方』

身脹、逆息不得臥、風汗、身腫、喘息、多唾。喘逆上気、呼吸肩息、不知食味。上気、喘不得息。悪風、邪気、泣出、喜忘。卒中悪風、邪気、飛尸、悪疰、鬼語、遁尸。瘤癭気、咽腫。瘧病。

『銅人』

禁不可灸、使人逆気、今附、刺鼻衂（衄も同意）血不止、鍼入四分、留三呼。

逆気、喘不得息、目眩、遠視䀮䀮、卒中悪、鬼疰、不得安臥。

『聚英』

甲乙禁灸、灸之使人逆氣。銅人鍼四分、留七呼。素註留三呼。銅人灸二七壮至百壮。資生云、非大急不灸。

暴癉内逆、肝脈相搏、血溢鼻口、鼻衄血不止、卒中悪風邪気、泣出喜忘、飛尸、悪疰、鬼語、遁下（尸）、喘不得息、瘧寒熱、目眩、遠視䀮䀮、癭氣。

『図翼』

刺四分、留三呼、禁灸、灸之使人気逆。

暴癉内逆、肝邪相搏、卒中悪風邪気、血溢口鼻、飛尸、鬼注、悪語、悲泣、善忘、喘息不得安臥、痎瘧寒熱、目眩、癭気。

千金翼云、身重嗜臥不自覚、灸五十壮、刺三分補之。又病癭悪気、灸五十壮。

『説約』

百證賦云、兼合谷、可追鼻中衄血。

鍼四分、灸三壮。

鼻衂止まざるを治す、按ずるに諸の鍼灸を禁ずるの穴、今多く従わず、夫れ病有るに、頭より踵に至るまで、鍼灸、施すべからざるの処なきなり、其の病無きが如きは、頭より踵に至るまで鍼灸すべきの処無きなり。但し、一身動脈手に応ずるの穴、概ね鍼灸を禁ず、法則已に在る者にあらずんば、慎みて鍼する勿れ、脈動陥下する者にあらずんば、慎みて灸すること勿れなり。手術、已に得ず、灸法心に熟せずして人を誤り道を誤る者、世に何ぞ夥しき矣。また按ずるに、経曰く、凡そ動脈上を刺す者は、其の脈を按絶してこれを刺す、熱を刺す者は手を以て湯を探るが如くし、寒清を刺す者は人の行くを欲せざるが如くすなり。

意釈と解説

①急に肺痺になって胸に寒熱や痰飲が多くなると、胸が張り膨れた感じになり、咳き込んで逆上する。逆上すると目眩が起こる。また目がぼんやりと見えにくくなる。あるいは、ゼエゼエ喘いで呼吸が苦しくなる。この状態が続くと胸を両手で押さえてぼんやりし、頭が混乱する。理由もなく嘆き悲しんで、悪霊でも憑依したかのように精神が錯乱して訳の分からないことをしゃべる。

②肺熱が肝に波及すると津液が不足して、内熱が多くなる癉病になる。癉病になると口や鼻から出血しやすくなり、呼吸が苦しくて寝ておられなくなる。これは肺熱のためでもあるが、胸に痰飲が多くなると呼吸が苦しくなり、全身の浮腫も現れる。これを「溢飲《いついん》」という。

③陽気が虚して表からの発散が悪くなると、汗が出やすくなって悪風する。汗が出ないと浮腫が現れる。この余分な水が肺に迫ると、ゼエゼエと喘いで声まで嗄れてしまう。この状態が続くと、認知症のようになって物忘れが激しくなり、寝てばかりになる。

④そのほか、中悪、鬼疰（注）、悪疰（注）、飛尸、遁尸などにも天府を用いる。

中悪は心腹刺痛、悶乱欲死の状態を現す。急な中悪で腹が大で満、脈が緊大で浮であれば治らない、緊細で微であれば治る。これは食中毒のことだと言われている。

鬼疰は「心腹刺痛、或悶絶倒地、如中悪之類、其得瘥之後、余気不歇、停住積久、有時発動、連帯停住、乃至於死、死後注易傍人、故謂之鬼疰」。

悪疰は「悪注者、悪毒之気、人体虚者受之、毒気入於経絡、遂流移心腹、其状往来撃痛、痛不一処、故名為悪注」。

「疰」は「注」と混用されているが「しゅ」と読む。「邪気が人身にとどまるという意味。経絡が空虚し、風寒暑湿あるいは労倦により邪気に犯され、激しい諸症を発して死亡し、その後、一門に感染して次々と死亡する病。肺結核か。

遁尸は「心腹脹満、刺痛、気息喘急、傍攻両脇、上衝心胸、瘥後復発、停遁不消」する病気のこと。

飛尸は中府の項を参照。

以上の「　」内は、いずれも『諸病源候論』（巻二十三・中悪病諸候、巻二十四注病諸候）からの引用である。食中毒のようでもあり、細菌やウイルスによる伝染性の疾患のようでもある。いずれの場合も天府で治るかどうかは不明。

⑤天府は禁灸穴になっている。ただし、名人クラスになれば用いてもよいというのが『説約』の説である。おそらく気を循環、発散させる肺経に不用意に施灸すると、陽気を発散しすぎて虚してしまい、上部に停滞して逆気状態になるということであろう。

現代の主治症と施術法

〈松元〉

鍼四分留むること三呼ないし七呼、灸七壮ないし十五壮、一説に百壮という。

精神病にて狂気、悲泣、喜思、忘語などの症、またはリウマチ、上膊（上腕）神経麻痺、気管支炎、ガス中毒のめまい、卒中を喚起し、間歇熱を下降せしめ、そのほか、衂血止まざるなどに効有り。

〈駒井〉

灸五壮ないし七壮、鍼四分。禁灸説あり。

脳充血、気管支炎、マラリア、膊神経叢痛、近視眼、衂血。

〈岡部〉

近眼、ノイローゼ、鼻血、めまい。

〈本間〉

喘息気味の呼吸器病にもまま使われるが、鼻出血、特に高血圧患者の場合に特効がある。

〈竹之内・濱添〉

鍼四分、留むること五呼ないし七呼、灸七壮ないし十五壮。

気管支炎、肺炎、喘息、ガス中毒、解熱、精神病、眩暈、脳充血、脳溢血、衂血止まず、眼充血、結膜炎、眼痛、乳腺炎、胸膜炎、肋間神経痛、五十肩、頸肩腕症候群、上肢神経痛および麻痺、リウマチ。

〈代田〉

上腕神経痛、五十肩、肩甲関節リウマチなどに効く。

〈中医学〉

直刺0・3～0・5寸、可灸。

喘息、鼻血、吐血、甲状腺の炎症、上腕内側痛。

〈深谷灸〉

高血圧症に特効、中気の予防、眩暈、吐気、のぼせ、衂血、気管支炎。

〈森〉

腕の内側より外側へ（向けて）直刺10～15ミリ。

上腕神経痛。

〈上地〉

上腕のリウマチ。現場が痛いとき、その中の細いすじに平行に打つ。五十肩の反応が出やすい。

まとめ

①竹之内と濱添の著書である『鍼灸学』は、松元の著書『鍼灸孔穴類聚』を引き継いでいるだけあって詳しい。

②透熱灸は結果として瀉法になるから、肺経、または肺熱の状態を確かめ注意しながら施灸する。

③筆者は五十肩のときは天府、侠白の前後を調べて、圧痛や硬結

があれば、知熱灸や浅い置鍼を用いることが多い。

004 侠白《きょうはく》

手太陰の別

取穴

尺沢の上五寸、上腕二頭筋溝に取る。天府の下一寸にあたる。
これより下に硬結が現れることがある（池田）。

古法の主治症と施術法

『明堂』
刺入四分、留三呼。灸三壮（『医心方』と『外台』は5壮）。
心痛、咳、乾嘔、煩満。

『甲乙経』
九巻・寒気客於五蔵六府、発卒心痛、胸痺、心疝、三蟲第二に「心痛」とある。
九巻・邪在肺五蔵六府受病、発咳逆上気第三に「咳、乾嘔、満」とある。

『千金方』
心痛短気。咳、乾嘔、煩満。

『銅人』
鍼入三分、可灸五壮。
心痛、乾嘔、煩満。

『聚英』
銅人、鍼三分、灸五壮。
心痛、短気、乾嘔、煩満。

『図翼』
刺四分、留三呼、灸五壮。
心痛、気短、乾嘔、煩満。

『説約』
鍼三分、灸五壮。
心痛煩満を治す。

意釈と解説

①胸の陽気がなくなったために心痛する。
②肺熱からほかの臓に熱が伝わって咳、息切れ、からえずき、胸苦しい。
以上のような状態のときに侠白を用いる。

現代の主治症と施術法

〈松元〉
鍼三分、灸七壮。
心臓疾患及び弁膜病、神経性心悸亢進、乾嘔。

〈**駒井**〉

灸七壮、鍼三分。

心臓病、胸部神経痛、神経性心悸亢進症。

〈**岡部**〉

喘息、心臓疾患、神経性心悸亢進症、呼吸困難。

〈**本間**〉

心下部の痛み、呼吸促迫、胸苦しさ、からえずきなど、主として心臓病に用いられる。天府から侠白にかけて鍉鍼による散鍼が効果がある。

〈**竹之内・濱添**〉

鍼四分、灸七壮。

気管支炎、肺炎、喘息、呼吸困難、ガス中毒、心臓弁膜症、神経性心悸亢進症、胸膜炎、肋間神経痛、乳腺炎、乾嘔、解熱、精神神経症、眩暈、衄血、脳充血、脳溢血、眼充血、結膜炎、眼痛、五十肩、頚肩腕症候群、上肢神経痛、リウマチ。

〈**代田**〉

上腕神経痛、五十肩。

〈**中医学**〉

直刺0・3〜0・5寸、可灸。

咳嗽、呼吸困難、嘔吐感、煩満、心窩部痛、上腕内側部痛。

〈**深谷灸**〉

息切れ、心疾、神経性心悸亢進症、肋間神経痛、心痛、高血圧症、中気の予防に卓効あり。

〈**森**〉

腕の内側より外側へ。直刺で10〜15ミリ。胸痛。

〈**上地**〉

五十肩の反応が出やすい。心臓疾患は心経を使えばよい。

まとめ

上地の言うように五十肩のときに硬結が現れていることがあり、これを押すと圧痛がある。その部に浅く置鍼するか知熱灸を用いるとよい。これは肝虚陰虚熱証で肺経に熱が波及しているため、五十肩のときによく用いる。天府も同じ。

005 尺沢《しゃくたく》

合水穴／一名鬼堂・鬼受

取穴

肘窩横紋の外端より内方に入ること一寸。すなわち曲池の内方一寸にとる。

ただし、陽明経から肺経に熱が入ろうとしている状態だと、曲池に近い部分に反応が出ている。また指先方向に押さないと圧痛が出ない。尺沢を按圧すると腸鳴があり水が下がるような音がすることがある（池田）。

古法の主治症と施術法

『明堂』

刺入三分、留三呼、灸三壮。『外台』には「灸三壮。甄権云、在臂屈横紋中、両筋骨罅陥者宛宛中、不宜灸」とある。

心膨膨痛（『医心方』は心痛、『外台』は心彭彭痛）、咳逆上気、舌乾、脇痛、心煩、肩寒（『医心方』は肩背寒）、少気不足以息（『医心方』は少気）、腹脹、喘、振慄、瘈瘲（瘛瘲も同意）手不伸、咳嗽唾濁（『外台』は吐濁）、気膈善嘔、鼓頷不得汗、煩満（『外台』は身痛と続く）、因為縦衄（衂も同意）、唾血、時寒時熱、胞中有大疝瘕、積与陰相引痛（『外台』では胞中有水、疝瘕、積与陰相引痛）、苦涌泄上下出、喉痺（『外台』では喉痺哽塞）、癲疾嘔沫、手臂（『外台』では肘）不得上頭、肘痛。

これ以外に『外台』には「熱実則肩背熱痛、汗不出、四肢暴腫、虚則臂背寒、短気」とあり癲疾嘔沫に続く。

『甲乙経』

七巻・六経受病、発傷寒熱病第一下に「振寒、瘈瘲、手不伸、咳嗽、唾濁、気膈、善嘔、鼓頷、不得汗、煩満因為縦衄」とある。

七巻・太陽中風感於寒湿、発痓（痙が正しい。以下は痙とする）第四に「痙、反折、互引、腹脹、腋攣、背中怏怏、引脇痛、内引心中膂内、肺兪主之、又刺陽明従項而数背椎夾脊膂而痛、按之応手者刺之、尺沢三痏立已」とある。

八巻・五蔵伝病、発寒熱第一下に「唾血、時寒時熱、寫魚際、補尺沢」とある。

八巻・水膚脹、鼓脹、腸覃、石瘕第四に「胞中有大疝瘕、積聚与陰相引而痛、苦涌泄上下出、補尺沢、太谿、手陽明寸口皆補之」とある。

九巻・寒気客於五蔵六府、発卒心痛、胸痺、心疝、三蟲第二に「心膨膨痛、少気不足以息。心痛、卒咳逆、尺沢主之、出血則已」とある。

九巻・邪在肺五蔵六府受病、発咳逆上気第三に「咳逆上気、舌乾、脇痛、心煩、肩寒、少気不足以息、腹脹、喘」とある。

十巻・陽受病、発風第二下に「手臂不得上頭、尺沢主之」とある。

十巻・手太陰陽明太陽少陽脈動、発肩背痛、肩前臑皆痛、肩似抜第五に「肘痛、尺沢主之」とある。

十一巻・陽厥大驚、発狂癇第二に「癲疾～其不嘔沫」とある。

十一巻・動作失度内外傷、発崩中、瘀血、嘔血、唾血第七に「凡唾血、寫魚際、補尺沢」とある。

十二巻・手足陽明少陽脈動、発喉痺、咽痛第八に「喉痺」とある。

『千金方』

舌乾、脇痛。喉痺哽咽、寒熱。短気、脇痛、心煩。心痛彭彭然、心煩悶乱、少気不足以息。腹脹、喘、振慄。嘔泄上下出、両脇下痛。唾血。咳逆上気、呼吸多唾濁沫膿血。掣痛手不可伸。臂不及頭。肘痛時寒。肩背寒、痙、肩甲内廉痛。癲疾、手臂不得上頭。気膈、喜嘔、鼓頷不得汗、煩心身痛。

『銅人』

鍼入三分、可灸五壮。

風痺肘攣、手臂不得挙、喉痺、上気、舌乾、咳嗽唾濁、四肢暴腫、臂寒、短気。

『聚英』

　素註鍼三分、留三呼、灸三壮。明堂禁灸。銅人灸五壮。資生同。素問刺肘中、内陥気帰之、為不屈伸。

　肩背痛、汗出、中風、小便数而欠、溺色変、卒遺失無度、面白、善噫、悲愁不楽欲哭、洒淅寒熱、風痺臑肘攣、手臂不得挙、喉痺、上気、嘔吐、口舌乾、咳嗽唾濁、痎瘧、四肢腹暴腫、臂寒、短気、心痛、肺脹膨膨缺盆中、心煩悶乱、少気不足以息、労熱風汗出、中風、小便数而欠、上気喘満、腰脊強痛、肺積息賁、小児慢驚風。

『図翼』

　刺三分、留三呼、灸三壮・五壮。甄権云、臂屈伸横文間、筋骨罅中、不宜灸。

　嘔吐上気、喉痺鼓頷、心煩身痛不得汗、舌乾咳唾膿血、心痛気短、肺積息賁、痎瘧汗出、中風肩背痛、洒淅寒熱、風痺肘攣、四肢腫痛不得挙、脇痛腹脹、小便数溺色変、遺失無度、面白、善噫、悲愁不楽、及小児慢驚風、可灸一壮。

　千金翼云、邪病四肢重痛、諸雑候、尺沢主之。一名鬼堂。又治嘔吐、上気、灸三壮・七壮。又治気短不語、灸百壮。

　玉龍賦云、理筋急。又云、兼曲池、療肘臂攣痛。

　霊光賦云、吐血、定喘、湏（「須」の誤用であろう、以下は「須」とす）補此穴。

　席弘賦云、治五般肘痛、又須鍼清冷淵、以収功。

『灸経』

　不宜灸。癲病不可向、手臂不得上頭。小児緩驚風、灸尺沢各一壮。

『説約』

　鍼三分、灸五壮。

　吐血、喘急、五般の肘痛、四肢の暴腫を治す。瀉血の法を此の穴の分に行う者は、慎みて動脈上を刺すこと勿れ、血出でて止まざることを致す。

意釈と解説

①傷寒のために悪寒がして引きつけて手が伸ばせなくなる。また咳が出て濁った痰を出す。顎をガクガクさせるほど寒気がして汗が出ず。胸は悶えて張り苦しくなり、身体が痛む。このようなときはやたらと鼻出血する。

②太陽経に風があたったために津液が不足して筋肉が引きつる痓病になり、肩甲骨の内縁が痛んだり、背中が反り返って引きつる。脇腹から腋にかけても引きつり痛み、それが胸にまで響く。腹が張り、背中は押さえつけられたように感じ、項から臀部にいたるまで痛む。このようなときは、背部を按圧して反応があれば鍼を刺す。また、尺沢にも鍼する。

③子宮の中に瘀血によるしこりがあると、積病や聚病が出たときに引きつりあって痛み、嘔吐下痢する。このようなときは、尺沢や太渓を補う。

④内臓が冷えると、心臓が膨らんだような感じになり、呼吸がしにくくなる。あるいは心臓が痛くなり、急に咳が出て逆気する。

⑤肺熱になると咳き込んで逆気し、舌が乾き、脇腹が痛み、胸が苦しくなり、肩背部は冷える。また、胸苦しいために呼吸が苦しく

なり、腹が張り、ゼエゼエと喘ぐ。

⑥風邪のために腕が頭まで挙がらなくなったときは、尺沢を用いる。経筋病で肘関節が痛む場合や、癲癇病で沫を吐かない場合も同様である。

⑦肺熱になったために唾液に血が混じるようになり、時に悪寒がし、時に発熱する場合は、魚際を瀉法し尺沢を補う。また咽喉痛にも効く。

⑧肺経の陽気が虚して冷えたときは小便の回数も量も多くなり、時に洩れる。陽気がなくなると皮膚表面も冷えるために悪寒がする。あるいは汗が出て冷える。もし汗が出ない場合は四肢に浮腫が現れる。憂い悲しむことが多くなる。

⑨瘧病で悪寒、発熱しているときに、肺経に熱があることがある。このときは尺沢を瀉法する。

⑩小児の引きつけに尺沢を用いる。透熱灸一壮でもよい。

現代の主治症と施術症

〈松元〉

鍼三分、留むること三呼、灸七壮。

呼吸器病を主る。なかんずく肺癆、肺出血、肺気腫、気管支炎、肋膜炎などの発熱または咳嗽に効有り。また呼吸困難、憂鬱病、再帰熱、間歇熱、ヒステリー、顔面蒼白、欠伸止まず、或は尿意頻数及び変色を治す。また四肢の運動筋麻痺、上膊挙上不能、肩背より前膊部に至る痙攣、そのほか、小児の慢性搐搦を治す。而して脳溢血には瀉血法を行い著効を奏すと雖も、尺沢は前にも注意せし如く、大動脈の通路なるを以て、解剖生理病理診断などの学識と技術の経験とを有する者にあらざれば妄りに行うべからず。

〈駒井〉

灸七壮、鍼三分。

肩甲神経痛、中風、肺結核、喘息、小児搐搦、気管支カタル。

〈柳谷〉

肩胛神経痛、中風、喘息、小児搐搦、嘔吐、欠伸、肺結核、腸満、尿意頻数、気管支カタル。

〈岡部〉

肺結核、気管支炎、喘息、喀血、肋膜炎、咳嗽、小便頻数、憂鬱症、のぼせ症、咽喉カタル、腎経、肺経の虚症に尺沢を取る。

〈本間〉

胸苦しさ、呼吸困難、喘息、発熱などの症を伴う肺、気管支の病、心臓の病に効く。扁桃腺炎、遺尿にも卓効がある。上焦の病で実証性の眼病、鼻病、高血圧症、狭心症、僧帽弁不全などのときに瀉血する。

〈竹之内・濱添〉

鍼三分、留むること三呼、灸七壮。

呼吸器病、特に咳。扁桃炎、ヒステリー、ノイローゼ、顔面蒼白、脳溢血（瀉血）、肩背部疼痛、五十肩、正中神経痛および痙攣、書痙、四肢運動麻痺、尿意頻数および変色（変色とは冷えて透明な尿になること）。

〈代田〉

肺浸潤、肺結核。喘息、気管支炎、咽頭炎。咽の痛むとき、咳が頻発するときに灸二〜三十壮すると頓挫的に効く。

〈中医学〉

直刺0・5〜0・8寸、或は点刺瀉血、可灸。

咳嗽、喘息、喀血、潮熱、咽喉腫痛、舌の乾き、胸部脹満、嘔吐下痢、小児の引きつけ、上肢の痙攣および疼痛。

〈深谷灸〉

咳止め、喘息、気管支炎、吐血、肘の痛み、四肢暴腫、小児の引きつけ。咳止め、喘息などには尺沢の上一横指に顕著な圧痛が出る。咽の痛むときなど二〜三十壮で頓挫する。

〈森〉

正座させて手掌を上向きにして刺す。肘をやや曲げ加減にして直刺10〜15ミリ。

咳嗽の特効穴、10分くらい置鍼。扁桃炎、喘息、気管支炎に効く。

〈上地〉

逆気してもらすとき。顔が赤くなるほどの激しい実の咳に用いる。夜よく出る咳は虚である（筆者の経験上、寝具に入って温まると出る咳は肺熱、横に寝ただけで出る咳は水のためで尺沢、復溜の補法で治る。湯液は小青竜湯証）。咳に伴う喉の痛み。精神鎮静。

〈首藤〉

超旋刺。

腎虚証の本治法に用いる。排水の効果がある。標治法では咽喉痛。夜尿症や膀胱炎にも効果がある。

まとめ

①以上、諸書の記述を見てみると、肺熱のとき、肺経の虚から陽経に病症が現れているとき、肺経の陽虚により肺の冷えているときがある。

②肺熱のときに瀉法してもよいが、多くの場合、魚際の補法で代用できる。ただし、扁桃炎で陽経を瀉法（商陽や少沢）しても治らないときに刺絡する。瘧病で脾虚肺熱証のときに瀉法する。

③肺経の気滞になると、脈が沈、濇、短となり、肺経の虚から陽経の熱になると、脈が浮いてくる。このときに実もあれば虚もある。肺が冷えると弱脈になる。

④六十九難型の腎虚陰虚熱証のときに補う。特に水が多い肥満体に用いる。2ミリ程度の深さでよい。尺沢を補うと、腎の脈が出てくる。ただし、腎虚で上焦に熱が多いときは用いない。

⑤七十五難型の心虚肺実証では尺沢を瀉法する。扁桃炎、臭覚異常、月経前発熱、浮腫、膀胱炎、妊娠腎、めまい、高血圧症、喘息などに効く。透析患者の中にこの証がある。古書の中には、この証の病症を述べていると思われるものがある。尺沢は排水に関係あるが、薬物では半夏と同じである。半夏の気味は辛平である。

006 孔最《こうさい》

手太陰の郄

取穴

尺沢より橈骨茎状突起に向かって下ること三寸、硬結を求めて取る。

硬結や圧痛がないと治療効果がない。三寸より少し上下して硬結、圧痛が出ることがある（池田）。

古法の主治症と施術法

『明堂』

刺入三分、留三呼（『医心方』にはなし）、灸五壮（『医心方』はこの後に可以汗出とある）。

熱病汗不出（『医心方』には病の字句なし）、振寒、臂厥、熱頭痛（『医心方』には熱の字句なし）。『外台』は「熱病汗不出、此穴可灸五壮、汗即出、厥頭痛」とある。

『甲乙経』

七巻・六経受病、発傷寒熱病第一中に「熱病汗不出、上髎及孔最主之」とある。

九巻・大寒内薄骨髄陽逆、発頭痛第一に「厥頭痛」とある。

『千金方』

頭痛、臂厥、熱痛、汗不出、皆灸刺之、此穴可以出汗。

『銅人』

鍼入三分、灸五壮。

熱病汗不出、此穴可灸三壮即汗出、咳逆、臂厥痛。

『聚英』

銅人、灸五壮、鍼三分。

熱病汗不出、咳逆、肘臂厥痛、屈伸難、手不及頭、指不握、吐血、失音、咽腫痛、頭痛。

『図翼』

刺三分、留三呼、灸五壮。

熱病汗不出、灸三壮即汗出、及咳逆、肘臂痛、屈伸難、吐血、失音、頭疼、咽痛。

『灸経』

灸三壮。

熱病汗不出、肘臂厥痛、屈伸難、手不及頭、不握也。

『説約』

鍼三分、灸五壮。

臂厥痛、熱病汗出でざるを治す。

意釈と解説

①熱病で汗が出ない。頭痛がして、肺経と大腸経の流れている部位が冷えて痛み、屈伸できず、腕が頭まで挙げられない。あるいは、手が握れない。そのほか、咳をしてのぼせる、咽喉痛、声が出ない、

吐血などのときに用いる。
②厥頭痛について『甲乙経』に「当に大寒を犯す所ありて、内骨髄に至る、骨髄は脳を以て主と為す、脳逆す故に頭痛せしむ、歯また痛む」とある。

現代の主治症と施術法

〈松元〉

鍼三分、灸七壮。

熱病に発汗の効有り、又は咳嗽、喀血、嗄嘶（させい）、失声、咽喉カタル、肘及び前膊疼痛して挙上不能、手指の屈伸自由ならざるなどを治す。


〈駒井〉

灸七壮、鍼三分。

上肢の神経痛および麻痺、喘息、痔の病、喀血、熱性病、咳嗽、声音嘶嗄、局所の疾患。


〈柳谷〉

肘関節炎またはリウマチ、咳嗽、前膊筋炎、肺結核、痔出血、脱肛、痔痛、喘息。


〈岡部〉

熱が出て汗の出ない症、咽喉カタル、咳嗽、喀血、リウマチ、直腸出血、痔出血、痔核、痔痛、扁桃腺肥大。


〈本間〉

呼吸器疾患、肋膜炎、肺炎、気管支カタルなどに用いられる。身熱があって汗が出ないとき。痔疾。


〈竹之内・濱添〉

鍼三分、灸七壮。

熱病に発汗の効がある。咳嗽、喀血、喘息、風邪、扁桃炎、声がれ、その他気管支・肺疾患、上胸部疼痛、正中神経痛および痙攣、書痙、痔疾患（百会と合わせて用いる）。


〈代田〉

痔痛、痔核、痔出血、痔瘻、脱肛（効かぬこともある）。肺疾患、母指麻痺、児童の頸腺腫脹、扁桃腺肥大。


〈中医学〉

直刺0・5〜0・8寸、可灸。

咳嗽、喘息、喀血、咽喉腫痛、声の出ないもの、無汗の熱病、頭痛、肘関節や上肢の運動障害、痔瘡。


〈深谷灸〉

痔疾患、肘関節炎、リウマチ、身熱があって汗の出ない気管支炎。


〈森〉

前腕の掌側から背側に向かって直刺10〜20ミリ。

痔出血、痔核、脱肛、嗄声などに効く。


〈上地〉

手を肺経と大腸経を上にして取穴して真中で骨の下に刺入する。

急性病に効く。肺の実状態に鍼と灸。痔の痛み、急性痛に効く。母指痛の名穴、重だるい母指痛によく効く。


〈首藤〉

超旋刺。

痔疾。取穴、刺鍼ともうまくいくと肛門に響くことがある。

まとめ

①孔最は、肺虚のときに用いることは少ない。陽明経から肺経にまで熱が入ったときの熱病、頭痛、咳や喘息、扁桃炎などのときに瀉法する。古法の主治症と現代の主治症に記されている病症や病名のほとんどが、肺や大腸の熱によるものである。

②痔疾は辛味の物を食べすぎたり酒を飲み過ぎて熱が多くなったときのものに効果がある。圧痛が出ていないと効かない。また脾虚陽虚寒証で胃腸が弱いための脱肛には効かない。

③筆者は肺経を瀉法するときに用いる。鍼は寸3の2番でよいが、時には少し太い鍼を用いることもあり、知熱灸で瀉法することもある。

007 列欠《れっけつ》

手太陰の絡／任脈の宗穴

取穴

太淵の上一寸五分、橈骨動脈の拍動部の橈側に取る。

この部から肺経を尺沢に向かって押し上げていき、指が止まる所。圧痛と硬結がある部位を列欠の変動穴とする。ここには置鍼することが多い（池田）。

短伸拇筋との岐れ目にギョロギョロありて母指、示指に響く（柳谷）。

古法の主治症と施術法

『霊枢』経脈第十

太陰之別、名曰列缺～其病、実則手鋭掌熱、虚則欠款、小便遺数。

『明堂』

刺入三分、留三呼、灸五壮（『外台』は「灸五壮。甄権云、腕後臂側三寸交叉、頭両筋骨罅宛宛中是也、主、偏風口喎、半身不随、腕労、灸三壮」）。

瘧寒甚熱（『外台』は瘧甚熱。以下の括弧内はすべて『外台』）、驚癇如有見（者）、咳唾沫（咳喘）、掌中熱、虚則肘臂肩背寒慄（虚則肩背寒慄）、少気不足以息、寒厥交両手而（如）瞀、口沫出、実則肩背熱痛、汗出、四肢腫、身湿揺、時寒熱、飢則煩、飽則面色変、口噤不開、悪風泣出、喉痺、咳上気、数欠、四肢厥逆、善笑、溺白、熱病先手臂痛、身熱、瘈瘲、唇口聚、鼻張、目（咽）下汗出如連珠、（小便白、熱痛）両乳下三寸堅、脇満悸、（脇下満、悸、善忘、口中沫出）。

『甲乙経』

七巻・六経受病、発傷寒熱病第一中に「熱病先手臂瘈瘲、唇口聚、鼻張、目下汗出、如転珠、両乳下二寸堅、脇満悸」とある。

七巻・陰陽相移、発三瘧第五に「瘧熱盛」とある。

八巻・五蔵伝病、発寒熱第一下に「寒熱、胸背急、喉痺、咳上気喘、掌中熱、数欠伸、汗出、善忘、四逆厥、善笑、溺白～寒熱、咳嘔沫、掌中熱、虚則肩臂寒慄、少気不足以息、寒厥、交両手而瞀、

口沫出、実則肩背熱痛、汗出、四肢暴腫、身熱（一本は温に作る。『明堂』、『外台』などは湿）揺、時寒熱、飢則煩、飽則善面色変、口噤不開、悪風泣出」とある。

八巻・五蔵六府脹第三に「心脹者、心兪主之、亦取列缺」とある。

十二巻・小児雑病第十一に「小児驚癇、如有見者、列缺主之、併取陽明絡」とある。

『千金方』

男子陰中疼痛、溺血、精出、灸列缺五十壮。小便熱痛。面目癰腫。汗出、四肢腫。手臂身熱。手掌熱。肘中痛、肩背寒慄、少気不足以息、寒厥、交両手而瞀。凡実則肩背熱。背汗出、四肢暴腫、虚則肩寒慄、気不足以息。身湿揺、時時寒。四肢厥、喜笑。悪風、邪気泣出喜忘。熱癇、驚而有所見。熱病煩心、心悶、先手臂身熱、瘈瘲、唇口聚、鼻張、目下汗出如珠。寒熱手掌熱。瘧寒熱。瘧甚熱。

『銅人』

鍼入二分、留三呼、寫五吸、即可灸七壮、慎酒麺生冷物等。

偏風、口喎、手腕無力、半身不随、咳嗽、掌中熱、口噤不開、寒瘧嘔沫、善笑、縦唇口、健忘。

『聚英』

銅人鍼二分、留三呼、寫五吸、灸三壮。明堂鍼三分、日灸七壮至七七壮。

偏風、口面喎斜、手肘無力、半身不遂、掌中熱、口噤不開、寒熱瘧、嘔沫、咳嗽、善笑、縦唇口、健忘、溺血、精出、陰茎痛、小便熱、癇驚妄見、面目四肢癰腫、肩痺、胸背寒慄、少気不足以息、尸厥、寒厥、交両手而瞀、実則胸背熱汗出、四肢暴腫、虚則胸背寒慄、少気不足以息。

素問云、実則手鋭掌熱瀉之、虚則欠数、小便遺補之、按素問曰、直行者謂之経、傍出者、謂之絡、手太陰之支、従腕後、直出次指内廉、出其端、是則列缺、為太陰別、走陽明之絡、人或有寸・関・尺三部脈不見、自列缺至陽谿脈見者、俗謂之反関脈、此経脈虚而絡脈満、千金翼謂、陽脈逆反、大於寸口三倍、惜叔和尚未之及、而況高陽生哉。

『図翼』

刺二分、留三呼、灸三壮、慎酒麺生冷等物。

偏風、口眼喎斜、手肘痛無力、半身不随、口噤不開、痎瘧寒熱、煩躁咳嗽、喉痺嘔沫縦唇、健忘、驚癇、善笑、妄言、妄見、面目四肢癰腫、小便熱痛、実則肩背暴腫汗出、虚則肩背寒慄、少気不足以息、四肢厥逆、瘈瘲尸厥、若患偏風灸至百壮、若患腕労、灸七七壮甚妙。

千金云、男子陰中疼痛、尿血精出、灸五十壮。

玉龍賦云、兼太淵、治咳嗽風痰。

攔江賦云、頭部痛須尋之、痰涎壅塞咽乾宜此。

席弘賦云、気刺両乳求太淵、未応須、寫此穴、偏正頭疼求此、又須重、寫太淵無不応。

通玄賦云、堪治咳嗽寒痰。

四総穴云、頭項須尋列缺。

千金十一穴云、後谿併列缺、治胸項有痛。

馬丹陽天星十二穴云、此穴、善療偏頭患、偏身風麻痺、痰涎頻上壅、口噤不開牙、若能明補寫、応手疾如掌。

『灸経』

灸三壮。

偏風半身不挙、口喎、腕労肘臂痛、及痎瘧面色不定。

『説約』

鍼二分、灸三壮。

偏風、口歪み、半身不随し、掌中熱し、牙痛むを治す。

『鍼灸則』

小便熱痛及中風、歯痛。

意釈と解説

①傷寒で悪寒発熱したあと、誤治のために陽気が少なくなると、手や腕が引きつり、口をすぼめるために息苦しくなるから、鼻翼を広げて呼吸する。衛気が衰えているために眼の下に玉のような汗が出る。また、不容のあたりが固くなり、脇腹が張って動悸がする。

②瘧病は悪寒して発熱する熱病だが、悪寒が少なく熱が高いことがある。そのようなときに列欠を用いる。

③肺に寒熱が波及すると、悪寒発熱して胸や背部が引きつり、咽喉が腫れて痛み、咳き込んでのぼせて喘ぎ、手掌が熱する。このようなときは、肺の熱になっている。何度もあくびして汗が出て、物忘れがひどく、四肢が冷えてよく笑い、尿の色が透明になった場合は肺に寒が多くなったためである。

④同じように肺に寒熱が波及すると、咳が出て痰を吐き、手掌が熱する。このときに陽気が虚して寒が多くなると、肩や腕が冷えて悪寒し、呼吸が浅くなって息苦しくなる。そうして両手で胸を押さえてぼんやりとして頭が混乱する。口には唾液が出やすくなる。陽気が停滞して熱が実してくると、肩背部が熱痛し、内熱のために汗が出る。肺気の発散が悪いために手足が急に腫れる。また、身熱のために悪寒がしたり熱が高くなったりする。このようなときに空腹になるのは正常な胃気のためではなく、心に熱があるために胃が熱せられるからである。だから空腹だと思って食べ過ぎると、胃気が上逆して顔が赤くなる。また、口が開きにくくなり、悪風して涙が出る。

⑤心脹病の病症が現れたときは心兪と列欠を用いる。

⑥小児が引きつけて、うつろな状態になっているときは列欠と偏歴を用いる。

⑦そのほか、列欠は次のような病症にも効果がある。

男性の陰部が痛み、血尿が出たり精液が自然に出たりするとき、列欠に透熱灸を50壮する。これはおそらく前立腺の病であろう。また、小便が熱く感じて排尿痛があるときにも用いる。これは尿道炎、膀胱炎の類である。半身不随、顔面神経麻痺にも用いる。『説約』では歯痛にも効くとある。これは列欠が頭項の痛みに効くから、肩こりが取れて歯痛にも効果があるということであろう。

⑧瘧病とは悪寒がして後に発熱し、汗が出て解熱するが、また悪寒して発熱するという状態を繰り返す熱病の一種。悪寒が激しく発熱が少ない場合と、悪寒はさほどなくて発熱が多い場合とがある。古書には痎瘧と記されていることが多いが、音が同じ別の漢字が当てられていることがある。

瘧病の病理は『素問』瘧論第三十五、刺瘧論第三十六を参照するとよいが、簡単に説明すると次のようになる。

陰経のどこかに熱の停滞があると、そこに衛気が廻っていったときに、その部にのみ熱が多くなって、ほかの部位には陽気が少なくなる。そのために悪寒が発生する。しかし、そのうちに熱の停滞が多くなるから発熱してくるが、熱が満杯になると発汗して解熱する。したがって、治療は熱の停滞している陰経を瀉法するとよい。筆者の今までの経験では、肺経と肝経の熱のことが多かった。

⑨脹病は『霊枢』脹論第三十五に詳しく記されている。心脹の病症は「煩心、短気、臥不安」である。脹病とは、衛気、栄気が停滞して内臓を圧迫したり皮膚に張り出してくる病である。したがって、脹病には張り苦しい自覚症状がある。

⑩『霊枢』狂癲第二十二に「風逆、暴四肢腫、身漯漯、唏然時寒、飢則煩、飽則善変、取手太陰表裏~」とある。

⑪偏風とは半身不随を発症する病の総称である。

現代の主治症と施術法

〈**松元**〉

鍼三分、留むること三呼、瀉五吸、灸七壮ないし五十壮。

感冒、口眼喎斜、牙関緊急、半身不随、肩胛部麻痺、橈骨部の筋炎、手掌熱または肘に力なきを治す、あるいは咳嗽、嘔沫、間歇熱、血尿、膀胱カタル、そのほか、男子の遺精、陰茎痛、婦人のヒステリーなどに効あり、または顔面および四肢の癰腫を主る。

〈**駒井**〉

灸七壮~七七壮（「七×七=四十九壮」のこと。以下も同じ）、鍼三分。

橈骨部諸筋の炎症、感冒、橈骨神経痛、麻痺。

〈**柳谷**〉

橈骨神経痛および麻痺、前膊筋炎、三叉神経痛、顔面神経麻痺および痙攣、中風、半身不随、実すれば手掌鋭熱す、虚すれば欠呟、小便遺尿す。

〈**岡部**〉

三叉神経痛、偏頭痛、咽喉痛、母指痛。列欠は照海と合わせて用いると力を増し、肺や咽喉、胸中、膈などの痛みに効があるという。肩こりにも著効がある。

〈**本間**〉

顔面神経麻痺、四肢とくに上肢の麻痺に効がある。そのほか、呼吸器、心臓などから呼吸微弱に用いられる。

〈**竹之内・濱添**〉

鍼三分、留むること三呼、瀉五吸、灸七壮ないし五十壮。

呼吸器疾患、扁桃炎、咽喉炎、眼疾患、鼻炎、衄血、蓄膿症、顔面神経麻痺、脳充血、半身不随、頭痛、偏頭痛、鞭打症、寝違い、頸肩腕症候群、婦人下腹部厥冷、月経異常、帯下、遺精、陰茎痛、血尿、膀胱炎、顔面および四肢の癰腫、そのほかの皮膚病。

〈**代田**〉

扁桃腺炎、咽喉痛、母指痛、母指麻痺、大胸筋の圧痛が取れる。頸項強にも効く。

〈**中医学**〉

肘関節に向かって斜刺0・2~0・3寸、可灸。

咳嗽、喘息、咽喉痛、手掌部の熱、半身不随、顔面神経麻痺、偏頭痛、項部の筋の引きつり、驚くことに誘発された癲癇、血尿、尿道炎、陰茎痛、歯痛。

〈深谷灸〉

顔面神経麻痺、上肢の麻痺、扁桃炎、母指痛、咽頭痛。

〈森〉

肘の方に向かって斜刺5～10ミリ。

頭痛、下歯痛。

〈上地〉

側頸と頭と肺経の痛み。寸3・2番を皮と筋肉の間をすくうように頸に向けて刺す。

〈首藤〉

超旋刺。

咽喉の痛み、肩甲間部痛、膀胱経の病症に効く。

まとめ

①口眼喎斜は、顔面神経麻痺のこと。別書には「口喎」などと記されている場合もある。頸項部の痛みなどのように経筋病に用いる場合は、森や上地の刺法のように上（頸の方向）に向けて浅く深く刺す。そのほかの場合は寒熱に応じて刺す方向を変える。接触鍼でよい。

②肺の気滞で頭項強痛があるときに用いる。

008 経渠《けいきょ》

経金穴

取穴

腕横紋の上一寸。橈骨動脈拍動部に取る。

橈骨茎状突起と脈動との間のキョロキョロにとる（柳谷）。

古法の主治症と施術法

『明堂』

刺入三分、留三呼。不可灸、灸之傷人神明。

寒熱、胸背急痛、胸中膨膨然、甚即交両手而瞀、暴痺、喘逆、喉中鳴、咳、上気、数欠。

『外台』

不可灸、傷人神明。

瘧寒熱、胸背痛、胸中彭彭然、甚則交両手而瞀、為暴痺、喘逆、喉痺、掌中熱、欬逆上気、喘息、数欠、熱病汗不出、心痛欲嘔。

『甲乙経』

八巻・五蔵伝病、発寒熱第一下に「胸中彭彭然、甚則交両手而瞀、暴痺、喘逆、刺経渠及天府」とある。

『千金方』

喉中鳴。胸背急、胸中膨膨。掌中熱、肘中痛。喜咳。咳逆上気、喘、掌中熱。臂内廉痛。熱病汗不出。瘧、咳逆、心悶不得臥、寒熱。

『銅人』

鍼入二分、留三呼、禁不可灸、灸即傷人神。

瘧寒熱、胸背拘急、胸満膨膨、喉痺、掌中熱、咳嗽上気、数欠、熱病汗不出、暴痺喘促、心痛嘔吐。

『聚英』

素註、鍼三分。銅人鍼二分、留三呼、禁灸、灸傷人神明。

瘧寒熱、胸背拘急、胸満膨膨、喉痺、掌中熱、咳逆上気、数欠、傷寒熱病汗不出、暴痺、喘促、心痛、嘔吐。

『図翼』

刺三分、留三呼、禁灸、灸則傷人神明。

痎瘧寒熱、胸背拘急膨脹、喉痺咳逆、上気、数欠、傷寒熱病汗不出、心痛、嘔吐。

百證賦云、兼大都、治熱病汗不出。

『説約』

鍼三分、灸三壮。

心痛、嘔吐、咳嗽上気、数欠、熱病汗出でず、小児暴喘を治す。

意釈と解説

①肺に寒熱や痰飲が多くなると、肺痺になる。急に肺痺になるとゼエゼエと喘いで喉を鳴らし、咳き込んでのぼせる。あるいは咽喉が腫れて痛む。また、胸や背部が引きつり痛み、胸が膨らんだ感じになり、それが激しくなると、両手で胸を押さえて頭がぼんやりとして混乱する。

②肺の熱になると掌中が熱し、心も熱を受けるので心痛が起こることがある。あるいは、心熱になると安眠できない。瘧病で肺熱になっても同じ病症が現れる。逆に肺の寒になると、あくびが何度も出る。喘息状態になって咳き込むのは、痰飲が多いためである。

③『明堂』と『外台』の条文に少しくい違いがあるので並べて記した。上記の意釈も『甲乙経』の条文が少ないので、『千金方』以下の条文を参考にした。

④肺熱が多くなると右寸口脈が沈、濇、実になり、痰飲が多いと弦、実になり、寒が多いと弱になる。気滞になると沈、濇、細、虚となる。

現代の主治症と施術法

〈松元〉

鍼二分、留むること三呼、禁灸。

枢熱を当とす。熱病および間歇熱に発汗の効あり、扁桃腺炎、気管支炎、心臓炎、食道痙攣、嘔吐、吃逆、欠気止まず、胸背痙攣または掌中熱を治す。そのほか、小児の急性気管支炎に特効あり。

〈駒井〉

禁灸、鍼二分。

喘息、食道痙攣、吃逆、欠伸、橈骨神経痛、嘔吐、気管支炎。

〈柳谷〉

扁桃腺炎、喘息、吃逆、食道痙攣、嘔吐、欠伸、掌中熱、小児急性気管支炎、心痛。

〈岡部〉

扁桃腺炎、気管支炎、咳嗽、喘息、胸中の痛み。

〈本間〉

「喘咳寒熱を主る」から感冒などの発熱、特に朝夕の熱の差が甚だしいときに効く。また咳が込みあげてくるときに効く。

〈竹之内・濱添〉

鍼二分、留むること三呼、禁灸。

枢熱を当とす。熱病に発汗の効がある。気管支・肺疾患、心臓病、食道痙攣、嘔吐、吃逆、欠伸不止、肋間神経痛、掌中熱、腕関節炎。小児性気管支炎に特効。

〈代田〉

扁桃腺炎または気管支炎にて発熱せるを治す。動脈に鍼して母指痛に効く。

〈中医学〉

直刺0・2～0・3寸、可灸。

咳嗽、喘息、咽喉痛、胸部の脹満感、手掌部の熱、胸部および背部痛。

〈深谷灸〉

心痛、嘔吐、咳逆、上気、熱病で汗が出ないとき、小児暴喘。

〈森〉

前腕の掌側より背側に向けて斜刺5～10ミリ。

喘息。

〈上地〉

肺虚証で土（脾）に関係しない場合。例えば風邪による喘咳寒熱に使う。胸部の痛み。全身から汗が出るのは陽虚であるから、肺経の陽をつかさどる経渠、太淵を補う。

〈首藤〉

浅く動脈に触れる程度、太淵と同じく刺入するより接触するような感じで良い。

肺虚証で熱や咳がある時に使用する。

まとめ

①松元の言う「枢熱」は意味不明。「枢」を「くるる」と読み、ドアの蝶番のことだから、熱が出たり引いたりする状態、つまり往来寒熱のことか。

②肺経は陽気を循環、発散する働きがある。それが虚すと悪寒がすると同時に、陽経に陽気が停滞して発熱する。脈は浮いて実している。このようなときに、経渠を補って肺経の働きを活発にして陽気を発散する。その結果、発汗して悪寒、発熱が取れる。このようなときの刺法は経の流れに従って、斜刺で接触鍼を行う。深く刺すと反って陽気が虚して悪寒が激しくなる。

③発熱がなく、脈が沈、濇、短の場合は肺経の気滞である。やはり接触鍼で補う。もちろん数呼吸間、鍼を押手で固定して留めておく。置鍼すべきではない。

④悪寒発熱してから時間が経過すると、太陽経から陽明経の熱になると同時に肺経にも熱が入ろうとする。肺に熱が波及し始めると、咳、喘息、扁桃炎などの病症が現れる。このようなときは経渠を補って熱を陽明経に浮かせてから瀉法するが、肺熱の状態によっては

経渠に深く刺すこともある。

009 太淵《たいえん》

兪土穴／原穴／一名太泉・大泉・鬼心

取穴

橈骨手根関節の掌側横紋の頭、橈骨側の動脈拍動部の陥凹に取る。

橈骨茎状突起の前下際、腕関節の橈側部にあり、実際は内橈骨筋腱の内側のキョロキョロを目標にとる（柳谷）。

古法の主治症と施術法

『素問』刺瘧篇第三十六

肺瘧者、令人心寒、寒甚熱、熱間善驚、如有所見者、刺手太陰陽明。

『明堂』

刺入二分、留二呼。灸三壮。

痺（胸痺）、逆気、寒厥急熱、煩心、善唾、噦噫、胸満噭呼（『医心方』は胸満脹満）、胃気上逆、心痛、咳逆、煩悶不得臥、胸中満喘、背痛、肺脹満（『外台』は彭彭）、臂厥、肩膺胸満（『外台』は胸満痛）、目中（『外台』は生）白瞖、眼青転筋（『外台』は眼眥赤筋）、掌中熱乍寒乍熱、缺盆中相引痛、数欠、喘不得息、臂内廉痛、膈飲、煩満、病温身熱、五日以上汗不出、厥心痛、臥若従徒居、心間痛、動作痛益甚、色不変者、肺心痛也、妬乳、（『外台』は噫、胃気上逆、心痛）唾血、振寒、嗌乾、狂言、口僻、（『外台』は肘中痛）痎瘧（『外台』は痎瘧痺）。

『甲乙経』

七巻・六経受病、発傷寒熱病第一中に「熱病而汗且出及脈順可汗者、取魚際、太淵、大都、太白、瀉之則熱去、補之則汗出～」とある。

七巻・同に「病温、身熱五日已上汗不出、刺太淵、留鍼一時取之、若未満五日、禁不可刺也」とある。

七巻・陰陽相移、発三瘧第五に「痎瘧」とある。

八巻・五蔵伝病、発寒熱第一下に「臂厥、肩膺胸満痛、目中白翳（瞖と翳は同意）、眼青、転筋、掌中熱乍寒乍熱、缺盆中相引痛、数咳喘不得息、臂肉（内）廉痛、上膈飲已煩満、太淵主之」とある。

八巻・五蔵六府脹第三に「肺脹者、肺兪主之、亦取太淵」とある。

九巻・寒気客於五蔵六府、発卒心痛、胸痺、心疝、三蟲第二に「厥心痛、臥若徒居、心痛乃間、動行痛益甚、色不変者、肺心痛也、取魚際、太淵」とある。

九巻・同に「痺（本文は脾）逆気、寒厥急、煩心、善唾、噦、噫、胸満激呼、胃気上逆、心痛」とある。

九巻・邪在肺五蔵六府受病、発咳逆上気第三に「咳逆煩悶不得臥、胸中満喘不得息、背痛」とある。

十巻・陰受病、発痺第一下に「痺、会陰、及太淵、消濼、照海主之」とある。

十一巻・陽厥大驚、発狂癇第二に「狂言」とある。

十一巻・動作失度内外傷、発崩中、瘀血、嘔血、唾血第七に「唾血、振寒、嗌乾」とある。

十二巻・手足陽明脈動、発口歯病第六に「口僻、刺太淵、引而下之」とある。

十二巻・婦人雑病第十に「妬乳」とある。

『千金方』

温病、身熱、五日已上汗不出、刺大泉（太淵の別名）、留鍼一時取鍼、若未満五日者、禁不可刺。眼青転筋、乍寒乍熱、缺盆中相引痛。目睆睆不明、悪風寒。目中白、睛青。僻禁。胸満噭呼、胸膺痛。心痛、肺脹、胃気上逆。唾血、振寒、嘔血、上気。咳逆、胸満、喘不得息。掌中熱、肘中痛。臂内廉痛。瘖、咳逆、心悶不得臥、寒熱。妬乳、膺胸痛、足痿躄不能行。

凡胸満、短気、不得汗、皆鍼補手太陰、以出汗。

『銅人』

可灸三壮、鍼入二分。

胸痹、逆気、寒厥、善噦、嘔飲水、咳嗽、煩怨不得臥、肺脹満膨膨、臂内廉痛、目生白翳、眼眥赤筋、缺盆中引痛、掌中熱、数欠、喘不得息、噫気上逆、心痛、唾血、振寒、咽乾、狂言、口噼。

『聚英』

銅人、灸三壮、鍼一分。素註、鍼二分、留二呼、灸三壮。

胸痹、逆気、善噦、嘔飲食、咳嗽、煩寃、不得眠、肺脹膨膨、臂内廉痛、目生白翳、眼眥赤筋、眼痛、眼青、転筋、乍寒乍熱、缺盆中引痛、掌中熱、数欠、肩背痛寒、喘不得息、噫気上逆、心痛脈濇、咳血、嘔血、振寒、咽乾、狂言、口噼、溺色変、卒遺失無度。

『図翼』

刺二分、留二呼、灸三壮。

胸痹気逆、咳嗽、嘔噦、飲水、肺脹、喘息不休、噫気、咳血、心痛、咽乾、煩躁狂言、不得臥、目痛、生翳赤筋、口噼、缺盆痛、肩背痛引臂膊、溺色変遺失無度。

神農経（「神農経」は「神応経」の誤植、以下「神応経」と記す）曰、治牙疼、手腕無力疼痛、可灸七壮。

玉龍賦云、兼列缺、治咳嗽風痰。

席弘賦云、治気刺両乳、求太淵、未応之時、鍼列缺。又云、偏正頭疼、尋列缺、重寫太淵、無不応。又云、五般肘痛尋尺沢、太淵、鍼後却収功。

『灸経』

灸五壮。

胸中気満不得臥、肺脹満膨膨然、目中白翳、掌中熱、胃気上逆、唾血及狂言、肘中痛。

『説約』

治は前と同じ。神応経に云う、牙疼、手腕力無く疼痛するを灸七壮すべし。

意釈と解説

①傷寒で発熱して汗が出ようとしていて脈が順であれば、太淵を補うと汗が出る。瀉法すると解熱する。脈が順とは浮、数、緊のことである。

②温病で身熱して5日以上も経過しているときは、太淵を刺して汗を出すが、5日も経過していないときは刺してはいけない。

③瘧病で悪寒、発熱しているときも太淵を用いる。

④悪寒、発熱して大腸経と肺経が冷えると、肩から胸にかけて張り苦しくなって痛む。眼の中に白い翳、つまり翼状片《よくじょうへん》が発生したり、眼が悪くなって見えにくくなる。眼の結膜部分が青くなり、転筋、つまり腓腹筋痙攣が起こる。手掌が熱したり冷えたりする。肩こりが欠盆に響いて痛む。咳が何度も出てゼェゼェ喘ぎ息が苦しくなる。肺経の流れている部位が痛む。飲んだ物をすぐに吐く上膈病になると、胸が張り苦しくなる。以上のようなときに太淵を用いる。

⑤肺脹のときは、肺兪と太淵を用いる。

⑥厥心痛で寝たり起きたりしてぶらぶらしていてもときに心痛が起こるが、身体を動かすと痛みが激しくなる。しかし、顔色は変わらない。これを肺心痛という。魚際と太淵を用いる。

⑦胸の陽気がなくなると、胸痺や心痛になる。急に冷えて胸には熱が停滞するので、煩心、つまり胸苦しさが起こるが、中焦以下は冷えていて胃気が上逆するので何度も痰を吐き、またからえずきする。そのときに胸が苦しいので、叫び声のような声を出す。

⑧咳き込んでのぼせ、悶え苦しんで寝ていられない。胸は張り苦しくてゼェゼェ喘ぎ、背部が痛む。これは肺気腫のような状態か。

⑨そのほか、寒が多い外の痺や、訳の分からないことを話す狂状態で、痺のときは補い、狂言のときは瀉法する。唾液に血が混じる。ぞくぞくと寒気がする。喉が渇く。顔面麻痺（おそらく瀉法）、妬乳、つまり乳腺炎。肺の陽気が虚して冷えると小便が透明になり、何度も排尿する。あるいは失禁する。以上のような状態のときに太淵を用いる。

⑩上膈については『霊枢』上膈第六十八を参照するとよい。脹病は「厥気在下、営衛留止、寒気逆上、真邪相攻、両気相薄、乃合為脹也」とある。肺脹の病症は「虚満而喘咳」である。『霊枢』脹論第三十五参照。厥心痛については『霊枢』厥病第二十四を参照。胸痺については『金匱要略』胸痺心痛短気病脈証併治第九を参照。

現代の主治症と施術法

〈松元〉

鍼一分、留むること二呼、灸三壮。

肺および気管支出血、咳嗽、気胸、心臓萎縮、間歇熱、振寒発熱、不眠症、局発痙攣、吃逆、欠気止まず、肋間神経痛、前膊前面疼痛、掌中熱或は結膜炎、角膜炎、そのほか、遺尿、失禁若しくは尿色変ずるなどの諸症みな効あり。

〈駒井〉

灸三壮、鍼一分ないし二分。

〈柳谷〉

胸部神経痛、前膊神経痛、腕関節炎。

前膊神経痛、胸部神経痛、結膜炎、心痛、角膜炎、嘔吐、腕関節炎、咳喘、上逆、喀血、嘔血。

〈岡部〉

肺虚による疾患、不眠症、血管の病、咳嗽、喀血、遺尿症、肋膜炎、気虚の痛みに効く。

〈本間〉

呼吸器疾患でも消化器の衰えた場合に使う。眼の疾患。

〈竹之内・濱添〉

鍼一分、留むること二呼、灸三壮。

気管および肺疾患を主る、風邪、振寒発熱、心臓疾患、脈拍異常、肋間神経痛、胸膜炎、吃逆、欠伸不止、不眠症、結膜炎、角膜炎、そのほかの眼病、尿失禁、遺尿、尿色変ずるの症、脈拍の変動ある症。

〈代田〉

母指痛、腕関節炎またはリウマチを治す。

〈中医学〉

直刺0・2〜0・3寸、可灸。

咳嗽、喘息、喀血、吐血、胸苦しさ、胸背部痛、手掌の火照り、欠盆部痛、咽喉痛、腹脹、げっぷ、嘔吐、乳瘍、無脈症、腕関節の無力疼痛。

〈深谷灸〉

母指痛、腕関節涎、リウマチ。

〈森〉

前腕の掌側より背側に向けて斜刺5〜10ミリ。

腕関節痛。

〈上地〉

肺虚証で土（脾）に関係する場合。例えば風邪で体重節痛、下痢、食欲がない、身体がだるいようなとき。風邪の時、灸して栄養をつける。食べ物の味がしない。内に熱が入ったものと考える。

〈首藤〉

超旋刺。

肺虚証で肺脾両経を補うときに使用する。手関節の痛みでは、この辺りが硬くなる。

まとめ

①六十九難型の肺虚証では陽実熱証でも陽虚寒証でも経渠を補うが、諸先生の言われているように胃腸の病症（食欲不振）や関節痛、倦怠感などがあるときは太淵がよい。

②七十五難型の脾虚腎実証のときに用いる。脈は肺が虚して腎が実である。肺虚体質者の腎炎や妊娠腎のときに湧泉または水泉を瀉法してから太淵を補う。

③八十一難型の腎虚脾実証のときに補う。脈は肺と腎が虚して脾が実だが、多くは脾も虚している。糖尿病で食欲が旺盛で口渇があるとき。

④全体の脈が沈、濇、細、短のときは肺の気虚または気滞である。このときに太淵に接触鍼をすると脈が大きくなり気分が爽やかになる。基本的に太淵の刺鍼は接触鍼でよい。

010 魚際《ぎょさい》

榮火穴／一名鬼心

取穴

第1中手骨の橈側の中央陥凹にして表裏の肌目にとる。

別説があるが筆者の経験ではこの部がよく効く。柳谷も同じ部位に取穴。

古法の主治症と施術法

『霊枢』熱病第二十三

熱病而汗且出、及脈順可汗者。取之魚際、太淵、大都、太白、寫之則熱去、補之則汗出。

『霊枢』厥病第二十四

厥心痛、臥若徒居、心痛間、動作痛益甚、色不変、肺心痛也、取之魚際、太淵。

『脈経』平三関陰陽二十四気脈第一、第十三条

右手関前寸口、陽絶者、無大腸脈也、苦少気、心下有水気、立秋節即咳、刺手太陰経治陰、在魚際間。

『明堂』

刺入二分、留三呼。灸三壮。

虚熱（『外台』は虚極。以下の括弧内はすべて『外台』）、悪風（洒洒毛起悪風寒）、舌上黄、身熱（咳嗽、喘、痺、走胸背不得息）、頭痛（頭痛甚、汗不出）、寒厥及熱、煩心、少気不足以息、陰湿痒、腹痛不下食飲、肘攣支満、喉中焦乾渇、瘛、上気、熱病、振慄鼓頷、腹満、陰萎、咳引尻溺出虚也。膈中虚、食欲（飲）嘔、身熱汗（不）出、数唾（数唾涎、嘔吐）、血下、肩背寒熱、脱色、目泣出皆虚也。唾血、時寒時熱。厥心痛、臥若徒居、心間痛、動作痛益甚、色不変者、肺心痛也。短気、心痺、悲怒逆気、恐狂易、霍乱、胃（気）逆。

『甲乙経』

七巻・六経受病、発傷寒熱病第一中に「寒厥及熱、煩心、少気不足以息、陰湿痒、腹痛不可以食飲、肘攣支満、喉中焦乾渇」とある。

七巻・同に「熱病、振慄鼓頷、腹満、陰萎、咳引尻溺出虚也、膈中虚、食飲嘔、身熱汗不出、数唾血下、肩背寒熱、脱色、目泣出皆虚也、刺魚際補之」とある。

七巻・同に「熱病而汗且出及脈順、可汗者取魚際～寫之則熱去、補之則汗出」とある。

七巻・太陽中風感於寒湿、発痙第四に「痙、上気」とある。

八巻・五蔵伝病、発寒熱第一下に「唾血、時寒時熱、寫魚際、補尺沢」とある。

九巻・寒気客於五蔵六府、発卒心痛、胸痺、心疝、三蟲第二に「厥心痛、臥若徒居、心痛乃間、動行痛益甚、色不変者、肺心痛也、取魚際、太淵」とある。

九巻・邪在心胆及諸蔵府、発悲恐、太息、口苦、不楽及驚第五に「短気、心痺、悲怒逆気、怒狂易」とある。

十一巻・気乱於腸胃、発霍乱吐下第四に「胃逆霍乱、霍乱逆気」とある。

十一巻・動作失度内外傷、発崩中、瘀血、嘔血、唾血第七に「凡唾血、寫魚際、補尺沢」とある。

『千金方』

唾血、瀉魚際。舌上黄、身熱。喉中焦乾。痺走胸背不得息。唾血、吐血。肘攣柱満。瘛、上気、失瘖不能言。狂言。熱病振寒鼓頷、腹満、陰痿、色不変。頭痛不甚汗出。陰湿、腹中余疾。胃逆霍乱。頭痛不甚汗出。

『銅人』

鍼入二分、留三呼。

洒淅悪風寒、虚熱、舌上黄、身熱、頭痛、咳嗽、汗不出、痺走胸背痛不得息、目眩、煩心、少気、腹痛不下食、肘攣支満、喉中乾燥、寒慄鼓頷、咳引尻痛溺出、嘔血、心痺、悲恐。

『聚英』

銅人鍼一分、留三呼。明堂、素註、鍼二分、灸三壮。素問、刺手魚腹、内陥為腫。

酒病、悪風寒、虚熱舌上黄、身熱、頭痛、咳嗽、噦、傷寒汗不出、痺走胸背痛不得息、目眩、煩心、少気、腹痛不下食、肘攣肢満、喉中乾燥、寒慄鼓頷、咳引尻痛溺血、嘔血、心痺、悲恐、乳癰。

東垣曰、胃気下溜、五蔵気皆乱、在於肺者、取之手太陰魚際、足少陰兪。

『図翼』

刺二分、留三呼、灸三壮。

酒病、身熱悪風寒、虚熱舌上黄、頭痛、咳、噦、傷寒汗不出、痺走胸背痛不得息、目眩、煩心、少気、寒慄、喉咽乾燥、嘔血、唾血、心痺、悲恐、腹痛食不下、乳癰、肢満肘攣、溺出、及瘧方欲寒。刺手足太陰陽明出血。

席弘賦云、此穴兼承山、崑崙、治転筋、目眩。

百證賦云、兼掖門、能治喉痛。

一伝、此穴、兼経渠、通里、可治汗不出者、便得淋漓、更兼三間、三里、便得汗至遍身。

一伝、歯痛不能食飲~。

『説約』

鍼二分、灸三壮。

目眩、煩心、少気、寒慄、喉咽乾燥、嘔血、唾血、肘攣支満、心痺を治す。若し血絡有る者は其の血を瀉し、血変じて止む。

意訳と解説

①傷寒によって急性熱病になると、最初に悪寒する。これは陽気が虚しているためだが、そのうちに陽気が回復してきて発熱する。しかし、誤治によって上焦には熱が多くなり、中焦以下は冷えることがある。これを「厥陰病」という。

②上焦に熱が多くなると、胸苦しくなる。そのために呼吸が浅くなって息苦しい。身熱があり乳腺炎になることもある。咽喉が乾いて口渇がある。咳嗽がある。肺も熱を受けるので、唾液に血が混じる。舌は黄苔が出ていることがあるが、虚熱によるものだから表面は湿っている。

③中焦以下は冷えているので腹が張り、腹痛して食欲がない。心窩部が詰まる。あるいは嘔吐する。下焦が冷えると陰痿、陰部が湿って痒い。咳をすると小便が漏れる膀胱咳になる。また、外も冷えているので肩背部が冷えたり肘が冷えて痙攣する。このようなときは悲観的になり、目眩が起こることもある。

④もし、汗が出そうな状態で脈が浮、数、緊であれば、魚際を補えば汗が出る。痙病でのぼせる場合は魚際を用いる。肺熱のために唾液に血が混じるときは、魚際を瀉法して尺沢を補う。厥心痛で寝たり起きたりしてぶらぶらしていても時に心痛が起こるが、身体を

動かすと痛みが激しくなる。しかし、顔色は変わらない。これを「肺心痛」という。魚際と太淵を用いる。そのほか、息切れ、精神が不安定で悲しんだり怒ったりするとき、胸の詰まり感などのときに魚際を用いる。

⑤いずれの書物にも熱病のことが書いてあるが、その内容から考えて厥陰病として意釈した。『聚英』と『図翼』に「酒病」とあるが、これだと酒に酔って熱病になったことになり、後の条文と合わない。おそらく「洒洒」(「ぞくぞくする」という意味)を酒と間違って書き写したのであろう。誠に以て雑なことだと思うが、いずれの書物も多少なりとも伝写の誤りがある。

現代の主治症と施術法

〈松元〉

鍼二分、留むること三呼、灸三壯。

喀血、咳嗽、呼吸困難、咽頭カタル、喉中乾き、胃熱又は酒精中毒にて頭痛、眩暈、発熱し、或は舌黄ばみ、吃逆、嚥下困難、腹痛、血尿、心臓麻痺、弁膜病、神経性心悸亢進、ヒステリー、又は炭素熱より来る唾血、嘔血の如きに灸七壯にして効あり、そのほか、乳腺炎または前膊痙攣を治す、而して流行性慢性感冒にありてはこの部に血絡浮見することあり、速やかにその血絡を刺して瀉血するときは須臾にして体温下降し、随って脈拍減退し、精神をして活発にならしむるの効あり。

〈駒井〉

灸三壯、鍼二分。

頭痛、眩暈、脳貧血、脳充血、心悸亢進。

〈柳谷〉

頭痛、眩暈、脳充血、脳貧血、心悸亢進、ヒステリー、失音して言わず、霍乱、吐血、腹痛。

〈岡部〉

呼吸困難、咽喉カタル、喉中乾燥、神経性心悸亢進症、アルコール中毒、喀血、血尿、乳腺炎、流行性感冒、咳嗽、血絡がある者は刺絡でよく効く。

〈本間〉

心悸亢進、頭痛、脳充血、乳腺炎による発熱、霍乱。この部の血絡を刺絡すると治効が倍加する。

〈竹之内・濱添〉

鍼二分、留むること三呼、一説に禁灸。

喀血、咳嗽、呼吸困難、咽頭カタル、喉中の乾き、嚥下困難、胃下部のしこりと熱、腹痛、舌黄ばみ、唾血、吐血、心疾患、吃逆、血尿、乳腺炎、前腕部痙攣、扁桃炎、眼充血、突目。

〈代田〉

母指痛。母指の弾発指。

〈中医学〉

直刺0・5~0・8寸、可灸。

咳嗽、喀血、声の出ないもの、咽喉痛、喉の渇き、微熱、乳瘍、肘の痙攣、手掌の火照り。

〈深谷灸〉

心悸亢進、頭痛、腕関節炎、リウマチ、母指屈伸不能。

〈森〉

手掌の内側向けて直刺10ミリ。

乗り物酔い。

〈上地〉

頭のてっぺんが焼けるようなとき、頭痛、母指痛。刺して響いたら留める。胸痛、熱があるとき、鼻の奥が乾くとき、取穴は骨際で真ん中より手首寄り。

〈首藤〉

超旋刺。

扁桃炎などの咽喉の痛み、母指痛、弾発指、肺虚証では少府とともに瀉穴として使用する。

まとめ

①松元は『聚英』などの酒病との記述を参考にしてか、酒精中毒を主治症としている。これは岡部も同じである。しかし、すでに記したように「酒病」は伝写の間違いである。しかし、魚際が本当にアルコール中毒に効くのであれば、ひょうたんから駒というのか、あるいは怪我の功名というべきか。

アルコール中毒に効くという論拠は『霊枢』経脈第十の「胃中寒、手魚之絡多青、胃中有熱、魚際絡赤」である。これが『聚英』などの記述とあいまって魚際が酒毒に効くということになったのであろう。それでもなお「酒病」は伝写の間違いであることに変わりはない。魚際はもともと熱に効く。補えば軽い肺熱が取れるし、高熱であれば瀉法すればよい。

②魚際は火穴なので補うことによって熱を取る。魚際に接触鍼をすると肺熱が取れ、労宮に接触鍼をすると右尺中の脈が静になる。大都を補うと胃腸の熱が取れて排便する。然谷を補うと、心熱が取れる。行間は瀉法して肝経の熱を取る。もちろん、魚際も労宮も実熱であれば5ミリほど刺入してよい。

③八十一難型の肺虚心実証で扁桃炎で高熱が続くとき、魚際を補い労宮を瀉法する。

011 少商《しょうしょう》

井木穴／一名鬼信

取穴

手の母指橈側、爪甲根部の角を去ること一分に取る。

古法の主治症と施術法

『明堂』

刺入一分、留一呼。灸一壯。

瘧寒熱（『医心方』は瘧寒厥及熱）、煩心、善噦、心満而汗出（『外台』は心満汗出而寒）、寒濯濯、熱煩、手臂不仁、唾沫、唇乾引飲、手腕攣、指肢痛、肺脹上気、耳中生風、咳喘逆、痺臂痛、嘔吐、食飲不下膨膨、熱病象瘧、振慄鼓頷、腹脹俾倪、喉中鳴（『外台』は耳前痛）。

『甲乙経』

七巻・六経受病、発傷寒熱病第一中に「熱病象瘧、振慄鼓頷、腹脹髀睨、喉中鳴」とある。

七巻・陰陽相移、発三瘧第五に「瘧、寒厥及熱厥、煩心、善噦、心汗而汗出、刺少商出血立已」とある。

八巻・五蔵伝病、発寒熱第一下に「寒濯濯、舌煩、手臂不仁、唾沫、唇乾引飲、手腕攣、指肢痛、肺脹上気、耳中生風、咳喘逆、痺臂痛、嘔吐、飲食不下膨膨然」とある。

『千金方』

耳前痛。喉中鳴。脇下脹。飲食不下。嘔吐。咳逆喘。手不仁。振慄鼓頷。

『銅人』

以三稜鍼刺之、微出血洩、諸蔵熱湊。

煩心、善噦、心下満、汗出而寒、咳逆、痎瘧振寒、腹満、唾沫、唇乾引飲不下膨膨、手攣指痛、寒慄鼓頷、喉中鳴。

唐刺史成君綽、忽顋頷腫大如升、喉中閉塞、水粒不下三日、甄権鍼之立愈、不宜灸（この症例は諸書に記述があるので、以下の書物では省略する）。

『聚英』

銅人鍼一分、留三呼、瀉五吸、不宜灸。素註留一呼、明下灸三壮。甲乙灸一壮。

頷腫喉閉、煩心、善啘嘔、心下満、汗出而寒、咳逆、痎瘧振寒、腹満、唾沫、唇乾引飲、食不下膨膨、手攣指痛、掌熱、寒慄鼓頷、喉中鳴、小児乳蛾。

『図翼』

刺一分、留三呼、五吸。宜用三稜鍼刺、微出血、洩諸蔵之熱、不宜灸。甲乙経云、灸一壮。一云三壮、忌生冷。

項腫喉痺、煩心、嘔噦、心下満、汗出、咳逆、痎瘧、振寒、腹脹腸満、雀目不明、唇乾、唾沫、引飲食不下、寒慄鼓頷、手攣指痛、小児乳蛾。

乾坤生意云、此為十井穴、凡初中風、卒暴昏沈、痰涎壅盛、不省人事、牙関緊閉、薬水不下、急以三稜鍼、刺此穴、及少衝、中衝、関衝、少沢、商陽、使血気流行、乃起死回生、急救之妙穴。

太乙歌云、男子痃癖、取少商。

百證賦云、兼曲沢、治血虚、口乾。

天星秘訣云、専治指痛攣急。

『灸経』

灸三壮。

瘧寒熱、煩心、善噦唾沫、唇乾、嘔吐、不下食、腸脹、腹満、微喘、心下膨膨然。

『説約』

鍼一分、灸三壮。

腹脹、腹満、雀目、小児乳蛾、喉痺水粒下らざるを治す。三稜鍼を以て微に血を出せば立ちどころに愈、天星秘訣に云う、指痛攣急を専治す、按ずるに狐祟に灸すること二七壮。

『鍼灸則』

手不仁、手臂身熱、又云目疣、雀目。

意釈と解説

①瘧病のように悪寒して発熱し、腹が張って押しても陥没せず、喉が鳴る。

②瘧病で悪寒して後に発熱し、そのために胸が煩わしく、よくからえずきし、心下が詰まって汗が出る場合は少商に刺絡を用いる。

③ぞくぞくと悪寒して熱でほてるようになると、上肢がしびれ、手首が痙攣し、指の関節が痛む。痰を吐き、唇が乾くので水分を摂る。これがもし肺脹による発熱であれば、上気して耳鳴りがし、咳き込んで逆気する。あるいは嘔吐して食欲がなく、食べると心窩部が膨満する。

④そのほか、耳前の痛みつまり顎関節症にも効くようである。夜盲症、小児の扁桃炎にもよい。

⑤この項は条文の違いが多い。『甲乙経』の「心汗而汗出」は「心満而汗出」または「心下満而汗出」の間違い。心下満があるから少商が効くということ。同じく『甲乙経』の「舌煩」は「熱煩」の間違い。

⑥『難経』に「井主心下満、滎主身熱、兪主体重節痛、経主喘咳寒熱、合主逆気而泄」とある。古書も現代でも、この説を参考にしている先生が多いが、必ずしも説のとおりではない。

井木穴が心下満によいというが、あまり効果はない。心下満を胸脇苦満や胸脇支満にまで広げて解釈すれば、大敦を瀉法すれば心下満に効く。しかし、隠白は太陰経の気滞のときに補って効果がある。

すでに述べたように、滎火穴が熱に効くのは確かである。兪土穴が体重節痛に効くのは脾虚のときが主で、腎虚のときなどは効果がない。経金穴が喘咳寒熱に効くのは肺経なら補法、肝経なら瀉法で効く。合水穴が逆気に効くのは確かであるが、泄つまり下痢に効くが逆に便秘によいこともある。

この説よりも筆者は五行の性質を考えて用いるとよいと思っている。たとえば木には収斂作用があるので、熱を収めるときに用いるなどと考える。詳しくは拙著『難経真義』（六然社、２００７年）を参照していただきたい。

現代の主治症と施術法

〈松元〉

鍼一分、留むること三呼、瀉五吸、灸三壮。

間歇熱発汗後の悪寒に効あり、または感冒、嚥下困難、吃逆、扁桃腺炎、唾血、重舌、口唇乾き、掌中熱し、書痙、或は小児の離乳にて日々衰弱する者、「乳蛾」そのほか、夜盲症に瀉血の効あり。

〈柳谷〉

嘔吐、上肢麻痺、脳充血、耳下腺炎、扁桃腺炎、吃逆、黄疸、手指痙攣、小児病、重舌。

〈駒井〉

禁灸、鍼一分。

〈岡部〉

脳充血、黄疸、吃逆、手指痙攣、小児慢性腸カタル、小児疳蟲。

重舌、唇乾、掌中熱す、扁桃腺炎、悪寒、喘息の場合は少商と商陽を刺絡する。扁桃腺炎の場合も刺絡がよく効く。

〈**本間**〉

胸苦しい、胸がつかえるようだ、食べた物が下らない気がするなどという心臓病。脳充血、乳腺炎、霍乱、扁桃腺炎。

〈**竹之内・濱添**〉

鍼一分、留むること三呼、瀉五吸、灸三壮。

熱病、発汗後の悪寒、風邪、扁桃炎、嚥下困難、吃逆、重舌、唾血、口唇乾き、掌中熱、書痙、ヒステリー、ノイローゼ、精神病、夜盲症に瀉血、乳蛾（小児の扁桃炎）。

〈**代田**〉

扁桃炎または咽頭炎のときに瀉血する。

〈**中医学**〉

腕に向かい横刺0・2〜0・3寸、或は三稜鍼にて瀉血、可灸。咽喉痛、咳嗽、喘息、重舌、鼻血、心下満、中風、癲癇、日射病で嘔吐するもの、熱病、小児の引きつけ、指腕の痙攣。

〈**深谷灸**〉

とり目、のどの痛み、扁桃炎（瀉血）、中風などの手掌の麻痺、その指先に取穴、また手足五指の尖端に取穴する。乳腺炎。

〈**森**〉

刺し手で針先を5ミリほど出して持ち、押手で患者の母指をつまみ、針管を用いず皮下刺する。約3ミリ。小児の引きつけ、人事不省に効く。

〈**上地**〉

解熱に用いる。喉の痛みに少し刺絡。舌の腫れ、話しづらいとき。悪風に木穴としての運用。熱と咳。

〈**首藤**〉

超旋刺。単刺する場合は速刺速抜。

咽喉の痛み。母指の瘭疽に施灸（深谷先生の爪の中央に施灸する方法がよい）。

まとめ

①いずれの書も扁桃炎などの咽喉痛によいというが、肺の脈（右寸口）が沈、濇、実、数または浮、数、実でないと効かない。肺脈が虚しているときや全体が軟脈や弱脈のときに刺絡すると逆効果になる。そのほかの疾患のときも肺脈が実でないと効果がない。

②半身麻痺で母指から手掌にかけてしびれ感があるときに瀉法する。これは八十一難型の肝虚肺実証の治療である。

2

手の陽明大腸経

012 商陽《しょうよう》

井金穴／一名絶陽・而明

取穴

示指橈側爪甲根部の角を去ること一分に取る。

古法の主治症と施術法

『素問』繆刺論第六十三

邪客於手陽明之絡、令人気満、胸中喘息而支胠、胸中熱、刺手大指次指爪甲上、去端如韮葉、各一痏、左取右、右取左、如食頃已。

『素問』繆刺論第六十三

邪客於手陽明之絡、令人耳聾、時不聞音、刺手大指次指爪甲上、去端如韮葉、各一痏、立聞～。

『明堂』

刺入一分、留一呼、灸三壮（『外台』は灸三壮、右取左、左取右、如食頃立已）。

喘息（『外台』は気満、胸中喘息支脇）、熱病汗不出、耳中生風、耳鳴、耳聾（『外台』は耳聾時不聞）、熱瘧、口乾、下歯痛、臂瘈引口中、悪寒、頔腫、肩背痛（『外台』は肩痛）引欠盆、喉痺、青盲。

『甲乙経』

七巻・六経受病、発傷寒熱病第一中に「熱病汗不出」とある。

七巻・陰陽相移、発三瘧第五に「熱瘧、口乾」とある。

十巻・手太陰陽明太陽少陽脈動、発肩背痛、肩前臑皆痛、肩似抜第五に「臂瘈引、口中寒、頔腫肩腫引缺盆」とある。

十二巻・足太陽陽明手少陽脈動、発目病第四に「青盲」とある。

十二巻・手太陽少陽脈動、発耳病第五に「耳中生風、耳鳴、耳聾時那陽（『外台』は不聞）」とある。

十二巻・手足陽明脈動、発口歯病第六に「口中下歯痛、悪寒頔腫」とある。

十二巻・手足陽明少陽脈動、発喉痺、咽痛第八に「喉痺」とある。

『千金方』

青盲無所見。耳中風聾鳴、刺入一分、留一呼、灸三壮、左取右、右取左如食頃。下牙歯痛。胸脇柱満（支満と同意）。耳中風生。身熱瘧病。口舌、飲食不下。

『銅人』

灸三壮。右取左、左取右、如湏（「頃」の誤用）食立已。鍼入一分、留一呼。

胸中気満、喘咳、支腫、熱病汗不出、耳鳴、耳聾、寒熱痎瘧、口乾、頤頷腫歯痛、悪寒、肩背急相引缺盆痛、目青盲。

『聚英』

銅人灸三壮、鍼一分、留一呼。灸三壮、左取右、右取左、如食頃立已。

胸中気満、喘咳、支腫、熱病汗不出、耳鳴、耳聾、寒熱痎瘧、口乾、頤頷腫歯痛、悪寒、肩背急相引缺盆中痛、目青盲。

『図翼』

刺一分、留一呼、灸三壮。左取右、右取左、如食頃立已。

胸中気満、喘咳、熱病汗不出、耳鳴、耳聾、寒熱痎瘧、口乾、頤腫歯痛、目盲、悪寒、肩背肢臂腫痛、相引缺盆中痛。
百證賦云、兼太谿、治寒瘧有験。
乾坤生意云、此為十井穴、凡初中風跌倒、卒暴昏沈、痰盛不省人事、牙関緊閉、薬水不下、急以三稜鍼、刺此穴、及少商、中衝、少衝、使血気流通、乃急救回生之妙穴。

『**灸経**』

胸膈気満、喘急、耳鳴聾、瘧病口乾、熱病汗不出也。
灸三壮。

『**説約**』

鍼一分、灸三壮。
胸中気満、耳鳴、耳聾、歯痛、目盲を治す。

『**鍼灸則**』

手脚拘攣。

意釈と解説

①傷寒による急性熱病で汗を出したいのに出ないとき。おそらくは商陽の瀉法（刺絡でよい）であろう。ということは、陽明経実熱証である。
②瘧病で悪寒した後の発熱が盛んで、それが身熱にまでなったために口が渇く場合は商陽の瀉法を用いる。
③肺経、大腸経、小腸経、三焦経などの経筋が引きつり、腕を動かすと口の中まで響き、頬骨の部分が腫れたり肩が腫れたりして欠盆にまで響くような場合は、商陽を補って経脈の流れをよくすれば筋が緩んで治る。
④そのほか、緑内障、耳鳴り、難聴、歯痛で頬が腫れているとき、咽喉痛、飲食不下、喘咳、四肢の腫れなどに商陽を用いる。
⑤『甲乙経』に「臂瘈、口中寒」とあるのは伝写の間違いであろう。他書はすべて「臂瘈引口中」となっている。『外台』はこの後に「悪寒」と続いているが意味不明。同じく『甲乙経』に「耳聾時那陽」とあるが、那陽の意味が不明。他書はすべて「耳聾時不聞」とある。
⑥諸書に「左取右、右取左」とあるが、こだわる必要はない。

現代の主治症と施術法

〈**松元**〉

鍼一分、留六呼、灸七壮。
顔面部の組織炎、口筋萎縮、口腔炎、下歯痛、耳聾、耳鳴または肩背部の疼痛を治す。あるいは青盲一名緑内障に灸すること左は右、右は左を取る。

〈**駒井**〉

灸三壮、鍼一分。
喘息、脳充血、面疔、扁桃腺炎、口内炎、下歯神経痛、耳鳴、肋膜炎など。

〈**岡部**〉

咳嗽、喘息は刺絡を行う。咽喉の病、発熱、歯の病。

〈**本間**〉

風邪、大腸カタルなどの発熱に瀉血してよく解熱する。また扁桃腺炎、耳鳴、脳充血（高血圧）のときも瀉血する。

〈竹之内・濱添〉

鍼一分、留むること二呼、灸三壮。

顔面の組織炎（一種の皮膚病、おでき、ニキビなど）、口筋萎縮、口腔炎、下歯痛、耳聾、耳鳴、青盲（緑内障）に灸する。右は左、左は右を取る。頭痛、風邪熱に瀉血が効ある。

〈代田〉

橈骨神経痛（刺絡）、痛風。

〈中医学〉

上に向かい斜刺0・2~0・3寸、あるいは瀉血、可灸。

咽喉腫痛、下顎部の腫脹、下顎の歯痛、難聴、耳鳴り、視神経萎縮、熱病だが汗が出ないもの、卒倒、中風で意識不明のもの、喘咳、欠盆から肩にかけて痛む。

〈深谷灸〉

風邪、大腸炎などの発熱には瀉血して解熱する。扁桃炎、のぼせ、血圧亢進の一時的下降に使用。喘息、耳鳴り、耳聾、歯痛。目の疾患に透熱灸。

〈森〉

指の股のほうに向かって皮下刺法3ミリ。

小児の夜泣きに効く。

〈上地〉

脳充血、急性熱病、歯痛、喉の痛み。高熱の場合は刺絡。井穴の刺絡は先に揉んでおくとよい。

まとめ

①松元の「青盲」は緑内障との説と視神経萎縮との説がある。

②筆者は商陽をあまり使わず、代わりに二間や三間を用いることが多い。ただし、陽明経または腑の実熱証で咽喉痛、便秘、発熱、口渇、汗なく、脈が浮、数、実のときは刺絡を行う。

013 二間《じかん》

滎水穴／一名間谷

取穴

示指の中手指節関節の前橈側陥凹にとる、表裏の肌目に取る。

古法の主治症と施術法

『明堂』

刺入三分、留六呼、灸三壮。

喉痺（『医心方』は喉腫）、多臥、善唾、肩髃痛寒（『外台』は塞、『医心方』は肩髃痛）、鼻鼽赤多血、浸淫起面、身熱、喉痺如哽、眦傷（『医心方』は目傷）、口喎、忽振寒、肩疼（『外台』は背疼）、歯痛。

『甲乙経』

七巻・六経受病、発傷寒熱病第一下に「多臥、善唾、鼻髃痛寒、

鼻鼽赤多血、浸淫起面、身熱、喉痺如哽、目眥傷、忽振寒、肩疼」とある。

十二巻・手足陽明脈動、発口歯病第六に「歯痛」とある。

『千金方』

目眥傷。下牙歯痛。喉痺哽咽寒熱。

『銅人』

鍼入三分、可灸三壮。

喉痺、頷腫、肩背痛、振寒、鼻鼽、衂血、多驚、口喎。

『聚英』

銅人鍼三分、留六呼、灸三壮。

喉痺、頷頔腫、肩背臑痛、振寒、鼻鼽、衂血、多驚、歯痛、目黄、口乾、口喎急、食不通、傷寒水結。

『図翼』

刺三分、留六呼、灸三壮。

頷腫、喉痺、肩背臑痛、鼽衂、歯痛、目黄、口乾、口眼歪斜、飲食不通、振寒、傷寒水結。

玉龍賦云、治牙疼妙。

席弘賦云、兼陽谿、治牙疼、腰痛、咽痺。

百證賦云、兼陰郄、能疏通、寒慄悪寒。

通玄賦云、治目昏不見。

天星秘訣云、兼三里、治牙疼、頭痛、喉痺。

『灸経』

灸三壮。

喉痺、咽腫、多臥、喜唾、鼻鼽衂、及口眼斜。

『説約』

鍼三分、灸三壮。

喉痺、衂血、歯痛、口眼斜歪、飲食通ぜざるを治す。

意釈と解説

①傷寒による急性熱病のためにウトウトと眠り、痰はよく出す。肩髃のあたりが冷えて痛み、鼻が詰まって鼻出血する。これは傷寒の陰証、つまり、少陰病である。あるいは浸淫瘡が発生し、身熱し、咽喉が腫れて塞がり、目尻が痛む。これは内に熱が多くなったためである。急に悪寒するのは水結胸のためである。

②そのほか、歯痛（『千金方』は下歯痛）、顔面神経麻痺、食欲不振、黄疸で口渇するものにも効く。

③『明堂』には「肩髃痛寒」とあるが、『外台』では「塞」である。ということは、その後に続く「塞鼻鼽赤多血」は「鼻が詰まり、赤い鼻水が多く出る」と解釈してもよい。鼽には鼻水の意味もあるからだ。

④『甲乙経』に「鼻髃」とあるのは「肩髃」の間違い。

⑤『銅人』と『聚英』は「多臥」を「多驚」としている。これだと「何度も目が覚めて眠れない」という逆の意味になる。

⑥「浸淫瘡《しんいんそう》」とは、心経に風熱があるために皮膚に発病するもので、最初は小さい湿疹で痒くて痛い。そのうちに瘡から汁が出て全身に広がる。

『金匱要略』瘡癰腸癰浸淫病脈証併治第十八に「浸淫瘡、従口流向

四肢者可治、従四肢流来入口者不可治」とある。

⑦『聚英』や『図翼』に「傷寒水結」とある。これは、傷寒熱病から発生する水結胸であろう。水結胸について『傷寒論』に以下のような条文がある。

「傷寒十余日、熱結在裏、復往来寒熱者、与大柴胡湯、但結胸無大熱者、此為水結在胸脇也、但頭微汗出者、大陥胸湯主之」（太陽病下第九条）。

傷寒十余日とは伝経して陰経の熱になりやすい頃で、裏熱症状（舌乾、口渇、大便硬など）がある場合は熱が胃に入っている。往来寒熱がある場合は、おそらく胸脇苦満もあると考えられる。結胸によく似た症状だが、胃実に少陽経と厥陰経の熱も兼ねた（脾虚胃実熱＋肝実熱）大柴胡湯証である。

しかし、結胸の症状があっても舌乾、口渇、日晡所潮熱などの熱症状がない場合は、水結胸である。水結胸とは裏寒の証で、水結を胸膈に生じて結胸症状を現している。しかし、頭から汗が出ている場合は、大熱がなくても、裏寒はなく裏熱が頭から汗とともに発散しているためだと考えられるので、大陥胸湯が主方となる、というのが上記の条文の意味である。さらに詳しく知りたい場合は『傷寒論』『医学入門』『東医宝鑑』『傷寒論類編』などを参照するとよい。

現代の主治症と施術法

〈松元〉

鍼三分、留六呼、灸七壯。

腸チフス振振として悪寒し、または喉頭カタル、扁桃腺炎、嚥下困難、衂血、歯痛、口筋萎縮、あるいは肩背並びに上膊部の神経痛および麻痺を治す。そのほか眼中黄ばむに効あり。

〈駒井〉

灸三壯、鍼一分。

喉頭カタル、扁桃腺炎、肩背および上膊部神経痛、歯神経痛。

〈岡部〉

ものもらい、熱病。そのほか商陽に同じ。

〈本間〉

咽喉の病、歯痛。小児の引きつけ、高熱時の鼻出血に瀉血。顔面神経麻痺に試みてよい。

〈竹之内・濱添〉

鍼三分、留むること六呼、灸七壯。

悪寒、発熱、風邪、喉頭炎、扁桃炎、嚥下困難、歯痛、口筋萎縮、衂血、目黄ばみ、肩背部疼痛、橈骨神経痛。

〈代田〉

沢田流では麦粒腫、子供の便秘、小児神経症。沢田流二間は食指第一節と第二節との関節部の横紋の端に取る。

〈中医学〉

直刺0・2～0・3寸、可灸。

咽喉痛、下顎の腫れ、鼻血、目の痛み、目の黄疸、膿血便、歯痛と口の渇き、顔面神経麻痺、微熱、よく眠りたがる、悪寒がして肩背部が痛む。

〈深谷灸〉

沢田流の取穴による。幼児の便秘、疳症、麦粒腫、扁桃炎、のどの痛み。

〈森〉

橈側から尺側へ直刺入すること5ミリ。

小児神経症。

〈上地〉

鍼を接触して留める。瀉法。刺絡は鍼を当ててパッと離す。熱の穴、高熱の熱さまし。麦粒腫。

〈首藤〉

超旋刺。または鍼先をつまんで速刺速抜。

関節炎。麦粒腫には施灸。

まとめ

①「目黄」を「目の黄疸」や「目黄ばむ」などと記しているが、目が黄色とは「黄疸が出ている」という意味である。

②二間は、陽明大腸経に属しているから、基本的には肺虚陽明経実熱証で、脈が浮、数、実のときの諸症状に効果がある。何病に用いてもよい。また、大腸経は陽明胃経にもつながるから、脾虚で陽明経実熱証、または脾虚で腑実熱証のときに現れる病症にも用いられる。諸先生が主治症としているものは、すべてそのようなときのものである。なお、肺虚陽明経実熱証は急性熱病にしか現れないが、脾虚陽明経実熱証や脾虚腑実熱証は雑病でも現れることがある。

③そのほか、小児の夜泣き、チック症、耳下腺炎、目の充血、肩から背部にかけてのこりや痛みにも効く。

④二間は瀉法のときは速刺速抜で、深さは2ミリ程度、補法のときは接触鍼でよい。

014 三間《さんかん》

兪木穴／一名少谷

取穴

示指の中手指節関節の後橈側に取る。

古法の主治症と施術法

『明堂』

刺入三分、留三呼、灸三壮。

喉痺、咽腫如哽（『外台』は喉痺腫如哽）、歯齲痛、悪清、多臥、善唾、胸満、腸鳴、肩痛、痎瘧、寒熱、唇口乾、身熱、喘息、目急痛（『外台』は目眥急痛）、善驚。

『甲乙経』

七巻・陰陽相移、発三瘧第五に「痎瘧」とある。

八巻・五蔵伝病、発寒熱第一下に「寒熱、唇口乾、喘息、目急痛、善驚」とある。

九巻・肝受病及衛気留積、発胸脇満痛第四に「多臥、善唾、胸満、腸鳴」とある。

十二巻・手足陽明脈動、発口歯病第六に「歯齲痛、悪清」とある。

十二巻・手足陽明少陽脈動、発喉痺、咽痛第八に「喉痺、咽如梗」とある。

『千金方』

若手足掣瘲驚者~灸三間。目系急、目上插。目急痛。頭熱、鼻鼽衄。口熱、口乾、口中爛。歯齲。喉痺、咽如哽。胸満、腸鳴。嗜臥、四肢不欲動揺。吐舌、戻頸、善驚。気熱、身熱、喘。身熱、瘧病。

『銅人』

鍼入三分、留三呼、可灸三壮。

喉痺、咽中如鯁、歯齲痛、嗜臥、胸満、腸鳴、洞洩、寒瘧、唇焦、口乾、気喘、目眥急痛。

『聚英』

銅人鍼三分、留三呼、灸三壮。

喉痺、咽中如梗（鯁、哽と同意）、下歯齲痛、嗜臥、胸腹満、腸鳴、洞泄、寒熱瘧、唇焦口乾、気喘、目眥急痛、吐舌、戻頸、喜驚、多唾、急食不通、傷寒気熱、身寒結水。

『図翼』

刺三分、留三呼、灸二壮。

鼽衄、熱病、喉痺、咽中如梗、下歯齲痛、嗜臥、胸腹満、腸鳴、洞泄、寒熱瘧、唇焦、口乾、気喘、目眥痛、善驚、寒熱結水、多唾。

席弘賦云、兼腎兪、善除背痛、風労。

百證賦云、兼攅竹、治目中之漠漠。

捷径云、治身熱、気喘、口乾、目急。

『説約』

鍼三分、灸三壮。

下歯齲痛、嗜臥、腸鳴、洞泄、身熱、気喘、口乾、目急を治す。

意釈と解説

①瘧病で悪寒して発熱するときに用いる。発熱時に瀉法する。

②悪寒、発熱して唇や口が渇き、ゼエゼエと息苦しくなり、目尻が引きつり痛み、安眠できないときに瀉法する。

③衛気が停滞して胸脇部の熱になり、元気がなくて寝てばかりいて、痰をよく出し、胸が張り苦しく、腹鳴りがする。そのほか、虫歯で冷やすと痛む、咽喉が腫れて痛み、何かが詰まったような感じがする、目尻の痛み、食欲不振などに三間を瀉法する。

④「洞泄によい」とあるが、「洞泄《どうせつ》」とは『素問』金匱真言論第四に「長夏善病洞泄寒中」とある。つまり夏は陽気が外に集まり胃腸には少なくなるために冷えて、水穀が分離しない下痢をする。これを洞泄という。もし三間が効くとすれば補法であろう。

⑤『聚英』に「戻頸」に効くとある。これは寝違いのこと。しかし、後に出てくるが、寝違いには天井がよく効く。

現代の主治症と施術法

〈松元〉

鍼三分、留三呼、灸七壮。

腸チフス、間歇熱、扁桃腺炎、呼吸困難、咳嗽、または顔面及び頭部の充血、歯痛、唾液分泌過多、舌肥大、唇焦れ口乾き、あるいは腸雷鳴下痢などを治す。そのほか、癲癇に効あり。

〈駒井〉

灸三壮、鍼三分。

呼吸困難、肩背神経痛、上膊神経痛、下歯神経痛、腸雷鳴。

〈岡部〉

扁桃腺炎、呼吸困難、上腕神経痛、三叉神経痛、腹部の鳴り、下痢、目の痒み、唾液の多い病、唇が乾く場合。

〈本間〉

急性熱病に刺絡、咽喉や鼻の病、顔面神経麻痺。

〈竹之内・濱添〉

鍼三分、留むること三呼、灸七壮。

熱病、扁桃炎、呼吸困難、咳嗽、癲癇、頭部および顔面充血、歯痛、唾液分泌過多、舌肥大、口乾、腸雷鳴、下痢、橈骨神経痛。

〈代田〉

食指のリウマチまたは神経痛および麻痺に効く。

〈中医学〉

直刺0・3～0・5寸、可灸。

眼痛、歯痛、咽喉腫痛、手指および手背の腫痛、鼻血、口唇や口の渇き、よく眠りたがるもの、腹満腸鳴、下痢。

〈深谷灸〉

扁桃炎の解熱（刺絡）、食指のリウマチ様関節炎、麻痺、目眩の特効穴で、横紋頭から五分に関節のわきの陷中に圧痛を求めて取穴し、液門と併用する。

〈森〉

橈側から尺側に向けて5ミリ直刺入。

小児神経症。

まとめ

①松元の主治症に「唾液分泌過多」とある。岡部も「唾液の多い病」とある。これは古書に「善唾」とか「多唾」とあるためではないかと思われる。これを筆者は痰を出すと解釈した。古典書物は唾を動詞として「痰や唾液を唾す」、つまり「吐く」と使うことがあるからだ。

②口中に唾液が多くなるのは、脾虚陽虚寒証で胃が冷えたときに現れる病症で、湯液でいうと「理中丸《りちゅうがん》証」である。三間が脾虚陽虚寒証に効果があるとは考えられない。本来、陽明経の熱を取るのが主な治効だからである。要するに、古書および諸先生が記されている三間の主治症は、すべて陽明経の熱により発生したものである。

③脾虚陽明経実熱証で関節（膝関節が多い）が腫れて熱があって痛むときに瀉法する。五十肩や各種の神経痛は経筋病で気血の停滞が主だから、さほど熱を感じないことがある。このときは肝虚証が多い。そのほか、小児の熱性痙攣、顔面神経麻痺、喘息などにも効く。

④二間、三間の刺法は、速刺速抜の瀉法がよい。熱が多ければ刺絡してよい。

015 合谷《ごうこく》

原穴／一名虎口

取穴

示指と母指を開き、骨間陥凹にして第二中手骨寄りに取る。ギョロギョロとした紐状の硬結が左右の中手骨をつなぐように出ていて圧痛がある（池田）。

古法の主治症と施術法

『明堂』

刺入三分、留六呼、灸三壮。

寒熱、痎瘧、狂易、鼻鼽衄、目痛、歯齲痛（『医心方』は頭歯痛）、喉痺、痱痿臂腕不用（『外台』は不挙）、面腫、唇吻不収、聾、耳中不通、瘖不能言、口噤（『外台』は不開と続く。『外台』には「熱病汗不出、瞶目、瞑、頭痛、驚」なども治すとある）。

『甲乙経』

七巻・陰陽相移、発三瘧第五に「痎瘧」とある。

八巻・五蔵伝病、発寒熱第一下に「寒熱」とある。

十巻・陽受病、発風第二に「痱痿臂腕不用、唇吻不収」とある。

十一巻・陽厥大驚、発狂癇第二に「狂易」とある。

十二巻・寒気客於厭、発瘖不得言第二に「瘖不能言」とある。

十二巻・手太陽少陽脈動、発耳病第五に「聾耳中不通」とある。

十二巻・手足陽明脈動、発口歯病第六に「歯齲痛」とある。

十二巻・手足陽明少陽脈動、発喉痺、咽痛第八に「喉痺」とある。

『千金方』

風頭熱。唇吻不収、瘖不能言、口噤不開。鼻鼽、清涕出。歯齲。喉痺。面腹腫。吐舌、戻頸、喜驚。狂言。熱病汗不出。瘧寒熱。

『銅人』

鍼入三分、留六呼、可灸三壮。今附、若婦人妊娠、不可刺、刺之損胎気。

寒熱瘧、鼻鼽衄、熱病汗不出、目視不明、頭痛、歯齲、喉痺、痿臂、面腫、唇吻不収、瘖不能言、口噤不開。

『聚英』

銅人鍼三分、留六呼、灸三壮。

傷寒大渇、脈浮在表、発熱悪寒、頭痛脊強、無汗、寒熱瘧、鼻衄不止、熱病汗不出、目視不明、生白翳、頭痛、下歯齲、耳聾、喉痺、面腫、唇吻不収、瘖不能言、口噤不開、偏風、風疹、痂疥、偏正頭痛、腰脊内引痛、小児単乳蛾。

按合谷、婦人妊娠、可瀉、不可補、補即堕胎、詳見足太陰脾経、三陰交下。

『図翼』

刺三分、留六呼、灸三壮。

傷寒大渇、脈浮在表、発熱悪寒、頭痛、脊強、風疹、寒熱痎瘧、熱病汗不出、偏正頭痛、面腫、目翳、唇吻不収、瘖不能言、口噤不開、腰脊引痛、痿躄、小児乳蛾。

一云、能下死胎、婦人妊娠、補合谷即堕胎。

千金云、産後脈絶不還、刺合谷入三分、急補之。

神応経云、治鼻衄、目痛不明、牙疼、喉痺、疥瘡、可灸三壮、至七壮。

攔江賦云、傷寒無汗、寫合谷補復溜、若汗多不止、便補合谷、寫復溜、神効。

席弘賦云、兼太衝、治手連肩脊痛難忍、又兼曲池、治両手不如意。又云睛明治眼、若未効、合谷、光明不可欠。又云、冷嗽、先宜補合谷、又須鍼寫三陰交。

百證賦云、兼天府、治鼻衄。

天星秘訣云、兼三陰交、治脾病血気。又云兼内庭、治寒瘧、面腫及腸鳴。四総穴云、面口、合谷収。

千金十一穴云、曲池、兼合谷、可徹頭疼。

馬丹陽天星十二穴云、療頭疼并面腫、瘧病熱還寒、体熱身汗出、目暗視茫然、歯齲、鼻衄血、口噤不開、言鍼入五分、深能令病自安。


『灸経』


灸三壮。

痎瘧寒熱、熱病汗不出、目不明、生白翳、皮膚痂疥、偏身風疹。

小児疳眼灸合谷。二穴各一壮、炷如小麦大。


『説約』


鍼三分、灸三壮。

偏正頭痛、喉痺、痿臂、瘖不能言、中風偏枯を治す。


『鍼灸則』

偏正頭痛、面腫、目翳、口眼歪斜、口噤不開。

意釈と解説

①傷寒や瘧病で悪寒、発熱して熱が高いときや、五臓の熱になって発熱しているときなどで、汗が出にくいときに瀉法する。
②半身不随で言語障害があり、半身に力がなくなって使えないときや、唇に締まりがなくなったときに用いる。
③陽気が旺盛になって陽明経に熱が停滞して、気が狂ったようになったときに瀉法する。
④咽喉部が冷えると、声が出なくなる。手の太陽経や少陽経の流れが停滞すると難聴になる。いずれの場合も、合谷が効く。手足の陽明経の流れが悪くなると虫歯になる。手足の陽明経や少陽経の流れが悪くなると咽喉痛を起こす。いずれの場合も証に応じて用いる。
⑤そのほか、頭痛、肩こり、顔面の腫れ、顔面の皮膚病などにも効く。

現代の主治症と施術法

〈松元〉


鍼三分、留六呼、灸七壮ないし三七壮（「三七壮」は21壮のこと）。

発汗を当とす。腸チフスにて大いに渇し、脈浮にして表に在り、頭痛、発熱、悪寒、脊強ばりて発汗せざるに効あり。また、流行性感冒、間歇熱、麻疹、猩紅熱、疥瘡を治す。あるいは角膜白翳、視力欠乏、耳聾、耳鳴、衄血、歯痛、顔面浮腫、婦人の月経閉止、そのほか小児の搐搦、乳蛾、扁桃腺炎、ことに扁桃腺炎に瀉血の効あり。『霊枢』によれば舌骨神経麻痺、前膊部の麻痺を治す、而してインフルエンザより来たる全身若しくは半身不随にありては、合谷と行間において急性なれば三日の間に灸七壮乃至十一壮を施して効あり、且つ五壮にして発汗し十一壮にして枢熱の効を収めると云べし。

〈**駒井**〉

灸七壮、鍼三分。

頭痛、肩胛神経痛、耳聾、耳鳴、衄血、下歯神経痛、眼疾。

〈**柳谷一本鍼**〉

合谷を咽喉痛に用いるときの刺法。

患者を正座させて直径五センチくらいの竹筒を患側の手に握らせて「合谷」の部分にできる横すじ状の硬結の下際に刺鍼する。刺法は細指術である。細指術とは、鍼を鍼管に入れたまま経穴に当てて鍼の頭を斜め上から鍼管とともに軽くたたいて鍼を一ミリほど刺入し、すぐに鍼柄に指先を引っかけて鍼管とともに抜き、また同じ刺法を繰り返す。用鍼は寸三の二番の銀鍼でよい。

肩胛神経痛、頭痛、耳鳴、衄血、鼻タケ、下歯痛、扁桃腺炎、角膜白翳、視力欠乏、面目の病を総ぶ。

〈**岡部**〉

下歯の痛み（三叉神経第三枝の神経痛）、発熱（主として脈浮のものに特によい）、悪寒、頭痛、脊背の凝り、熱があって発汗しない、鼻血が止まらない、顔面の腫れ物、言語不能、ジンマシン、便秘、高血圧症。

〈**本間**〉

大腸経の熱たる表熱を下げるには、前の商陽、二間、三間に類し、刺鍼して四～五呼吸間撚鍼すれば発汗作用が起こる。咽喉の腫れ、痛み、歯や歯齦の熱痛、鼻出血、眼痛や耳鳴などにも効く。癲癇、小児の引きつけ、神経衰弱にも効く。化膿性疾患（多壮灸）。

〈**竹之内・濱添**〉

鍼三分、留むること六呼、灸七壮ないし三七壮。

発汗を当とする。頭痛、発熱、悪寒、風邪、間歇熱などに発汗の効あり。脳充血、高血圧、三叉神経痛、眼充血、角膜白翳、視力欠乏、耳聾、耳鳴、衄血、面疔、顔面浮腫、歯痛、咽喉炎、扁桃炎には瀉血、腹痛、下痢、月経閉止および不順、橈骨神経痛、肩背部疼痛。

〈**代田**〉

白内障、緑内障、視神経萎縮、網膜炎、眼底出血、角膜実質炎、視力減退、動脈硬化、血圧亢進、頭痛、脳溢血、母指の腱鞘炎、面疔、蓄膿症。

〈**中医学**〉

直刺0・5～0・8寸、可灸。

頭痛、目眩、眼の充血、鼻血、鼻水、歯痛、難聴、顔面浮腫、帯状疱疹等の皮膚病、咽喉腫痛、発声障害、口噤、顔面神経麻痺、流行性耳下腺炎、指の痙攣、上肢の痛み、半身不随、発熱悪寒、無汗多汗、咳嗽、閉経、難産、胃痛、腹痛、便秘、下痢、小児のひきつけ、皮膚過敏、疥癬、マラリアなどの寒熱往来を伴う熱性病。

〈**深谷灸**〉

白内障、眼底出血、網膜炎、視神経萎縮、視力減退、半身不随、血圧亢進（少し手首に近い拍動部に置鍼または多壮灸）、脳溢血、歯痛、扁桃炎、母指の腱鞘炎、面疔、癰、結節性紅斑。

〈**森**〉

掌に向かって直刺10ミリ。

扁桃炎、高血圧症、顔面神経麻痺などにきく。


〈上地〉

麦粒腫、下歯痛、頚凝りで下痢気味は腎虚、このときに合谷に圧痛があれば鍼して取れる。面疔に灸30～50壮、曲池、手三里を併用。風邪の肩こり。蓄膿症に顖会、百会の補助穴として使う。のぼせ、喉の痛みと腫れ、熱の場合に汗を出す穴、高血圧に灸、角孫あたりの圧痛が取れる。偏頭痛。血虚正気虚損にもよく効く。


〈首藤〉

斜め上向けて超旋刺。

のぼせ、肩こり、顔面部の化膿性疾患に多壮灸、小児の引きつけ。

まとめ

①前記の合谷の主治症は、いずれも参考になる。特に岡部のジンマシン、深谷の結節性紅斑、上地の血虚正気虚損という主治症は、他書にないものである。
②合谷も三間などと同じく、陽明経の実熱のときに瀉法して効果を発揮する。また、中風病、顔面麻痺、三叉神経痛、五十肩などは肝虚証が多いので、そのときは補うことで効く。また、口唇ヘルペス、躁状態、顎関節症、第二指の瘭疽には瀉法を行う。
③硬結を目当てに直刺で、10ミリほど刺すが、硬結を突き通してはいけない。

016 陽渓《ようけい》

経火穴／一名中魁

取穴

母指を伸展すれば深い凹窩を現す、その陥凹に取る。

古法の主治症と施術法

『脈経』平三関陰陽二十四気脈第一、第十四条
右手関前、寸口陽実者、大腸実也、苦腸中切痛、如錐刀所刺、無休息時、刺手陽明経、治陽、在手腕中（陽渓）。

『明堂』

刺入三分、留七呼、灸三壮。

熱病、狂、煩心、瞶《い》目、目痛泣出、厥逆頭痛、胸満不得息、寒熱、癲疾不嘔沫（『外台』は癲疾嘔沫）、笑（『外台』は善笑）、見鬼、喉痺、耳聾鳴、歯痛、瘧寒甚、臑肘（『外台』に臂あり）痛肩不挙、狂言、痂疥。『外台』は他に「驚掣、熱病、腸澼、虚則気膈満、吐舌、戻頸、妄言」なども治すとある。


『甲乙経』

七巻・六経受病、発傷寒熱病第一下に「鼻鼽衄、熱病汗不出、瞶《い》目目痛瞑、頭痛、齲歯痛、泣出、厥逆頭痛、胸満不得息」とある。七巻・陰陽相移、発三瘧第五に「瘧寒甚」とある。

八巻・五蔵伝病、発寒熱第一下に「寒熱」とある。

十一巻・陽厥大驚、発狂癇第二に「癲疾不嘔沫」とある。

十一巻・同に「狂言笑、見鬼、取之陽谿、及手足陽明太陰」とある。

十一巻・寒気客於経絡之中、発癰疽、風成、発厲、浸淫第九下に「痂疥」とある。

十二巻・手太陽少陽脈動、発耳病第五に「耳聾鳴」とある。

十二巻・手足陽明少陽脈動、発喉痺、咽痛第八に「喉痺」とある。

『千金方』

喉痺、咽如哽。目痛赤。耳痛鳴聾。胸満不得息。臂腕外側痛不挙。臂重痛肘攣。癲疾、嘔。吐舌、戻頸、妄言。驚瘈。熱病、煩心、心悶而汗不出、掌中熱、心痛、身熱如火、浸淫、煩満、舌本痛。瘧甚苦寒、咳、嘔沫。

『銅人』

鍼入三分、留七呼、可灸三壮、慎如前法。

狂言、喜笑、見鬼、熱病、煩心、目風赤爛有翳、厥逆頭痛、胸満不得息、寒熱瘧疾、喉痺、耳鳴、歯痛、驚掣、肘臂不挙、痂疥。

『聚英』

銅人鍼三分、留七呼、灸三壮。

狂言、喜笑、見鬼、熱病、煩心、目風赤爛有翳、厥逆頭痛、胸満不得息、寒熱瘧疾、寒咳嘔沫、喉痺、耳鳴、耳聾、驚掣、肘臂不挙、痂疥。

『図翼』

刺三分、留七呼、灸三壮。

狂言、喜笑、見鬼、熱病、煩心、掌中熱、汗不出、目赤爛翳、厥逆頭痛、胸満不得息、寒熱痎瘧、嘔沫。喉痺、耳鳴、歯痛、驚掣、肘臂不挙、痂疥。

席弘賦云、兼二間、治牙疼、腰痛、喉痺。

百證賦云、兼解谿、治驚悸、怔忡。又云、兼肩髃、能消癮風之熱極。

『説約』

鍼三分、灸三壮。

狂言し、喜《この》んで笑い、鬼を見、驚き掣して肘臂挙がらず、中風の半身不随を治す。

意釈と解説

①傷寒で悪寒、発熱した後、熱が陽明経から胃腸に多くなってくると、鼻出血、頭痛、眼の痛みや充血で涙が出やすくなる、歯痛、胸が張り苦しくて身熱があり、時に心痛する、手のひらが火照るなどの病症が現れる。また瘧病やほかの熱病でも陽明経に熱が多くなると、同じような病症を現す。このようなときに汗が出ればよいが、汗が出にくい。以上のように熱が多いときに陽渓を瀉法する。

②熱病からではなく、飲食や労倦でも胃腸や陽明経に熱が多くなることがある。熱のために陽明経の気血の流れが悪くなると、癲癇や発狂状態になる。あるいは、咽喉痛、耳鳴り、耳聾、各種の皮膚病、上腕部の筋肉痛、五十肩、肘関節痛、急な筋肉の引きつり、寝違いなども起こりやすくなる。

③陽明経に熱が多くなると狂ったようなことをいうことがあるが、「見鬼」というのは亡霊を見るということで、幻覚、幻聴の類だと思

われる。

④「驚掣」の掣は引きつりという意味、驚いて引きつるのではなく、ここは急な引きつりとした。『説約』には半身不随にも効くとある。

⑤体質として胃実熱の人がいる。胃実熱になると常に躁病的で、飲酒するとさらに増幅される。このようなときは陽渓の瀉法がよい。

現代の主治症と施術法

〈**松元**〉

鍼三分、留むること七呼、灸七壮。

枢熱を当とす。狂気、言語不正、ヒステリー、頭痛、耳鳴、耳聾、扁桃腺炎、間歇熱、半身不随、神経痛、痂疥、そのほか、風眼および翳疾に効あり、また灸五壮にて脳を鎮静せしむるの奇効ありという。

〈**駒井**〉

灸七壮、鍼三分。

頭痛、耳聾、耳鳴、歯痛、脳貧血、脳充血、半身不随。

〈**岡部**〉

分裂病、結膜炎、呼吸困難、耳鳴り、耳が遠い、腕関節炎。

〈**本間**〉

咽喉、耳、歯の病に効く。腕関節炎。

〈**竹之内・濱添**〉

鍼三分、留むること七呼、灸七壮。

枢熱を当とする。狂気、ヒステリー、言語不正、ノイローゼ、神経衰弱、頭痛、耳鳴、耳聾、風眼、角膜白翳、眼充血、間歇熱、風邪、扁桃炎、半身不随、橈骨神経痛、腕関節炎、リウマチ、書痙、脳充血、高血圧症には灸五壮で脳を鎮静させる奇効あるという。

〈**代田**〉

腕関節リウマチ、母指痛、腱鞘炎、中風による橈骨神経麻痺。

〈**中医学**〉

直刺0・3～0・5寸、可灸。

頭痛、難聴、耳鳴り、咽喉腫痛、虫歯の痛み、眼の充血、眼の感染症で視野に膜が張ったようなもの、熱病で心煩するもの、前腕から腕関節の痛み、鬱病、癲癇、精神疾患。

〈**深谷灸**〉

腕関節炎、リウマチ、母指痛、中風、橈骨神経麻痺、のど、歯、耳の病気。

〈**森**〉

橈側から尺側に向かって直刺10ミリ。

腕関節痛。

〈**上地**〉

腱鞘炎、リウマチ、テニス肘、半身不随、子供の下痢や吐き下し、下歯痛、結膜炎、肩こり。

まとめ

①以上のようにいろいろな病に効くが、そのほか、熱性下痢、鼻

出血、肩関節痛、半身不随、躁状態などにも効く。陽渓は陽明大腸経の火穴なので、陽明経に熱が多くなっているときに用いて初めて効き目がある。

②各経穴は経絡の虚実寒熱湿燥状態に対して、補瀉という手技を用いて調整するが、それでも虚を補うのに適した穴や熱を取るのに適した穴がある。陽渓は陽明経の熱を取るのに適している。陽渓は浅くても5ミリくらい刺入しないと効果がない。

017 偏歴《へんれき》

手陽明の絡

取穴

陽渓の上三寸、曲池を的に取る。

腕関節横紋の上方三寸の処にして、叉手して中指の指頭に当たるところ、ここにギョロギョロあり（柳谷）。

古法の主治症と施術法

『霊枢』経脈第十

手陽明之別～実則齲聾、虚則歯寒、痺隔、取之所別也。

『明堂』

刺入三分、留七呼、灸三壯。

風瘧汗不出、寒熱汗不出、（『外台』は瞶目）目䀮䀮、癲疾、多言、耳鳴、口僻、頬腫、実則聾、喉痺不能言、歯齲痛、鼻鼽衄、虚則痺（『霊枢』は痺隔、『外台』は痺膈とある）。

『甲乙経』

七巻・陰陽相移、発三瘧第五に「風瘧、汗不出」とある。

十一巻・陽厥大驚、発狂癇第二に「癲疾、多言、耳鳴、口僻、頬腫、実則聾齲、後痺不能言、歯痛、鼻鼽衄、虚則痺」とある。

十二巻・足太陽陽明手少陽脈動、発目病第四に「瞶目、目睆睆」とある。

十二巻・手太陽少陽脈動、発耳病第五に「耳鳴」とある。

十二巻・手足陽明脈動、発口歯病第六に「口僻」とある。

『千金方』

耳鳴。喉痺、嗌乾。癲疾嘔。癲疾、多言、耳鳴、口僻。風瘧汗不出。頭熱鼻鼽衄。齲歯。

『銅人』

鍼入三分、留七呼、可灸三壯。

寒熱瘧、風汗不出、目視睆睆、癲疾、多言、耳鳴、口喎、歯齲、喉痺、嗌乾、鼻鼽衄血。

『聚英』

銅人鍼三分、留七呼、灸三壯。明下灸五壯。

肩膊肘腕酸疼、瞶目睆睆、歯痛、鼻衄（鼽と混用）、寒熱瘧、癲疾、多言、咽喉乾、喉痺、耳鳴、風汗不出、利小便、実則齲聾、瀉之、虚則歯寒、痺膈、補之。

『図翼』

刺三分、留七呼、灸三壯。

痎瘧寒熱、癲疾多言、目視睆睆、耳鳴、喉痺、口喎、咽乾、鼻衄、歯痛、汗不出。

標幽賦云、刺偏歴、利小便、治大人水蠱。

『灸経』

灸五壮。

発寒熱、痩久不愈、目視䀮䀮、手不及頭、臂膊肘腕酸痛、難屈伸、及癲疾、多言。

『説約』

鍼三分、灸三壮。

痎瘧寒熱、鼻衄、癲疾、多言、歯痛を治す。標幽賦に云く、小便を利し水蠱を治すと。

意釈と解説

①風による瘧病になると先に発熱して後に冷え、煩躁、頭痛、冷えを嫌う、汗が出るなどの病症を現すが、陽明経に熱が停滞すると汗が出ない。

②陽明経に熱が多くなって頸から上に熱が停滞するとしゃべりすぎる。あるいは逆上しているために視力減退し、耳鳴り、難聴、鼻出血、鼻づまり、歯痛になり頬が腫れる。あるいは喉が渇き、咽喉が腫れ痛む。このようなときに風に中たると顔面が麻痺する。また、陽明経の流れが悪くなるために上肢がしびれ痛む。

③風瘧については『素問』の生気通天論、金匱真言論、瘧論、刺瘧論、『諸病源候論』の風瘧候などを参照するとよい。

④『図翼』や『説約』に出てくる「水蠱」について『諸病源候論』（巻二十一・脾胃病諸候）では以下のように述べている。

「此由水毒気、結聚於内、令腹漸大、動揺有声、常欲飲水、皮膚粗黒、如似腫状、名水蠱也」

これは肝硬変などで腹水が貯留したような状態であろうか。この状態で偏歴を用いれば小便が出て治るという。

⑤「䀮」は「こう」または「ぼう」と読む。「䀮䀮」は視力が減退している状態。古書はいろいろな漢字を用いている。

現代の主治症と施術法

〈松元〉

鍼三分、留むること七呼、灸七壮ないし七七壮。

間歇熱に発汗の効あり、また癲癇、言語不正、扁桃腺炎、歯痛、耳鳴、衂血を治す。そのほか、肩膊以下後腕部における神経痛若しくは麻痺を主る。

〈駒井〉

灸三壮ないし七壮、鍼三分。

衂血、耳鳴、耳聾、歯痛、肩膊肘腕部の神経痙攣、癲癇。

〈柳谷〉

衂血、耳鳴、三叉神経痛、膊神経痛、癲癇、腕関節リウマチ、小便不利、実すれば齲聾、虚すれば歯寒痺膈。

〈岡部〉

リウマチ、歯の痛み、鼻血、耳鳴り、咽喉カタル。

〈本間〉

歯痛、鼻出血、腱鞘炎。

〈竹之内・濱添〉

鍼三分、留むること七呼、灸七壮ないし七七壮。

間歇熱に発汗の効あり、扁桃炎、癲癇、言語不正、歯痛、衂血、耳鳴、頸項部疼痛、肩背部疼痛、五十肩、橈骨神経痛。

〈代田〉

腱鞘炎、歯痛、母指麻痺。

〈中医学〉

斜刺0・3～0・5寸、可灸。

難聴、耳鳴り、喉の痛み、鼻血、目の充血、顔面神経麻痺、癲癇、水腫、肩、上肢の倦怠感、だるい痛み。

〈深谷灸〉

腱鞘炎、母指麻痺、歯痛、鼻出血。

〈森〉

橈側から尺側に向かって斜刺10～15ミリ。

母指腱鞘炎。

〈上地〉

腱鞘炎、示指の麻痺、書痙。

〈首藤〉

腱鞘炎、腹痛。

まとめ

①首藤の偏歴が腹痛に効くというのはおもしろい。追試してみる必要がある。

②偏歴が腱鞘炎に効くのはよく知られている。鍼よりも灸がよいことが多い。通常は10壮ほどを何度か施灸するが、痛みが激しいときは年壮（年齢の数だけ施灸を行う）がよい。そのほか、頸肩腕症候群で前腕が痛むときなどにも用いる。

③古書の記述を参考にしたのか癲癇を主治症に挙げている先生が多いが、古書で「癲疾」と言った場合は頭の病を意味していることもある。

018 温溜《おんる》

手陽明の郄／一名逆注・池頭・蛇頭

取穴

陽渓と曲池の中間に取る。前腕の橈側筋肉の欠けたあたりを圧迫すれば痛みがある。

曲池と偏歴とのほぼ中央に当たる処にゴリゴリするものありて、これを圧すれば示指橈側に響く処である。筋にあらずゴリゴリなり（柳谷）。

古法の主治症と施術法

『明堂』

刺入三分、灸三壮。

腸鳴而痛、傷寒熱頭痛、噦、衄、肩不挙、瘧面赤腫、口歯痛、癲

疾、吐舌、鼓頷、狂言、見鬼、狂仆、喉痺不能言（『外台』には虚気面腫とある）。

『甲乙経』

七巻・六経受病、発傷寒熱病第一下に「熱病腸澼、臑肘臂痛、虚則気膈満、手不挙」とある。

七巻・陰陽相移、発三瘧第五に「瘧面赤腫」とある。

九巻・脾胃大腸受病、発腹脹満、腸中鳴、短気第七に「腸鳴而痛」とある。

十一巻・陽厥大驚、発狂癇第二に「癲疾吐舌、鼓頷、狂言、見鬼～狂仆」とある。

十二巻・手足陽明脈動、発口歯病第六に「口歯痛」とある。

十二巻・手足陽明少陽脈動、発喉痺、咽痛第八に「喉痺不能言」とある。

『千金方』

瘧面赤腫。喉痺不能言。腸鳴而痛。癲疾、吐舌、鼓頷、狂言、見鬼。狂仆。傷寒寒熱、頭痛、噦、衄、肩不挙。

『銅人』

鍼入三分、可灸三壮。

口喎、腸鳴、腹痛、傷寒身熱、頭痛、噦逆、肩不得挙、癲疾、吐涎、狂言、見鬼、喉痺、面虚腫。

『聚英』

銅人鍼三分、灸三壮。

腸鳴而痛、傷寒、噦逆、噫、膈中気閉、寒熱頭痛、喜笑、狂言、見鬼、吐涎沫、風逆四肢腫、吐舌、口舌痛、喉痺。

『図翼』

刺三分、灸三壮。

傷寒噦逆、噫膈気閉、寒熱頭痛、喜笑、狂言、見鬼、吐沫、口舌腫痛、喉痺面虚腫、腸鳴腹痛、四肢腫疼、肩不得挙。

百證賦云、兼期門、治傷寒項強。

『灸経』

灸三壮。

寒熱頭痛、善噦、衂、肩不挙、癲癇病、吐舌、鼓頷、狂言、喉痺不能言。

『説約』

鍼五分、灸三壮。

狂言し、鬼を見、口喎、腸鳴、臂痛みて挙がらず、肩背強急し、口舌腫痛するを治す。中風半身不随するもの七日を出でざるに、此穴に灸すること七七壮、数百壮に至りて奇効あり。

『鍼灸則』

瘧面赤腫、又云、瘰癧、咽腫。

意釈と解説

①傷寒熱病による熱性下痢して腹痛、頭痛し、上肢が痛んで腕を挙げることができない。横隔膜の部分に何かが詰まった感じがして噫気や噦（しゃっくり）が出る。熱病で汗が出ないと鼻出血する。

②瘧病で顔面が赤くなって浮腫する。脾が虚して胃腸が熱を受けると腹が鳴り痛む。頭の病になると舌を出したり、顎をガクガクと

振るわせたり、訳の分からないことをしゃべったり、幻覚を見たり、狂って倒れたりする。

③手足の陽明経の流れが悪くなると、口の中や舌が腫れて痛む。歯痛も起こる。手足の陽明経や少陽経の流れが悪くなると、咽喉が腫れて痛み、声が出にくくなる。

④半身不随を発症して7日以内であれば、温溜に透熱灸をする。「七七壮」、つまり、「7×7＝49壮」以上、熱さを感じなければ感じるまで数百壮してよい。

⑤「吐舌」を『銅人』では「吐涎」、『図翼』では「吐沫」としている。つまり、癲癇発作が起こったときに泡を吐くということであろう。ただし、吐舌もあり得るからか、『聚英』では「狂言、見鬼、吐涎沫」とし、別に「吐舌、口舌痛」としている。

現代の主治症と施術法

〈松元〉

鍼三分、留むること七呼、灸七壮ないし七七壮。

腸チフス、または口腔諸患、舌炎、口筋萎縮、肩背以下前膊部の神経痙攣或は腹中雷鳴して疼痛するなどの効あり。そのほかヒステリー、言語不正などを治す。而して半身不随にありては発病後一週間以内なれば、灸五十壮ないし数百壮にして著効を奏す。

〈駒井〉

灸三壮ないし七壮、鍼三分。

〈柳谷〉

口内炎、上膊神経痛、肺結核、半身不随、歯痛。口内炎、神経痛、舌炎、瘰疔、半身不随、腸鳴、面痛、悪腫、面疔、盲腸炎。

〈岡部〉

腸鳴り、腹痛、頭痛、分裂病、手足の浮腫、舌の痛み、口腔炎、扁桃腺炎。

〈本間〉

表熱の瀉法に用いる。歯痛、咽の腫れ、面腫、四肢腫れ、肛門の病、痔出血、疣痔。

〈竹之内・濱添〉

鍼五分、留むること七呼、灸七壮ないし七七壮。

熱病を主る。風邪、扁桃炎、口内炎、舌炎、歯痛、肩背部疼痛、上肢神経痛、ヒステリー。半身不随は発病後一週間以内であれば灸五十壮～百壮で著効がある。腹中雷鳴して疼痛ある症、虫垂炎、腸疝痛、胃痙攣、痔疾、下痢。

〈代田〉

歯痛を治する妙穴、特に下歯痛に効く。頬腫や歯根膜炎、口内炎に多壮灸。

〈中医学〉

直刺0・5～0・8寸、可灸。

頭痛、面腫、鼻血、口舌の腫痛、咽喉腫痛、肩背のだるい痛み、腸鳴腹痛、癲癇、精神病、吐舌。

〈深谷灸〉

下歯痛止め、口内炎（多壮）、頬腫れ、歯根膜炎。

〈森〉

橈側から尺側に向かって斜刺10～15ミリ。

皮膚病。

〈上地〉

口内炎（多壮灸）、炎症性のできものに効く。下歯痛、しゃっくり、嘔吐、顔面の激しい痛みに効く。

まとめ

①温溜はいろいろな疾患に用いられているが、どのような状態のときのそれらに効くのであろうか。そのことが経穴の主治症研究では欠落している。たとえば中医学では「温溜が頭痛に効く」というが、どのような病態の頭痛に効くのであろうか。

②温溜は、基本的に肺虚または脾虚で陽明経の熱になっているときに用いる。その熱には虚熱と実熱があるから、『難経』の三虚三実の原則にしたがって虚実に分けて補瀉する。また、経筋病については概ね虚熱だから、深く刺して陰を補う刺法を用いるとよい。置鍼してもよい。

③本間の「痔疾」と上地の「顔面の激しい痛みに効く」というのは卓見である。皮膚病では疣に効く。半身不随では指が動きにくいときに用いる。

④そのほか、悪寒、発熱して頭痛、しゃっくり、鼻出血、五十肩などにも効く。

019 下廉《げれん》

取穴

温溜の上一寸、曲池の下四寸に取る。

古法の主治症と施術法

『明堂』

刺入五分、留五呼、灸三壮。

眼痛、溺黄。

『甲乙経』

九巻・足厥陰脈動喜怒不時、発癲疝、遺溺、癃第十一に「溺黄」とある。

『千金方』

十二巻・足太陽陽明手少陽脈動、発目病第四に「眼痛」とある。

眼痛。小便難黄。狂言非常。

『銅人』

鍼入五分、留五呼、灸三壮。

頭風、臂肘痛、溺黄。

『聚英』

銅人斜鍼五分、留二呼、灸三壮。

飧泄、労瘵、小腹満、小便黄、便血、狂言、偏風、熱風、冷痹不遂、風湿（原文は温）痹、小腸気不足、面無顔色、痃癖、腹痛若刀刺不可忍、飧泄、腹脇痛満、狂走、挟臍痛、食不化、喘息不能行、唇乾、涎出、乳癰。

『図翼』

刺五分、留五呼、灸三壮。

労瘵、狂言、頭風痺痛、飧泄、小腹満、小便血、小腸気、面無顔色、痃癖、腹痛不可忍、食不化、気喘、涎出、乳癰。

此穴主、瀉胃中之熱、与気衝、三里、巨虚上廉治同。

意釈と解説

①下廉は眼が痛むとき、小便が黄色で出にくいときに用いる。『千金方』では狂ったときにも用いるとある。

②『千金方』には「下廉」と「上廉」の主治症は記されているが、「巨虚上廉」と「巨虚下廉」の主治は記されていない。

『聚英』と『図翼』には、さまざまな主治症が述べられている。そうして『図翼』の下廉の条文の最後に「瀉胃中之熱、与気衝、足三里、巨虚上廉治同」とある。また上廉の条文の最後に、同じように記されていて、「巨虚下廉治同」とある。下廉のところに巨虚上廉、上廉のところに巨虚下廉とあるのは、間違いではないかと思う。しかし、あえて深読みしてみると、上廉下廉と巨虚上廉巨虚下廉は、治効が同じだと言いたいためではないかと考えられなくもない。

なお、本書では、以下は「巨虚上廉」を「上巨虚」、「巨虚下廉」を「下巨虚」と記す。

現代の主治症と施術法

〈松元〉

鍼三分、留むること七呼、灸七壮ないし七七壮。

半身不随、肩胛部諸筋痙攣および神経痛、神経麻痺、または肺癆、気管支炎、肋膜炎、或は顔色脱失、口筋萎縮、口唇炎、涎沫を吐するを治す。そのほか、蛔虫にて腹部鼓脹、腹雷鳴、腸疝痛刀にて刺すが如きに効あり、また膀胱麻痺、小便黄赤、あるいは婦人乳腺炎。

〈駒井〉

灸三壮ないし七壮または二十壮、鍼三分ないし五分。

下腹部痙攣、心胸神経痛、喘息、乳腺炎など、そのほか胸腹部内臓疾患の誘導または反射刺激に応用される。

〈岡部〉

下痢、消化不良、下腹部疼痛、喘息、冷え性、狭心症。

〈本間〉

歯痛、歯齦炎、扁桃腺炎、乳腺炎、顔面の腫物などで大腸経から来た病のときは曲池から三里、上廉、下廉の線が硬くコリコリと張ってくる場合が多い。かかる場合は、このうち何れの穴もよく効くものである。下廉はまた膀胱炎や膀胱麻痺の場合、腸の病にも用いられる。

〈竹之内・濱添〉

鍼五分、留むること七呼、灸七壮ないし七七壮。

半身不随、肩甲部疼痛、五十肩、橈骨神経痛、肺結核、気管支炎、胸膜炎、肋間神経痛、乳腺炎、口筋萎縮、口唇炎、蛔虫で腹部鼓脹、腸雷鳴、腸疝痛、膀胱麻痺、小便黄赤。

〈中医学〉

直刺0・5～0・8寸、可灸。

頭痛が移動するもの、眩暈、眼窩痛、肘関節及び上肢痛、腹痛、消化不良、乳房痛。

〈深谷灸〉

下歯痛、頬腫れ、歯齦炎などに効く。

〈森〉

橈側から尺側に向かって斜刺10～15ミリ。

橈骨神経痛。

まとめ

下廉の主治症について、上地、首藤、代田は何も記していない。

それに対して、ほかの先生はいろいろと記しているが、驚くべき効果である。実際に試して効果があったのであろうか。筆者は下廉、上廉など用いたことがない。ほとんど手三里で間に合うからである。

なお、眼の痛みには透熱灸がよい。

020 上廉《じょうれん》

取穴

下廉の上一寸、曲池の下三寸に取る。

古法の主治症と施術法

『明堂』

刺入五分、灸三壮。

小便黄、腸鳴相逐。

『甲乙経』

九巻・足厥陰脈動喜怒不時、発癲疝、遺溺、癃第十一に「小便黄、腹鳴相逐」とある。

『千金方』

小便難黄。腸鳴相追逐、風水膝腫、胸脇柱満。

『銅人』

鍼入五分、可灸五壮。

脳風頭痛、小便難黄赤、腸鳴気走疰痛。

『聚英』

銅人斜鍼五分、灸五壮。

小便難黄赤、腸鳴、胸痛、偏風半身不随、骨髄冷、手足不仁、喘息、大腸気、脳風頭痛。

『図翼』

刺五分、灸五壮。

脳風頭痛、胸痛、喘息、半身不遂、腸鳴、小便濇、大腸気滞、手足不仁。此穴主、寫胃中之熱、与気衝、三里、巨虚下廉治同。

意釈と解説

①内熱があるために小便が黄色になっている。腹がグルグル鳴る。

②『千金方』には膝の浮腫、胸脇部の詰まり感にも効くとある。『銅人』以下には頭痛、喘息、胸の痛み、半身不随、大腸の気滞、つまり、便秘、小便が渋るなどにも効くとある。

現代の主治症と施術法

〈松元〉

鍼斜めに五分、留むること三呼、灸五壮ないし三七壮。

主治は下廉と同じ。

〈駒井〉

灸五壮ないし二十壮、鍼三分ないし五分。

半身不随、中風、喘息など、およびそのほか、反射または誘導穴として応用されることが多い。

〈岡部〉

小便赤黄、腹鳴り、半身不随、頭痛。

〈本間〉

歯痛、上肢の麻痺、膀胱の病。

〈竹之内・濱添〉

鍼斜めに五分、留むること三呼、灸五壮ないし三七壮。

主治症は下廉と同じ。

〈中医学〉

直刺0・5〜0・8寸、可灸。

頭痛、半身不随、上肢帯のだるさと麻痺、腹痛、腸鳴、下痢。

〈深谷灸〉

半身不随、喘息、橈骨神経痛、上肢の麻痺、下廉とともに歯痛に効く。

〈森〉

橈側から尺側に向かって斜刺15〜20ミリ。

橈骨神経痛。

〈上地〉

小便不通。

まとめ

肩こりやむち打ち症で胸鎖乳突筋が緊張して痛む場合に、鍼を大腸経の流れに従って約20度の角度で斜刺する。深さは20ミリで経筋の気が至るのを感じてよしとする。ただし、手三里で代用できる。

021 手三里《てさんり》

一名鬼邪

取穴

曲池の下二寸に取る。はじけば肉の起こるところ。

古法の主治症と施術法

『明堂』

刺入三分、灸三壮。

腹䐜、時寒（『医心方』は肘寒）、腰痛不得臥（『外台』には歯痛、頔頬腫も治すとある）。

『甲乙経』

九巻・脾胃大腸受病、発腹脹満、腸中鳴、短気第七に「腸腹、時寒、腰痛不得臥、手三里主之」とある。

『千金方』

肘痛、時寒。咳嗽多唾。喉痺不能言。僻噤。

『銅人』

可灸三壮、鍼入三分。

手臂不仁、肘攣不伸、歯痛、頬頷腫、瘰癧。

『聚英』

銅人灸三壮、鍼二分。

霍乱、遺失、失音気、歯痛頬頷腫、瘰癧、手臂不仁、肘攣不伸、中風口僻、手足不随。

『図翼』

刺三分、灸三壮。

中風口僻、手足不随、五労虚乏羸痩、霍乱、遺失、失音、歯痛頬腫、瘰癧、手痺不仁。

席弘賦云、此穴治腰背痛、連臍不休、下鍼麻重須瀉、得気不用留。

又云、手足上下鍼三里、食癖、気塊、憑此取。

百證賦云、兼少海、治手痺麻頑。

通玄賦云、専治肩背痛。

『灸経』

灸三壮。

肘臂酸重、屈伸難。秦丞相、明堂云、主五労虚乏、四肢羸痩。

『説約』

鍼灸同前、或灸至数百壮。

手臂肘攣、屈伸するを得ず、歯痛、頬頷腫れ、瘰癧、中風半身不随するを治す。

意釈と解説

①腹が張り膨れ、時に冷える。また、腰痛のために仰臥できない。

②『明堂』『甲乙経』『千金方』は「腹䐜、時寒」とあり、『医心方』は「腹䐜、肘痛」とある。どれが本当か。両方とも意味は通じそうである。『銅人』と『聚英』には「肘攣不伸」とあるが「腹䐜、

時寒」はない。

③『千金方』を調べてみると、三里の主治症がいろいろと記されている（足三里の項参照）が、足とも手とも書かれていない。『銅人』以下の書物には手三里の主治症がいろいろと記されているが、「席弘賦」に記されているように手足ともに効く病症かもしれない。

④『万病鍼灸全書』（岸原鴻太郎著、復刻版、たにぐち書店、２００８年）には、手三里としての主治症が次のように記されている。

「麻木不仁、手臂、肘臂痛、肩背痛、腰背痛、半身不随、失音、頷頬腫、癥瘕、霍乱、五労七傷及虚労」。

⑤『聚英』に「遺失、失音気」、『図翼』に「遺失、失音」とあるが、これは「遺矢」の間違いである。矢は屎のことで大便という意味。とすれば「遺矢」は大便を失禁すること。そうして「失音気」または「失音」は放屁するという意味である。

⑥『図翼』、席弘賦に「憑此取」とある。これは悪霊に取り憑かれたものを取り除くという意味。

現代の主治症と施術法

〈松元〉

鍼三分、留むること七呼、灸七壮ないし三七壮。

流行性感冒より来たる脳及び顔面または肩肘の諸筋を犯す疾病。または顔面神経痙攣、肘関節炎、前膊以下手指の麻痺を治す。また半身不随には灸数百壮にして良効あり、そのほか、腺病または類似コレラに応用すべし。

〈駒井〉

灸五壮ないし二十壮、鍼三分ないし五分。

歯槽神経痛、橈骨神経痛および麻痺、肘関節炎、瘰癧、半身不随、中風および頭部、胸部の疾患に反射または誘導穴として広く応用される。

〈岡部〉

直腸出血、歯痛、顔面の腫物、瘰癧、上腕前腕神経麻痺、リウマチ、痔出血、半身不随。

〈本間〉

歯痛、扁桃腺炎、顔面の腫物、半身不随、上肢の神経痛。化膿性疾患や瘰癧には多壮灸。

〈竹之内・濱添〉

鍼三分、留むること七呼、七壮ないし三七壮。

風邪、頭痛、脳および顔面充血、顔面神経痙攣、三叉神経痛、ヒステリー、ノイローゼ、神経衰弱、狂疾、半身不随に灸百壮。五十肩、上肢神経痛、胃痙攣、呑酸、嘔吐、腓骨神経痛、そのほか、曲池の代用として応用する。

〈代田〉

化膿性疾患に透熱灸。中風、半身不随、橈骨神経痛および麻痺、顔面神経麻痺、脳溢血、脳充血では脳の充血を引き下げるのに灸をして効がある。脳貧血にも効く。下腹の冷えこみの頭にのぼったのを引き下げる。

〈中医学〉

直刺０・５〜０・８寸、可灸。

腹脹、吐瀉、歯痛、声の出ないもの、頬の腫脹、頸部リンパ結核、半身不随、手および前腕の痛みしびれ感、肘関節の痙攣と運動障害、眼科諸疾患。

〈深谷灸〉

化膿性疾患一切、半身不随、蓄膿、瘰癧、歯痛、霜焼けなど。鍼の返しばり、灸の止め灸に。

〈森〉

橈側から尺側に向かって直刺15〜20ミリ。

頭痛、頭重、めまい、脳充血、脳貧血、肩こり、橈骨神経痛などに効く。

〈上地〉

腕を伸ばして垂直に打つ。ジンマシン、できもの、湿疹、面疔、アトピー、テニス肘、腱鞘炎、手三里を使うと胃が緩む。

〈首藤〉

超旋刺

のぼせ下げによい。肩こり。上廉、下廉を含めてもっとも圧痛のある部位を取る。

まとめ

①諸先生の主治症を見ていると、それぞれに特徴がある。参考になるだろう。

②松元の類似コレラというのは霍乱病のことである。現代ではノロウイルスなどの嘔吐下痢症と考えてよい。

③筆者は手三里の透熱灸で歯痛などを治したことがある。その壮数だが、最初は熱くても5壮も過ぎると熱さを感じにくくなる。その場合は熱さを感じるまで施灸する。そうすると、年壮（年齢の数）あるいは百壮を超えることがある。そのうちに熱さを感じるようになるから施灸を止める。その時点で歯痛は取れているし、腫れている場合は腫れも引いている。

④鍼治療の場合は、鼻炎や蓄膿症、肩こり、鞭打ち症、胸鎖乳突筋の凝り、頬の腫れなどに用いる。上廉のところで記したように経絡の流れに従って少し深く斜刺する。

⑤肝虚陽虚寒証のときに接触鍼して気を巡らせて補う。三叉神経痛や顔面神経麻痺のときは、浅く置鍼してよい。

022 曲池《きょくち》

合土穴／一名鬼臣

取穴

前腕を深く屈し、肘窩横紋の頭の外端に取る。

古法の主治症と施術法

『明堂』

刺入五分、留七呼、灸三壮。

肩肘中痛難屈伸、手不可挙重、喉痺不能言、目不明、腕急、身熱、驚狂、躄痿痺、瘈瘲（『外台』は重瘈瘲）、癲疾吐舌、胸中満（『医心方』

は胸満)、耳前痛(『医心方』は耳熱)、歯痛、目赤痛、頸腫、寒熱、渇飲輒汗出、不飲則皮乾熱、傷寒余熱不尽。

『甲乙経』

七巻・六経受病、発傷寒熱病第一下に「傷寒余熱不尽」とある。

八巻・五蔵伝病、発寒熱第一下に「胸中満、耳前痛、歯痛、目赤痛、頸腫寒熱、渇飲輒汗出、不飲則皮乾熱」とある。

十巻・手太陰陽明太陽少陽脈動、発肩背痛、肩前臑皆痛、肩似抜第五に「肩肘中痛、難屈伸、手不可挙、腕重急」とある。

十一巻・陽厥大驚、発狂癇第二に「目不明、腕急、身熱、驚狂、躄痿痺、瘈瘲、癲疾吐舌」とある。

十二巻・手足陽明少陽脈動、発喉痺、咽痛第八に「喉痺不能言」とある。

『千金方』

耳痛。偏風。歯痛、悪寒。喉痺不能言。胸中満。寒熱渇。手不挙。手不可挙重、腕急肘中痛、難屈伸。肘節痺、臂酸重、腋急痛、肘難屈伸。臂腕急、腕外側痛、脱如抜。肘痛時寒。肩重痛不挙。悪風邪気、泣出、喜忘。身湿揺、時時寒。瘈瘲、癲疾。狂言。驚恐。熱病煩心、心悶、先手臂身熱、瘈瘲、唇口聚、鼻張、目下汗出如珠。臂痿不仁。傷寒余熱不尽。

『銅人』

鍼入七分、得気先寫後補之、灸亦大良可灸三壮。

肘中痛、偏風半身不遂、刺風、癮疹、喉痺不能言、胸中煩満、筋緩捉物不得、挽弓不開、屈伸難、風臂肘細而無力、傷寒余熱不尽、皮膚乾燥。

『聚英』

素註鍼五分、留七呼、銅人鍼七分、得気先瀉後補之、灸三壮。明堂、日灸七壮至二百壮、且停十余日、更下止二百。

繞踝風、手臂紅腫(原文は脾、図翼に随い腫とす)、肘中痛、偏風半身不遂、悪風邪気、泣出喜忘、風癮疹、喉痺不能言、胸中煩満、臂膊疼痛、筋緩捉物不得、挽弓不開、屈伸難、風痺肘細無力、傷寒余熱不尽、皮膚乾燥、瘈瘲癲疾、挙体痛痒如虫嚙、皮脱作瘡、皮膚痂疥、婦人経脈不通。

『図翼』

刺七分、留七呼、灸三壮一云百壮。

傷寒振寒、余熱不尽、胸中煩満熱渇、目眩、耳痛、瘰癧、喉痺不能言、瘈瘲、癲疾、繞踝風、手臂紅腫、肘中痛、偏風半身不遂、風邪泣出、臂膊痛、筋緩無力、屈伸不便、皮膚乾燥痂疥、婦人経脈不通。

神応経云、治手肘臂膊疼、細無力、半身不遂、発熱、胸前煩満、可灸十四壮。

玉龍賦云、兼人中、可治痿仆。兼尺沢治肘痛。

標幽賦云、兼肩井、甄権、刺臂痛而復射。

百證賦云、遠達陽陵、治半身不遂。又云、兼少衝、治発熱験。

席弘賦云、兼合谷、治両手不如意。

千金云、治癭悪気、諸癮疹、灸随年壮。又十三鬼穴、此名鬼臣、若遇百邪、癲狂、当於第十二次、下火鍼。

千金十一穴云、此与合谷、可徹頭疼。

秦承祖明堂云、主大人小児偏身風疹痂疥。

馬丹陽天星十二穴云、善治肘中痛、偏風手不收、挽弓開不得、臂痪莫梳頭、喉痺促欲死、発熱更無休、偏身風癬癩、鍼着即時瘳。

『灸経』

灸七壮。

肘中痛屈伸難、手不得挙、偏風半身不遂、捉物不得、挽弓不開、肘臂偏細。

『説約』

鍼七分、灸三壮、一云百壮。

胸中煩満、瘰癧、喉痺、肘中痛み、偏風半身不随、婦人経水通ぜず。

千金に云う、悪気、諸癮疹を治すし、灸は年壮に随う。

本事方に灸二百壮に至る。

『鍼灸則』

臂臑疼痛、不能提物、屈伸不便、手振不能書物、及中風口喎斜。

意釈と解説

①傷寒で悪寒、発熱した後、解熱したように思えても陽明経に熱が停滞してすっきりしないときに曲池を用いる。

②五臓の病になって熱が肺経から大腸経に波及してくると、胸が張り苦しくなる。耳の前が熱したり痛くなる。歯痛、眼の充血、眼の痛みも出る。瘰癧が発生して悪寒、発熱するが、このときに口渇があるから水を飲むとすぐに汗が出る。これは陽明経に停滞している熱が水を押し出すためである。もし水分を摂らないと、陽明経の熱のために皮膚が乾いて熱する。

③手の太陰経、陽明経、太陽経、少陽経に熱が停滞すると、肩から上肢全体が引きつり痛み、挙上できなくなり、肘は屈伸できなくなる。時には発赤して腫れる。このような状態は中風病から半身不随になって発症することがあるが、痺病で腕だけ麻痺したようになる場合もある。慢性化すると腕が痩せて細くなる。

④陽厥状態になって陰虚陽盛になると眼が見えにくくなり、腕が引きつり、身熱し、精神が不安定になって狂ったようになる。あるいは脚が萎えて力がなくなったり引きつけたりする。また、頭の病になって常に舌を出しているようになる。

⑤そのほか、陽明経の熱になると咽喉痛、月経閉止、皮膚病などになる。以上のような状態のときに曲池を用いる。

⑥『金匱要略』中風歴節病脈証併治第五、第一条に「夫、風之為病、当半身不遂、或但臂不遂者、此為痺、脈微而数、中風使然」とある。つまり曲池は片麻痺でも半身麻痺でも用いてよいということ。あるいは労働などで腕が動きにくいとか五十肩で肩が挙がらないときにも用いる。

⑦癲疾吐舌を癲癇発作のときに舌を出すと思っていたが、脳梗塞や脳出血で認知症気味の人が舌を出しているのを見て、「癲疾」は頭の病と訳すのがよいと思った。

⑧『銅人』に「刺風」とあるのは意味不明。次に「癮疹」と続くから風による皮膚病と訳すべきか。

〈松元〉

現代の主治症と施術法

鍼七分、留むること七呼、気を得て先ず瀉し、後にこれを補う。灸七壮ないし百壮。

皮膚病を主る。例えば皮膚の乾燥若しくは掻痒して虫が行くが如く、諸瘡、疥癬、悪性猩紅熱一名癮疹には患者を年壮に随いこれを灸して良効あり。また腺病毒、扁桃腺炎、肋膜炎、腸チフスの余熱尽きず。或は健忘、半身不随、上膊神経痛および痙攣、肘細くして力無きなどを治す。そのほか、婦人の月経不調を主る。

〈**駒井**〉

灸七壮ないし百壮～二百壮、鍼二分～七分。

上膊神経痛、肩胛神経痛、肘関節神経痛、半身不随、中風、肘関節炎、肋膜炎、胃痙攣。

〈**岡部**〉

皮膚病一般、リウマチ、半身不随、カスミ目、咽喉カタル、小児麻痺、微熱、五十肩、発汗過多。

〈**本間**〉

大腸経の熱、半身不随、歯や咽喉の病、皮膚病、瘰癧、化膿性腫物、月経不順。

〈**竹之内・濱添**〉

鍼七分、留むること七呼、気を得てまず瀉し、後にこれを補う、灸七壮ないし百壮。

皮膚を主る。皮膚の乾燥または皮膚掻痒して虫がはう感、諸瘡、疥癬、癮疹（おできの類）には灸年壮、腺病毒、扁桃炎、喘息、気管支炎、肩甲骨疼痛、五十肩、上肢神経痛、頸項部疼痛、頭痛、脳充血、高血圧、中風、半身不随、健忘、神経衰弱、ノイローゼ、狂疾、歯痛、眼病、胃痙攣、腸疝痛、月経不順、そのほか胸より上の病には重要な穴。

〈**代田**〉

皮膚病を主る。化膿予防、突き目、眼瞼炎、結膜炎、フリクテン、トラホーム、パンヌス、老眼、上肢神経痛または麻痺、リウマチ、中風、半身不随、頭痛、肩こり。

〈**中医学**〉

直刺0・8～1・2寸、可灸。

熱病、咽喉腫痛、前腕から腕関節の腫れと痛み、上肢麻痺、前腕に力がない、月経不順、頸部リンパ結核、瘡、疥、過敏性皮膚炎、丹毒、腹痛吐瀉、下痢、歯痛、目が赤く腫れて痛む、視力低下、高血圧、胸中煩悶、小児のひきつけ、うつ病、精神病、マラリアなど寒熱往来を伴う疾患、よく驚くもの。

〈**深谷灸**〉

皮膚病を主る（化膿性のもの）、霜焼け、突き目、眼瞼炎、結膜炎、麦粒腫、フリクテン、老眼予防、眼精疲労、半身不随、中風予防、肘の屈伸不能、扁桃炎。

〈**森**〉

直刺10～20ミリ。

眼の炎症性疾患、下歯痛。

〈**上地**〉

肘を伸ばして直刺。のぼせを下げる。風邪の頭痛、風邪が大腸に移って天枢あたりに圧痛が現れたとき、右側に多い。ジンマシン、面疔、肩こり、肺虚の下痢、上部の鍼で貧血を起こしたときの返し鍼。

〈**首藤**〉

超旋刺。
のぼせを下げる。血圧の調整に用いる。

まとめ

①諸先生が記されている主治症以外にも、咽喉痛で声が出ない、目の痛み（透熱灸10壮）、耳の周囲の痛み、頸部の腫れ痛みなど、さまざまな疾患に用いられるが、肺虚で陽明経の虚熱または実熱、脾虚で陽明経の虚熱または実熱、肝虚陰虚熱証で肺または肺経の熱になっているときに用いないと効果はない。

②肝虚で肺経の熱であれば、五十肩や上肢全体の痛みなどに効く。大腸経の土穴を補って肺経の熱を鎮めようという考え方である。肝虚で肺熱になっているときも同様である。ただし、肺経熱が大腸経に波及し、大腸経の熱が肺経に波及しようとしているときは、曲池と尺沢の中間辺りに圧痛が出ていることがある。

③肺熱があると心も熱を受けるので、曲池で動悸、不整脈が鎮まることがある。同様に咳や喘息も鎮まる。

④七十五難型の肝虚脾実証は咽喉痛と咳が主な病症だが、夜になると激しくなるという特徴がある。このときに補う。

023 肘髎《ちゅうりょう》

一名肘窌

取穴

肘を曲げ、曲池と天井を横に結んだ線上の約中央、上腕骨外側上顆の直上にして上腕三頭筋の外縁に取る。

古法の主治症と施術法

『明堂』
刺入四分、灸三壮。
肩肘節酸重（『外台』は肩肘節戻重）、痺痛不可屈伸。

『甲乙経』
十巻・手太陰陽明太陽少陽脈動、発肩背痛、肩前臑皆痛、肩似抜第五に「肩肘節酸重、臂痛不可屈伸」とある。

『千金方』
肘節痺、痺酸重、腋急痛、肘難屈伸。

『銅人』
灸三壮、鍼入五分。
肘節風痺、臂痛不可挙、屈伸攣急。

『聚英』
銅人灸三壮、鍼三分。

風労嗜臥、臂痛不挙、肩重、腋急、肘臂麻木不仁。

『図翼』

刺三分、灸三壮。

肘節風痺、臂痛不挙、麻木不仁、嗜臥。

『説約』

鍼三分、灸三壮。

肘節風痺、麻木、嗜臥を治す。

意釈と解説

①肘の関節がしびれ重だるくなり、肩関節も痛んで肘関節が屈伸できない。あるいは肩が重だるくなり、腋が引きつり、肘から前腕にかけて知覚麻痺や運動麻痺が起こる、寝てばかりいるなどのときに肘髎を用いる。

②『明堂』『医心方』『外台』は「痺痛不可屈伸」とあるが、『甲乙経』は「臂痛不可屈伸」、『銅人』は「臂痛不可挙」、『聚英』と『図翼』は「臂痛不挙」である。『明堂』に従えば前腕部が痛んで肘関節が屈伸できないことになり、『銅人』以下の書物に従えば肩関節の痛みで腕が挙がらないということになる。しかし、難しく考えることはなく、要するに肩から肘から前腕にかけて痛むときに肘髎を用いると考えてよいと思う。なお、古書は音読みが同じであれば、脾と痺と臂などのように文字を混用する。

現代の主治症と施術法

〈松元〉

鍼三分、灸七壮。

半身不随、または上膊の神経麻痺、神経痛、痙攣並びに関節炎を治す。

〈駒井〉

灸三壮ないし七壮、鍼三分。

上膊神経痛、肩膊部関節リウマチ、肩胛部、臂肘部の麻痺。

〈岡部〉

肘関節炎、肩関節炎、リウマチ、橈骨神経痛、半身不随。

〈本間〉

上肢の神経痛や麻痺、肘関節のリウマチ。

〈竹之内・濱添〉

鍼三分、灸七壮。

半身不随、五十肩、上腕部神経痛、肘関節炎、尺骨神経痛、肘関節捻挫および上肢各関節捻挫、三焦経の変動に応用する。

〈中医学〉

直刺0・5～0・8寸、可灸。

上肢痛、拘縮、しびれ、すぐ横になりたがる。

〈深谷灸〉

肘関節炎、リウマチ、上肢の神経痛や麻痺。

〈森〉

前腕に向かって斜刺10～20ミリ。

肘関節痛。

まとめ

肘髎が嗜臥に効くかどうか追試していただきたい。これから筆者も試してみたいと思っている。この経穴では、森の刺鍼法が参考になる。

024 手五里《てごり》

取穴

曲池の上三寸、肩髃を的に取る。

古法の主治症と施術法

『明堂』

禁不可刺、灸十壮。

嗜臥、四肢不欲動揺、身体黄、寒熱、頸瘰癧、咳唾、上気呼吸、瞶目、目䀮䀮、少気、痎瘧、心下脹満痛、上気、左取右、右取左。

『甲乙経』

七巻・陰陽相移、発三瘧第五に「痎瘧、心下脹満痛、上気、灸手五里、左取右、右取左」とある。

八巻・五蔵伝病、発寒熱第一下に「寒熱頸癧適、咳呼吸難、灸五里、左取右、右取左」とある。

十一巻・五気溢、発消渇、黄癉第六に「嗜臥、四肢不欲動揺、身体黄、灸手五里、左取右、右取左」とある。

十二巻・足太陽陽明手少陽脈動、発目病第四に「瞶目、目䀮䀮、少気、灸手五里、左取右、右取左」とある。

『千金方』

嗜臥、四肢不欲動揺。身黄、時有微熱。寒熱、頸瘰癧。心下脹満而痛上気。

『外台』

灸十壮。

風労、驚恐久吐血、肘不欲挙、風癇、嗜臥、四肢不欲動揺、身黄、寒熱頸癧、咳嗽呼吸、瞶目、目䀮䀮、少気、痎瘧、心下脹満痛、上気、左取右、右取左。

『銅人』

可灸十壮、禁不可鍼。

風労、驚恐、吐血、肘臂痛、嗜臥、四肢不得動揺、寒熱瘰癧、咳嗽、目視䀮䀮、痎瘧、心下脹満。

『聚英』

銅人灸十壮、素問大禁鍼。

風労、驚恐、吐血、咳嗽、肘臂痛、嗜臥、四肢不得動、心下脹満、上気、身黄、時有微熱、瘰癧。

『図翼』

禁刺、灸三壮、一日十壮。

風労、驚恐、吐血、咳嗽、嗜臥、肘臂疼痛難動、脹満気逆、寒熱瘰癧、目視晾晾、痎瘧。

百證賦云、兼臂臑、能愈瘰癧。

『説約』

鍼五分、灸三壮。肘節風痺、痛風、臂痛攣急を治す。

意釈と解説

①瘧病で心下が張り苦しくて痛み、気がのぼせるときに手五里に透熱灸を用いる。

②そのほか、頸部のリンパ腺炎で悪寒、発熱し、呼吸が苦しく咳き込む。リンパ腺が大きく腫れると息苦しくなる。黄疸病になって身体を動かすのが億劫になって寝てばかりいる。眼病になって目に力がなくて見えにくくなり、呼吸が浅くなる。労働で疲れたときに風に中たりすぎて津液が不足し、恐れ驚きやすい気分になり、吐血を繰り返す。腕が痛んで挙げられない。以上のような状態のときに手五里を用いる。

③『外台』は『明堂』などに記されていない病症があるので記載した。

手五里は禁鍼穴なので『説約』以外は灸治療だが、左に病症があるときは右側を用い、右に病症があるときは左側を用いることになっている。実際にこれで腕の痛みなどに効くかどうか追試していただきたい。

現代の主治症と施術法

〈松元〉

禁鍼、灸七壮ないし三十壮。

肝臓肥大、心内膜炎、心臓狭窄、肺炎、腹膜炎などに効あり。または腺病リウマチ、四肢の麻痺、前膊神経痛、ヒステリーなどを治す。

〈駒井〉

灸十壮、禁鍼。

肺炎、咳嗽、リウマチ、腺病、前膊神経痛、四肢の運動麻痺、恐怖症。

〈岡部〉

肝臓肥大、心臓病、肺炎、リウマチ、前膊神経痛、麻痺。

〈本間〉

肘髎と同様、主として手の病に取穴される。瘰癧や皮膚病にも効く。

〈竹之内・濱添〉

灸七壮ないし三十壮。禁鍼。

心臓病、肺炎、肝肥大、黄疸、腹膜炎、ヒステリー、歯痛、五十肩、四肢麻痺、橈骨神経痛、リウマチ。

〈中医学〉

直刺0・5〜0・8寸、可灸。

上肢の痙攣引きつり、疼痛。頸部リンパ結核、咳嗽、喀血、横になりたがる、黄疸、寒熱往来。

〈**深谷灸**〉

肘の病に用いる。

〈**森**〉

腕の内側より外側に向けて直刺10～20ミリ（「まとめ」に注意あり）。

橈骨神経痛。

まとめ

①手五里は禁鍼穴になっているのに森は内側から外側に向けて直刺するという。これは皮下に刺入するようになる。それで問題ないとするのであるが、初心者は要注意であろう。切皮程度の置鍼であれば問題ない。

②諸書に心臓病や肝臓病に用いるとあるが、残念ながら筆者は未経験である。

025 臂臑《ひじゅ》

手陽明の絡／一名頭衝・頸衝

取穴

肩髃の下三寸、曲池を的に取る。三角筋下端の前縁を少し入ったところに取る。

古法の主治症と施術法

『**明堂**』

刺入三分、灸三壮。

寒熱、頸癧適（『外台』は頸項拘急）、肩痛（『外台』は肩臂痛）不可挙。

『**甲乙経**』

八巻・五蔵伝病、発寒熱第一下に「寒熱、頸癧適、肩臂不可挙」とある。

『**千金方**』

寒熱、頸瘰癧。

『**銅人**』

可灸三壮、鍼入三分。

寒熱、頸項拘急、瘰癧、肩臂痛。

『**聚英**』

銅人灸三壮、鍼三分。明堂宜灸不宜鍼、日灸七壮至二百壮、若鍼不得過三五分。

臂細無力、臂痛不得向頭、瘰癧、頸項拘急。

『**図翼**』

刺三分、灸三壮。明堂禁刺、灸七壮。一曰、灸至百壮。

臂痛無力、寒熱瘰癧、頸項拘急。

千金云、治癭気、灸随年壮。

百證賦云、兼五里、能愈瘰癧。

『**説約**』

鍼三分、灸三壮。一云至百壮。

中風、臂不可挙、頸項拘急するを治す。千金に云う、癭気を治す、灸は年壮に随う。按ずるに臑の音は脳、聖恵方は臂脳に作る。又云う、肩髃の下一夫、両筋の間、四指一夫の法を用う。

意釈と解説

頸部リンパ腺炎になって悪寒、発熱する。あるいは中風病などで頸項部がこって引きつる。また、肩関節が痛くなって腕が挙げられなくなるなどのときに臂臑を用いる。

現代の主治症と施術法

〈松元〉

鍼五分、灸七壮ないし二百壮。

後頸部の諸筋痙攣もしくは萎縮または上膊神経痛および麻痺あるいは言語不能、そのほか、腺病毒、即ち頸のリンパ腺腫には患者の年壮を灸すべし。


〈駒井〉

灸七壮ないし二百壮、鍼三分ないし五分。

上膊神経痛、瘰癧、肩胛関節炎、頭痛。


〈岡部〉

頸部の凝り、顔面の痙攣や凝り、上腕、前腕の神経痛および麻痺、リウマチ、手に力が入らないもの。


〈本間〉

肩胛関節の痛み、寿命痛、手の神経痛、瘰癧。


〈竹之内・濱添〉

鍼五分、灸七壮ないし二百壮。

後頭部疼痛、頸肩腕症候群、五十肩、上肢神経痛、言語不能、歯痛、面疔、ジンマシン、皮膚病、破傷風、下肢外側神経痛。


〈代田〉

上腕神経痛または麻痺、三角筋リウマチおよび上肢の挙がらざるを治す。


〈中医学〉

直刺0・5～1寸、或は斜刺で0・8～1・2寸、可灸。

頸部リンパ結核、頸項の緊張、上肢の疼痛、眼疾患。


〈深谷灸〉

咽喉部のポリープ。嗄声（声がれ）、扁桃炎、眼疾患（内障眼、中心性網膜症、網膜剥離、飛蚊症）、胃病無酸症に特効、上腕の神経痛や麻痺、半身不随、高血圧症。


〈森〉

肩尖から肩関節内に向けて直刺10～20ミリ（「まとめ」に注意あり）。

五十肩、ジンマシン。


〈上地〉

五十肩。半身不随による麻痺。


〈首藤〉

もっぱら灸療に利用する。

眼科疾患、特に緑内障、糖尿病による網膜症。これらは深谷氏灸法の追試結果である。深谷は嗄声にも効ありとされる。

まとめ

①臂臑が上腕部の神経痛や筋肉痛などに効くのは、当然である。我々が知りたいのは、経穴から離れた部位の病気にどれだけ効くか、ということ。つまり経絡を考慮しての治療である。その意味から深谷の治療は「すばらしい」の一言。いずれの場合も熱く感じるまで施灸する。人によっては百壮になることもある。

②森の「肩尖から肩関節内に向けて直刺」という刺法は校正ミスであろう。臂臑を五十肩に用いるときは灸頭鍼か透熱灸がよい。切皮程度の置鍼では効果が少ない。

026 肩髃《けんぐう》

足少陽と陽蹻の会／一名髃骨・偏骨

取穴

腕を水平にあげれば肩関節に二つの陥凹が現れる。その前方の陥凹に取る。

古法の主治症と施術法

『素問』水熱穴論第六十一

雲門、髃骨、委中、髄空、此八者、以寫四肢之熱也。

『明堂』

刺入六分、留六呼、灸三壮。

肩中熱、指痺、臂痛（『外台』は指臂痛とある）。

『甲乙経』

十巻・手太陰陽明太陽少陽脈動、発肩背痛、肩前臑皆痛、肩似抜第五に「肩中熱、指臂痛」とある。

『千金方』

肩中熱、頭不可以顧。

『銅人』

可灸七壮、至二七壮、以瘥為度、若灸偏風不遂、可七七壮止、不宜多灸、恐手臂細、若風病筋骨無力、久不瘥当灸、不畏細也、刺即洩肩臂熱気、唐庫狄欽。

偏風半身不遂、熱風、癮疹、手臂攣急、捉物不得、挽弓不開、臂細無力、筋骨痠疼。

若患風痺、手臂不得伸引、諸医莫能愈、甄権、鍼肩髃一穴、令将弓箭向垜射之如故。

『聚英』

銅人灸七壮、至二七壮、以差為度、若灸偏風、灸七七壮、不宜多、恐手臂細、若風病、筋骨無力、久不差灸、不畏細、刺即泄肩臂熱氣。

明堂鍼八分、留三呼、瀉五吸、灸不及鍼、以平手、取其穴、灸七壮、増至二七。素註鍼一寸、灸五壮、又云鍼六分、留六呼。

中風手足不随、偏風、風瘓、風痹、風病、半身不遂（「不随」と混用する）、熱風、肩中熱、頭不可回顧、肩臂疼痛、臂無力、手不可向頭攣急、風熱、癮疹、顔色枯焦、労気泄精、傷寒熱不已、四肢熱、諸癭気。

『図翼』

刺六分、留六呼、灸三壮、至七七壮、以瘥為度。

中風偏風半身不遂、肩臂筋骨痠痛、不能上頭、傷寒作熱不已、労気泄精憔悴、四肢熱、諸癭気、瘰癧、昔有病風痺、臂痛無力、不能挽弓、甄権於此進鍼即可射。

此穴、若灸偏風不遂、自七壮至七七壮止、不可過多、恐致臂細、若風病筋骨無力、久不瘥当多灸不畏細也。然灸不如刺、忌酒肉五辛漿水。

此穴主寫四肢之熱、予雲門、委中、腰兪治同。

千金云、灸癭気左右相当、男左十八右十七壮、女右十八左十七壮、再三以瘥止。

玉龍賦云、可療風湿博於両肩。

天星秘訣云、手臂攣痛、取肩髃。

百證賦云、兼陽谿、能消癮風之熱極。

『説約』

鍼八分、灸三壮、至七七壮、瘥ゆるを以て度となす。

中風偏風、傷寒熱やまず、臂痛みて無力、筋骨痠疼、牙痛忍ぶべからず、按ずるにこの穴妙に偏風不随を治す、十七日を出でざれば、この穴及び肩髎、肩貞の三穴に灸す、左は左に灸し右は右に灸す、数百壮に至る、肩端肉脱の患いなし、しばしば試みてしばしば効く。

意釈と解説

①肩関節に熱があるために痛んで顔を後ろに向けられないもの。あるいは手から前腕にかけて痺れ痛むもの。そのほか、歯痛、湿疹、傷寒による熱が停滞しているもの、疲れて精液が自然と漏れるものなどに効く。

②肩関節や上肢全体に力が入らない、麻痺して動かない、痛みがあるものについては、中風病（半身不随）と痺病である。痺には風痺と寒痺と湿痺がある。いずれの場合も大腸経に熱があれば効く。

③その治療法だが、透熱灸3～49壮くらいの施灸でよい。あるいは最初は熱いが、灸の熱さを感じなければ感じるまで施灸する。「七七壮」とは「7×7＝49壮」のことで、他の場合も同じである。痛む部位が痩せている場合は鍼よりも灸が効く。

④鍼による治療では、五十肩などで肩関節が痛んだり動かなかったりする場合は、いわゆる柳谷の一本鍼で治ることがある。場合によっては灸頭鍼を用いる。また上肢の大腸経が痛むときは肩髃から指先向けて少し深く刺鍼する。これも柳谷の一本鍼の治法である。

現代の主治症と施術法

〈松元〉

鍼六分ないし一寸、留むること六呼、瀉五吸、灸七壮ないし七七壮、ただし、いゆるを以て度となす。

腸チフスに解熱の効あり。頭痛、肩項部痙攣、肩胛および上膊神経痛若しくは麻痺、あるいは癮疹、瘻瘤、手に力なきなどを治す。そのほか、半身不随にはこの肩髃と肩髎、肩貞の三穴に灸数百壮を施すときは肩端脱肉の憂い無きのみならず遂に治すものなり。

〈駒井〉

灸七壮ないし七七壮、即ち四十九壮、鍼八分。

半身不随、中風、頭部や肩胛部の諸筋痙攣、上膊神経痛。

〈柳谷一本鍼〉

上肢外側痛に肩髃を用いる時の刺法。

患者を正座せしめ「肩髃」から鍼先を下に向けて上腕骨に沿って刺鍼する。鍼をゆっくり左右に動揺させながら数回に分けて刺入していく（白虎揺頭の刺法）。上腕や局所への響きを確認してから抜鍼する。響きや重圧感が得られないときは弾振する。刺鍼部位に違和感が残るときは円鍼でよく擦っておく。用鍼は寸六の二番または二寸の一番。

五十肩に肩髃を用いるときの刺法。

患者を正座せしめ、腕を挙上させてみる。そのときに肩関節の後側が痛む場合は肩髃から肩の後側に向かって肩甲骨肩峰の下をくぐらせるように刺入する。用鍼は寸六の二番か三番。

〈岡部〉

上腕、前腕の諸病、半身不随、頭痛、歯痛、肩関節周囲炎、皮膚病、肩端の肉がおちたもの。諸熱を下げる。

〈本間〉

肩関節の炎症、リウマチ、神経痛、麻痺。ジンマシン、インキン、タムシなどの皮膚病。歯痛、頭痛。

〈竹之内・濱添〉

鍼六分ないし一寸、留むること六呼、瀉五吸、灸七壮ないし七七壮、ただし治するをもって度とする。

頭痛、風邪、下熱、歯痛、頸肩腕症候群、肩甲部疼痛、五十肩、上肢神経痛、皮膚病、ジンマシン、破傷風、半身不随。

〈代田〉

湿疹、ジンマシン、汗疹など極めて表層の皮膚病に効く。肩甲関節リウマチ、関節炎、五十肩および三角筋リウマチ、中風、半身不随。

〈中医学〉

直刺0・5～0・8寸、可灸。

肩、上腕の疼痛。前腕や手の引きつり。肩の炎症、半身不随、過敏性皮膚炎、頸部リンパ結核、各種甲状腺腫。

〈深谷灸〉

皮膚病、肩甲関節痛、麻痺の妙穴。

〈森〉

上腕をあげて下がらないように固定し、くぼみより肩関節内に直刺。鍼先が腋窩の中心に向いていれば肩関節腔内に刺入できる。深さ20～40ミリ。肩関節痛、湿疹、ジンマシン。

〈上地〉

肩関節周囲炎。手の親指が内側に曲げられないとき。上腕のしびれ、肩の筋肉痛、ジンマシンに灸、歯痛、半身麻痺に透熱灸。

五十肩の場合は腕をあげられるところまであげて関節の中に鍼を入れる。寸六の三番鍼を用いる。この一穴で治る。

まとめ

①大腸経に熱がある証で首から上の病症があれば、切皮程度で置鍼する。あるいは透熱灸3～10壮でもよい。

②五十肩の場合、先に記したように柳谷の一本鍼でも効くが、それで効かないときは森や上地が記述しているように、関節の中に入れるように刺鍼する。これで治ることがある。

③竹之内は主治症に破傷風とあるが、もし破傷風と解ればすぐに専門医に紹介する。ただし、治った後に体調がよくないときには鍼治療がよい。

④半身不随も同じで、発症したらまず専門医に紹介するなどの対処が必要。血圧などが落ち着いてから鍼灸治療するのが常識。不完全麻痺なら鍼灸治療だけで治る。ただし、導引は必要である。

027 巨骨《ここつ》

手陽明と蹻脈の会

取穴

鎖骨と肩甲骨の接合部陥凹に取る。

古法の主治症と施術法

『明堂』

刺入一寸半、灸三壮（『医心方』は5壮）。

肩背痺痛、臂不挙、血瘀、肩中痛、不能動揺。

『甲乙経』

十巻・手太陰陽明太陽少陽脈動、発肩背痛、肩前臑皆痛、肩似抜第五に「肩背髀（膊または痺または臂の間違いか）不挙、血瘀、肩中不能動揺」とある。

『千金方』

臂不挙。肩中痛、不能動揺。肩背痛。

『外台』

灸三壮。

肩膊痛、胸中有瘀血、肩臂不得屈伸而痛。

『銅人』

灸五壮、鍼入一寸五分。

背髆（肩髆の間違い）痛、胸中有瘀血、肩臂不得屈伸而痛。

『聚英』

銅人灸五壮、鍼一寸半。明堂灸三壮、至七壮。素註禁鍼、鍼則倒懸一食頃乃得下鍼、鍼四分瀉之、勿補、鍼出始得正臥、明下灸三壮。

驚癇、破心吐血、臂膊痛、胸中有瘀血、肩臂不得屈伸。

『図翼』

刺一寸五分、灸三壮・五壮。一曰禁刺。

驚癇吐血、胸中有瘀血、臂痛不得屈伸。

『灸経』

灸一壮。

肩中痛、不能動揺也。

『説約』

鍼一寸半、灸三壮。

下歯痛、肩臂屈伸するを得ずして痛む、驚癇、吐血、胸中瘀血あるを治す。

意釈と解説

①肩から上肢全体が痛んで腕が挙げられない。これは寒湿や湿痺によって発生しやすいが、肩の筋肉が引き攣れて起こることがある。胸中に瘀血があるためで、そのために吐血することがある。

②巨骨を禁鍼穴としている書物がある。巨骨に深く刺入すると、橈骨神経を傷つけて上肢が麻痺することがある。実際にそのような事故を起こした例がある。要注意。

③冷え込みや湿気が多いために肩関節が痛んで動かなくなったり上肢が痛むことがあるが、使い過ぎで経筋の流れが悪くなって同様の状態になることがある。これを区別しないと証が決まらない。痺は自発痛があり、経筋病は運動痛が主である。寒痺は肝虚陽虚寒証が多く、湿痺は脾虚陰虚熱証、経筋病は肝虚陰虚熱証である。

④肩こり、肩関節痛、上肢の痛みなどには瘀血も関係しているらしい。それで「血瘀＝瘀血」、胸中有瘀血などと記されているのである。通常の瘀血は婦人病に関係し下腹部にできるが、胸にも瘀血ができる。その原因は交通事故である。『素問』の繆刺論第六十三、『霊枢』の邪気蔵府病形第四、五邪第二十、厥病第二十四などを見ていただければ理解できる。交通事故でできる瘀血は脇下（肝の部位）または胸中に停滞する。

しかし、驚癇、吐血と瘀血は関係があるのか。これについて述べている条文はないが、『金匱要略』に「驚悸吐衄下血胸満瘀血病脈証併治第十六」という項目がある。これは「驚、悸、吐血、衄血、下血、胸満もすべて瘀血が関係している」という意味である。これをもってこれを考えれば、条文中にある驚癇や吐血は、交通事故（昔で言えば落馬）による瘀血が関係しているということである。

現代の主治症と施術法

〈松元〉

鍼四分ないし七分、気を得て即ち瀉す、補すべからず、灸七壮ないし十五壮。

胸中瘀血、吐血または下歯の疼痛を治す。上膊神経麻痺、肩および肘の屈伸不能。そのほか小児の驚癇を主る。

〈駒井〉

灸五壮、鍼三分。

小児の搐搦、下歯神経痛、上膊部麻痺および疼痛、肩胛関節炎、肩の凝り。

〈岡部〉

肩胛関節炎、リウマチ、歯痛、歯が浮いたとき、肩こり、胸中の熱および瘀血。

〈本間〉

上腕部の神経痛、或は麻痺、肩甲関節のリウマチ、肩こり、歯痛、吐血、小児の癇、ひきつけ。

〈竹之内・濱添〉

鍼四分ないし一寸、一説に一寸五分、気を得て後瀉す、補してはならない、灸七壮ないし十五壮。

頭痛、歯痛、胸中瘀血、吐血、むち打ち症、寝違い、頸肩腕症候群、五十肩、上肢神経痛、肘の屈伸不能、小児驚癇。

〈代田〉

上腕神経痛、肩甲関節リウマチ、肩こり、歯痛。

〈中医学〉

直刺0・4~0・6寸、深刺は不過、可灸。

肩背痛、前腕手のひきつり、屈伸障害、頸部リンパ結核、甲状腺腫、癲癇で吐血するもの。

〈深谷灸〉

肩こり、肩甲関節炎、リウマチ、歯痛の妙穴、頸肩腕症候群には欠盆とともに顕著な圧痛が現れる。

〈森〉

やや外方、肩関節に向けて直刺10ミリ。

肩こり症、肩関節痛、下歯痛などに効く。深く刺すと呼吸困難を起こす。

〈上地〉

五十肩、うちから外斜めに太鍼。五十肩の痛み止め。小児の引きつけ。上部出血が止まらないものに鍼。

まとめ

①上腕から前腕の大腸経を中心とした部位の痛みや麻痺を訴えてくる患者は多い。そうして、これには巨骨、肩髃、臂臑、手三里、合谷などが効く。しかし、陰経の補瀉を加えてから治療しないと、すぐに痛みが再発する。

②巨骨は胸中瘀血に効くというが、具体的な病症までは記されていない。ましてや病理に関する記述はない。

これは先に述べたように肝の瘀血である。原因は交通事故や落馬または格闘技などによる全身の打撲が原因している。主な病症は筋肉の引きつりである。これを肺虚肝実証または脾虚肝実証として補瀉したのちに巨骨を用いると効く。

③巨骨を用いる場合は、切皮程度の置鍼がよい。また、知熱灸も効く。肩に揉み胼胝ができている場合は刺絡するのもよい。

028 天鼎《てんてい》

一名天頂

取穴

喉頭隆起の外方三寸に扶突がある。その下一寸、胸鎖乳突筋の後縁に取る。

古法の主治症と施術法

『**明堂**』

刺入四分、灸三壮。

暴瘖、気哽、喉痺、咽腫、不得息、飲食不下。


『**甲乙経**』

十二巻・寒気客於厭、発瘖不得言第二に「暴瘖、気硬（哽の間違い）、喉痺、咽痛、不得息、食飲不下」とある。

十二巻・手足陽明少陽脈動、発喉痺、咽痛第八に「喉痺」とある。


『**千金方**』

喉痺、哽噎、咽腫、不得消、食飲不下。


『**銅人**』

可灸三壮、鍼入三分、慎如常法。

暴瘖、気哽、喉痺、咽腫不得息、飲食不下、喉中鳴。


『**聚英**』

素註鍼四分。銅人灸三壮、鍼三分。明堂灸七壮。

喉痺、嗌腫不得食、飲食不下、喉鳴。


『**図翼**』

刺三分、灸三壮。

喉痺、嗌腫、不得食、暴瘖、気哽。

百證賦云、兼間使、治失音。


『**灸経**』

灸七壮。

暴瘖、咽腫、飲食不下、及喉中鳴。


『**説約**』

鍼三分、灸三壮。

暴瘖、気哽、喉痺、嗌腫れて食することを得ざるを治す。

意釈と解説

咽喉が冷えて陽気がなくなったために急に声が出なくなり、咽喉に何か詰まったような感じで腫れて呼吸をするのも苦しく、飲食も摂れない。あるいは冷えた反動で熱を持ち、咽喉が腫れて痛む。天鼎に浅く刺鍼することによって腫れが引く。

現代の主治症と施術法

〈**松元**〉

鍼四分、灸七壮。

過労性気管支炎または扁桃腺炎、咽喉炎、嚥下困難、舌骨筋麻痺。


〈**駒井**〉

灸七壮、鍼四分。

扁桃腺炎、咽喉炎、膊神経叢痛。

〈**岡部**〉
扁桃腺炎、咽喉炎、嚥下困難、肩こり。

〈**本間**〉
歯痛、扁桃腺炎、肩こり、胸鎖乳突筋の凝り。

〈竹之内・濱添〉

鍼四分、灸七壮。

気管支炎、咳嗽、喘息、扁桃炎、咽喉炎、食道炎、嚥下困難、バセドウ病、斜角筋症候群、頸肩腕症候群、上肢神経痛、前胸部疼痛。

〈中医学〉

直刺0・3～0・5寸、可灸。

咽喉腫痛、急性の声がれ、呼吸困難、頸部リンパ結核、甲状腺腫。

〈深谷灸〉

頸、咽喉の異常、歯痛、扁桃炎には圧痛、硬結が現れる。この凝りをとる。肩こり、胸のつかえがとれる。

〈森〉

外より内方向けて直刺10～15ミリ。

斜角筋症候群。

〈上地〉

上から下へ斜刺、手に響く。

扁桃腺炎、咽頭炎、嚥下困難、膊神経痛、頸のこり、手先のしびれ痛み。

まとめ

近年はパソコンを使って仕事する人が多い。そのために前頸部がこり、胸鎖乳突筋が痛いという例がある。そのときに接触鍼か少し深く刺すことによって痛みが取れる。また喘息の発作を起こしているときに胸鎖乳突筋の緊張を緩めると楽になる。もちろん天鼎だけではなく、扶突や人迎も用いる。

筆者の場合は浅い散鍼がほとんどで、森や上地のように深く刺すことはない。ただし、追試したいとは思っている。

029 扶突《ふとつ》

一名水穴

取穴

喉頭隆起の外方三寸、胸鎖乳突筋中に取る。扶突と喉頭隆起との間に人迎がある。

古法の主治症と施術法

『霊枢』寒熱病第二十一

暴瘖、気鞕（哽）、取扶突与舌本出血。

『明堂』

刺入四分、灸三壮。

咳逆上気（『医心方』は咳唾上気）咽中喝喝、喉鳴喘息（『外台』は咽喉鳴、喝喘息）、暴瘖、気哽、与舌本出血。

『甲乙経』

九巻・邪在肺五蔵六府受病、発咳逆上気第三に「咳逆上気、咽喉鳴、喝喘息」とある。

十二巻・寒気客於厭、発瘖不能言第二に「暴瘖、気硬、刺扶突、与舌本出血」とある。

『千金方』

舌本出血。暴瘖不能言。喉鳴、暴忓気哽。咳逆上気、喘息嘔沫、齗噤。咳逆上気、咽中鳴喘。

『銅人』

可灸三壮、鍼入三分。

咳多唾、上気、咽引喘息、喉中如水鶏鳴。

『聚英』

銅人灸三壮、鍼三分。素註鍼四分。

咳嗽多唾、上気、咽引喘息、喉中如水鶏声、暴瘖気哽。

『図翼』

刺四分、灸三壮。甲乙経曰、刺三分。

咳嗽多唾、上気喘息、喉中如水鶏、暴瘖気破、項癭。

『説約』

鍼三分、灸三壮。

咳嗽、唾多く、喉中水鶏の如きを治す。

意釈と解説

①肺に熱が入ったために咳き込んでのぼせる。咳するたびに水鳥が鳴くような高音のガラガラ声を出す。あるいは声が嗄れてゼエゼエと呼吸が荒くなる。また、咽喉部が冷えたために舌が強ばって急に声が出なくなる。

②『甲乙経』に「心咳之状、咳則心痛、喉中喝喝（『素問』では吤吤）、如梗状、甚則咽腫、喉痺」とある。この条文は『素問』にもあるが、これから考えると、扶突について記されている条文は心咳のようである。

③『千金方』に「齗噤」とあるのは、歯を食いしばるという意味か。

④「水鶏声」は現代でいうクループのときに出る咳のような状態。『金匱要略』の肺痿肺癰咳嗽上氣病脈証併治第七に「咳而上気、喉中水鶏声、射干麻黄湯主之」とある。

⑤『図翼』では「項癭」つまり項にできる瘤のようなものにも効くとある。

⑥「気哽」は肺経の気が循環しないために冷えて咽喉が詰まったと訳してもよいが、小曽戸丈夫の説にしたがって「舌の強ばり」とした。『千金方』では「舌本出血」を扶突の主治症のように扱っているが、これは『霊枢』の条文に従うべきであろう。

現代の主治症と施術法

〈松元〉

鍼四分、灸七壮。

同上（天鼎の主治症）なお喘息を治す。急性気管支炎、咳嗽、または急性舌骨筋麻痺、あるいは唾液分泌過多症に効あり。

〈駒井〉

灸三壮ないし七壮、鍼三分ないし四分。

〈岡部〉

咳嗽、喘息、唾液分泌過多、官能性舌骨筋麻痺、斜頸。

咳嗽、喘息、唾液分泌過多症、斜頸。

〈本間〉

歯痛、扁桃腺炎、咳嗽、喘息、胸鎖乳突筋の凝り。

〈竹之内・濱添〉

鍼四分、灸七壮。

気管支炎、咳嗽、喘息、扁桃炎、咽喉炎、食道炎、嚥下困難、バセドウ病、斜角筋症候群、頸肩腕症候群、上肢神経痛、歯痛。

〈中医学〉

直刺0・5〜0・8寸、可灸。

咳嗽、喘息、咽喉腫痛、急性の声がれ、甲状腺腫、瘰癧。

〈深谷灸〉

喘息、咳嗽。

〈森〉

外より内方向けて直刺10〜15ミリ。

斜角筋症候群。

〈上地〉

喘息、頭重、首のこり、肩こり。欠盆、天容、扶突は肩こりライン。胃腸系が弱ったときにでる。

まとめ

①肩こり、斜頸、むち打ち症、頸肩腕症候群、寝違いなどで、胸鎖乳突筋が引きつる、または痛いというときに浅く短刺する。

②咳や喘息、声がれなどに短刺する。短刺とは切皮程度の深さで刺入し、すぐに鍼孔を閉じる方法。子供で咳や喘息があるときは必ず人迎か扶突を用いる。大人でも同じ。

③唾液分泌過多と記している先生がおられるが、これは『聚英』の「咳嗽多唾」を参考にしたためだと思われる。しかし、これは先にも記したように咳嗽して痰が多いという意味である。

030 禾髎《かりょう》

一名頔・長頻・長頪

取穴

鼻孔の直下、鼻翼と人中の中間に取る。水溝の傍ら五分にあたる。

古法の主治症と施術法

『明堂』

刺入三分、灸三壮。

鼻窒、口僻、清涕出不可止、鼽衄有癰（『外台』には「口噤不可開」ともある）。

『甲乙経』

十二巻・血溢、発衄第七に「鼻窒、口僻、清涕出不可止、鼽衄有癰」とある。

『千金方』

口喎僻、不能言。鼻塞、喘息不利、鼻喎僻、多涕、鼽衄有瘡。

『銅人』

鍼入二分。

鼻衄血不止、鼻清涕、生瘡、口噤不開。

『聚英』

銅人鍼三分、灸三壮。

尸厥及口不可開、鼻瘡息肉、鼻塞、不聞香臭、鼽衄。

『図翼』

刺三分、灸三壮。

尸厥、口不可開、鼻瘡、息肉、鼻塞鼽衄。

霊光賦云、刺両鼻衄。

『灸経』

灸三壮。

鼻窒、噼口、清涕出不可止、鼻衄有瘡、口不可開及尸厥也。

『説約』

鍼三分。

尸厥、口噤して開かざるを治す。

意釈と解説

鼻づまり、鼻出血、鼻水、鼻タケ、臭覚減退、顔面神経麻痺、喘息、人事不省になって口を開かないときに禾髎を用いる。

現代の主治症と施術法

〈松元〉

鍼三分、灸三壮。一説に禁灸。

鼻腔疾患（急性鼻カタル、鼻腔閉塞、臭覚減退、鼻茸、鼻瘡、衄血等）を主る。また口輪諸筋のれん縮、顔面神経痛、そのほか、耳下腺炎に効あり。

〈駒井〉

禁灸、鍼三分。

急性鼻カタル、鼻腔閉塞、嗅能減退、衄血、鼻茸、耳下腺炎、上顎蓄膿症。

〈岡部〉

鼻カタル、鼻腔閉塞、嗅覚減退、鼻瘡。

〈本間〉

鼻出血、鼻カタル、臭覚減退、三叉神経痛、顔面神経麻痺。

〈竹之内・濱添〉

鍼三分、灸三壮。

鼻疾患を主る。衄血、上歯痛、三叉神経痛第二枝、顔面神経麻痺、耳下腺炎、脳貧血。

〈代田〉

上歯痛、顔面神経麻痺、三叉神経痛。多くは鍼治療。

〈中医学〉

直刺0・3～0・5寸、可灸。

蓄膿症、鼻血、鼻づまり、鼻水、顔面神経麻痺、口噤。

〈深谷灸〉

歯痛、三叉神経痛、鼻疾。

〈森〉

やや正中に向けて斜刺10ミリ。
上歯痛。

まとめ

①三叉神経痛の場合は刺鍼すると痛みが増す場合がある。そのときは接触鍼でよい。あるいは正中に向けて10ミリほど刺すのもよい。歯痛だと思ったら三叉神経痛ということがある。
②顔面神経麻痺は1ミリ程度の深さで置鍼、後に皮膚鍼をする。

031 迎香《げいこう》

手足陽明の会／一名衝陽

取穴

鼻翼の傍ら五分、鼻唇溝中にある。

古法の主治症と施術法

『明堂』

刺入三分、灸三壮（『外台』には「不宜灸」）。
鼻鼽不利、窒洞気塞、喎僻多涕、鼽衄有癰。

『甲乙経』

十二巻・血溢、発衄第七に「鼻鼽不利、窒洞気塞、喎僻、多洟（涕と同じで鼻水のこと）、鼽衄有癰」とある。

『千金方』

鼻鼽清涕出。鼻塞、喘息不利、鼻喎僻多涕、鼽衄有瘡。口喎僻不能言。

『銅人』

鍼入三分、留三呼、不宜灸、忌如常法。
鼻有瘜肉、不聞香臭、衄血、偏風口喎、面痒浮腫、風動葉葉状如蟲行。或唇腫痛。

『聚英』

銅人鍼三分留三呼、不宜灸。
鼻塞不聞香臭、偏風口喎、面痒浮腫、風動葉葉状如虫行、唇腫痛、喘息不利、鼻喎多涕、鼽衄有瘡、鼻有瘜肉。

『図翼』

刺三分、禁灸。
鼻塞不聞香臭、瘜肉多涕、有瘡鼽衄、喘息不利、偏風喎斜、浮腫、風動面痒状如虫行。
玉龍賦云、能消眼熱之紅。又攻鼻塞為最。
席弘賦云、耳聾、気痞、鍼聴会、更寫此穴。

『説約』

鍼三分。
鼻、香臭を聞かず、偏風口喎を治す。玉龍賦に云う、よく眼熱の紅を消す、微に其の血を瀉す。
按ずるに甲乙経、禾髎、迎香、巨髎の三穴、灸法をかく。

『鍼灸則』

鼻鼽、清涕出。

意釈と解説

鼻づまりして香臭が解りにくくなる。鼻が歪んで鼻水が多量に出る。鼻出血。鼻の中に瘡瘍あるいは鼻茸。喘息。口が歪んで喋られない。顔面や唇が浮腫し、虫が這うかのような痒みがある。眼の充血。以上のような状態のときに迎香を用いる。

現代の主治症と施術法

〈**駒井**〉

禁灸、鍼三分。

急性鼻カタル、鼻孔閉塞、嗅能減退、衄血、鼻茸、喘息、顔面神経麻痺。

〈**岡部**〉
鼻カタル、顔面神経麻痺および痙攣、喘息、三叉神経痛、嗅覚麻痺、目赤。

〈**本間**〉
禾髎と同様であるが、顔面神経麻痺や嗅覚異常は灸も併用する。糸状灸や知熱灸でも効果がある。

〈**竹之内・濱添**〉

鍼三分、留むること三呼、禁灸。

鼻疾患を主る。上歯痛、三叉神経痛第二枝、顔面神経麻痺、脳貧血。

〈**代田**〉
上歯痛、顔面神経麻痺、臭覚麻痺、三叉神経痛。蓄膿症または肥厚性鼻炎には瀉血がよい。

〈**中医学**〉

直刺0・1〜0・2寸、或は斜刺0・3〜0・5寸、灸は不適。

鼻づまり、臭覚異常、鼻血、鼻水、顔面神経麻痺、顔面部の痒み、顔面部の浮腫、蓄膿症。

〈**深谷灸**〉
臭覚異常、麻痺、鼻閉に知熱灸。

〈**森**〉

やや正中に向けて斜刺10ミリ。

嗅覚異常。

〈**上地**〉
鼻づまりがひどい場合に使う。実の時は瀉法。迎香から印堂方向に突き上げる。寸3の2番。

〈**首藤**〉

斜め上方に向かって刺す。

鼻水、鼻づまり、くしゃみ、嗅覚のないもの、耳閉感、難聴。

まとめ

①あらゆる鼻の疾患に用いてよい。切皮程度の置鍼がよい。知熱灸を用いるのもよい。三叉神経痛、顔面神経麻痺にも用いる。このときは少し深く刺入する。森や上地の刺法が参考になる。難聴に用

いるのは首藤の貴重な経験である。

②証にもよるが、陽明経に熱がある顔面麻痺なら刺絡してよい。

3

足の陽明胃経

032 承泣《しょうきゅう》

蹻脈と任脈と足陽明の会／一名谿穴・面髎

取穴

瞳子の直下七分、正視せしめて眼窩下縁に取る。

古法の主治症と施術法

『明堂』

刺入三分、禁不宜灸、無問多少。三日以後、眼下大如拳息肉長桃許大、至三十日即定、百日都不見物、或如升大。

目不明、涙出、眵矇、目眩瞢、瞳子痒、遠視𥇥𥇥、昏夜無見（『外台』は昏夜無所見）、目瞤動、与項口参相引、喎僻、口不能言。

『甲乙経』

十二巻・足太陽陽明手少陽脈動、発目病第四に「目不明、涙出、目眩瞢、瞳子痒、遠視䀮䀮、昏夜無見、目瞤動、与項口参相引、喎僻口不能言」とある。

『千金方』

目瞤動、与項口相引、口喎僻不能言。目涙出、多眵矇、内眥（眦と同意）赤痛痒、生白膚翳。

『千金翼方』

視眼喎不正、口喎、目瞤、面動葉葉然、眼赤痛、眼䀮䀮、冷熱涙、目瞼赤。

『銅人』

禁不宜鍼、鍼之令人目烏色、可灸三壯、炷如大麦、忌如常法。

口眼喎斜、目瞤、面葉葉動、牽口眼、目視䀮䀮、冷涙、眼眥赤痛。

『聚英』

銅人灸三壯、禁鍼、鍼之令人目烏色。明堂鍼四分半、不宜灸、灸後令人目下大如拳、瘜肉日加、如桃至三十日、定不見物。資生云、当不灸不鍼。

東垣曰、魏邦彦夫人、目翳自下侵上者、自陽明来也。

目冷涙出、上顴、瞳子痒、遠視䀮䀮、昏夜無見、目瞤動与項口相引、口眼喎斜、口不能言、面葉葉牽動、眼赤痛、耳鳴、耳聾。

『図翼』

刺三分、禁灸、一曰、禁不宜鍼。

冷涙出、瞳子痒、遠視䀮䀮、昏夜無見、口眼喎斜。

『説約』

鍼一分、灸三壯。

赤眼熱痛を治す。

意釈と解説

①眼がはっきり見えない。遠くを見るとぼんやりしている。特に夕方や夜は見えなくなる。涙が出やすい。まなじりが爛れて赤くなり、眼やにが出る。眼が充血して痒い。目眩がして眼がくらむ。

②顔面がピクピクと痙攣し、それが項や口や眼にまで広がり、口が歪み、言葉が出にくくなる。そのほか、耳鳴り、難聴などにも承

泣を用いる。

③承泣は禁鍼、禁灸穴だと言われており、鍼はよいが灸はダメだという説もあれば、その逆もある。顔面なので透熱灸は用いるべきではない。ただし、知熱灸なら問題ない。鍼は深く入れるとの話を聞いたこともあるが、多くの場合に眼の充血を発生させる。浅い刺鍼なら問題はない。

現代の主治症と施術法

〈松元〉

鍼四分、灸三壮。

眼病「角膜炎、翳疾、瞳孔掻痒、涙液過多、近視、夜盲等」を主る。眼瞼および口角諸筋の痙攣もしくは萎縮、耳聾、耳鳴。

〈駒井〉

禁灸、禁鍼。

眼の充血、角膜炎、結膜炎、耳聾、耳鳴、顔面神経麻痺。

〈岡部〉

眼疾患すなわち涙液過多、近視、眼輪筋痙攣。

〈本間〉

眼の充血、炎症性疾患。顔面麻痺で眼瞼下垂のときに鍼または糸状灸。まれに頭痛に効く。

〈竹之内・濱添〉

鍼四分、灸三壮。

眼疾患を主る。三叉神経痛、顔面神経麻痺、耳聾、耳鳴。

〈代田〉

眼疾患にて羞明流涙するのに鍼して効あり、また承泣より瀉血するのもよい。

〈中医学〉

眼窩下縁にピッタリと沿ってゆっくり直刺する。0・3～0・7寸、禁灸。

眼瞼の引きつり、目が赤く腫れて痛い。風にあたると涙が出る。夜盲症、顔面神経麻痺。

〈深谷灸〉

眼疾患で羞明流涙、眼瞼炎、結膜炎など。

〈森〉

眼窩内へ直刺10～20ミリ。

眼疾患。

まとめ

①顔面神経麻痺のときに切皮（深さ2ミリ程度）置鍼する。

②残念ながら眼の疾患に用いたことがない。眼の痛みは曲池の透熱灸で治してしまう。

③諸先生が記されているように、承泣は視力減退、涙目、眼の充血、眼瞼炎、眼瞼痙攣、夜盲症、顔面の痙攣・麻痺、目眩、耳鳴り、難聴などに効く。

033 四白《しはく》

取穴

瞳子の直下一寸、正視せしめて眼窩下孔部に取る。

古法の主治症と施術法

『明堂』

刺入四分、灸七壮。

目痛、口僻、涙出、目不明。

『甲乙経』

十二巻・足太陽陽明手少陽脈動、発目病第四に「目痛、口僻、戻(一作に戻出)、目不明」とある(戻は誤用、涙が正しい)。

『千金方』

目痛、口僻、涙目不明。目涙出、多眵矇、内眥赤痛痒、生白膚翳。口喎癖不能言。耳痛・鳴・聾。

『銅人』

可灸七壮、鍼入三分、凡用鍼穏当、方得下鍼也、若鍼深即令人目烏色。

『聚英』

頭痛、目眩、眼生白翳、微風目瞤動不息。

素註鍼四分、甲乙、銅人灸七壮、鍼三分。凡用鍼穏当、方得下鍼、刺太深、令人目烏色。

頭痛、目眩、目赤痛、僻涙不明、目痒、目膚翳、口眼喎僻、不能言。

『図翼』

刺三分、禁灸。甲乙経曰、灸七壮、一曰下鍼宜慎、若深即令人目烏色。

頭痛、目眩、目赤生翳、瞤動流涙、眼弦(眼瞼のこと)痒、口眼喎僻、不能言。

『説約』

鍼三分。

頭痛、目眩、眼白翳を生ずるを治す。また目瞤動してやすまざるを治す。灸七壮すべし。

意釈と解説

①眼が痛くて頭痛がする。涙が出る。眼やにが出て眼瞼がただれる。眼瞼が痙攣する。眼頭が赤くなって痛み、また痒い。眼が充血して痛む。視力が減退する。目眩。白い翼状片が発生する。口が歪んで言葉が出にくい。耳鳴り、耳痛、耳聾。以上のような病症に四白を用いる。

②古書にも記されているように、深い鍼は厳禁。灸は知熱灸がよい。

現代の主治症と施術法

〈**松元**〉

鍼四分、灸七壮。

風眼、白膜翳、瞳子掻痒、頭痛、眩暈、顔面神経痙攣、言語不能。

〈**駒井**〉

灸七壮、鍼三分。

眼神経痛、眼瞼掻痒、角膜翳、角膜炎、頭痛、眩暈、蓄膿症、顔面神経痙攣及び麻痺。

〈**岡部**〉

顔面神経痙攣および麻痺、蓄膿症。

〈**本間**〉

眼疾、顔面神経麻痺、蓄膿症、三叉神経痛。鍼を下方に斜鍼し顴骨の下方に刺入する。

〈**竹之内・濱添**〉

鍼三分、気を得て後瀉す、灸七壮ないし三十七壮。一説に禁灸。

眼病を主る。頭痛、眩暈、上歯痛、三叉神経痛、顔面神経麻痺、言語不能、鼻疾患。

〈**中医学**〉

直刺0・2〜0・3寸、不適灸。

眼が赤く痛み痒みがある。角膜や目の感染症で視野に膜がはったようなもの。眼瞼の引きつり、風邪に当たると涙が出る。頭部顔面部の疼痛。顔面神経麻痺。眩暈。

〈**深谷灸**〉

目の疾患、上歯痛、歯齦炎、蓄膿症、言語不能。

〈**森**〉

前から後方へ直刺5〜10ミリ。

三叉神経痛、上歯痛。

〈**上地**〉

蓄膿症。顔面神経痛。目がかすむとき下から上に向けて奥の方へ刺入。目の痛み。鼻の痛み。

まとめ

①副鼻腔炎で顔面が痛むとき（圧痛もある）に浅く置鍼するか、下方に向けて刺す。置鍼してその上に知熱灸を施す。副鼻腔炎でなくても顔面が痛む場合に用いてよい方法である。

②顔面麻痺のときは浅く置鍼（20分前後の間）し、後に麻痺の部分全体に皮膚鍼を施す。残念ながら頭痛、目眩、目の疾患などの症例はない。歯痛、三叉神経痛には効く。

034 巨髎《こりょう》

陽蹻脈と足の陽明の会／一名巨髎

取穴

鼻翼の外方約一寸、瞳子線上に取る。

古法の主治症と施術法

『明堂』

刺入三分。

面目悪風寒、頔腫癰痛、招揺視（『外台』は招揺視瞻）、瘈瘲口僻、青盲（『外台』は青盲無所見、遠視睆睆）瞖（翳と同意）膜覆瞳子（『外台』は目中淫膚、白膜覆瞳子）。

『甲乙経』

十巻・陽受病、発風第二に「面目悪風寒、頔腫癰痛、招揺視瞻、瘈瘲口僻」とある。

『千金方』

青盲無所見、遠視睆睆、目中淫膚、白膜覆瞳子。面悪風寒、頬腫痛。目涙出、多眵䁾、内眥赤痛痒、生白膚翳。口喎僻不能言。頭面気胕腫。

『銅人』

鍼入三分、得気即寫、灸亦良、可灸七壮。

青盲目無所見、遠視睆睆、白翳覆瞳子、面風寒。鼻頔上腫壅痛、瘈瘲、口喎。

『聚英』

銅人鍼三分、得気即瀉、灸七壮、明下、灸七七壮（49壮のこと）。

瘈瘲、唇頬腫痛、口喎僻、目障無見、青盲無見、遠視睆睆、淫膚白膜翳覆瞳子、面風鼻頔腫、癰痛、招揺視瞻、脚気、膝腫。

『図翼』

刺入三分、灸七壮。

瘈瘲、唇頬腫痛、口喎目障、青盲無見、遠視睆睆、面風鼻頔腫、脚気膝脛腫痛。

百證賦云、兼腎兪、治胸膈停留瘀血。

『説約』

鍼三分、銅人経に曰く、灸七壮。

歯痛を治す。

意釈と解説

①緑内障、白内障、翼状片などの眼の疾患になり、視力が減退し、眼やにが出たり、涙が出やすくなり、目頭が充血して痛くなったり痒くなったりする。あるいは、ぼんやりと見ている状態になる。

②顔面が浮腫したり、化膿性皮膚炎ができて腫れたりすることがある。これは風によるもので、化膿すると気が集まるためにほかの部分に陽気がなくなるから悪寒する。

③そのほか、顔面の麻痺、顔面の引きつり、歯痛、脚気、膝腫などにも巨髎を用いる。

④『甲乙経』などに「招揺視瞻《しょうようしたん》」とある。「招揺」は逍遥と同じ

で、あてどもなくブラブラするという意味。「瞻」は「見る」という意味だから、「ぼんやりと見る」と訳した。

⑤『聚英』や『図翼』に脚気、膝腫に用いるとあるが、残念ながら経験がない。上焦の症状は下肢の経穴で取れやすいことを考えると、下焦の症状が顔面で取れるということか。ぜひとも追試してみたい。

⑥「百證賦《ひゃくしょうぶ》」に胸廓に停滞している瘀血に効くとあるが、これも同様の意味か。ただし、腎兪と併用するとある。

現代の主治症と施術法

〈松元〉

鍼三分、気を得て即ち瀉す、灸七壮ないし三七壮（古書に従えば21壮）。

角膜炎、眼球青色、青盲、近視などを主る。鼻カタル、歯痛、口唇炎を治す。


〈駒井〉

灸七壮ないし二十壮、鍼三分。

三叉神経痛および麻痺、角膜炎、近視、急性慢性鼻カタル、蓄膿症、上歯神経痛。


〈岡部〉

三叉神経痛、むし歯、上歯の痛み、四白と同じ主治症。


〈本間〉

眼の疾患、上歯痛、歯齦炎、蓄膿症、顔面神経麻痺、三叉神経痛。


〈竹之内・濱添〉

鍼三分、気を得て後瀉す、灸七壮ないし三七壮。

眼疾患を主る。鼻カタル、蓄膿症、上歯痛、三叉神経痛、顔面神経麻痺。むち打ち症、寝違いなどの頸部疼痛。


〈代田〉

上歯痛、歯根膜炎、蓄膿症、肥厚性鼻炎、三叉神経痛、顔面神経麻痺。


〈中医学〉

直刺0・3～0・6寸、可灸。

顔面神経痛、眼瞼のひきつり、鼻血、歯痛、唇や頬の腫れ、角膜炎や目の感染症で視野に膜が張ったようなもの。


〈深谷灸〉

顔面神経麻痺、三叉神経痛、上歯痛、眼疾、蓄膿症。


〈森〉

眼窩下孔に向かって斜刺5～10ミリ。

上歯痛、鼻カタル、三叉神経痛、顔面神経麻痺。


〈上地〉

鼻と目の異常に使う。鍼を刺し上げる。緑内障。顔面麻痺で圧痛があれば効く。鼻に寄った所から目尻に向けて刺す。

まとめ

①四白と同じで、顔面神経麻痺と副鼻腔炎には欠かせない経穴である。治法は浅い置鍼と知熱灸である。

②上歯痛にも効くが一時的である。やはり全身の調整が必要で、肩こりを治療しないと治らない。もちろん虫歯なら歯科医に紹介する。三叉神経痛のときは上手に刺鍼しないと余計に痛むことがある。

035 地倉《ちそう》

蹻脈と手足陽明の会／一名会維・胃維

取穴

口角の外方三分に取る。

古法の主治症と施術法

『明堂』

刺入三分、灸三壮。

口緩不収、不能言語、手足痿躄不能行。

『甲乙経』

十巻・熱在五蔵、発痿第四に「足緩不収、痿不能行、不能言語、手足痿躄不能行」とある。

『千金方』

口緩不収不能言。足痿躄不能行。

『銅人』

鍼入三分、留五呼、得気即寫、灸亦得日可灸之、二七壮、重者七七壮、其艾作炷大小、状如鹿釵脚大、灸炷若大口転喎、却灸承漿七七壮即愈、慎猪魚熱麺房労等。

偏風、口喎、目不得閉、失瘖不語、飲食不収、水漿漏落、眼瞤動不止。病左治右、病右治左。

『聚英』

銅人鍼三分、明堂三分半、留五呼、得気即瀉、日可灸二七壮、重者七七壮、炷如釵股脚大、炷若大口転喎、灸承漿七七壮即愈。病左治右、病右治左、宜頻鍼灸、以取尽風気、口眼喎斜者、以正為度。

偏風口喎、目不得閉、脚腫、失音不語、飲食不収、水漿漏落、眼瞤動不止、瞳子痒、遠視䀮䀮、昏夜無見。

『図翼』

刺三分、留五呼、灸七壮、或二七壮、重者七七壮、病左治右、病右治左、艾炷宜小如粗釵脚、若過大口反喎、却灸承漿即愈。

偏風口眼歪斜、牙関不開、歯痛頬腫、目不得閉、失音不語、飲食不収、水漿漏落、眼瞤動、遠視䀮䀮、昏夜無見。

霊光賦云、地倉能止、口流涎。

玉龍賦云、兼頬車、療口喎

『説約』

鍼三分、灸七壮。

偏風口眼歪斜、水漿漏落するを治す。

意訳と解説

①手足が萎縮して力がなくなったために行動できない。また、口が緩んで締りがなくなったために話ができない。

②半身不随から顔面神経麻痺になり、目が閉じられない。あるい

は眼瞼痙攣がある。また、眼球が痒く感じて視力が減退する。夕方から夜になるとなお見えにくくなる。麻痺のために口が歪んで言語障害となる。また、食べ物が摂れにくいし、飲み物も口の端から洩れてしまう。歯痛で頬が腫れている。以上のような病症に地倉を用いる。

③『明堂』『甲乙経』『千金方』は単に痿病の状態を述べたものだが、『銅人』『聚英』『図翼』などは、偏風つまり脳溢血などによる半身不随を発症したために中枢性の顔面麻痺も起こり、言語障害などの病症を現すとしている。

④痿病については『素問』痿論第四十四を参照していただきたいが、大切なことを簡単に述べておく。

肺熱になると肺の収斂作用が弱くなって皮毛に力がなくなる。そのために身体の力が抜けやすくなる。皮毛は身体を包んで支えているからだ。

心気、つまり少陰経の引き締める力が弱くなると、経脈が熱をもって弱くなり、関節が萎縮する。

肝気、つまり、厥陰経の収斂する力が弱くなると、血が集められないために筋が萎縮する。筋は血によって養われているからだ。

脾気、つまり、太陰経の気がめぐらないと発散できないから胃には熱が多くなる。しかし、肌肉は養えないから湿気を発散できない。それで肌肉がブヨブヨして力がなくなる。

腎気、つまり、少陰経の気が虚すと、津液を集められないから骨が潤いをなくして動きが悪くなる。

以上のような病理の違いがあるから、よく診察して証を決めなければならない。

⑤地倉の治療は、割合詳しく述べられている。鍼は刺入3分。灸は艾の大きさが指定されている。粗雑なカンザシの足のように細くするということらしい。それより大きくすると口眼喎斜が悪化すると記載されている。壮数は「2×7＝14壮」だが、重症患者には「4×9＝36壮」。そうして左が悪ければ右側に、右が悪ければ左側に施灸することになっている。また、いずれの書も承漿を併用するとある。

現代の主治症と施術法

〈松元〉

鍼三分、留むること五呼、気を得て即ち瀉す。灸二七壮、重症なれば七七壮にいたる。病左にあれば右を取り、右にあれば左を取る。頻りに鍼灸して以て尽く風気を取るべし。

口眼諸筋痙攣もしくは収縮する者は、地倉と承漿に灸すること五十壮または頭痛、失声、舌骨筋麻痺を治す。

〈駒井〉

灸七壮ないし五十壮、鍼三分。

三叉神経痛、麻痺、口眼諸筋痙攣、言語不能、歯痛。

〈岡部〉

三叉神経痛、顔面神経麻痺、中風。

〈本間〉

高血圧症や中風による言語渋滞に非常に効く。承漿と併用する。

顔面麻痺にもよく効く。糸状灸か知熱灸がよい。

〈**竹之内・濱添**〉

鍼三分、留むること三呼、気を得て後瀉す、灸三七壮、重症の場合は七七壮、病左に有れば右を取り、右にあれば左を取る。

顔面神経麻痺および痙攣、半身不随、舌骨筋麻痺、失声、口内炎、歯痛、鼻疾患、眼病、耳疾患、頭痛、胃炎、嘔吐。

〈**代田**〉

顔面神経麻痺、三叉神経痛。灸は胡麻粒大でよい。

〈**中医学**〉

直刺0・2寸、或は頬車の方向に横刺0・5〜0・8寸、可灸。

唇の緩み、眼瞼の引きつり、顔面神経麻痺、歯痛し頬が腫れる。涎が止まらない。

〈**深谷灸**〉

顔面神経麻痺、三叉神経痛。小灸をして効あり。

〈**森**〉

口角より耳に向かって皮下刺法10〜20ミリ。

顔面神経麻痺。

〈**上地**〉

三叉神経痛には鍼、顔面神経麻痺には灸。麻痺に鍼を使う場合は患側に軽い刺激、健側には強刺激、口内炎。

〈**首藤**〉

麻痺では置鍼。口輪筋麻痺が強く、口をすぼめる動作が鈍い場合、糸状灸三壮。

まとめ

顔面の麻痺に灸がよいという。同時にそれが半身不随にも効果がある。このことは『鍼灸重宝記』や『鍼灸抜萃大成』にも記されている。ただし、灸を患側にしたのか健側にしたのか誰も書いてないのはどうしたことだろうか。筆者は末梢性の顔面神経麻痺の患側に糸状灸3壮で効果があった。次は健側で追試してみたい。鍼で治療する場合は、切皮程度の置鍼でよい。その後で皮膚鍼をする。

036 大迎《だいげい》

一名 髄孔

取穴

下顎角より下顎骨下縁に沿っておとがい部に向かって一寸三分、下顎骨の陥凹部、動脈手に応ずるところに取る。

古法の主治症と施術法

『**霊枢**』寒熱病第二十一

臂陽明有入頄偏歯者、名曰大迎、下歯齲取之、臂悪寒補之、不悪寒寫之。

『**明堂**』

刺入三分、留七呼、灸三壮。

寒熱、頸瘰癧、癲疾、口喎、喘悸、痓（『医心方』は寒痓）口噤、厥口僻、失欠、下歯痛、頬腫、悪寒、口不収、舌不能言、不得嚼。

『甲乙経』

七巻・太陽中風感於寒湿、発痓第四に「痓（痙が正しい）、口噤」とある。

八巻・五蔵伝病、発寒熱第一下に「寒熱、頸瘰癧」とある。

十一巻・陽厥大驚、発狂癇第二に「癲疾互引、口喎、喘悸者」とある。

十二巻・手足陽明脈動、発口歯病第六に「厥口僻、失欠、下牙痛、頬腫、悪寒、口不収、食（別本は舌）不能言、不得嚼」とある。

『千金方』

口喎僻不能言。口噤不開、引鼻中。口失欠。下牙歯痛。口緩不収不能言。歯痛悪寒。牙歯齲痛。癲疾嘔沫、寒熱痓互引。寒熱悽厥、鼓頷、癲痓、口噤。寒熱頸瘰癧。

『銅人』

鍼入三分、留七呼、可灸三壮。今附、風壅面浮腫、目不得閉、唇吻瞤動不止、当鍼之頓愈。

寒熱頭痛、瘰癧、口喎、歯齲痛、数欠、気風、痓口噤、牙疼、頬頷腫、悪寒、舌強、不能言。

『聚英』

素註鍼三分、留七呼、灸三壮。

風痓口瘖、口噤不開、唇吻瞤動、頬腫、牙疼、寒熱、頸痛瘰癧、舌強、舌緩不収、不能言、目痛不得閉。

『図翼』

刺三分、留七呼、灸三壮。

風痓口瘖、口噤不開、唇吻瞤動、頬腫牙痛、舌強不能言、目痛不得閉、口喎数欠、風壅面腫、寒熱瘰癧。

百證賦云、兼顴髎、治目眩。

『説約』

鍼三分、灸三壮。

寒熱頭痛し、唇吻瞤動して止まず、舌強ばりて言う能わず、目痛みて閉じるを得ざるを治す。霊枢に曰く、下歯齲する者は大迎を取る。

意釈と解説

①筋の津液が不足して痙病になると、口の周囲の筋肉が引きつって口が開かない。

②五臓に寒熱が波及したために頸に瘰癧ができて、悪寒、発熱、頭痛を生じる。

③陽気が上部に集まり過ぎると頭の病になり、引きつけを起こしたり口が歪んだりゼエゼエ喘いで動悸がしたりする。

④手足の陽明経の流れが悪くなると、口が歪んであくびもできにくくなり、目も閉じられなくなり、舌も強ばってしゃべりにくくなる。あるいは歯が悪いために頬が腫れて痛み、悪寒がして食べ物を噛めなくなる。以上のような病症のときに大迎を用いる。

⑤『霊枢』の条文の意味は大腸経が下歯に入っているので、下歯

が痛むときは「寒熱を診察して大迎を補瀉せよ」という意味である。歯痛は温めて楽なものと、冷やすと楽になるものとがある。

⑥『甲乙経』に太陽中風感寒湿発痙との表題がある。このためか後世では寒や湿でも痙病になるとした。しかし、これは間違いである。痙病とは経筋の津液がなくなったために引きつり、脈も沈遅になる。おそらく寒や湿も脈を沈めるために寒痙や湿痙があると考えたのであろうが、全く病理に違いがある。『傷寒論』または『金匱要略』の痙湿暍病篇を参照。

現代の主治症と施術法

〈松元〉

鍼三分、留むること七呼、灸七壮。

眼輪及び口輪諸筋の痙攣もしくは強直、口眼喎斜、言語不能、脳および顔面充血、下歯疼痛を治す。また顔面および頸椎神経痙攣あるいは間歇熱、耳下腺炎、腺病などを主る。

〈駒井〉

灸三壮、鍼三分。

三叉神経痛、顔面神経痙攣、口唇各部の痙攣、牙関緊急、下歯神経痛と痙攣、耳下腺炎。

〈岡部〉

顔面神経麻痺、三叉神経痛、耳下腺炎、むし歯。

〈本間〉

下歯痛の特効穴。下顎骨の前面のコリコリした線状のものに施灸刺鍼しても効くし、また後側に深く刺入置鍼しても速効がある。三叉神経痛、頸部リンパ腺炎、咬筋痙攣にも効く。

〈竹之内・濱添〉

鍼三分、留むること七呼、灸七壮。

顔面神経麻痺、三叉神経痛、下歯痛、咬筋痙攣、破傷風、顔面充血、眼充血、脳充血、耳下腺炎、扁桃炎、寝違い、鞭打ち症、頸部疼痛。

〈代田〉

下歯痛また歯根膜炎、顔面神経麻痺、三叉神経痛。

〈中医学〉

直刺0・2〜0・3寸、可灸。

口噤、顔面神経麻痺、頬の腫れ、歯痛、顔面浮腫、顎関節の脱臼、唇のひきつり、頸部リンパ結核、頸痛。

〈深谷灸〉

下歯痛、歯根炎、顔面神経麻痺、三叉神経痛。

〈森〉

下顎骨の下縁に沿って前から後方に向かって斜刺約10ミリ。下歯に響く。下歯痛に効く。

〈上地〉

牙関緊急、下歯痛、喉痛。

まとめ

①下歯痛、顎関節症、三叉神経痛、顔面神経麻痺、耳鳴りなどは翳風、頬車、大迎を使い分けることがある。多くは肝虚陰虚熱証から陽経の虚熱になって発症しているから按圧すると圧痛があり、翳

風などは硬結がある。
②歯痛、耳鳴り、顎関節症に刺す場合は、森が書いているように骨に沿って刺す。少し深く刺しても問題ない。歯痛は痛む歯に響くと治る。
③三叉神経痛は深く刺すと余計に痛むことがある。顔面神経麻痺も浅い置鍼でよい。

037 頬車《きょうしゃ》

一名機関・鬼床・曲牙

取穴

下顎角と耳垂下端の間の陥凹に取る。口を開くと凹む所に取る。

古法の主治症と施術法

『明堂』

刺入三分、灸三壮。

頬腫、口急、頬車（『医心方』は牙車）骨痛、歯不可用嚼。


『甲乙経』

十二巻・手足陽明脈動、発口歯病第六に「頬腫、口急、頬車痛、不可以嚼」とある。


『千金方』

口僻痛、悪風寒不可以嚼。牙歯不能嚼。


『千金翼方』

牙車不開、口噤不言、及牙疼不得食、頬腫、側臥、張口取之、鍼入四分、得気即寫、不補宜、灸日七壮、至七七壮、即止。


『銅人』

其穴側臥開口取之。鍼入四分、得気即寫、灸亦良、日可灸七壮至七七壮止、炷如大麦、慎如常法。

牙関不開、口噤不語、失瘖、牙車疼痛、頷頬腫、頸強不得回顧。


『聚英』

銅人鍼四分、得気即寫、日灸七壮、止七七壮。明堂灸三壮。素註鍼三分。

中風、牙関不開、口噤不語、失音、牙関痛、頷頬腫、牙不可嚼物、頸強不得回顧、口眼喎。


『図翼』

刺三分、灸三壮。一日灸七壮、至七七壮、炷如小麦。

中風、牙関不開、失音不語、口眼歪斜、頬腫牙痛、不可嚼物、頸強不得回顧、凡口眼喎斜者、喎則左寫右補、斜則左補右寫。

霊光賦云、鍼歯痛。

玉龍賦云、兼地倉、療口喎。


『説約』

鍼四分、灸七七壮。

牙関開かず、頸強ばりて回顧することを得ず、牙歯疼痛するを治す。

意釈と解説

①陽明経の経筋の流れが悪くなったために顎関節が腫れて痛み、口を開けられない。物を噛むこともできない。また、歯が腫れて痛み、悪寒する。

②中風病によって顔面が麻痺して引きつり、言葉も出にくくなり、頸項部が強ばって首が回せなくなる。

現代の主治症と施術法

〈松元〉

鍼四分、留むること七呼、気を得て即ち瀉す、灸七壮ないし七七壮（49壮）。

頭痛、口眼喎斜、言語不能、失声、卒中、半身及び全身不随または頸筋萎縮して回顧不能あるいは下歯疼痛を治す。

〈駒井〉

灸七壮ないし七七壮、鍼四分。

顔面神経麻痺、三叉神経痛、頸部諸筋の神経痛、中風、咀嚼筋痙攣、歯槽神経痛、声音嘶嗄、面疔。

〈柳谷〉

下歯痛の鍼。

下顎角の後の少し上から下顎骨に当てるように口唇に向けて刺入する。歯に響くと痛みが取れる。鍼はステンレスの二番か三番で寸六がよい。

同じような刺法で耳鳴りや耳閉塞感に効く。ただし、少し上向けて刺入して耳中に響かせる。何れの場合も側臥して刺鍼する。

〈岡部〉

顔面神経麻痺、三叉神経痛、歯痛。

〈本間〉

歯痛、歯齦痛、咬筋痙攣。

〈竹之内・濱添〉

鍼四分、留むること七呼、気を得て後瀉す、灸七壮ないし七七壮。

咬筋痙攣、破傷風、三叉神経痛、下歯痛、耳下腺炎、顔面神経麻痺、半身不随、失声、耳疾患、寝違い、鞭打ち症。

〈中医学〉

直刺0・3～0・4寸、或は地倉に向けて斜刺0・7～0・9寸、可灸。

顔面神経痛、頬の腫れ、歯痛、口噤、声が出ない、頸項強痛。

〈深谷灸〉

歯痛、顔面神経麻痺、三叉神経痛、口筋痙攣。後から刺入する、置鍼をして効。二十分。

〈森〉

口をひらくとほんの少しのくぼみができるから、下顎の下縁にそって耳の方から前に向かって皮下刺5～15ミリ。下歯に響く。

下歯痛、顎関節痛、耳下腺炎。

〈上地〉

下歯痛の名穴。百発百中、ただし刺しようによる。真後ろから前へ向けて刺す気持ちで響かせる。柳谷先生の刺法を参照。回顧不能にも効く。

まとめ

①筆者は頬車の主治症はすべて翳風で取っている。三叉神経痛や顔面神経麻痺を翳風への一回の鍼で治したことがある。しかし、下歯痛だけは頬車でないと取れないようだ。そのときに用いるのが、柳谷の鍼法である。

②竹之内の主治症に破傷風とあるが、破傷風は専門医に紹介する。治った後で頚のこりが取れないときには鍼治療してよい。

038 下関《げかん》

足陽明と少陽の会

取穴

頬骨弓の下縁にして最も凹んだ所に取る。口を閉じて取穴する（池田）。

古法の主治症と施術法

『明堂』

刺入三分、留七呼、灸三壯。耳中有乾底聤耳有膿不可灸之。

失欠、下歯齲痛、下牙痛、頔腫痛、悪風寒、不可以嚼、耳聾鳴、痙、口僻。

『甲乙経』

十巻・陽受病、発風第二に「口僻、顴髎及齦交、下関主之」とある。

十二巻・手足陽明脈動、発口歯病第六に「失欠、下歯齲、下牙痛、頔腫」とある。

十二巻・手太陽少陽脈動、発耳病第五に「耳聾鳴下関及陽谿、関衝、腋門、陽谷主之」とある。

『千金方』

口失欠、下牙歯痛。牙歯齲痛。耳痛鳴聾。

『千金翼方』

牙車脱関、不得嚼食、側臥、開口取之、鍼入四分、与上同法、灸数亦同、忌熱食酒麺。

『銅人』

其穴側臥閉口取之、鍼入四分、得気即寫、禁不可灸。牙齗腫処、張口以三稜鍼、出膿血多、含塩湯即不畏風、慎如前法。

『聚英』

聤耳有膿汁出、偏風口目喎、牙車脱臼。

素註鍼三分、留七呼、灸三壯。銅人鍼四分、得気即寫、禁灸、又不得久留鍼。鍼経云、刺之則欠、不能呿、耳中有乾聤、擿之、不得灸。

失欠、牙車脱臼、目眩、歯痛、偏風口眼喎斜、耳鳴、耳聾、耳痛膿汁出。

『図翼』

刺三分、留七呼、灸三壯。本輸篇曰、刺之則欠不能呿者此也、耳中有乾擿、禁不可灸、一曰不可久留鍼。

偏風口眼喎斜、耳鳴、耳聾、痛痒出膿、失欠牙関脱臼。

『説約』

耳鳴り、口喎、齲痛を治す。銅人経に云う、牙齗腫痛するは三稜鍼を以て血を出すと。

意釈と解説

風邪により顔面が麻痺して口が歪んだもの。歯が痛んで口が開けられないもの。あるいは虫歯で頬が腫れて悪寒して食べ物が噛めないもの。耳鳴り、難聴などの病症に下関を用いる。

現代の主治症と施術法

〈松元〉

鍼四分、留むること七呼、気を得て即ち瀉す、灸三壯。

耳中疾患「耳聾耳鳴耳痛および膿毒痛を」治す。または眩暈、口眼喎斜、下顎脱臼あるいは上歯疼痛を治す。

〈駒井〉

禁灸、鍼三分。

下顎脱臼、三叉神経痛、歯痛、顔面神経麻痺・痙攣、眩暈、耳鳴、耳聾。

〈岡部〉

耳鳴、耳痛、三叉神経痛（刺絡）、顔面神経麻痺。

〈本間〉

歯痛、耳痛、下顎脱臼しやすい人、顔面神経麻痺、三叉神経痛。

〈竹之内・濱添〉

鍼四分、留むること七呼、気を得て後瀉す、灸三壮ないし七壮。耳疾患を主る。下歯痛、上歯痛、三叉神経第三枝痛、下顎脱臼、顔面神経麻痺、眩暈、頭痛。

〈代田〉

歯痛、歯根膜炎、顔面神経麻痺、三叉神経痛、下顎関節炎。

〈中医学〉

直刺0・3～0・5寸、可灸。

歯痛、顔面疼痛、難聴、耳鳴り、中耳炎、顎関節障害、顔面神経麻痺、眩暈。

〈深谷灸〉

歯痛、歯根膜炎、顔面神経麻痺、三叉神経痛。

〈森〉

やや上向けに直刺10～15ミリ。

上歯痛、三叉神経痛、顔面神経麻痺。

〈首藤〉

超旋刺。また筋中に直刺する。皮内鍼も使用する。

顎関節痛で口を開けるときや物を噛むときに痛むものによい。

まとめ

①下関が最も効くのは歯痛、次いで顎関節症。歯痛には深く刺さないと効果が出にくい。痛む歯に向けて刺す。

②軽い風邪にかかって発熱はないが顔面が痛いというときに脾虚陽虚寒証で陽明経の熱と考えて、本治法の後で下関、四白に切皮置鍼してから知熱灸を施して即座に治った例がある。

039 頭維《ずい》

足少陽と陽維の会

取穴

額角髪際を入ること五分、本神の傍ら一寸五分に取る。

古法の主治症と施術法

『明堂』

刺入五分、禁不可灸。

寒熱、頭痛如破、目痛如脱、喘逆、煩満、嘔吐（『医心方』は嘔沫）、流汗、難言（『医心方』は難語言）。

『甲乙経』

八巻・五蔵伝病、発寒熱第一上に「寒熱、頭痛如破、目痛如脱、喘逆、煩満、嘔吐、流汗、難言」とある。

『千金方』

喘逆、煩満、嘔沫、流汗。頭痛如破、目痛如脱。

『銅人』

鍼入三分、禁不可灸。

頭偏痛、目視物不明。今附、治微風、眼瞼瞤動不止、風涙出。

『聚英』

銅人鍼三分、素註鍼五分、禁灸。

頭痛如破、目痛如脱、目瞤、目風涙出、偏風視物不明。

『図翼』

刺三分、没皮向下、禁灸。

風頭疼痛如破、目痛如脱、涙出不明。

玉龍賦云、兼攅竹、能治目疼頭痛。

百証賦云、兼臨泣、可治涙出。

『説約』

鍼三分、灸三壮。

頭疼き破らるるが如く、目痛みて脱するが如きを治す。

『鍼灸則』

頭痛、眩暈。

意釈と解説

①悪寒、発熱して頭が割れるように痛んだり、目が飛び出すのではないかと思うほど痛んだりする。上焦に熱が多くなっているためにゼエゼエと喘いでのぼせ、胸が張り苦しく、時には嘔吐する。頭から汗が流れるように出て、陽気が虚しているため言葉が十分に出ない。そのほか、風に当たると涙が出る。瞼がぴくぴく痙攣する。視力減退、目眩などの病症のときに頭維を用いる。

②頭が割れるほど痛むのであれば、上焦に熱が多いとして前記のように訳した。流汗は『銅人』以下の書物にはない。もし流れるほど汗が出るのであれば上焦の熱はなくなっているはずである。そうして難言するのであれば、汗のために陽気が虚して十分にしゃべれないと解釈した。難言も『銅人』以下の書物にはない。

現代の主治症と施術法

〈松元〉

鍼三分ないし五分、禁灸。

風眼にて眼球脱するが如きに効あり、または涙液分泌過多、視力欠乏あるいは脳充血にて前頭劇痛するを治す。

〈駒井〉

禁灸、鍼三分。

脳充血、前額神経痛、頭痛、視力欠乏、涙液過多、偏頭痛。

〈岡部〉

頭痛、三叉神経痛、視力弱、偏頭痛、涙液過多。

〈本間〉

偏頭痛、視力減退、結膜炎、脳充血。

〈竹之内・濱添〉

鍼三分ないし五分、禁灸。

風眼にて眼球脱するがごときに効あり。眼充血、視力欠乏、涙液過多、脳充血、頭痛、片頭痛、歯痛、三叉神経痛、顔面神経麻痺、黄疸。

〈代田〉

偏頭痛、羞明流涙。

〈中医学〉

鍼を下か後に向けて横刺0・5〜0・8寸、不可灸。

眼痛、頭痛、目眩、風に当たると涙が出る、眼瞼がひきつる、物がはっきり見えない。

〈深谷灸〉

視力欠乏、偏頭痛、三叉神経痛、顔面神経麻痺、流涙過多。

〈森〉

前方から後方に向かって皮下刺法15〜20ミリ。

片頭痛。

〈上地〉

食滞、便秘による前頭痛、婦人科でムカムカするものに効くことがある。前から後へ水平刺。

まとめ

①頭痛、または、偏頭痛があれば、頭維に浅く置鍼することが多い。切皮程度の短刺でもよい。しかし、それでも治らないときは、森や上地がいうように水平刺で少し深く刺す。

②竹之内の黄疸に効くというのは珍しい。上地が書いているように食滞や便秘で頭痛がするときや、婦人がムカムカするとき（おそらくは悪阻）に効くのであれば、黄疸にも効くかと思う。頭維が胃経に属すからである。

040 人迎《じんげい》

一名天五会・五会

取穴

仰いで喉頭隆起の外方を指で圧迫すると、頸動脈の拍動にふれる。その部に取る。

古法の主治症と施術法

『霊枢』寒熱病第二十一

陽迎頭痛、胸満不得息、取之人迎。

『霊枢』衛気失常第五十九

積於上、寫人迎～。

『明堂』

刺入四分、不幸殺人。禁不可灸、不幸殺人（『外台』に、一云、有病可灸三壮）。

陽逆霍乱、陽逆頭痛、胸満（『外台』は胸満不得息）、呼吸喘喝、窮屈窘不得息。

『甲乙経』

九巻・大寒内薄骨髄陽逆、発頭痛第一に「陽逆頭痛、胸満不得息」とある。

九巻・同に「頷痛、刺足陽明、曲周、動脈見血立已、不已、按経刺人迎、立已」とある。

九巻・肝受病及衛気留積、発胸脇満痛第四に「其気積於胸中者上取之、積於腹中者下取之、上下皆満者、傍取之、積於上者寫人迎～」とある。

九巻・同に「胸満、呼吸喝、窮屈窘不得息、刺入人迎、入四分不幸殺人」とある。

十一巻・気乱於腸胃、発霍乱吐下第四に「陽逆霍乱、刺人迎、刺入四分、不幸殺人」とある。

『千金方』

胸中満。霍乱、頭痛、胸満呼吸喘鳴、窮窘不得息。

『銅人』

不可灸、灸之不幸傷人、鍼入四分。

吐逆霍乱、胸満喘呼不得息、項気悶腫、食不下。

『聚英』

銅人禁鍼、明堂鍼四分、素註刺過深殺人。

吐逆霍乱、胸中満、喘呼不得息、咽喉癰腫、瘰癧。

『図翼』

禁灸。気府論註曰、刺可入四分、過深殺人。

吐逆霍乱、胸満、喘呼不得息、項気悶腫、食不下、鍼入四分。

天星秘訣云、耳鳴、腰痛、先此、後耳門及三里。

『説約』

鍼灸を禁ず。按ずるに尸厥（人事不省）に鍼するに三棱鍼を以てす。

意釈と解説

①頭に陽気が昇って頭痛し、胸が苦しくて呼吸がしにくい。顎が痛むときは陽明経に治療する。こめかみあたりが痛むときは刺絡する。それでも治らなければ人迎に刺す。ただし、4分以上は刺入しない。

②積が上焦にあるときは人迎を瀉法する。

③胸が満ち張りて呼吸が苦しいときは人迎を刺す。ただし、深くは刺さない。

④霍乱病で吐き下しをしているときに陽気が上部に多ければ人迎を刺す。そのほか、咽喉の腫れや瘰癧にも用いる。

現代の主治症と施術法

〈松元〉

鍼四分。

咽喉炎、扁桃腺炎、腺病または肺充血を主る。

〈駒井〉

禁灸、鍼三分。

咳嗽、咽頭カタル、甲状腺腫、舌下神経麻痺、霍乱。

〈岡部〉

高血圧症、扁桃腺炎、咳嗽、甲状腺腫、バセドー病、喘息、胃部疼痛。

〈本間〉

喘息、気管支カタル、甲状腺腫、バセドー病。血圧降下法として頸動脈洞刺が提唱されている。

〈竹之内・濱添〉

鍼四分、灸三壮ないし十五壮。

咽頭炎、扁桃炎、バセドー病、気管支炎、喘息、心悸亢進、狭心症、食道痙攣、胃痙攣、嘔吐、脳充血、高血圧、貧血、頭痛、眩暈、ワゴトニー。

〈代田〉

人迎の深部は頸動脈洞に当たる。これに刺鍼（深さ一〜一センチ五ミリ）すると喘息、急性関節リウマチ、高血圧症、骨髄炎、痛風、脱疽などに著効がある。そのほか、神経性心悸亢進症、狭心症、胃痙攣、胆石疝痛、妊娠嘔吐、頭痛、眩暈、結節性紅斑などにも効く。

〈中医学〉

動脈を避けて直刺0・2〜0・4寸。

胸がつまり喘息がある。咽喉の腫れ痛み、頭痛、高血圧、頸部リンパ結核、甲状腺腫、嚥下困難。

〈深谷灸〉

バセドー氏病、血圧下降、咳止め、気管支炎、喘息（糸状灸）。

〈森〉

頸動脈拍動を目標に直刺10〜20ミリ。

高血圧症。

〈上地〉

甲状腺炎、扁桃炎、耳下腺炎、神経性動悸亢進症、狭心症、つわり、寸3・2番以下を用い、すじを刺し下ろす。上手に打たないと腫れる危険性がある。

まとめ

諸先生はいろいろな疾患に効果があるというが、深く刺すのを恐れる筆者は切皮程度の短刺をする。喘息や気管支炎で咳が止まらないとき、扁桃炎などに用いる。扁桃炎のときは知熱灸もよい。

041 水突《すいとつ》

一名水門

取穴

人迎と気舎の中間に取る。

古法の主治症と施術法

『明堂』

刺入四分、灸三壮。

咳逆上気、咽喉癰腫、呼吸短気（『医心方』は呼吸断気）、喘息不通。

『甲乙経』

九巻・邪在肺五蔵六府受病、発咳逆上気第三に「咳逆上気、咽喉癰腫、呼吸短気、喘息不通」とある。

『千金方』

咽喉腫。

『銅人』

鍼入三分、灸三壮。

咳逆上気、咽喉癰腫、呼吸短気、喘息不得。

『聚英』

銅人鍼三分、灸三壮。

咳逆上気、咽喉癰腫、呼吸短気、喘息不得臥。

『図翼』

刺三分、灸三壮。

咳逆上気、咽喉癰腫、短気、喘息不得臥。

『説約』

鍼三分、灸三壮。

短気、喘息して臥するを得ざるを治す。

意釈と解説

咽喉が腫れて化膿しているために呼吸が苦しくて息切れし、咳き込んでのぼせたり、ゼエゼエと喘いで息苦しいときに水突を用いる。

現代の主治症と施術法

〈松元〉

鍼三分、灸三壮。

肺癆、呼吸困難、気管支炎、百日咳、咽喉炎または咳逆に効あり。

〈**駒井**〉

灸三壮、鍼三分。

扁桃腺炎、気管支炎、喘息、咽頭炎、百日咳。

〈**本間**〉

喘息、気管支炎、咽喉カタル。

〈**竹之内・濱添**〉

鍼三分、灸三壮。

気管支炎、咳嗽、喘息、百日咳、呼吸困難、食道炎、食道痙攣、嚥下困難、嘔吐、扁桃炎、バセドー病。人迎の代用として用いる。

〈**中医学**〉

直刺0・3~0・4寸、可灸。

上逆して咳する、喘息し横になれない、咽喉の腫れ痛み、肩の腫れ、しゃっくり、頸部リンパ結核、甲状腺腫。

〈**深谷灸**〉

気管の病気。扁桃炎。

〈**森**〉

前頸から後頸に向けて直刺10~20ミリ。

気管支炎。

〈**上地**〉

上から下に刺し下ろす。

扁桃腺炎。首や肩こり。

まとめ

①扁桃炎などの咽喉痛。気管支炎などの咳、喘息。胸鎖乳突筋のこりや痛みに効くから鞭打ち症に用いることがある。そのほか、人迎と同じ。

②刺し方は上地がいうように上から下に向けて行う。筆者は切皮程度の刺鍼か知熱灸を用いることが多い。

042 気舎《きしゃ》

取穴

天突の外方約一横指、胸鎖乳突筋の起始部にして腱の両頭の間、小鎖骨上窩に取る。

古法の主治症と施術法

『明堂』

刺入四分、灸三壮。

咳逆上気、瘤癭（『外台』は瘤癭気咽腫）、肩腫不得顧、喉痹。

『甲乙経』

九巻・邪在肺五蔵六府受病、発咳逆上気第三に「咳逆上気、魄戸及気舎主之」とある。

十巻・手太陰陽明太陽少陽脈動、発肩背痛、肩前臑皆痛、肩似抜第五に「肩腫不得顧」とある。

十二巻・手足陽明少陽脈動、発喉痹、咽痛第八に「喉痹」とある。

十二巻・気有所結、発瘻瘤第九に「瘤瘻」とある。

『千金方』

喉痺哽噎、咽腫不得消、食飲不下。咳逆上気、喘息、嘔沫、歯噤。瘤瘻気、咽腫。肩腫不得顧。

『銅人』

鍼入三分、可灸三壮。

咳逆上気、瘤瘻、喉痺咽腫、頸項強不得回顧。

『聚英』

銅人灸五壮、鍼三分。

咳逆上気、肩腫不得顧、喉痺哽噎、咽腫不消、食飲不下、瘻瘤。

『図翼』

刺三分、灸五壮。

咳逆上気、肩腫項強不能回顧、喉痺哽咽、食飲不下、瘻瘤。

『説約』

鍼三分、灸三壮。

瘤瘻、喉痺、咳逆上気、肩腫れ項強ばるを治す。

意釈と解説

①肺が熱を受けて咳き込んでのぼせる。

②陽明経に熱が停滞して咽喉が腫れて詰まった感じがして、食べ物が飲み込めない。頸部のリンパ腺が腫れる。

③肩（おそらくは肩の稜線部分）が腫れて（こって）、左右に振り向けない。以上のような病症のときに気舎を用いる。

現代の主治症と施術法

〈松元〉

鍼三分、灸五壮。

咳嗽、流行性感冒、扁桃腺炎、嚥下困難症または肩胛部諸筋痙攣を治す。あるいは瘻瘤、そのほか脳髄鎮静の効ありという。

〈駒井〉

鍼二分、灸五壮。

咳嗽、扁桃腺炎、咽頭カタル、横隔膜痙攣、消化不良、瘰癧、斜頸。

〈岡部〉

瘰癧、扁桃腺炎、喘息、咳嗽、喉頭カタル。

〈本間〉

扁桃腺炎、咽喉カタル、気管支炎、斜頸。

〈竹之内・濱添〉

鍼三分、灸五壮。

咳嗽、喘息、気管支炎、咽喉炎、食道炎、嘔吐、嚥下困難、扁桃炎、バセドー病、斜頸。

〈中医学〉

直刺0・3～0・4寸、可灸。

咽喉腫痛、喘息、しゃっくり、甲状腺腫、頸部リンパ結核、頸項強痛、肩の腫れ。

〈深谷灸〉

気管支炎、咽痛、咳嗽、喘息、斜頸。

〈森〉

前頸から後頸に向けて直刺10～50ミリ。

自律神経失調症。

まとめ

①胸鎖乳突筋のこりや痛みに用いる。胸鎖乳突筋が痛んだり、こったりする原因は、鞭打ち症や寝違い、パソコンなどの使い過ぎによって起こる。

②森は自律神経失調症に効くという。駒井ほか数人の先生が斜頸に効くとしている。斜頸は自律神経の失調によって起こることがある。専門的にはヒステリーといわれるものである。要するに心で起こる身体の病である。切皮程度の置鍼でよいが、全身治療が必要であろう。

043 欠盆《けつぼん》

一名天蓋

取穴

乳頭の直上、鎖骨上窩の最も凹んだ所に取る。頸に近い部分の圧痛を目当てに取穴するとよい（池田）。

古法の主治症と施術法

『素問』水熱穴論第六十一

大杼、膺兪、缺盆、背兪、此八者、以寫胸中之熱也。

『霊枢』五邪第二十

邪在肺、則病皮膚痛、寒熱、上気喘、汗出、咳動肩背。取之膺中外腧、背三節五蔵之傍、以手疾按之快然、乃刺之、取之缺盆中、以越之。

『明堂』

刺入二分、留七呼、刺太深令人逆息。灸三壮。

寒熱瘰適、胸中（『医心方』は熱満）満有大気、缺盆中満痛者死、外潰不死、肩痛引項（『医心方』は項背）、臂不挙、缺盆中痛、汗出、喉痺、咳嗽唾血。

『甲乙経』

八巻・五蔵伝病、発寒熱第一下に「肩痛引項寒熱」とある。

八巻・同に「寒熱瘰適、胸中満有大気、缺盆中満痛者死、外潰不死、肩引項不挙、缺盆中痛、汗不出、喉痺、咳嗽血」とある。

九巻・邪在肺、五蔵六府受病、発咳逆上気第三に「邪在肺則病皮膚痛、発寒熱、上気、喘汗出咳、動肩背取之、膺中外兪、背三椎之傍、以手疾按之快然、乃刺之、取缺盆中以越之」とある。

十二巻・婦人雑病第十に「腰痛不可俛仰、先取缺盆、後取尾骶」とある。

『千金方』

喉痺、哽咽寒熱。咳唾血。咳嗽。肩背痛。汗出寒熱。胸中熱、息賁、脇下気上。

『銅人』

可灸三壮、鍼入三分、不宜刺太深、使人逆息也。

寒熱瘰癧、缺盆中腫、外潰則生、胸中熱満、腹大水気、缺盆中痛、汗出、喉痺、咳嗽。

『聚英』

銅人灸三壮、鍼三分。素註鍼二分、留七呼、不宜大深、深則使人逆息。素問、刺缺盆中、内陥気泄、令人喘咳。

息奔、胸満喘急、水腫、瘰癧、喉痺、汗出、寒熱、欠盆中腫、外潰則生、胸中熱満、傷寒胸中熱不已。

『図翼』

刺三分、留七呼、灸三壮。刺太深令人逆息。孕婦禁鍼。

喘急、息賁、咳嗽、胸満水腫、瘰癧寒熱、缺盆中腫外潰、傷寒胸中熱不已、喉痺汗出。

一曰、主寫胸中之熱、治与大杼、中府、風府同。

『説約』

鍼三分、灸三壮。喘息、息賁、胸満、瘰癧、缺盆中痛むを治す。

意釈と解説

①内臓の病のために肩背部がこって悪寒、発熱する。

②リンパ腺が腫れて悪寒、発熱する。もし欠盆の部分が腫れて痛む場合は生命にかかわることがあるが、腫れが潰れて排膿するようであれば治る。欠盆の部分が腫れると咳き込んでのぼせたり、咽喉が詰まったりする。

③悪寒、発熱して咳き込んでゼェゼェと喘ぎ、汗が出ているときは陽明経に熱が多くなっている。中府、肺兪、欠盆を治療して熱を取るとよい。

④女性が腰痛で前後に屈伸できないときは欠盆と長強を治療する。

現代の主治症と施術法

〈松元〉

鍼二分、留むること七呼、灸三壮。

急性気管支炎、肋膜炎、頸部および肩胛部の神経痛、腺病、梅毒性疾患を治す。

〈駒井〉

灸三壮、禁鍼。

喘息、肋膜炎、頸部肩胛部諸筋の炎症、神経痛、扁桃腺炎、瘰癧、上肢の麻痺、痙攣、膊神経痛や麻痺。

〈柳谷〉

肩甲間部の鍼。

仰臥位で欠盆を用いる。上外方に向けて刺す。ゆっくり慎重に刺し進める。肩甲間部に響いたら弾振し、鍼響きを持続させ、しばらくしてゆっくり抜く。

用鍼は寸六の一番、銀鍼。

〈岡部〉

喘息、気管支炎、瘰癧、上肢の麻痺、肋膜炎、風邪。

〈本間〉

肋膜炎、気管支炎、感冒、手の神経痛や麻痺。

〈竹之内・濱添〉

鍼二分、留むること七呼、灸三壮ないし十五壮。

喘息、気管支炎、呼吸困難、狭心症、胸部疼痛、胸膜炎、肋間神経痛、乳腺炎、頸部肩甲部疼痛、五十肩、上肢神経痛、眼充血、結膜炎、鼻腔閉塞、食道炎、バセドー病、心悸亢進、早打肩。

〈中医学〉

直刺0・2～0・4寸、可灸。

咳嗽、喘息、咽喉腫痛、欠盆の中の痛み、頸部リンパ結核。

〈深谷灸〉

五十肩の泣きどころで卓効がある。熱痛が透るまで施灸する。肩こり、肋膜炎、気管支炎、手の神経痛。

〈森〉

鎖骨の上方から肩背に向けて直刺10～15ミリ。

上肢麻痺。

〈首藤〉

細い鍼を静かに浅く刺入する。上肢または肩甲間部に軽く気持ちよく響くのを良しとする。なれない間は超旋刺が無難である。響きすぎると脳貧血を起こす可能性がある。側臥位で刺すのがよい。

上肢のしびれ、肩こり、肩背痛、心臓、胃、膵臓の異常。

まとめ

①諸書に記されているように深い刺鍼は禁忌である。しかし、森が書いているように、肩に向かって刺すと問題はない。つまり肩井に向けて刺鍼する。1ミリ程度の刺鍼でも効果がある。

②欠盆は大部分の陽経が流れているので、首から上の疾患には必ず用いるとよい。時に熱性のものに効く。また、熱による咳、喘息に用いてもよい。経筋病では五十肩、頸肩腕症候群、肩甲骨内縁の痛みなどによい。

044 気戸《きこ》

取穴

鎖骨上窩の直下にして乳頭線上に取る。

古法の主治症と施術法

『明堂』

刺入四分、灸五壮。

胸脇支満、喘逆上気、呼吸肩息、不知食味。

『甲乙経』

九巻・肝受病及衛気留積、発胸脇満痛第四に「胸脇榰満（支満と同じ）、喘満上気、呼吸肩息、不知食味」とある。

『千金方』

胸脇柱満。喘逆上気、呼吸肩息、不知食味。

『銅人』

鍼入三分、可灸五壮。

胸脇支満、喘逆上気、胸背急不得息、不和食味。


『聚英』

銅人鍼三分、灸五壮。

咳逆上気、胸背痛、咳逆不得息、不知味、咳嗽、胸脇支満、喘急。


『図翼』

刺三分、灸三壮・五壮。

咳逆上気、胸背痛、支満喘急不得息、不知味。

席弘賦云、此穴攻噎、若不愈、兼灸気海。

百證賦云、兼華蓋穴、除脇肋痛有験。


『説約』

胸肋痛み支満、喘急するを治す。

意釈と解説

①肝胆の部位に熱があるために、胸脇部（肋骨弓の上下）が張り苦しく、痞え、そのためにゼエゼエと喘ぎ、咳き込んでのぼせ、背部も痛み、肩で呼吸する状態になる。食べ物の味もわからない。このような病症のときに気戸を用いる。

②柱満、榰満、支満は同じ意味。榰は「し」と読み、つかえるという意味。肋骨弓の上下が張り苦しく、肋骨弓の下縁を上に向けて押すと抵抗があり痛みを訴える。

現代の主治症と施術法

〈松元〉

鍼三分、灸七壮。

咳嗽、百日咳、気管支炎、肋膜炎または咳逆、呼吸困難あるいは胸背部の痙攣を治す。


〈駒井〉

肋膜炎、慢性気管支炎、百日咳、吃逆、呼吸困難、肺結核、肺炎。


〈岡部〉

肋膜炎、気管支炎、肺気腫、百日咳、乳腺炎、肋間神経痛。


〈本間〉

感冒、気管支炎、肋膜炎、肺結核。


〈竹之内・濱添〉

鍼三分、灸七壮。

喘息、気管支炎、百日咳、咳嗽、呼吸困難、肺炎、胸膜炎、肋間神経痛、扁桃炎、乳腺炎、肩背部疼痛。


〈中医学〉

直刺0・2〜0・4寸、可灸。

咳嗽、喘息、胸や季肋部が詰まったように張るもの。吐血、しゃっくり、胸背、季肋部痛。


〈深谷灸〉

肋膜炎、肺結核、気管支炎、肺気腫。


〈森〉

鎖骨の上方から肩背の方向に向けて斜刺10～15ミリ。

感冒、気管支炎、乳腺炎。

〈上地〉

手足のむくみ、咳嗽、風邪で食べ物の味がなくなったとき。

まとめ

①気管支炎などの胸の疾患に効くというが、やはり熱によるものに用いる。ただし、この胸の熱は胸脇部、つまり肝胆に熱が停滞し、それを肺や陽明経が受けたために発生するもので、肺そのものの熱とは少し違う。つまり本治法が違う。
②気戸を用いる証は、脾虚肝実熱で陽明経にも熱があるものに用いるとよい。その意味から上地のあげた主治症はおもしろい。また、よく効く。
③気戸の刺し方は、鎖骨の下縁を按圧して、最もこっている部分を外側から内側に向けて水平刺。森の刺し方は欠盆にはよいが、気戸では少し違う。
④乳腺炎に効くというが、乳腺炎は腫れて痛みのある部位に接触鍼するのが最もよい。

045 庫房《こぼう》

取穴

第二肋骨の上際、第一肋間乳頭線上に取る。

古法の主治症と施術法

『明堂』

刺入四分、灸五壮。

胸脇支満、咳逆上気、呼吸多唾、濁沫膿血（『医心方』は満沫也）。

『甲乙経』

九巻・邪在肺五蔵六府受病、発咳逆上気第三に「胸脇楮満、咳逆上気、呼吸多喘、濁沫膿血」とある。

『千金方』

咳逆上気、呼吸多唾濁沫膿血。

『銅人』

可灸五壮、鍼入三分。

胸脇支満、咳逆上気、多唾濁沫膿血。

『聚英』

銅人灸五壮、鍼三分。

胸脇満、咳逆上気、呼吸不至息、唾膿血濁沫。

『図翼』

刺三分、灸三壮・五壮。
胸脇満、咳逆上気、呼吸不利、唾膿血濁沫。
『灸経』
灸五壮。
胸脇支満、咳逆上気、呼吸不至息、及肺寒咳嗽、唾膿血也。千金、楊玄操も同じ。
『説約』
呼吸不利、胸痛を治す。

意釈と解説

①肝胆に熱が停滞したために胸脇部がつかえ苦しくなり、その熱を受けて咳き込んでのぼせる。そのために呼吸が苦しい。咳をすると膿血混じりの痰を吐く。

②『灸経』に肺寒咳嗽とあるが、肺寒で咳き込むことはあっても膿血を吐くとは考えられない。膿血を吐くのは肺痿や肺癰だからである。

『金匱要略』の肺痿肺癰咳嗽上気病脈証併治第七に次のように記されている。「問いて曰く、寸口の脈数、その人、咳し口中反って濁唾涎沫する者は何ぞや、師の曰く肺痿の病となす、もし口中辟辟燥し、咳すれば即ち胸中隠隠と痛み、脈反って滑数、これ肺癰となす、咳して膿血を唾し、脈数虚の者は肺痿となす、数実の者は肺癰となす」とある。

③唾膿血の唾は唾液という意味ではなく、膿血などを吐くという意味である。たとえば『銅人』の条文だと「多く濁沫、膿血を唾す」と読む。

現代の主治症と施術法

〈松元〉
鍼三分、灸七壮。
肺充血、気管支炎、肋膜炎、呼吸困難、吃逆または唾血濁沫を治す。
〈駒井〉
鍼四分、灸五壮。
肺充血、気管支炎、気管支痙攣、肋膜炎、呼吸困難、喘息、肺結核、吐血。
〈本間〉
呼吸器病に効く、心臓病にも使われる。
〈竹之内・濱添〉
鍼三分、灸七壮。
喘息、気管支炎、咳嗽、胸膜炎、肋間神経痛、眼充血、肺疾患、食道疾患、胸部疼痛。
〈中医学〉
内に向かって斜刺0・5～0・8寸、可灸。
咳嗽、気逆、咳に膿血が混じる、季肋部の脹痛。
〈深谷灸〉
呼吸器病、心臓病。

まとめ

①肺熱にも虚実があるが、ここでは熱に湿（痰飲）が加わっている。病症に胸脇支満とあるから、おそらく脾虚肝実熱に肺熱が加わっていると思われる。

②肺熱の咳があるときは庫房に知熱灸を用いる。あるいは2～3ミリの切皮程度の置鍼をして、その上に知熱灸をする。

046 屋翳《おくえい》

取穴

前胸部第二肋間で乳頭線上に取る。

古法の主治症と施術法

『明堂』

刺入四分、灸五壮。

身体腫、皮膚痛不可近衣、淫濼苛獲、久則不仁。


『千金方』

身腫、皮痛不可近衣。


『外台』

灸五壮。

胸脇支満、咳逆上気、呼吸多唾、濁沫膿血、身体重、皮膚不可近衣、淫濼、瘛瘲不仁。


『銅人』

可灸五壮、鍼入三分。

咳逆上気、呼吸多唾濁沫膿血、身体腫、皮膚痛不可近衣、淫濼、瘛瘲不仁。


『聚英』

素註鍼四分。銅人灸五壮、鍼三分。

咳逆上気、唾血多、濁沫膿血、痰飲、身体腫、皮膚痛不可近、不禁衣、淫濼、瘈瘲不仁。


『図翼』

刺三分、灸五壮。

咳逆上気、唾膿血濁痰、身腫、皮膚痛不可近衣、淫濼、瘈瘲、不仁。

百證賦云、兼至陰穴、治偏身風痒之疼多。


『説約』

膿血を唾し、胸肋の痛むを治す。

意釈と解説

①『外台』に胸脇支満とあるから、肝胆に関係しての肺熱だと思われる。肺熱になると咳嗽して痰を吐き、重症になるとそれに膿血が混じるようになる。

②諸書に身体腫とある。要する浮腫のことだが、もし肺が悪くて

浮腫するのであれば肺気の循環、発散が悪いためで肺虚であるが、必ず腎虚が加わっている。この状態が続くと以下のようになる。

皮膚が痛んで衣類を身に付けられない。これは百證賦に記されているように、皮膚病のためか、後に記す糖尿病の可能性がある。ここまで病気が進むと、腎の津液不足で肺には熱が多くなっている。

③淫濼は「いんれき」または「いんしゃく」と読む。痺れ重だるくて痛む、という意味。この状態が続くと、引きつけたり、知覚麻痺が発生したりする。糖尿病で腎虚から肺熱になっている状態で皮膚がしびれ痛むという例があった。また、掌蹠膿疱症で胸が痛むという例があった。

現代の主治症と施術法

〈松元〉

鍼三分、灸七壮。

前者と同じと雖も予の実験によれば肋間神経痛または胃酸過多症に良好あり。

〈駒井〉

鍼三分、灸五壮。

咳嗽、肋膜炎、肋間神経痛、小児疳虫、気管支カタル、大胸筋麻痺。

〈本間〉

呼吸器、心臓等に病ある場合に効く。肋間神経痛にも効く。

〈竹之内・濱添〉

鍼三分、灸七壮。

気管支炎、肺疾患、喘息、咳嗽、呼吸困難、胸膜炎、肋間神経痛、胃酸過多症、胃炎、食道炎、膝関節炎。

〈中医学〉

直刺0・2〜0・3寸。或は内に向けて斜刺0・5〜0・8寸、可灸。

咳嗽、喘息、痰に膿血が混じる。季肋部脹痛、乳房の瘍、皮膚の痛み、手足の痙攣、全身浮腫。

〈深谷灸〉

呼吸器病、心臓病、肋間神経痛。

〈森〉

上から下に向けて斜刺10〜15ミリ。

感冒、気管支炎、乳腺炎。

〈上地〉

疳虫、小児のひきつけ、乳腺炎。

まとめ

①胸は陽気の多いところだが、逆に陽気がなくなりやすい部位でもある。したがって、胸に熱があると判断した場合は、最初は接触鍼で補って取る。皮膚鍼でもよい。ダメなら散鍼で少し刺す。それでも取れなければ、切皮程度の置鍼を行う。さらに熱を取る場合は知熱灸がよい。胃腸の熱は排便すると取れるが、肺の熱は取りにくい。だから熱病のときは肺炎に注意する。

②小児には必ず前胸部にも皮膚鍼を施す。小児は陽気があり余って体調を崩しているときが多いから、胸の陽気を補って発散するわけである。

047 膺窓《ようそう》

取穴

前胸部第三肋間、乳頭線上に取る。

古法の主治症と施術法

『明堂』
刺入四分、灸五壮。
胸脇腫痛（『外台』は胸満癰腫）、乳癰、寒熱、短気、臥不得安。

『甲乙経』
十二巻・婦人雑病第十に「寒熱、短気、臥不安」とある。

『千金方』
胸脇癰腫。腸鳴泄注。乳癰、寒熱、短気臥不安。

『銅人』
可灸五壮、鍼入四分。

『聚英』
胸満短気、唇腫、乳癰寒熱、臥不安。
銅人鍼四分、灸五壮。
胸満短気、不得臥、腸鳴注泄、乳癰寒熱。

『図翼』
刺四分、灸五壮。
胸満短気、不得臥、腸鳴注泄、乳癰寒熱。

『説約』
乳癰寒熱、胸肋痛むを治す。

意釈と解説

①乳房が腫れて痛み、悪寒、発熱し、胸が張り苦しくて、息切れして安眠できない。また、腹が鳴って下痢する。

②膺窓は主に乳腺症治療に用いるとして解釈した。乳腺症は陽明経の熱である。熱には虚実がある。脾虚証として補った後で、熱の程度と脈状によって補瀉する。

③腸鳴下痢は陽明経の熱によるものであろう。

現代の主治症と施術法

〈駒井〉
灸五壮、鍼四分。
肺充血、肋膜炎、乳腺炎、腸雷鳴、腸疝痛、肋間神経痛。

〈岡部〉
乳腺炎、心臓病。

〈本間〉

呼吸器疾患と乳腺炎。

〈竹之内・濱添〉

鍼三分、灸七壮。

喘息、肺炎、気管支炎、咳嗽、呼吸困難、心悸亢進、胸膜炎、肋間神経痛、乳房炎、癲癇、胸内疼痛。

〈代田〉

胸痛、肋間神経痛。

〈中医学〉

直刺0・2〜0・4寸。或は内に向けて斜刺0・5〜0・8寸、可灸。

咳嗽、喘息、季肋部脹痛、乳房の瘍。

〈深谷灸〉

乳腺炎、胸肋痛。

〈森〉

上方から下方に向けて斜刺10〜15ミリ。

感冒、気管支炎、乳腺炎。

〈上地〉

腸雷鳴、胸の痛みに用いる。

まとめ

腹が鳴って下痢するときに、膺窓で効果があるかどうかは未経験である。乳腺炎には必ず用いる。というよりも、乳腺炎のときは経穴にこだわらず、腫れて痛みがある部位に接触鍼を行い、さらに知熱灸するのが最もよい。咳嗽や喘息などにも同じ手法がよい。

048 乳中《にゅうちゅう》

取穴

前胸部第四肋間にして乳頭の正中に取る。

古法の主治症と施術法

『明堂』

禁不可刺灸、刺灸之不幸生蝕創、創中有膿血清汁者可治、創中有瘜肉若蝕創者死。

『千金方』

小児暴癇、灸両乳先、女児灸乳下二分。

『聚英』

丹渓曰、乳房陽明胃所経、乳頭厥陰肝所属、乳子之母、不知調養、忿怒所逆、鬱悶所遏、厚味所釀、以致厥陰之気不行、竅不得通、汁不得出、陽明之血沸騰、熱甚化膿、亦有所乳之子、膈有滞痰、口気焮熱、含乳而睡、熱気所吹、遂生結核、初起時便須忍痛揉令稍軟吸、令汁透自可消散、失此不治、必成癰癤、若加以艾火両三壮、其効尤捷、粗工便用鍼刀、卒惹拙病、若夫不得夫与舅姑、憂怒鬱悶、脾気消阻、肝気横逆、遂成結核如碁子、不痛不痒、数十年後為瘡陷、名曰奶岩、以此瘡形如嵌凹、似岩穴也、不可治矣、若於始生之際、便能消息病根、使心清神安、然後施治、亦有可安之理。

『衆方規矩』

藿香正気湯の条下に「風寒に感じ、内飲食に傷られ、霍乱、転筋、吐瀉せば五苓散を合す。転筋止まざれば男は手を以てその陰を挽き、女は手を以てその乳を牽く、これ千金の妙法なり。ある人曰く、転筋止まざる者、この手法を以て愈ゆる者は何ぞやと。曰く、吐瀉して脾胃の土衰うる時は則ち肝木おのずから甚だしくして熱、筋を燥す。故にこの患あるなり。その睾卯は厥陰の繋る所にして太陰陽明亦これを絡う。男子のこの症にその陰を挽く者は、筋は陰器にあつまる故に、これを引動して筋脈を流通するときはすなわち愈ゆ。女子転筋にその乳を牽く者は、乳房陽明の経する所、乳頭は厥陰に属す故なり～」とある。

意釈と解説

朱丹渓がいうには、乳房は陽明胃経の流れているところだが、乳頭は厥陰肝経に属する。

産後の養生法を知らないために、怒ったり鬱鬱としたり濃い味の物を多食したりすると、厥陰肝経の気が循環しなくなって乳汁が出なくなる。そうすると、陽明経の気血が停滞して熱が発生し、甚だしければ乳房が化膿する。

また、授乳しているときに乳児が乳首をくわえたまま寝てしまうと、乳児の口から出る熱のために乳房に核が発生する。このようなときは、痛いのを我慢して乳房マッサージをして柔らかくすれば、母乳が出て核は消えてしまう。ところが、乳房が硬いのをそのままにしておくと、必ず乳腺症になる。

現代の主治症と施術法

〈松元〉

乳癌に効ありと言う。

〈駒井〉

乳腺炎の場合に施灸することは殆どなく、僅かに三分鍼することがある。危険なれば禁鍼禁灸穴と称されている。

〈岡部〉

乳腺炎。

〈竹之内・濱添〉

乳癌に効あり。

〈上地〉

乳腺炎は押して痛む。乳房腫は触って痛む。しこりがあって痛くないのは乳癌。母乳が出ないときにゼロ番のかすみ鍼を用いる。

まとめ

出産後に産婦人科では母乳を出すために乳首をつまんで引っ張る。乳頭を刺激すると子宮の収縮が早まるためでもある。鍼灸は禁忌である。

049 乳根《にゅうこん》

一名 薜息

取穴

前胸部第五肋間にして乳頭の直下に取る。

古法の主治症と施術法

『明堂』

刺入四分、灸五壮。

胸下満痛、膺癰腫、乳癰、悽索寒熱、痛不可按（『外台』と『医心方』は按搔）。


『甲乙経』

十一巻・寒気客於経絡之中、発癰疽、風成、発厲、浸淫第九下に「胸下満痛、膺腫」とある。

十二巻・婦人雑病第十に「乳癰、凄索寒熱、痛不可按」とある。


『千金方』

胸下満痛、膺腫。乳癰、凄索寒熱、不可按。


『銅人』

可灸五壮、鍼入三分。

胸下満痛、臂腫、乳癰、惨瘮寒痛、不可按抑。


『聚英』

銅人灸五壮、鍼三分。素註鍼四分、灸三壮。

胸下満悶、胸痛、膈気不下、食噎病、臂痛腫、乳痛、乳癰、凄凄寒熱、痛不可按、咳逆、霍乱転筋、四厥。


『図翼』

刺三分、灸三壮・五壮。

胸下満痛、臂痛、乳痛、凄凄寒熱、霍乱転筋、四厥。

神応経云、治胸下満痛、上気喘急、可灸七壮。

玉龍賦云、兼兪府、治気嗽、痰哮。

捷径云、治憂噎。

華佗明堂云、主膈気不下、食噎病。

千金云、治反胃、吐食、上気、灸両乳下各一寸、以瘥為度。

居家必用云、灸咳逆、凡久病得咳逆、最為悪候、其法於乳下一指許、正与乳相直間陥中、女人即屈乳頭度之、乳頭斉処是穴、艾炷如小豆許、灸三壮、男左女右、火到肌即瘥、不瘥即不可治。


『灸経』

灸五壮。

胸下満悶、臂腫及乳痛也、華佗明堂曰、主膈気不下、食噎病。


『説約』

鍼三分、灸三壮。

胸腹満痛、霍乱転筋を治す。

意釈と解説

①胸に癰ができて腫れたり、乳房に癰ができて痛みが出たりして、

触ることすらできなくなり、激しく悪寒、発熱する。

②そのほか、腕の腫れ痛み、霍乱で転筋するとき、手足の冷え、咳嗽、心窩部が詰まって食べた物が下りない感じがするときなどにも乳根を用いる。

③悽索は「さんさく」と読む。厳しいという意味。『銅人』の惨瘮は「さんしん」と読み、激しくさむけがするという意味。凄凄は「せいせい」と読み、激しいとかすさまじいという意味。いずれも悪寒の形容詞。

現代の主治症と施術法

〈松元〉

鍼三分、灸三壮ないし七壮。

食道狭窄、肋膜炎、肋間神経痛、前膊神経痛および痙攣を治す。また吃逆に灸して妙なり。そのほか、婦人の乳腺炎、乳房膿腫および産後の胞衣下らざるに良効あり。

〈駒井〉

鍼三分、灸五壮。

乳腺炎、咳嗽、肋膜炎、肋間神経痛、狭心症、霍乱、腓腸筋痙攣、食道狭窄症。

〈岡部〉

乳腺炎、肋間神経痛齲、狭心症。

〈本間〉

肋間神経痛、乳腺炎。

〈竹之内・濱添〉

鍼三分、灸三壮ないし七壮。

乳腺炎、乳房膿腫、産後胎盤の下らないもの、肺疾患、心悸亢進、食道狭窄、胸膜炎、肋間神経痛、吃逆に灸して妙効がある。喘息、咳嗽。

〈中医学〉

斜刺0・5〜0・8寸、可灸。

咳嗽、喘息、胸悶胸痛、乳瘍、乳汁少、噎膈（食道癌などで食物の通過障害があるもの）。

〈深谷灸〉

肋間神経痛、乳腺炎、肋膜炎、食道痙攣や麻痺、嚥下困難、しゃっくりに特効（三壮）。

〈森〉

肋間内に斜刺10〜15ミリ。

心臓疾患。

〈上地〉

虚里の動、心尖拍動を左に感ずる所、服を着ていても拍動を感じられるのは末期。

まとめ

①残念ながら乳根を心臓疾患に用いたことがない。なぜなら、心筋梗塞などの疑いがあれば、即座に専門医に紹介するためである。

②乳腺炎の場合は、硬結や痛みがある部位に接触鍼と本治法をすれば治るので、これも用いたことがない。

③上地は虚里の動が乳根に現れるというが、筆者の経験では少し

左側に出る。C型肝炎の人は最初から虚里の動が現れていたが、数年のうちに肝硬変から肝臓癌になり、不帰の客となった。

050 不容《ふよう》

取穴

巨闕の外方二寸、第八肋軟骨付着部の下際に取る。

古法の主治症と施術法

『**明堂**』

刺入五分、灸三壯。

嘔血、肩息、脇下痛、口乾、心痛与背相引、不可咳、咳則引腎痛。

『**甲乙経**』

十一巻・動作失度内外傷、発崩中、瘀血、嘔血、唾血第七に「嘔血、有息、脇下痛、口乾、心痛与背相引、不可咳、咳則腎痛」とある。

『**千金方**』

心切痛、喜噫酸。嘔血。

『**銅人**』

鍼入五分、可灸五壯。

腹満、痃癖、不嗜食、腹虚鳴、嘔吐、胸背相引痛、喘咳、口乾、痰癖、脇下痛重、肋疝瘕。

『**聚英**』

銅人灸五壯。明堂三壯、鍼五分。素註鍼八分。

腹満、痃癖、唾血、肩脇痛、口乾、心痛与背相引不可咳、咳則引肩痛、喘嗽、疝瘕、不嗜食、腹虚鳴、嘔吐、痰癖。

『**図翼**』

刺五分、灸五壯。

腹満、痃癖、胸背肩脇引痛、心痛唾血、喘嗽、嘔吐、痰癖、腹虚鳴、不嗜食、疝瘕。

『**灸経**』

灸三壯。

腹内弦急、不得食、腹痛如刀刺、両脇積気膨膨然。

『**説約**』

鍼一寸、灸五壯。

腹満、痃癖、腹鳴、疝瘕、嘔吐、胸背相引痛、心下悸、黄疸、膈噎、胃脘痛。按ずるに、この穴、膈膜の拘急を緩くす、鍼一寸五分、留むること二十呼吸。微に左手を揺動し、鍼をして活動せしむれば鍼して後、胸腹快闊を覚う。先ず脈を診して数脈を得るが如きは、鍼して後に再び診すれば却って遅し、先ず脈を診して沈脈を得るが如きは、鍼して後に再び診すれば却って浮、余しばしば試みてしばしば験あり。

意釈と解説

①血を吐く。大きな呼吸をすると脇下が引きつり痛む。口が渇き、心の痛みが背部に打ち通すように響いて咳ができない。もし咳をすると腎が痛む。

②痃癖があるために腹が張り、食欲がなく、腹が鳴る。あるいは吐き気がする。これは胸膈部に痰飲が停滞するためで、そのために脇下が重く痛む。これを「肋疝瘕」という。また、痃癖のために肩がこり、咳や喘息が発生することがある。

③「咳側腎痛」とは腎咳ではないかと思われる。『素問』咳論第三十八に「腎咳之状、咳則腰背相引而痛～」とある。ただし、『銅人』以下にこの字句はなく、『聚英』では「咳則引肩痛」とあるから、咳をすると痃癖のために肩に響いて痛むということであろうか。

④「痃癖」について『婦人大全良方』婦人痃癖諸気方論第七に以下のような記述がある。

「婦人痃癖、因元気虚弱而邪気積聚、蓋、痃者在腹内、近臍、左右有筋脈急痛、如臂、如指、如弦之状、癖者僻、在両肋之間、有時而痛、皆陰陽不和、経絡痞膈、飲食停滞、冷気固結而成也」

⑤『腹證奇覧翼』(大塚敬節、矢数道明解題、医道の日本社、１９８１年)初編上冊、腹中諸塊の弁に以下のように記されている。原著者は和久田叔虎である。

「曰く、痃癖、小児にある塊、俗に「かたかひ」(癖疾)という。左痃、右癖の説あり。又、小児にも限らず、左右肋下に結聚するものをいう、脾積の類なるべし」

また同書に「それ腹中の病、塊を成すもの、古に名づけて癥といい、癖といい、瘕という。而して、其の物たる一ならず、先達、七種の塊を弁ず、今、愚案を附してその説を載す。一に曰く、食塊、左右脇下にあらわる。愚案、肉食の癥瘕は心胸間に在りとす、又、宿食の結瘕は上脘にありとす。皆、胃管に留まりて化せざるなり、或は曰く、左の脇下に麺筋の如きものをあらわす、食毒なり」とある。

広島で漢方専門で開業されていた元外科医の小川新の教えによれば、右の不容に硬結があり、これを按じて抵抗、圧痛があるものを食塊だという。生魚や肉食が多いと食塊ができる。食塊があると心筋梗塞を発症しやすいとのことであった。これを真摯に追試してみるに、まさに小川が言ったとおりであった。

食塊がある人の膻中を押すと痛みがある。時に心痛が発生し、それが肩甲骨内縁にまで響いて痛む。苦しいので病院に駆け込むが、異常がないと言われる。しかし、心疾患を発症する可能性があると小川は教えてくれた。食塊がある人は胸に熱を持つので、多言であることが多い。

食塊よりさらに広く、左右とも不容から期門にかけて抵抗があり、これが天枢まで連なり、まるで大きな棒を飲み込んだような状態になっている人がいる。腹直筋の拘攣である。これが左、または、右だけに現れていることもある。また同時に上腹部全体に板を張り付けたような抵抗が現れている例もある。このような人は胃潰瘍や十二指腸潰瘍を発症しているか、その既往症がある。そうして激しい肩こりを訴える。

⑥「痰癖」について、『諸病源候論』巻二十癖病諸候に以下のよう

に記されている。

「痰癖者、由飲水未散、在於胸府之間、因遇寒熱之気相搏、沈滞而成痰也、痰又停聚、流移於脇肋之間、有時而痛、即謂之痰癖」

痰癖、つまり、飲水の停滞した状態を「水飲塊」という。和久田叔虎によれば、やはり不容付近に抵抗、圧痛として現れる。
⑦まとめると、以上のような食塊あるいは水飲塊や腹直筋の拘攣した状態を「痃癖」と言ったのではないか。痃癖が発生すると胃腸疾患はもちろんのこと、肝胆や心肺の疾患も現れる。その一部が不容で治る。治療は『説約』の記されている方法が最もよい。もちろん本治法が必要ではある。

現代の主治症と施術法

〈松元〉

鍼五分ないし八分、灸七壮ないし三七壮。

心臓疾患、肩脇部諸筋痙攣または疼痛して咳嗽不能、咳嗽すれば肩胛部痙攣して痛むに効あり、即ち肋間神経痛または直腹筋痙攣、肝積、胃拡張、嘔吐、唾血、そのほか熱病後の悪風を治す。


〈駒井〉

鍼八分、灸五壮。

肩胸部諸筋痙攣、胃痛、嘔吐。


〈岡部〉

胃疾患、肝臓疾患、胆疾患、糖尿病、喘息、咳嗽、嘔吐、肋間神経痛。


〈本間〉

胃痛、胃痙攣、胃アトニー、胃拡張、肋間神経痛、しゃっくり、咳、喘息。


〈竹之内・濱添〉

鍼五分ないし八分、灸七壮ないし三七壮。

胃疾患を主る。嘔吐、食欲不振、食道痙攣、胆石疝痛、胆道炎、黄疸、腹直筋痙攣、心疾患、喘息、咳嗽、肋間神経痛、肩背部疼痛。


〈代田〉

鍼は一寸以上刺入するも差し支えない。

嘔吐、胸脇苦満、心悸亢進、胃痙攣、肋間神経痛、胃酸過多症。


〈中医学〉

直刺0・5〜0・8寸、可灸。

腹脹、嘔吐、胃痛、食欲不振、咳嗽、喘息、吐血、心窩部痛、胸背季肋部痛。


〈深谷灸〉

胃痛、胃アトニー、胃痙攣、肋間神経痛、横隔膜痙攣、喘息。

胃潰瘍。


〈森〉

腹腔内に向けて斜刺15〜30ミリ。


〈上地〉

胸腹部、臍腹部のこわばり。咳嗽、嚥下困難、肋間神経痛、痃癖(膏肓あたりのこり)。


〈首藤〉

直刺、斜刺、超旋刺。

右側は肝臓、胆嚢疾患。左側は胃・脺臓・心臓疾患。

まとめ

①左右の不容から巨闕、鳩尾にかけて硬結があり、これを按圧すると抵抗、圧痛がある場合は、食塊、水飲塊である。その硬結が外側は期門まで広がり、下は天枢にまでおよぶ場合は痃癖である。痃癖にまでなると、諸先生方が示されているような疾患を発症する可能性がある。また、上地の言うように肩甲間部がこり痛み、それが肩や頸にまで及ぶ。それで昔の人は肩こりのことを「けんぺき」といったのである。

②食塊、つまり不容などに硬結、抵抗、圧痛がある場合は、食欲の減退はない。むしろ食べ過ぎている。不容に深く刺鍼すると、胸も楽になり腹も柔らかくなる。

051 承満《しょうまん》

取穴

上脘の傍ら二寸、不容の下一寸に取る。

古法の主治症と施術法

『明堂』
刺入八分、灸五壮。
脇下痛、腸鳴相逐、不可傾側、肩息、唾血。

『甲乙経』
九巻・脾胃大腸受病、発腹脹満、腸中鳴、短気第七に「腸鳴相逐不可傾倒」とある。

『千金方』
腹中雷鳴相逐、痢下、灸承満五十壮。脇下堅痛。

『銅人』
可灸五壮、鍼入三分。
腸鳴腹脹、上気喘逆、食飲不下、肩息、唾血。

『聚英』
銅人鍼三分、灸五壮。明堂三壮。
腸鳴腹脹、上喘気逆、食飲不下、肩息、唾血。

『図翼』
刺三分、灸五壮。甲乙経云刺八分。
腹脹腸鳴、脇下堅痛、上気喘急、食飲不下、肩息膈気、唾血。
千金云、夾巨闕相去五寸、名承満、主、腹中雷鳴、相逐痢下、灸五十壮。

『灸経』
灸三壮。
腸鳴腹脹、上喘気逆、及膈気唾血也。

『**説約**』

鍼一寸、灸五壮。

腹脹、食飲下らず、黄疸、腹中雷鳴し切痛、下利するを治す。或は灸五十壮に至る。

意釈と解説

①脇下が硬くなって痛む。腹がグルグル鳴って下痢し、腹が張って食欲がない。このような人は酒を飲んではいけない。肩で呼吸するほど息苦しくて、痰を吐くと血が混じっている。このような病症に承満を用いる。
②「不可傾倒」を前著、『臓腑経絡からみた薬方と鍼灸三巻・四巻』では「身体を傾けることができない」と訳したが、傾倒には「大いに酒を飲む」という意味があるので、今回はそれで意釈した。
③脇下痛は承満も不容と同じような状態になっているということ。当然、不容と同じような病症に用いられる。肩息や唾血に効くのはそのためである。腹満、腸鳴、下痢、食欲不振にも効く。

現代の主治症と施術法

〈**松元**〉

鍼五分ないし八分、灸七壮ないし三七壮。

咳嗽、唾血、嚥下困難、不食、腹部膨満、下痢、直腹筋強直、腹膜炎、黄疸などを治す。


〈**駒井**〉

灸五壮、鍼三分。

咳嗽、胃疾、鼓腸、下痢、腸雷鳴、黄疸、腹部筋の強直。

〈**岡部**〉
咳嗽、胃痛、胃疾患、黄疸、腹鳴、肋間神経痛、下痢、腹脹、肩息、喀血。

〈**本間**〉
胃カタル、胃潰瘍、腸の痛み、黄疸、肋間神経痛。

〈**竹之内・濱添**〉

鍼五分ないし八分、灸七壮ないし三十七壮。

胃疾患を主る。腹部膨満、食欲不振、嚥下困難、嘔吐、下痢、腸雷鳴、胆道疾患、黄疸、腹膜炎、腹直筋痙攣、唾血、咳嗽、角膜炎、耳疾患、癲癇。


〈**中医学**〉

直刺0・5～0・8寸、可灸。

胃痛、嘔吐、腹脹、腸鳴、食欲不振、喘息、吐血、脇の下の痛みと筋の硬化。

〈**深谷灸**〉
食欲不振、胃部のもたれ、飲食下らず肩で息するに。

〈**森**〉

腹腔内に向かって約15～30ミリ直刺する。

胃疾患、肝疾患。

〈**首藤**〉
不容と同じ要領。

肝臓、胆嚢疾患で右側に皮内鍼を保定する。

まとめ

①食塊が大きいと承満まで及ぶので、不容と同じ疾患に用いると考えてよい。飲み過ぎや食べ過ぎで腸鳴下痢するときに用いる。圧痛が顕著なら透熱灸を5～10壮行うとよい。硬結があれば灸頭鍼を用いてよい。

②竹之内は耳疾患や角膜炎に効くという。追試していただきたい。

052 梁門《りょうもん》

取穴

中脘の傍ら二寸、不容の下二寸に取る。

古法の主治症と施術法

『明堂』

刺入八分、灸五壮。

脇下積気、結痛。

『甲乙経』

九巻・肝受病及衛気留積、発胸脇満痛第四に「腹中積気結痛」とある。

『千金方』

胸下積気。

『銅人』

可灸五壮、鍼入三分。

脇下積気、食飲不思、大便滑泄、穀不化。

『聚英』

銅人鍼三分、灸五壮。

脇下積気、食飲不思、大腸滑泄、完穀不化。

『図翼』

刺三分、灸五壮。甲乙経作刺八分。孕婦禁灸。

胸脇積気、飲食不思、気塊疼痛、大腸滑泄、完穀不化、可灸七壮至二十一壮。

『説約』

鍼一寸、灸五壮。孕婦禁灸。

癥癖、胸脇痛み、積聚、腹中に動及び塊有りて大腸滑泄するを治す。

『鍼灸則』

積気疼痛。

意釈と解説

①脇下に積ができて引きつり痛み、食欲がなくなり、不消化下痢するものに用いる。

②右の脇下にできる筋性の抵抗、緊張を「肺積」という。上は不

容から期門に及び、下は天枢に至る逆三角形である。同じような筋性の抵抗、緊張が左の脇下にできたものを「肝積」という。ただし、肺積、肝積とも細いすじのような緊張として現れていることもある。あるいは、通常は胃経を中心に現れるが、少し左右にずれていることもある。

③肺積と同時に肝積が現れているときは、肺積を主として証を決定する。またすでに述べたように、上腹部全体の筋緊張と同時に現れていることもあるし、下腹部瘀血とともに現れていることもある。いずれも証に違いがあるが、肝積は肝虚陰虚熱証のことが多く、肺積は瘀血なので肝実である。

現代の主治症と施術法

〈松元〉

鍼五分ないし八分、灸七壮ないし三七壮。

消化器疾患を主る。ことに胃の諸病、食欲不進、消化不良、胃腸カタルなどを治す。また積聚に効あり。


〈駒井〉

灸五壮、鍼三分。

急性、慢性胃カタル、食欲不振、消化不良、腸カタル、胃痙攣。


〈岡部〉

食欲不振、下痢、消化不良、胃カタル、胃下垂、胃潰瘍、胃痙攣、胃アトニー、胃部膨満感、黄疸、胆石。


〈本間〉

胃痙攣、急性胃カタル、胃アトニー、胃拡張、食欲不振。


〈竹之内・濱添〉

鍼五分ないし八分、灸七壮ないし三七壮。

消化器疾患を主る。食欲不振、嘔吐、胃痙攣、腹痛、黄疸、胆石疝痛、腹直筋痙攣、積聚（腹部硬結）。


〈代田〉

中脘を助けて胃の諸病にきく。すなわち胃炎、胃下垂症、胃アトニー、胃痙攣、胃潰瘍、消化不良、胃部膨満感、黄疸、胆石症。


〈中医学〉

直刺0・5～0・8寸、可灸。

胃痛、嘔吐、食欲不振、未消化便。


〈深谷灸〉

胃疾患。胃兪、脾兪、中脘で効かないとき梁門を加えると著効がある。腸疾患、痔疾のときに併用すると効く。


〈森〉

直刺15～30ミリ。

胃疾患、肝疾患。


〈上地〉

胃カタル、胃痙攣。


〈首藤〉

超旋刺、刺入鍼では直視または斜刺。

右側は肝、胆、十二指腸疾患。左側は胃、膵疾患の反応が現れやすい。その治療穴ともなる。また、息苦しさ、心肺疾患や下腹部の不快感、大小腸疾患。

まとめ

①肺積または心窩部全体が緊張している人は、潰瘍があるか潰瘍の既往症がある。あるいは、慢性肝炎や胆石症でも肺積がある。積があると肩がこりやすい。瘀血による気鬱になりやすい。

②肝積があると、左の坐骨神経痛、左大腿部肝経の引きつり、睾丸の引きつり、左腹筋の引きつり、左に曲がる側弯症、心臓疾患などがある。左腹筋の引きつりは猛烈に痛むことがあるが、胃カメラなどの検査で異常が出ることはない。

③慢性的に左右の積があると脈が沈んでいる。そのうちに悪性の腫瘍を発症することがある。慢性の積があるときは本治法穴も置鍼してよい。

053 関門《かんもん》

一名開明

取穴

建里の傍ら二寸、不容と天枢の中間に取る（天枢の上3寸）。

古法の主治症と施術法

『明堂』

刺入八分、灸五壮。

遺溺、善満（『外台』は腹脹善満）、積気、身腫重、腸鳴卒痛泄、不欲食。

『甲乙経』

九巻・脾胃大腸受病、発腹脹満、腸中鳴、短気第七に「腹脹、善満、積気」とある。

九巻・足厥陰脈動、喜怒不時、発癲疝、遺溺、癃第十一に「遺溺、関門及神門、委中主之」とある。『千金方』は委中を中府とする。

十一巻・寒気客於経絡之中、発癰疽、風成、発厲、浸淫第九下に「身腫」とある。

『千金方』

関門、中府、神門、主遺溺。身腫、身重。

『銅人』

鍼入八分、可灸五壮。

遺溺、善満、積気、腸鳴、卒痛、洩利、不欲食、腹中気游走、挟臍急、痎瘧振寒。

『聚英』

銅人鍼八分、灸五壮。

喘満、積気、腸鳴、卒痛、泄利、不欲食、腹中気走、挟臍急痛、身腫、痎瘧振寒、遺溺。

『図翼』

刺八分、灸五壮。一云五分、三壮。

積気脹満、腸鳴切痛、泄痢不食、走気挟臍急痛、痎瘧振寒、遺溺。

意釈と解説

①小便を失禁する。あるいは小便の回数も量も多い。積があるために腹が張り膨れる。身体が腫れて重い。腹が鳴って急に痛んで下痢する。食欲がない。以上のような状態のときに関門を用いる。

②善満を『聚英』は喘満としている。喘満なら積によって胸が張り膨れてゼエゼエあえぐこと。

③腹痛は臍を挟んでの痛み。これも積が関係している。

④遺溺は腎の陽虚か脾虚陽虚で冷えたときに発生する。腹痛、下痢なども冷えによるものか。とすれば関門は、脾虚腎虚寒証のときに用いるとよい。

現代の主治症と施術法

〈松元〉

鍼八分、灸十五壮。

梁門と同じにして胃痙（痙攣のことか）、腸疝痛、便秘、遺尿、水腫または間歇熱。

〈駒井〉

灸五壮、鍼八分。

便秘、水腫、そのほか、胃腸疾患。

〈岡部〉

腸鳴、下利、肺結核、身体浮腫、遺溺、喀血、胃部膨満。

〈本間〉

梁門とほぼ同様の主治症。胃腸の病、そのほか脚気、遺尿。

〈竹之内・濱添〉

鍼八分、灸十五壮。

消化器疾患を主る。胃痙攣、腸疝痛、嘔吐、下痢、便秘、遺尿、水腫、腹直筋痙攣、胆道炎。

〈中医学〉

直刺0・8～1・2寸、可灸。

腹痛、腹脹、腸鳴、腸鳴泄瀉、食欲不振、水腫、遺尿。

〈深谷灸〉

遺尿症。

〈森〉

直刺15～30ミリ。

胃疾患、肝疾患。

まとめ

①梁門と同じ主治症だという先生が多い。その中で岡部は肺結核、喀血に効くという。先生ご自身が若い頃に肺結核に罹り、八木下勝之助に治してもらった経験があるから、この主治症は信用できる。

②梁門と違うところは、水腫、遺尿に効くということである。水腫を腎臓病と考えた場合、脾虚で腎、膀胱の熱証である。遺尿は先に述べたように脾虚腎虚寒証である。故に、関門は脾経を補った後、寒熱の程度によって鍼の深さを考えて用いる。深ければ陰を補って

熱を取り、浅ければ陽を補って寒を取る。

054 太乙《たいいつ》

一名太一

取穴

下脘の傍ら二寸、天枢の上二寸に取る。

古法の主治症と施術法

『明堂』
刺入八分、灸五壮。
狂、癲疾、吐舌。

『甲乙経』
十一巻・陽厥大驚、発狂癇第二に「狂、癲疾、吐舌」とある。

『千金方』
飛揚、太乙、滑肉門、主癲疾、狂、吐舌。

『銅人』
可灸五壮、鍼入八分。
癲疾、狂走、心煩、吐舌。

『聚英』
銅人灸五壮、鍼八分。
心煩、癲狂、吐舌。

『図翼』
刺八分、灸五壮、一云五分、三壮。
心煩、癲狂、吐舌。

『説約』
治は前（梁門）に同じ、或は云う、臍を繞りて切痛するを治す。

意釈と解説

①全身に陽気が多くなった状態を「陽厥」という。陽気が充満すると腎や脾の津液が虚して陽経や胃腸に熱が多くなる、小腸の熱は心に波及し、大腸の熱は肺に波及する。もちろん熱は上部に昇りやすい。そのために驚きやすくなる。これは腎虚心熱のためである。また、腎の津液が虚して熱が髄に入ると、狂や癲癇を発する。あるいは陽明経から胃腸に熱が充満停滞して脾虚腑実熱証になっても癲癇を発する。あるいは、胃熱が多いので常に舌を口から出している。

②『銅人』以下の書物には心煩とあるが、これはすでに説明したように腎虚心熱のためである。心煩とは、胸が熱のために煩わしく、悶え苦しい状態のこと。

現代の主治症と施術法

〈松元〉
鍼八分、灸十五壮。
腸神経痛、脚気にて心下煩満、狂癲病、心外膜炎。

〈駒井〉

灸五壮、鍼八分。

腸（神経）疝痛、脚気、腸疾患。

〈岡部〉

癲疾狂走、心煩、吐舌。

〈本間〉

胃の病、腸の病。脚気、遺尿、癲癇、精神錯乱。

〈竹之内・濱添〉

鍼八分、灸十五壮。

消化器疾患を主る。腸疝痛、下痢、便秘、腹直筋痙攣、腹水や臍部の痛み、脾・腎疾患よりくる全身浮腫、心疾患、脚気よりくる心下煩満。

〈中医学〉

直刺0・8～1・2寸、可灸。

うつ病で精神錯乱を起こすもの、心悸があり、気が落ち着かないもの。胃痛、消化不良。

〈深谷灸〉

遺尿症の配穴。胃腸病。

〈森〉

直刺15～30ミリ。

胃疾患、肝疾患。

まとめ

①食べ過ぎて胸が苦しいとき。胃腸に熱が多くて躁鬱状態になっているとき。癲癇発作を起こしているとき。いずれも瀉法がよい。

用鍼は10番くらいがよい。

②疝痛には天枢の透熱灸がよい。

③腹部胃経の経穴は、その硬さや熱の状態によって10番鍼くらいを深く単刺する。あるいは灸頭鍼を用いてもよい。逆に虚している場合は透熱灸を用いるか、細い鍼で浅く置鍼する。

055 滑肉門 かつにくもん

一名滑肉

取穴

水分の傍ら二寸、天枢の上一寸に取る。

古法の主治症と施術法

『明堂』

刺入八分、灸五壮。

狂、癇、癲疾、吐舌。

『甲乙経』

十一巻・陽厥大驚、発狂癇第二に「狂、癲疾、吐舌」とある。

『千金方』

癲疾、狂、吐舌。

『銅人』

可灸五壮。鍼入八分。

癲疾、嘔逆、吐舌。

『聚英』

銅人灸五壮、鍼八分。

癲狂、嘔逆、吐血、重舌、舌強。

『図翼』

刺八分、灸五壮、一云、五分、三壮。

癲狂、嘔逆、吐血、重舌、舌強。

意釈と解説

①太乙と同じで、上部や陽明経や胃腸を中心とした腑に熱が多くなって驚、癲癇、吐舌などの状態を現しているときに用いる。

②腑の実熱だと便秘して潮熱を発し、手足から汗が出て悪熱状態になり、譫言を発する。これは急性熱病の経過中に現れるが、雑病としては狂状態や躁鬱病を現しやすい。燥状態になると行動的になり、飲食も旺盛で下痢しても苦にならない。

現代の主治症と施術法

〈松元〉

鍼八分、灸十五壮。

舌炎、舌下腺膿腫、気管支出血、吐血、胃痙攣、腸疝痛。

〈駒井〉

灸五壮、鍼八分。

嘔吐、胃出血、胃痙攣、腸疾患。

〈岡部〉

水毒、腎臓炎、腎盂炎、消化不良、癲狂、嘔逆、吐舌、舌強、上気、耳鳴、中耳炎、扁桃腺炎。

〈本間〉

胃出血、嘔吐、胃痙攣、胃痛や腸下腹部の痛み、脱肛、神経衰弱。

〈竹之内・濱添〉

鍼八分、灸十五壮。

消化器疾患を主る。腸疝痛、下痢、便秘、腹水、脾および腎疾患、上腹部痛、気管支出血、咳嗽、舌炎、舌下腺膿腫、風邪、消化不良、臍より上の病症に用いる。

〈代田〉

腎盂炎、腎臓炎、消化不良、胃下垂症、十二指腸潰瘍を治する。鍼は一寸五分乃至二寸刺すもよし。

〈中医学〉

直刺0・8～1・2寸、可灸。

うつ病で精神錯乱を起こすもの。嘔吐、胃痛。

〈深谷灸〉

腎炎、腎盂炎、臍上の病、消化不良、中耳炎、耳鳴。

〈森〉

直刺15～30ミリ。

腸カタル、便秘。

〈首藤〉

超旋刺。置鍼もよい。

十二指腸潰瘍。

まとめ

①現代の諸先生の主治症を見て解るように、古典書物のそれよりも範囲が広い。これは諸先生がいろいろと経験されて得たもので貴重である。このような経穴がほかにもあるが、これは日本式の細い鍼を用いるようになったためではないかと推測している。

②滑肉門の治療方法は太乙と同じ。

056 天枢《てんすう》

大腸の募／一名長谿・穀門

取穴

臍の傍ら二寸に取る。

古法の主治症と施術法

『脈経』平三関病候并治宜第三、第三十七条

尺脈緊、臍下痛、宜服当帰湯、灸天枢、鍼関元補之。

『明堂』

刺入五分、留七呼、灸三壮。

臍疝繞臍而痛、時上衝心、女子胞絡中痛、悪血、月水不以時休止、腹脹、腸鳴、気上衝胸不能久立、腸中痛濯濯、冬日重感於寒則泄、当臍而痛、腸胃間遊気切痛、食不化、不嗜食、身重、侠臍急、瘧振寒、熱盛狂言、（『外台』に脾脹四肢重不能勝とある）気疝、煩嘔、面腫、大腸脹。

『甲乙経』

七巻・陰陽相移、発三瘧第五に「瘧振寒、熱甚狂言」とある。

八巻・経絡受病入腸胃五蔵積、発伏梁、息賁、肥気、痞気、賁豚第二に「臍疝繞臍而痛、時上衝心」とある。

八巻・同に「気疝、噦嘔、面腫、奔豚」とある。

八巻・五蔵六府脹第三に「大腸脹」とある。

九巻・脾胃大腸受病、発腹脹満、腸中鳴、短気第七に「腹脹腸鳴、気上衝胸不能久立、腹中痛濯濯、冬日重感於寒則泄、当臍而痛、腸胃間遊気切痛、食不化、不嗜食、身腫（一本作重）、侠臍急」とある。

九巻・足厥陰脈動喜怒不時、発癲疝、遺溺、癃第十一に「陰疝、気疝」とある。

十二巻・婦人雑病第十に「女子胞中痛、月水不以時休止」とある。

『千金方』

瘧振寒、熱盛狂言。腹脹腸鳴、気上衝胸。冬月重感於寒則泄、当臍痛、腸胃間遊気切痛。食不化、不嗜食、侠臍急。脹満、腎冷、瘕聚、洩痢。屈骨端主、小便不利、大便泄数、併灸天枢。腹中尽痛。面浮腫。唾血、吐血。賁豚脹、疝。気疝嘔。胞中痛、悪血、月水不以時休止、腹脹、腸鳴、気上衝胸。

『千金翼方』

少腹疝気、游行五蔵、疝繞臍、衝胸不得息。体重、四肢不挙、灸天枢五十壮、忌鍼。

『銅人』

可灸百壮、鍼入五分、留十呼。

挟臍切痛、時上衝心、煩満、嘔吐、霍乱、寒瘧、洩利、食不化、女子月事不時、血結成塊、腸鳴、腹痛、不嗜食。

『聚英』

銅人灸五壮。済生抜萃灸百壮、鍼五分、留十呼。千金云、魂魄之舎、不可鍼。素註鍼五分、留七呼。

奔豚、泄瀉、脹疝、赤白痢、水痢不止、食不下、水腫腹脹、腸鳴、上気衝胸不能久立、久積冷気繞臍切痛、時上衝心、煩満、嘔吐、霍乱、冬月感寒泄利、瘧寒熱、狂言、傷寒飲水過多、腹脹気喘、婦人女子癥瘕、血結成塊、漏下赤白、月事不時。

『図翼』

刺五分、留七呼、灸五壮。抜萃云百壮。千金云、魂魄之舎、不可鍼、孕婦不可灸。

奔豚、泄瀉、赤白痢、水痢不止、食不化、水腫、腹脹、腸鳴、上気衝胸不能久立、久積冷気、繞臍切痛、時上衝心、煩満、嘔吐、霍乱、寒瘧、不嗜食、身黄痩、女人癥瘕、血結成塊、漏下月水不調、淋濁、帯下。

千金云、久冷及婦人癥癖、小便不通、腸鳴瀉痢、繞臍絞痛、灸百壮三報之。

又云、吐血、腹痛雷鳴、灸百壮。又云、狂言、恍惚、灸百壮。又云、霍乱先下痢、灸二七壮、不瘥更二七壮、男左女右。

標幽賦云、治虚損。

百證賦云、兼水泉、治月潮違限。

一伝、治夾膝疼痛、腹中気塊、久瀉不止、虚損労弱、可灸二十一壮。

『灸経』

灸五壮。

久積、冷気繞臍切痛、時上衝心、女子漏下赤白、及肚大堅、食不化、面色蒼蒼也。

『説約』

鍼一寸、灸五壮。銅人経に云う、百壮。千金に云う、孕婦は灸すべからず。

脚気上衝、霍乱嘔吐、下痢止まず、臍を繞りて絞痛し、大便難く、腹盤の如く、頽疝、五淋、小便不利し、婦人月使調わず、癥癖、吐血、狂言、子宮久しく冷えて子無きを治す。

按ずるに不容よりこの此穴に至り皆腹痛の諸症を治すなり、腹痛に三種あり、鍼を刺すこと二三分にして治する者あり、六七分にして治する者あり、寸余にして治する者あり、病浅くして鍼深ければ則ち痛楚益す、病深くして鍼浅ければ則ち邪ますます王す、鍼科宜しく深浅を察し、慎みて逆治することなかるべきなり。

『鍼灸則』

賁豚、腸疝、甲乙云、治気疝、噦嘔、面腫、賁豚。

意釈と解説

①瘧病で悪寒して後に熱が盛んとなって譫言をいう。

②積病があるうえに冷えたために臍を中心とした腹部が痛み、そ

れが心にまで突き上がってくる。

③気の停滞によって腹痛を発し、空えずきし、顔面が浮腫し、下腹から気がつき上がってきて動悸がする奔豚気病。あるいは奔豚気病によって空えずきし、顔面が浮腫するもの。

④大腸脹、つまり大腸が病んで腸鳴して臍を中心として切られるように痛む。また、気が動くと痛む部位も動く。それが冬の寒いときにさらに冷えると、不消化便を下痢する。また、腹が張り、食欲がなくなる。大腸が冷えて痛むと、気が胸に突き上がってきたり、身体が重だるくて力が抜けて長く立っていられない。

⑤肝虚証になって癩疝が発したり、小便が自然と漏れたり、逆に小便が気持ちよく出なくなる。

⑥瘀血によって子宮が痛んだり、月経がだらだらと続くものや滞下があるもの。

以上のような病態を天枢が治す。

⑦疝について『素問』長刺節論第五十五に「病在小腹、腹痛、不得大小便、病名曰疝、得之寒」とある。

『諸病源候論』巻二十・疝病諸候「諸疝候」に「諸疝者、陰気積於内、復為寒気所加、使営衛不調、気血虚弱、故風冷入、其腹内而成疝也。疝者痛也、或小腹痛、不得大小便、或手足厥冷、繞臍痛、自汗出、或冷気逆上搶心腹、或裏急而腹痛、此諸候非一、故云諸疝也、脈弦緊者疝也」とある。

『金匱要略』腹満寒疝宿食病脈証併治第十・第八条に「夫痩人、繞臍痛、必有風冷、穀気不行、而反下之、其気必衝、不衝者、心下則痞」とある。

これらの条文から解るように、疝痛または臍を中心とした部位の腹痛は多くは冷えが原因である。『甲乙経』の条文などでは心に突き上がるとあるが、『金匱要略』の条文では間違った治療で下したために気が心に突き上がるという。心まで突き上がらない場合は心下痞を発生させる。この状態は臨床で診ることが多い。また、臍疝は臍を按圧すると痛む。

『傷寒論』弁陽明病脈証併治第八・第五十九条に「病人、不大便五六日、繞臍痛、煩躁、発作有時者、此有燥屎故、使不大便也」とあるから、臍痛だけでは冷えとは断定できない。

気疝については『諸病源候論』巻二十、疝病諸候「七疝候」に「七疝者、厥疝、癥疝、寒疝、気疝、盤疝、胕疝、狼疝、此名七疝也～腹中乍満乍減而痛、名曰気疝也～」とある。

『素問』骨空論第六十に「任脈為病、男子内結七疝～督脈為病～此生病、従小腹上衝心而痛、不得前後、為衝疝～」とある。

以上のことから、天枢は上腹部つまり脾胃にも効くし、下腹部、つまり腎虚にも効くと考えられる。

現代の主治症と施術法

〈松元〉

鍼五分ないし一寸、留むること七呼ないし十呼、灸七壮ないし百壮。

慢性胃病を主る。特発コレラ、赤痢、腸カタルなどに因り粘液を下痢する症。十二指腸虫或は腸チフス熱にて飲水過多により腹部膨満し、水腫または腎の積聚、心臓病、婦人月経不調、子宮内膜炎、赤白帯下、不妊症を治す。而して小児の慢性病には必ず天枢に灸すべし。

〈駒井〉

灸五壮、鍼三分。

胃疾患、腸炎、粘液下痢、子宮病、月経不順、腸疝痛。

〈岡部〉

下痢、胃痙攣、消化不良、疫痢、赤痢、浮腫、腸鳴、上気、立っていることができない、冷症、臍部の痛み、心煩、嘔吐、風邪、水分過飲、喘息、婦人病、月経不順、月経過多。

〈本間〉

消化器疾患、泌尿器疾患、生殖器疾患、呼吸器疾患、心臓病、脳神経系疾患などに用いられる。

〈竹之内・濱添〉

鍼五分ないし一寸、留むること七呼ないし十呼、灸七壮ないし百壮。

慢性胃腸疾患を主る。下痢、腸カタルに因り粘液を下痢する症、十二指腸虫、水腫、腎疾患、心疾患、月経不順、子宮内膜症、赤白帯下、不妊症、下腹厥冷、下腹牽引痛、腰痛、小児病、そのほか慢性病に応用する。また返し鍼に応用する。

〈代田〉

大腸の病を主る。下痢、便秘、赤痢、腸チフス、腸炎などに効く。また腎炎、腎盂炎にも効く。

〈中医学〉

直刺0・8～1・2寸、可灸。

臍が絞られるような腹痛、嘔吐、腹脹、腸鳴、腹中の腫瘍、痢疾、下痢、便秘、虫垂炎、月経痛、月経不順、熱がひどくて譫言をいう、少腹から性器にかけての痛み、水腫。

〈深谷灸〉

下痢、便秘、男女生殖器病、中脘、天枢の三穴に五壮、三ヶ月で便臭が消える。

〈森〉

腹壁内に直刺15～30ミリ。

大腸・小腸疾患、胃疾患、肝臓疾患等に効く。特に下痢、便秘に効く。

〈上地〉

関元や中極と一緒に灸をすると腸が丈夫になる。風邪が肺から大腸に移り、圧痛が現れることがある。

〈首藤〉

直刺。

腸疾患。

まとめ

天枢に麺筋のような筋張ったこりがあると、それが痃癖や積の元になり下痢、便秘、食欲不振、肩こりなどを訴えるようになる。したがって、天枢のこりを柔らかくするように治療することが慢性疾患を治すことにつながる。しかし、治療方法は患者の状態によって使い分ける必要がある。透熱灸、知熱灸、浅い置鍼、深い単刺、灸頭鍼などを用いるが、陰陽虚実の病理状態を確実に診察して使い分ける。そうすれば、諸先生の記しているような疾患を治すことができるはずである。ただし、諸先生が記しているものの中には専門医に紹介すべき疾患も多い。

057 外陵《がいりょう》

取穴

陰交の傍ら二寸、天枢の下一寸に取る。

古法の主治症と施術法

『明堂』
刺入八分、灸五壮。
腹中尽痛。

『甲乙経』
九巻・脾胃大腸受病、発腹脹満、腸中鳴、短気第七に「腹中尽痛」とある。

『千金方』
腹中尽疼。

『銅人』
可灸五壮、鍼入三分。
腹中痛、心如懸、下引臍腹痛。

『聚英』
銅人灸五壮、鍼三分。素註鍼八分。
腹痛、心下如懸、下引臍腹痛。

『図翼』
刺三分、灸五壮。甲乙経作刺八分。
腹痛、心下如懸、下引臍痛。

『説約』
鍼一寸、灸五壮。
癩疝、少腹満を治す。

意釈と解説

①外陵は腹痛を治すが、その状態は心下から臍にかけて引きつり痛むものである。

②『説約』だけは癩疝に用いるとある。癩疝とは鼠径ヘルニアのために下腹から睾丸にかけて腫れ痛む病である。なお、癩疝と㿉疝は同意。

現代の主治症と施術法

〈松元〉
鍼三分ないし八分、灸七壮。
鉛毒疝または直腹筋痙攣を治す。

〈**駒井**〉

灸五壮、鍼三分。

下腹神経痛、鼓腸、直腹筋痙攣。

〈**岡部**〉

腹痛、心下が堅くなる、下腹部の痛み。

〈**本間**〉

腸痙攣、胃下垂症、月経痛、副睾丸炎。

〈**竹之内・濱添**〉

消化器疾患を主る。便秘、下痢、腹直筋痙攣、肋間神経痛、陰痿、子宮出血、白帯下、淋疾。

〈**中医学**〉

直刺0・8～1・2寸、可灸。

腹痛、小腹部から性器にかけての痛み、月経痛、心臓から臍までひきつる様に痛むもの。

〈**深谷灸**〉

腹痛。

〈**森**〉

直刺15～30ミリ。

便秘、下痢、腰痛。

まとめ

①外陵に比較的弾力性を持つ硬結があり圧痛も出ていて、大きい場合は、上は天枢、下は大巨の下まで広がっていることがある。横幅も胃経からはみ出して任脈に近く、外側は脾経に近いところまで広がっている。このような硬結は瘀血である。灸頭鍼を用いてよい。

②瘀血とは逆に、血虚のために天枢を中心として左胃経が引きつり痛むことがある。発作が起これば、猛烈な痛みで声も出ないくらいである。これは肝積である。上は心に及び下は子宮や睾丸まで引きつる。肝虚陰虚熱証で曲泉を補うが、腹部に治療できる場合は外陵を用いる。ただし、屈まっているために治療できないことがある。そのときは三焦兪や痞根を用いればよい。

③脾虚陰虚熱証で腹痛して下痢、便秘するときに用いる。胃腸虚弱者が胃腸の状態が良くないときは外陵に圧痛が出ている。

058 大巨《だいこ》

一名腋門・液門・掖門

取穴

石門の傍ら二寸、天枢の下二寸に取る。

古法の主治症と施術法

『**明堂**』

刺入八分、灸五壮。

腹満痛、善煩、小便難、癩疝、偏枯、四肢不用、善驚。

『**甲乙経**』

九巻・足厥陰脈動喜怒不時、発癩疝、遺溺、癃第十一に「癩疝、大巨及地機、中郄主之」とある。
十巻・陽受病、発風第二に「偏枯、四肢不用、善驚」とある。

『千金方』

少腹満、小便難、陰下縦。四肢不挙。驚不得臥、善驚。癩疝、偏枯。

『銅人』

可灸五壮、鍼入五分。

『聚英』

少腹脹満、煩渇、癀疝、偏枯四肢不挙。
銅人鍼五分、灸五壮。素註鍼八分。
小腹脹満、煩渇、小便難、癀疝、偏枯四肢不収、驚悸不眠。

『図翼』

刺五分、灸五壮。甲乙経刺八分。
小腹脹満、煩渇、小便難、癀疝、四肢不収、驚悸不眠。

『説約』

驚悸して眠らず、小便利せざるを治す。按ずるに外陵、大巨の四穴、男子の無嗣を主治す、若し男子少腹筋攣して緩豊ならず、毎に疝瘕を苦しむは、則ち交接の時、精を子宮に射すること能わざるなり、嗣を求むるの人、毎に此の四穴において、或は鍼し或は灸すれば、乃ち久しくして少腹の寛解するを覚う、以て熙熙の台に登らば、則ち鳳雛、龍卵、あに得がたからんや。

意釈と解説

①腹が張って痛み苦しみ、やたらと口が渇いて小便が気持ちよく出ない。また、鼠径ヘルニア、半身不随で手足が麻痺している。気持ちがオドオドして動悸がして安眠できない。以上のような病症のときに大巨を用いる。

②『説約』に記されているように、外陵と大巨に治療すると男性の不妊症、つまり、精力がない者に効く。女性の不妊症にも効く。筆者は灸頭鍼を用いるが、下腹が温まって気持ちがよいといって、1カ月も経過しないうちに妊娠した。

③大巨が半身不随に効くのは、瘀血か血虚の証、つまり肝実（肺虚肝実証が多い）か肝虚陰虚熱証である。やはり、灸頭鍼がよいが、透熱灸でも効く。半身不随ではないが、四肢に力が入らないものに用いる。多くは脾虚腎虚熱証である。

現代の主治症と施術法

〈松元〉

鍼三分ないし八分、灸七壮。
また前に同じと雖も神経性心悸亢進、不眠症、四肢倦怠、癀瘡、小便閉、そのほか、男子の早漏、失精には大巨及び外陵を以て治を施すべし。

〈駒井〉

灸五壮、鍼八分。
不眠症、便秘、鼓脹、腸カタル、尿閉、陰痿。

〈**岡部**〉
下腹部の張り、小便不利、半身不随、諸潰瘍、手足の病、不眠、下痢、便秘、気管支カタル、肺炎、腎臓炎、肺結核、腎盂炎、子宮諸疾患、不妊症、月経不順、膀胱カタル、腹膜炎、下肢の諸疾患にも著効がある。神経痛、リウマチにも使用する。

〈**本間**〉
腸疝痛、半身不随、便秘、小便が出渋る、不眠症。

〈**竹之内・濱添**〉
鍼三分ないし八分、灸七壮ないし十五壮。
消化器疾患を主る。便秘、下痢、腹直筋痙攣、肝疾患、心悸亢進、不眠症、睾丸炎、陰痿、早漏、遺精、子宮出血、白帯下、尿閉、下腹厥冷、四肢倦怠。

〈**代田**〉
大腸の病を主る。下痢、便秘、腸炎、腎臓炎、腎臓結核、腎盂炎、子宮内膜症、帯下、不妊症、月経不調、膀胱炎、淋疾、坐骨神経痛、リウマチ。

〈**中医学**〉
直刺0・8～1・2寸、可灸。
少腹脹満、排尿困難、小腹部の痛み、遺精、早漏、興奮して動悸があり眠れないもの、半身不随。

〈**深谷灸**〉
腸疝痛、便秘、精力減退、陰痿。

〈**森**〉
直刺15～30ミリ。
便秘、下痢、腰痛。

〈**上地**〉
腹には灸がよい。左の場合（子宮筋腫など）は鍼。しかし、ほかで取れるなら腹にはあまり刺さない。刺す場合は下から内に向けて刺す。腸の故障。

〈**首藤**〉
超旋刺。
腸疾患、泌尿器疾患。

まとめ

下腹の腹筋（胃経）が引きつっていて、任脈の力が抜けているものを小腹不仁という。これは腎の陰虚によって虚熱が発生し、その熱が胃経に波及して拘攣を起こしている。湯液では八味丸証である。したがって、大巨は精力減退、腰痛、小便自利または不利、疲労、血圧の異常、半身不随、老人性の咳、糖尿病、下肢の脱力感などの病症に効果がある。

ただし、下腹部全体の力が抜け、大巨の部分にも拘攣がない場合は腎虚陽虚寒証である。このようなときは八味丸ではなく真武湯を用い、透熱灸を施す。

059 水道《すいどう》

取穴

関元の傍ら二寸に取る。鼠径溝の上二寸、天枢の下三寸に当たる。

古法の主治症と施術法

『明堂』

刺入二寸半、灸五壮。

少腹脹満、痛引陰中、月水至則腰背中痛、胞中瘕（『外台』は腰背中痛、腹中瘕）、子門有寒引髕髀、三焦約大小便不通。

『甲乙経』

九巻・三焦約内閉、発不得大小便第十に「三焦約、大小便不通」とある。

十二巻・婦人雑病第十に「小腹（少腹と同じ）脹満、痛引陰中、月水至則腰脊痛、胞中瘕、子門有寒引髕髀」とある。割注に「千金云、大小便不通、刺水道」とある。

『千金方』

三焦約、大小便不通。少腹脹満、痛引陰中。肩背痛。少腹脹満痛引陰中、月水至則腰背痛、胞中瘕、子門寒、大小便不通、刺水道、入二寸半。

『千金翼方』

三焦、膀胱、腎熱気、灸水道随年壮。

『銅人』

可灸五壮、鍼入二寸五分。

少腹満、引陰中痛、腰背強急、膀胱有寒、三焦結熱、小便不利。

『聚英』

銅人灸五壮、鍼三分半。素註鍼二分半。

肩背痠疼、三焦膀胱腎中熱気、婦人小腹脹満痛引陰中、月水至則腰背痛、胞中瘕、子門寒、大小便不通。

『図翼』

刺一寸五分、灸五壮。一曰刺八分半。

肩背強急、痠痛、三焦膀胱腎気熱結、大小便不利、疝気偏墜、婦人小腹脹痛、引陰中、月経至則腰腹脹痛、胞中瘕、子門寒。

千金云、主三焦膀胱腎中熱気、灸随年壮。

百證賦云、兼筋縮、専治脊強。

『説約』

鍼一寸半、灸五壮。

大小便閉、疝気偏墜、婦人腹脹、子宮諸疾を治す。

意釈と解説

①三焦の陽気が循環しなくなって内に閉じ込められたようになると、膀胱や腎にも熱が停滞して、大便と小便が出にくくなる。

②下腹が張り膨れて痛み、これが陰部にまで響いて痛む。このよ

うな人は月経が始まると腰や背部が痛む。これは子宮にしこりがあるためで、子宮が冷えると、腰の痛みが大腿部から膝まで響く。以上のような状態のときに水道を用いる。

③「三焦約」とは三焦の働きが小さくなるという意味だから、三焦の原気が全身に循環しにくい状態である。陽気が循環しにくいと外は冷える。

④『甲乙経』には「三焦約内閉」とある。また『千金翼方』『聚英』『図翼』などは三焦、膀胱、腎熱結または熱気とある。これを三焦の陽気が内に閉じ込められて、内には熱があり、外には陽気が巡らないと解釈した。

ただし、『銅人』だけは膀胱寒とある。確かに膀胱は表に近い部位にあるために冷えやすい。しかし、冷えると小便頻数となるから、これは『銅人』の間違いであろう。三焦が約して内閉しても子宮は冷える。なぜなら、子宮は皮膚の続きだから冷えやすいのである。もちろん、腰背部も外だから冷えて痛む。同時に下腹部も冷えて痛む。これを『図翼』や『説約』では疝気としている。つまり、冷えて痛むということである。

現代の主治症と施術法

〈松元〉

鍼四分、灸七壮。

泌尿器疾患を主る。腎臓病、膀胱カタル、小便閉、睾丸炎、脱肛、子宮および膣口冷えて交接不能、月経痛、腰部および下腹部より陰中に引きて痛むに効あり。

〈駒井〉

灸五壮、鍼三分。

膀胱カタル、腸疝痛、副睾丸炎、尿閉、脱腸、子宮内膜炎、月経困難、ラッパ管炎。

〈岡部〉

腰部の脹りと痛み、膀胱の病、婦人の下腹部の脹りと痛み、陰中の痛み、不妊症、大小便不利。

〈本間〉

腸の病、子宮下垂、子宮位置異常で下腹部の痛み、男子精系痙攣、膀胱麻痺、尿閉、膀胱炎、腎盂炎、子宮内膜症。便秘には水道または水道の一寸上から内下方に向けて深く刺すと効くことがある。

〈竹之内・濱添〉

鍼四分ないし一寸、灸七壮ないし十五壮。

泌尿器疾患を主る。腎臓炎、膀胱炎、腎石疝痛、尿閉、頻尿、睾丸炎、子宮および膣の疾患、月経痛、不妊症、下腹冷感症、虫垂炎、黄疸、脱肛、便秘、下痢。

〈代田〉

下腹部の諸疾患、殊に膀胱、子宮、尿道などの疾患に効く。

〈中医学〉

直刺0・8～1・2寸、可灸。

小腹脹満、小腹部の痛み、月経痛、排尿困難。

〈深谷灸〉

腎、膀胱系の病、子宮病。

〈森〉

腹腔内に向けて直刺15～30ミリ。

膀胱炎。

〈**上地**〉

泌尿器と関係がある。灸のほうがよい。

まとめ

三焦の原気を補って、陽気を発散する目的で使用する経穴である。それによって内の熱が取れたり子宮が温まったりして、諸症状が取れる。したがって、やたらと深く刺してよいものではない。基本的には浅く刺して陽気を補う。透熱灸が最もよい。灸頭鍼を用いてもよいが、表面だけ温めるような方法では逆効果になる。鍼は一寸を用い、それを半分くらいは刺して鍼頭で艾を燃焼させるが、艾の大きさは10円玉大がよい。火傷しないように鍼の周囲に紙を敷く。紙の厚さは葉書2枚分くらいが適当だろう。それ以上になると効果がない。紙が温まって広い範囲を温めることが目的となる。

060 帰来《きらい》

一名谿穴

取穴

中極の傍ら二寸、鼠径溝のやや上方に取る。

古法の主治症と施術法

『明堂』

刺入八分、灸五壮。

少腹痛、賁豚（奔豚と同意）、卵上入痛、引茎中痛、女子陰中寒。

『甲乙経』

八巻・経絡受病入腸胃五蔵積、発伏梁、息賁、肥気、痞気、賁豚第二に「奔豚、卵上入痛引茎」とある。

十二巻・婦人雑病第十に「女子陰中寒」とある。

『千金方』

賁豚、卵上入引茎痛。

『千金翼方』

陰冷腫痛、灸帰来三十壮。

『銅人』

可灸五壮、鍼入八分。

少腹賁豚、卵縮、茎中痛、婦人血蔵積冷。

『聚英』

銅人灸五壮、鍼五分。素註鍼八分。

奔豚、卵上入腹、引茎中痛、婦人血臓積冷。

『図翼』

刺八分、灸五壮、一曰刺二分半。

奔豚、九疝、陰丸上縮、入腹引痛、婦人血蔵積冷。

『説約』

鍼一寸、灸五壮。

奔豚九疝、陰丸上縮し腹に入り引痛す、婦人の血閉、積冷を治す。

意釈と解説

①下腹が痛む。奔豚気が起こって胸に突き上がってきて動悸がする。睾丸が引きつれて腹に入るような感じがして痛み、それが陰茎にまで響いて痛む。子宮の中に冷えがある。以上のような状態のときに帰来を用いる。

②奔豚については『金匱要略』奔豚気病脈証併治第八・第二条に「師曰、奔豚病、従少腹起、上衝咽喉、発作欲死復還止、皆従驚恐得之」とある。

奔豚気病とは下腹から心下、心、咽喉などに気がつき上がってきて心下痞、動悸、咽喉の詰まり感、呼吸困難などを発作的に起こす病気である。原因は房事過度、セックスレス、過度の中絶や流産、肉体的な過労、熱病の誤治などである。

発作が起こるときは「下腹から何か塊のようなものが心下や胸に突き上がりませんか」と問診して確かめる。脈は発作が出ているときは数。常は大で虚しているか弦で虚していることが多い。現代医学的には高血圧症、神経性心悸亢進症、精力減退、性的ノイローゼなどと言われるが、単なる過労からも発生する。

漢方薬では主に竜骨、牡蛎を含む薬方を用いる。鍼治療では復溜の補法で治まる。灸は禁忌である。特に上半身にはよくない。

③『銅人』以下の書物に「婦人血蔵積冷」とある。これは子宮に冷えが積もっているという意味で、そのような人が奔豚気病になりやすいということであろう。睾丸が引きつり、腹に入るような感じがして痛むのは、肝積からも発生する。原因は房事過度が多い。

現代の主治症と施術法

〈松元〉

鍼五分ないし八分、灸七壮。

男女生殖器疾患を主る。


〈駒井〉

灸五壮、鍼八分。

卵巣炎、月経不順、子宮内膜炎、子宮周囲炎、腟炎、不妊症、睾丸炎。


〈岡部〉

陰茎の痛み、陰部の痛み、下腹部の腫れまたは腫瘍、筋腫、婦人血の道、月経不順、陰痿、遺精。


〈本間〉

睾丸炎、尿道炎、膀胱炎、卵巣炎、腟炎。


〈竹之内・濱添〉

鍼五分ないし一寸、灸七壮ないし十五壮。

男女の生殖器疾患を主る。淋疾、月経異常、睾丸炎、下腹冷感症、便秘、下痢、脱腸、腹直筋痙攣。


〈代田〉

膀胱炎、尿道炎、子宮内膜症、子宮筋腫、月経不調、陰痿、夢精（遺精の間違いであろう）。


〈中医学〉

直刺0・8～1・2寸、可灸。

少腹の疼痛、閉経、子宮脱垂、白色の帯下、腰部下腹部痛、陰茎痛。

〈深谷灸〉

男女泌尿生殖器疾患。

〈森〉

腹腔内に向けて直刺15～30ミリ。

膀胱炎。

〈上地〉

腎、膀胱、婦人科疾患、前立腺肥大などの異常があるときに圧痛が出る所、これを曲泉か陰谷でとる。

まとめ

①帰来は虚していれば透熱灸。最初は熱いが、熱さを感じなくなれば感じるまで続ける。１００壮になってもよい。

②鍼治療は原則として接触鍼を用いる。気が動けば痛みが消える。熱が多いときは10番鍼くらいを少し深く刺して瀉法。

③上地の教えは貴重である。病位に直接、施術するのではなく、経絡を考えて遠くから治すのが上工である。

061 気衝《きしょう》

一名気街・気堂

取穴

帰来の外下方一寸五分、恥骨結節上縁の外端、大腿動脈拍動部に取る。

古法の主治症と施術法

『素問』水熱穴論第六十一

気街、三里、巨虚上下廉、此八者、以寫胃中之熱也。

『霊枢』雑病二十六

腹痛、刺臍左右動脈、已刺按之、立已、不已刺気街、已刺按之、立已。

『明堂』

刺入三分、留七呼、灸三壮。

腹中大熱不安、腹中有大気（『外台』は腹有逆気）、女子月水不利、或閉塞、暴腹脹満、癃、淫濼、身熱、腹中絞痛、㿗疝、陰腫、乳難、子上搶心、若胞不出、衆気尽乱、腹満不得息（『外台』は反息）、腰痛控睾少腹及股、卒俛不得仰、石水（『外台』は股下石水）、婦人無子、少腹痛、陰疝（『医心方』は陰痿）、茎中痛、両丸騫痛、不可仰臥。

『甲乙経』

八巻・水膚脹、鼓脹、腸覃、石瘕第四に「石水」とある。

九巻・脾胃大腸受病、発腹脹満、腸中鳴、短気第七に「腹痛、刺臍左右、動脈已刺、按之立已、不已刺気街按之立已」とある。

九巻・同に「腹中有大熱不安、腹有大気、如相侠暴腹脹満、癃、淫濼」とある。

九巻・同に「腹満痛、不得息、正臥屈一膝伸一股、並刺気衝、鍼上入三寸、気至寫之」とある。

九巻・腎小腸受病、発腹脹、腰痛引背少腹控睾第八に「腰痛控睾少腹及股、卒俛不得仰」とある。

九巻・足厥陰脈動喜怒不時、発㿉疝、遺溺、癃第十一に「陰疝痿、茎中痛、両丸騫、臥不可仰臥」とある。

九巻・足太陽脈動、発下部痔、脱肛第十二に「脱肛下刺気街主之」とある。

十二巻・婦人雑病第十に「女子月水不利、或暴塞閉、腹脹満、癃、淫濼、身熱、腹中絞痛、㿉疝、陰腫及乳難、子搶心、若胞衣不出、衆気尽乱、腹満不得反復」とある。

十二巻・同に「婦人無子及少腹痛」とある。


『**千金方**』

腹中大熱不安、腹有大気、暴腹脹満、癃、淫濼。凡腹満痛不得息、正仰臥屈一膝、伸一脚、並気衝、鍼入三寸、気至瀉之。身熱、腹痛。腹中満熱、淋閉不得尿。大気石水。腰痛。㿉陰腫痛、陰痿、茎中痛、両丸騫痛、不可仰臥。月水不利、或暴閉塞、腹脹満、癃、淫濼、身熱、乳難、子上搶心、若胞不出、衆気尽乱、腹中絞痛、不得反息、正仰臥屈一膝、伸一膝、並気衝、鍼上入三寸、気至瀉之。無子、小腹痛。

『**銅人**』


可灸七壮立愈、炷状如大麦、禁不可鍼。

腸中大熱、不得安臥、腹有逆気、上攻心、腹脹満、淫濼、月水不利、身熱、腹中痛、㿗疝、陰腫、難乳、子上搶心、痛不得息、気衝腰痛、不得俛仰、陰痿茎中痛、両丸騫痛不可忍。


『**聚英**』


銅人灸七壮、禁鍼。素問、刺中脈、血不出、為腫鼠僕。明堂鍼三分留七呼、気至即瀉、灸三壮。

腹満不得正臥、㿉疝、大腸中熱、身熱腹痛、大気石水、陰萎、茎痛、両丸騫痛、小腹奔豚、腹有逆気上攻、心腹脹満、上搶心痛不得息、腰痛不得俛仰、淫濼、傷寒、胃中熱、婦人無子、小腹痛、月水不利、妊娠子上衝心、字難、包衣不出。

東垣曰、脾胃虚弱、感湿成痿、汗大泄、妨食、三里、気衝、以三稜針出血、又曰、吐血多不愈、以三稜鍼於気衝出血立愈。


『**図翼**』


刺三分、留七呼、灸七壮。甲乙経曰、灸之不幸使人不得息。一云、禁不可鍼、艾炷如大麦。

逆気上攻、心腹脹満、不得正臥、奔豚、㿉疝、淫濼、大腸中熱、身熱腹痛、陰腫茎痛、婦人月水不利、小腹痛無子、妊娠子上衝心、産難胞衣不下。

一云、此穴主寫胃中之熱、与三里、巨虚上下廉同。

千金云、治石水、灸然谷、気衝、四満、章門。

百證賦云、兼衝門、治帯下産崩。


『**説約**』

東垣曰、主血多諸証、以三稜鍼、刺此穴、出血立愈。

鍼灸を禁ず、按ずるに凡そ動脈上、多くは鍼灸を禁ず、小動脈の如きは、その脈を按絶して之に鍼す、大動脈の如きは、古人鍼灸法有りと雖も宜しく禁絶すべし。

意釈と解説

①脾胃や大腸が病を受けたために腹の中に熱と気が停滞し、それが胃腸を挟むかのように急に腹が張り膨れ、小便は気持ちよく出ず、身体全体が重だるい。あるいは、腹が張り痛み、呼吸するのも苦しい。このようなときは仰臥して片方の脚は膝立てし、もう片方の脚は伸ばし、気衝に3寸ほど鍼を刺して気が至れば瀉法する。腹痛が主であれば天枢を刺し、治らなければ気衝を刺す。

②腎や小腸が病を受けると腰が痛み、それが睾丸や下腹や内股まで響く。そのために前屈みになって身体を反り返らせることができない。

③足の厥陰経脈が病を受けると、下腹が引きつり痛み、陰痿となり、陰茎が痛み、睾丸が蹴り上げられたように痛んで仰臥できない。

④足の太陽経脈が病を受けると、肛門が下がって脱する。つまり脱肛になる。

⑤月経が思ったほど出ないか、急に閉止して、腹が張り膨れ、小便が気持ちよく出ず、身熱があるために身体が重だるい。また、腹が絞られるように痛む。鼠径ヘルニア。陰部の腫れ。難産で下腹から胎児が突き上げてでもいるように気が心窩部に突き上がってくる。あるいは産後に胎盤が出にくい。腹の中の気がすべて乱れて腹が張り、寝返りもできない。また、不妊症や婦人の冷えて下腹が痛むものや石水病。以上のものに効く。

⑥「淫濼」は「いんらく」または「いんしゃく」と読む。『大漢和辞典』には酸痛に似た病態とある。酸痛とは、しびれ重だるく痛むという意味。

⑦「乳難」は難産のこと。

⑧気衝はさまざまな病症に効果があるので数条に分けて意釈したが、簡単にまとめると次のようになる。

腹満、腹痛、全身倦怠感、小便難、腰痛、睾丸の引きつり、陰茎痛、精力減退、難産、妊娠中に心下に突き上がってきて動悸がする、月経不利、脱肛、鼠径ヘルニア、石水病といわれる浮腫などに気衝を用いる。

現代の主治症と施術法

〈松元〉

鍼三分、留むること七呼、気を得て即ち瀉す、灸三壮ないし七壮。一説に禁鍼という。

男女生殖器疾患および不妊症または妊婦急癇即ち子宮内にて胎児直立して困難し、或は難産にて胞衣下らざるなどを治す。そのほか、腸胃熱、直腹筋痙攣および腰痛に効あり。

〈駒井〉

灸七壮、禁鍼。

睾丸炎、精系神経痛、子宮病、卵巣炎、不妊症。

〈岡部〉

腹膜炎、腹水に著効がある。胃中の熱を鎮めたり、腹が脹り心下にまでつかえるもの、尿道・子宮の諸疾患に著効がある。脱腸、不妊症。


〈本間〉

ラッパ管炎、卵巣炎、子宮内膜炎、副睾丸炎、前立腺肥大、膀胱炎、腎盂炎、尿道炎、大小腸カタル、骨盤結締識炎等の主として下腹部に起こる炎症性疾患に効がある。三稜鍼で瀉血する。


〈竹之内・濱添〉

鍼三分、留むること七呼、気を得て後瀉す、灸三壮ないし七壮。

男女生殖器疾患を主る。陰痿、不妊症、妊娠急癇（ひきつけ）、難産にて胞衣下らず、胃腸熱、疝気、下腹冷感、腹直筋痙攣、腎石疝痛、尿道炎、腰痛、下肢疼痛、股関節脱臼。


〈代田〉

腹膜炎及び腹水に灸して著効がある。間歇性跛行症、レイノー病、脱疽、鼠径神経痛。


〈中医学〉

直刺0・8〜1・2寸。

外陰部腫痛、腹痛、腰部下腹部痛、月経不順、不妊症、産後諸疾患、インポテンツ、陰茎痛。


〈深谷灸〉

腎炎、腎盂炎、膀胱炎、輸卵管炎、卵巣炎、子宮内膜症、副睾丸炎、前立腺炎。


〈森〉

外方から内下方に向けて斜刺10〜14ミリ。

腹膜炎、腹水、下腹部痛。


〈上地〉

肝経の異常が圧痛となって現れる場所。

まとめ

①筆者は積極的に用いたことがない。ただし、鼠径部が痛いときに衝門とともに接触鍼をすると、即座に治ることがある。
②『説約』に記されているように動脈がある部位だから、深い鍼、太い鍼、三稜鍼などにて治療するときは慎重を期したい。特に初心者は接触鍼くらいから始めるとよい。

062 髀関《ひかん》

取穴

大腿を伸展し、上前腸骨棘の下方、縫工筋と大腿筋膜張筋の間で作る三角窩の陥凹したところ、その頂点で指圧すると下方に響くところに取る。

古法の主治症と施術法

『明堂』

刺入六分、灸三壮。

膝寒痺不仁、痿不得屈伸。

『甲乙経』

十巻・陰受病、発痺第一下に「膝寒痺不仁、不可屈伸」とある。

『千金方』

膝寒不仁、痿痺不得屈伸。

『銅人』

鍼入六分。

膝寒不仁、痿厥、股内筋絡急。

『聚英』

銅人鍼六分、灸三壮。

腰痛、足麻木、膝寒不仁、痿痺、股内筋絡急不屈伸、小腹（少腹と同意）引喉痛。

『図翼』

刺六分、灸三壮。一云刺三分、禁灸。

腰痛、膝寒、足麻木不仁、黄疸、痿痺、股内筋絡急、小腹引喉痛。

『説約』

鍼六分、灸三壮。

腹痛、鼓脹、癥瘕、寒疝、中風、半身不随を治す。

意釈と解説

①膝関節の力が抜けて屈伸できない。大腿部内側の筋が引きつる。下腹の痛みが咽喉にまで響く。黄疸。腹痛。腹が張る。冷えて下腹が痛む。半身不随。

②諸書の主治症をまとめると、上記のようになる。まず膝関節だが、筆者の経験では膝関節の腫れているものによい。一度の治療で水が消えることがある。「少腹引喉痛」を下腹の痛みが咽喉まで響くとしたが、はたしてそのような病症があるのか。未経験である。下焦が冷えて腎経の咽喉部のみに熱が集まって痛むことはある。しかし、これは太渓または照海で治る。もし胃経の咽喉痛であれば、下腹痛と関係あるかもしれない。

③髀関は大腿部以下の胃経の流れをよくする穴だから半身不随にも使いたい。同じ理由から黄疸に効いてもおかしくないし、腹痛にも効くであろう。

④『銅人』に灸の記述がないので『図翼』は禁灸としたと思われるが、これは『図翼』の早とちりで透熱灸を用いてもよい。

現代の主治症と施術法

〈松元〉

鍼六分、灸三壮ないし七壮。

腰椎神経痛、内及び外股筋痙攣又は硬直、下肢筋麻痺あるいは膝蓋部の冷却。そのほか、下腹より咽喉に引きて痛むに効あり。脚気には灸をしてよい。

〈駒井〉

灸三壮、鍼六分。

腰神経痛、痙攣、外大股筋痙攣、膝蓋部の厥冷症、下肢の麻痺。

〈岡部〉

股関節炎、半身不随、大腿部の麻痺、膝の痛み。


〈本間〉

大腿部の痛み、攣急、屈伸不随。腸の疝痛に効くことがある。


〈竹之内・濱添〉

鍼六分、灸三壮ないし七壮。

腰痛、下肢前側・外側神経痛、膝関節炎、脚気、腹直筋痙攣、下腹部より咽喉に引いて痛みに効あり、腹膜炎、痔疾、淋疾、子宮痙攣、月経過多。


〈代田〉

腓側大腿皮神経痛、半身不随、股関節炎。


〈中医学〉

直刺0・6～1・2寸、可灸。

股関節の運動障害、萎縮、疼痛。足の感覚の麻痺感、腰部大腿部の疼痛、筋の拘縮、運動障害。


〈深谷灸〉

中風、半身不随、腸疝痛、膝痛（鍼）、大腿部の屈伸不能及び攣急。


〈森〉

大腿前面から後方へ直刺15～30ミリ。

股関節痛、大腿前側痛。


〈上地〉

膝痛、朝起きて第一歩を踏み出せないような腰痛の時によい。二寸以上の鍼。半身不随。

まとめ

膝関節に水が貯留しているときに下方に向かって斜刺する。深さは20～30ミリほど刺入する。この一本で水が取れる。

063 伏兎《ふくと》

取穴

前大腿部中央のやや外側、大腿直筋の外縁に取る。

古法の主治症と施術法

『明堂』、『医心方』、『外台』は無主治で禁鍼、禁灸穴となっている。


『甲乙経』

八巻・経絡受病入腸胃五蔵積、発伏梁、息賁、肥気、痞気、奔豚第二に「寒疝、下至腹腠、膝腰痛如清水、大腹（一作小腹）諸疝按之至膝上」とある。


『千金方』

狂邪鬼語、灸伏兎百壮。


『銅人』

鍼入五分、不可灸。

風労、気逆、膝冷不得温。


『聚英』

膝冷不得温、風労、痺逆、狂邪、手攣縮、身隠疹、腹脹、少気、頭重、脚気、婦人八部諸疾。


『図翼』

刺五分、禁灸。千金云、狂邪鬼語灸百壮、亦可五十壮。

脚気、膝冷不得温、風痺、婦人八部諸疾。


『説約』

鍼五分、禁灸。

寒疝、風労、気逆、膝冷、脚気行歩正しからず、腹満、胸痛、中風半身不随を治す。或は云う、狂邪鬼語灸数百壮。

意釈と解説

①冷えて腹筋の引きつる寒疝は下腹から発症する。そうして腰から膝まで水をかけられたように冷える。いろいろな疝病を発症したとき、これを按圧すると膝の上まで響く。
②虚労のときに風邪に当てられると、喘息様の病症が現れる。そのほか、伏兎は脚気、半身不随で手の引きつり、湿疹、腹の張り、呼吸が浅い、頭重、あらゆる婦人病、膝の冷えなどに効く。また、狂った状態になって悪霊に取り憑かれたようなことをしゃべるときに灸百壮をするとよい。
③多くの書物が禁灸になっているが、『千金方』は灸100壮という。禁灸にしたのは胃経の熱が集まりやすい部位なので、不用意に施灸すると胃熱実になったり化膿したりするからである。しかし、大腿部まで冷えているときは透熱灸を用いてよい。

現代の主治症と施術法

〈松元〉

鍼六分、灸三壮。

半身不随、脳充血、脚気、膝部冷却、下肢の痙攣および収縮または腹痛、婦人の子宮充血、猩紅熱、紅疹、ジンマシン。


〈駒井〉

禁灸、鍼五分。

下肢痙攣、麻痺、下肢厥冷、頭痛、脚気、外股皮下神経痛、婦人病。


〈岡部〉

麻痺、厥冷、頭痛、脚気、半身不随、ジンマシン、婦人病。


〈本間〉

主として脚気、半身不随による麻痺、足の神経痛など足の病に効き、胃腸の病に取穴されることもある。


〈竹之内・濱添〉

鍼六分、灸三壮ないし七壮、一説に年壮。

脚気、膝関節前面の冷却、膝関節炎、下肢前側および外側の疼痛・麻痺、半身不随、腹痛、痔疾、子宮出血、婦人科疾患、睾丸炎、腎疾患よりくる熱症、脳充血、ジンマシン。

〈代田〉

腓側大腿皮神経痛、坐骨神経痛、半身不随、下肢麻痺、脚気。

〈中医学〉

直刺0・6～1・2寸、可灸。

股関節の疼痛、下肢の冷え、麻痺、脚気、下腹部と腰部の痛み、腹脹。

〈深谷灸〉

坐骨神経痛。

〈森〉

直刺で15～30ミリ。

片麻痺。

〈上地〉

首が前に曲がらないときによい。頭痛、下肢麻痺、痙攣、膝周辺の成長痛。

〈首藤〉

胃痛、大腿皮神経痛、不感症。接触鍼で超旋刺。

まとめ

①脚気八処の灸の一つ。脚気八処の灸は風市、犢鼻、膝眼、足三里、巨虚上廉、巨虚下廉、絶骨、伏兎である。

②通常、胃経に熱や寒があれば足三里や上巨虚や下巨虚が用いられるが、伏兎も胃経の寒熱を治するに適した経穴である。そのために胃痛、痔疾にも効く。切皮程度の置鍼でよいが、麻痺がある場合は少し深く刺してもよい。

064 陰市《いんし》

一名陰鼎

取穴

膝蓋骨外縁の上三寸、膝蓋骨外縁と伏兎の中央に取る。

古法の主治症と施術法

『明堂』

刺入三分、留七呼、灸三壮。

寒疝下至膝腰痛、腹中脹満、痿厥、少気。

『甲乙経』

八巻・経絡受病入腸胃五蔵積、発伏梁、息賁、肥気、痞気、奔豚第二に「寒疝痛、腹脹満、痿厥、少気」とある。

『千金方』

腹中満、痿厥、少気。腰痛不可以顧。膝上伏兎中寒。寒疝下至腹腠、膝腰痛如清水、小（一作大）腹諸疝、按之下至膝上、伏兎中寒、疝痛、腹脹満、痿、少気。

『外台』

不可灸。

寒疝下至腹腠、膝腰痛如清水、大腹諸疝、按之下膝上。伏兎中寒痛、腹脹満、痿厥、少気。

『銅人』

鍼入三分、不可灸。

寒疝、小腹痛脹満、腰已下伏兎上、寒如注水。


『**聚英**』

銅人鍼三分、禁灸。明堂灸三壮。

腰脚如冷水、膝寒、痿痹、不仁、不屈伸、卒寒疝、厥痿少気、小腹痛脹満、脚気、脚以下伏兎上寒、消渇。


『**図翼**』

刺三分、留七呼、禁灸。刺腰痛論註曰、伏兎下陥者中、灸三壮即此。

腰膝寒如注水、痿痺不仁、不得屈伸、寒疝小腹痛満、少気。

千金云、水腫大腹、灸随年壮。

玉龍賦云、兼風市、能駆腿足之乏力。

通玄賦云、膝胻痛、陰市能医。

霊光賦云、専治両足拘攣。

席弘賦云、心疼手顫少海間、若要除根覔陰市。


『**説約**』

鍼五分、灸七壮。

寒疝にて少腹痛み、腸満して腰已下寒痺し、水腫大腹するを治す。

意釈と解説

寒疝で下腹が痛み、あるいは張る。脚が萎えて力が入らなくなって冷える。呼吸が浅くなる。大腿部が冷える。

現代の主治症と施術法

〈**松元**〉

鍼三分、灸三壮。

腰脚以下、伏兎に至り冷却し、また膝部厥冷して麻痺または萎縮して屈伸不能に効あり、あるいは脚気にて足に力無き症、そのほか、消渇、腹水、下腹疼痛を治す。


〈**駒井**〉

禁灸、鍼三分。

腰部・大腿部・膝蓋部の厥冷、神経麻痺、下腹神経痛、脚気。

〈**岡部**〉
膝から足にかけて厥冷し、膝が寒く、麻痺、腹痛、腹の脹り、脚気、腰痛。

〈**本間**〉
足、腰、膝の冷え。冷えが腹まで上って痛むもの。大腿部外側が冷えて感覚が麻痺している場合。膝の屈伸が不自由な場合。

〈**竹之内・濱添**〉

鍼三分、灸三壮ないし十五壮。

腰部および下肢の冷却・疼痛・麻痺、下肢屈伸不能、膝関節炎、脚気、糖尿、腹水、下腹疼痛、胃痙攣。

〈**代田**〉
下腹の冷感、下腹痛、腓側大腿皮神経痛、膝痛、膝の冷え。

〈**中医学**〉

直刺0・5～1寸、可灸。

下肢の麻痺感、だるい痛み、膝を屈伸できない。下肢の脳血管障害による運動障害、腰痛、冷えると下腹が痛む、腹痛、腹脹。

〈深谷灸〉

下腹痛、膝の冷え、下腹部の冷え。

〈森〉

直刺10～15ミリ。

冷え症。

〈上地〉

下腹の冷えに効く。灸、灸頭鍼がよい。

まとめ

膝が冷えるという人によい。また、下腹に力が入らなくて歩きにくい人に用いてよい。透熱灸なら20壮、鍼は灸頭鍼がよい。

065 梁丘《りょうきゅう》

足陽明の郄

取穴

下肢を伸展し、膝蓋骨外縁の上二寸、陥凹部に取る。

陰市の下方一寸、ゴリゴリありて強く響くところを目当てにとる（柳谷）。

古法の主治症と施術法

『明堂』

刺入三分、灸三壮。

大驚、乳痛、脛苕苕痺（『外台』は脛苦痺）、膝不能屈伸、不可以行。

『甲乙経』

九巻・邪在心胆及諸蔵府、発悲恐、太息、口苦、不楽、及驚第五に「大驚、乳痛」とある。

十巻・陰受病、発痺第一下に「脛苕苕痺、膝不能屈伸、不可以行」とある。

『千金方』

梁丘、曲泉、陽関主筋攣、膝不得屈伸、不可以行。

『銅人』

可灸三壮、鍼入三分。

大驚、乳痛、寒痺、膝不能屈伸。

『聚英』

銅人灸三壮、鍼三分。明堂鍼五分。

膝脚腰痛、冷痺不仁、難跪、不可屈伸、足寒、大驚、乳腫痛。

『図翼』

刺三分、灸三壮。

脚膝痛、冷痺不仁、不可屈伸、足寒、大驚、乳腫痛。

神応経云、治膝痛屈伸不得、可灸三壮・七壮。

『説約』

鍼三分、灸三壮。

脚膝痛むを治す、髀関より此の穴に至りて半身不随を療するの要穴なり。

意釈と解説

①大いに驚くと、乳房が腫れて痛む。

②下腿部が痩せて細くなって麻痺したり冷えて痛んだりする。そうして膝だけが大きく腫れて屈伸できないし歩行も困難になる。以上のような病症のときに梁丘を用いる。

③「大驚、乳痛」はなかなか理解しがたい。驚は腎虚で心熱になったときに発生するが、これが梁丘で治るのかどうか。乳痛、または、乳腫痛は梁丘が胃経に属すから治せると思うが、大驚から発生するかどうか。牽強付会すれば、腎虚で大いに驚き、腎虚の虚熱が胸に波及して心熱となる。同時に胃経の熱にもなって乳痛が発生するとも考えられる。

④「脛苕苕痺」は「けいちょうちょうひ」と読む。下腿の脛骨部分が痩せて細くなり、反対に膝は大きくなる。これを「鶴膝風」という。現代でいう変形性膝関節症である。陽明経から太陰経の熱になると発症する。

⑤中風病つまり半身不随は、肝虚陰虚熱証で陽明経の熱になることが多い。それで髀関から梁丘まで半身不随に用いることが多いとする。もちろん、足三里も使う。

現代の主治症と施術法

〈松元〉

鍼五分、灸七壮。

腰脚以下、膝蓋部麻痺、若しくは焮衝により腫痛し、正座不能に効あり、そのほか、婦人の乳房炎を治す。

〈駒井〉

灸三壮、鍼三分。

膝蓋部神経痛、麻痺、膝関節炎、乳腺炎。

〈柳谷〉

膝蓋部神経痛及び麻痺、膝関節炎、半身不随、乳腺炎、急性胃カタル、胃痙攣発作時に著効あり。ただし脈腹証を診て気の往来を考えて施すべし。

〈岡部〉

胃痙攣、膝関節炎、リウマチ、腰痛、足膝冷、下痢止め、乳腺炎。

〈本間〉

半身不随、膝関節炎、リウマチ、坐骨神経痛。沢田流では胃痙攣やそのほかの腹痛に透熱灸。下痢止め。

〈竹之内・濱添〉

鍼五分、灸七壮ないし十五壮。

腰痛、下肢疼痛および麻痺、脚気、膝関節炎、胃痙攣、腹痛、腸疝痛、腹直筋痙攣、乳房炎、尿閉、睾丸炎。

〈代田〉

腹痛、殊に胃痙攣の特効穴。下痢止めの名灸、ただし、腸結核の下痢止めには崑崙の方がよくきく。その他、膝関節炎、膝関節リウマチなどの膝痛に効く。

〈中医学〉

直刺0・5~0・8寸、可灸。

胃痛、膝の腫脹、脳血管障害による下肢の運動障害、乳房の瘍。

〈深谷灸〉

腹痛、胃痙攣、虫垂炎、胆嚢炎などすべての腹痛の特効穴であり、下痢止めの名灸。膝関節痛。

〈森〉

やや前外側から内側へ斜刺10~15ミリ。

胃痛、虫垂炎。

〈上地〉

胃の実痛の特効穴、胃痙攣（虚痛）には地機の方がよい。胃熱の瀉法。

〈首藤〉

膝関節痛、胃痛。超旋刺による。

まとめ

①胃痛にはいろいろな経穴が効くが、筆者は復溜で止めることが多い。昔、関西鍼灸専門学校の和田清吉から、胃痛のときは上に向けて深く刺すのだと教えられたが、未熟なために効いたことがない。

②膝関節炎で脾虚陽明経熱証のときに用いると効く。浅く置鍼するか透熱灸がよい。膝関節に浮腫があるときは知熱灸も用いる。

③米山博久は月経痛に用いた。

066 犢鼻《とくび》

取穴

膝を立て、膝蓋骨の下外側と脛骨上端との陥凹にして膝靭帯の外縁に取る。

古法の主治症と施術法

『霊枢』雑病第二十六

膝中痛、取犢鼻。

『明堂』

刺入六分、灸三壮。

犢鼻腫、可灸不可刺、其上堅勿攻、攻者死、膝中痛不仁。

『甲乙経』

十巻・陰受病、発痺第一下に「膝中痛、取犢鼻、以員利鍼、鍼発而間之、鍼大如氂、刺膝無疑」とある。

十一巻・寒気客於経絡之中、発癰疽、風成、発厲、浸淫第九下に「犢鼻腫可刺、其上堅勿攻、攻之者死」とある。

『千金方』

凡犢鼻腫可灸不可刺、若其上堅勿攻、攻之即死。膝中痛不仁。膝不仁難跪。

『外台』

灸三壮。

犢鼻腫、先熨去之、其赤堅勿攻、攻者死、膝中痛不仁、難跪起、諸腫節潰者死、不潰可療也。

『銅人』

膝中痛不仁、難跪起、膝髕癰腫潰者不可治、不潰者可療、若犢鼻堅硬勿便攻、先以洗熨、即微刺之愈。

『聚英』

素註鍼六分、銅人鍼三分、灸三壮。素問、刺犢鼻、出液為跛。

膝中痛不仁、難跪起、脚気膝臏腫。膝臏腫潰者不可治、不潰可治、若犢鼻堅硬、不便攻、先洗熨微刺之愈。

『図翼』

刺六分、灸三壮。一曰刺三分。刺禁論曰、刺膝髕、出液為跛、故刺此者、不可軽也。

膝痛不仁、難跪起、脚気、若膝髕癰腫、潰者不可治、不潰者可療、若犢鼻堅硬、勿便攻之、先用洗熨而後微刺之愈。

霊光賦云、善治風邪湿。

『説約』

鍼三分、灸七七壮。

膝中痛み不仁し、跪起し難く、膝髕癰腫を治す。此穴及膝眼には、先ず熨して後これを刺す。熨方、桂枝一匁、乾姜一匁、山椒一匁、烏頭一匁。右四味、水四合を以て煎じて二合を取り、先ず熨してこれに鍼す、鍼して後再び熨す。

膝眼四穴、脚気水腫、脚膝沈重、起坐行歩正しからざるを治す。

鍼一寸、灸七七壮。

意釈と解説

①『明堂』には「膝の中がしびれ痛むときに、犢鼻が腫れている場合は灸をすべきで鍼を刺してはいけない。犢鼻が堅いのに攻めるような強い鍼をすると死亡する」とある。しかし、『甲乙経』には「犢鼻が腫れている場合は鍼がよいが、犢鼻が堅い場合は強い鍼はだめだ」とある。どちらが正しいか解らないが、『銅人』以下の書物は次のように記されている。

膝の中がしびれ痛み、跪いたり立ち上がったりすると痛む。あるいは膝蓋骨を中心として腫れて化膿していて、破れて膿が出ている場合は治せない。しかし、破れていないものは治療してよい。もし犢鼻が硬い場合は鍼をしてはいけない。そのときはまず薬草を煎じ、その液で湿布して温め、その後で少し鍼をするとよい。

②湿布薬の内容は『説約』に記されている。いずれも辛温薬で温める作用がある。これらを煎じた液にガーゼを入れて浸し、引き上げてから少し絞り、火傷しない程度に冷えてから膝に当てる。膝が発赤すれば良しとする。

〈松元〉

現代の主治症と施術法

鍼三分ないし六分、灸七壮。

膝関節炎、関節リウマチ、膝蓋筋麻痺および神経痛並びに筋炎。

〈駒井〉

灸三壮、鍼三分。

膝関節リウマチ、膝蓋神経痛・麻痺、脚気。

〈岡部〉

膝関節炎、脚気。

〈本間〉

膝関節炎、膝関節リウマチ、水腫、脚気。

〈竹之内・濱添〉

鍼三分ないし六分、灸七壮。

脚気、半身不随、腓骨神経痛、膝関節炎、リウマチ、衄血。

〈代田〉

膝関節炎および関節症、リウマチ。鍼は一寸〜一寸五分刺入して問題ない。脚気やシュラッテル病にも効く。

〈中医学〉

膝蓋靭帯の内側に向けて斜刺0・5〜1・2寸、可灸。

膝関節痛、脚気。

〈深谷灸〉

間歇性跛行症、半身不随の後遺症、膝や足が重いとき、水腫、疲れなど。

〈森〉

膝関節内に向けて斜刺10〜30ミリ。

膝を九十度に曲げておくと関節内に刺入できる。膝関節痛の特効穴。

〈上地〉

変形性膝関節炎。2寸の5番を留める。

まとめ

筆者は犢鼻よりも膝眼を用いることが多い。用いるとすれば、透熱灸または切皮置鍼がよい。

067 足三里《あしさんり》

合土穴／一名鬼邪

取穴

膝を立てて脛骨の外縁を擦上して指の止まる所と腓骨小頭を結んだ線の中央に取る。

古法の主治症と施術法

『素問』刺腰痛論第四十一

陽明令人腰痛、不可以顧、顧如有見者、善悲、刺陽明於骭前（三里）、三痏、上下和之出血。

『素問』水熱穴論第六十一

気衝、三里、巨虚上下廉、此八者、以寫胃中之熱也。

『霊枢』邪気蔵府病形第四

胃病者、腹䐜脹、胃脘当心而痛、上肢両脇、膈咽不通、食飲不下、取之三里也。

『霊枢』四時気第十九

著痺不去、久寒不已、卒取其三里〜。腸中不便、取三里、盛寫之、虚補之〜。

腹中常鳴、気上衝胸、喘不能久立、邪在大腸、刺肓之原、巨虚上廉、三里〜。善嘔、嘔有苦、長太息、心中憺憺、恐人将捕之、邪在胆、逆在胃、胆液泄則口苦、胃気逆則嘔苦、故曰嘔胆、取三里、以下胃気逆〜。

小腹痛腫、不得小便、邪在三焦約、取之太陽大絡、視其絡脈与厥陰小絡而血者、腫上及胃脘、取三里〜。

『霊枢』五邪第二十

邪在肝、則両脇中痛、寒中、悪血在内、行善掣節、時脚腫、取之行間、以引脇下、補三里以温胃中〜。

邪在脾胃、則病肌肉痛、陽気有余、陰気不足、則熱中善饑、陽気不足、陰気有余、則寒中腸鳴腹痛、陰陽倶有余、若倶不足、則有寒有熱、皆調於三里。

『霊枢』熱病第二十三

風痙身反折、先取足太陽及膕中、及血絡出血、中有寒取三里〜。

『霊枢』五乱第三十四

気在於腸胃者、取之足太陰、陽明、不下者取之三里。

『脈経』平人迎神門気口前後脈第二、第一条

左手寸口、人迎以前脈、陰実者、手厥陰経也、病苦閉大便不利、腹満、四肢重、身熱、苦胃脹、刺三里。

『脈経』平三関病候并治宜第三、第九条

寸口脈渋、是胃気不足、宜服乾地黄湯自養、調和飲食、鍼三里補之。

『明堂』

刺入一寸、留七呼。灸三壮。

陽厥悽悽而寒、少腹堅、頭痛、脛股腹痛、消中、小便不利、腹中寒、脹満、熱汗不出、善嘔苦、痙、身反折、口噤、喉痺不能言、陰気不足、熱中、消穀善飢、腹熱身煩、狂言、胸中瘀血、胸脇支満、膈痛、不能久立、膝痿寒、乳癰、有熱、五蔵六府脹、狂歌妄言、怒、悪人与火、罵言、霍乱、遺矢気。

『甲乙経』

七巻・六経受病、発傷寒熱病第一中に「気衝、三里、巨虚上下廉、此八者、以瀉胃中之熱〜」とある。

七巻・六経受病、発傷寒熱病第一下に「熱病、先頭重額痛、煩悶身熱、熱争則腰痛不可以俛仰、胸満、両頷痛、甚善泄、飢不欲食、善噫、熱中足清、腹脹食不化、善嘔、泄有膿血、若嘔無所出、先取三里、後取太白、章門主之〜陽厥悽悽而寒、少腹堅、頭痛、脛股腹痛、消中、小便不利、善嘔」とある。

七巻・足陽明脈病、発熱、狂走第二に「狂歌妄言、怒、悪人与火、罵詈」とある。

七巻・太陽中風感於寒湿、発痙第四に「痙中有寒取三里〜痙、身反折、口噤、喉痺不能言」とある。

八巻・五蔵六府脹第三に「五蔵六府之脹、皆取三里、三里者股之要穴也〜其病、各有形状、営気循脈、衛気逆為脈脹、衛気並血脈、循分肉、為膚脹（霊枢作、営気循脈、為脈脹、衛気並脈、循分肉、為膚脹）取三里寫之～」とある。

八巻・水膚脹、鼓脹、腸覃、石瘕第四に「水腫脹皮腫」とある。

九巻・肝受病及衛気留積、発胸脇満痛第四に「邪在肝則病、両脇中痛、寒中、悪血在内、胻節時腫、善瘈、取行間、以引脇下、補三里、以温胃中～其気積於胸中者、上取之積於腹中者、下取之、上下皆満者、傍取之、積於上者、寫人迎、天突、喉中、積於下者、寫三里与気衝～喉痺、胸中暴逆、先取衝脈、後取三里、雲門皆寫之」とある。

九巻・邪在心胆及諸蔵府、発悲恐、太息、口苦、不楽、及驚第五に「邪在膽逆在胃、膽液泄則口苦、胃気逆則嘔苦汁、故曰、嘔膽取三里、以下胃逆～」とある。

九巻・脾胃大腸受病、発腹脹満、腸中鳴、短気第七に「邪在脾胃則病肌肉痛、陽気有余陰気不足、則熱中善饑、陽気不足陰気有余則寒中、腸鳴、腹痛、陰陽倶有余若倶不足、則有寒有熱、皆調其三里。胃病者、腹䐜脹、胃脘当心而痛、上榰両脇膈、咽不通、食飲不下。腹中雷（一本作常）鳴、気常衝胸、喘不能久立、邪在大腸也、刺肓之原、巨虚上廉、三里。腹中不便、取三里、盛則寫之、虚則補之。腸中寒、脹満、善噫、聞食臭、胃気不足、腸鳴、腹痛、泄、食不化、心下脹」とある。

九巻・三焦膀胱受病、発少腹腫、不得小便第九に「少腹腫痛、不得小便、邪在三焦約、取之足太陽大絡、視其結絡脈与厥陰、小結絡而血者、腫上及胃脘取三里」とある。

十一巻・気乱於腸胃、発霍乱吐下第四に「霍乱、遺矢気」とある。

十一巻・五気溢、発消渇、黄癉第六に「陰気不足、熱中消穀、善飢、腹熱、身煩、狂言」とある。

十一巻・動作失度内外傷、発崩中瘀血、嘔血、唾血第七に「胸中瘀血、胸脇榰満、膈痛、不能久立、膝痿寒」とある。

十二巻・婦人雑病第十に「乳癰有熱」とある。

『千金方』

腹中寒、脹満、腸鳴、腹痛、胸腹中瘀血、小腹脹、皮腫、陰気不足、小腹堅、熱病汗不出、喜嘔、口苦、壮熱、身反折、口噤、鼓頷、腰痛不可以顧、顧而有所見、喜悲上下求之、口僻、乳腫、喉痺不能言、胃気不足、久泄痢、食不化、脇下柱満、不能久立、膝痿寒、熱中消穀苦飢、腹熱、身煩、狂言、乳癰、喜噫、悪聞食臭、狂歌妄笑、恐怒大罵、霍乱、遺溺、失気、陽厥、凄凄悪寒、頭眩、小便不利、喜噦、凡此等疾、皆灸刺之、多至五百壮、少至二三百壮。

腹脹満不得息。痃癖。少気。胸脇柱満。足痿失履不收。足下熱不能久立。水腹脹皮腫。小便不利、癃。

『千金方』は三里と記して手足の区別はないが、以下の病証は手三里のものではないかと思われる。

肘痛時寒、咳嗽多唾、喉痺不能言、僻噤。これらは手三里の項にも記した。

『千金翼方』

黄疸。脚気。骨熱、胸煩満、気悶。身重腫、坐不欲起、風労脚疼。胃中熱病。

人年三十以上、若灸頭不灸三里穴、令人気上眼暗、所以三里穴下気也。

『外台』

一切病、皆灸三里三壮、毎日常灸下気、気止停也。

灸三壮。陽厥悽悽而寒、少腹堅、頭痛、脛股腹痛、消中、小便不利、善噦、痓、中有寒、腹中寒、脹満、善噫、聞食臭、胃気不足、腸鳴腹痛、食不化、心下脹、熱病汗不出、喜嘔吐苦、癃、痓身反折、口噤、喉痺不能言、寒熱、陰気不足、熱中消穀善飢、腹熱身煩、狂言、胸中瘀血、胸脇支満、膈痛不能久立、膝痿寒、水腹脹、皮腫、乳癰有熱、五蔵六府脹、狂歌妄言、怒恐悪人与火、罵言、霍乱、遺矢失気。

『銅人』

可灸三壮、鍼入五分。

胃中寒、心腹脹満、胃気不足、聞食臭、腸鳴、腹痛、食不化。

秦丞祖云、諸病皆治、食気、水気、蠱毒、痃癖、四肢腫満、膝胻痠痛、目不明。

華佗云、療五労羸痩、七傷虚乏、胸中瘀血、乳癰。

外台、明堂云、人年三十已上、若不灸三里、令気上衝目。

『聚英』

素註刺一寸、留一呼、灸三壮。銅人灸三壮、鍼五分。明堂鍼八分、留十呼、瀉七吸、日灸七壮止百壮。素註刺一寸、千金灸五百壮、少亦一二百壮。

胃中寒、心腹脹満、腸鳴、蔵気虚憊、真気不足、腹痛、食不下、大便不通、心悶不已、卒心痛、腹有逆気上攻、腰痛不得俛仰、小腸気、水気、蠱毒、鬼撃、痃癖、四肢満、膝胻酸痛、目不明、産婦血暈不省人事。

秦丞祖云、諸病皆治。

華佗云、主五労羸痩、七傷虚乏、胸中瘀血、乳癰。

千金翼云、主腹中寒脹満、腸中雷鳴、気上衝胸、喘息、不能久立、腹痛、胸腹中瘀血、少腹脹皮腫、陰気不足、小腹堅、傷寒熱不已、熱病汗不出、喜嘔、口苦、壮熱、身反折、口噤、鼓頷腫痛、不可回顧、顧而有所見、喜悲上下求之、口噼、乳腫、喉痺不能言、胃気不足、久泄利、食不化、脇下支満、不能久立、膝痿、寒熱中消穀、苦飢腹熱、身煩狂言、乳癰、喜噫、悪聞食臭、狂歌、妄笑、恐怒、大罵、霍乱、遺尿、失気、陽厥凄凄悪寒、頭眩、小便不利、喜噦、脚気。

外台秘要云、人年三十已上、若不灸三里、令人気上衝目。

東垣曰、飲食失節、及労役形質、陰火乗於坤土之中、致穀気、栄気、清気、胃気、元気、不得上升、滋於六腑之陽気、是五陽之気、先絶於外、外者天也、下流入於坤土陰火之中、皆由喜怒悲憂恐、為五賊、所傷而後、胃気不行、労役飲食不節、継之則元気乃傷、当於胃合三里穴中、推而揚之、以伸元気。又曰、気在於腸胃者、取之足太陰陽明、不下者取之三里。又曰、気逆霍乱者、取三里、気下乃止、不下復始。又曰、胃病者、胃脘当心而痛、上支両脇、膈噎不通、飲食不下、取三里、以補之、脾胃虚弱、感湿成痿、汗大泄、妨食、三里、気街、以三稜鍼出血、若汗不減、不止者、於三里穴下三寸上廉出血。禁酒湿麵。又曰、六淫客邪、及上熱下寒、筋骨皮肉血脈之病、錯取於胃之合三里、大危。又曰、有人年少気弱、常於三里、気海灸之、節次約五七十壮、至年老、熱厥頭痛、雖太寒、猶喜風寒痛愈、悪煖処、見烟火、皆灸之過也。

『図翼』

刺五分、留七呼、灸三壮。千金云、灸二百壮至五百壮。

一云、小児忌灸三里、三十外方可灸。不爾反生疾。秋月不宜出血、恐土虚也。

胃中寒、心腹脹痛、逆気上攻、蔵気虚憊、胃気不足、悪聞食臭、腹痛腸鳴、食不化、大便不通、腰痛膝弱不得俯仰、小腸気。

此穴主寫胃中之熱、与気衝、巨虚上下廉同。

秦承祖曰、諸病皆治、食気水気、蠱毒痃癖、四肢腫満、膝胻痠痛、目不明。華佗云、療五労七傷、羸痩虚乏、瘀血、乳癰。

外台、明堂云、人年三十已外、若不灸三里、令気上衝目、使眼無光、蓋以三里能下気也。

一伝、心疼者、灸此穴及承山、立愈、以其中有瘀血、故寫此則愈。

千金云、三里、内庭、治肚腹病妙。又身重腫、坐不欲起、風労脚疼、灸五十壮、刺五分補之。又邪病大呼罵走、三里主之、名鬼邪。

神応経云、治心腹脹満、胃気不足、飲食不化、痃癖、気塊、吐血、腹内諸疾、五労七傷、灸七壮。

太乙歌云、兼束骨、刺治項強腫痛、体重腰癱。

玉龍賦云、兼絶骨、三陰交、能治連延脚気。又治心悸虚煩。又兼水分、陰交、蠱脹宜刺。又合太衝、中封、治行歩艱楚。

百證賦云、兼陰交、治中邪霍乱。

霊光賦云、治気上壅。又兼陽陵、陰陵、申脈、照海、治脚気及在腰之疾。

席弘賦云、治手足上下疾、亦治食癖気塊。又云、虚喘宜尋三里中。又胃中有積、刺璇璣、此穴功亦多。又気海専治五淋、又須鍼三里。又治耳内蝉鳴、腰欲折、須兼五会補寫之始妙。又云若鍼肩井、須三里、不刺之。時気未調。又治腰連膀痛。又治脚腫脚痛須兼懸鍾、陽陵、陰陵、三陰交、太衝、行気、併治指頭麻木。又腕骨、腿疼寫此穴。又兼風府、鍼度浅深、更尋三里。治膀胱気未散。

通玄賦云、能却五労之羸痩。又云治冷痺。

捷法云、治食不充肌。

天星秘訣云、耳鳴、腰痛、先五会、後耳門、三里。又云胃停宿食、後尋三里起璇璣。又云、兼二間、治牙疼頭痛併喉痺。又云、兼期門治傷寒過経不出汗。

四総穴云、肚腹三里留。

馬丹陽天星十二穴云、能除心脇痛、腹脹胃中寒、腸鳴併泄瀉、眼腫膝脛痠、傷寒羸痩損、気蠱及諸般。年過三旬後、鍼灸眼光全。

増治法云、治五労七傷、腰痛不挙、喉痺、脇間暴痛、不得息、咳嗽多痰、足痿足熱、腹中瘀血水腫、陰気不足、熱病汗不出、喜嘔口乾、身反折、口噤鼓頷、胃気不足、聞食即吐、泄痢水穀不化、消渇、遺尿、失気、陽厥悪寒、頭眩、小便不利、悉宜鍼灸。

『灸経』

灸三壮。

蔵府久積、冷気心腹脹満、胃気不足、聞食臭、腸鳴腹痛。

秦丞祖曰、諸病皆治、食気、暑気、蠱毒、癥癖、四肢腫満、腿膝酸痛、目不明。

華佗曰、亦主五労羸痩、七傷虚乏、大小人熱、皆調三里。

外台、明堂云、凡人年三十以上、若不灸三里、令気上眼闇、所以三里下気。

『説約』

鍼一寸、灸七七壮。小児灸を禁ず。

秦丞祖曰く、諸病皆治す、或は曰く、五労七傷を療す。按ずるに足部の病、皆療す。此の穴また能く逆気を下す、外台に曰く、人年三十已上、若し此の穴に灸せずんば、気上りて目を衝き、眼をして光無からしむ、蓋しその能気を下すを以てなり。

『鍼灸則』

逆気上衝、頭痛、目眩、眼翳、耳鳴、鼻塞、口無味、痰咳気喘、心痛、胸腹支満、食不化、腹内諸痰、気塊、腹痛、大小便不調、腰脊強痛、此穴降諸上逆之濁気、升下陥之清気、故所治之諸病、皆是濁気上塞之症也、上膏肓穴、升下陥清陽之気、而清気升則濁気降、此三里穴、降上逆之濁気、而濁気降則清気升、陰陽升降、立為其用、而並行者也、故今灸膏肓者、後日必灸三里、以宜治之者也。

意釈と解説

①足三里には、胃の熱を瀉する作用がある。したがって、熱病によって胃腸や陽明経の熱になり、頭重痛、前額部痛、身熱で悶える、胸が張り苦しい、陽明経の流れている頷部が痛む、熱のための下痢などの病症があるときに足三里を用いる。また、熱が旺盛なときに陰気がその熱を取ろうとすると反って腰痛が発生する。

②胃腸や陽明経に熱が旺盛になると、躁病状態になって走り回ったり、人に対して悪口雑言を吐き、よく歌いしゃべり、人に遇い火を見ることを嫌う。

③虚熱が発生していることもある。このときは、空腹を感じるが食欲がない、噫気が出やすい、足が煩熱するのに冷えやすい、腹が張って吐き気がし、吐こうとしても何も出ない。下痢すると膿血が混じることがある。食べても痩せる。小便が自利することがあるが、反対に不利になることがある。

④筋肉が引きつる痙病で咽喉が腫れたり、口がうまく開かなかったりするときにも足三里がよい。

⑤内臓が悪い、水腫、腹水などの水が停滞する病気、肝臓が悪くなって胸脇部が痛む、瘀血がある、ため息が出やすい、口が苦い、気分が憂鬱、腹の張り、腹痛、腸鳴、下痢、便秘、食欲不振、霍乱で嘔吐下痢するとき、乳腺炎、膝関節痛などいろいろな病気に効く。

現代の主治症と施術法

〈松元〉

鍼五分ないし一寸、留むること十呼、瀉七吸、灸七壮ないし百壮。

諸臓の慢性病及び消化器疾患を主る。殊に脾胃の虚弱、胃中冷、胃痙攣、食欲不振、羸痩、神経衰弱、ヒポコンデリー（神経系知覚過敏に因る七傷則ち喜怒憂思悲恐驚）及び婦人のヒステリー則ち色情亢進に因る憂鬱病の如きに精神療法を兼用すれば著大なる効を奏す。そのほか、乳房炎、産後の腹痛や血暈にて人事不省に陥りたるを喚起す。また口腔疾患、嚥下困難、扁桃腺炎、言語不正、脚気、四肢倦怠感、腰痛、便秘、膝蓋部以下、脛骨神経痛および麻痺、或は腸雷鳴、腹水、腹膜炎、殊に腸チフスには発汗及び枢熱の効あり、また眼病、脳溢血、そのほか百病みな治す。

〈駒井〉

灸十壮、鍼五分。

消化不良、胃痙攣、腸雷鳴、便秘、四肢の倦怠・麻痺・神経痛、脚気、頭痛。

〈柳谷〉

一灸万病総ての疾患に効くという。なかんづく胃腸疾患、ヒステリー、脚気、逆上症、癲狂、肺結核、憂鬱症、下肢疾患および疾病の予防灸穴、反射誘導穴として広く使用する。

〈岡部〉

慢性の胃腸疾患、神経衰弱、ヒステリー、憂鬱症、逆上症、脚気、下肢の諸疾患、反射伝導。

〈本間〉

消化器病一般に効く。足の病、脚気、神経痛、半身不随。呼吸器病、心臓病には消化器を調え栄養を付けるために必ずといってよいくらいに配穴する必要のある穴である。最初は灸一壮、鍼は切皮程度から始める。神経衰弱、ヒステリー、精神錯乱。蓄膿症、鼻炎、臭覚異常。半身不随、脚気、腓骨神経痛、坐骨神経痛、膝関節炎、足関節痛、リウマチ。補法に用いる。

〈竹之内・濱添〉

鍼五分ないし一寸、留むること十呼、瀉七吸、灸七壮ないし百壮。

諸臓の慢性病および消化器疾患、腹水、腹痛、腸疾患、腹直筋痙攣、遺尿、婦人科疾患、腰痛、坐骨神経痛、脚気、半身不随、乳房炎、扁桃炎、嚥下困難、口腔疾患、眼病、衄血、眩暈、中風、脳充血、高血圧症、貧血、産後の眩暈、そのほか、万病を治すという。養生灸として用いる。

〈代田〉

胃痙攣、胃炎、胃アトニー、胃下垂症。神経衰弱、ヒステリー、神経症、中風、半身不随、脚気、坐骨神経痛、小児麻痺。肥厚性鼻炎、蓄膿症。そのほか、慢性病一切。

〈中医学〉

直刺0・5〜1・5寸、可灸。

胃痛、嘔吐、腹脹、腸鳴、消化不良、下痢、便秘、喘咳で痰の多いもの、乳房の瘍、頭のふらつき、耳鳴り、心悸、呼吸が苦しい、うつ病で精神錯乱、妄想して笑う、中風、脚気、水腫、膝や脛部のだるい痛み、鼻の疾患、産後の貧血による目眩。

〈深谷灸〉

諸種の慢性疾患、中風、半身不随、肥厚性鼻炎。

〈森〉

やや膝を曲げて直刺15〜30ミリ。

下肢の倦怠、坐骨神経痛、胃疾患、ノイローゼ。

〈上地〉

胃の痛み、しこり、胸のつかえ。いくらでも食べられる胃拡張は胃実で、足三里と兪穴に瀉法。脾虚の腰痛は肉が水太りで骨を支える力がないためで、足三里、中脘で腹をよくする。腎兪、志室の置鍼または灸頭鍼を併用する。

上半身に故障を起こしがちな人は、足三里と膏肓に養生灸。糖尿病でやせてきた人には、足三里にわずかな灸と脾兪の灸。口の周りの吹き出物には合谷と足三里の灸。足がだるい、脛や足底が痛いものには正穴より一筋外側を刺しおろす。足の甲が痛いときは、2寸で刺し下ろす。日光に当たっての蕁麻疹。脚気、足のだるさ、足が頼りないとき、足が疲れたときは足三里に灸。消化器をよくする。後天の気を補う。

〈首藤〉

超旋刺。

前脛骨筋中に刺入するときは響きに注意する。必ずしも刺しやすい所ではない。

脾胃経を補うときに使用する。消化器疾患、不眠症、うつ、膝関節疾患で水が溜まるもの。

まとめ

①以上のように、足三里はさまざまな疾患に効くようだ。しかし、やはり証によって使い分ける必要がある。

②脾の陰気が虚して胃腸および陽明経の実熱になっている場合は瀉法。急性熱病のときは悪寒がなくなり発熱し、午後になると高くなり、手足から汗が出て、便秘し、譫言をいう。雑病だと精神錯乱状態、躁病、過食、下痢しても元気、声が大きい、暑がり。

③脾の津液が虚して胃腸および陽明経の虚熱になっている場合は、少し深く刺して陰気を補う。急性熱病だと悪寒は少なく発熱して手足から汗が出て口渇し、食欲はなく元気がない。大便は出ていないことが多い。雑病だと疲労感、手足の倦怠感、腹痛して下痢、食欲がない。

④脾の津液が虚して胃腸および陽明経が寒状態になっているときは、浅く補って陽気を多くする。急性熱病だと発熱して元気がなく、口渇なく、食欲なく、下痢し、小便は自利する。唇が白い。雑病だと、発熱はないがそのほかは同じような病症がある。体質的に脾胃が虚している場合はやせている。全身の倦怠感。気分は憂鬱。

⑤脾の津液が虚して胃腸は冷えているが、陽明経に熱が停滞している場合は、浅く補って陽気を多くする。急性熱病のときは発熱して頭痛が激しく、目眩、頸項筋のこり、口渇するが飲みたくはない。唇は赤い。昼間に胃を冷やす物を飲食したのが原因。子供に多い。大人だと発熱はないが頭痛、頸項部のこり、目眩、食欲減退などがある。

⑥以上のような証で、痔疾、副鼻腔炎、肩こり、口の周囲の吹き出物、下痢、便秘、胃痛、腹痛などがあれば足三里を用いてよい。

⑦経筋病、つまり、坐骨神経痛、膝関節痛、下肢の筋肉痛などがあれば用いてよい。灸頭鍼または斜刺で深く刺す。

⑧肝虚陰虚熱証や腎虚陰虚熱証のときに足三里を補うと、気血の生成が盛んになって結果的に肝や腎を補う。浅い置鍼でよい。

⑨養生灸は3壮でよいが、毎日続ける。半身不随などに用いる場合は10～20壮くらいでよい。

068 上巨虚《じょうこきょ》

足陽明と大腸の合／一名巨虚上廉

取穴

膝を立てて三里の下三寸、解渓の上一尺に取る。

『素問』水熱穴論第六十一

気衝、三里、巨虚上下廉、此八者、以寫胃中之熱也。

『霊枢』邪気蔵府病形第四

大腸病者、腸中切痛而鳴濯濯、冬日重感於寒即泄、当臍而痛、不能久立、与胃同候、取巨虚上廉。

『霊枢』四時気第十九

邪在大腸、刺肓之原、巨虚上廉、三里。

『明堂』

刺入八分、灸三壮。

飧泄、大腸痛、狂妄走、善欠、大腸有熱、腸鳴、腹痛（『外台』は腹満）、侠臍痛、食不化、喘（『外台』は喘不能行立）、胸脇支満、悪聞人与木音、風水、膝腫（『外台』は面腫）不能久立。

『外台』に「甄権云、主大気不足、偏風、腰腿脚不随」とある。

『甲乙経』

八巻・腎風、発風水、面胕腫第五に「風水膝腫」とある。

九巻・肝受病及衛気留積、発胸脇満痛第四に「胸脇榰満、悪聞人声与木音」とある。

九巻・脾胃大腸受病、発腹脹満、腸中鳴、短気第七に「腹中雷（一本作常）鳴、気常衝胸、喘不能久立、邪在大腸也、刺肓之原、巨虚上廉、三里」とある。

九巻・同に「大腸病者、腸中切痛而鳴濯濯、冬日重感於寒、当臍而痛、不能久立、与胃同候、取巨虚上廉」とある。

九巻・同に「大腸有熱、腸鳴、腹満、侠臍痛、食不化、喘不能久立」とある。

十一巻・陽厥大驚、発狂癇第二に「狂妄走、善欠」とある。

十一巻・足太陰厥脈病、発溏泄下痢第五に「飧泄大腸痛」とある。

『千金方』

風水膝腫。腹中雷鳴、気上衝胸、喘不能久立、邪在大腸也、刺肓之原、巨虚上廉、三里。大腸有熱、腸鳴、腹満、挟臍痛、食不化、喘不能久立。胸脇柱満（協商支満と同意）。腸鳴相追逐。小便難黄。

『千金翼方』

骨髄冷疼。

『銅人』

可灸三壮、鍼入三分。

飧洩、腹脇支満、狂走、侠臍腹痛、食不化、喘息不能行。

甄権云、治蔵気不足、偏風腲腿、手足不仁、可灸以年為壮。

『聚英』

銅人灸三壮、鍼三分。甄権、随年為壮。明堂鍼八分、得気即寫、灸日七壮、下至三壮。

蔵気不足、偏風、脚気、腰腿手足不仁、脚脛痠痛屈伸難、不能久立、風水膝腫、骨髄冷疼、大腸冷、食不化、飧泄、労瘵、夾臍腹脇痛、腸中切痛雷鳴、気上衝胸、喘息不能行、不能久立、傷寒胃中熱。

東垣曰、脾胃虚弱、湿痿、汗泄、妨食、三里、気衝出血、不愈於上廉出血。

『図翼』

刺三分、灸三壮、甲乙経作刺八分、千金云、灸以年為壮数。

蔵気不足、偏風、脚気、腰腿手足不仁、足脛痠、骨髄冷疼不能久立、挟臍腹痛、腸中切痛、飧泄、食不化、喘息不能行、腹脇支満、狂走。
此穴、主寫胃中之熱、与気衝、三里、下巨虚治同。

『灸経』

灸三壮、
脚脛酸痛、屈伸難不能久立。
甄権曰、主、大気不足、偏風隈腿脚不能相随也。

『説約』

鍼一寸、灸七七壮。
臓気不足、偏風脚気、腸中切痛するを治す。

意釈と解説

①水気病の一つである風水を病んで水太りになり、顔面が浮腫して膝にも水が溜まって腫れている。

②胃腸や陽明経の熱になって胸脇部が張り苦しくなり、人の声や木をたたく音を嫌う。あるいは精神錯乱して走りまわり、よくあくびが出る。

③脾が虚して主に大腸が病んで腸鳴、気が胸に突き上がる、ゼエゼエと喘ぐ、腸が切られるように痛む、特に臍の辺りが痛む、下痢して腸が痛む、食欲がない、腹が張る、冷えると悪化する。以上のような病症があるときに上巨虚を用いる。

現代の主治症と施術法

〈松元〉

鍼五分ないし八分、気を得て即ち瀉す、灸七壮ないし三七壮。
腸チフスに発汗の効あり。また慢性気管支炎および肺癆に誘導の効を奏す。胃腸熱、腸雷鳴、腸疝痛、急性腸カタル、及び大腸の冷却に原因たる消化不良または完穀下痢に良効あり。そのほか、水腫、脚気、腰痛、四肢麻痺して屈伸不能または直立困難などを治す。

〈駒井〉

灸三壮、鍼三分。
腸カタル、腸雷鳴、消化不良、脚気、四肢の麻痺、歩行困難。

〈岡部〉

半身不随、腰部下肢の痛み、腸カタル、虫垂炎、下痢、長く立つことができない、そのほか、三里と同じ作用がある。

〈本間〉

胃腸の虚弱、痛み。脚気。麻痺。

〈竹之内・濱添〉

鍼五分ないし八分、気を得て後瀉す、灸七壮ないし三七壮。
腸炎、腸疝痛、虫垂炎、大腸冷却による消化不良、完穀下痢、下血、白帯下、月経痛、水腫、腰痛、四肢麻痺し屈伸不能、直立困難、脚気、腓骨神経痛、膝関節炎。

〈代田〉

腸炎、下痢、便秘、鼻閉塞、脚気、半身不随、腓骨神経痛、胃腸

の熱を取るのに鍼して効がある。肺尖浸潤、肺結核。

〈中医学〉

直刺0・5〜1・2寸、可灸。

下腹部の激痛、痢疾、腸鳴、腹脹、便秘、下痢、腸瘍、中風後遺症、脚気。

〈深谷灸〉

腸炎、半身不随、下痢、便秘、脚気、下肢倦怠。

〈森〉

直刺15〜30ミリ。

腸カタル。

〈上地〉

足三里に対する刺鍼法。

脛骨粗面の下角から2センチ位下のすじに沿って下から上へ60度ぐらいの角度で縫うように打つ。隙間に打っても原っぱに刺しているようなものはだめ。響いてもしばし抜かない。主に左を用いる。下に向ける場合もある。寸3の2番か寸6の3番を用いる。以上の刺法は上巨虚にも用いてよい。

これとは別に、上巨虚、下巨虚は60度ぐらいで上に向けて寸3を半分または全部刺入してよい。上手に用いると、ほとんどの胃腸疾患に著効。五十肩にも効く。

〈首藤〉

超旋刺。

膝関節痛で水が溜まるとき、施灸点として有効である。

まとめ

①下肢の倦怠感に用いるが、足三里で治るものが多い。腸の病症に用いるが、主に下痢または便秘して腹痛するときに用いる。膝関節炎。

②大腸の下合穴として大腸経に病症が現れているときに用いる。たとえば大腸経の熱による歯痛があるときに上巨虚を用いるような場合である。詳しくは木戸正雄の『変動経絡検索法（VAMFIT）』（医歯薬出版、2003年）を参照するとよい。

069 条口《じょうこう》

取穴

膝を立て、三里の下五寸、解渓の上六寸に取る。

古法の主治症と施術法

『明堂』

刺入八分、灸五壮。

脛寒疼（『外台』は脛寒不得臥脛疼）、足緩失履、湿痺、足下熱、不能久立。

『**甲乙経**』

十巻・陰受病、発痺第一下に「脛痛足緩失履、湿痺、足下熱不能久立」とある。

『**千金方**』

足下熱、不能久立。脛寒不得臥。膝股腫、胻酸、転筋。

『**銅人**』

鍼入五分。

膝胻寒痠痛、足緩履不収、湿痺、足下熱。

『**聚英**』

銅人鍼五分・明堂八分、灸三壮。

足麻木、風臥、足下熱不能久立、足寒、膝痛、脛寒、湿痺、脚痛、胻腫、転筋、足緩不収。

『**図翼**』

刺五分、灸三壮。甲乙経云刺八分。

足膝麻木、寒痠腫痛、趺腫、転筋、湿痺、足下熱、足緩不収不能久立。

『**説約**』

天星秘訣云、兼衝陽、絶骨、治足緩難行。

鍼一寸、灸三壮。

湿痺足下熱し、足緩まりて収まらず、久しく立つこと能わず。

意釈と解説

①脛部が痛み、脚に力が入らないために履き物が脱げてしまう。あるいは脛部を中心とした脚が冷え、運動麻痺を起こし、痺れ、腫れ、腓返りを起こす。また、足の裏が煩熱して長く立っていられない。以上のような病症のときに条口を用いる。

②「麻木」は運動麻痺のこと。

現代の主治症と施術法

〈**松元**〉

鍼五分ないし八分、気を得て即ち瀉す、灸七壮ないし三七壮。

腸チフスに発汗の効あり。流行性感冒より来たる胃熱および小腸カタル、腸出血、局発痙攣、扁桃腺炎、脚気、下肢の諸患を治す。

〈**駒井**〉

灸三壮ないし五壮、鍼三分ないし六分。

下肢の神経麻痺、膝関節炎、脚気、腸疾患、胃痙攣。

〈**岡部**〉

下肢の麻痺、神経痛、冷症。

〈**本間**〉

胃腸の虚弱、脚気、膝関節炎、足冷え。

〈**竹之内・濱添**〉

鍼五分ないし八分、気を得て後瀉す、灸七壮ないし三七壮。

腸炎、腸疝痛、下血、脚気、半身不随、腓骨神経痛、下腿痙攣、風邪、扁桃炎。

〈**中医学**〉

直刺0・5~0・9寸。

下腿の冷え痛み、麻痺、腹部の疼痛、足背の腫れ、こむら返り、上肢帯痛。

〈深谷灸〉

胃腸の虚弱、膝関節炎、足の冷え。

〈森〉

直刺20ミリ。

下肢麻痺。

まとめ

①足三里、上巨虚、下巨虚と同じ主治症と考えて大きな違いはない。とはいうものの、経穴としてあるわけだから何かに効くが、もし強いて条口の主治症をあげるとすれば、下肢全面の倦怠感や麻痺である。

②中医学の「上肢帯痛」は上肢全体の痛みのことか。もし上肢が痛むのに条口が効くのであれば卓見である。

070 下巨虚《げこきょ》

足陽明と小腸の合／一名巨虚下廉

取穴

膝を立て、三里の下六寸、条口の下一寸に取る。

古法の主治症と施術法

『素問』水熱穴論第六十一

気衝、三里、巨虚上下廉、此八者、以寫胃中之熱也。

『霊枢』邪気蔵府病形第四

小腸病者、小腹痛、腰脊控睾而痛、時窘之後、当耳前熱、若寒甚、若独肩上熱甚、及手小指次指之間熱、若脈陥者、此其候也、手太陽病也、取之巨虚下廉。

『霊枢』四時気第十九

小腸控睾、引腰脊、上衝心、邪在小腸者、連睾系、属于脊、貫肝肺、絡心系、気盛則厥逆、上衝腸胃、燻肝、散于肓、結于臍、故取之肓原、以散之、刺太陰、以予之、取厥陰、以下之、取巨虚下廉、以去之～。

『明堂』

刺入三分、灸三壯。

少腹痛、飧泄出糜、次指間熱、若脈陥、寒熱、身痛、唇乾、不得汗出、毛髭焦（『医心方』と『外台』は毛髪焦）、脱肉少気、内有熱、不欲動揺、泄膿血、腰引少腹痛、暴驚、狂言非常、（『外台』には女子乳癰、驚痺とある）痺、脛重（『外台』は腫）、足跗不収、跟痛。

『甲乙経』

八巻・五蔵伝病、発寒熱第一下に「少腹痛泄出糜、次指間熱、若脈陥、寒熱身痛、唇渇不乾、汗出、毛髪焦、脱肉少気、内有熱、不欲動揺、泄膿血、腰引少腹痛、暴驚、狂言非常」とある。

九巻・腎小腸受病、発腹脹、腰痛、引背、少腹控睾第八に「少腹控睾、引腰脊、上衝心肺、邪在小腸也、小腸者、連睾系、属於脊、貫肝肺、絡心系、気盛則厥逆上衝、腸胃燻肝肺、散於胸、結於臍、故取肓原、以散之、刺太陰、以予之、取厥陰以下之、取巨虚下廉、以去之～」とある。

十巻・陰受病、発痺第一下に「痺、脛重、足跗不収、跟痛」とある。

十二巻・婦人雑病第十に「乳癰、驚、痺、脛重、足跗不収、跟痛」とある。

『千金方』

狂言非常。乳癰、驚、痺、脛重、足跗不収、跟痛。

『銅人』

鍼入八分、可灸三壮。

少腹痛、飧泄、次指間痛、唇乾、涎出不覚、不得汗出、毛髪焦、脱肉、少気、胃中熱、不嗜食、洩膿血、胸脇少腹痛、暴驚、狂言非常、女子乳癰、喉痺、胻腫足跗不収。

『聚英』

銅人鍼八分、灸三壮。素註鍼三分。明堂鍼六分、得気即瀉。甲乙灸日七七壮。

小腸気不足、面無顔色、偏風腿痿、足不履地、熱風、冷痺不遂、風湿痺、喉痺、脚気不足沈重、唇乾、涎出不覚、不得汗出、毛髪焦肉脱、傷寒胃中熱、不嗜食、洩膿血、胸脇小腹控睾而痛、時窘之後当耳前熱、若寒甚、若独肩上熱甚、及小指次指之間熱痛、暴驚狂、言語非常、女子乳癰、足跗不収、跟痛。

『図翼』

刺三分、灸三壮、一日刺八分。

胃中熱、毛焦、肉脱、汗不得出、少気、不嗜食、暴驚、狂言、喉痺、面無顔色、胸脇痛、飧泄、膿血、小腸気、偏風腿痿、足不履地、熱風、風湿、冷痺、胻腫、足跗不収、女子乳癰。

此穴、主寫胃中之熱、与気衝、三里、上巨虚同。

『説約』

鍼一寸、灸七七壮。

脚膝腫痛収まらず、胃中熱、婦人乳癌を治す。

意釈と解説

①内臓の熱になると下腹が痛んで下痢し、小指と薬指との間が熱したり、小指の外側の筋肉が痩せたり、悪寒、発熱して身体が痛み、唇は乾くが水は飲みたくなく、汗が出て、毛髪が抜ける。あるいは痩せて呼吸が浅くなり、熱のために動くのを嫌う。また下痢に膿血が混じり、腰と下腹が引き合うように痛み、急に驚いたりして精神状態も不安定になる。

②小腸が病むと睾丸が引きつり、それが腰や背骨にまで響く。また気が肺や心に衝き上がる。小腸経は睾丸に連なり、脊に属し、肺と肝を通って心系をまとう。だから小腸の気が病的に盛んになると下半身は冷えて上焦に気が衝き上げる。そうして胃腸や肝や肺に熱が入りやすくなる。このようなときに下巨虚を用いる。

③そのほか、小腸経の流れている部分の麻痺やしびれ、下腿部の倦怠感、足関節が動きにくい、踵が痛む、乳腺炎などのときにも下

巨虚を用いる。

現代の主治症と施術法

〈松元〉

鍼五分ないし八分、気を得て即ち瀉す、灸七壮ないし三七壮。

脚気、リウマチ、膝関節炎、下肢の麻痺、歩行困難、小指及び次指の焮衝に消炎の効あり。胃カタル、扁桃腺炎、肋間神経痛、下腹痙攣、顔色脱失、唇乾きて涎出で、毛髪焦がれ肉脱し、食を嗜まざるなどを治す。或は俄然発狂して言語不正または婦人の乳癌などに効あり。

〈駒井〉

灸三壮ないし五十壮、鍼三分ないし六分。

下腹神経痛、痙攣、脳貧血、食欲不振、脚気。

〈岡部〉

急性胃カタル、リウマチ、感冒、脚気、脳貧血、食欲不振。

〈本間〉

腸疝痛、食欲不振、脚気、足の麻痺、小児麻痺、慢性リウマチ。乳房の病。

〈竹之内・濱添〉

鍼五分ないし八分、気を得て後瀉す、灸七壮ないし三七壮。

小腸炎、胃炎、下痢、下腹痛、乳房炎、肋間神経痛、扁桃炎、脚気、半身不随、下肢麻痺、歩行困難、腓骨神経痛、膝関節炎、リウマチ、四肢の消炎。

〈代田〉

小腸の病を主る。脚気、半身不随、腓骨神経痛、小児麻痺。

〈中医学〉

直刺0・5～0・9寸、可灸。

小腹痛、腰や背骨から睾丸まで引きつる、乳房の瘍、下肢の痺れ痩せ、下痢、膿血便。

〈深谷灸〉

腸疝痛、下肢の麻痺、小児麻痺、下肢倦怠。

〈森〉

直刺20ミリ。

腸カタル。

まとめ

①小腸の下合穴なので肩こり、五十肩、頸部捻挫、頸肩腕症候群、半身不随などで小腸経の流れが悪いときに用いる。

②小腸が悪くなって腹痛、下痢などがあるときは、顔面の光沢がなくなり、どぶ川のような顔色になる。耳の下あたりの頬が赤いときは体質として小腸が弱い。

③刺法は足三里などと同じで灸頭鍼、切皮置鍼、透熱灸などを経穴の反応を診て使い分けるとよい。

071 ▾ 豊隆《ほうりゅう》

足の陽明の絡

取穴

膝を立てて条口の外方、一筋を隔つところに取る。

条口または下巨虚の外方に現ることあり、いずれも前脛骨筋外のギョロギョロを目標とすべし（柳谷）。

古法の主治症と施術法

『霊枢』経脈第十

足陽明之別、名曰豊隆～其病気逆則喉痺、瘁瘖、実則狂癲、虚則足不収、脛枯、取之所別也。

『明堂』

刺入三分、灸三壮。

厥逆、足暴清、胸痛如刺、腸若刀切之（『外台』は腹中切痛）、悶不能食、大小便渋難、厥頭痛、面浮腫、煩心、狂、見鬼、善笑不休、発於外有所大喜、喉痺不能言（『医心方』には四肢腫とある）。

『甲乙経』

七巻・六経受病、発傷寒熱病第一下に「厥頭痛、面浮腫、煩心、狂見鬼善笑不休、発於外有所大喜、喉痺不能言」とある。

『千金方』

頭痛、寒熱、汗出、不悪寒。喉痺不能言。胸痛如刺、腹若刀切痛。大小便渋難。面浮腫、風逆四肢腫、身湿、不能食。狂妄行、登高而歌、棄衣而走。厥逆、足卒青痛如刺、腹若刀切之状、大便難、煩心、狂見鬼好笑、卒面四肢腫。

『銅人』

鍼入三分、可灸三壮。

厥逆、胸痛如刺、腹中切痛、大小便難渋、厥頭痛、面浮腫、風逆、四肢腫、身湿、喉痺不能言。

『聚英』

銅人鍼三分、灸三壮。明下七壮。

厥逆、大小便難、怠惰、腿膝酸屈伸難、胸痛如刺、腹若刀切痛、風痰頭痛、風逆四肢腫、足清、身寒湿、喉痺不能言、登高而歌、棄衣而走、見鬼好笑、気逆則喉痺、卒瘖、実則癲狂瀉之、虚則足不収脛枯補之。

『図翼』

刺三分、灸三壮。

頭痛、面腫、喉痺不能言、風逆、癲狂、見鬼好笑、厥逆胸痛如刺、大小便難、怠惰、腿膝痠痛、屈伸不便、腹痛、肢腫、足清寒湿。

太乙歌云、兼上脘、刺心疼嘔吐、傷寒吐蚘。

玉龍賦云、兼肺兪、治痰嗽。又云、合湧泉、関元、可治尸労。

席弘賦云、専治婦人心痛。

百證賦云、兼強間、治頭痛難禁。

『灸経』

灸七壮。

厥逆胸痛、気刺不可忍、腹中如刀疞、大小便難、四肢不收、身体倦怠、膝腿酸痺、屈伸難也。

『説約』

鍼一寸、灸七壮。

癲疾、霍乱、瘈瘲、腹中切痛を治す、席弘の賦に云う、専ら婦人の心痛を治すと。

意釈と解説

①傷寒によって悪寒、発熱して頭痛。あるいは発熱して汗が出て悪寒がなくなり、熱が充満して頭痛がし、咽喉が腫れて声が出にくくなり、胸苦しく、精神が錯乱して走り回り、高いところに上って歌を歌い、裸になりたがり、笑ってばかりいる。このようなときは熱を発散することを喜ぶ。

②熱のために胸が刺されるように痛んだり、腹が切られるように痛んだりして、大小便ともに出にくくなる。

③陽明経の熱が発散されないと、四肢が腫れたり身体全体が浮腫したりする。あるいは逆に足が痩せて冷えることもある。以上のような病症のときに豊隆を用いる。

現代の主治症と施術法

〈松元〉

鍼五分ないし八分、気を得て瀉す、灸七壮ないし三七壮。

肺充血、肋膜炎、肋間神経痛、脳中刺すが如く切るが如きに誘導の効あり、または狂癲病、精神病、ヒステリー、便秘、尿閉、四肢の浮腫、軽症コレラなどを治す。そのほか、下肢の麻痺を消浰す。

〈駒井〉

下肢神経痛、癲狂病、頭痛、便秘、尿閉、ヒステリー、胸腔の疾患。

〈柳谷〉

霍乱、癲癇、腸疝痛、搐搦、癲狂、ヒステリー、便秘、尿閉、四肢浮腫、下肢神経痛、痙攣および麻痺、婦人心痛、喉痺瘖、実すれば狂癲、虚すれば足不收脛枯。

〈岡部〉

脚気、下肢の麻痺、声のしわがれ。

〈本間〉

腸痛、便秘、ヒステリー、神経衰弱、癲癇、頭痛。

〈竹之内・濱添〉

鍼五分ないし八分、気を得て後瀉す、灸七壮ないし三七壮。

胃疾患、腸炎、便秘、肺充血、胸膜炎、肋間神経痛、頭部激痛、狂癲病、ノイローゼ、神経衰弱、四肢浮腫、下肢麻痺、中風、半身不随、脚気、下熱には多壮灸。

〈代田〉

脚気、足背痛、小児麻痺、下肢麻痺など下肢の疾患にきく。

〈中医学〉

直刺0・5〜1・2寸、可灸。

痰が多い、喘息、咳嗽、胸痛、頭痛、頭暈、咽喉腫痛、大便すると苦しい、うつ病の精神錯乱するもの、よく笑う、癲癇、下肢の麻痺、痩せ、腫痛。

〈深谷灸〉

神経衰弱、ヒステリー、てんかん、腸痛、便秘。

〈森〉

直刺20ミリ。

腸カタル。

〈首藤〉

超旋刺。

胃経の変動、特に胃経の実を瀉するときに用いる。

まとめ

①豊隆の別絡は「循脛骨外廉、上絡頭項」となっている。故に熱病で悪寒、発熱し、脈が浮いて実し、頭項強痛する場合は、豊隆を瀉法する。これは、肺虚陽明経実熱証で湯液では葛根湯証である。熱病ではないが、脈が浮いてやや強くて頭項強痛する場合も豊隆を用いる。このときは肺虚とは限らない。逆に脾虚陽虚寒証であれば豊隆を補う。絡穴だからである。

②諸先生の主治症の中にヒステリーとある。これはおそらく錯乱状態になって叫き散らす状態をイメージしていると思うが、精神神経系医学でヒステリーといった場合は少し意味が違う。たとえば無意識では右に行きたいと思っていても、その自分の思いを意識できなくて、さまざまな状況から左に行くと、身体で拒否反応を起こして歩けなくなるような状態をヒステリーという。第一次世界大戦のときに戦場に出た兵士が、急に眼が見えなくなった。しかし、帰国すると治った。この状態を診察したフロイトが無意識を発見し、ヒステリーと名づけたのである。

072 解渓《かいけい》

経火穴

取穴

足尖を伸展すると足関節前面に腱間の凹みができるところに取る。

古法の主治症と施術法

『明堂』

刺入五分、留五呼、灸三壮。

熱病汗不出、善噫、腹脹満、胃熱、譫言、風水、面胕腫、顔黒、厥気上支（『医心方』は厥気上楮腹、閻言）、腹大（『外台』は腹脹大下重）、瘧、瘈瘲、驚、股膝重、胻転筋、頭眩痛、癲疾、厥寒熱、欠、煩満、悲泣出、狂易、見鬼与火、霍乱、風従頭至足、面目赤（『外台』に面目赤腫痛、齧痛）、口痛、齧舌、足大指搏傷、下車桎地、通背指端傷、為筋痺。


『甲乙経』

七巻・六経受病、発傷寒熱病第一下に「熱病汗不出、善噫、腹脹満、胃熱、譫語」とある。

七巻・陰陽相移、発三瘧第五に「瘧、瘛瘲、驚、股膝重、胻転筋、頭眩痛」とある。

八巻・腎風、発風水、面胕腫第五に「風水面胕腫、顔黒」とある。

十巻・陽受病、発風第二上に「足大指搏傷、下車桎地、通背指端傷、為筋痺」とある。

十巻・陽受病、発風第二下に「風従頭至足、面目赤、口痛、嚙舌」とある。

十一巻・陽厥大驚、発狂癇第二に「癲疾発、寒熱、欠、煩満、悲泣出、～狂易、見鬼与火」とある。

十一巻・気乱於腸胃、発霍乱吐下第四に「霍乱」とある。

十二巻・足太陽陽明手少陽脈動、発目病第四に「白膜覆珠瞳子、無所見」とある。

『**千金方**』

口痛、嚙舌。腹大下重。厥気上柱、腹大。風水面胕腫、顔黒。癲疾。瘈瘲而驚。熱病汗不出。膝重、脚転筋、湿痺。膝股腫、胻酸転筋。風従頭至足面目赤。

『**銅人**』

鍼入五分、可灸三壮。

風面浮腫、顔黒、厥気上衝、腹脹、大便下重、瘈驚、膝胻腫、転筋、目眩、頭痛、癲疾、煩心、悲泣、霍乱、頭風、面目赤。

『**聚英**』

銅人灸三壮、鍼五分、留三呼。

風面浮腫、顔黒、厥気上衝、腹脹、大便下重、瘈驚、膝股胻腫転筋、目眩、頭痛、癲疾、煩心、悲泣、霍乱、頭風、面赤、目赤、眉攅疼不可忍。

『**図翼**』

刺五分、留五呼、灸三壮。

風気面浮、頭痛、目眩、生翳、厥気上衝、喘咳、腹脹、癲疾、煩心、悲泣驚瘈、転筋、霍乱、大便下重、股膝胻腫、又瀉胃熱、善饑不食、食即支満腹脹、及療痎瘧寒熱、須兼刺厲兌、三里、解谿、商丘出血。

神応経云、治腹脹、脚腕痛、目眩、頭疼、可灸七壮。

玉龍賦云、兼商丘、丘墟、堪追脚痛。

百證賦云、兼陽谷、治驚悸怔忡。

一伝、腹虚腫、及足脛虚腫灸之効。

一伝、気逆発噎将死、灸之効。

『**灸経**』

灸三壮。

上気、喘息、咳嗽、急腹中積気上下行、及目生白翳也。

『**説約**』

鍼五分、灸三壮。

足腫、痛風、目眩、善く目翳を去り、風瘧、頭痛するを治す。

意釈と解説

①傷寒によって発熱して汗が出ず、腹が張り膨れて噫気がよく出るのは胃熱のためである。もし、譫言をいうようだと実熱である。

②瘧病で悪寒、発熱し、引きつけたり、大腿部の内側から膝にかけて重だるく、腓腹筋が痙攣したり、頭痛や目眩がある。

③風水病によって顔面が浮腫して黒くなるのは気が上昇するから

である。

④足の母指が打撲したかのように腫れて痛み、車から降りても座り込んで起き上がれない。また、指の背部から先まで痛む。これは筋痺である。

⑤風邪による病は頭から始まり足まで至る。顔面や目が赤くなり、口の中が痛み、食べたりしゃべったりするときに舌を噛んでしまう。

⑥全身に熱が多くなると癲癇を発する。また悪寒、発熱し、あくびばかり出て、胸は悶え、嘆き悲しんで狂ったような状態になり幻覚、幻聴が現れる。

⑦足の太陽経と陽明経、手の少陽経が病むと目が悪くなる。翼状片が出て瞳を覆うので目が見えにくくなる。

⑧そのほか、霍乱病による嘔吐、下痢や攅竹の部分が痛む頭痛にも解渓が用いられる。

⑨「足大指搏傷、下車桎地、通背指端傷、為筋痺」とあるのは、現代でいう痛風だと思われる。解渓は風によって陽明経の陽気の発散が悪くなって熱が停滞したときに用いられる。熱の停滞が慢性化すると浮腫も現れる。最初は上部が中心だが、そのうちに下肢にも浮腫が出てくる。簡単に言えば水太りの人の膝関節痛、頭痛、目眩、大便軟などに用いる。これでもし汗が出過ぎるようだと、防已黄耆湯証、精神錯乱などがあれば防已地黄湯証である。

現代の主治症と施術法

〈松元〉

鍼五分、留むること三呼、灸七壮。

リウマチ、足の筋炎、特発コレラ、局発痙攣、癲癇、ジフテリア。そのほか、頭痛、目眩、顔面浮腫、眼中充血、眉骨疼痛して忍ぶべからざるに誘導の効あり。

〈駒井〉

灸三壮ないし七壮、鍼五分。

眩暈、頭痛、癲癇、ヒステリー、鼓腸、便秘、足跗関節炎。

〈岡部〉

めまい、頭痛、下肢諸痛、足関節炎、便秘、上眼瞼下垂、目の腫痛、ものもらい。

〈本間〉

足関節の捻挫、関節炎、リウマチ。胃経だから腹の張り、便秘、顔面や目の発赤、充血、頭痛、眩暈、癲癇、ヒステリー。胃経実証のときに瀉法する。

〈竹之内・濱添〉

鍼五分、留むること三呼、灸七壮ないし十五壮。

胃疾患を主る。腓骨神経痛、足関節炎、脚気、半身不随、リウマチ、頭痛、脳充血、眩暈、顔面浮腫、眼充血、蓄膿症、ヒステリー、ノイローゼ、癲癇、充血性疾患。

〈代田〉

足関節炎、リウマチ、足関節捻挫。上眼瞼下垂。

〈中医学〉

直刺0・4〜0・6寸、可灸。

頭部顔面部浮腫、赤ら顔、眼球の充血、頭痛、眩暈、腹脹、便秘、

下肢の痩せや麻痺、癲癇、胃に熱があり譫言をいうもの、眉間の痛み。

〈深谷灸〉

高血圧症、リウマチ、足関節捻挫、上眼瞼下垂。

〈森〉

足関節前側より足関節内に向けて斜刺10～20ミリ。

眼瞼麻痺、足関節痛。

〈上地〉

足関節の痛み、捻挫、足裏のしびれ、ほてり、痛み。ただし、外側趾3本は丘墟を使う。麦粒腫、耳、喉が痛いとき。

〈首藤〉

超旋刺。

胃経の虚を補うときに用いる。

まとめ

①解渓は火穴なので、胃経または胃に熱があるときに瀉法として用いることが多い。古法の主治症の多くが熱の病症である。現代になると首藤は胃経の虚にも用いている。要するに、補瀉ともに用いられることになるが、筆者は熱を取るときに用いる。

②胃経、または、胃の熱は脾虚から発生することが多いが、腎虚、肝虚からも発生するし、陽明経の熱は肺虚からも発生するので、いずれの証のときに用いるか詳しく診察する必要がある。

073 衝陽《しょうよう》

原穴／一名会原

取穴

足背の最も高きところ、即ち第二、第三中足骨接合部の少し前、動脈手に触れるところに取る。

古法の主治症と施術法

『素問』刺瘧篇第三十六

足陽明之瘧、令人先寒、洒淅洒淅寒甚、久乃熱、熱去汗出、喜見日月光火気乃快然、刺足陽明跗上～。

胃瘧者、令人且病也、善飢而不能食、食而支満腹大、刺足陽明、太陰横脈出血（商丘＝張景岳説）。

『脈経』平三関陰陽二十四気脈第一、第十八条

右手関上、陽実者、胃実也、苦腸中伏伏、不思食物、得食不能消、刺足陽明経、治陽、在足上動脈（衝陽）。

『明堂』

刺入三分、留十呼、灸三壮。

熱病汗不出。口熱痛。胃管痛。時寒熱。皆主之。瘧令人寒。歯齲痛。腹大（『医心方』は腹大下）。不嗜食。振寒。足下緩失履。風水。面胕腫。

『甲乙経』

七巻・六経受病、発傷寒熱病第一下に「善齧頬歯唇、熱病汗不出、口中熱痛、衝陽主之」とある。

七巻・陰陽相移、発三瘧第五に「足陽明瘧、令人先寒洒淅、洒淅寒甚久乃熱、熱去汗出、喜見日月光、火気乃快然、刺陽明跗上及調衝陽」とある。

七巻・同に「胃瘧、令人且病、寒善飢而不能食、食而支満腹大、刺足陽明、太陰横脈出血」とある。

七巻・同に「瘧発身熱、刺跗上動脈、開其空、出血立寒」とある。

八巻・腎風、発風水、面胕腫第五に「風水面胕腫」とある。

九巻・脾胃大腸受病、発腹脹満、脹中鳴、短気第七に「腹大不嗜食」とある。

十巻・陽受病、発風第二に「足下緩失履」とある。

『千金方』

腹大、不嗜食。歯齲。面浮腫。足痿失履不收。狂妄行、登高而歌、棄衣而走。熱病汗不出。瘧従脚胻起。振寒而欠。瘧先寒、洗淅甚久而熱、熱去汗出。

『外台』

灸三壮。

皮先寒、熱病汗不出、口熱痛、胃管痛、時寒熱皆主之。歯齲痛、腹大不嗜食、振寒而欠、狂妄而行、登高而歌、棄衣而走、足下緩失履、風水面胕腫。

『銅人』

鍼入五分、可灸三壮。

偏風、口眼喎斜、胕腫、歯齲痛、発寒熱、腹堅大不嗜食、振寒、久狂、登高而歌、棄衣而走、足緩履不收。

『聚英』

素註鍼三分、留十呼。素問刺足跗上動脈、血出不止死。銅人鍼五分、灸三壮。

偏風、口眼喎、跗腫、歯齲、発寒熱、腹堅大、不嗜食、傷寒病振寒而欠、狂登高而歌、棄衣而走、足緩履不收、身前痛。

『図翼』

刺三分、留十呼、灸三壮。刺禁論曰、刺跗上中大脈、血出不止死、即此穴也。

偏風、面腫、口眼喎斜、歯齲、傷寒発狂、振寒汗不出、腹堅大、不嗜食、発寒熱、足痿胕腫、或胃瘧、先寒後熱、喜見日月光、得火乃快然者、於方熱時刺之、出血立寒。

天星秘訣云、兼條口、絶骨、治足緩難行。

『説約』

即ち趺陽の脈、按ずるに平人、此の脈動ぜざる者有り。鍼五分、灸三壮。

霍乱嘔吐、偏風不随、腹満不嗜食、寒熱、足緩履収まらず。

意釈と解説

①傷寒で悪寒、発熱して汗が出ず、口の中が痛み、胃が痛む。

②瘧病は、まず激しく悪寒する。悪寒が激しければ熱も高くなる。その後で汗が出て解熱する。このようなときは明るい光を喜び、気

分は爽快になる。瘧病のときに空腹になることがあるが食べたくはない。もし食べると腹が張って苦しい。瘧病で身熱になった場合は刺絡すると冷える。
③風水病で顔面が浮腫し、腹が膨れて食欲がなくなる。
④そのほか、半身不随になって顔面が麻痺したり脚に力がなくなったとき。虫歯の痛み。食べているときに頬の内側や唇を噛んでしまう。精神が錯乱して高いところに上って歌をうたい、裸になって走り回る。以上のような病症にも衝陽が用いられる。
⑤古書に記されている主治症は、熱があるときに瀉法として用いられるものが多い。しかし、熱があっても胃が痛んだり食欲がないとあるから、虚熱かあるいは本体は寒かもしれない。逆に熱が実すると精神錯乱状態になる。
⑥風水病は腎虚である。腎虚で胃熱になることは多い。そのようなときに衝陽を用いると、顔面の浮腫が取れる。

現代の主治症と施術法

〈松元〉

鍼三分ないし五分、留むること十呼、灸七壮。

腸チフスで振振として悪寒し欠気頻発するもの。ガス中毒よりきたる全身発熱または痙攣。嘔吐、不食、不眠症、ジフテリア、特発コレラ、口眼喎斜、上歯齦炎、下肢の神経麻痺、足跗浮腫。


〈駒井〉

灸三壮ないし七壮、鍼五分。

歯痛、嘔吐、癲癇、鼓腸、食欲不振、足跗関節炎、下肢神経痛や麻痺。


〈岡部〉

半身不随、顔面麻痺、歯の痛み腫れ、食欲不振、狂で陽性のもの、胃の虚実ともこれを用いる。


〈本間〉

食欲不振、顔面麻痺、神経衰弱、狂、足関節リウマチ、捻挫。


〈竹之内・濱添〉

鍼三分ないし五分、留むること十呼、灸七壮ないし十五壮。

嘔吐、不食、腓骨神経痛、足関節炎、リウマチ、足背浮腫、ヒステリー、ノイローゼ、顔面神経麻痺、歯痛、眼充血、悪寒、欠伸頻発、ガス中毒よりくる全身発熱、筋肉痛。


〈中医学〉

動脈を避けて直刺0・2〜0・3寸、可灸。

胃痛、腹脹、食欲不振、顔面神経痛、顔面の腫れと歯痛、足萎え無力、足背部が赤く腫脹するもの、驚きによって誘発する精神疾患。


〈深谷灸〉

足背痛、顔のむくみ、腹痛、かすみ目。


〈森〉

足背から足底に向けて斜刺10ミリ。

食欲不振。


〈上地〉

直刺はだめ、斜刺。

胃の膨満感、むかつき、外側に捻挫したとき。

まとめ

①岡部が書いているように、衝陽は胃の虚実ともに用いられる。まず、脾虚胃実熱証、次いで脾虚胃虚熱証。この2つの証はいずれも胃熱なので、足三里などを用いて衝陽を用いることは少ない。脾虚陽虚寒証、脾虚腎虚陽虚寒証のときは原穴で陽気を補う作用があるので用いることが多い。

②肝虚陽虚寒証でも胃経を補うことがある。たとえば動悸、目眩、小便不利、食欲不振などがあって顔面が浮腫しているときに用いるとよい。

③刺法は接触鍼でよい。時には1～2ミリ刺入して補う。

074 陥谷《かんこく》

兪木穴

取穴

足の指を屈し、足背第二、第三中足骨の間の前端に取る。

古法の主治症と施術法

刺入五分、留めること七呼、灸三壮。

『明堂』

刺入五分、留七呼、灸三壮。

熱痢（『医心方』は熱病）、面腫、目癰、善齧唇、腸鳴（『医心方』は䐜脹）、時寒熱、水腫、留飲、胸脇支満（『医心方』は胸満）。

『甲乙経』

八巻・水膚脹、鼓脹、腸覃、石瘕第四に「水腫留飲、胸脇支満、刺陥谷出血、立已」とある。

十一巻・寒気客於経絡之中、発癰疽、風成、発厲、浸淫第九下に「面腫、目癰、刺陥谷出血、立已」とある。

『千金方』

胸脇支満。腸鳴而痛。腹大満、喜噫。面目癰腫。面浮腫。凡頭目癰腫、留飲、胸脇支満、刺陥谷出血、立已。咳逆。凡熱病刺陥谷、足先寒、寒上至膝乃出鍼。身痺、洗淅振寒、季脇支満痛。痎瘧少気。

『千金翼方』

水腫、灸陥谷随年壮。

『外台』

灸三壮。

熱痢、面腫、目癰腫、善噛唇、善噫、腹痛、脹満、腸鳴、熱病汗不出、水腫、溜飲、胸脇支満。

『銅人』

鍼入三分、留七呼、可灸三壮。

面目浮腫、及水病、善噫、腸鳴、腹痛、熱病汗不出、振寒瘧疾。

『聚英』

素註鍼五分、留七呼、灸三壮。

面目浮腫、及水病、善噫、腸鳴、腹痛、熱病無度汗不出、振寒瘧疾。

東垣曰、気在於臂足取之、先去血脈後取、其陽明少陰之榮俞、内庭、陥谷、深取之。

『図翼』

刺五分、留七呼、灸三壮、一曰刺三分。

面目浮腫、及水病、善噫、腸鳴腹痛、汗不出、振寒痎瘧、疝気少腹痛、或胃脈弦者、寫此則木平、而胃気自盛。

千金云、治水病、灸随年壮。

百證賦云、兼下脘、能平腹内腸鳴。

『説約』

瘧寒熱、腸鳴腹痛を治す、足附上の血腫は、これに鍼して血を出す。

意釈と解説

①熱病によって下痢したり、顔面や目が浮腫したり、目の周囲に湿疹ができたりする。これらは陽明経に熱があるためで、陽明経の流れが悪いと食事のときなどに唇を噛む。また、陽明経の熱が胃腸にまで影響すると腹鳴り、腹の張り、腹痛、噫気などがあり、時に悪寒、発熱し、心下に水飲が停滞して胸脇部が痞え苦しくなる。あるいは全身が浮腫することがある。いずれの場合も陥谷を刺絡すれば治る。浮腫が出たときは陥谷に年の数だけ透熱灸をするとよい。

②胸脇支満とは、不容から期門にかけての部位が、下から突き上げられたように詰まった状態をいう。これは水飲のためである。『傷寒論』でいう胸脇苦満は、肋骨弓の上下に圧痛と水滞があり、肋骨弓の下縁に抵抗があるものをいう。これは肝胆の熱のためである。本書に引用した古書には胸脇苦満はなく、すべて胸脇支満なので、両者を区別せず記したものと思われる。

現代の主治症と施術法

〈松元〉

鍼五分、留むること七呼、灸七壮。

間歇熱、熱病の盗汗過多、顔面浮腫、欠伸頻発、腹水、腸雷鳴、腸疝痛。足跗充血に瀉血。諸熱にも微かに放血すべし。

〈駒井〉

灸三壮、鍼五分。

眼球充血、欠伸、腸雷鳴、腸神経痛、腹水。

〈岡部〉

目浮腫、浮腫、腸鳴してよくおくびする、腹痛。

〈本間〉

腹痛、顔面浮腫、高熱で汗が出ず解熱しないとき。

〈竹之内・濱添〉

鍼五分、留むること七呼、灸七壮ないし十五壮。

腸疝痛、腸雷鳴、胃痙攣、胃炎、腹水、腹直筋痙攣、欠伸頻発、解熱、小児肺炎、盗汗過多、顔面浮腫、顔面神経痙攣、眼充血、眼筋痙攣、淋疾、大腿部前側疼痛、腓骨神経痛。

〈代田〉

第二趾の麻痺、足背水腫、足底痛（深く刺入して足底に達するように打つとよい)。

〈**中医学**〉

直刺0・3～0・5寸、可灸。

顔面や眼瞼の浮腫、水腫、腸鳴腹痛、足背腫痛。

〈**深谷灸**〉

第二指の麻痺、足背水腫、足底痛、腹痛、顔面浮腫。

〈**森**〉

足背より足底に向けて斜刺10ミリ。

乳腺炎、頭痛。

〈**上地**〉

消化不良の時に置鍼。下痢に効く(灸)、足底痛、上瞼が自然と下がってしまうとき。額の痛み。

まとめ

『図翼』に「或は胃脈弦の者は、これを瀉して則ち木を平らかにす、而して胃気自ずから盛ん」とある。

これは、左関上の脈を按圧したときに弦脈であれば、肝実熱の影響を受けたためだから、胃経の中の木穴である陥谷を瀉法すれば胃の気が動き出すという意味。

これは、おそらく脾虚肝実熱証を想定していると思われる。脾虚になれば胃または胃経は熱を持ちやすい。ましてや、肝実熱があれば当然、熱を受ける。その熱だが、主治症から推測すると虚熱のようである。胃経の虚熱は単なる脾虚からも発生する。脾虚で上記のような病症があれば少し深く刺して補う。あるいは脾虚陽虚寒証であれば接触鍼でもよい。浅く置鍼するのも一方である。透熱灸なら3壮でよい。

075 内庭《ないてい》

滎水穴

取穴

足の指を屈し、第二、第三基節骨の間、中足指節関節の前に取る。

古法の主治症と施術法

『明堂』

刺入三分、留二十呼、灸三壮。

四厥(『外台』は四肢厥逆)、手足悶者、久持之(『外台』は使人久持之)、厥熱(『外台』は逆冷)、脛痛、腹脹、皮痛(腹腸満、皮膚痛)、善伸数欠、悪人与木音、振寒、嗌中引痛、熱病汗不出、下歯痛、悪寒、目急、喘満、寒慄、齗口噤僻(『外台』は寒齗、口噤僻)、不嗜食。

『甲乙経』

七巻・足陽明脈病、発熱、狂走第二に「四厥手足悶者、使人久持之厥熱(一本作逆冷)、脛痛、腹脹、皮痛、善伸数欠、悪人与木音、振寒、嗌中引外痛、熱病汗不出、下歯痛、悪寒、目急、喘満、寒慄、齗口噤僻、不嗜食」とある。

『千金方』

僻噤。歯齲。嗌痛。腹脹満不得息。食不化、不嗜食、挟臍急。喜頻伸数欠、悪聞人音。脛痛不可屈伸。熱病汗不出。四厥、手足悶者、久持之、厥熱、脳痛、腹脹、皮痛者、使人久持之。瘧、不嗜食、悪寒。

『銅人』

可灸三壮、鍼入三分。

四肢厥逆、腹脹満、数欠、悪聞人声、振寒咽中引痛、口喎、歯齲痛、瘧、不嗜食。

『聚英』

銅人灸三壮、鍼三分、留十呼。甲乙留二十呼。

四肢厥逆、腹脹満、数欠、悪聞人声、振寒、咽中引痛、口喎、上歯齲、瘧、不嗜食、脳皮膚痛、鼻衄不止、傷寒手足逆冷汗不出、赤白痢。

仲景曰、太陽若欲作再経者、鍼足陽明使不伝則愈。

『図翼』

刺三分、留十呼、灸三壮。甲乙経云、刺二分、留二十呼。

四肢厥逆、腹満不得息、悪聞人声、振寒咽痛、口喎、歯齲、鼻衂、癮疹、赤白痢、瘧、不嗜食。

一伝、主療久瘧不愈、併腹脹。

玉龍賦云、兼臨泣、能理小腹之䐜。

通玄賦云、治腹膨休遅。

千金十一穴云、三里、内庭、治肚腹病妙。

捷経云、治石蠱。又云、大便不通、宜瀉此。

天星秘訣云、兼合谷、治寒瘧、面腫及腸鳴。

馬丹陽天星十二穴云、能治四肢厥、喜静悪聞声、癮疹、咽喉痛、数欠、及牙疼、瘧疾不思食、耳鳴、鍼便清。

『説約』

鍼三分、灸三壮。

脚膝収まらず、寒痺不仁、転筋、脚気、瘧の寒熱、狐祟を治す。按ずるに入門（『医学入門』）に云う、足の痞根は即ち此の穴なり、大人小児の諸疾を療す。灸数百壮に至る。

『鍼灸則』

喜頻伸数欠、悪聞人音。

意釈と解説

①足の陽明経が病んで発熱した場合に汗が出ないことがある。胃経に熱が多くなると、人の声を聞くのを嫌がる。つまり鬱になる。また、瘧病で悪寒、発熱する。

②手足が冷え上がり、これをそのままにしていると逆に煩熱しだす。そのほか、脛骨部分の痛み、腹の張り、食欲不振、下痢、あくびが何度も出る、咽喉の胃経の部分が痛む、歯痛、鼻出血、頭痛、蕁麻疹、眼筋の引きつり、顔面麻痺、ゼエゼエと胸が張り苦しい。以上のような病症のときに内庭を用いることがある。

現代の主治症と施術法

〈松元〉

鍼五分、留むること七呼、灸七壮。
間歇熱および腸チフスにて四肢厥冷するに発汗の効あり。また灸すること十一壮にして枢熱の効を奏す。三叉神経痛、顔面神経麻痺、衄血、欠伸不止、上歯齦炎、咽頭カタル、脚気、カタレプシー（緊張して昏迷・意識障害）に良好あり。

〈**駒井**〉
灸三壮～七壮、鍼五分。
顔面神経麻痺、三叉神経痛、歯髄炎、脚気、ヒステリー、脳の疾患。

〈**岡部**〉
四肢厥逆、腹脹満、欠多し、顔面麻痺、上歯の痛み、食物の味がない、頭部の皮膚の痛み、衄血が止まらない。

〈**本間**〉
胃腸が弱り腹が張り下痢しているときに効く。顔面麻痺、歯痛、神経衰弱、手足の冷え。

〈**竹之内・濱添**〉
鍼一分、留むること七呼、灸七壮ないし十五壮。
解熱に発汗の効ある。三叉神経痛、顔面神経麻痺、衄血、上歯歯齦炎、欠伸不止、咽頭カタル、食中毒、蕁麻疹、慢性胃炎、血尿、淋疾、脚気、腓骨神経麻痺。

〈**代田**〉
食傷、足背水腫、第二趾の麻痺、上歯痛。

〈**中医学**〉
直刺0・3～0・5寸、可灸。
歯痛、顔面神経麻痺、咽喉の炎症痛み、鼻血、腹痛、腹脹、下痢、痢疾、足背腫痛、熱病。

〈**深谷灸**〉
足の甲のむくみ、第二指の麻痺、食傷。

〈**森**〉
足背より足底に向けて斜刺10ミリ。
食中毒。

〈**上地**〉
胃の上部に痛みがあるときに鍼。腹がゴロゴロして下痢を伴う腹痛。中脘、関元の灸を併用する。顔の胃経の痛み。

まとめ

①乗り物酔い、食中毒、嘔吐下痢症に用いる。透熱灸がよい。食中毒は裏内庭でもよいが多壮でないと効かない。内庭は少壮で効く。尿道炎などで排尿痛があるものに効く。そのほか、陽明経の病症があるときに胃の脈の状態により補瀉する。
②脾虚陽虚寒証で胃経にのみ熱が停滞して発熱、頭痛、吐き気、項頸部のこりなどがあるときに用いる。
③肺虚太陽経実熱証、または肺虚陽明経実熱証のときに瀉法する。

076 厲兌《れいだ》

井金穴

取穴

足の第二指、外側爪甲根部の角を去ること一分に取る。

古法の主治症と施術法

『素問』繆刺論第六十三

邪客於足陽明之経、令人鼽衄、上歯寒、刺足中指次指爪甲上与肉交者各一痏、左刺右、右刺左。

邪客於五蔵之間、其病也脈引而痛、時来時止、視其病、繆刺之於手足爪甲上、視其脈、出其血、間日一刺、一刺不已、五刺已、繆伝引上歯、歯唇寒痛、視其手背脈血者去之、足陽明中指爪甲上一痏～。

邪客於手足少陰太陰足陽明之絡、此五絡皆会於耳中、上絡左角、五絡倶竭、令人身脈皆動、而形無知也、其状若尸、或曰尸厥、刺其足大指内側爪甲上、去端如韭葉、後刺足心、後刺足中指爪甲上各一痏～。

『明堂』

刺入一分、留一呼、灸一壮。

尸厥、口噤気絶（『医心方』は暴厥欲死、口息とある）、脈動如故、其形無知（『外台』は如中悪状と続く）、瘧、不嗜食、腹寒、腫脹満、熱病汗不出、鼽衄、眩時（『外台』は前）仆、面浮腫、足脛寒、悪人与木音、喉痺、齲歯、悪風、鼻不利（『外台』は鼻不利）、多善驚（『外台』は多臥善驚）。

『甲乙経』

七巻・足陽明脈病、発熱、狂走第二に「熱病汗不出、鼽衄、眩時仆而浮腫、足脛寒不得臥、振寒、悪人与木音、喉痺、齲歯、悪風、鼻不利、多善驚」とある。

七巻・陰陽相移、発三瘧第五に「瘧不嗜食」とある。

九巻・脾胃大腸受病、発腹脹満、腸中鳴、短気第七に「寒腹脹満」とある。

『千金方』

頭熱、鼻鼽衄。齲歯。喉痺、哽咽、寒熱。鼻不利涕黄。腹脹満不得息。食不化、不嗜食、挟臍急。面浮腫。脛寒、不得臥。嗜臥、四肢不欲動揺。多臥好驚。吐舌、戻頸、喜驚。熱病汗不出。瘧、不嗜食、悪寒。

『銅人』

鍼入一分、可灸一壮。

尸厥、口噤、気絶、状如中悪、心腹脹満、熱病汗不出、寒瘧、不嗜食、面腫、足䯒寒、喉痺、歯齲、悪風、鼻不利、多驚、好臥。

『聚英』

銅人鍼一分、灸一壮。一云三壮。

尸厥、口噤、気絶、状如中悪、心腹脹満、水腫、熱病汗不出、寒瘧、不嗜食、面腫、足胻寒、喉痺、上歯齲、悪寒、鼻不利、多驚、好臥、狂欲登高而歌、棄衣而走、黄疸、鼽衄、口喎、唇胗、頸腫、膝臏腫痛、循胸乳気衝、股伏兎胻外廉足跗上痛、消穀善飢、溺黄。

『図翼』

刺一分、留一呼、灸一壮。

尸厥、口噤、気絶、状如中悪、心腹満、水腫、熱病汗不出、寒熱瘧、不食、面腫、喉痺、歯齲、悪風、鼻不利、多驚、発狂、好臥、足寒膝髕腫痛。

百證賦云、与隠白相諧、治夢魘不寧。

『灸経』

灸一壮。

尸厥、如死不知人、多睡、善驚、面上浮腫也。

『説約』

鍼一分、灸一壮。

尸厥、寒痺不仁を治す。

意釈と解説

①足の陽明経の熱になって汗が出ず、鼻出血し、目眩がして時に倒れ、顔面が浮腫し、下腿部は冷えて眠れない。また、悪寒して、人に会ったり木を叩く音を嫌う。そのほか、陽明経の熱になると、咽喉が腫れる、虫歯が痛む、鼻づまり、驚きやすいなどの病症がある。

②瘧病で悪寒、発熱して食欲がなくなる。脾胃や大腸が病を受けると腹が冷えて張り膨れる。

③ガス中毒にでもなったように急に倒れて、歯を食いしばり意識不明になる。あるいは精神錯乱状態、黄疸、顔面の麻痺、唇の湿疹、膝関節の腫れ、寝違い、四肢の倦怠感などにも厲兌を用いる。

現代の主治症と施術法

〈松元〉

鍼一分、灸三壮。

熱病及び間歇熱に発汗の効あり。気絶して口を禁じて中悪の如きに効あり。或は発狂して高木に登りて歌い衣を棄てて走る症。そのほか、黄疸、水腫、腹水、口筋麻痺、上歯齦炎、扁桃腺炎、乳腺以下鼠径部を経て足跗動脈に至る神経痛並びに炎症を主る。

〈駒井〉

灸三壮、鍼五分。

脳貧血、癲狂症、鼠径部以下の神経痛、結締組織炎、腹水、水腫。

〈岡部〉

水腫、熱病、食欲不振、顔面部の腫れ、足冷、上歯痛、鼻詰まり、狂、黄疸、衄血、この経の通りの神経痛、涙が出る、精神病、気付け、下肢の水腫。

〈本間〉

腹脹り、黄疸等の胃腸症状、腹膜炎で腹水が溜まった場合、糖尿病、顔面の腫れ、顔面麻痺、扁桃腺腫、上歯痛、精神錯乱、ヒステリー、気絶、発熱を伴った急性症の場合に瀉血して卓効を奏することがある。

〈竹之内・濱添〉

鍼一分、灸三壮。

解熱に発汗の効がある。口噤、狂疾、精神神経症、水腫、腹水、

車酔い、顔面神経麻痺、上歯歯齦炎、扁桃炎、乳腺炎、腹直筋痙攣、下肢前側疼痛、腓骨神経痛、脚気。

〈中医学〉

上に向けて斜刺0・2~0・3寸、可灸。

顔面浮腫、顔面神経麻痺、歯痛、鼻血、黄色い鼻水、胸腹脹満、足の脛の冷え、熱病、悪夢、うつ病で精神錯乱するもの。

〈深谷灸〉

鼻炎、扁桃炎、脳溢血、顔面麻痺、糖尿病、黄疸、腹張り。

〈森〉

爪甲根部から指根に向けて皮下刺法5ミリ。

脳出血、ノイローゼ。

まとめ

逆流性食道炎に第三指爪甲根部の中央に透熱灸3壮。脾虚陽明経実熱証や脾虚胃実熱証のときに瀉法する。出血してよい。

4

足の太陰脾経

077 隠白《いんぱく》

井木穴／一名鬼眼・鬼壘・陰白

取穴

足の母指内側爪甲根部の角を去ること一分に取る。

古法の主治症と施術法

『素問』繆刺論第六十三

邪客於手足少陰太陰足陽明之絡、此五絡皆会於耳中、上絡左角、五絡倶竭、令人身脈皆動、而形無知也、其状若尸、或曰尸厥、刺其足大指内側爪甲上、去端如韮葉～。

『明堂』

刺入一分、留三呼、灸三壮。

腹中有寒熱（『外台』には腹中有寒気、起則気喘とある）、気喘、熱病衄血不止、煩心、善悲、腹脹、逆息熱気、足脛中寒（『医心方』は足脛寒）、不得臥、気満、胸中熱、暴泄、仰息、足下寒、膈中悶、嘔吐、不欲食飲、尸厥不知人（『外台』は尸厥の次に死と入る。以下は同じ）、脈動如故、飲渇、身痛、多唾。

『甲乙経』

七巻・六経受病、発傷寒熱病第一下に「気喘、熱病衄不止、煩心、善悲、腹脹、逆息熱気、足脛中寒不得臥、気満胸中熱、暴泄、仰息、足下寒、中悶、嘔吐、不欲飲食」とある。

九巻・脾胃大腸受病、発腹脹満、腸中鳴、短気第七に「腹中有寒気」とある。

十巻・水漿不消、発飲第六に「飲渇身伏、多唾」とある。

十一巻・陽脈下墜、陰脈上争、発尸厥第三に「尸厥死不知人、脈動如故」とある。

『千金方』

卒尸厥、死不知人、脈動如故、隠白及大敦主之。頭熱、鼻鼽衄。胸中痛。腹中寒冷、気脹喘、腹脹、逆息。腹満喜嘔。胸中熱、暴泄、飲渇。膈中嘔吐、不欲食、衄血劇不止。脛中寒熱。

『千金翼方』

若吐不止、灸手心主間使、大都、隠白、三陰交三炷。

『銅人』

鍼入三分。

腹脹、喘満不得安臥、嘔吐食不下、暴洩、衄血、卒尸厥不識人、足寒不能温。今附、婦人月事過時不止、刺之立愈。

『聚英』

素註鍼一分、留三呼。銅人鍼三分、留三呼、灸三壮。

腹脹、喘満不得安臥、嘔吐食不下、胸中熱、暴泄、衄血、卒尸厥不識人、足寒不能温、婦人月事過時不止、小児客忤慢驚風。

『図翼』

刺一分、留三呼、灸三壮。

腹脹喘満不得臥、嘔吐食不下、胸中痛、煩熱、暴泄、衄血、尸厥不識人、足寒不得温、婦人月事過時不止、刺之立愈、小児客忤驚風。

『説約』

百證賦云、兼厲兌、治夢魘不寧。

鍼三分、灸三壮。

腹脹、嘔吐、足寒痺不仁、婦人月事、時を過ぎて止まざるを治す。

『鍼灸則』

腹脹逆息、又云、腹満、喜嘔。

意釈と解説

①傷寒による熱病に罹患したときに胃腸に寒気があると、発生した熱が発汗によって外に出て行くべき力がないので、熱が胸に迫って喘を発する。陽明経に熱が停滞すると鼻出血して熱を出そうとする。胸に熱が迫ると心熱となって胸苦しく、よく悲しむ。熱が胃腸に入ると最初からある寒気と熱が争うために腹が張り、それが胸に昇ると呼吸が苦しくなる。脚は冷えて眠れない。

もし、胸に熱が停滞して中焦は冷えている場合は、胸には熱があるので張り苦しく、仰いで呼吸をする。中焦には寒があるので膈の部分が詰まって嘔吐し、食欲がなく下痢する。

以上のときに隠白を用いるとよい。

②そのほか、水分をいくら飲んでも口が渇き、身体が痛み、唾液がしきりに出るときや、人事不省になっても脈が正常なときに隠白を用いる。また、月経が終わる時期がきても止まらないとき、小児の引きつけ、足冷えなどにも用いる。

現代の主治症と施術法

〈松元〉

鍼一分ないし三分、留むること三呼、灸三壮。一説に禁灸という。気付けを当とす。神経衰弱、不眠症、肋膜炎、急性耳下腺炎、嘔吐、不食、腸カタル、腹部鼓脹、腹膜炎、下肢の冷却、そのほか、月経不順、月経過多、子宮痙攣および小児の慢性搐搦に良効あり。

〈駒井〉

禁灸、鍼一分ないし三分。

失神、急性腸カタル、下肢の疾患、月経過多、小児搐搦。

〈柳谷〉

失神、仮死冷却、月経過多、胃痙攣（瀉血）、子宮痙攣、小児搐搦、急性腸カタル、衄血、驚風、嘔吐、腸満。

〈岡部〉

胃痙攣、胆石、下肢倦怠、四肢厥冷、小児の引きつけ、子宮痙攣、人事不省、気付け、月経過多。

〈本間〉

救急法に用いて速効を現す。胃カタル、腸カタル、肝臓や胆嚢に炎症のある黄疸などに瀉血してよく効く。子宮痙攣、月経過多に灸をしてよく止まる。失神や小児の引きつけに少し太い鍼か灸によって意識を回復する。

〈竹之内・濱添〉

鍼一分、留むこと三呼、灸三壮ないし七壮。

気付けを当とする。鬼病、神経衰弱、ノイローゼ、狂病、不眠症、貧血、急性耳下腺炎、胸膜炎、嘔吐、不食、腸カタル、腹部鼓脹、腹水、糖尿、月経不順、子宮痙攣、下肢冷却。

〈代田〉

急性胃炎、胆石疝痛、小児の夜驚症、精神が興奮して逆上したような場合に用いる。気付け。

〈中医学〉

上に向けて斜刺0・1寸、あるいは三稜鍼で瀉血、可灸。

腹脹、激しい下痢、よく嘔吐する。心窩部がぞくぞくし、よく悲しむ。悪夢を見る。胸痛、心痛、胸満、咳と嘔吐、喘息、小児の引きつけ、昏倒するもの。過長月経、不正出血。吐血、鼻血、血尿、血便、うつ病で精神錯乱するもの、夢見が多いもの。仮死状態。

〈深谷灸〉

大腸菌による下痢、失神、小児のひきつけ、子宮痙攣（瀉血）、月経過多（多壮）、灸あたり。

〈森〉

指の内側より外側に向けて斜刺5ミリ。

月経不順、子宮疾患。

〈上地〉

上腹部の激しい痛みに鍼1分。胆石には効かない。区別は難しい。陰性の腹痛（胃痙攣）に鍼を当てるだけでもよい。刺絡もよい。女性の下腹部痛。心窩部で胸骨のつながりの圧痛。脚の冷え。刺絡の場合は、わずか一滴しぼりだす。

〈首藤〉

超旋刺。そのまま置鍼してもよい。

消化器疾患で痛みがある場合に使用する。

まとめ

①禁灸との説があるが、用いてよい。ただし、胡麻粒大3壮で足が温まる。病症によっては多壮してよい。鍼は接触程度で効く。

②肝虚陽虚寒証で脾の脈が沈、濇、短、細のときに補うと気鬱に効く。手足が痺れるとの訴えで、専門医の検査で異常ない場合は鬱である。隠白を用いる。肝虚陽虚寒証で目眩があるときに補うと、即座に治る。

③八十一難型の腎虚脾実のときに補う。痛風、糖尿のときに用いる機会がある。

078 大都《だいと》

榮火穴

取穴

足の母指内側にして、第一基節骨の内側に取る。第一基節骨と第一中足骨の関節は大きく隆起しているが、この隆起の前側の表裏の肌目に取る。

関節部の上内側、内側、内下側のキョロキョロを目標に取る（柳谷）。

古法の主治症と施術法

『霊枢』熱病第二十三
熱病而汗且出、及脈順可汗者、取之魚際、太淵、大都、太白。

『霊枢』厥病第二十四
厥心痛、腹脹、胸満、心尤痛甚、胃心痛也、取之大都、太白。

『明堂』

刺入三分、留七呼、灸三壮。

熱病汗不出、厥手足清（『医心方』は熱病汗出、且出厥足清）、暴泄、心痛（『外台』は厥心痛）、腹脹（『外台』は腹脹満）、心尤痛甚、胃心痛也、瘧不知所苦、風逆暴四肢腫、湿則唏然寒、飢則煩心、飽則眩。

『甲乙経』

七巻・六経受病、発傷寒熱病第一下に「熱病汗不出且厥、手足清、暴泄、心痛、腹脹、心尤痛甚此胃心痛也、大都主之、併取隠白、腹満、善嘔、煩悶此皆主之」とある。

七巻・陰陽相移、発三瘧第五に「瘧不知所苦」とある。

九巻・寒気客於五蔵六府、発卒心痛、胸痺、心疝、三蟲第二に「厥心痛、暴泄、腹脹満、心痛尤甚者、胃心痛也、取大都、太白」とある。

十巻・陽受病、発風第二に「風逆、暴四肢腫、湿則唏然寒、飢則煩心、飽則眩」とある。

『千金方』

目眩。目系急、目上挿。暴泄、心痛、腹脹、心痛尤甚。風逆四肢腫。厥逆、霍乱。熱病、汗出、且厥、足清（外台云、汗不出、厥手足清）。

『銅人』

可灸三壮、鍼入三分。

熱病汗不出、手足逆冷、腹満、善嘔、煩熱悶乱、吐逆、目眩。

『聚英』

銅人鍼三分、灸三壮。

熱病汗不出、不得臥、身重骨疼、傷寒手足逆冷、腹満、善嘔、煩熱悶乱、吐逆、目眩、腰痛不可俛仰、繞踝風、胃心痛、腹脹、胸満、心蚘痛、小児客忤。

『図翼』

刺三分、留七呼、灸三壮。

熱病汗不出、不得臥、身重骨痛、傷寒手足逆冷、腹満嘔吐悶乱、腰痛不可俛仰、四肢腫痛、凡婦人孕不論月数、及生産後未満百日、俱不宜灸。

千金云、治大便難、灸随年壮。又霍乱下瀉不止、灸七壮。

席弘賦云、兼横骨、治気滞腰痛不能立。

百證賦云、兼経渠、治熱病汗不出。

『灸経』

灸三壮。

熱病汗不出、手足逆冷、腹満、善嘔、目眩、煩心、四肢腫病。婦人懐孕、不論月数及生産後、未満百日不宜灸之、若絶子、灸臍下二寸、三寸間、動脈中三壮。

『説約』

鍼三分、灸三壮。

熱病汗出でず、手足逆冷、腹満、善嘔を治す。

意釈と解説

①熱病で汗が出ず、手足から冷え上がり、急に下痢し、心が痛み、腹が張る。このようなときの心痛を「胃心痛」という。

②瘧病で悪寒、発熱しているとき。

③手足が急に腫れて汗が出ず、鼻が詰まる。このようなときに空腹になると、胸が悶え、食べ過ぎると目眩がする。

④そのほか、発熱して関節痛があるとき、吐き気、目眩などにも大都を用いる。

⑤『医心方』では、熱病で汗が出て冷えるときに大都を用いるとある。しかし、ほかの書物はすべて熱病汗不出になっている。それに従ったが、大都は脾虚で陽明経の実熱または虚熱のときに補う。そのような証のときは、汗が出ていることもあれば、出ていないこともある。

⑥大都は、妊娠中に透熱灸を用いてはならない。妊娠中の便秘は鍼で補うと出る。

⑦風逆とは、風によって陽気が発散できないために四肢が腫れる病のこと。これは脾の陰虚熱で、陽明経からの陽気の発散が悪いためである。陰虚熱だから胃には熱が停滞している。その熱が心を熱するために空腹になると胸苦しくなり、食べ過ぎると胃の正常な陽気が少ないから目眩が起こるのである。

現代の主治症と施術法

〈松元〉

施術法は隠白と同じ。

発汗を当とす。腸チフスにて四肢厥冷、全身倦怠、関節疼痛、骨膜炎、腰痛、直腹筋張直、そのほか、眩暈、感冒性胸膜不全症、心内膜炎、胃痙攣、吐逆、繞踝風。

〈駒井〉

灸三壮、鍼三分。

全身倦怠、胃痙攣、直腹筋痙攣、腰神経痛、小児搐搦、腸チフス。

〈柳谷〉

胃痙攣、腰腹神経痛、直腹筋痙攣、全身倦怠、小児搐搦、腸チフス、心痛、腹痛、眩暈、手足厥冷。

〈岡部〉

下肢倦怠、小児痙攣、胃痛。

〈本間〉

胃腸病で腹脹、嘔吐、胃痙攣に用いる。消化器病で熱があるときに瀉血する。手足が冷えるときに透熱灸。

〈竹之内・濱添〉

鍼一分、留むこと三呼、灸三壮ないし七壮。

発汗を当とする。四肢厥冷、全身倦怠、痛風、骨膜炎、下肢関節炎、関節リウマチ、腰痛、腹直筋痙攣、胃痙攣、吐逆、胸膜炎、眩暈。

〈代田〉

第一趾基底の関節炎、痛風によるこの関節の疼痛。

〈中医学〉

直刺0・3〜0・5寸、可灸。

腹脹、胃痛、消化不良、嘔吐感、下痢、便秘、熱病で無汗、体全体が重だるく四肢が腫れる、心窩部の差し込むような強い痛み、横になれない、胸がドキドキする。

〈深谷灸〉

足の冷え、胃痙攣、嘔吐の補助に。

〈森〉

足の内側より外側に向けて斜刺10ミリ。

糖尿病、全身倦怠。

〈上地〉

脾虚を補う。心の証（動悸、胸騒ぎ、味が分からないなど）に大都、膈兪、至陽。全身倦怠は本治法に使う。五行によると脾が虚しているときは大都（榮火穴）を補し、商丘を瀉さなければならない。しかし、実際には使っていない（心は虚さないという理屈で）。脾が虚して、しかも心が虚している（例えば動悸がする）ときは大都を補してよい。腹に力がなく、臍の辺りに動悸が強いときは大都を使う。心も虚していそうなら神門、大陵。

〈首藤〉

超旋刺で胃痛、痛風。

まとめ

①経絡の流れに従って斜刺する。少し裏側に取穴するとよい。足裏をくすぐるように刺鍼するのがよい。痛風のときは知熱灸で瀉法する。妊娠中の便秘には接触鍼が効く。透熱灸は用いたことがない。

②諸先生が記されている以外に、胸痛、四肢の腫れ、全身の関節痛、目眩、腰痛などにも大都を用いる。

③大都は脾虚陽明経実熱証、脾虚腑実熱証、脾虚胃虚熱証、七十五難型の心虚肺実証、八十一難型の脾虚肝実熱証、肺虚心実証などのときに補う。

079 太白《たいはく》

兪土穴／原穴／一名大白

取穴

第一中足指節関節の後ろで、表裏の肌目に取る。

指節関の後側陥中の中にあるキョロキョロを目標にとる。（柳谷）

古法の主治症と施術法

『素問』刺瘧篇第三十六

脾瘧者、令人寒、腹中痛、熱則腸中鳴、鳴已汗出、刺足太陰。

『霊枢』熱病第二十三

熱病而汗且出、及脈順可汗者、取之魚際、太淵、大都、太白。

『霊枢』厥病第二十四

厥心痛、腹脹、胸満、心尤痛甚、胃心痛也、取之大都、太白。

『明堂』

刺入三分、留七呼、灸三壮。

熱病先頭重、頬痛、煩悶（『外台』は煩寃）、身熱、腰痛不可以俛仰、腹満、両頷痛甚、暴泄、飢不欲食（『外台』は善飢而不欲食）、善噫、熱中、足清、腹脹、食不化、善嘔、泄有膿血、苦嘔無所出、先取三里、後取太白、章門、胸脇満（『外台』は胸脇支満）、腹中切痛、霍乱、逆気、大便難、身重骨痿不相知、熱病満悶不得臥、脾脹。

『外台』には「厥心痛、腹脹満、心尤痛甚者胃心痛也」の条文も含む。

『甲乙経』

七巻・六経受病、発傷寒熱病第一下に「熱病先頭重、額痛、煩悶、身熱、熱争則腰痛不可以俛仰、胸満、両頷痛甚、善泄、飢不欲食、善噫、熱中、足清、腹脹、食不化、善嘔、泄有膿血、苦嘔無所出、先取三里、後取太白、章門主之」とある。

七巻・同に「熱病、満悶、不得臥（千金云、不得臥、身重、骨痛、不相知）、太白主之」とある。

八巻・五蔵六府脹第三に「脾脹者、脾兪主之、亦取太白」とある。

九巻・寒気客於五蔵六府、発卒心痛、胸痺、心疝、三蟲第二に「厥心痛、暴泄、腹脹満、心痛尤甚者胃心痛也、取大都、太白」とある。

九巻・肝受病及衛気留積、発胸脇満痛第四に「胸脇脹、腸鳴、切痛（一云胸脇支満、腹中切痛）」とある。

九巻・脾受病、発四肢不用第六に「身重、骨痿不相知」とある。

十巻・熱在五蔵、発痿第四に「痿不相知（一云身重骨痿不相知）」とある。

十一巻・気乱於腸胃、発霍乱吐下第四に「霍乱逆気、魚際及太白主之」とある。

『千金方』

頭痛、寒熱、汗出不悪寒。胸脇脹切痛。暴泄、心痛、腹脹、心痛尤甚。腹脹食不化、鼓脹、腹中気大満。腸鳴。腹脹食不化、喜嘔、泄有膿血。咳唾噫、善咳、気無所出。腰痛不可俛仰。膝股腫、胻酸、転筋。熱病先頭重、顔痛、煩悶、心身熱、熱争則腰痛不可以俛仰、又熱病満悶不得臥、身重骨痛不相知。霍乱逆気。

『銅人』

可灸三壮、鍼入三分。

身熱、煩満、腹脹、食不化、嘔吐、洩膿血、腰痛、大便難、気逆、霍乱、腹中切痛。

『聚英』

銅人鍼三分、灸三壮。

身熱煩満、腹脹食不化、嘔吐、泄瀉膿血、腰痛、大便難、気逆霍乱、腹中切痛、腸鳴、膝股胻酸転筋、身重骨痛、胃心痛、腹脹、胸満、心痛脈緩。

『図翼』

刺三分、留七呼、灸三壮。

身熱、煩満、腹脹食不化、嘔吐、瀉痢膿血、腰痛、大便難、気逆霍乱、腹中切痛、腸鳴、膝股胻痠、転筋、身重骨痛。

玉龍賦云、治痔漏。

通玄賦云、能宣導於気衝。

『説約』

鍼三分、灸三壮。

股膝脛痠痛、転筋骨痛を治す。

意釈と解説

①傷寒による熱病で、まず頭が重くなり、前額部が痛み、発生した身熱のために煩悶し、身熱と身体の陰気がぶつかり合うと腰が痛んで屈伸できない。
また胸も張り苦しくなり、両方の顎が甚だしく痛み、よく下痢し、時に膿血を下し、腹が張り、空腹は感じるが食欲はない。あるいは食べた物が下らない。また、げっぷがよく出て、吐き気がしても何も出ない。胃腸には熱があるが、足は冷える。このようなときは先に足三里を治療し、後に太白と章門を治療する。
②熱病になって腹が張り苦しくなり寝ていられない。あるいは全身が重だるくて関節が痛むために寝ていられなくなる。
③脾脹になって、よくしゃっくりが出て、四肢が熱をもってだるくなり、身体も重だるくて衣類を身につけておくのも苦しく、静に寝ていられない状態のときに太白を用いる。
④厥心痛のなかで、冷えたために腹が張り、急に下痢し、胸から心窩部にかけても張り苦しく、心臓が激痛を発するものを「胃心痛」という。大都と太白を治療する。
⑤胸脇部が痞えて張り苦しく、腸が鳴って切られるように痛む。四肢に倦怠感があり、脚に力が入らない。霍乱病で嘔吐や下痢をする。逆気、つまりのぼせる。便秘。
以上のような病症のときに太白を用いる。
⑥熱病で脾虚胃虚熱証になると、頭痛、全身の熱感、全身の倦怠感、全身の関節痛、下痢、食欲不振、吐き気などの病症が現れることがある。空腹は感じるが食べたくないのは、胃の虚熱のためである。

現代の主治症と施術法

〈松元〉

施術法は隠白と同じ。

緩脈を主る。心臓炎、胃痙攣、嘔吐、消化不良、便秘、腸雷鳴、腸疝痛、腸出血、アジアコレラ、腹膜炎、骨膜炎、腰痛、下肢の麻痺および神経痛、局発痙攣などを治す。

〈駒井〉

灸三壮、鍼三分。

胃痙攣、嘔吐、便秘、腸神経痛、腰神経痛、下肢の倦怠および神経痛、下肢の麻痺、発汗。

〈柳谷〉

胃痙攣、嘔吐、消化不良、便秘、腸雷鳴、腸神経痛、腰腹神経痛、下肢倦怠感および神経痛、麻痺および発汗によし。

〈岡部〉

下肢の痛みおよび麻痺、下腹の痛み、便秘、胃痛、嘔吐、消化不良。

〈本間〉

便秘、消化不良、腹痛、嘔吐、精神病、神経衰弱、不眠症、ヒステリー、身体の倦怠感。

〈竹之内・濱添〉

鍼一分、留むこと三呼、灸三壮ないし十五壮。

心臓病、胃痙攣、嘔吐、消化不良、便秘、腸雷鳴、下痢、腸疝痛、腸出血、腹膜炎、腹痛、骨膜炎、筋肉痛、腰痛、関節炎、下肢神経痛。

〈代田〉

母指麻痺を治する。痛風や関節リウマチでこの部が腫れたのにも効く。

〈中医学〉

直刺0・3〜0・5寸、可灸。

胃痛、腹脹、腹痛、腸鳴、嘔吐、下痢、痢疾、便秘、痔瘻、脚気、腹が減っても物を食べたくない、消化不良でげっぷがよく出る、心臓の辺りが痛む、脈が遅い、胸と脇が張って痛い、体重節痛、痿証。

〈深谷灸〉

腹痛、嘔吐、母指麻痺。

〈森〉

足の内側より外側に向けて斜刺10ミリ。

糖尿病、胃腸カタル。

〈上地〉

脾虚を補う。胃腸に力をつける。足のだるさ。足の指の痛み、痛風に鍼、灸は禁忌。太白の接触鍼で翳風あたりの圧痛が取れる。咳、寒気、熱、節々がだるいとき。

〈首藤〉

超旋刺。置鍼もよい。

胃腸疾患、胃痛、食欲不振、心臓疾患、精神病、不眠、倦怠感、腹痛、尿管結石疝痛、しゃっくり。

まとめ

①脈診をして右関上の脈が虚していれば脾虚証と考えて間違いないが、左寸口の虚が主な場合と右関上の虚が主な場合とがある。左寸口の脈が主に虚している脾虚証は、精神的な原因で発症している。やや鬱傾向がある。右関上の脈が主に虚している脾虚証は、暴飲暴食か労倦、つまり、肉体労働（主に手足の使い過ぎ、子供の運動会後の発熱など）が原因である。倦怠感が主症状になるが、子供などは発熱して食欲が減退していたり、腹痛や鼻出血を訴えることがある。

②体質として、脾胃が弱い人にも用いる。食べ過ぎると心窩部が詰まって胸が苦しくなり、時に動悸がするような場合に用いる。

③そのほか、下痢、便秘、腹痛、食欲減退などの胃腸症状があるときに、脈が脾虚であれば太白を用いてよい。

しかし、胃の脈が飛び出ている脾虚胃虚熱証、胃の脈も虚して全体が緩脈になっている脾虚陽虚寒証などがあるから、病態によって補瀉の程度を考えなければならない。

④尿路結石のときは、大陵と太白を補うと即座に痛みが消えることがある。痛風のときは、太白や大都に知熱灸を用いる。太白に刺

絡してもよい。代わりに3ミリほど刺入して置鍼してもよい。補法のときは、接触鍼でよい。透熱灸を用いることはない。

080 公孫《こうそん》

足太陰の絡

取穴

太白の後ろ一寸、太白から後に中足骨に沿って擦って行くと指の止まる所に取る。

核骨即ち第一蹠骨前端種子骨によりて膨大せる部の後縁深部にギョロギョロある所なり（柳谷）。

古法の主治症と施術法

『霊枢』経脈第十

足太陰之別、名曰公孫～厥気上逆則霍乱、実則腸中切痛、虚則鼓脹、取之所別也～。

『霊枢』厥病第二十四

厥頭痛、面若腫起而煩心、取之足陽明太陰。

『脈経』平三関陰陽二十四気脈第一、第十七条

右手関上、陽絶者、無胃脈也、苦呑酸、頭痛、胃中有冷、刺足太陰経、治陰、在足大指、本節後一寸（公孫）。

『明堂』

刺入四分、留二十呼、灸三壮。

不嗜食、多寒、寒熱汗出（『外台』は多寒熱汗出）、実則腹中切痛（『医心方』は多寒腹中切痛）、頭痛（『医心方』は頭面腫起、『外台』は厥頭）、面腫起（『外台』は面腫）、煩心、狂（『外台』は狂言）、多飲、不嗜臥、虚則鼓脹、腹中気大満、熱痛不嗜飲、霍乱。外台は瘧も治すとある。

『甲乙経』

十一巻・陽厥大驚、発狂癇第二に「凡好太息、不嗜食、多寒熱、汗出、病至則善嘔、嘔已乃衰、即取公孫及井兪、実則腸中切痛、厥頭、面腫起、煩心、狂、多飲、霍則鼓濁、腹中気大滞、熱痛、不嗜臥、霍乱」とある。

『千金方』

凡好太息、不嗜食、多寒熱、汗出、病至則喜嘔、嘔已乃衰、即取公孫及井兪。実則腸中切痛、厥、頭面腫起、煩心、狂、多飲、不嗜臥、虚則鼓脹、腹中気大満、熱痛、不嗜食、霍乱。腹脹、食不化、鼓脹腹中気大満、腸鳴。

『銅人』

可灸三壮、鍼入四分。

寒瘧、不嗜食、卒面腫、煩心、狂言、腹虚脹如鼓。

『聚英』

銅人鍼四分、灸三壮。

寒瘧、不嗜食、癇気、好太息、多寒熱汗出、病至則喜嘔、嘔已乃衰、頭面腫起、煩心、狂、多飲、胆虚、厥気上逆則霍乱、実則腸中切痛瀉之、虚則鼓脹補之。

『図翼』

刺四分、留七呼、灸三壮。甲乙経曰、留二十呼。

寒瘧、不食、癇気、好太息、多寒熱汗出、喜嘔、卒面腫、心煩、多飲、胆虚腹虚、水腫腹脹如鼓、脾冷胃痛。

神応経云、治腹脹心疼、可灸七壮。

席弘賦云、治肚疼、須兼内関相応。

標幽賦云、脾冷胃疼、寫公孫而立愈。

攔江賦云、兼照海、治傷寒四日太陰経、再行内関施載法。

載法云、治、九種心疼、一切冷気、痰涎膈悶、胸中隠痛、臍腹脹満、気不消化、脇肋下痛、起坐艱難、泄瀉不止、裏急後重、胸中刺痛、両脇脹満、気攻疼痛、中満不快、翻胃吐食、気膈五噎、飲食不下、胃脘停痰、口吐清水、中脘停食疼刺不已、嘔吐痰涎、眩暈不止。心瘧令人心内怔忡。肝瘧令人気色蒼蒼、悪寒発熱。脾瘧令人怕寒、腹中痛。肺瘧令人心寒驚怕。腎瘧令人洒淅寒熱、腰脊強痛。瘧疾大熱不退、或先寒後熱、及先熱後寒。瘧疾、心胸疼痛。瘧疾、頭痛、眩暈、吐痰不已。瘧疾骨節疼痛。瘧疾口渇不已。胃瘧令人善飢而不能食。胆瘧令人悪寒驚怕、睡臥不安。黄汗疸、四肢倶腫、汗出染衣。黄疸、偏身皮膚黄、及面目小便倶黄。穀疸、食畢則頭眩、心中怫鬱。酒疸、身目倶黄、心中倶痛、面発赤斑、小便赤黄。女労疸、身目倶黄、発熱悪寒、小便不利。已上凡三十證、先以公孫為主治。然後、随證取各穴応之。

『説約』

鍼三分、灸三壮。

『鍼灸則』

足跗不仁、心痛、胃脘痛、下血、脱肛を治す。

諸瘧、悪寒、心痛、心煩。

意釈と解説

①よくため息が出て食欲がなく、悪寒、発熱して汗が出る。この状態が長くなると、吐き気がする。吐き気がすると悪寒、発熱などは少し治まる。このようなときは公孫、井木穴の隠白、兪土穴の太白を用いる。

②悪寒、発熱状態から太陰経の絡脈が実すると、腸の中が切られるように痛み、熱が上焦に多くなるために頭痛がし、顔面が浮腫し、胸が悶え苦しくなって精神錯乱して飲み物をほしがり、静かに寝ていられなくなる。逆に太陰経の絡脈が虚すと、腹の中に気が停滞するので腹が張り、熱でもあるかのように腹痛し、食欲がなくなる。このような状態は瘧病や霍乱病からも発生する。

③『甲乙経』の「霍則鼓濁」は「虚則鼓脹」の間違いではないかと思われる。

現代の主治症と施術法

〈松元〉

施術法は隠白と同じ。

間歇熱、往来寒熱して発汗せざるに効あり。また心臓炎、胃癌、嘔吐、不食及び嘔吐後の衰弱、あるいは軽症コレラ、下腹鼓脹、腸疝痛、腸出血、脱肛、癲癇、脳及び顔面の充血に誘導の効あり。

〈駒井〉

灸三壮ないし五壮、鍼一分ないし四分。

下腹部痙攣、癲癇、そのほか、脳や顔面の疾患。

〈**柳谷**〉

下腹痙攣、腸出血、癲癇、顔面浮腫、脳疾患、胃痛、感冒、下血、脱肛、胃腸カタル、実すれば腸中切痛、虚すれば鼓脹す、脾気失調すれば厥気をなす、脾脈逆すれば霍乱をなす。

〈**岡部**〉

第一中足骨内側を前方から後方に向かってさすり上げると骨の溝がある。その溝の中のキョロキョロした糸状のものを取る。

下痢、秘結、下肢浮腫、脳疾患、脱肛、胃部疼痛、下血。ヘッド氏帯L5、したがって腎兪尿管等（意味不明）に応用する。

〈**本間**〉

腸出血、嘔吐、胃痛、脱肛。脾実証に基づく精神錯乱の場合に瀉す。夏期、急性に吐き下し、頭痛、発熱、苦悶する霍乱に効く。

〈**竹之内・濱添**〉

鍼一分ないし三分、留むこと三呼、灸三壮ないし十五壮。

解熱・発汗の効ある。心疾患、胃潰瘍、常習性嘔吐、下腹鼓脹、腸疝痛、腸出血、脱肛、便秘、下痢、癲癇、脳充血、顔面充血、側胸部疼痛。

〈**代田**〉

足底痛、母趾麻痺、胃痛、食欲不振、消化不良、高血圧症。

〈**中医学**〉

直刺0・5〜0・8寸、可灸。

胃痛、嘔吐、消化不良、腸鳴、腹脹、腹痛、下痢、痢疾、水分の摂り過ぎ、嘔吐と高熱と下痢があるジフテリアなど。水腫、煩心失眠、発狂し意味のないことをしゃべる。横になることを好む。腸の感染症で下血する。脚気。

〈**深谷灸**〉

胃の痛み、嘔吐。

〈**森**〉

足の内側から外側に向けて斜刺10ミリ。

全身倦怠、吐き気、慢性の胃腸病、糖尿病。

〈**上地**〉

短期的な便秘。下からすくうように斜めにゆっくりと刺入。1〜2分刺入してから留めておく。

天枢あたりのしこりが楽になる。下腹が張るとき。

〈**首藤**〉

超旋刺。

消化器疾患。便秘は左側を用いる。

まとめ

①補法は経絡の流れに従って斜刺。深く入れる必要はない。接触鍼でも効く。
②鼠径ヘルニアのときに公孫を補うと、腸が元に戻る。急性の嘔吐下痢症に用いる。脾虚で腹痛、胃痛、下痢があれば、太白よりも公孫を用いることが多い。そのほか、全身倦怠感、下肢の浮腫、動悸、息切れ、手足の冷えなどにも効く。

③脾虚陽虚寒証のときに公孫を補う。精神神経系疾患のときは内関とともに補う。ため息が多いときは丘墟を併用する。

081 ▾ 商丘《しょうきゅう》

経金穴

取穴

内踝の前下方にして中封と内踝の間、陥凹に取る。内踝の前下端より前方一横指くらいにあるキョロキョロを目標にとる（柳谷）。

古法の主治症と施術法

『明堂』

刺入三分、留七呼、灸三壮。

癲疾、狂、多食、善笑不休、発於外、煩心（『外台』は煩心中）、渇、瘧寒、腹中痛（『外台』は腸中痛、已汗出）、腹満響響不便、心下有寒痛、陰股内痛、気癰（『外台』は気逆）、狐疝、走上下腹痛、脾虚令人病寒不楽、好太息、喉痺、寒熱、善嘔、骨痺、煩満、癇瘈、手足擾（『医心方』は手足煩擾）、目昏、口噤、溺黄、善厭夢（『医心方』は善夢）、絶子、厥頭痛、面腫起、咳而泄、不欲食、不可俛仰、痔、骨蝕、管疽（『外台』は痔疾、骨疽蝕）。

これ以外に『外台』には「筋攣痛」とある。『医心方』には「孩児洩」とある。

『甲乙経』

八巻・五蔵伝病、発寒熱第一下に「寒熱善嘔」とある。

九巻・大寒内薄骨髄陽逆、発頭痛第一に「厥頭痛、面腫起」とある。

九巻・邪在心胆及諸蔵府、発悲恐、太息、口苦、不楽、及驚第五に「脾虚令人病寒、不楽、好太息」とある。

九巻・脾胃大腸受病、発腹脹満、腸中鳴、短気第七に「腹満響響然不便、心下有寒痛」とある。

九巻・足厥陰脈動喜怒不時、発癩疝、遺溺、癃第十一に「陰股内痛、気癰、狐疝走上下、引少腹痛、不可俛仰上下」とある。

九巻・足太陽脈動、発下部、痔、脱肛第十二に「痔骨蝕」とある。

十巻・陰受病、発痺第一下に「骨痺、煩満」とある。

十一巻・陽厥大驚、発狂癇第二に「癲疾、狂多、善食、善笑、不発於外、煩心、渇」とある。

十一巻・動作失度内外傷、発崩中瘀血、嘔血、唾血第七に「善厭夢者」とある。

十一巻・寒気客於経絡之中、発癰疽、風成、発厲、浸淫第九下に「管疽」とある。

十二巻・手足陽明少陽脈動、発喉痺、咽痛第八に「喉痺」とある。

十二巻・婦人雑病第十に「絶子」とある

十二巻・小児雑病第十一に「小児癇瘈、手足擾、目昏、口噤、溺黄」、「小児咳而泄、不欲食者」とある。

『千金方』

口噤不開。腹中満響響然、不便、心下有寒痛。陰股内痛、気癰、狐疝走上下、引小腹痛、不可以俛仰上下。骨痹、煩満、痔骨蝕。善厭夢者。僻噤。腹脹満、不得息。小腹堅痛、下引陰中、心下有寒痛。又主脾虚、令人病不楽、好太息。煩中渇。脾虚令人病寒不楽、好太息、多寒熱、喜嘔。脚攣。癲疾嘔沫、寒熱痙、互引。癇瘈。寒瘧、腹中痛、痎瘧熱。痔血泄後重、寒熱好嘔。

『千金翼方』

偏風痺。脚不得履地、刺風、頭風、風熱、陰痺、鍼入三分、留三呼、寫五吸、疾出之、忌灸。

『銅人』

可灸三壮、鍼入三分。

腹脹、腸中鳴、不便、脾虚令人不楽、身寒、善大息、心悲、気逆、痔疾、骨疽蝕、絶子、厭夢。

『聚英』

銅人灸三壮、鍼三分。

腹脹、腸中鳴、不便、脾虚令人不楽、身寒、善太息、心悲、骨痺、気逆、痔疾、骨蛆蝕、魘夢、癇瘈、寒熱好嘔、陰股内痛、気癰、狐疝走上下、引小腹痛不可俛仰、脾積痞気、黄疸、舌本強痛、胃脘痛、腹脹、寒瘧、溏瘕泄水下、面黄、善思、善味食不消、体重節痛、怠惰嗜臥、婦人絶子、小児慢風。

『図翼』

刺三分、留七呼、灸三壮。

胃脘痛、腹脹腸鳴、不便、脾虚令人不楽、身寒、善太息、心悲気逆、喘嘔、舌強、脾積痞気、黄疸、寒瘧、体重支節痛、怠惰嗜臥、骨疽、痔疾、陰股内痛、狐疝走引小腹疼痛、不可俛仰。

神応経云、治脾虚腹脹、胃脘痛、可灸七壮。

玉龍賦云、兼解谿、丘墟、堪追脚痛。

百證賦云、専治痔漏最良。

『説約』

鍼三分、灸三壮。

足跗腫痛、小児脚弱を治す。

意釈と解説

①悪寒、発熱して、よく吐き気がする。

②冷えのぼせて頭痛がして、顔面が浮腫する。

③脾虚になって身体が冷え、ため息ばかり出て憂鬱。

④腹が張って鳴るが大便が出ず、胃が冷えて痛む。

⑤内股の太陰経の部分が痛む。太陰経の気が停滞したために化膿性の湿疹ができる。鼠径ヘルニアのために下腹が引きつり痛み、前後屈ができない。

⑥関節が熱をもって痛み、そのために胸苦しくなる。

⑦癲癇や精神錯乱して多食し、またよく笑うが、もし熱を発散しなければ胸が悶え苦しくなり、口が渇く。

⑧そのほか、痔疾、胃の腫瘍、咽喉痛、夢をよく見る、不妊症。小児が引きつけて手足をばたばたさせ、目がくらんで口をくいしばり、小便が黄色になるような場合や、咳して下痢するときなどに商丘を用いる。

現代の主治症と施術法

〈松元〉

鍼三分、灸七壮。

脾臓疾患を主る。脾胃虚弱、消化不良、黄疸、腸雷鳴、腸疝痛、全身倦怠、脊髄炎、骨膜炎、鼠径および陰嚢ヘルニア、内股神経痛、足附炎、婦人のヒステリー、膣炎、小児の慢性搐搦に効あり。


〈駒井〉

灸三壮ないし五壮、鍼一分ないし五分。

便秘、痔疾、ヒステリー、小児搐搦、下肢神経痛。


〈柳谷〉

便秘、ヒステリー、腹部膨脹、腸雷鳴、痔疾、嘔吐、黄疸、消化不良、小児搐搦、下肢神経痛、小児麻痺、足関節炎、腸疝痛、脊髄病。


〈岡部〉

便秘、脾実、腹脹、黄疸、舌本強ばり、倦怠、臥すことを好む、消化不良、ヒステリー。


〈本間〉

皮膚の色白く、乾き、咳がある。胃腸弱く、身体がだるい。肺脾の脈虚という証の各種の病に効く。例えば肋膜炎、肺結核、神経衰弱、心臓病、神経痛、胃アトニー症、婦人病、胃下垂。


〈竹之内・濱添〉

鍼三分、灸七壮ないし十五壮。

脾胃虚弱症、消化不良、黄疸、腸雷鳴、腸疝痛、腹水、顔面および四肢の浮腫、下腹鼓脹、腹痛、全身倦怠、咳嗽、髄膜炎、鼠径及び陰嚢ヘルニア、膣炎、ヒステリー、筋肉痛、関節炎、下肢内側疼痛。


〈代田〉

足附の関節炎、リウマチ、捻挫。鍼は一寸刺入しても差し支えない。鼠径ヘルニアにも効く。


〈中医学〉

直刺0・3~0・5寸、可灸。

腹脹、腸鳴、下痢、便秘、消化不良、舌本強痛、黄疸、怠惰で横になるのを好む、うつ病で精神錯乱するもの、よく笑う、悪夢をよく見る、気分がすぐれない、大きなため息が多い、咳嗽、小児ひきつけ、痔疾、内外踝痛。


〈深谷灸〉

捻挫、嘔吐、胃痛、腹痛、脱肛、脱腸の名穴。


〈森〉

足の内側より足関節に向けて斜刺10ミリ。

全身倦怠。


〈上地〉

脾実は商丘に瀉法。風邪に用いることもある。体がだるいときに商丘に接触鍼。捻挫。


〈首藤〉

超旋刺。

脾経の変動があって咳、喘、発熱などがあるときに使う。

まとめ

①経絡の流れに従って斜刺する。深さは接触鍼でよいが、刺入するとすれば3ミリまででよい。

②肺虚証で脾胃の病症、たとえば倦怠感、胃痛、下痢、便秘などがあるときに補う。

③風邪のあとで解熱はしたが、食欲がなく倦怠感があり、咳が止まらないときに脾虚肺熱証として間使、商丘、魚際を補う。肺熱になると関節が変形することがある。このときは肝虚になっているので商丘は瀉法する。

④左寸口が虚して右寸口と関上が弦実の脈になることがある。これは七十五難型で肝虚脾実証である。別の言い方をすると、温病である。少陰経が虚して太陰経や陽明経から陽気が発散できなくて、停滞して発熱する病である。発熱していないこともある。発熱していても悪寒はあまりない。発疹が出ていることがある。夜になると咽喉痛が激しくなる。そのために不眠になりやすい。咳や喘息が出ていることがある。関節炎、関節の変形があって痛むことがある。このようなときに胸脇苦満が出ていることがあるが、肝の脈はむしろ虚している。以上のような状態のときに商丘を瀉法し、中衝を補う。商丘は経の流れに逆らって少し深く刺すが、鍼孔は閉じる。

082 三陰交《さんいんこう》

足太陰／厥陰／少陰の会

取穴

内踝の上三寸、脛骨後縁の骨際に取る。

実際は骨際より少し下（アキレス腱側）に離れたところに陥下がある。これに取る（池田）。

古法の主治症と施術法

『明堂』

刺入三分、留七呼、灸三壮。

足下熱、脛疼不能久立、湿痺不能行。

『甲乙経』

十巻・陰受病、発痺第一下に「足下熱痛、不能久坐、湿痺不能行」とある。

十一巻・足太陰厥脈病、発溏泄、下痢第五に「飧泄、補三陰交、上補陰陵泉、皆久留之、熱行乃止」とある。

十二巻・目不得眠、不得視、及多臥不安、不得偃臥、肉苛、諸息有音及喘第三に「驚不得眠、善断水気上下、五蔵遊気也」とある。

『千金方』

小児中馬、客忤而吐不止者。凡脚気、初得脚弱、使速灸之。心痛腹脹、渋渋然、大便不利。夢泄精。労淋。卵偏大上入腹、灸三陰交、随年壮。髀中痛不得行、足外皮痛。脛寒不得臥。

『**千金翼方**』

産難、月水不禁、横生胎動皆鍼三陰交。婦人下血、泄痢、赤白漏血、灸足太陰五十壮、在内踝上三寸、百壮、主腹中五寒。脚疼三陰交三百壮。驚狂走、灸内踝上三寸、近後動脈上七壮。

咳逆、虚労寒損、憂恚、筋骨攣痛、又主心中咳逆、泄注腹痛、喉痺、項頸満、腸痔逆気、痔血、陰急、鼻衄、骨瘡、大小便渋、鼻中乾燥、煩満、狂易、走気、凡二十二種病、皆当灸之也、男女夢与人交、洩精。

手足逆冷、灸三陰交各七壮、不瘥更七壮。大便不利。卵偏大入腹灸三陰交。

胆虚、炙足内踝上、夫名三陰交二十壮。

『**外台**』

灸三壮。

足下熱、脛疼不能久立、湿痺不能行、腹中熱、若寒膝内痛、心悲気逆、腹満、小便不利、厥気上及巓、脾病者身重、若飢、足痿不欲行、善瘛脚下痛、虚則腹脹、腹鳴、溏洩、食飲不化、脾胃肌肉痛、此出素問。

『**銅人**』

可灸三壮、鍼入三分。

痃癖、腹中寒、膝股内痛、気逆、小便不利、脾病、身重、四肢不挙、腹脹、腸鳴、溏洩、食不化、女子漏下不止。

昔有宋太子性、善医術、出苑逢一懐娠婦人、太子診曰、是一女也、今徐文伯亦診之、此一男一女也、太子性急、欲剖視之、臣謂、鍼之寫足三陰交、補手陽明合谷、応鍼而落果、如文伯之言、故妊娠不可刺。

『**聚英**』

銅人鍼三分、灸三壮。

脾胃虚弱、心腹脹満、不思飲食、脾痛身重、四肢不挙、腹脹、腸鳴、溏泄、食不化、痃癖、腹寒、膝内廉痛、小便不利、陰茎痛、足痿不能行、疝気、小便遺失、胆虚、食後吐水、夢遺失精、霍乱手足逆冷、失欠、頬車蹉開、張口不合、男子陰茎痛、元蔵発動、臍下痛不可忍、小児客忤、婦人臨経行房羸瘦、癥瘕、漏血不止、月水不止、妊娠胎動、横生、産後悪露不行、去血過多、血崩暈、不省人事、如経脈閉塞不通、瀉之立通、経脈虚耗、不行者補之、経脈益盛則通。

按、宋太子、出苑逢妊婦、診曰女、徐文伯曰、一男一女、太子性急、欲視、文伯、瀉三陰交、補合谷、胎応鍼而下、果如文伯之診、後世遂、以三陰交、合谷、為妊婦禁鍼、然文伯、瀉三陰交、補合谷而堕胎、今独不可補三陰交、瀉合谷而安胎乎、蓋三陰交腎肝脾三脈之交会、主陰血、血当補、不当瀉、合谷為大腸之原、大腸為肺之府、主気、当瀉不当補、文伯瀉三陰交、以補合谷、是血衰気旺也、今補三陰交、瀉合谷、是血旺気衰矣、故劉元賓亦曰、血衰気王、定無妊、血王気衰、応有体。

『**図翼**』

刺三分、留七呼、灸三壮、妊娠不可刺。

脾胃虚弱、心腹脹満、不思飲食、脾病身重、四肢不挙、飧泄痢血。痃癖、臍下痛不可忍、中風卒厥、不省人事、膝内廉痛、足痿不行、凡女人産難、月水不禁、赤白帯下、先寫後補、小腸疝気、偏墜、木腎腫痛、小便不通、渾身浮腫、先補後寫。

千金云、内踝上三寸、絶骨宛宛中、灸五十壮。主咳逆虚労、寒損憂恚、筋骨攣痛、又主心中咳逆、洩注腹満、喉痺項頸満、腸痔逆気、痔血陰急、鼻衄、骨瘡、大小便渋、鼻中乾燥、煩満、狂易、走気。凡二十二種病、皆当灸之也。

又云、男女夢与人交洩精、三陰交灸五壮、喜夢洩神良。又治、霍乱、手足逆冷灸七壮。不瘥更七壮。又治労淋灸百壮、三報之。又痔疾刺入三分、亦主大便不利。又治気癩、水癩、卵偏大上入腹、灸随年壮。

玉龍賦云、兼三里、絶骨、治連延脚気。

百證賦云、兼鍼気海、専司白濁久遺精。

席弘賦云、冷嗽宜補合谷、却須寫此穴。又云、脚痛膝腫、鍼三里、又須兼懸鍾、二陵、三陰交、太衝引気、併治指頭麻木。

天星秘訣云、兼合谷、治脾病血気。又云兼承山、治胸膈痞満、飲食自喜。

乾坤生意云、兼大敦、治小腸疝気。昔、有宋太子、善医術、出逢一妊婦、太子診之曰、是一女也、徐文伯亦診曰、此一男一女也、太子性急、欲剖視之、文伯曰、臣能鍼而落之、為寫三陰交、補手陽明合谷、応鍼而落、果如文伯之言、故妊娠不可刺此穴、且能落死胎。

『灸経』

灸三壮。

膝内廉痛、小便不利、身重足痿不能行也。

『説約』

鍼三分、灸三壮。

婦人諸疾、偏墜、木腎を治す。

『鍼灸則』

婦人月水不調、難産死胎、此穴下三陰経、所交会、故陰病血症、婦人之要穴也、故俗対婦人、謂之下三里也。

意釈と解説

①足裏が熱して長く立っていられない。湿痺による痛みで長く歩けない。

②下痢または便秘。食欲がない。

③痔疾、不眠、目の疲れ、鼻出血、全身の疲労倦怠感のために静かに寝ていられない。

④呼吸が荒くてゼエゼエいう、あるいは咳嗽。脚の冷えや弱り、あるいは、手足の冷え。胸の痛み。腹の張り。小便が出ないか淋瀝する。

⑤遺精。睾丸の引きつりや腫れて硬くなる病。月経不順。以上のような病症のときに三陰交を用いる。

⑥『明堂』は主治症が少ないが、後世になると多くなる。妊娠中に三陰交を補うのは何ら問題ないというのが『聚英』の言い分である。確かに妊娠5カ月目くらいから透熱灸を用いてよいことは多くの人が知っている。

⑦木腎は、病源辞典によれば「睾丸木硬而大、或腫而且痛」とある。原因は色欲過度。木腎の初出は『丹渓心法』四巻。「有所謂木強者哉、夫惟嗜欲内伐、腎家虚憊、故陰陽不相交、水火不相済而沈寒、痼冷凝滞、其間脹大作痛、頑痺結硬、勢所必至矣～」とある。中医

大辞典には「睾丸腫大、堅硬麻木之病、多由下焦感受寒湿而致」とある。腎臓病のことではない。

現代の主治症と施術法

〈**松元**〉

鍼五分ないし一寸、留むること十呼、灸七壮ないし百壮。

慢性胃病を主る。食欲不振、消化不良、胃酸過多症、腸疝痛、下痢、特発コレラ、四肢厥冷および倦怠、下肢の麻痺および疼痛、膝内廉痛、小児の遺尿を治す。そのほか、男女生殖器病ことに月経過多、子宮出血、交接過度、胎動横産、産後の諸病を主る。而して血暈にて人事不省の如き経脈虚耗して行らざるものは、これを補い、以て経行を旺盛ならしめ、また月経閉止、子宮充血などの如き経脈閉塞して通ぜざるものは宜しくこれを瀉し以てその血気を通ぜしむ。

〈**駒井**〉

灸三壮ないし五壮、鍼三分。

慢性胃腸病、食欲不振、腸神経痛、四肢の厥冷や倦怠、下肢の神経痛、淋疾、遺精、早漏、婦人生殖器病。

〈**岡部**〉

脾胃の虚弱、不思飲食、心腹脹満、四肢倦怠、身重く、下痢、小便不利、陰茎痛、リウマチ、小便遺す、胆虚、夢精、手足逆冷、羸痩、漏血不止、妊娠胎動横出、産後悪露不行、早洩、月経不順、腎疾患、淋疾患。

〈**本間**〉

婦人病と男子生殖器病の名穴。淋病、陰痿、遺精、尿道炎、更年期障害。三陰交は健康灸である。

〈**竹之内・濱添**〉

鍼五分ないし一寸、留むること十呼、灸七壮ないし百壮。

婦人科疾患および生殖器疾患を主る。月経不順、子宮出血、胎動、横産、遺尿、陰痿、血暈して人事不省のような経脈のめぐらないもの。月経閉止、子宮充血のような経脈閉塞して通じないものには、これを瀉して血気を通じるようにする。

食欲不振、消化不良、胃酸過多、腸疝痛、下痢、下腹部厥冷、下腹部鼓腸、腎疾患、尿道炎、四肢倦怠、下肢厥冷、下肢内側疼痛、湿気下し。

〈**代田**〉

月経閉止、月経不順、不妊症、子宮内膜炎、帯下、冷感症、胎児の位置異常、下腹膨満感、腎炎、膀胱炎、淋疾、足関節痛、下肢麻痺、脚気、胃腸炎。

〈**中医学**〉

直刺0・5～1寸、可灸。

脾胃虚弱、腸鳴腹脹、未消化下痢、消化不良、月経不順、不正出血、赤白帯下、子宮脱垂、閉経、小腹部の腫塊、難産、産後の眩暈、産後に子宮からの泄物が長く出続けるもの、夢精、遺精、インポテンツ、陰茎痛、少腹から性器にかけての痛み、水腫、排尿困難、睾丸の萎縮、遺尿、足萎え痺痛、脚気、不眠、神経性皮膚炎、湿疹、蕁麻疹、高血圧など。

〈**深谷灸**〉

男女生殖器病の名穴。照海と併用するとよい。霜焼け。

〈**森**〉

内側から外側に向けて斜刺10～15ミリ。

月経不順、月経困難、帯下、下腹痛、冷え症、避妊に用いることがある。

〈上地〉

足首から先の冷えに効く。肝、腎経の症状に灸がよい。大腿部と膝が冷えるのは脾、腎。

妊娠5ヶ月以降は毎日5～7壮（気持ちよければ30壮でもよい）の灸を左右にするとよい。子宮の収縮力が増し分娩力がアップする。子供の呼吸器系と内臓が丈夫になる。妊娠中の病気予防、下肢の浮腫。

〈首藤〉

超旋刺、置鍼。

生理不順、生理痛、生理前後の不調、逆子。

まとめ

①三陰交を使えば何でも治る感じだが、まずは血虚または瘀血に効く。血虚ならば補い、瘀血なら瀉法する。補うのは透熱灸がよい。

②胃腸を丈夫にするから下痢に効く。血虚を補って血を多くするから不眠症に効く。いずれも透熱灸がよい。前立腺肥大または前立腺炎に懸鍾とともに透熱灸。脾経が陥下していて胃腸が弱いときも透熱灸がよい。

③妊娠中の養生灸として用いる。逆子の場合は20～30壮。至陰にも5壮。

三陰交に強刺激を加えると流産や早産の恐れがある。出産予定日を過ぎても生まれない場合は、三陰交を瀉法して合谷を補う。さらに至陰に透熱灸15壮。

④月経痛や月経不順のときは、浅く置鍼してもよい。肝虚証で太陰経の気滞があるときは、5ミリほど刺入して補う。血虚が顕著なときは経の流れに従って補う。深さは鍼が入るまで入れてよい。

083 漏谷《ろうこく》

一名太陰絡

取穴

下腿内側の中央よりやや下方、内踝の上六寸にして脛骨後縁の骨際に取る。

古法の主治症と施術法

『明堂』

刺入三分、留七呼、灸三壮。

腹中熱若寒、腸善鳴、強欠、時内痛、心悲、気逆、腹満、腹脹而気快然、膝内痛、引膝肘脇下（『医心方』は肘脇下。『外台』は引肘脇下）、少腹脹急、小便不利、厥気上頭巓。

『甲乙経』

九巻・脾胃大腸受病、発腹脹満、腸中鳴、短気第七に「腹中熱若寒、腹善鳴、強欠時内痛、心悲気逆、腹満漏谷主之、已刺外踝上、気不止、腹脹而気快然、引肘脇下、皆主之」とある。

九巻・三焦膀胱受病、発少腹腫、不得小便第九に「少腹脹急、小便不利、厥気上頭巓」とある。


『千金方』

腸鳴、強欠、心悲、気逆、腹䐜満急。腸鳴而痛、小便不利、失精。久湿痺不能行。


『銅人』

鍼入三分。

痃癖、冷気、心腹脹満、食飲不為肌膚、湿痺不能久立。


『聚英』

銅人鍼三分、灸三壮。

腸鳴、強欠、心悲、逆気、腹脹満急、痃癖、冷気、食飲不為肌膚、膝痺足不能行。


『図翼』

刺三分、留七呼、灸三壮。

膝痺脚冷不仁、腸鳴腹脹、痃癖、冷気、少腹痛、飲食不為肌膚、小便不利、失精。


『灸経』

灸三壮。

足熱痛、腿冷痛、疼不能久立、麻痺不仁也。


『説約』

鍼三分、灸三壮。

膝痺、痃癖、心腹満、失精、湿痺にて久しく立つ能わざるを治す。

意釈と解説

①脾胃や大腸が虚すと腹の中に熱と寒が混在し、それらがせめぎ合って腹が鳴る。あるいは腹が張る。よくあくびが出る。時に腹の中が痛み、悲しみやすくなり、のぼせる。外踝の上に鍼しても腸鳴が止まず、腹が張るが、放屁すると楽になる。また腹が張るときは、膝の脾経や肘の小腸経や脇腹の脾経が引きつる。
②下腹が張って引きつるときは小便が気持ちよく出ず、冷えのぼせて気が頭にまで昇る。
③そのほか、遺精、足の煩熱、大腿部の冷え、脚全体の痛みや麻痺、膝関節痛、腹筋の引きつり、食べても痩せるなどにも漏谷を用いる。

現代の主治症と施術法

〈松元〉

鍼五分、灸三七壮。

肌肉を犯す疾病、例えば慢性流行感冒の如き皮膚を粗疏となし、食すといえども日々衰弱を来すに効あり。また消化不良、腸雷鳴、あるいは脚気にて歩行困難なるを治す。


〈駒井〉

禁灸、鍼三分ないし五分。

下肢神経痛、ヒステリー、神経衰弱、脚気、淋疾、消渇、帯下異常。

〈岡部〉

神経衰弱、多食して肥れず、欠多し、膝の痛み、脚気、遺精、失精、帯下、淋疾、下腹の痛み。

〈本間〉

胃腸病で腸鳴、腹脹。神経衰弱。

〈竹之内・濱添〉

鍼五分、灸七壮ないし三七壮。

脾胃疾患を主る。消化不良、胃酸過多、胃痙攣、胃潰瘍、腸疝痛、腹痛、下痢、腸雷鳴、筋肉痛、リウマチ、脚気、半身不随、下肢麻痺、食しても日々衰弱する症。

〈中医学〉

直刺0・5～0・8寸、可灸。

腹脹、腸鳴、睾丸肥大、下腿の冷え、麻痺、痛痒感の喪失、内外踝の腫れ痛み、排尿困難。

〈深谷灸〉

胃が悪くて鳴る、腹脹、腹鳴などの下腹部の病。

〈森〉

内側から外側に向けて直刺10～15ミリ。

婦人科疾患。

〈上地〉

出血、ノイローゼ、糖尿病、胃拡張、特殊な場合として腹に瘀血が溜まっているときに使う。

まとめ

①経絡の流れに従って斜刺で補う。深さは5ミリ。実際には刺鍼してみて、抵抗を感じなければ抵抗を感じるまで刺入する。気が至ればよしとする。

②胃経と脾経にまたがって病んでいる場合、たとえば、脾虚胃熱になっている糖尿病で食べても痩せるようなときに漏谷を用いる。糖尿病は陰谷と同時に用いる。

③下痢して腹痛があるとき、気鬱、膝関節痛などにも用いる。

④上地の言われる出血に効くのは、脾が血をまとめる作用があるからである。瘀血があるときは脾虚肝実証である。

084 地機《ちき》

足太陰の郄／一名脾舎

取穴

内踝の上八寸、漏谷の上二寸、脛骨後縁に取る。陰陵泉の下方五寸のところでヒラメ筋腹の前縁に指圧すれば膨れるように感ずるギョロギョロを目標にとる（柳谷）。

古法の主治症と施術法

『明堂』

刺入三分、灸五壮。

㿗疝、溏瘕、腹中痛、蔵痺。

『甲乙経』

九巻・足厥陰脈動喜怒不時発、㿗疝、遺溺、癃第十一に「㿗疝、大巨及地機、中郄主之」とある。

十一巻・足太陰厥脈病、発溏泄、下痢第五に「溏瘕、腹中痛、蔵痺」とある。

『千金方』

溏瘕、腹中痛、蔵痺。㿗疝、精不足。

『銅人』

可灸三壮、鍼入三分。

女子血瘕、按之如湯沃股内至膝、丈夫溏洩、腹脇気脹、水腫腹堅、不嗜食、小便不利。

『聚英』

銅人灸三壮、鍼五分。

腰痛不可俛仰、溏泄、腹脇脹、水腫脹堅、不嗜食、小便不利、精不足、女子癥瘕、按之如湯沃股内至膝。

『図翼』

刺三分、灸五壮。

腰痛不可俛仰、溏泄、腹脹、水腫、不嗜食、精不足、小便不利、足痺痛、女子癥瘕。

百證賦云、兼血海、治婦人経事之改常。

『灸経』

灸三壮。

腰痛不可俛仰、足痺痛屈伸難也。

『説約』

鍼三分、灸三壮。

水腫の不食、小便利せざるを治す。

意釈と解説

①鼠径ヘルニア、ドロドロした下痢、腹痛、内臓の働きが悪くなったようなときに地機を用いる。

②そのほか、腹の硬いしこりを按圧すると大腿部内側が湯をかけたように温かくなる、脇腹が張る、腹に水が溜まって堅くなる、食欲がない、小便が少ない、腰痛、精力不足、下肢が痺れ痛んで屈伸できない、月経不順などに地機を用いる。

③㿗疝については『素問』陰陽別論に「三陽為病～其伝為㿗疝」とある。『素問』脈解篇に「厥陰所謂㿗疝」とある。続いて「婦人少腹腫者」とあるので、これを㿗疝の病症だと解釈する説もあるが、これは厥陰経が病んだときの症状の一つで、㿗疝ではない。『霊枢』経脈に「是動則病～丈夫㿗疝、婦人少腹腫」とある。つまり㿗疝は男性の病なのである。ただ、厥陰経が病むと、女性は下腹が腫れる。

④溏瘕は『霊枢』経脈の脾経の病症に「溏瘕泄」とあるので、溏泄と同じであろう。瘕は移動性の腹のしこりだから、腸が動いて腹痛し、下痢する病と考えられる。下痢すれば痛みは消える。

⑤蔵痺とは、痺は風、寒、湿の三気が混じり合って発する病である。これらによって気血の循環が阻害されて寒熱が発生し、臓腑に病症を現すものを蔵痺という。『素問』痺論を見ると「腸痺者、数飲而出不得、中気喘争、時発飧泄」とあるので、ここでいう蔵痺は腸痺ではないかと思われる。

⑥『銅人』に女子血瘕とある。これは血によってできたしこりだから瘀血である。大巨周辺の硬結、圧痛として察知できる。これを按圧すると血流がよくなるため、肝経の流れがよくなって大腿部内側が湯でもかけられたように温かく感じる。『聚英』や『図翼』に女子癥瘕とあるが、これも同じものである。

⑦癥瘕について『諸病源候論』虚労癥瘕候に「癥瘕病者、皆由久寒、積冷飲食不消所致也、結聚牢強、按之不転動為癥、推之浮移為瘕、虚労之人、脾胃虚弱、不能剋消水穀、復為寒冷所乗、故結成此病也」とある。

現代の主治症と施術法

〈松元〉

施術法は漏谷と同じ。

腰痛内股炎または小便閉、そのほか、精液欠乏、子宮充血などを治す。

〈駒井〉

灸三壮、鍼三分。

腰神経痛、痙攣、子宮充血、尿閉、下肢神経痛。

〈柳谷〉

腰神経痛、尿閉、子宮出血、下肢神経痛、精不足、食欲不振、内股の冷感に置鍼してよし。

〈岡部〉

胃酸過多、胃腸の弱い人、下腿の痛み、麻痺、腰痛、腹水、小便不利、精不足。

〈本間〉

大腸カタル、精力減退。腰や膝、足の病に用いる。

〈竹之内・濱添〉

鍼五分、灸七壮ないし三七壮。

腹痛を主る。胃痙攣、胃潰瘍、胃酸過多症、腸疝痛、腸雷鳴、下痢、吐血、嘔吐、腹直筋痙攣、筋肉痛、リウマチ、下肢内側疼痛、尿閉、子宮充血、膝関節炎。

〈代田〉

大腿神経痛、下肢麻痺、脚気、下腿水腫、膝関節炎、消化不良、急性胃炎、胃潰瘍、糖尿病、胃酸過多症。

〈中医学〉

直刺0・5〜0・8寸、可灸。

腹脹、腹痛、食欲不振、下痢、痢疾、月経不順、月経痛、遺精、女子の下腹の腫塊、腰痛で前後に屈伸できない、排尿障害、水腫。

〈深谷灸〉

大腸炎、精力減退、早漏、尿閉、前立腺肥大、腰や膝の病、三陰交と漏谷を併用して肝炎、胆石、胆嚢炎の特効穴。

〈森〉

内側から外側に向けて直刺10～15ミリ。

〈上地〉

急性胃腸カタル、胃潰瘍、糖尿病、慢性膵臓炎、下痢。

腹痛。腹が激しく痛むが虚痛で、隠白で効かないとき。

〈首藤〉

超旋刺。

消化器疾患で急性症状に使用する。胃痛、腹痛、下痢、腰痛。

まとめ

①鍼の刺し方は漏谷と同じ。置鍼してもよい。

②水分や果実を摂り過ぎて腹が冷えて食欲がないときに用いる。前立腺肥大や前立腺癌を手術したあとで、排尿困難、排尿力がない、排尿痛、血尿などがあるときに透熱灸がよい。中極と併用する。最初は熱いが、そのうちに熱さを感じなくなるから、熱さを感じるまで施灸する。１００壮くらいになることがある。小便が勢いよく出る。

③脾虚肝実証で瘀血があるときに用いる。

085 陰陵泉《いんりょうせん》

合水穴／一名陰之陵泉

取穴

膝を曲げて、脛骨後縁を擦上して指の止まるところに取る。

脛骨関節踝後縁直下の部にあるキョロキョロを目標にとる（柳谷）。

古法の主治症と施術法

『霊枢』四時気第十九

飧泄、補三陰之上、補陰陵泉、皆久留之、熱行乃止。

『明堂』

刺入五分、留七呼、灸三壮。

溏、穀不化、腹中気脹嗑嗑、腹中気盛（『医心方』は腹中盛）、腹脹逆（『医心方』は水脹逆）、不得臥、腎腰痛、不可俛仰、癃、溺黄、寒熱不節、女子疝瘕、婦人陰痛、少腹堅急痛、不嗜食、脇下満（『医心方』は心下満）、痺痛（『医心方』は足痺痛）。

『甲乙経』

八巻・水膚脹、鼓脹、腸覃、石瘕第四に「腹中気盛、腹脹逆、不得臥」とある。

九巻・脾胃大腸受病、発腹脹満、腸中鳴、短気第七に「腹中気脹嗑嗑不嗜食、脇下満」とある。

九巻・腎小腸受病、発腹脹、腰痛引背少腹控睾第八に「腎腰痛、不可俛仰」とある。

九巻・足厥陰脈動、喜怒不時、発癲疝、遺溺、癃第十一に「気癃、溺黄、関元及陰陵泉主之」とある。

十一巻・足太陰厥脈、発溏泄、下痢第五に「飧泄、補三陰交、上補陰陵泉、皆久留之、熱行乃止、溏不化食、寒熱不節」とある。

十二巻・婦人雑病第十に「婦人陰中痛、少腹堅急痛」とある。

『千金方』

腹脹満、不得息、心下満、寒中、小便不利。腹中脹、不嗜食、脇下満、腹中盛水、脹逆、不得臥。寒熱不節、腎病不可以俛仰、気癃、尿黄。洞泄不化。胸中熱、暴泄。腰痛、不可俛仰。足痺痛。霍乱。疝瘕、按之如以湯沃股内至膝、飧泄、陰中痛、少腹痛堅急重、下湿、不嗜食、刺陰陵泉入二分、灸三壮。失禁、遺尿不自知。

『千金翼方』

水腫、不得臥。

『外台』

灸三壮。

溏洩、穀不化、腹中気脹嗑嗑、脇下満、腹中気盛、腹脹逆不得臥、腎腰痛不可俛仰、気癃尿黄、寒熱不節、女子疝瘕、按之如以湯沃其股内至膝、飧泄、婦人陰痛、少腹堅急痛重下、不嗜食、心下満、寒中、小便不利、霍乱、足痺痛。

『銅人』

鍼入五分。

腹中寒、不嗜食、脇下満、水脹腹堅、喘逆不得臥、腰痛不得俛仰、霍乱、疝瘕、小便不利、気淋、寒熱不節。

『聚英』

銅人鍼五分。

腹中寒不嗜食、脇下満、水脹腹堅、喘逆不得臥、腰痛不可俛仰、霍乱、疝瘕、遺尿失禁不自知、小便不利、気淋、寒熱不節、陰痛、胸中熱、暴泄、飧泄。

『図翼』

刺五分、留七呼、灸三壮。

腹中寒痛、脹満、喘逆不得臥、小便不利、気淋、寒熱不節、腰痛不可俛仰、霍乱、疝瘕、遺尿、泄瀉、陰痛、足膝紅腫。

神応経云、治小便不通、疝瘕、可灸七壮。

千金云、小便失禁不覚、刺五分、灸随年壮。又水腫不得臥、灸百壮。

玉龍賦云、兼陽陵、治膝腫之難消。

太乙歌云、腸中切痛、陰陵調。

霊光賦云、治脚気。

席弘賦云、治心胸満、兼承山、飲食自思。又云、脚痛、膝腫鍼三里、又須兼懸鍾、二陵、三陰交、太衝、行気、併治指頭麻木。

百証賦云、兼水分、能去水腫臍盈。

通玄賦云、能開通水道。

天星秘訣云、若是小腸連臍痛、先刺陰陵、後湧泉。

『説約』

鍼一寸、灸七七壮。

気淋、腰痛、霍乱、疝瘕を治す、よく逆気を下す、太乙の歌に云う、腸中切痛、陰陵調。

『**鍼灸則**』

心下満、寒中小便不利。

意釈と解説

①下痢、または、不消化下痢をして悪寒や発熱することがある。腹の中に何かが詰まった感じがして張り苦しい。そのために仰臥できない。気持ちよく小便が出ない。出ても小便が黄色い。腎虚の腰痛があるため、前屈や後屈ができない。

②婦人は、陰部が痛む。あるいは下腹が堅くなって引きつり痛む。これらは冷えが原因である。

③食欲がない。脇下が張り苦しい。小便を失禁する。そのほか、膝関節痛、霍乱、腹痛などにも用いる。

④癃は小便が気持ちよく出ないこと。これは現代でいう前立腺肥大によるものではないかと思う。気淋は「寒や熱がないのに小便が出にくい」という意味。やはり前立腺肥大によるもの、あるいは神経性頻尿。

現代の主治症と施術法

〈**松元**〉

鍼五分ないし一寸、灸七壮ないし三七壮「一説に禁灸」。

逆気を下降す。肋膜炎、腹膜炎、特発コレラ、消化不良、腸疝痛、遺溺、失禁、膣内炎を治す。


〈**駒井**〉

灸三壮、鍼五分。

膝関節炎、腸神経痛、遺溺、尿閉、脚気、腟炎。

〈**柳谷**〉
遺尿、尿閉、淋疾、腹膜炎、腸疝痛、子宮カタル、膣内炎、脚気、膝関節炎、霍乱、消化不良、精系神経痛。

〈**岡部**〉
腹中の寒、食欲不振、臥すと喘息が出る、腰痛で屈伸できない。遺精、遺溺、尿不利、暑さの食傷、陰痛、下腿の痛み、水腫。

〈**本間**〉
胃腸カタル、腹冷え、子宮病ほか婦人病一般に効き、膝関節炎、脚気、遺尿、尿閉、婦人更年期の高血圧症。

〈**竹之内・濱添**〉

鍼五分ないし一寸、灸七壮ないし三七壮。

逆気（呼吸促迫の症）を下降する。胸膜炎、腹膜炎、消化不良、悪心、嘔吐、腸疝痛、下腹部膨満、下腹部厥冷、遺尿、尿失禁、膣内炎。

〈**代田**〉
膝関節炎およびリウマチ、下腹痛、逆気。

〈**中医学**〉

直刺0・5～0・8寸、可灸。

腹脹、喘息、水腫、黄疸、激しい下痢、排尿困難、失禁、陰茎痛、婦人陰部痛、遺精、膝痛。

〈**深谷灸**〉
胃腸病、婦人病、膝関節炎、リウマチ、腰痛、生殖器病、泌尿器疾患。

〈**森**〉

直刺で10～20ミリ。

膝関節炎、腰痛、婦人科疾患。下腹部の消化器疾患や婦人科疾患によく用いられる。

〈**上地**〉

病が上にあって、内なる病に陰陵泉。脾経でありながら肝経、腎経に効く。内股、下腹の冷え、引きつれ、突っ張り、または臍の痛み、胸の病、脾虚で便が緩いとき、尿に関係がある。合穴の性質を利用して歯茎の痛み、歯痛、浮腫、鼻水、くしゃみ、涙などを止め、のぼせを引き下げる。糖尿病、子宮内膜炎。

〈**首藤**〉

超旋刺。

消化器疾患、膝関節疾患で脾経の変動がある場合、下痢、のぼせを伴うときは適応となる。

まとめ

①経の流れに従って刺す。深さは3ミリから2センチくらいまで刺すことがある。

②いずれの先生の主治症も卓見であるが、岡部の「臥すと喘息が出る」というのは痰飲が多いために出るものである。肺に水が迫るためである。通常、腎虚証として治療するが、陰陵泉でも効く。陰陵泉は脾虚腎虚熱証に用いるからである。本間の「婦人更年期の高血圧症」も重要である。閉経後、急に血圧が高くなる人がいる。このようなときに用いる。

③筆者は昔から糖尿病に用いる。糖尿は腎虚陰虚熱証から発症するから、陰谷と陰陵泉を併用する。これを言い換えると、八十一難型の腎虚脾実証である。しかし、脾は胃に熱を返すから腎虚脾虚陰虚胃熱状態になる。脾虚になると腎虚になり、腎虚になると脾虚になる。そうして寒証だったり熱証だったりする。寒証のときは太渓と併用し、熱証のときは陰谷と併用する。

086 血海《けっかい》

一名百虫窠

取穴

膝蓋骨の内上角の上二寸に取る。膝を伸ばし力を入れると内側広筋が隆起する。その隆起部の中央に取る。

古法の主治症と施術法

『**明堂**』

刺入五分、灸五壮。

婦人漏下。苦血閉不通（『外台』は悪血月閉不通）。逆気脹（『外台』は逆気腹脹）。

『**甲乙経**』

十二巻・婦人雑病第十に「婦人漏下、若血閉不通、逆気脹」とある。

『**千金方**』

漏下、若血閉不通、逆気脹、刺血海、入五分、灸五壮。在膝髕上内廉、白肉際二寸半。

『**銅人**』

灸三壮、鍼入五分。

女子漏下、悪血、月事不調、逆気腹脹。

『**聚英**』

銅人鍼五分、灸三壮。

気逆腹脹、女子漏下、悪血、月事不調。

東垣曰、女子漏下、悪血、月事不調、暴崩不止、多下水漿之物、皆由飲食不節、或労傷形体、或素有気不足、灸太陰脾経七壮。

『**図翼**』

刺五分、灸五壮。

女子崩中漏下、月事不調、帯下逆気、腹脹、先補後寫、又主、腎蔵風、両腿瘡痒、湿不可当。

百証賦云、兼地機、治婦人経事之改常。又云、兼衝門、治痃癖有験。

霊光賦云、兼気海、療五淋。

『**説約**』

鍼五分、灸五壮。

漏下悪血、月事不調、腹痛、帯下、小便遺失を治す。

意釈と解説

①不正出血がある。または瘀血のために月経が不調になる。下腹が張ってのぼせる。

②不正出血や月経不調は血虚によっても発生するが、血海が効くのは瘀血によるそれである。もちろん月経痛にもよい。瘀血があると冷えたときに下腹が張る。『説約』では小便失禁にも効くとある。

現代の主治症と施術法

〈**松元**〉

鍼五分、灸七壮。

腹膜炎、睾丸炎、月経不順、子宮充血および肥大症、そのほか人事不省には灸七壮して良効あり。

〈**駒井**〉

灸三壮、鍼五分。

慢性腹膜炎、月経不順、子宮出血、子宮内膜炎、睾丸炎。そのほか、いわゆる子宮血の道などの場合に応用される。

〈**岡部**〉

月経不順、特に月経無き者、慢性腹膜炎、子宮出血、睾丸炎、遺尿、帯下、腹痛、生殖器疾患、膝関節炎。

〈**本間**〉

月経不順、子宮出血、鍼を上方向けて一寸刺入し捻鍼すれば月経閉止に１００パーセント効があるという人がいる。

〈竹之内・濱添〉

鍼五分、灸七壮。

血病および婦人科疾患、生殖器疾患を主る。子宮出血、子宮充血、帯下、月経異常、血尿、淋疾、睾丸炎、膣炎、瘀血症、不妊症。三陰交と合わせて用いる。

〈代田〉

膝関節炎、リウマチ、子宮内膜炎、月経不順、月経痛、更年期障害、淋疾。瘀血を下す名穴。

〈中医学〉

直刺0・8～1寸、可灸。

月経不順、月経痛、閉経、大量の不正出血、股関節内側痛、皮膚の湿疹、全身の掻痒感、湿瘡、痒み、皮膚の炎症、小便の渋り、気逆があり腹脹するもの。

〈深谷灸〉

子宮内膜炎、月経痛、更年期障害、膝関節炎、リウマチ、蕁麻疹。

〈森〉

直刺10～20ミリ。置鍼することが多い。

膝関節炎、腰痛、月経異常。

〈上地〉

子宮出血が長く続くときに透熱灸がよい。20～30壮。命門と膈兪を併用する。子宮筋腫で顔が黒ずんで、下腹部に痛みがあるものには血海から上に向けて置鍼。下腹部が硬いときも血海の置鍼。出血させたいときは瀉法。緑内障。

〈首藤〉

超旋刺。

月経不順。

まとめ

血海が瘀血を下すことはよく知られている。そのときは3ミリ程度で置鍼か瀉法を行う。瘀血による月経過少、月経閉止、月経痛、腹痛など。瘀血による尿道炎、膀胱炎は便秘している。そのときに血海を用いる。膝関節痛には3ミリほどの深さで置鍼するか、透熱灸10壮ほどがよい。ただし、梁丘、膝眼などと併用する。

087 箕門《きもん》

取穴

大腿内側の約中央にして、膝蓋骨内上際の上八寸。膝を伸ばして力を入れると、大腿直筋と縫工筋の交わる凹みに取る。強く圧すると大腿動脈の搏動を感じる。

古法の主治症と施術法

『明堂』

刺入三分、留六呼、灸三壯。

癃（『外台』は淋）遺溺、鼠鼷痛、小便難而白。

『千金方』

陰跳、遺小便難。

『銅人』

可灸三壯。

淋遺溺、鼠鼷腫痛、小便不通。

『聚英』

銅人灸三壯。

淋小便不通、遺尿、鼠鼷腫痛。

『図翼』

刺三分、留六呼、灸三壯、一云、禁刺。

小便不通、遺尿、鼠鼷腫痛。

『説約』

鍼五分、灸三壯。

淋遺溺、鼠鼷腫痛、小便通ぜざるを治す。按ずるに専ら転筋して痛み忍べからざるを治す、鍼一寸、久しくこれを留む。

意釈と解説

①小便が気持ちよく出ない。あるいは小便を失禁する。鼠径部の腫れ痛み。

②『説約』に転筋に用いるとある。卓見である。

現代の主治症と施術法

〈松元〉

施術法は血海と同じ。ただし、一説に禁鍼という。

淋病、小便閉、遺尿、遺精、陰痿、睾丸炎、鼠径炎、子宮炎、または局発痙攣を主る。

〈駒井〉

灸三壯、禁鍼。

淋疾、尿閉、胃腸カタル、脚気、狭心症、喘息、股神経痛、肋間神経痛、麻痺。

〈岡部〉

陰痿、遺尿、遺精、女子生殖器疾患、睾丸炎、尿閉。

〈本間〉

睾丸炎、ヘルニア、横痃に効く、また股神経痛。痔疾、遺尿、婦人病、男子生殖器病。下焦の病に効果がある。

〈竹之内・濱添〉

鍼五分、灸七壯。一説に禁鍼という。

淋疾、尿閉、遺尿、遺精、陰痿、睾丸炎、鼠蹊リンパ腺炎、子宮炎、腹痛、直腹筋痙攣、大腿部内側疼痛、腰痛、下肢厥冷、股脱。

〈代田〉

股神経痛、閉鎖神経痛、足静脈瘤、レイノー病、脱疽。

〈中医学〉

直刺0・3～0・5寸。

排尿困難、遺尿、鼠径部の腫痛、尿閉。

〈**深谷灸**〉

睾丸炎、ヘルニア、横痃、男女生殖器病、下焦の病に効く。夜尿症に反応がある。

〈**森**〉

直刺で20ミリ。

脱腸、腹水。

〈**上地**〉

この穴は2寸刺さないと効かない。

生殖器疾患に効く。

まとめ

①前立腺肥大、膀胱炎、尿道炎、尿管結石などで小便が気持ちよく出ないときに用いる。浅く置鍼してよい。諸先生が記されているそのほかの疾患に関しては、筆者は未経験である。

②竹之内の股脱は、股関節脱臼のことか。

088 衝門《しょうもん》

足の太陰と陰維の会／一名 慈宮

取穴

鼠径溝の約中央にして、大腿動脈拍動部に取る。大横（臍の傍四寸）の直下鼠径溝中に取る。

古法の主治症と施術法

『明堂』

刺入七分、灸五壮。

寒気腹満、癃、淫濼、身熱、腹中積痛、陰疝、産腹乳難、子上衝心。

『甲乙経』

九巻・脾胃大腸受病、発腹脹満、腸中鳴、短気第七に「寒気、腹満、癃、淫濼、身熱、腹中積聚疼痛」とある。

九巻・足厥陰脈動喜怒不時、発癩疝、遺溺、癃第十一に「陰疝」とある。

『千金方』

寒気満、腹中積痛疼、淫濼。疝瘕、陰疝。乳難、子上衝心、陰疝。

『銅人』

鍼入七分、可灸五壮。

腹寒気満、積聚疼、淫濼、陰疝、難乳、子上衝心、不得息。

『聚英』

銅人鍼七分、灸五壮。

腹寒気満、腹中積聚疼、癃、淫濼、陰疝、婦人難乳、妊娠子衝心不得息。

『図翼』

刺七分、灸五壮。

中寒積聚、淫濼、陰疝、妊娠衝心、難乳。

百證賦云、兼気衝、治帯下産崩。又云、兼血海、治痃癖。


『説約』

鍼五分、灸五壮。

淫濼陰疝、中寒、積聚、難乳子癇、奔豚気上りて心を衝き、息するを得ざるを治す。

意釈と解説

①冷やしたために腹部の陽気が上にも下にも出ないために腹が張る。小便が気持ちよく出ない。発散されない陽気が胃腸に停滞しているために身熱し、手足や身体が重だるい。
②足から冷えると下腹にある積が引きつり痛む。これを「陰疝」という。
③妊娠中に下腹から気が突き上がってきて呼吸がしにくくなることがある。このような場合は難産である。以上のような病症のときに衝門を用いる。
④乳難または難乳は難産のこと。乳汁分泌不足との説もあるが、衝門の条文から考えると難産の意味になる。

現代の主治症と施術法

〈松元〉

鍼五分、灸七壮。

睾丸炎および精系淋病または膣内炎、乳腺閉、妊娠中の子宮出血、または子宮内に胎児直立し、苦悶せしむるに効あり。ジフテリア、四肢の厥冷、鼠蹊および陰嚢ヘルニア。


〈駒井〉

灸三壮、鍼七分。

睾丸炎、副睾丸炎、腹部厥冷、鼓脹、胃痙攣、ヒステリー。


〈岡部〉

睾丸炎、ヘルニア、腹寒、乳が出ない、不妊症、生殖器病、酒客譫語、胃腸疾患、摂護腺炎。


〈本間〉

衝門や胃経の気衝あたりは男子生殖器病や婦人病の場合に引きつるような痛みや圧痛が出る所で、診察上にも重要な穴である。睾丸炎、脱腸、精系神経痛、子宮痙攣、腸疝痛、腸痙攣、腰腹神経痛、あるいは子宮位置異常から来る痛み、癒着性の鈍痛などによく効を奏する穴である。また気衝と同様、小骨盤内の炎症から来た発熱の場合に瀉血して効を奏することがままある。


〈竹之内・濱添〉

鍼五分、灸七壮。

睾丸炎、精系炎、膣炎、子宮出血、子宮痙攣、鼠径ヘルニア、陰嚢ヘルニア、腹水、腹痛、下痢、便秘、腹直筋痙攣、下肢内側疼痛、腰痛、乳出《い》でず。


〈代田〉

腹水、股神経痛、陰嚢ヘルニア、間歇性跛行症。


〈中医学〉

直刺0・5～0・7寸、可灸。

腹痛、小腹部から性器にかけての痛み、痔痛、排尿困難、胎動不安。

〈深谷灸〉

睾丸炎、脱腸、子宮痙攣。

〈森〉

外方から内下方に向かって斜刺20ミリ。

腹膜炎、腹水、下腹痛。

〈上地〉

生殖器疾患に関係あり。衝門あたりの圧痛は大腸兪から下に向けて斜刺。

まとめ

①鼠径部が痛むという患者は案外に多い。原因は歩き過ぎ、足からの冷え、房事過度などである。痛む部位は衝門か気衝が多いが、いずれにしても痛む部位に接触鍼をして、しばらく押手で固定しておくと痛みが取れる。

②胃痙攣、レイノー氏病、難産、不妊症などにも効く。

③乳汁分泌不足に効くと記されている先生がおられるが、これは間違いで難産のときに効く。

089 府舎《ふしゃ》

足太陰と陰維の会

取穴

大横の直下四寸三分。鼠径溝の上七分に取る。

古法の主治症と施術法

『明堂』

刺入七分、灸五壮。

疝瘕、髀中急痛、循（『医心方』は臍）脇上下搶心、腹満、積聚、厥逆、霍乱。

『甲乙経』

八巻・経絡受病入腸胃五蔵積、発伏梁、息賁、肥気、痞気、奔豚第二に「疝瘕、髀中急痛、循脇上下搶心、腹痛、積聚」とある。

十一巻・気乱於腸胃、発霍乱吐下第四に「厥逆霍乱」とある。

『銅人』

鍼入七分、可灸五壮。

疝瘕、髀中急痛、循脇上下、搶心、腹満、積聚、厥気、霍乱。

『聚英』

銅人灸五壮、鍼七分。

疝癖、痺疼、腹満、上搶心、積聚、霍乱。

『図翼』

刺七分、灸五壮。

疝癖、腹脇満痛、上下搶心、積聚痺痛、厥気霍乱。

『説約』

鍼八分、灸五壮。

厥気霍乱、大便難、腹満、積聚、㿗疝を治す。

意釈と解説

①腹部のしこり、股関節痛、脇下から心に突き上がってくる、腹の張り、積聚による痛み、足からの冷えのぼせ、霍乱病による嘔吐下痢や頭痛。以上のような状態のときに府舎を用いる。
②下腹に瘀血があると、冷えのぼせになりやすい。また、肝積があると、左の脇下から心に気が突き上がってきて心疾患になることがある。多くは心臓肥大になり、大動脈弁が閉鎖不全を起こして血液が逆流する。当然、手術の適応である。

現代の主治症と施術法

〈**松元**〉

施術法は衝門と同じ。

脾臓疾患を主る。また鉛毒疝（一名㿗疝）、寒熱往来、便秘、特発コレラなどを治す。

〈**駒井**〉

灸七壮、鍼五分。

便秘、腸痙攣、腸カタル。

〈**岡部**〉

大腸カタル、便秘、脾腫、中毒症。

〈**本間**〉

便秘に下方向けて斜刺が効く。腸痛、盲腸炎（虫垂炎のこと）に灸して軽癒する場合がある。

〈**竹之内・濱添**〉

鍼五分、灸七壮。

腹痛、腹水、腹直筋痙攣、胃痙攣、便秘、下痢、卵巣炎、膣炎、子宮炎、睾丸炎、下肢内側疼痛。

〈**中医学**〉

直刺0・5～0・8寸、可灸。

腹痛、小腹部から性器にかけての痛み、腹が張って肉塊があるもの。高熱、下痢、嘔吐のある疾患。

〈**深谷灸**〉

腸痛、便秘。

〈**森**〉

直刺20～50ミリ。

便秘、下痢、痔疾、生殖器疾患。左府舎は便秘の特効穴。50ミリほど刺入して肛門に響けばよい。右の府舎は虫垂炎に効く。

まとめ

府舎を含めた鼠径上部に圧痛がある場合、圧痛が出ている側の腰痛がある。また、鼠径上部の圧痛は、古い瘀血があることを示している。府舎を浅く刺して補うと血流がよくなり、貧血が治るとともに瘀血も少なくなる。結果として子宮やその付属器の疾患が治る。2ミリ程度の深さで置鍼してもよい。

090 腹結《ふっけつ》

一名腹屈・腸窟・腸屈

取穴

大横の下一寸三分に取る。

古法の主治症と施術法

『明堂』
刺入七分、灸五壮。
繞臍痛搶心、膝寒、泄痢（『医心方』は注利）。

『千金方』
繞臍痛、搶心。

『銅人』
鍼入七分、可灸五壮。
繞臍痛、上衝搶心、腹寒、洩利、咳逆。

『聚英』
銅人鍼七分、灸五壮。
咳逆、臍痛、腹寒、瀉利、心痛。

『図翼』
刺七分、灸五壮。
咳逆、繞臍腹痛、中寒瀉痢、心痛。

『説約』
鍼八分、灸五壮。
瀉利心痛、脚気の腹に入る、癥瘕、臍を繞りて絞痛するを治す。

意釈と解説

①臍を中心とした部位に腹痛があり、その痛みが胸にまで突き上がってくる。膝が冷える。下痢。

②『明堂』『医心方』『外台』はすべて「膝寒」となっているが、『銅人』と『聚英』は「腹寒」である。

③『説約』で記されているように、もし癥瘕（瘀血）のための臍腹痛だとすれば、瘀血のために足から冷えて胃経や脾経の気血の循環が悪くなって痛むと考えられる。腹が冷えるから下痢する。また、冷えたために陽気が上焦に昇ることから心痛や咳逆が起こると考えられる。

現代の主治症と施術法

〈松元〉
施術法は衝門と同じ。

心臓病および脚気衝心症、腹膜炎、腸疝痛、咳嗽、下痢または陰痿、陰茎痛あるいは妊婦嘔吐などに効あり。

〈駒井〉

禁灸、鍼七分。

胃痙攣、消化不良、腹膜炎、陰茎神経痛、腸疝痛、下痢。

〈岡部〉

便秘、妊婦嘔吐、陰痿症、腹膜炎、咳嗽、下痢、肝胆の疾患、心痛、腹部の冷症。

〈本間〉

大腸や小腸の病に効く。黄疸に効くとされている。

〈竹之内・濱添〉

鍼五分、灸七壮。

腸疝痛、便秘、下痢、虫垂炎（右）、胃痙攣、腹直筋痙攣、腹膜炎、陰痿、陰茎痛、妊婦の嘔吐、心臓病、咳嗽。

〈代田〉

便秘（左側）、慢性盲腸炎（右側）、下痢、側腹痛などの腸疾患に効く。便秘には鍼が効く。また腸骨下腹神経痛に効く。

〈中医学〉

直刺0・8～1・2寸、可灸。

臍の周りの痛み、少腹部から性器にかけての痛み、腹が冷えて下痢する。

〈深谷灸〉

腹痛、便秘、消化器病、悪阻によいと言われている。

〈森〉

直刺20ミリ。

便秘。

まとめ

①瘀血の腹証は天枢から下は外陵、大巨あたりに、左右は腹結あたりまで広がっていることがある。これを按圧すると痛みがあり、脇下辺りまで響く。多くは便秘している。あるいは、排便はするが便が硬いという。

②前記している腹結の病症は、瘀血によるものが含まれている。故にもし腹結に硬結、圧痛があれば瘀血として深く刺鍼するか、灸頭鍼を用いる。逆に、瘀血がなく按圧して力がなくて下痢する場合は、透熱灸がよい。この部の筋が引きつっている場合は、積に属す。浅く置鍼するか、背部から治療して筋の緊張を緩めるとよい。

091 大横《だいおう》

足太陰と陰維の会

取穴

臍の両傍四寸に取る。乳頭線と臍位が垂直に交わるところに取る。

古法の主治症と施術法

『明堂』

刺入七分、灸五壮。

大風逆気、多寒、善悲。

『甲乙経』

十巻・陽受病、発風第二に「大風逆気、多寒、善悲」とある。

『千金方』

少腹熱、欲走太息。

『千金翼方』

驚怖心忪、少力、灸大横五十壮。四肢不可挙動、多汗、洞痢、灸之随年壮。

『銅人』

可灸五壮、鍼入七分。

大風逆気、多寒、善悲。

『聚英』

銅人鍼七分、灸三壮。

大風逆気、多寒、善悲、四肢不可挙動、多汗、洞痢。

『図翼』

刺七分、灸五壮。

大風逆気、四肢不挙、多寒、善悲。

千金云、主多寒、洞痢、四肢不挙、灸随年壮。又云、多汗、四肢不挙、少力、灸横文五十壮、在挟臍相去七寸、亦属此穴。

百證賦云、兼天衝穴、治反張悲哭。

『説約』

鍼八分、灸五壮。

洞泄、大風逆気、多寒、善悲、九疝、大便秘鞕を治す。

意釈と解説

風邪による病、つまり津液がなくなって大いに虚熱が発生してのぼせ、下半身は冷えて、気分が憂鬱になっているときに大横を用いる。あるいは虚熱のために汗が出やすい、あるいは四肢の倦怠感が激しくて力が入らない。下痢しやすい。以上のようなときに大横を用いる。

現代の主治症と施術法

〈松元〉

鍼七分、灸十五壮。

筋肉を犯す疾病および流行性感冒、四肢の痙攣を主る。またジフテリア、心下苦悶、多汗症、下痢に効あり。

〈駒井〉

灸五壮、鍼七分。

流行性感冒、四肢の痙攣、腸寄生虫。

〈岡部〉

のぼせ、便秘、流感、手足の病、胃腸カタル、憂鬱症、多汗症、ヒステリー、冷症。

〈本間〉

腹結同様に消化器病が主で、便秘や急性下痢に効がある。また神経衰弱に灸して効がある。

〈竹之内・濱添〉

鍼七分、灸十五壮。

便秘、下痢、腸疝痛、腹直筋痙攣、腹水、腎炎、心下苦悶、ヒステリー、四肢痙攣、多汗症、そのほか消化器疾患。


〈代田〉

便秘、腹水、腹膜炎、月経困難。


〈中医学〉

直刺0・8〜1・2寸、可灸。

腹が冷えて下痢する、便秘、小腹痛。


〈深谷灸〉

腹痛、便秘、急性下痢。


〈森〉

直刺で20〜30ミリ。

腹膜炎、腎盂炎。

まとめ

①大横は脾胃の働きを活発にするため、四肢の倦怠感や胃腸の病症があれば用いてよい。脾胃の働きがよくなれば小便を出す。そのため、腎臓疾患や腹水にも用いる。
②肝積があると左の腹直筋が引きつる。このとき通常は天枢を用いるが、幅が広くなっているときは大横を用いてもよい。
③肝虚陽虚寒証で脾経の気滞があるときは、灸頭鍼を用いる。病症としては、抑鬱神経症や月経痛である。
④そのほか、四肢の倦怠感、下半身の冷え、のぼせ、抑鬱神経症などにも用いる。

092 腹哀《ふくあい》

手足太陰と陰維の会

取穴

大横の上三寸に取る。建里の傍ら四寸、日月の下一寸五分に当る。

古法の主治症と施術法

『明堂』

刺入七分、灸五壮。

便膿血、寒中、食不化、腹（『医心方』は腸）中痛。


『甲乙経』

十一巻・足太陰厥脈病、発溏泄、下痢第五に「便膿血、寒中、食不化、腹中痛〜繞臍痛、搶心、膝寒、注利」とある。


『千金方』

便膿血、寒中、食不化、腹中痛。


『銅人』

鍼入三分。

大便膿血、寒中、食不化、腹中痛。


『聚英』

銅人鍼三分。

寒中、食不化、大便膿血。

『図翼』

刺三分、灸五壮、甲乙経云、刺七分。

寒中、食不化、大便膿血、腹痛。

『説約』

鍼八分、灸五壮。

寒中にて食化せず、癥瘕腹痛するを治す。

意釈と解説

①大便に膿血が混じる。胃腸が冷えて食べた物が消化しない。腹痛。

②大便に膿血が混じるのは熱のためだが、もしこれが現代でいう潰瘍性大腸炎のようなものであれば少し複雑である。

③肝虚陽虚寒証になると、中焦以下は冷えて上焦の心と肺に熱をもつ。その上焦の熱が「心＝小腸」「肺＝大腸」の関係で下焦に下りてくると、膿血を下すようになる。したがって、膿血は熱のためだが、根本的には冷えがある。故に『明堂』などの条文では「便膿血」の次に「寒中」と記して寒が本体であることを示し、腸の熱でも冷えでも腹痛が起こるとして、最後に腹痛と記しているのである。

現代の主治症と施術法

〈松元〉

鍼三分、灸七壮。

胃弱、腹痛、消化不良、腸出血、顔面浮腫。

〈駒井〉

灸五壮、鍼七分。

胃痙攣、消化不良。

〈岡部〉

寒えて消化不良、腹痛、肝臓疾患、胆石症。

〈本間〉

胃腸病、肝臓病、胆石症。

〈竹之内・濱添〉

鍼三分、灸七壮。

胃下垂、胃弱、慢性胃炎、腹痛、食欲不振、消化不良、下痢、腸出血、便秘、顔面浮腫。

〈中医学〉

直刺0・5～0・8寸、可灸。

臍の周囲痛、消化不良、便秘、痢疾。

〈深谷灸〉

便秘、消化器疾患、急性下痢、胆石症。

〈森〉

直刺20～30ミリ。

十二指腸潰瘍、胆嚢炎。

まとめ

①胃腸病全般、胆石症、胆嚢炎などのときに硬結を見つけて浅く置鍼する。
②脾虚陽虚寒証や肝虚陽虚寒証で下痢をする場合には、透熱灸がよい。
③胃痛、潰瘍性大腸炎、クローン病などに用いる。

093 食竇《しょくとく》

取穴

側胸部にして乳頭線上の外方二寸、第五肋間に取る。乳根の外方二寸、手をあげて取る。

古法の主治症と施術法

『明堂』
刺入四分、灸五壯。
胸脇支満、膈間雷鳴、常有水聲（『外台』には、これら以外に搶漉膈痛とある）。

『千金方』
胸脇支満。膈中雷鳴、察察隠隠、常有水声。

『銅人』
鍼入四分、可灸五壯。
胸脇支満、膈間雷鳴、淄陸淄陸、常有小声。

『聚英』
銅人鍼四分、灸五壯。
胸脇支満、膈間雷鳴、常有水声、膈痛。

『図翼』
刺四分、灸五壯。
胸脇支満、咳唾逆気、飲不下、膈有水声。

『灸経』
灸五壯。
胸脇支満、膈間鳴、淄陸陸、常有声。

『説約』
鍼入一分、灸三壯。
胸痛満、咳逆を治す。

意釈と解説

胸脇部が痞え張り苦しい。膈の部分でゴロゴロと腹鳴りがする。あるいは膈の部分が痛む。胸の痛みや咳嗽にも食竇を用いる。

現代の主治症と施術法

〈松元〉

鍼四分、灸五壮。

気管支炎カタル、カタル性肺炎、肺充血、胸脇苦満、胸水、肋膜炎。


〈駒井〉

灸五壮、鍼四分。

カタル性肺炎、肋間神経痛、胸筋リウマチ、気管支カタル。


〈岡部〉

胸脇支満、肋間神経痛、呼吸器疾患、肋膜炎、肝臓炎、胆疾患。


〈本間〉

肋間神経痛、湿性肋膜炎。


〈竹之内・濱添〉

鍼五分、灸五壮。

気管支炎、肺炎、喘息、咳嗽、胸膜炎、肋間神経痛、乳腺炎、食道痙攣、食道拡張、食道憩室。


〈中医学〉

直刺0・5〜0・8寸、可灸。

胸部と季肋部の張り痛み。腹脹腸鳴、食べた物を一定の時間後に吐く、食べるとすぐに吐く、げっぷ、水腫。


〈深谷灸〉

肋間神経痛、肋膜炎、気管支炎、心臓病。


〈森〉

肋間内に斜刺10ミリ。

嚥下困難。

まとめ

基本的には接触鍼がよい。特に乳腺炎のときは刺してはいけない。肋間神経痛も刺さないほうがよいことがある。肝実熱で反応がある場合は浅く瀉法する。

094 天渓《てんけい》

取穴

側胸部にして乳中（乳頭）の外方二寸に取る。

古法の主治症と施術法

『明堂』

刺入四分、灸五壮。

胸中満痛、乳腫、賁膺、咳逆上気、喉鳴（『外台』は「有声」と続く）。


『千金方』

喉鳴、暴忤、気哽。乳腫癰潰。


『銅人』

鍼入四分、可灸五壮。

胸中満痛、乳腫、賁臍、咳逆上気、喉中作声。

『聚英』

銅人鍼四分、灸五壯。

胸中満痛、咳逆上気、喉中作声、婦人乳腫瘡癰。

『図翼』

刺四分、灸五壯。

胸満喘逆上気、喉中作声、婦人乳腫、賁癰。

『説約』

鍼一分、灸三壯。

胸脇痛、咳逆、婦人乳腫を治す。

意釈と解説

①太陰経や肺の熱になったために胸が張り苦しく、咳き込んでのぼせる。呼吸をすると、喉がゴロゴロ鳴る。乳房が腫れて化膿する。

②乳腫、賁臍または乳腫癰潰とあるのは、現代でいう乳腺炎や乳癌である。

現代の主治症と施術法

〈松元〉

施術法は食竇と同じ。

乳房炎、瘡疝を治す。そのほか、吃逆に良効あり。

〈駒井〉

灸五壯、鍼四分。

肋間神経痛、吃逆、乳腺炎、気管支カタル、カタル性肺炎、肺充血、肋膜炎。

〈岡部〉

胸脇支満、咳嗽、上気、喉中声を作す、喘息、乳腫、心臓疾患、肋間神経痛、呼吸器疾患。

〈本間〉

肋間神経痛、肋膜炎、乳腺炎。

〈竹之内・濱添〉

鍼三分、灸五壯。

乳腺炎、肋間神経痛、胸膜炎、気管支炎、肺炎、喘息、咳嗽。

〈中医学〉

横刺もしくは斜刺0・5～0・8寸、可灸。

胸部疼痛、咳嗽、乳房の瘍、乳汁分泌不足。

〈深谷灸〉

肋間神経痛、乳腺炎、肋膜炎。

〈森〉

肋間内に向かって斜刺10ミリ。

肋間神経痛、胸膜炎。

まとめ

①天渓が乳腺炎や肋間神経痛に効果を発揮するのはよく知られているが、決して刺してはいけない。特に乳腺炎は接触鍼だけで効く。刺すと悪化する。圧痛があれば知熱灸がよい。

②脾虚肝実熱証から肺熱になって、咳が出ているときに用いる。

浅い単刺でよい。あるいは、知熱灸。

095 胸郷《きょうきょう》

取穴

側胸部第三肋間にして膺窓の外方二寸、手を挙げて取る。

古法の主治症と施術法

『明堂』
刺入四分、灸五壮。
胸脇支満、却引背痛、臥不得転側。

『甲乙経』
九巻・肝受病及衛気留積、発胸脇満痛第四に「胸脇榰満、却引背痛、臥不得転側」とある。

『銅人』
鍼入四分、可灸五壮。
胸脇支満、引胸背痛、臥不得転側。

『聚英』
銅人鍼四分、灸五壮。
胸脇支満、引胸背痛、不得臥、転側難。

『図翼』
刺四分、灸五壮。
胸脇支満、引背痛、不得臥転側。

『灸経』
灸五壮。
胸脇支満、却引背不得臥、転側難也。

『説約』
鍼一分、灸三壮。
転筋を治す。

意訳と解説

①胸脇部が詰まって満ち張り、それが背部にまで響いて痛み、寝返りができない。
②前記のように訳したが、『説約』には転筋とある。これは「こむら返り」のことだと思うが、はたして胸郷で効果があるのかどうか。

現代の主治症と施術法

〈松元〉
施術法は食竇と同じ。
肋間神経痛にて伏臥不能または嚥下困難などを治す。

〈駒井〉
鍼四分、灸五壮。

肺充血、胸背痙攣、肋膜炎、肋間神経痛、咳嗽、乳腺腫痛。

〈岡部〉

肋間神経痛、不眠症、呼吸器疾患、心臓病。

〈本間〉

肺結核や心臓病の場合は刺針が非常に難しいが、軽い皮膚鍼、あるいは鍉鍼で効を奏することが多い。

〈竹之内・濱添〉

鍼三分、灸五壮。

肺炎、気管支炎、喘息、咳嗽、胸内苦悶、嚥下困難、胸膜炎、肋間神経痛、乳腺炎、五十肩。

〈中医学〉

直刺0・5～0・8寸、可灸。

胸部、脇の脹痛、胸から背にかけてひきつり痛み寝転べない。

〈深谷灸〉

肺結核、心臓病。

〈森〉

肋間に向けて斜刺10ミリ。

肋間神経痛、胸膜炎。

まとめ

①肩こりのために前胸部が痛むときに用いる。接触鍼程度でよいが、圧痛がある場合は少し刺してよい。風邪などで咳が出ているときも反応があるので補法の散鍼を用いる。五十肩でも反応が出ていることがある。

②そのほか、不眠症、乳腺炎などにも用いられる。不眠には圧痛を目当てに切皮置鍼でよいことがある。

096 周栄《しゅうえい》

取穴

第二肋間にして中府の下に取る。胸郷の上に当たる。

古法の主治症と施術法

『明堂』

刺入四分、灸五壮。

胸脇支満、不得俛仰、飲食不下（『医心方』は不可）、咳唾陳膿穢濁（『外台』は咳唾陳膿）。

『千金方』

胸脇柱満。食不下、喜飲。咳逆上気、呼吸多吐、濁沫膿血。

『銅人』

鍼入四分。

胸脇支満、不得俛仰、飲食不下、咳唾稠膿。

『聚英』

銅人鍼四分、灸五壮。

胸脇満、不得俛仰、食不下、喜飲、咳唾稠膿、咳逆多淫（淫恐作唾)。

『図翼』

刺四分、灸五壮。

胸満不得俛仰、咳逆、食不下。

意釈と解説

①胸脇部が痞えて満ち張り苦しく前屈や後屈ができない。飲食した物が消化しにくい。咳をすると粘った汚い膿痰や血痰が出る。

②周栄は太陰経に熱が入ったときに用いられる。肺経も脾経も太陰経である。

現代の主治症と施術法

〈駒井〉

禁灸、鍼四分。

胸筋リウマチ、肋間神経痛、気管支カタル、乳腺炎。

〈本間〉

肋膜炎、肺炎、気管支炎などに軽度の施術で効く。

〈竹之内・濱添〉

鍼三分、灸三壮。

五十肩、乳腺炎、肋間神経痛、胸膜炎、肺炎、喘息、咳嗽、咽頭炎、口内炎。

〈中医学〉

横刺0・5~0・8寸、可灸。

胸脇の張り痛み、咳嗽、喘息、季肋痛、嚥下困難。

〈深谷灸〉

肋膜炎、肺炎、気管支炎(軽度に行う)。

〈森〉

肋間内へ向けて斜刺10ミリ。

肋間神経痛、胸膜炎。

まとめ

①五十肩や肩こりを訴えるときは、必ずと言ってよいほど反応が出ている。これらは経筋病で太陰経の流れが詰まっているためである。横刺で少し深く刺す。

②太陰経から肺の熱にまでなると咳嗽、喘息などになるが、このときも反応が出ている。浅く瀉法する。知熱灸でもよい。乳腺炎や肋間神経痛は接触鍼でよい。

097 大包《だいほう》

脾の大絡

取穴

上肢を挙げて、腋窩正中に極泉を求めて、その直下六寸に取る。

古法の主治症と施術法

『霊枢』経脈第十

脾之大絡、名日大包~実則身尽痛、虚則百節尽皆縦、此脈若羅絡之血者、皆取之、脾之大絡脈也。

『明堂』

刺入三分、留五呼、灸三壮。

大気不得息（『外台』は腹有大気不得息）、息即胸脇中痛、実則其身尽寒、虚則百節皆縦。

『医心方』

刺入三分、留五呼、灸三壮。

胸脇痛、身寒、虚則百節皆瘲（別本は縦）。

『甲乙経』

九巻・肝受病及衛気留積、発胸脇満痛第四に「大気不得息、息即胸脇中痛、実則其身尽寒、虚則百節尽縦」とある。

『千金方』

胸脇中痛。大気不得息。

『銅人』

可灸三壮、鍼入三分。

腹有大気、気不得息、胸脇中痛、内実則其身尽寒、虚則百節皆縦。

『聚英』

銅人灸三壮、鍼三分。

胸脇中痛、喘気。実則身尽痛、瀉之、虚則百節尽皆縦、補之。

『図翼』

刺三分、灸三壮。

胸中喘痛、腹有大気、不得息、実則其身尽寒、虚則百節皆縦。

『説約』

鍼入一分、灸三壮。

腹大気有り、胸脇痛、腹満、転筋を治す。

意釈と解説

①腹が張っているため、呼吸が苦しい。無理に呼吸すると胸脇部が痛む。脾の大絡が実すると身体全体が冷える。逆に虚すと全身の関節が弛緩する。

②『明堂』と『甲乙経』と『千金方』は「大気不得息」となっている。これを「大きく息すると」と訳してもよいと思うが、『外台』や『銅人』では「腹有大気」となっているので、前記のように意釈してみた。

③脾の大絡の病症として諸書はすべて「実則其身尽寒」となっているが、『霊枢』は「実則身尽痛」とある。これは『霊枢』が正しいのではないか。脾経の流れが停滞してしまうと血が停滞するために血の流れない部位（外）は冷えて痛むということか。「虚則百節皆縦」とは、脾経が虚して虚熱が発生したために緩んでいると考える。

現代の主治症と施術法

〈松元〉

鍼二分、灸三壮ないし七壮。

肺および気管支炎、局発痙攣、膀胱麻痺。腹痛に灸して妙なり。

〈**駒井**〉

灸三壮、鍼七分。

肺炎、喘息、肋膜炎、消化不良。

〈**柳谷**〉

胸筋リウマチ、気管支カタル、胃部筋縮、膀胱麻痺、肋膜炎、喘息、尿利減少、消化不良、肺炎、実すれば身尽痛、虚すれば百節尽皆ゆるむ。

〈**岡部**〉

胸中の疾患、喘息。実するときは身ことごとく痛みこれを瀉す。虚すれば百節ことごとく皆ゆるむ、これを補う。

〈**本間**〉

喘息、肋膜炎、肋間神経痛などに用いられるが、肺結核、心臓病には皮膚鍼か鍉鍼で充分効くものである。

〈**竹之内・濱添**〉

鍼二分、灸三壮ないし七壮。

肺炎、気管支炎、喘息、咳嗽、狭心症、胸膜炎、肋間神経痛、呼吸困難、胸脇苦満、腹痛、膀胱麻痺、下肢外側疼痛。

〈**中医学**〉

斜刺0・5~0・8寸、可灸。

胸と季肋痛、喘息、全身の疼痛、四肢無力。

〈**深谷灸**〉

喘息、肋間神経痛、肋膜炎。

〈**森**〉

肋間内に向けて斜刺10ミリ。

胸膜炎。

まとめ

①全身に痛みを発する病などあるのかと思っていたら、近年、線維筋痛症だと言われて治療を求めてくる人がいる。このような患者に大包を用いる。1センチほど刺入して瀉す。全身が弛緩している場合は脾虚陰虚熱証である。大陵、太白、三陰交などを補うとともに脾兪の透熱灸がよいが、同時に大包に接触鍼するか透熱灸3壮がよい。

②四肢関節の脱力感、熱病後の肋間神経痛、高血圧症、全身リウマチなどにも用いる。

5

手の少陰心経

098 極泉《きょくせん》

取穴

上肢を頭にのせ、腋窩横紋の中央、腋毛中、動脈手に応ずるところに取る。

古法の主治症と施術法

『明堂』

刺入四分、灸三壮。

心痺、乾嘔、噦、四肢不挙、嗌乾、心痛、渇而欲飲、爲臂厥。

『外台』

灸五壮。

心腹痛、乾嘔、噦、是動則病、嗌乾、心痛、渇而欲飲、為臂厥。是主心所生病者、目黄、脇痛、臑臂内後廉痛、掌中熱痛。

『銅人』

可灸七壮、鍼入三分。

心痛、乾嘔、四肢不收、咽乾煩渇、臂肘厥寒、目黄、脇下満痛。

『聚英』

銅人鍼三分、灸七壮。

臂肘厥寒、四肢厥、心痛、乾嘔、煩満、脇痛、悲愁。

『図翼』

刺三分、灸七壮。

心脇満痛、肘臂厥寒、四肢不收、乾嘔、煩満、目黄。

『説約』

鍼三分、灸七壮。

胸脇痛を治す。専ら狐臭を療す、三稜針を以て微にその血を瀉す。

意釈と解説

①心窩部から胸にかけて痛み、痛みのために空えずきしたり、しゃっくりが出たりする。あるいは心臓が痛んで激しく口渇し、心経の流れている部位が冷える。このようなときは気分が憂鬱になる。心に熱が多くなると眼が黄色になり、脇腹が痛み、心経の流れている部位が痛み、手掌が熱痛し、手足に力が入らなくなる。

②少陰経にも陽気が流れているが、それがなくなると、心痛などが発生する。少陰経の陰気が虚すと心に熱が多くなる。

現代の主治症と施術法

〈松元〉

鍼三分、灸三壮。

心臓炎、肋間神経痛、乾嘔、ヒステリー、四肢厥冷、尺骨神経痛。腋臭には微に放血すべしという。

〈駒井〉

灸七壮、鍼散布。

心臓炎、肋間神経痛、ヒステリー、神経衰弱。

〈**岡部**〉

鍼三分、灸五壮。

腋臭、肋間神経痛、憂鬱症、手の冷え、心下の痛み。

〈**本間**〉
心臓病、肋間神経痛、神経衰弱。腋臭には灸。

〈**竹之内・濱添**〉

鍼三分、灸七壮。一説に禁灸という。

心疾患を主る。肋間神経痛、胸膜炎、尺骨神経痛、正中神経痛、五十肩、四肢厥冷、ヒステリー、乾嘔、腋臭。


〈**中医学**〉

動脈を避け、直刺0・2~0・3寸、可灸。

心痛、胸の圧迫感、心悸、呼吸困難、悲しんで楽しまない、空えずき、季肋部の疼痛、咽が渇く、眼が黄色い、頸部リンパ結核、上肢が冷えて痛む、四肢の運動障害。

〈**深谷灸**〉
狐臭（わきが）、心臓疾患（禁鍼）。

〈**森**〉

腋より肩端に向けて直刺15ミリ。

五十肩。


〈**上地**〉

五十肩で、他の穴で不治の場合、極泉を上に突き抜けるくらいに刺すのも一法。肩髃に向けて寸6の20番鍼を使うこともある。

腋臭には小灸を7壮くらい（経験では極泉あたりの全体の毛根に灸）。

まとめ

①極泉は五十肩に用いることがあるが、タオルを当てて指で上に向かって強く押し上げるようにするとよい。もちろん鍼でも効く。
②松元は主治に「併私的里」と記して「じぷてり」と振り仮名されている。これを記されている漢字のままに読むと「へいしてり」となるから「ヒステリー」と読まれた方がおられたようである。この場合のヒステリーはフロイトの言ったそれではなく、「前後のみさかいなしに泣き叫んで暴れるような状態」、つまり俗説のヒステリーのことであろう。

099 青霊《せいれい》

取穴

上腕内側で少海の上三寸、前腕を挙げて取る。

古法の主治症と施術法

『**銅人**』

可灸七壮。

肩臂不挙、不能帯衣、頭痛振寒、目黄、脇痛。

『聚英』

銅人灸七壮。明堂二壮。

目黄、頭痛振寒、脇痛、肩臂不挙、不能帯衣。

『図翼』

甲乙経無此穴。灸三壮。

頭痛、目黄、振寒、脇痛、肩臂不挙。

『灸経』

灸三壮。

肩不挙、不能帯衣。

『説約』

鍼三分、灸三壮。

肩臑肘臂、不仁するを治す。

意釈と解説

内熱があって小便が少ないために眼が黄色になる。内熱のために外には陽気が少なくなるから振寒して頭痛がする。肩関節が動かなくなり、腕が挙らない、あるいは、手を後に回して帯を結ぶことができない。前記のときに青霊を用いる。

現代の主治症と施術法

〈松元〉

禁鍼、灸三壮ないし七壮。

頭痛または振振として悪寒し、あるいは眼が黄ばむを治す。また肋間神経痛、上膊神経麻痺および痙攣に効あり。

〈駒井〉

灸七壮または三壮、禁鍼。

頭痛、前頭神経痛、肋間神経痛、肩胛上膊の痙攣、悪寒。

〈岡部〉

鍼二分、灸三壮。

黄疸、肩痛、頭痛。

〈本間〉

尺骨神経痛や寿命痛と言われる臂の痛みに取穴される。

〈竹之内・濱添〉

鍼三分ないし五分、灸三壮ないし五壮。一説に禁鍼という。

頭痛、悪寒、眼黄ばみ、呼吸器疾患、心疾患、肋間神経痛、胸膜炎、尺骨神経痛、ノイローゼ、神経衰弱などの精神神経症。

〈中医学〉

直刺0・3~0・5寸、可灸。

眼の黄疸、頭痛、振寒、脇の痛み、上肢の痛み。

〈深谷灸〉

肘の痛みによし（五十肩など）。

〈森〉

外側に向けて直刺10ミリ。

尺骨神経痛。

まとめ

青霊は、ゆっくり刺さないと尺骨神経に当たり、手がしびれる。基本的には禁鍼穴である。

100 少海《しょうかい》

合水穴／一名曲節

取穴

肘を半ば屈し、肘窩横紋の内端に取る。上腕骨内側上顆の端より橈側に五分入ったところ。

古法の主治症と施術法

『明堂』

刺入五分、灸三壮。

身熱、痎瘧、逆気呼吸、噫噦、嘔吐、手臂攣急。


『甲乙経』

七巻・六経受病、発傷寒熱病第一下に「風眩、頭痛」とある。

七巻・陰陽相移、発三瘧第五に「瘧、背膂振寒、項痛引肘腋、腰痛引少腹、四肢不挙」とある。

十二巻・手足陽明脈動、発口歯病第六に「歯齲痛」とある。


『千金方』

手臂攣。気逆、呼吸噫噦嘔。狂言。熱病、先腰脛酸、喜渇、数飲食、身熱、項痛而強、振寒寒熱。瘧背振寒。身熱瘧病。


『外台』

灸五壮。

寒熱、歯齲痛、狂易、瘧、背振寒、引肘腋痛。

甄権云、穴在臂側曲肘内、横文頭、屈手向頭而取之陥者中、主、腋下瘰癧、不宜灸。


『銅人』

鍼入三分、可灸三壮。

寒熱、歯齲痛、目眩、発狂、嘔吐涎沫、項不得回顧、肘瘛、腋脇下痛、四肢不得挙。

甄権云、屈手向頭取之、治歯寒、脳風、頭痛。不宜灸、鍼入五分。


『聚英』

銅人鍼三分、灸三壮。

甄権云、不宜灸、鍼五分。甲乙経鍼二分、留三呼、瀉五吸、不宜灸。素註灸五壮。資生云、数説不同、要之、非大急不灸。

寒熱、歯齲痛、目眩、発狂、嘔吐涎沫、項不得回顧、肘攣、腋脇下痛、四肢不得挙、脳風頭痛、気逆噫噦、瘰癧、心疼、手顫、健忘。


『図翼』

刺五分、灸三壮。一曰禁灸。

寒熱、歯痛、目眩、発狂、癲癇羊鳴、嘔吐涎沫、項不得回、頭風疼痛、気逆、瘰癧、肘臂腋脇痛攣不挙。

千金云、主腋下瘰癧、漏臂疼痛、風痺瘙漏、屈伸不得。鍼三分、留七呼、寫五呼。

席弘賦云、心疼、手顫、少海間、若要除根、覔陰市。

百證賦云、兼三里穴、治両臂頑木。

『説約』

鍼三分、灸三壯。

治同前。千金云、腋下瘰癧を主る。一に云う、肘臂の隠痛を治す。

意釈と解説

①風邪による目眩、頭痛。
②瘧病で身熱になり、その熱のために発狂状態になったとき。のぼせて呼吸が苦しい。あるいは気が逆上するために、げっぷ、しゃっくり、吐き気、嘔吐などが現れる。
③瘧病で背部が悪寒し、項が痛み、上腕や前腕の引きつり、腰が痛んで下腹に響く。あるいは四肢に力が入らなくなる。
④以上のような状態のとき、および歯痛、腋下のリンパ腺が腫れたときなどにも少海を用いる。

現代の主治症と施術法

〈**松元**〉

鍼二分ないし五分、留むること三呼、瀉五吸、灸七壯。

『素霊』によれば効用は青霊と同じという。また『千金方』によれば腺病毒および腋下腺炎に効ありという。また癲癇、発狂、健忘を治す。あるいは項筋収縮して回顧不能、前膊痙攣、肋間神経痛、歯痛、四肢不随または脳貧血にて頭痛、眩暈するに効あり。そのほか、効用学によれば手指の厥冷、心臓肥大、あるいは横隔膜炊衝の如きに灸五壮にて効ありという。

〈**駒井**〉

灸三壮、鍼三分。

腺病、手指厥冷、癲狂症、歯痛、肋間神経痛、三叉神経痛、脳貧血、頭痛、肋膜炎。

〈**柳谷**〉

歯痛、腺病、手指厥冷、頭痛、眩暈、癲狂病、顔面神経痛、肋間神経痛、臂肘部の痙攣を治す。腋窩腺炎、上肢神経痛。

〈**岡部**〉

鍼三分、留めること三呼、瀉法には五吸、灸三壮。

手指の冷え、頭痛、眩暈、頭がかえりみることができない者、肘の関節痛、心臓の疾患、健忘症。

〈**本間**〉

頭痛、歯痛、頸痛、目の充血、鼻の充血、尺骨神経痛、肘関節の病。火経の水穴であるから、腎虚証であって精神に異常のある場合などには少海を補う。

〈**竹之内・濱添**〉

鍼二分ないし五分、留むること三呼、瀉五吸、灸七壮ないし十五壮。一説に禁灸という。

身熱、頭痛、悪寒、眩暈、脳貧血、手足厥冷、心肥大、心悸亢進、心臓衰弱、胸痛、肋間神経痛、胸膜炎、尺骨神経痛および麻痺、腺病毒、腋下腺炎、癲癇、発狂、ノイローゼ、神経衰弱。

〈**代田**〉

耳鳴、眼充血、蓄膿症、肥厚性鼻炎に著効がある。そのほか、心臓病、肘関節リウマチ、尺骨神経痛、項強、瘰癧。肥満症の人に灸して効あることもある。

〈**中医学**〉

直刺0・5～0・8寸。

心痛、上肢の麻痺、手が震える、健忘、急に声が出なくなったもの、手の痙攣、脇や腋下部の痛み、頸部リンパ結核、頸部痛、うつ病で精神錯乱してよく笑う、癲癇、頭痛、目眩、歯痛。

〈**深谷灸**〉

肘関節の痛み、歯の痛み、のぼせ、頭痛、耳鳴り。

〈**森**〉

肘関節に向けて直刺10～15ミリ。

動悸、息切れ、呼吸困難などの心臓症状にきく。心臓病の特効穴。

〈**上地**〉

歯痛、狂癲症、臂肘部の痙攣、上肢神経痛、肩胛筋痙攣。痛みを下げる穴。細い鍼でうまく入れないといけない。

〈**首藤**〉

超旋刺。

耳鳴り、野球肘、ゴルフ肘。

まとめ

心経と小腸経の経筋の流れが同時に悪くなったための五十肩に用いる。経絡治療では腎経が虚したための耳鳴り、のぼせ、動悸、息切れ、咽喉痛、歯痛などに併用する。浅い刺鍼で十分に効く。

101 霊道《れいどう》

経金穴

取穴

神門の上一寸五分、少海を的に動脈手に応ずるところに取る。

古法の主治症と施術法

『**明堂**』

刺入三分、灸三壮。

心痛悲恐、相引瘈瘲、臂肘筋攣、瘖不能言。

『**千金方**』

暴瘖不能言。心痛悲恐、相引瘈瘲。肘攣柱満。

『**銅人**』

可灸三壮、鍼入三分。

心痛、悲恐、相引瘈瘲、肘攣、暴瘖不能言。

『**聚英**』

銅人鍼三分、灸三壮。

心痛、乾嘔、悲恐、相引瘈瘲肘攣、暴瘖不能言。

『**図翼**』

刺三分、灸三壮。

心痛、悲恐、乾嘔、瘈瘲肘攣、暴瘖不能言。

『**説約**』

鍼三分、灸三壮。

肘攣、心痛、乾嘔、暴瘖を治す。

意釈と解説

①少陰経の気が虚すと心に熱が多くなって、精神が不安定になったりする。心経の流れている部位が引きつり、肘関節が動かなくなり、急に声が出なくなることがある。
②少陰心経にも陽気と陰気がある。陰気が虚すと心熱になり、陽気が虚すと咽喉にのみ陽気が停滞して痛みを出すが、ほかの部位には陰気が旺盛になって冷える。そのために急に声が出なくなることがある。

現代の主治症と施術法

〈**松元**〉

鍼三分、灸七壮。

心内膜炎、心胸絞窄痛、急性舌骨筋麻痺および萎縮、または肘関節炎、そのほか、乾嘔またはヒステリー。

〈**駒井**〉

灸三壮、鍼三分。

ヒステリー、急性舌骨筋麻痺、筋萎縮、臂肘神経痛。

〈**柳谷**〉

ヒステリー、腕関節炎、手部の神経痛、尺骨神経麻痺、免性舌骨筋麻痺、筋萎縮、狭心症、肋間神経痛、心内膜炎。

〈**岡部**〉

心臓疾患、嘔吐、小児ひきつけ、めまい、たちくらみ。

〈**本間**〉

諸種心臓病、ヒステリー、尺骨神経痛あるいは麻痺、心経の病で喘咳のある場合に取穴される。

〈**竹之内・濱添**〉

鍼三分、灸七壮。

心内膜炎、心胸絞窄痛、尺骨神経痛および麻痺、乾嘔、頭痛、神経衰弱、ノイローゼ。

〈**代田**〉

咽喉腫痛、扁桃炎、目の内眥充血、尺骨神経痛、内尺骨筋リウマチ。

〈**中医学**〉

直刺0・3～0・4寸、可灸。

心悸もしくは心悸亢進、心部痛、悲しみ恐れやすい、よく笑い、急に物が言えなくなる。舌が強ばり喋れない。上肢が急に引きつれる。足背部痛、頭がぼーっとして目眩がする。

〈**深谷灸**〉

心臓病、尺骨神経麻痺、ヒステリーの手指の麻痺。

〈**森**〉

前腕掌側から背側へ直刺10ミリ。

頻脈。

〈**上地**〉

胸騒ぎには接触鍼。心臓関係の穴。斜刺する。

まとめ

①咽喉痛が夜になって激しくなり、咳が出て眠れない。時には発熱する。このような状態は温病で、難経では肝虚脾実証として商丘の瀉法、中衝の補法で治すことになっている。これでも効くが、筆者は以前から霊道と魚際を補って治すことが多かった。

②春になると自然界に陽気が多くなってくる。この陽気に従って人体も陽気を発散しないといけない。ところが、冬の間に無理を重ねていると、腎が虚して春になっても陽気を発散できない。その発散できない陽気が陽明経から太陰経に停滞して発熱する状態を「温病」という。発熱することもあるしないこともあるが、必ず咽喉が痛み、咳をする。発熱して小さな発疹が出て、手足が浮腫することもある。また右胸脇部には圧痛があるが、左関上と左寸口の脈は虚している。

102 通里《つうり》

手少陰の絡／一名通理

取穴

神門の上一寸に取る。

内尺骨筋腱の真下にあり。腱の内側より、または外側より腱を寄せ捜ることができる。ここにギョロギョロあり、強圧すれば小指の両側に響く（柳谷）。

古法の主治症と施術法

『霊枢』経脈第十

手少陰之別、名曰通里～其実則支膈、虚則不能言、取之掌後一寸。

『明堂』

刺入三分、灸三壮。

熱痛心痛、苦吐、頭痛、少気、遺溺、数欠。

『千金方』

頭眩痛。卒痛煩心、心中懊憹、数欠頻伸、心下悸、悲恐。遺尿。不能言。熱病先不楽数日。熱病先不楽、頭痛、面熱、無汗。

『外台』

灸三壮。

熱病先不楽、数日熱、熱則卒心中懊憹、数欠頻伸、悲恐、頭眩痛、面赤而熱、無汗及癲、心下悸、臂臑肘痛、実則支満、虚則不能言、苦嘔、喉痺、少気、遺溺。

『銅人』

鍼入三分、可灸三壮。

熱病、卒心中懊憹、数欠頻伸、悲恐、目眩、頭痛、面赤而熱、心悸、肘臂臑痛、実則支腫、虚則不能言、苦嘔、喉痺、少気、遺溺。

『聚英』

銅人鍼三分、灸三壮。明堂七壮。

目眩頭痛、熱病先不楽数日、懊憹、数欠頻伸、悲、面熱、無汗、頭風、暴瘖不言、目痛、心悸、肘臂臑痛、苦嘔、喉痺、少気、遺溺、婦人経血過多、崩中、実則支満膈腫瀉之、虚則不能言補之。

『図翼』

刺三分、灸三壮。

熱病、頭痛、目眩、面熱無汗、懊憹、暴瘖、心悸、悲恐畏人、喉痺、苦嘔、虚損数欠、少気遺溺、肘臂腫痛、婦人経血過多、崩漏。

神応経云、治目眩、頭疼、可灸七壮。

玉龍賦云、療心驚。

百證賦云、兼大鍾、治倦言嗜臥。

馬丹陽云、治欲言声不出、懊憹及怔忡、実則四支重、頭顋面頬紅、声平仍欠数、喉閉気難通、虚則不能食、暴瘖、面無容、毫鍼微微刺、方信有神功。

『灸経』

灸七壮。

『説約』

頭目眩痛、悲恐畏人、肘腕酸重、及暴瘂不能言語。

鍼三分、灸三壮。

面熱、喉痺、肘臂痛を治す。

『鍼灸則』

卒痛煩心、心下悸、悲恐。

意釈と解説

①熱病に罹って気分が優れず、熱が数日も続くと顔面が赤くなり、胸が苦しく、何度もあくびが出て、心痛、動悸、嘔吐、頭痛、目眩などの病症が現れる。

②少陰経の絡脈が実すると少陰経の流れている部位が痛み、虚すと咽喉が痛くなって声が出なくなり、呼吸が浅くなり、遺尿し、月経過多になる。

現代の主治症と施術法

〈松元〉

施術法は霊道と同じ。

神経性心悸亢進、扁桃炎、急性舌骨筋麻痺に効あり。または頭痛、目眩、眼球充血、顔面熱ありて汗無き症。そのほか、月経過多、子宮出血、遺尿を治す。また上肢の痙攣、疼痛、あるいはヒステリー即ち感冒に原因たる精神不快、数日懊憹して欠伸頻発、常に悲観する症に応用すべし。

〈駒井〉

灸三壮、鍼三分。

頭痛、眩暈、神経性心悸亢進、ヒステリー、子宮出血、遺尿症。

〈柳谷〉

扁桃腺炎、ヒステリー、頭痛、眩暈、月経過多、神経性心悸亢進症、急性舌骨筋麻痺、上肢の神経痙攣、子宮出血、遺尿、実すれば支膈、虚すれば不能言。

〈岡部〉

鍼三分、灸三壮~五壮。

ノイローゼ、頭痛、発熱、憂鬱症、あくび、声が出ない、心臓病。

〈本間〉

主として心臓の病に効く、心悸亢進、心臓衰弱に著効がある。また頭痛、眩暈、月経過多、あるいは子宮出血にも効がある。

〈竹之内・濱添〉

鍼三分、灸三壮。

神経性心悸亢進、心臓病、肺炎、気管支炎、扁桃炎、頭痛、眩暈、眼球充血、顔面熱あって汗無き症、月経過多、子宮出血、遺尿、上肢痙攣、尺骨神経痛および麻痺、精神神経症一切。

〈代田〉

心臓病の際には反応があらわれる。

〈中医学〉

直刺0・2~0・5寸、可灸。

急に声が出なくなったもの、舌がこわばりしゃべれない、心悸が突き上げる。悲しみ恐れ人を避ける。頭痛、眩暈がある。月経過多、大量の不正出血。肩、腕、上肢の内側後部痛。

〈深谷灸〉

心悸亢進、心臓衰弱、頭痛、目眩。

〈森〉

直刺10ミリ。

心臓疾患。

〈上地〉

急性舌骨筋麻痺。中年の女性に多い不安、動悸に寸3の2番。

まとめ

①経筋病としては、小腸経と心経の引きつり痛みなどに用いる。たとえば頸肩腕症候群や五十肩のとき。いずれの経を用いるかは脈で判断する。
②経絡病としては、気鬱、声が出ない、不安神経症。発熱して太陽経の熱が少陰経に内攻して胸苦しい、不眠、煩躁などがあるときに用いる。左寸口が実脈になっているが補法で取る。
③臓腑病としては心痛、心悸亢進などに用いる。

103 陰郄《いんげき》

手少陰の郄

取穴

神門の上五分に取る。

内尺骨筋腱の真下に沿うて神経は流注するを以て、この腱の外側よりまた内側より指圧することができる。相当太いギョロギョロである（柳谷）。

古法の主治症と施術法

『明堂』

刺入三分、灸三壮。

悽悽寒、咳吐血、逆気、驚、心痛。


『甲乙経』

九巻・邪在肺五蔵六府受病、発咳逆上気第三に「凄凄寒、嗽吐血、逆気、驚、心痛」とある。


『千金方』

吐血。気驚、心痛。


『外台』

灸三壮。

十二癇、失瘖不能言、悽悽寒、咳吐血、気驚、心痛。


『銅人』

鍼入三分、可灸七壮。

失瘖不能言、洒淅振寒、厥逆、心痛、霍乱、胸中満、衂血、驚恐。


『聚英』

銅人鍼三分、灸七壮。

鼻衂、吐血、洒淅畏寒、厥逆、気驚心痛。


『図翼』

刺三分、灸三壮。

鼻衄、吐血、失音不能言、霍乱、胸中満、洒淅悪寒、厥逆、驚恐、心痛。

標幽賦云、止盗汗、治小児之骨蒸。

百證賦云、兼二間、能疎通寒慄悪寒。又云、兼後谿、治盗汗之多出。

意釈と解説

①肺に熱があるために、ぞくぞくと寒気がし、咳き込むと吐血してのぼせる。同時に気分は驚き恐れる状態になり胸の中が満ち張り心窩部が痛む。そのほか、鼻出血、咽喉が痛んで声が出ない、寝汗、霍乱で頭痛、嘔吐、下痢するなどのときに陰郄を用いる。
②陰郄を補うと少陰経の気を盛んにして胸の熱を取る。この場合の悪寒は、肺に熱があるために表の陽気が少なくなって発生するものである。

現代の主治症と施術法

〈松元〉

施術法は霊道と同じ。

また同上（通里と同じという意味）。なお古説に因れば衄血、吐血、洒淅畏寒、厥逆、気驚、心痛を治すという。


〈駒井〉

灸七壮、鍼三分。

頭痛、眩暈、衂血、悪寒、逆上、子宮内膜炎。

〈柳谷〉

頭痛、衂血、ヒステリー、上肢神経痙攣、神経性心悸亢進症、扁桃腺炎、悪寒、逆上、眩暈、子宮内膜炎、殊に動悸激しきときに応用する。

〈岡部〉

鍼三分、灸三〜五壮。

ノイローゼ、神経性心悸亢進症、悪寒。

〈本間〉

心悸亢進、心臓の痛み。鼻出血、胃出血。

〈竹之内・濱添〉

鍼三分、灸七壮。

心悸亢進、狭心症、心臓炎、頭痛、眩暈、眼球充血、衂血、吐血、月経過多、子宮出血、尺骨神経痛および麻痺。

〈代田〉

心筋梗塞、狭心症、心悸亢進症などの急性症状を緩解せしむるによい。

〈中医学〉

直刺0・2〜0・5寸、可灸。

心痛、驚き恐れるもの、心悸、内熱があるために盗汗する、吐血、鼻血、失語。

〈深谷灸〉

心悸亢進、鼻出血、胃出血、心臓病。

〈森〉

直刺10ミリ。

心臓痛、心悸亢進。

〈上地〉

心臓や呼吸に関する病。胸苦しいとき。胸痛。動悸。心の痛み、苦しみを取る。接触鍼か鍼柄を当てるだけでもよい。

〈首藤〉

手関節掌面尺側手根屈筋腱の外から内下方に向けて刺入する。灸では骨の直下の圧痛にすえる。

心臓疾患で動悸、心悸亢進、心痛などに用いる。

まとめ

①心臓は陽気が旺盛で常に活動している。心が活動し過ぎて熱をもたないように制御しているのが少陰経である。もし心に熱が多くなりすぎると（少陰経の気が虚すと）、鼻出血などが起こりやすい。もちろん血圧が高くなっている。
②駒井は子宮内膜炎に効くと言い、竹之内は子宮出血に効くとあるが、これは少陰経（主に腎経）の引き締める力を補うためだと思われる。
③少陰経の隣は太陽経である。故に太陽経の熱が少陰経に入る可能性がある。そのときは少陰経は虚して心熱になる。ただし、経絡だけの熱の場合は、その中間に圧痛が出ていることがある。筆者は手首周辺の心経の経穴は尺側手根屈筋腱の内側に取るが、小腸経と連動して病むことが多いので、首藤のように尺側手根屈筋腱の外から内下方に向けて刺入するのがよいかもしれない。

104 神門 しんもん

兪土穴／原穴／一名兌衝・中都

取穴

腕関節掌面の横紋の頭、尺側に取る。豆状骨の上際の陥凹、動脈手に応ずるところに取る。

古法の主治症と施術法

『素問』刺瘧篇第三十六

心瘧者、令人煩心、甚欲得清水、反寒多、不甚熱、刺手少陰（神門）。

『明堂』

刺入三分、留七呼、灸三壮。

胸満、臚脹、喉痺、喘逆、短気、嘔血、上気、遺溺、手臂寒（『医心方』は手支臂寒）。

『甲乙経』

七巻・陰陽相移、発三瘧第五に「心瘧、令人煩心、甚欲得見清水、寒多不甚熱、刺手少陰、是謂神門」とある。

九巻・足厥陰脈動喜怒不時、発、癩疝、遺溺、癃第十一に「遺溺」とある。

十巻・陽受病、発風第二に「手及臂攣」とある。

十一巻・動作失度内外傷、発崩中、瘀血、嘔血、唾血第七に「嘔血、上気」とある。

『千金方』

遺尿。手及臂攣。喉痺。唾血、振寒、嘔血、上気。喘逆上気、呼吸肩息、不知食味。笑若狂。数噫、恐悸気不足。

『千金翼方』

喉痺、心煩。心咳。

『外台』

灸三壮。

瘧、心煩、甚欲得冷水、寒則欲処熱、熱中咽乾、不嗜食、心痛、数噫、恐悸、悸気不足、喘逆身熱、狂悲哭、嘔血、上気、遺溺、手及臂寒。

『銅人』

可灸七壮、炷如小麦大、鍼入三分、留七呼。

瘧、心煩、甚欲得飲冷、悪寒則欲処温中、咽乾、不嗜食、心痛、数噫、恐悸、少気不足、手臂寒、喘逆、身熱、狂悲哭、嘔血、上気、遺溺、大小人五癇。

『聚英』

銅人鍼三分、留七呼、灸七壮。

瘧心煩甚、欲得冷飲、悪寒則欲処温中、咽乾不嗜食、心痛数噫、恐悸、少気不足、手臂寒、面赤喜笑、掌中熱而啘、目黄脇痛、喘逆身熱、狂悲笑、嘔血吐血、振寒上気、遺溺、失音、心性痴呆、健忘、心積伏梁、大小人五癇。

東垣曰、胃気下溜、五蔵気皆乱、其為病、互相出見、気在於心者、取之手少陰之兪、神門、大陵同精、導気、以復其本位。

霊枢経曰、少陰無兪、心不病乎、其外経病而蔵不病、故独取其経於掌後鋭骨之端、心者五蔵六府之大主、精神之所舎、其蔵堅固、邪不能容、容邪則身死、故諸邪皆在心之包絡、包絡者心主之脈也。

『図翼』

刺三分、留七呼、灸三壮、一云七壮、炷如小麦。

瘧疾、心煩欲得冷飲、悪寒則欲就温、咽乾、不嗜食、驚憒、心痛、少気、身熱、面赤、発狂、喜笑、上気、嘔血、吐血、遺溺、失音、健忘、心積伏梁、大人小児五癇証、手臂攣掣。

玉龍賦云、治癲癇、失意。

百證賦云、同上脘、治発狂奔走。

『説約』

鍼灸と治は前に同じ。按ずるに人の寸口の脈微にして神門の脈隆起する者あり、病脈にあらざるなり。婦人の妊と不妊の如きも、此の脈常に動ず。

『鍼灸則』

手不得上下。

意釈と解説

①瘧病に罹患して胸が満ち張りて苦しい。このようなときに冷水を飲みたくなるが、冷水を飲んだ後は温めたくなる。熱が中に多くなると口渇し、食欲がなくなる。

②心痛、動悸し、しばしば噫気が出て、精神的には恐れて悲しみやすくなる。

③咽喉痛、ゼエゼエと喘いで息切れがする、血を吐いてのぼせる、尿を失禁する、手や腕の心経が流れている部分が冷える。以上のような状態のときに神門を用いる。

④少陰経は陰気が旺盛であるが、神門だけは少陰経の陽気を補う。

現代の主治症と施術法

〈松元〉

鍼三分、留むること七呼、灸七壮。

陰郄に同じと雖も、神門は精神病および心臓病には必要欠くべからざる要穴たり、ことに心臓肥大より来たる咽乾き冷飲を好み、食を嗜まず、また悪寒して温室に処せんと欲する症、神経性心悸亢進、ヒステリー、食欲不進、吐血、嘔血、鼻カタル、舌骨筋麻痺、尿道麻痺、前膊神経麻痺、掌中熱などを治す。そのほか、間歇熱振振として悪寒するに効あり。

〈駒井〉

灸七壮、鍼三分。

頭痛、眩暈、心臓肥大、鼻腔閉塞、心悸亢進、吐血。

〈柳谷〉

頭痛、衄血、ヒステリー、上肢神経痛及び痙攣、眩暈、神経性心悸亢進症、扁桃腺炎、悪寒、逆上、嘔血、子宮内膜炎、心臓肥大、脳貧血、鼻孔閉塞、健忘症、胃疾患、不眠症、癲狂、咽喉カタル。

〈岡部〉

鍼一～二分、灸三～七壮。

ドモリ、健忘症、おくび、分裂病、失音、頭痛、心臓疾患。

〈**本間**〉

心臓肥大、心悸亢進、心臓衰弱、癲癇、神経衰弱、不眠症、眩暈、精神錯乱、胃腸の衰え、尺骨神経痛、腕関節炎、リウマチ。

〈**竹之内・濱添**〉

鍼三分、留むること七呼、灸七壮ないし十五壮。

精神病および心臓病を主る。心悸亢進、心肥大、心内膜炎、そのほか心臓病一切、神経衰弱、ノイローゼ、狂病、癲癇、そのほか精神神経症一切、食欲不振、吐血、嘔吐、頭痛、悪寒、鼻カタル、咽乾き、掌中熱、便秘。

〈**代田**〉

（沢田流神門）狭心症、心筋梗塞、精神病、神経症、ヒステリー、癲癇等の名灸穴。便秘の特効穴。尺骨神経痛および麻痺、手根関節炎またはリウマチ。疔、面疔にも効く。

沢田流では兌骨を外踝の前内端と解し、穴はその下端の陥中に取る。通常の心経と小腸経の中間である。

〈**中医学**〉

直刺0・3～0・4寸、可灸。

心部痛、心煩、恍惚、健忘症、不眠、驚き心悸する、心悸亢進。痴呆で悲しみ泣く。うつ病で精神錯乱したものや癲癇。目の黄疸、脇の痛み、掌の熱、喀血、吐血、膿血便、頭痛眩暈、喉が渇き食欲がない。声が出ない。気が上逆して喘息となる。

〈**深谷灸**〉

心臓病、腕関節炎、リウマチ、尺骨神経痛、便秘（沢田流神門）。

〈**森**〉

尺側から橈側に向かって直刺10ミリ。心臓疾患の特効穴で少海とともに用いる。

〈**上地**〉

膻中に圧痛があるときや腹に動悸があるときに大都、神門を補う。消化器系の病によい。

〈**首藤**〉

腱の外から内下方に向けて刺入する。灸では骨の直下の圧痛にすえる。

まとめ

①悪寒のある腎経の咽喉痛には必ず補う。太渓を併用し、治らなければ照海に透熱灸5壮。

②精神的に不安定なときに心兪、厥陰兪、神道などの透熱灸各3壮とともに神門を補う。

105 少府《しょうふ》

榮火穴

取穴

手掌中にして、指を屈め環指と小指の両指頭の間に取る。

古法の主治症と施術法

『**明堂**』

刺入三分、灸五壮。

煩満、少気、悲恐畏人、臂酸、掌中熱、手捲（「捲」は握り拳のようにくるまること。「倦」は力が入らないこと。この場合は「倦」が正しい）不伸。

『**医心方**』

刺入三分、灸五壮。

陰痛、挺長、遺溺、小便不利、不可俛仰。

『**千金方**』

嗌中有気、如息肉状。小便不利、癃。数噫、恐悸、気不足。陰痛、実則挺長、寒熱、陰暴痛、遺溺、偏虚則暴痒、気逆、卒疝、小便不利。

『**銅人**』

鍼入三分、可灸七壮。

煩満、少気、悲恐畏人、掌中熱、肘腋攣急、胸中痛、手巻不伸。

『**聚英**』

銅人鍼三分、灸七壮。明堂三壮。

煩満少気、悲恐畏人、掌中熱、臂痠、肘腋攣急、胸中痛、手拳不伸、痎瘧久不愈、振寒、陰挺出、陰痛、陰痒、遺尿、偏墜、小便不利、太息。

『**図翼**』

刺二分、灸三壮、一曰七壮。

痎瘧久不愈、振寒、煩満、少気、胸中痛、悲恐畏人、臂酸、肘腋攣急、陰挺出、陰痒、陰痛、遺尿、偏墮、小便不利。

『**灸経**』

灸三壮。

痎瘧久不愈者、煩満、少気、悲恐畏人、臂酸、掌中熱、手握不伸。

『**説約**』

鍼二分、灸三壮。

臂痠、肘攣、陰挺、陰痒、中風手臂挙がらざるを治す。

意釈と解説

①熱のために胸が満ち膨れて苦しく、呼吸が浅い。精神的には悲しみやすくて人を恐れる。上肢が痺れやすい。掌中が熱する。手指が強ばって握りにくい。

②そのほか、陰部の痛み、子宮脱、遺尿、のぼせ、小便が気持ちよく出ない。以上のような病症にも効果がある。

現代の主治症と施術法

〈**松元**〉

鍼二分、灸三壮。

心臓病、神経性心悸亢進、ヒステリー、また間歇熱久しく治せざるに効あり。あるいは遺尿、小便閉。そのほか、上膊神経麻痺、前膊神経痛、掌中熱を治す、而して婦人の交接器諸患を主る。

〈**駒井**〉

灸七壮、鍼二分。

心悸亢進、上肢神経痛、婦人陰部掻痒症、ヒステリー、尿閉、遺尿、糖尿病、膣痙攣。

〈**柳谷**〉

ヒステリー、胃痙攣、心臓疾患、心悸亢進、間歇熱、上膊神経痛、尿閉、中風、膣痙攣、遺尿、婦人陰部掻痒症。

〈**本間**〉

心悸亢進症、陰部の病、遺尿、膀胱麻痺、下焦の病に効く。

〈**竹之内・濱添**〉

鍼一分、灸三壮。

心臓病、心悸亢進、熱久しく下がらぬ症、遺尿、尿閉、婦人交接器疾患、黄疸、眼充血、突き目、眼痛、ノイローゼ、神経衰弱、尺骨神経痛および麻痺、掌中熱。

〈**代田**〉

手根関節痛の劇甚なる者、尺骨心経麻痺、弾発指。

〈**中医学**〉

直刺0・2～0・3寸、可灸。

心悸、胸痛、瘍、陰部の痒み、子宮脱、陰部痛、排尿困難、遺尿症、小指の運動障害、五心煩熱の手掌の熱、よく笑う、悲しみ恐れ驚きやすい。

〈**深谷灸**〉

心悸亢進、遺尿、膀胱麻痺。

〈**森**〉

直刺10ミリ。尿道炎。

〈**上地**〉

婦人科疾患で出血が多いとき。手掌のほてりがあって不整脈があるものに効く。膝が氷のように冷たいものに置鍼。胃痙攣に効く。

まとめ

少府は、筆者としてはあまり用いない経穴だが、七十五難型の腎虚心実証のときに少府を補うと、心熱を散じて左寸口の脈が弱くなる。

106 少衝《しょうしょう》

井木穴／一名経始

取穴

手の小指の橈側爪甲根部の角を去ること一分に取る。

古法の主治症と施術法

『**明堂**』

刺入一分留一呼、灸一壮。

熱病煩心、上気、心痛而冷（『医心方』は「冷」が「寒」）、善太息、胸中痛、口中熱、手捲不伸、掌痛。

『千金方』

酸咽。胸痛、口熱。心痛而寒。手掌熱、肘中痛。太息、煩満、少気、悲驚。熱病煩心、心悶而汗不出、掌中熱、心痛、身熱如火、浸淫、煩満、舌本痛。乍寒乍熱瘧。咽喉酸辛、灸少衝七壮、雀矢大炷。

『外台』

灸一壮。

熱病、煩心、上気、心痛而冷、煩満、少気、悲恐、善驚、掌中熱、肘腋胸中痛、口中熱、咽喉中酸、乍寒乍熱、手捲不伸、掌痛引肘腋。

『銅人』

鍼入一分、可灸三壮。

熱病煩満、上気、心痛、痰冷、少気、悲恐、善驚、掌中熱、胸中痛、口中熱、咽中酸、乍寒乍熱、手攣不伸、引肘腋痛。

『聚英』

銅人鍼一分、灸三壮。明堂一壮。

熱病煩満、上気嗌乾渇、目黄、臑臂内後廉痛、厥心痛、痰冷少気、悲恐善驚、太息、煩満、掌中熱、脇痛胸中痛、口中熱、咽中酸、乍寒乍熱、手攣不伸、引肘腋痛、悲驚。

東垣曰、一富者、前陰臊臭、求先師治之、曰夫前陰足厥陰之脈絡、循陰器、出其挺末、凡臭者心之所主、散入五方、為五臭、入肝為臊、此其一也、当於肝経瀉行間、是治其本、後於心経中瀉少衝、是治其標。

『図翼』

刺一分留一呼、灸一壮。一曰三壮。

熱病、煩満、上気、心火炎上、眼赤、血少、嘔吐血沫及心痛、冷痰、少気、悲恐、善驚、口熱、咽酸、胸脇痛、乍寒乍熱、臑臂内後廉痛、手攣不伸。

玉龍賦云、可治心虚熱壅。

百證賦云、兼曲池、治発熱。

乾坤生意云、此為十井穴、凡初中風跌倒、卒暴昏沈、痰涎壅満、不省人事、牙関緊閉、薬水不下、急以三稜鍼、刺少商、商陽、中衝、関衝、少沢及此穴、使気血流通、乃起死回生、急救之妙穴。

『灸経』

灸三壮。

煩心、上気、卒心痛、悲恐畏人、善驚、手拳不得伸、掌中熱痛也。

秦丞祖、明堂曰、兼主、驚癇、吐舌、沫出也。千金楊玄操同。

『説約』

鍼一分、灸三壮。

心火炎上し眼赤く、嘔吐するを治す。微にその血を瀉す。

意釈と解説

①熱病によって胸が苦しくなる。瘧病で寒熱往来する。熱のためにのぼせて眼が充血する。心痛して身体が冷え、呼吸が浅くなる。よく太息する。口の中が熱する。手指が屈して伸びない。あるいは手掌が煩熱する。以上のような状態のときに少衝を用いる。

②血圧が高くて脳出血などで倒れたときに少商、商陽、中衝、関衝、少沢、少衝から出血させるとよい。

現代の主治症と施術法

〈**松元**〉

施術法は前者に同じ。

また古説に依れば熱病、寒熱往来、上気、煩満、口中熱し、咽乾き、目黄ばみ、掌中熱するを治すと。また黄疸に放血して効ありという。

〈**駒井**〉

灸三壮、鍼四分。

熱病後の衰弱、肋膜炎、肋間神経痛、神経性心悸亢進、上肢の神経痙攣。

〈**柳谷**〉

心臓疾患、神経性心悸亢進症、上肢神経痙攣、肋間神経痛、咽喉カタル、熱病後の衰弱、脳充血、ヒステリー、心内膜炎、心嚢炎、結核炎、黄疸。

〈**岡部**〉

鍼一分、灸三壮、瀉血。

熱病、咽喉カタル、上気、心痛、心臓疾患、気付け、前陰臭。

〈**本間**〉

心臓疾患に効き、胸が苦しく、精神不安、時々悲しい感情におそわれ、呼吸微弱などの症に取穴される。心悸亢進には膻中と併せて灸をする。掌や口中が熱する場合にも効がある。脳充血、高血圧症に瀉血する。

〈**竹之内・濱添**〉

鍼一分、灸三壮。

心臓病、心悸亢進、遺尿、尿閉、黄疸、熱病、頭痛、上気、煩満、口中熱、咽乾き、掌中熱、婦人前陰臊臭に少衝と行間に瀉血、黄疸も瀉血が効ある。

〈**代田**〉

気絶、人事不省、狭心症、胸痛劇甚なる場合などの救急療法に用いて著効がある。刺絡または灸三～五壮。

〈**中医学**〉

斜刺0・1寸、あるいは三稜鍼で点刺瀉血、可灸。

心悸、心痛、胸部脇の痛み、うつ病で精神錯乱したもの、熱病、中風昏睡、膿血便、吐血、上肢の内側後部痛。

〈**深谷灸**〉

心臓病、心悸亢進（膻中と併用）。

〈**森**〉

指先から指腹に向けて水平刺3ミリ。

人事不省、狭心症。

〈**上地**〉

胸苦しいとき、鍼を当てるだけでよい。井穴だから郄穴と同様に激しい症状のときに効く。狭心症の発作時。その後、心兪、天宗、膻中に灸。充血、風邪の高熱、のぼせに刺絡、一滴ですっきりする。

〈**首藤**〉

超旋刺。刺鍼による脳貧血に糸状灸三壮。心臓疾患。救急に使用。

まとめ

①諸先生が挙げられている病症のほかに書痙、尿閉、咽喉痛にも効く。

②少陰経は主に陰気が流れていて、心に熱が多くなり過ぎないように制御している。故に少陰経が効く病症は心熱が多くなり過ぎたものである。あるいは小腸に熱が多くなった場合にも効く。

③小腸経の流れが悪くなり、それが心経にまで波及して五十肩などの経筋病を発することがある。

6 手の太陽小腸経

107・少沢《しょうたく》

井金穴／一名少吉

取穴

手の小指の尺側爪甲根部の角を去ること一分に取る。

古法の主治症と施術法

『明堂』

刺入一分、留二呼、灸一壮。

振寒、小指不用、瘧、寒熱汗不出、頭痛、喉痺、舌急巻、小指之間熱（『外台』では続いて口中熱とある）、煩心、心痛、臂内廉脇痛、咳、瘈瘲、口乾、項痛不可顧、痎瘧（『外台』では寒熱と続く）。

『甲乙経』

七巻・六経受病、発傷寒熱病第一下に「振寒、小指不用、寒熱汗不出、頭痛、喉痺、舌巻、小指之間熱、口中熱、煩心心痛、臂内廉及脇痛、聾、咳、瘛瘲、口乾、頭痛不可顧」とある。

七巻・陰陽相移、発三瘧第五に「痎瘧」とある。

八巻・五蔵伝病、発寒熱第一下に「寒熱」とある。

『千金方』

頭眩痛。項強急痛、不可以顧。口熱、口乾、口中爛。咽中乾、口中熱、唾如膠。喉痺、舌巻、口乾。短気、脇痛、心煩。瘛瘲、癲疾。振寒、小指不用、頭痛。瘧寒熱。瘧寒、汗不出。

『銅人』

可灸一壮、鍼入一分。

瘧寒熱汗不出、喉痺、舌強、口乾、心煩、臂痛瘈瘲、咳嗽、頸項急不可顧、目生膚、翳覆瞳子。

『聚英』

素註灸三壮。銅人灸一壮、鍼一分、留二呼。

瘧寒熱汗不出、喉痺、舌強、口乾、心煩、臂痛瘈瘲、咳嗽口中涎唾、頸項急不可顧、目生膚、翳覆瞳子、頭痛。

『図翼』

刺一分、留二呼、灸一壮。

痎瘧、寒熱汗不出、喉痺、舌強、心煩、咳嗽、瘈瘲、臂痛、頸項痛不可顧、目生翳、及療婦人無乳、先寫後補。

千金云、耳聾、不得眠、刺小指外側端近甲、入二分半補之。

玉龍賦云、治婦人乳腫。

百證賦云、兼肝兪、可治攀睛。

霊光賦云、除心下寒。

乾坤生意云、此為十井穴、凡初中風卒暴、昏沈、痰涎壅盛、不省人事、急以三稜鍼刺少商、商陽、中衝、少衝、及此穴、使気血流通、乃起死回生、急救之妙穴。

『説約』

鍼一分、灸三壮。

目翳を治す。微に血出す、手足五指頭穴、並びに中風の半身不随を治す、左は左を取り右は右を取る。繆刺せず。一斉にこれを取りて単取せず。

意釈と解説

①傷寒によって発病し、悪寒して小指が動かなくなり、発熱して汗が出ない。頭痛、咽喉痛、舌が巻き上がったようになってしゃべりにくくなり、小指と次の指の間に熱をもつ。また、口の中が熱をもって乾き、唾液が粘る。あるいは熱のために胸が苦しくなって、心痛が起こることがある。熱のために小腸経や心経の動きが悪くなると、上腕の内側や脇腹が痛み引きつけ、項が強ばって振り返ることができなくなる。

②瘧病やほかの熱病からでも同じような病症を現すことがある。なお、半身不随には少沢に刺絡をするとよい。

現代の主治症と施術法

〈松元〉

鍼一分、留三呼、灸三壮。

間歇熱、頭痛、頸項部の攣急、舌強ばり、口乾き、涎出で、または咳嗽、扁桃腺炎、心臓肥大、前膊神経痛、そのほか、半身不随には患側に瀉血法の効ありという、また眼病を治す。

〈駒井〉

灸三壮、鍼一分。

〈岡部〉

頭痛、心臓肥大、項背筋攣痛、眩暈、前膊神経痛。心臓疾患、肩首の寝違い、口熱、喉痺、頭痛。

〈本間〉

頭部の熱や充血を鎮めるため少量の瀉血をする。また胸苦しさにも効く。

〈竹之内・濱添〉

鍼一分、留むること三呼。灸三壮ないし十五壮。

間歇熱、頭痛、頸項部疼痛、眼病、咽乾、扁桃炎、咳嗽、呼吸器疾患、心肥大、心悸亢進、心臓衰弱に瀉血して効がある。救急または気付け。

〈代田〉

人事不省等の場合の救急療法として、気付けの妙穴である。狭心症、胸痛、激しい頭痛などにも著効がある。少沢に灸をすると通天の痛みが取れる。尺骨神経麻痺に効く。瀉血すると咽喉痛が即治する。

〈中医学〉

斜刺0・1寸、可灸。

熱病、中風、人事不省、母乳分泌不足、乳房の瘍、咽の腫れ痛み。角膜、目の感染症などで視野に膜が張ったようなもの。マラリアなどの寒熱往来の証、頭痛、耳鳴り、難聴、上肢後外側部痛。

〈深谷灸〉

頭部の病、頸項痛、口熱、喉痺、頭痛、胸苦しいときの灸。脳溢血のとき、救急処置として瀉血する。逆まつげに灸三壮。

〈森〉

皮下刺法3ミリ。

感冒、小児の引きつけ。

〈上地〉

狭心症の発作時。胸の痛み。頭痛。のぼせの頭痛で後頭部が重いときや日射病の頭痛に刺絡が効果がある。のぼせからくる目の充血。水を欲しない口の渇き、小腸にわだかまりがある。扁桃腺炎。口が苦く熱っぽい。心の証。肝の証もある。

〈首藤〉

超旋刺。

胸痛、胸苦しいときに使える。

まとめ

扁桃炎のときに刺絡して効くことがあるが、太陽経なので悪寒、発熱して脈が浮、数、実のときに用いる。脈が沈、実のときは陰経に熱が内攻しているので、そのときは労宮を瀉法する。

108 前谷《ぜんこく》

榮水穴

取穴

小指の中手指節関節の前、尺側陥凹にとる。指を巻いて横紋の頭に取る。

古法の主治症と施術法

『明堂』

刺入一分、留三呼、灸三壮。

熱病汗不出、狂、互引、癲疾、耳鳴、寒熱（『外台』には、この後に頷腫不可顧とある）、瘧、喉痺、労癉、小便赤難、咳、衄、胸満、肘臂腕中痛、頸腫不可以顧、頭項急痛、眩、淫濼、肩胛小指痛、臂不可挙、頭項痛、咽腫不可咽、鼻不利、目中白瞖、目痛、泣出、甚者如脱、痎瘧。

『甲乙経』

七巻・陰陽相移、発三瘧第五に「痎瘧」とある。

八巻・五蔵伝病、発寒熱第一下に「寒熱」とある。

九巻・邪在肺五蔵六府受病、発咳逆上気第三に「咳而胸満」とある。

九巻・足厥陰脈動喜怒不時、発癲疝遺溺癃第十に「労癉、小便赤難」とある。

十巻・手太陰陽明太陽少陽脈動、発肩背痛、肩前臑皆痛、肩似抜第五に「肘臂腕中痛、頸腫不可以顧、頭項急痛、眩、淫濼、肩胛小指痛」。「臂不可挙、頭項痛、咽腫不可咽」とある。

十一巻・陽厥大驚、発狂癇第二に「熱病汗不出、狂、互引、癲疾」とある。

十二巻・足太陽陽明手少陽脈動、発目病第四に「目中白翳、目痛泣出、甚者如脱」とある。

十二巻・手太陽少陽脈動、発耳病第五に「耳鳴」とある。

十二巻・血溢、発衄第七に「鼻不利」とある。

十二巻・手足陽明少陽脈動、発喉痺、咽痛第八に「喉痺」とある。


『**千金方**』

熱病汗不出、狂互引、癲疾。頭眩痛。項強急痛不可以顧。頸腫項病不可顧。目泣出。目中白翳。目系急目上插。目急痛。鼻不利涕黄。耳鳴。咽偏腫不可以咽。喉痺、頸項腫不可俛仰、頬腫引耳後。尿赤難。臂重痛時攣。臂腕急、腕外側痛、脱如抜。臂不挙。四肢不挙。熱病汗不出。瘧寒熱。痎瘧熱。


『**銅人**』

可灸一壮、鍼入一分。

熱病汗不出、痎瘧、癲疾、耳鳴、頷腫、喉痺、咳嗽、衄血、頸項痛、鼻塞不利、目中白翳、臂不得挙。


『**聚英**』

銅人鍼一分、留三呼、灸一壮。明堂灸三壮。

熱病汗不出、痎瘧、癲疾、耳鳴、頸項腫、喉痺、頬腫引耳後、鼻塞不利、咳嗽、吐衄、臂痛不得挙、婦人産後無乳。


『**図翼**』

刺一分、留三呼、灸三壮。

熱病汗不出、痎瘧、癲疾、耳鳴、喉痺、頸項頬腫引耳後、咳嗽、目翳、鼻塞、吐衄、臂痛不得挙、婦人産後無乳。


『**説約**』

鍼灸同前。後谿と同じく指痛、耳鳴、小児鼻塞して利せざるを治す。

意釈と解説

①瘧病で悪寒、発熱するときに前谷を用いる。咳して胸苦しいときや、過労から内熱となって、いくら食べても痩せる労瘧になり小便が出にくくて赤いとき。
②手の太陰経、陽明経、太陽経、少陽経の流れが悪くなったために、肩関節痛、肩関節が抜けるような感じがして痛む。上腕痛、頸が腫れて頭を動かせられない。項が引きつって痛み頭痛もする。肩甲骨の内縁が痛む。小指が痛むなどの病症が現れる。あるいは小腸経の流れている部位が重だるくて痺れる。あるいは、頸がこるために目眩がする。
③陽気が旺盛になったために発熱して汗が出ないとき、あるいは狂ったようになったり、癲癇を引き起こしたりするときにも前谷を用いる。
④そのほか、白内障などの眼の疾患、眼が痛んで涙が出て、激しいときは眼が飛び出すような感じ、耳鳴り、鼻炎や鼻づまり、咽喉の痛み、乳汁分泌不足などにも用いる。

現代の主治症と施術法

〈**松元**〉

鍼二分、留三呼、灸七壮ないし十五壮。

発汗を当とす。間歇熱または咳嗽、吐血、扁桃腺炎、耳鳴、鼻カタル、後頸部および前膊神経痛、脚気または癲癇を治す。そのほか、産後の乳汁不足に良効あり。

〈駒井〉

灸三壮、鍼一分。

癲狂症、吃逆、鼻孔閉塞、結膜炎、耳聾、前膊神経痛、小児疳虫。

〈岡部〉

五十肩、乳汁分泌不能、耳鳴り、耳下腺炎、喉痺。

〈本間〉

少沢同様、頭頸部の熱性疾患に効く。特に耳、咽喉、鼻に著効がある。本治法では水穴であるところから水虚火実（熱症にして腎虚）の場合に応用される。

〈竹之内・濱添〉

鍼一分、留むること三呼、灸七壮ないし十五壮。

発汗を当とす。風邪、熱症、頭痛、扁桃炎、耳鳴り、鼻カタル、咳嗽、吐血、乳汁不足、癲癇、頚部疼痛、尺骨神経痛、脚気。

〈代田〉

マラリア、間歇熱を主る（灸20壮）。また尺骨神経麻痺を治する。

〈中医学〉

直刺0・2〜0・3寸、可灸。

熱病で汗が出ないもの、マラリアなど寒熱往来の証、うつ病で精神錯乱のもの、癲癇、耳鳴り、眼の痛み、瞳孔に膜のはったようなもの、頭項部の急な痛み、頬の腫れ、鼻づまり、咽喉腫痛、産後母乳の出ないもの、上肢の痛み、肘の痙攣、手指の痺れ感。

〈深谷灸〉

耳・喉・鼻の疾患に利用。

〈森〉

斜刺で5〜10ミリ。

感冒、小児のひきつけ。

〈上地〉

癲狂、胃経の関係、火の証。鼻孔閉塞、頭熱の作用。頬部の炎症、ほっぺたが赤くなること、心または肝の証。間歇熱、陽明の熱か心臓の熱、鍼柄を当てる。熱は心。心火の作用。頸肩腕症候群。

まとめ

①頭項強痛に効く。そのときに鼻づまりや眼の痛みなど、頸から上の病症があれば同時に治る。天柱と併用するとよい。

②発熱しているときは左寸口脈が浮いていることを確かめて用いる。

③母乳が出ないときは天宗と併用する。

109 後渓《こうけい》

兪木穴

取穴

拳をつくり、小指の中手指節関節の後ろ、尺側陥凹に取る。

『脈経』平三関陰陽二十四気脈第一、第二条

左手関前寸口、陽実者、小腸実也、苦心下急痺、小腸有熱、小便赤黄、刺手太陽経治陽、太陽在手小指外側、本節陥中（後渓）。

『明堂』

刺入一分、留一呼、灸一壮。

振寒、寒熱、肩臑肘臂痛、頭眩、頭痛不可顧、煩満、身熱、悪寒、目赤痛、爛眦（眥と同じ）、生翳、鼽衄、発聾、臂重（『外台』は重腫）、肘攣、痂疥、胸満引臑、泣出、驚、頸項強、身寒、耳鳴、痎瘧、寒熱、頸頷腫、狂、互引、癲疾数発。

『甲乙経』

七巻・六経受病、発傷寒熱病第一下に「振寒寒熱、肩臑肘臂痛、頭不可顧、煩満、身熱、悪寒、目赤痛、眥爛、生翳膜暴痛、鼽衄、発聾、臂重痛、肘攣、痂疥、胸中引臑、泣出而驚、頸項強、身寒、頭不可以顧」とある。

七巻・陰陽相移、発三瘧第五に「痎瘧」とある。

八巻・五蔵伝病、発寒熱第一下に「寒熱頸頷腫」とある。

十一巻・陽厥大驚、発狂癇第二に「狂互、癲疾数発」とある。

十二巻・手太陽少陽脈動、発耳病第五に「耳鳴」とある。

『千金方』

寒熱、頸頷腫。頭痛。項強急痛不可以顧。目泣出。眦爛有翳。鼻衄窒、喘息不通。耳鳴。臂重痛、肘攣。肩臑痛。風身寒。泣出而驚。熱病汗不出。身熱悪寒。瘧寒熱。痂疥。

『銅人』

可灸一壮、鍼入一分。

瘧寒熱、目赤生翳、鼻衄、耳聾、胸満、頸項強不得回顧、癲疾、臂肘瘛急。

『聚英』

銅人鍼一分、留二呼、灸一壮。

瘧寒熱、目赤生翳、鼻衄、耳聾、胸満、頭項強不得回顧、癲疾、臂肘攣急、痂疥。

『図翼』

刺一分、留二呼、灸一壮、一云三壮。

痎瘧寒熱、目翳、鼻衄、耳聾、胸満、項強、癲癇、臂肘攣急、五指尽痛。

神応経云、治項強不得回顧、脾寒肘疼、灸七壮。

玉龍賦云、専治、時疫痎瘧。

攔江賦云、専治、督脈病、癲狂。

百證賦云、兼環跳、治腿痛。又云偕労宮、可治消疸。又云、同陰郄、治盗汗之多出。

通玄賦云、治頭頂痛、立安。

千金十一穴云、兼列缺、治胸項有痛。

一伝、治蚤食午吐、午食晩吐、灸此左右二穴、九壮立愈。

捷法云、療手足攣急、屈伸艱難、手足俱顫、不能行歩、握物、頸項強痛、不能回顧、顋頰紅腫、咽喉閉塞、水飲不下、心肺二経熱病、双蛾喉痛、肺与三焦熱病、単蛾咽腫、上下牙両頬疼痛。牙関緊急不開、頸項紅腫、耳聾気痞疼痛。耳内或鳴或痒或痛、雷頭風眩暈、嘔吐痰涎、腎虚頭痛、頭重不挙、肝厥頭暈、及頭目昏沈、偏正頭風疼痛、両額顱眉角疼痛、太陽痛、頭項拘急、痛引肩背、酔後頭風、嘔吐不止、悪聞人言、眼赤痛、衝風涙下不已、破傷風因他事触発、渾身発熱癲狂。已上凡三十余証、先以後谿主治、後随証加各穴分治之。

『灸経』

灸三壮。

痎瘧寒熱、目生白翳、肘臂腕重、難屈伸、五指尽痛不可掣。岐伯灸法、療脚転筋時発、不可忍者、灸脚踝上一壮、内筋急灸内、外筋急灸外也。

『説約』

鍼灸治同前。或は云う、胸満、癲癇、五指ことごとく痛むを治す。

『鍼灸則』

肩臑痛、不能動揺。

意釈と解説

①傷寒による熱病で悪寒、発熱し、小腸経や心経の流れている部位が痛み、首筋が凝って振り返られない。熱が少し内攻すると胸が張り苦しくなり、身熱して悪寒する。あるいは眼が充血して痛み、目尻や目頭が爛れたり、眼に薄い膜ができたり、急に痛みが出ることがある。

②小腸経から心経にかけて熱が内攻すると鼻出血したり、難聴や耳鳴りになったり、小腸経から心経の流れている部位が重だるくなって痛んだり痙攣したりし、それが胸に響くことがある。湿疹が出ることもある。涙が出て驚きやすくなる。頸から顎が腫れることがある。

③瘧病で悪寒、発熱し、その熱が内攻しても、前記したような病症が現れることがある。

④熱が内攻して熱だけになると、狂ったようになったり、癲癇発作を起こしたりすることがある。

⑤小腸経から熱が内攻すると心経が虚して心熱になるが、これは少陰経の陰虚熱ということで、腎経も同時に虚して虚熱を発生させることがある。それで狂、癲癇状態になったり、驚きやすくなるのである。『甲乙経』には「煩満」と記されているが、後世の書物は「胸満」となっている。これも腎虚心熱のために発生する症状である。

現代の主治症と施術法

〈松元〉

療法は前谷に同じ。

僧帽筋および夾板筋収縮して回顧不能または前膊ないし五指の痙攣痛を治す。あるいは衂血、耳聾、角膜炎および白翳消洌す。そのほか、間歇熱、癲癇または疥瘡に効あり。

〈駒井〉

灸三壮、鍼一分。

肘上膊痙攣、癲癇、衂血、耳鳴り。

〈岡部〉

感冒、肺炎、耳鳴り、頭痛、目赤、弱視、項頭部の凝り。

〈本間〉

頭部充血性の内、目、鼻、耳、頸項に異常がある場合に利用され、前膊の痙攣にも効く。また全身の発熱症状の場合、兪木穴である関係上、肝経木実瀉法として、肝経の行間、胆経の陽輔とともに使って効がある。

一般に感冒は大腸経に属し表熱であるから合谷や温溜などで治療されるが、小腸経の熱は表より裏に移行している悪性の感冒、肺炎、急性リウマチ、そのほか、内臓性の諸熱症に使うのが合理的である。


〈竹之内・濱添〉

鍼二分、留むること三呼、灸七壮ないし十五壮。

頸部強直、寝違え、鞭打ち症、頸肩腕症候群、脊柱強直、尺骨神経痛、五指痙攣痛、衄血、耳聾、角膜炎、角膜混濁、頭痛、癲癇発作時の気付け、咳嗽、疥瘡、坐骨神経痛、五十肩。


〈代田〉

流行性感冒および肺炎の場合に灸を二十壮すえると著効がある。激烈な頭痛、腸出血、五指尽く痛むものにも効く。


〈中医学〉

直刺0・5～0・8寸、可灸。

頭頂部の強い痛み、難聴、目の充血、瞳孔の上に目の感染などで膜を張ったようなもの、肘、上腕及び手指の痙攣、熱病、寒熱往来証。うつ病、精神病で興奮するもの、癲癇、盗汗、眩暈、眼瞼部のびらん、皮膚病。


〈深谷灸〉

耳、喉、鼻、頸項の異常。風邪熱、肺炎、五指が尽く痛むとき。


〈森〉

尺側から橈側に向けて斜刺5～10ミリ。

感冒、リウマチ熱などの発熱に用いる。


〈上地〉

耳の病。耳聾は難治。のぼせの耳鳴りには効く。申脈と組み合わせて使う。鼻血。のぼせからくる鼻血のときに使う。小指の動かないリウマチ。


〈首藤〉

直刺。

小腸経が実しているときは肩背痛、頸痛、頭痛、腰痛などの症状がある。後渓に瀉法で刺鍼する。奇経治療で督脈の主治穴として申脈とセットで使用する。

まとめ

①本間の「一般に感冒は大腸経に属し」以下の内容は納得できない。感冒でも流感でも悪寒して発熱する急性熱病は太陽経から始まる。鍼灸治療院に来る段階では陽明経の熱になっていることが多いから、誤解されたのだと思う。
②太陽経、それも、小腸経の熱になった場合、少しでも誤治すると少陰経の陰虚熱が発生し、そのために心熱になり、傍の肺の熱にもなって肺炎を起こしやすい。
③熱病の最も初期の段階は太陽経の熱だから、肺経を補ってから太陽経を補瀉すれば感冒でも流感でも治る。ただ、最近は内に虚が

あって悪寒、発熱している場合（これを「裏虚表病」という）があるので脾虚証が多い。

④後渓が耳鳴りに効くのは確かである。筆者は『蔵珍要編』（拙著、医道の日本社、1988年）の説に従って後渓と外関に置鍼する。

⑤本間も五行穴としての効果を記しているが、陽経穴は五行の性質よりも病症にしたがって用いるのが効果がある。

⑥竹之内らは後渓が坐骨神経痛に効くというが、筆者は未経験である。もし効くとすれば、同じ太陽経の膀胱経に作用するからであろう。

⑦これは経穴全般に言えることだが、経筋病症と経絡病症を分けて考えるべきであろう。後渓で頸肩腕症候群や寝違いなどに効くのは、経筋の流れをよくするからである。熱病に効くのは太陽経脈の気血を補瀉するからである。この2つは刺法が同じではない。経筋病に対しては少し深く刺したほうがよく効く。経絡病だと接触鍼か刺絡になる。

110 腕骨《わんこつ》

原穴

取穴

後渓より第五中手骨の尺側を圧上すると、三角骨に行き当たり指が止まるところ、肌目に取る。

古法の主治症と施術法

『霊枢』雑病第二十六

衄而不止、衃血流、取足太陽、衃血、取手太陽、不已、刺腕骨下（腕骨）。

『明堂』

刺入三分、留三呼、灸三壮。

熱病（『外台』は汗不出と続く）、脇痛（『外台』は不得息と続く）、頸頷腫、寒熱、耳鳴（『外台』は無聞と続く）、衄（衂と同意）、狂易、痓、互引、消渇、偏枯、臂腕発痛、肘屈不得伸、風頭痛、泣出、肩臂（『外台』は臑と続く）頸痛、項急、煩満、驚、五指掣不可屈伸、戦怵（『外台』は慄）、痎瘧。

『甲乙経』

七巻・太陽中風感於寒湿、発痙第四に「痓、互引」とある。

七巻・陰陽相移、発三瘧第五に「痎瘧」とある。

八巻・五蔵伝病、発寒熱第一下に「寒熱」とある。

九巻・足厥陰脈動喜怒不時、発癲、遺溺、癃第十一に「小便黄赤」とある。

十巻・陽受病、発風第二に「偏枯、臂腕発痛、肘屈不得伸手、又風頭痛、涕出、肩臂頸痛、項急、煩満、驚、五指掣不可屈伸、戦怵」とある。

十一巻・陽厥大驚、発狂癇第二に「狂易」とある。

十一巻・五気溢、発消渇、黄癉第六に「消渇」とある。

十二巻・血溢、発衄第七に「衄」とある。

『千金方』

頸腫項痛不可顧。目睆睆不明、悪風寒。目泣出。頷痛引耳、嘈嘈耳鳴無所聞。脇痛不得息。五指掣不可屈伸。肘節痺、臂酸重、腋急痛、肘難屈伸。臂腕急、腕外側痛、脱如抜。肩臂疼。狂言驚恐。煩満、驚。熱病汗不出。乍寒乍熱瘧。


『銅人』

可灸三壮、鍼入二分、留三呼。

熱病汗不出、脇下痛不得息、頸頷腫寒熱、耳鳴、目冷涙、生翳、狂惕、偏枯、臂肘不得屈伸、痎瘧、頭痛、煩悶、驚風瘛瘲、五指掣。


『聚英』

銅人鍼三分、留三呼、灸三壮。

熱病汗不出、脇下痛不得息、頸頷腫寒熱、耳鳴、目冷涙生翳、狂惕、偏枯、肘不得屈伸、痎瘧、頭痛、煩悶、驚風瘛瘲、五指掣、頭痛。


『図翼』

刺二分、留三呼。灸三壮。

熱病汗不出、脇下痛不得息、頸項腫寒熱、耳鳴、目出冷涙生翳、狂惕、偏枯、臂肘不得屈伸、瘧疾、煩悶、頭痛、驚風瘛瘲、五指掣攣。凡心与小腸火盛者、当寫此、渾身熱盛、先補後寫、肩背冷痛、先寫後補。

玉龍賦云、又兼中脘、治脾虚黄疸。

通玄賦云、腕骨祛黄。


『説約』

鍼二分、灸三壮。


腕痛不仁、肘臂屈伸するを得ず、狂惕、偏枯を治す。

意釈と解説

①津液が不足したために筋が引きつる痙病や、瘧病や臓腑の熱によって悪寒、発熱するときに腕骨を用いる。
②中風病で半身不随になり、腕が痛み、肘が屈伸できず、肩、腕、頸部、項などが引きつり、手の5本の指が引きつって屈伸できず、頭痛がして鼻水が出て、胸苦しくて驚きやすく、ぴくぴくと震えるようなときに腕骨を用いる。
③そのほか、陰気が虚して陽気だけになったために、精神が錯乱したとき。糖尿病。鼻出血などに効く。
④『甲乙経』などに記されている「狂易」は「狂惕」の意ではないかと思われる。惕は恐れること。

現代の主治症と施術法

〈松元〉

鍼三分、留三呼、灸七壮。

発汗を当とす。間歇熱、流行性感冒、肘関節炎、書痙または直腹筋痙攣して呼吸困難あるいは翳疾、涙管漏、耳鳴、半身不随、そのほか、小児の慢性搐搦に効あり。

〈駒井〉

灸三壮、鍼三分。

肘、腕、指関節炎、前膊の麻痺、小児痙攣、書痙、発汗。

〈岡部〉

腕関節リウマチ、尺骨神経痛および麻痺、肋間神経痛、寒冷にあって涙が出る、頭痛、書痙、歯痛。

〈本間〉

耳あるいはその周囲の発熱、あるいは充血性の頭痛、歯痛に効き、肋間神経痛、手の半側麻痺、小児の引きつけなどにも使われる。

〈竹之内・濱添〉

鍼三分、留むること三呼、灸七壮ないし十五壮。発汗を当とす。風邪、呼吸困難、眼痛、角膜白翳、涙管漏、耳鳴り、半身不随、小児搐搦、腹直筋痙攣、尺骨神経痛、肘関節痛、書痙、高血圧症。

〈代田〉

手根関節リウマチ、尺骨神経痛または麻痺。

〈中医学〉

直刺0・3〜0・5寸、可灸。

頭痛、項強、耳鳴り、角膜および目の感染症で視野に膜がはったようなもの、指の痙攣、上肢の痛み、黄疸、熱病で汗が出ない、マラリアなど寒熱往来の証、脇痛、頸・項部・顎関節部の腫脹、消渇、涙が止らない、四肢の痙攣、小児の引きつけ。

〈深谷灸〉

頭痛、歯痛、小児引きつけ。

〈森〉

直刺5〜10ミリ。

腕関節痛。

〈上地〉

不眠症。企図振せん。書痙は偏歴のほうが効く。耳の後が変なとき。腕関節の痛みによく使う。少し深めに。

まとめ

①肺虚太陽経実熱証のときは瀉法、肺虚太陽経虚熱証のときは補法。もちろん肺経を補ってからである。

②脾虚陰虚熱証で腹痛、下痢、便秘、腸鳴があるときに補う。発熱していることもある。熱があるときは1ミリまでの刺鍼でよい。

③経筋病としては頸肩腕症候群、上腕や前腕の小腸経や心経が流れている部位の痛みに用いる。このときは少し深く刺す。

④熱は下がったが、余熱のために目や耳などの病症が残った場合に用いる。

111 陽谷《ようこく》

経火穴

取穴

腕関節背面の尺側、尺骨茎状突起の下際陥凹に取る。

『明堂』

刺入二分、留二呼、灸三壮。

狂、癲疾、熱病汗不出（『医心方』は熱病汗出）、脇痛不得息（『医心方』は胸脇痛）、頷腫（『外台』は頸頷腫）、寒熱、耳聾鳴（『医心方』は耳鳴）、牙上齒齲痛（『医心方』は歯痛）、肩痛不能自帯衣（『医心方』は肩痛）、臂腕外側痛不挙、風眩、驚、手腕痛、泄風汗出至腰、項急不可以左右顧及俛仰、肩弛肘廢、目痛、痂疥、瘈瘲、頭眩、目痛、痎瘧、胸満不得息。

『甲乙経』

七巻・六経受病、発傷寒熱病第一下に「熱病汗不出、胸痛不可息、頷腫寒熱、耳鳴聾無所聞。泄風汗出、腰項急、不可以左右顧及俛仰、肩弛肘廃、目痛、痂疥、生疣、瘈瘲、頭眩、目痛」とある。

七巻・陰陽相移、発三瘧第五に「痎瘧」とある。

八巻・五蔵伝病、発寒熱第一下に「寒熱」とある。

九巻・肝受病及衛気留積、発胸脇満痛第四に「胸満不得息、頭頷腫」とある。

十巻・陽受病、発風第二に「風眩、驚、手腕痛、泄風汗出至腰」とある。

十巻・手太陰陽明太陽少陽脈動、発肩背痛、肩前臑皆痛、肩似抜第五に「肩痛不可自帯衣、臂腕外側痛不挙」とある。

十一巻・陽厥大驚、発狂癇第二に「狂癲疾」とある。

十二巻・手太陽少陽脈動、発耳病第五に「耳聾鳴」とある。

十二巻・手足陽明脈動、発口歯病第六に「上牙齲痛」とある。

『千金方』

項強急痛不可以顧。目急痛赤腫。目痛赤。頷痛引耳、嘈嘈耳鳴無所聞。自嚙唇。上牙歯痛。下牙歯痛。脇痛不得息。臂腕急、腕外側痛、脱如抜。臂痛。肘痛時寒。肩不挙、不得帯衣。風眩、驚、手巻、泄風汗出、腰項急。笑若狂。吐舌、戻頸、妄言。熱病振慄、鼓頷、腹満、陰萎、色不変。熱病汗不出。瘧、脇痛不得息。乍寒乍熱瘧。痔痛、掖（腋と同意）下腫。痂疥。驚。手巻。

『銅人』

可灸三壮、鍼入二分、留二呼。

癲疾、狂走、熱病汗不出、脇痛、頸頷腫、寒熱、耳聾、耳鳴、歯齲痛、臂腕外側痛不挙、妄言、左右顧、瘈瘲、目眩。

『聚英』

素註灸三壮、鍼二分、留三呼。甲乙留二呼。

癲疾、狂走、熱病汗不出、脇痛、頸頷腫、寒熱、耳聾、耳鳴、歯齲痛、臂外側痛不挙、吐舌、戻頸、妄言、左右顧、目眩、小児瘈瘲、舌強、不嗍乳。

『図翼』

刺二分、留三呼、灸三壮。

癲疾発狂、妄言左右顧、熱病汗不出、脇痛、項腫、寒熱耳聾、耳鳴、歯痛、臂不挙、小児瘈瘲、舌強。

百證賦云、兼侠谿、治頷腫口噤。

『説約』

鍼灸治同前。耳鳴りに灸すること七壮。

意釈と解説

①急性熱病に罹患して汗が出ない。胸や脇が痛んで呼吸がしにくい。頸から頷にかけて腫れて悪寒、発熱し、耳が鳴って聞こえなくなる。また、泄風病によって汗が出たために津液が不足して腰や項が引きつり、頸が前後左右に動かせなくなり、腰も前後に屈伸できなくなる。あるいは、肩の力が抜けて肘も動かなくなる。熱が停滞すると目の痛み、湿疹、イボ、引きつけ、目眩などの病症も現れる。このようなときに陽谷を用いる。

②瘧病などで悪寒、発熱したり、肝経や胆経に熱が停滞して胸が張って呼吸が苦しくなり、頭や頷が腫れるときも陽谷を用いる。

③そのほか、泄風病によって腰から上に汗が出て、目眩がし、驚きやすくなり、前腕部が痛む。あるいは、小腸経の流れている部位の気血が停滞して上肢が痛んだり、肩関節が抜けるように痛んだりし、腕を挙げられない。また、熱が旺盛になってしまうと精神的に不安定になり、癲癇発作を起こすことがある。そのほか、耳鳴りや難聴、歯痛にも陽谷を用いる。

④泄風について『素問』風論第四十二に次のように記されている。

「泄風之状、多汗、汗出泄衣上、口中乾、上漬、其風不能労事、身体尽痛則寒」

この意味は、衣服が濡れるほど汗が出て、口が渇き、労働することができず、全身が痛んで冷える、ということになる。腠理に締まりがないために汗が出て冷え、汗のために陽気と津液がなくなって全身が痛むと解釈できる。

『金匱要略』水気病脈証併治第十四、第二条には、次のように記されている。

「脈浮而洪、浮則為風、洪則為気、風気相搏、風強則為癮疹、身体為痒、痒為泄風、久為痂癩～」

この条文の意味は、陽気の発散を阻害する風と出て行こうとする陽気が打ち合い、もし、風が強くて陽気の発散が悪いと癮疹という皮膚病になって身体が痒くなる。身体が痒い状態を「泄風」といい、この状態が長く続くと、皮膚が崩れる皮膚病になるということ。

いずれの条文も陽気の発散力が弱くて発生する病症である。陽谷はイボや痂疥に効くというから、陽気の発散が弱いときに用いるとよい。痂疥とは、陽気の発散が弱いために皮膚の部分に熱が停滞して、痒みを発生させたり化膿させたりする皮膚病のこと。

現代の主治症と施術法

〈松元〉

鍼三分、留三呼、灸七壮。

頭痛、眩暈、耳鳴、耳聾、癲狂病、妄言、吐舌、口腔炎、歯齦炎、肋間神経痛、前膊神経痛、尺骨神経麻痺または小児の瘈瘲、舌強ばりて乳食不能を治す。

〈駒井〉

灸三壮、鍼二分。

眩暈、耳鳴、癲癇、口内炎、歯齦炎、肋間神経痛、尺骨神経痛、小児搐搦、疳虫。

〈**岡部**〉

耳鳴り、耳汁、口内炎、癲狂、小児引きつけ、耳下腺炎。

〈**本間**〉

火経の火穴だから発熱の場合に刺鍼することによって解熱する。

〈**竹之内・濱添**〉

鍼三分、留むること三呼、灸七壮ないし十五壮。

頭痛、眩暈、耳鳴、耳聾、狂癲病、高血圧、口内炎、歯齦炎、咳嗽、頸肩腕症候群、肋間神経痛、尺骨神経痛および麻痺。

〈**中医学**〉

直刺0・3～0・4寸、可灸。

頸部頷関節の腫脹、上肢の外側部痛、腕関節痛、熱病で汗が出ない、頭がふらふらする。角膜の炎症や目の腫れ痛み。うつ病で精神錯乱して妄言する。脇が痛み項が腫れる。疥瘡やイボ、痔瘻、難聴、耳鳴り、歯痛。

〈**深谷灸**〉

腕関節炎、リウマチ、頭痛、歯痛。

〈**森**〉

直刺5～10ミリ。

尺骨神経痛。

〈**上地**〉

のぼせを下げる。合谷に似た治効がある。灸より鍼のほうがよく効く。

まとめ

①諸先生とも歯切れが悪いというか、これといった主治症が記されていない。

まず熱病のときだが、太陽経の熱で汗が出ていなければ瀉法する。もし泄風で汗が漏れるように出ているときは接触鍼でよい。

②首から上の病気つまり歯痛、耳鳴りなどのときは、上に向けてやや深く刺入する。

③五十肩などの経筋病であれば、水道管のゴミを取り除くくらいの気持ちで、やはり上に向けて10ミリ以上は刺入する。それで気が至れば症状が軽減される。

112 養老《ようろう》

手太陽の郄

取穴

尺骨茎状突起の隆起の中央の割れ目に取る。

割れ目を爪先で分ければギョロギョロするものありて小指に響く、これを穴とする（柳谷）。

古法の主治症と施術法

『**明堂**』
刺入三分、灸三壮。
肩痛欲折、臑如抜、手不能自上下。

『**甲乙経**』
十巻・手太陰陽明太陽少陽脈動、発肩背痛、肩前臑皆痛、肩似抜第五に「肩痛欲折、臑如抜、手不能自上下」とある。

『**千金方**』
手不得上下。肩痛欲折。

『**銅人**』
可灸三壮、鍼入三分。
肩欲折、臂如抜、手臂疼不能自上下、目視不明。

『**聚英**』
銅人鍼三分、灸三壮。
肩臂痠疼、肩欲折、臂如抜、手不能自上下、目視不明。

『**図翼**』
刺三分、灸三壮。
肩臂痠痛、肩欲折、臂如抜、手不能上下、目視不明。
百證賦云、兼天柱、治目視睆睆。
仲景文伝、灸治仙法、療腰重痛、不可転側、起坐艱難、及筋攣脚痺不可屈伸。

『**説約**』
鍼灸同前。肩臂痠痛を治す。

意訳と解説

手の太陽経の流れが悪くなったために、肩背部や上肢が痛んで、肩関節が抜けるのではないかと思うほどで、上肢を自由に動かせられないときに養老を用いる。また、視力減退にも効く。

現代の主治症と施術法

〈**松元**〉
療法は陽谷と同じ。
視力欠乏、眼球充血または肩胛以下前膊部の慢性的疼痛もしくは麻痺に効あり。

〈**駒井**〉
灸三壮、鍼三分。
尺骨神経痛と麻痺、眼精疲労、眼瞼炎。

〈**柳谷**〉
上肢神経痛および麻痺、脳充血、弱視、結膜炎、肩甲関節リウマチ、眼精疲労、上膊前膊部痙攣、寿命痛、肩胛部疼痛に置鍼、強振して妙なり。

〈**岡部**〉
肩や上腕の神経痛、肩痛、目の疲労、結膜炎、耳の病。

〈**本間**〉
肩から上膊前膊部の劇痛に著効があり、神経痛や肩胛関節の炎症による疼痛に応用される。また視力減退にも効がある。

〈竹之内・濱添〉

鍼一分、灸三壮ないし十五壮。

頭痛、眩暈、耳鳴、視力欠乏、眼球充血、面疔、疥癬、頸肩腕症候群、尺骨神経痛および麻痺。

〈代田〉

癰、疔等（化膿性の皮膚病）の頓挫に特効がある。手の三里および合谷と併せて灸をする。手根関節リウマチおよび上腕神経痛にもよく効く。

〈中医学〉

掌を胸に向けて取穴したとき、肘の方向に向けて斜刺0・5〜0・8寸、可灸。

目がはっきり見えない、背中、上肢帯の痛み、急性腰痛。

〈深谷灸〉

化膿性疾患に著効。癰・疔など手三里、合谷と併用して特効。腕関節炎、リウマチ。

〈森〉

尺骨茎状突起の中央の割れ目に斜刺5ミリ。

上腕神経痛。

〈上地〉

手を屈曲させ、尺骨茎状突起の中央のわずかなくぼみに鍼を当て1ミリ位切皮。皮膚病には灸がよく効く。肩髃、手三里と併用。脳溢血の恐れがあるとき、養老に打ち込んで頸椎7番あたりから刺絡。結膜炎、リウマチ、小指の動かないもの。

まとめ

①竹之内などは「疥癬《かいせん》」に効くとしているが、疥癬はダニによる皮膚病なので外用薬でしか治らない。何かの間違いであろう。

②小腸経は湿邪に関係があるので全身の関節リウマチなどのときに瀉法する。肩関節痛や上腕部の痛みにも効くが、体質として水の多い人でないと効果がない。たとえば脾虚証で痛みがある場合がよい。肝虚証の筋肉痛には効果がない。鍼の深さは5ミリ程度。

113 支正 しせい

手太陽の絡

取穴

手を胸に当て、前腕背面の尺側の約中央、尺側手根伸筋の外縁で直接、尺骨に触れるところの圧痛に取る。

古法の主治症と施術法

『霊枢』経脈第十

手太陽之別、名曰支正～実則節弛肘廃、虚則生疣、小者如指痂疥、取之所別也。

『**明堂**』

刺入二分、留七乎、灸三壮。

振寒（『外台』は驚恐振寒）、寒熱、頸項腫（『医心方』は頸頷腫）、実則肘攣、頭眩痛、狂易、虚則生肬、小者痂疥、風瘧。

『**甲乙経**』

七巻・六経受病、発傷寒熱病第一下に「振寒熱、頸項腫、実則肘攣、頭項痛、狂易、虚則生疣、小者痂疥」とある。

七巻・陰陽相移、発三瘧第五に「風瘧」とある。

十一巻・陽厥大驚、発狂癇第二に「狂易」とある。

『**千金方**』

頸腫項痛不可顧。狂言驚恐。熱病先腰脛酸、喜渇数飲食、身熱、項痛而強、振寒寒熱。風瘧。

『**銅人**』

可灸三壮、鍼入三分。

寒熱頷腫、肘癒、頭痛、目眩、風虚、驚恐、狂惕、生肬目。

『**聚英**』

銅人鍼三分、灸三壮。明堂灸五壮。

風虚驚恐悲愁、癲狂、五労、四肢虚弱、肘臂攣難屈伸、手不握、十指尽痛、熱病先腰頸痠、喜渇、強項、疣目、実則節弛肘廃瀉之、虚則生疣小如指、痂疥補之。

『**図翼**』

刺三分、留七呼、灸三壮。

五労、癲狂、驚風寒熱、頷腫項強、頭痛、目眩、風虚驚恐悲憂、腰背痠、四肢乏弱、肘臂不能屈伸、手指痛不能握。

百證賦云、兼飛陽、可治目眩。

『**灸経**』

灸五壮。

驚恐悲愁、肘臂攣難屈伸、手不握、十指尽痛也。

秦丞祖云、兼主五労四肢力弱、虚乏等病。

『**説約**』

鍼五分、灸三壮。

肘攣不仁、五労、目眩を治す。

意釈と解説

①急性熱病で悪寒、発熱し、頸項部が腫れ、太陽経が実して肘が痙攣し、頭項が痛み、熱のために精神が錯乱するようなときは支正を瀉法する。逆に太陽経が虚すと、湿疹やイボができる。このようなときは支正を補う。

②そのほか、瘧病による悪寒、発熱。あるいは熱病の最初で悪寒したときに腰や脛がしびれだるい。熱が内攻して口渇が激しい。目眩。過労のために四肢に力が入らない。手の指が握りにくい、あるいは手指が痛む。以上のような病症のときに支正を用いる。

現代の主治症と施術法

〈**松元**〉

療法は陽谷と同じ。

熱病、四肢力無き症または慢性感冒、発斑、熱頭痛、顔面充血、ヒステリーの上膊神経痛、前膊痙攣して肘の屈伸不能および指痛、そのほか、疣目に効あり。

〈駒井〉

灸五壮、鍼三分。

癲狂病、脳神経衰弱、眩暈、頭痛、上膊神経痛。

〈岡部〉

尺骨神経痛・麻痺、ノイローゼ、リウマチ、頭痛、項痛。

〈本間〉

頭部の熱症、充血性症状の頭痛、頸項痛に効があり、更に侵攻して驚、恐、狂言などの脳症状を伴った場合に絡穴として応用される。

〈竹之内・濱添〉

鍼三分、留むること三呼、灸七壮ないし十五壮。

熱病、四肢無力症、慢性感冒、発疹熱、頭痛、脳充血、高血圧症、顔面充血、不眠症、眼充血、ヒステリー、面疔、咳嗽、頸肩腕症候群、五十肩、尺骨神経痛および麻痺、書痙、四肢疼痛。

〈代田〉

尺骨神経痛および麻痺に効く。殊に中風にて尺骨神経の麻痺し不随となれるに著効がある。

〈中医学〉

直刺0・3～0・5寸、可灸。

項部のこわばり、肘関節の痙攣、手指の痛み、熱病、頭痛、眩暈、うつ病で精神錯乱するもの、驚きやすい、よく笑いよく忘れる、驚き、恐れ、悲しみ、憂う。消渇。瘡、瘍、疣。

〈深谷灸〉

尺骨神経痛、尺骨の痛み、中風などの尺骨神経麻痺・不随。癤・虫垂炎に特効（多壮）。

〈森〉

やや指先の方向または肩の方向に直刺深さは10ミリ。

尺骨神経麻痺、尺骨神経痛などに効く。

〈上地〉

上肢神経痛および麻痺、重いものは持てるが、軽いものは落とす。薬指と母指で紙を挟むのがつらい。痙攣性疼痛の回顧困難。上から下に向かって斜刺、薬指にひびく。しびれることがある。

まとめ

①松元とそれを引用している竹之内が「慢性感冒」を主治症としているが、慢性感冒とは、はたしてどのような病症であろうか。熱病後の体調のすぐれない状態を言ったものか、あるいは常に身体が冷えて鼻水や咳が出て風邪っぽい状態を言ったものか。

②古典書物には「狂、恐、驚」などと記されているが、これは重症なら精神錯乱して訳の分からないことを口走る状態。軽ければ鬱的であったり神経質な状態。あるいは会話が成立しにくい状態。熱病であれば熱にうなされている状態。以上のように考えられる。

③さしたる原因もないのに肝経が痛んだとき、子午流注を考えて支正に皮内鍼を入れて治った例がある。

114 小海《しょうかい》

合土穴

取穴

肘を屈し、上腕骨内側上顆と肘頭の間の陥凹部に取る。

古法の主治症と施術法

『明堂』

刺入二分、留七呼、灸五壮。

寒熱、歯齲痛、風眩、頭痛（『医心方』は眩頭痛）、狂易、瘧、背膂振寒、頸項痛引肘腋、腰痛引少腹（『外台』は腰痛引少腹中）、四肢不挙（『外台』には「癰肘」との字句がある）。

『甲乙経』

七巻・六経受病、発傷寒熱病第一下に「風眩頭痛」とある。

七巻・陰陽相移、発三瘧第五に「瘧、背膂振寒、項痛引肘腋、腰痛引少腹、四肢不挙」とある。

八巻・五蔵伝病、発寒熱第一下に「寒熱」とある。

十一巻・陽厥大驚、発狂癇第二に「狂易」とある。

十二巻・手足陽明脈動、発口歯病第六に「歯齲痛」とある。

『千金方』

頭痛、寒熱、汗出不悪寒。項強急痛不可顧。齲歯。四肢不挙。癇発瘛瘲、狂走不得臥、心中煩。癲疾羊癇吐舌羊鳴、戻頸。風瘧。

『銅人』

可灸三壮、鍼入二分。

寒熱、歯齗腫、風眩、頸項痛、瘍腫振寒、肘腋腫、少腹痛、四肢不挙。

『聚英』

素註鍼二分、留七呼、灸五壮。

頸頷肩臑肘臂外後廉痛、寒熱、歯根腫、風眩、頸項痛、瘍腫振寒、肘腋痛腫、小腹痛、癇発羊鳴、戻頸、瘈瘲、狂走、頷腫不可回顧、肩似抜、臑似折、耳聾、目黄、頬腫。

『図翼』

刺二分、留七呼、灸五壮・七壮。

肘臂肩臑頸項痛、寒熱、歯根腫、風眩、瘍腫、小腹痛、五癇瘈瘲。

『説約』

鍼灸同前。手臂不仁、肘腋腫痛を治す。

意釈と解説

①熱病になって悪寒、発熱し、目眩や頭痛がする。

②瘧病で背部全体が悪寒し、項が痛んで肘や腋まで引きつる。さらに腰が痛んで下腹まで引きつり、四肢が動かしにくくなる。

③熱が多くなると精神錯乱する。熱が太陽経に停滞すると虫歯になって痛む。

④そのほか、熱病で汗が出ていても悪寒しないとき。これは内熱が多いからである。内熱が多いと黄疸が出る。内熱のために癲癇発作を起こす。以上のような病症のときに小海を用いる。

⑤『甲乙経』の条文はすべて末尾に「少海主之」と記されているが、ほかの書物を参考にして「小海主之」と判断した。

現代の主治症と施術法

〈松元〉

鍼三分、留七呼、灸七壮。

肋間神経痛、肋膜炎、呼吸困難、顔面浮腫、耳聾、歯痛、眼中黄なるを治す。また狂走、急癇、腋下腺炎、瘍腫、舞踏病あるいは腸疝痛、後頸部以下前膊部に至る筋の痙攣および尺骨神経痛を主る。


〈駒井〉

灸五壮、鍼二分。

肩胛部、前膊部諸筋の神経痛・痙攣。歯齦炎、舞踏病、肺結核、心臓病。


〈岡部〉

上腕神経痛、尺骨神経麻痺、肘関節リウマチ、頸項頷肩の痛み腫れ、肩痛、寝違い、下腹部の痛み、歯齦炎。


〈本間〉

頭部の熱性症のほかに全身の熱症、尺骨神経痛、下腹の痛みに使われる。


〈竹之内・濱添〉

鍼三分、留むること七呼、灸七壮。

顔面浮腫、耳聾、歯痛、目黄ばみ、突き目、蓄膿症、扁桃炎、肋間神経痛、胸膜炎、呼吸困難、腸疝痛、腋下腺炎、狂病、ノイローゼ、頸肩腕症候群、五十肩、尺骨神経痛および麻痺。


〈代田〉

尺骨神経麻痺、肘関節炎およびリウマチに効く。


〈中医学〉

直刺0・2～0・3。可灸。

頬の腫脹、頸項・上肢帯外側後部痛、頭痛眩暈、難聴、耳鳴り、うつ病、興奮を伴う精神病、癲癇、瘍腫。


〈深谷灸〉

尺骨神経痛、下腹の痛み。


〈森〉

肘関節内に向かって直刺10ミリ。

尺骨神経麻痺。


〈上地〉

熱はなく胸が重苦しく、もやもやしている。胸内煩熱。周囲の痛みに標治法的に使うことがある。手ぬぐいを絞るときだけ痛む。

まとめ

①小腸経の流れている部位の痛みや麻痺に用いる。これは小腸経の流れがいずれかの原因で悪くなっているためで、その関連で寝違い、五十肩、肘関節痛、歯痛、難聴、耳鳴り、結膜炎、頭痛、肩こり、目眩などにも用いる。

②諸先生の主治症のなかには、その経穴のある部位の神経痛や神経麻痺やリウマチを治す、と記されているものが多い。たとえば小

海なら尺骨神経痛や肘関節麻痺やリウマチを治すという。これは前記したように小腸経の流れが悪くなったために発生するわけで、病名的な表現よりも、寒証なのか熱証なのか、あるいは風痺なのか寒痺なのか湿痺なのかを区別して治療するべきである。

実際にも、患者はその部分が痛むと訴えてくる。それがリウマチか神経痛かを判別することは大切ではない。虚実、寒熱、湿燥の区別が重要なのだ。それによって灸頭鍼がよいのか、透熱灸がよいのか、深い鍼がよいのか、浅い鍼がよいのかなどを判断して治療する。

また、患部に隣接する経穴を用いるのではなく、経絡を考えて離れた経穴に治療して治すのがよい。なぜなら、患部に治療すると刺激が過剰になって悪化するケースが多いからである。

③小海は腎虚陰虚熱証のときに補うとよい。

115 肩貞 けんてい

取穴

肩甲棘外端の下一寸、腋窩横紋を結ぶ線上に取る。臑俞の下一寸。

古法の主治症と施術法

『明堂』

刺入八分、灸三壮。

寒熱、項癧適、耳鳴無聞、引缺盆、肩中熱痛、手臂不挙。

『甲乙経』

八巻・五蔵伝病、発寒熱第一下に「寒熱、項癧適、耳無聞、引缺盆、肩中熱痛、麻痺不挙（一本作手臂不挙）」とある。

十二巻・手太陽少陽脈動、発耳病第五に「耳鳴無聞」とある。

『千金方』

手髍小不挙（半身不随のこと）。肩中熱、頭不可以顧。頷痛、引耳嘈嘈耳鳴、無所聞。

『銅人』

鍼入五分。

風痺手臂不挙、肩中熱痛。

『聚英』

銅人鍼五分。素註鍼八分、灸三壮。

傷寒寒熱、耳鳴、耳聾、缺盆肩中熱痛、風痺手足麻木不挙。

『図翼』

刺五分、灸三壮。

傷寒寒熱、頷腫、耳鳴、耳聾、缺盆肩中熱痛、風痺手足不挙。

『説約』

鍼七分、灸三壮、七七壮に至る。

肘臂疼痛し挙ぐるを得ず、風痺にて欠盆中痛むを治す。

意釈と解説

①頸部のリンパ腺が腫脹して悪寒、発熱し、その痛みが欠盆にまで響く。また、肩の中に熱がある感じがして腕が挙げられない。

②耳鳴り。難聴。風痺のために手足の運動が思うようにできない。半身不随で手が細く痩せて挙げられない。以上のような病症のときに肩貞を用いる。

③肩貞は禁灸という説もあるが、『明堂』などには灸も記されているので禁灸としなかった。実際に灸をして問題はない。

現代の主治症と施術法

〈松元〉

鍼五分ないし八分「一説に禁鍼という」、灸七壮。

発汗を当とす。熱病後の余熱または脳充血、肩および肘の関節炎、あるいは四肢の神経麻痺を治す。

〈駒井〉

灸五壮、鍼二分。

耳聾、耳鳴、頭痛、肩胛部の神経痛、上肢の麻痺。

〈柳谷〉

上肢内側痛の鍼。

患者を正座位にして肩貞から内上方に向けて刺入す。肩貞は腋窩横紋の後端の内上方約2寸にとる。下からなで上げると、内上方から外下方に向かって太い筋肉が指に触れる。この筋肉の下縁から上に向かって指頭を立てて圧すると響くところがある。それが肩貞。

用鍼は寸6の2番の銀鍼かステンレス寸6の1番か、2寸の1番。

〈岡部〉

肩痛、リウマチ、耳鳴り、耳汁、頭痛、手足のしびれ。

〈本間〉

頷痛、耳聾、耳鳴。肩胛関節炎、リウマチ。上膊部の神経痛あるいは麻痺。

〈竹之内・濱添〉

鍼五分ないし一寸五分、灸七壮ないし十五壮、一説に禁鍼という。

発汗を当とす。熱病後の余熱、脳充血、高血圧症、肋間神経痛、五十肩、肘関節炎、上肢の神経痛および麻痺。

〈代田〉

五十肩、肩甲関節炎またはリウマチ。

〈中医学〉

直刺0・4~1寸、可灸。

肩胛部痛、上肢の痛みや麻痺感、上肢が挙らない、欠盆中の痛み、頸部リンパ結核、耳鳴りや難聴。

〈深谷灸〉

肩関節炎・リウマチ（五十肩など俗にいう肩の使い病い）、乳汁不足、古書に耳聾、耳鳴に効くとある。

〈森〉

肩の後側より肩関節を目標に直刺15~20ミリ。

頸肩腕症候群。

〈上地〉

上肢関節炎。五十肩に使う穴の一つ。深刺しが必要。

〈首藤〉

超旋刺。五十肩の時は深刺。側臥位で置鍼もよい。

五十肩、肩関節疾患。

まとめ

五十肩、または肩甲骨から肩関節、あるいは上肢にかけて痛みがある場合に、肩貞に圧痛があれば用いてよい。肩甲骨の裏側に向けて寸6を全部入れるくらいに水平刺すると肘関節痛に効く。もし五十肩で痩せている場合は透熱灸がよい。

116 臑兪《じゅゆ》

手足の太陽と陽維と蹻脈の会

取穴

肩貞の直上一寸、肩甲棘外端の下方に取る。

古法の主治症と施術法

『**明堂**』

刺入八分、灸三壮。

寒熱、肩重引胛中、痛痺、臂酸。

『**医心方**』

刺入八分、灸三壮。

寒熱、肩重腫、引甲中痛痺病。

『**甲乙経**』

八巻・五蔵伝病、発寒熱第一下に「寒熱肩腫、引胛中痛、肩臂酸～寒熱頸癧適、肩臂不可挙臂」とある。

『**外台**』

灸三壮。

寒熱、肩腫引胛中、臂酸、寒熱頸癧適、肩痛不可挙臂。

『**銅人**』

鍼入八分、可灸三壮。

寒熱、肩腫引胛中痛、臂痠無力。

『**聚英**』

銅人鍼八分、灸三壮。

臂痠無力、肩痛引胛、寒熱、気腫頸痛。

『**図翼**』

刺八分、灸三壮。

臂痠無力、肩痛引胛、寒熱、気腫痠痛。

『**説約**』

鍼八分、灸三壮。

肩抜けるが如く、臑折れるに似るを治す。按ずるに臑兪、天宗、秉風、曲垣、肩外、肩中六穴、専ら中風の半身不随にて肩臂挙がらざる者を治す。俗に寿命痛と称する者もまた治す。

意釈と解説

①肩が腫れて、それが肩甲骨にまで響いた痛み、肩関節や上腕部が痺れ痛む。あるいは、頸部リンパ腺炎となり、肩関節が痛み、上肢を挙げることができない。いずれの場合も悪寒、発熱があること

がある。
②頸癧適は頸部のリンパ腺炎のこと。

現代の主治症と施術法

〈松元〉

鍼八分、灸七壮。

僧帽筋炎、肩胛部の麻痺および上膊神経痛を治す。


〈駒井〉

灸三壮、鍼八分。

肩胛部および上膊部の神経痛、肩の凝り、肩胛関節炎。


〈岡部〉

肩痛、高血圧症、リウマチ、項の凝り、後頭痛、半身不随。


〈本間〉

肩胛関節、上肢の痛み、そのほか、手一般の病に効ある穴である。特に難治の五十腕（寿命痛）には必須穴の如く使われる穴である。


〈竹之内・濱添〉

鍼八分ないし一寸五分。灸七壮ないし十五壮。

五十肩、頸部肩甲部疼痛、上肢神経痛およびリウマチ、頭痛、頭重、体の外側疼痛、下肢外側疼痛、坐骨神経痛。


〈代田〉

五十肩、上腕神経痛および上肢のリウマチを主る。また血圧亢進症、脳出血後遺症、半身不随には必須の穴である。項強を治し、後頭神経痛にも効く。


〈中医学〉

直刺0・6〜1寸、可灸。

上肢帯のだるさや痛みや無力感、肩の腫れ、頸項のリンパ結核。


〈深谷灸〉

五十肩の必須穴、肩甲関節疾患一般。


〈森〉

肩の後側より前側へ斜刺15〜25ミリ。

肩関節痛、上腕神経痛。


〈上地〉

前へ向けて全部突き抜けない程度。矢が行くように真後ろから真ん中に、手応えがあったら留める。奥に当ってはいけない。静かに抜く、筋肉だからズーンとくる。3番、寸6〜2寸。

五十肩。前に挙らないときに直刺。鍼を抜くときは丁寧に。半身不随、上腕神経痛、上肢麻痺。

まとめ

①五十肩に用いる。上地の刺法がよい。灸頭鍼を用いてよい。半身不随で筋肉が落ちている場合は透熱灸、筋肉が痩せてない場合は灸頭鍼を用いる。
②肩や肩関節から上腕にかけて自発痛がある場合は接触鍼がよい。強い刺激を与えると悪化する。打撲などで肩が腫れているときは刺絡がよい。

117 天宗《てんそう》

取穴

肩甲骨棘下窩の中央に取る。
必ず圧痛点を探して治療点とする（池田）。

古法の主治症と施術法

『**明堂**』
刺入五分、留六呼、灸三壮。
肩重、肘痛不可挙。

『**甲乙経**』
十巻・手太陰陽明太陽少陽脈動、発肩背痛、肩前臑皆痛、肩似抜第五に「肩重、肘臂痛不可挙」とある。

『**千金方**』
肩重、臂痛不可挙。臂痛。

『**外台**』
灸三壮。
胸脇支満、搶心咳逆、肩重、肘臂痛不可挙。

『**銅人**』
可灸三壮、鍼入五分、留六呼。
肩胛痛、臂肘外後廉痛、頬頷腫。

『**聚英**』
銅人灸三壮、鍼五分、留六呼。
上肩臂痠疼、肘外後廉痛、頬頷腫。

『**図翼**』
刺五分、留六呼、灸三壮。
肩臂痠疼、肘外後廉痛、頬頷腫。

『**説約**』
鍼一寸、灸三壮。
治療法は臑兪穴参照。

意釈と解説

①肩が重い。あるいは肘から腕全体が痛くて挙げられないときに天宗を用いる。
②『外台』には「胸脇苦満」、咳き込んで心に突き上がってくる状態も治すとある。
③そのほか、『銅人』『聚英』『図翼』には「頬頷腫」を治すとある。これは肩こりのためだから天宗で取れるはずである。

現代の主治症と施術法

〈**松元**〉
鍼五分、留六呼、灸七壮。
臑兪と同じ。また尺骨神経痛に効あり。

〈**駒井**〉

灸三壮、鍼五分。

半身不随、上膊神経痛、咽喉カタル。

〈岡部〉

肩痛、肝胆の痛み、心臓病、肋間神経痛、肋膜炎、乳汁不足、乳房痛。

〈本間〉

肩胛部の痛みのほかに顔面部の腫物に効があり、また婦人の乳房と関係があり、乳不足や乳腺炎に卓効がある。

〈竹之内・濱添〉

鍼五分、留むること六呼、灸七壮。

五十肩、頸部肩甲骨部疼痛、上肢の神経痛、頭痛、頭重。

〈代田〉

胸痛を主る。乳房痛、心臓部の疼痛に著効あり。五十肩、上腕神経痛、肋間神経痛、胸膜炎、上肢挙上不能に効く。それから右は肝臓障害に、左は心障害に効く。また乳汁分泌不足を治する妙穴である。

〈中医学〉

直刺0・5～0・7寸、可灸。

肩甲骨の疼痛。肘、上腕外側後部痛。頬と下顎の腫痛。喘息。乳房の瘍。

〈深谷灸〉

乳房病（乳腺炎、乳汁不足）、肩こり、高血圧の予防、更年期障害、卵巣欠落症状。

〈森〉

外側に向けて斜刺15ミリ。

五十肩、高血圧症、乳腺炎などに効く。

〈上地〉

腕を軽く組ませて、肩甲骨上角を2等分にして外側縁に向けて真っ直ぐ引いた線上にとる。押して一番痛いところにとり斜刺する。深刺はしないこと。

胸の痛みの名穴である。腕の故障にも効く。狭心症。心兪、膻中、天宗に灸。発作時は井穴。肺水腫の水をとる。母乳の出が悪い人に灸。膻中、足三里、太淵を併用。乳首は肝、乳房は胃。乳癌。五十肩の仕上げには、やや外側の圧痛点も有効。鍼灸、指圧など何でもよい。鍼は置鍼がよい。

〈首藤〉

超旋刺。また刺入鍼もよい。直刺一～三分。灸も常用される。

上肢の痛み、しびれ、痙攣、上肢を使う職業の人では使い過ぎによる反応が出る。頸椎症、肩関節疾患、胸部疾患、胸の痛み、風邪による咳、発熱、乳房の疾患。

まとめ

①『外台』に「胸脇支満、搶心咳逆」とある。これは肝臓、胆嚢疾患に関係があり、また咳き込んで心に突き上げる症状だと解釈できる。天宗でこのような病症に効くのかと思っていたら、岡部や代田が追試しているようである。確かに腎虚陽虚寒証で咳き込むときに、天宗の圧痛を確かめて施灸（3～7壮）するとよいようである。

②深谷の「卵巣欠落症状」とは、卵巣を取ってしまったために更年期障害症状が現れる状態。

118 秉風《へいふう》

取穴

肩甲棘中央の上際で肩甲切痕に取る。

古法の主治症と施術法

『明堂』

刺入五分、灸五壮。

肩痛不能挙。

『甲乙経』

十巻・手太陰陽明太陽少陽脈動、発肩背痛、肩前臑皆痛、肩似抜第五に「肩痛不可挙、天容及秉風主之」とある。

意釈と解説

①肩が痛くて腕が挙がらないときに用いる。

②『銅人』『聚英』『図翼』『説約』とも同じ主治症なので省略した。

現代の主治症と施術法

〈松元〉

鍼五分、灸五壮。

肩胛部の神経痛および痙攣、麻痺。また上肢挙上不能を治す。あるいは肋間神経痛、肋膜炎、肺炎などに効あり。

〈駒井〉

灸五壮、鍼五分。

肩胛神経痙攣、麻痺、肩の凝り、上膊神経痛。

〈岡部〉

鍼五分、灸三壮。

上肢の神経痛、リウマチことに上肢に響く、半身不随。

〈本間〉

肩や手の痛む病や運動麻痺に効く。

〈竹之内・濱添〉

鍼五分、灸七壮ないし十五壮。

五十肩、上肢神経痛および麻痺、半身不随、頸部肩甲部疼痛、頸肩腕症候群、頭痛、高血圧、歯痛、肋間神経痛、胸膜炎、肺炎、咽喉炎、咳嗽。

〈代田〉

上肢の神経痛およびリウマチに鍼して著効がある。

〈中医学〉

直刺0・3寸、可灸。

肩甲骨部に疼痛があり上肢が挙上できない。上肢がだるくて痺れる。

〈**深谷灸**〉

肩や腕の痛み、運動麻痺。

〈**森**〉

乳房の位置を目標に斜刺15ミリ。

頸痛、五十肩。

〈**上地**〉

頸部蜂窩織炎に灸。頸肩腕症候群。心臓に効く。気胸に注意。秉風から聴宮までの穴は耳と目に関係する。

まとめ

秉風で肩こりが取れれば、首から上の病気、つまり目、耳、鼻、口、舌などの疾患や頭痛、頸項部痛なども治りやすい。もちろん、五十肩、上肢の痛み、肩の痛みにも効く。加えて肩が楽になれば咳や咽喉痛にもよい。

竹之内のいう肺炎や胸膜炎には肩こりを取ると効果的ではある。しかし、秉風や曲垣に刺して必ず肩こりが取れるわけではない。人によって接触鍼で効く場合もあるし、刺絡が必要なときもある。これを間違うと逆効果になる。また、透熱灸で効くこともあるが、少しの施灸でのぼせる人もいる。知熱灸がよいこともある。結局は本治法に従い、その人の体質を見分けて施術する必要がある。

119 曲垣 きょくえん

取穴

肩甲棘の上縁を脊柱の方向に沿って押し下げれば、肩甲棘の起始部に当たり、指の止まるところに取る。

古法の主治症と施術法

『**明堂**』

刺入九分、灸十壮。

肩胛周痺。

『**甲乙経**』

十巻・手太陰陽明太陽少陽脈動、発肩背痛、肩前臑皆痛、肩似抜第五に「肩胛周痺」とある。『千金方』も同じ。

『**銅人**』

可灸三壮、鍼入五分。

肩痛周痺、気注、肩髆拘急疼悶。

『**聚英**』

銅人灸三壮、鍼五分。明堂鍼五分。

肩痺熱痛、気注、肩胛拘急痛悶。

『**図翼**』

刺五分、灸三壮。甲乙経曰十壮。

肩臂熱痛、拘急周痺。


『説約』

鍼一寸、骨に至を以て度と為す。灸三壮。主治症は臑兪と同じ。

意釈と解説

①肩周辺の痛みに用いる。その場合、熱感を伴うこともあれば、筋肉の引きつりを伴うこともある。また、姿勢によって痛むこともある。

②「周痺」は単に肩甲骨周辺のしびれや痛みという意味かも知れないが、『霊枢』周痺第二十七によれば、あちこちが痛む。あるいは痛む部位が上下する状態のようである。槇の『医心方』解説には「一名行痺、走注。痺証の一つで身体がだるく、痛みが游走するもの。風邪の偏勝によっておこる」とある。

③『銅人』と『聚英』に「気注」とあるが、意味不明。単に気の流れが悪いという意味か。注には病という意味がある。もし「鬼注」（「疰」も同じ）なら伝染性の病ということになるが、曲垣で伝染性の病が治るとは思えない。

現代の主治症と施術法

〈松元〉

鍼五分ないし一寸刺して即ち骨に達せしむるを度とす、灸七壮。

主治は秉風と同じ。


〈駒井〉

灸五壮、鍼八分。

半身不随、肩胛筋萎縮、肩胛部神経痛、肋膜炎。


〈岡部〉

鍼五分、骨にいたるを度となす、灸三〜七壮。

肩胛部・上肢の神経痛。リウマチ、五十肩、半身不随。


〈本間〉

肩胛部や上肢の痛みに効く。


〈竹之内・濱添〉

鍼五分ないし一寸、骨に達するまで刺す、灸七壮。

五十肩、上腕部疼痛、尺骨神経痛および痙攣、頸部肩甲部疼痛、肩こり、頭痛、肋間神経痛、胸膜炎、肺炎、咳嗽。


〈中医学〉

直刺0・3〜0・5寸、可灸。

肩甲骨あたりが引きつり痛む。


〈深谷灸〉

肩甲部、上肢の痛み。


〈森〉

乳房の位置を目標に斜刺15〜25ミリ。

頸痛、五十肩。


〈上地〉

肩甲骨の裏側に刺し下ろす。曲垣は肺の穴である。後頭部の痛み、首のこり、しこりのある状況に効く。腎虚性の下痢やお腹が悪い人でも楽になる。灸も効く。気胸に注意。水平刺や斜刺がよい。

まとめ

施術法は秉風と同じである。ただし、曲垣は少し強刺激がよいことが多い。諸先生方も深く刺すように指示している。寝ると肩関節から首にかけて痛みが起こって安眠できないというときに、曲垣を指で強く按圧すると痛みが取れて眠れた例がある。

120 肩外兪《けんがいゆ》

取穴

陶道の傍ら三寸にして、肩甲骨内上角の骨際に取る。

古法の主治症と施術法

『**明堂**』

刺入六分、灸三壯。

肩胛中痛、熱而寒至肘。

『**甲乙経**』

十巻・手太陰陽明太陽少陽脈動、発肩背痛、肩前臑皆痛、肩似抜第五に「肩胛中痛而寒至肘」とある。『千金方』も同じ、『外台』は『明堂』と同じ条文。

『**銅人**』

可灸三壯、鍼入六分。

肩胛痛熱而寒至肘。

『**聚英**』

銅人鍼六分、灸三壯。明堂一壯。

肩胛痛、周痺寒至肘。

『**図翼**』

刺六分、灸三壯。

肩胛痛、発寒熱、引項攣急、周痺寒至肘。

『**灸経**』

灸三壯。

肩痛、発寒熱、引項急強左右不顧。

『**説約**』

鍼六分、灸三壯。

肩胛痛み周痺、攣急する諸疾を治す。

意釈と解説

①肩甲骨の中が痛み、三焦経や小腸経の流れが悪いために上腕部外側が肘まで冷えて痛む。

②以上のように意釈したが、条文によっては、肩甲骨の部分に熱が集まるために、ほかの部分の陽気がなくなって肘まで冷える、と解釈できる。『図翼』や『灸経』などは肩甲部分が痛んで悪寒、発熱

を発し、項が強ばり引きつると記されている。実際に悪寒、発熱して項が強ばることもある。それが肩外兪だけで治るかどうかは断定できない。ただし、肩甲骨周辺がこったために痛みが出て肘まで痛むことはあるので、そのようなときは必ず肩外兪を用いるとよい。

現代の主治症と施術法

〈松元〉

鍼六分、灸七壮。

主治は秉風と同じ。

〈駒井〉

灸三壮、鍼五分。

肩胛部神経痙攣、上膊部麻痺、厥冷、肩の凝り。

〈岡部〉

鍼五分、灸三壮。

半身不随、筋の萎縮、神経痛、リウマチ、麻痺、肩こり。

〈本間〉

肩胛痛、肩こり、痙攣、あるいは麻痺、寒熱往来即ち肋膜炎、腹膜炎の如きに効く。

〈竹之内・濱添〉

鍼六分、灸七壮ないし三七壮。

咳嗽、喀痰、気管支炎、喘息、胸膜炎、肝疾患、心疾患、頸肩腕症候群、上肢神経痛、鞭打症、頭痛、高血圧、歯痛、視力欠乏。

〈代田〉

肩甲痛、側頭痛などに効く。

〈中医学〉

直刺0・3~0・6寸、可灸。

肩背部のだるい痛み、頸項部が強く痛み引っ張る。上肢が冷えて痛む。

〈深谷灸〉

肩甲痛、偏頭痛、むちうち症、眼精疲労、流涙症に卓効。

〈森〉

直刺10~20ミリ。

肩こり症、頸痛などに効く。

〈上地〉

斜刺または水平刺。

首こり、半身不随、不随に伴う腕の異常に効く。

まとめ

①肺虚陽明経実熱証で頭項強痛することがある。これは、葛根湯証である。肺虚陽明経虚熱証で頭項強痛すれば、桂枝加葛根湯証である。そのほか、同じ肺虚でも痙病で肩が凝るが、このときは脈が沈んでいる。括樓桂枝湯証である。そのほか、少陽病で柴胡桂枝湯証や小柴胡湯証になっても、頸部の凝りを訴えることがある。

②少陽病になるとすでに肺に熱が及んでいるが、さらに肺熱になり、肺炎、気管支炎、喘息、肺気腫などになっても項から肩背部の凝りを訴える場合がある。首が痛くて左右に振り向けられないと訴えることもある。このようなときに肩貞、臑兪、秉風、曲垣、肩外兪、肩中兪などの凝りを取ると、首も肺の疾患にも効くことがある。

ただし、刺し方が難しい。少なくとも深い刺鍼は考えものである。最初は軽く接触鍼くらいから始めて、知熱灸を併用するとよい。もちろん、場合によっては刺絡が必要なこともある。これらの経穴で喘息発作を鎮めたことがある。ただし、やはり肺虚か肺熱かを区別して、本治法を施す必要はある。肩背部の経穴だけで肺の病症を取ることは難しい。

③なお、誰も書いていないが、肩外兪は寝違えたときに硬結が出やすい。

121 肩中兪《けんちゅうゆ》

取穴

大椎の傍ら二寸に取る。

古法の主治症と施術法

『明堂』

刺入三分、留七呼、灸三壮。

寒熱厥、目不明、咳上気、唾血。

『甲乙経』

八巻・五蔵伝病、発寒熱第一下に「寒熱癧、目不明、咳上気、唾血」とある。

『銅人』

鍼入三分、留七呼、可灸十壮。

寒熱、目視不明、咳嗽上気、唾血。

『聚英』

素註鍼六分、灸三壮。銅人鍼三分、留七呼、灸十壮。

咳嗽上気、唾血寒熱、目視不明。

『図翼』

刺三分、留七呼、灸十壮。甲乙経作三壮。

咳嗽上気、唾血寒熱、目視不明。

『説約』

鍼五分、灸十壮。

咳嗽、唾血、目暗を治す。

意釈と解説

①頸部のリンパ腺炎によって悪寒、発熱し、咳き込んでのぼせ、血混じりの痰を出し、視力が減退する。

②肩中兪の主治症は結核も含まれていると考えられる。結核によるリンパ腺炎を発症し、悪寒、発熱して血痰を吐き、咳してのぼせるのである。

③「寒熱瀝」を『明堂』、『医心方』、『外台』は「寒熱厥」としている。寒熱厥だと熱厥や寒厥ということになるが、それだと後の病症と釣り合わない。熱厥になると驚狂状態になるからである。

現代の主治症と施術法

〈松元〉

鍼三分ないし六分、留七呼、灸七壮ないし十五壮。

咳嗽、喀痰、気管支炎または炭素熱より来たる唾血あるいは視力欠乏症を治す。


〈駒井〉

灸十壮、鍼六分。

気管支炎、喘息、頸項部痙攣、肩の凝り。


〈岡部〉

鍼三～五分、灸五～十壮。

弱視、咳嗽、気管支カタル、喘息、頸項部の痙攣、上気（のぼせ）。


〈本間〉

視力減退。咳嗽、微量の喀血、寒熱などを伴う呼吸器疾患に効く。


〈竹之内・濱添〉

鍼三分ないし六分、留むること七呼、灸七壮ないし十五壮。

気管支炎、喘息、咳嗽、胸膜炎、上肢神経痛および麻痺、頸肩腕症候群、鞭打ち症、寝違い、五十肩、頭痛、高血圧、眼充血、視力欠乏、蓄膿症、歯痛、扁桃炎。


〈代田〉

肩こり、項強、咳嗽などに効く。


〈中医学〉

斜刺0・3～0・6寸、可灸。

咳嗽、喘息、肩背部の疼痛、唾に血が混じる、血痰、寒熱、眼がはっきり見えない。


〈深谷灸〉

肩こり（咳のあるときなど）、むちうち症、寝違いに必須。


〈森〉

直刺で10～20ミリ。

肩こり。


〈上地〉

この辺りが凝ると目がかすむこともある。気胸に注意。

まとめ

①接触鍼、切皮置鍼、または浅く散鍼する。あるいは、肩の筋肉が硬くなって凝っているときは刺絡を用いる。知熱灸を用いてよい。透熱灸なら3壮くらいで効く。
②肩中兪は肩こりに効くが、何度も述べたように肩こりが取れれば首から上の病症は取りやすい。加えて咳、喘息にも有効である。ただし、刺激が過剰だと悪化する。本治法が大切である。

122 天窓《てんそう》

一名窓聾

取穴

側頸部にして喉頭隆起の後方、人迎、扶突、天窓と順に水平に並べて取り、天窓は胸鎖乳突筋の後縁に取る。

古法の主治症と施術法

『明堂』

耳聾無聞（『医心方』は耳聾のみ）、頬痛腫、喉痛、瘖不能言、肩痛引項、汗出及偏（『医心方』は偏が漏となっている）耳鳴。

『甲乙経』

十一巻・寒気客於経絡之中、発癰疽、風成、発厲、浸淫第九下に「頬腫痛」とある。

十二巻・手太陽少陽脈動、発耳病第五に「耳鳴」とある。

十二巻・気有所結、発瘻瘤第九に「瘻天窓（一本作天容、千金作天府）及臑兪主之」とある。

『千金方』

頬腫痛。瘻。中風失瘖、不能言語、緩縦不随、先灸天窓五十壮。狂邪鬼語、灸天窓九壮。面皮熱、耳痛鳴聾。暴瘖不能言。喉嗌痛。漏頸痛。

『銅人』

可灸三壮、鍼入三分。

耳鳴聾無所聞、頬腫、喉中痛、暴瘖不能言、肩痛引項不得回顧。

『聚英』

銅人灸三壮、鍼三分。素註六分。

痔瘻、頸痛、肩胛引項不得回顧、耳聾、頬腫、歯噤、中風。

『図翼』

刺三分、灸三壮。甲乙経作刺六分。

頸瘻腫痛、肩胛引項不得回顧、頬腫歯噤、耳聾、喉痛暴瘖。

千金云、狂邪鬼語、灸九壮、癮疹灸七壮。

『灸経』

灸三壮。

耳鳴聾無所聞、頬腫、喉中痛、暴瘖不能言、及肩痛引項不得顧。

『説約』

鍼三分、灸三壮。

頬腫れ、喉中痛み、歯噤、耳聾、肩痛み項に引くを治す。

千金に云う、狂邪鬼語灸九壮。

意釈と解説

①頬が腫れて痛む。耳鳴り。難聴。咽喉痛。肩が痛み、項が強ばり、首が動かない。以上のような病症のときに天窓を用いる。

②『聚英』の主治症に「痔瘻」とある。これは『千金方』の痔の項目に「漏」とあることから痔瘻に効くとしたのであろうか、あるいは耳聾の間違いか。天窓が痔瘻に効くかどうか不明である。

現代の主治症と施術法

〈松元〉

鍼三分、灸三壮ないし十一壮（『甲乙経』には鍼六分という）。

顔面神経麻痺、即ち口眼喎斜、口噤して開かず、または頸部および肩胛部の痙攣を治す。そのほか、狂邪、鬼語に灸すること九壮。癮疹には七壮を灸すべし。

〈駒井〉

灸三壮、鍼六分。

半身不随、中風、頸部・肩胛部痙攣、耳鳴、耳聾、斜頸。

〈岡部〉

鍼三分～五分、灸三壮。

三叉神経痛、肩より頸部に引きつって痛む、耳聾、耳鳴り、耳だれ、寝違い、喉中が痛む、声が出ない、言語不能、牙関緊急。

〈本間〉

耳の病、咽喉腫、中風による牙関緊急にも用いられる。

〈竹之内・濱添〉

鍼三分、灸三壮ないし十五壮。

顔面神経麻痺、口噤、頸部肩甲部疼痛、頸肩腕症候群、鞭打ち症、上肢神経痛、頭痛、歯痛、耳痛、肺炎、喘息、胸膜炎、肋間神経痛。

〈中医学〉

直刺0・3～0・5寸、可灸。

耳鳴りや難聴、咽喉の腫痛、頸項のひきつり痛み、突然の発声障害、頬部の腫痛、甲状腺腫、皮膚過敏掻痒症、うつ病で精神錯乱するもの、中風。

〈深谷灸〉

耳疾患、のどの腫れ（糸状灸）。

〈森〉

直刺10～20ミリ。

偏頭痛、中耳炎、耳下腺炎、扁桃炎、側頸痛、頸肩腕症候群。

〈上地〉

歯を食いしばって引きつる。口も開かない。

まとめ

①扁桃炎などで咽喉が痛むとき、あるいは喘息発作で呼吸困難なとき、天窓、天容、人迎、扶突などに接触鍼を行うと楽になる。

②肩が凝って胸鎖乳突筋が痛むという例がある。このときに天窓、天容、天鼎、扶突などに接触鍼を行う。

③病症名でいうと頸肩腕症候群、鞭打ち症などで肩が凝り、歯痛、耳鳴、難聴、中耳炎などがあるときに用いるとよく効く。

123 天容《てんよう》

手の少陽の気の発する所

取穴

側頸部で乳様突起の前端より、胸鎖乳突筋の前縁に沿って下り、下顎角の頬車の後ろに取る。天窓の直上一寸。

古法の主治症と施術法

『霊枢』刺節真邪第七十五

陽気大逆、上満於胸中、憤䐜肩息、大気逆上、喘喝坐伏、病悪埃煙、噎不得息～取之天容。

『明堂』

刺入一寸、灸三壮。

寒熱、疝積、胸痛不得息（『医心方』は胸中満）、窮屈胸中痛、咽腫、咳逆上気、唾沫、肩痛不可挙（『医心方』は肩痛）、頸項癰腫（『医心方』は頸項腫）、不能言、耳聾䎮䎮無所聞、喉痺、痺。

『甲乙経』

八巻・五蔵伝病、発寒熱第一下に「寒熱」とある。

八巻・経絡受病入腸胃五蔵積、発伏梁、息賁、肥気、痞気、奔豚第二に「疝積、胸中痛、不得窮屈」とある。

九巻・邪在肺五蔵六府受病、発咳逆上気第三に「陽気大逆上、満於胸中憤䐜、肩息、大気逆上、喘喝坐伏、病咽噎不得息、取之天容。咳逆上気、唾沫」とある。

十巻・手太陰陽明太陽少陽脈動、発肩背痛、肩前臑皆痛、肩似抜第五に「肩痛不可挙、天容及秉風主之」とある。

十一巻・寒気客於経絡之中、発癰疽、風成、発厲、浸淫第九下に「頭項癰腫、不能言」とある。

十二巻・手太陽少陽脈動、発耳病第五に「耳聾嘈嘈無所聞」とある。

十二巻・手足陽明少陽脈動、発喉痺、咽痛第八に「喉痺」とある。

『千金方』

頸腫、項痛不可顧。咳逆嘔沫。頸（耳）聾嘈嘈若蝉鳴。胸満不得息。喉痺、哽咽、寒熱。咳逆上気、喘急、嘔沫、歯噤。

『外台』

灸三壮。

寒熱疝積、胸痛不得息、胸中痛、陽気大逆、上満於胸中、憤䐜肩息、大気逆上、喘喝坐伏、病咽噎不得息、咳逆上気、唾沫、肩痛不可挙、頸項癰腫不能言、耳聾䎮䎮無所聞、喉痺。

『銅人』

鍼入一寸、可灸三壮。

喉痺、寒熱、咽中如鯁。

『聚英』

灸三壮。

瘻、頸項癰不可回顧、不能言、胸痛、胸満不得息、嘔逆吐沫、歯噤、耳聾、耳鳴。

『図翼』

刺一分、灸三壮。

瘻気頸癰不可回顧、不能言、歯噤、耳鳴、耳聾、喉痺、咽中如梗、寒熱胸満、嘔逆吐沫。

『説約』

鍼一寸、灸三壮。

瘻気、嘔吐、嗌痛、頷腫を治す。

意釈と解説

頸部リンパ腺炎などによる悪寒、発熱。疝積で筋が引きつり痛み、突き上げてきて胸が痛む。陽気が上部に集まるために咳き込んでのぼせたり、咽喉が腫れて痛んだり、喉が詰まって呼吸が苦しくなる。

あるいは肩が痛くて腕が挙げられない。耳鳴りがして難聴。以上のようなときに天容を用いる。

現代の主治症と施術法

〈松元〉

灸三壮。

天容は二頭顎筋の岐間にして深部に動脈あり、故に刺鍼を禁ず。蓋し、巧手もし鍼尖を前下方にむけて刺入し、もって下顎骨孔に達せしむる時は、即ち歯痛を鎮静せしむ。

肋間神経痛、呼吸困難、項神経痛、耳聾、耳鳴、重舌、言語不能、歯噤または瘻留あるいは頸項部に癰を発して回顧不能なるを主る。

〈駒井〉

灸五壮、鍼三分。

肋膜炎、頸項神経痛、耳鳴、歯齦炎、胸背神経痙攣、頸項部の腫瘍。

〈岡部〉

鍼一寸、灸三〜五壮。

耳鳴り、耳聾、牙関緊急、扁桃腺炎、寝違い、首が回らない、言語不能、呼吸困難。

〈本間〉

耳の病、扁桃腺炎、頸部リンパ腺炎、喘咳寒熱ある呼吸器疾患。

〈竹之内・濱添〉

鍼三分、灸三壮。深部に外頸動脈幹があるので深刺を禁ずる。

頭痛、脳充血、耳聾、耳鳴、歯痛、三叉神経痛、顔面神経麻痺、耳下腺炎、バセドー病、扁桃炎、頸部肩甲部疼痛。頸肩腕症候群、胸膜炎、肋間神経痛、呼吸困難。

〈代田〉

偏頭痛、咽喉炎、扁桃炎等に効く。

〈中医学〉

直刺0・5〜0・8寸、可灸。

耳鳴り、難聴、咽喉の腫痛、咽が詰まった感じ、頬の腫れ、甲状腺腫、頭項の癭腫、空えずきして唾が溜まる。

〈深谷灸〉

咽頭炎、扁桃炎、偏頭痛。

〈森〉

直刺15〜25ミリ。

偏頭痛。

まとめ

①急性熱病で誤治したためか微熱が取れないとき、天窓、翳風、天容などに圧痛が出ていることがある。このようなときに瀉法すると、解熱することがある。三稜鍼を用いてもよい。

②頸肩腕症候群、肩こり、胸鎖乳突筋の痛み、寝違い、咽喉の腫れや痛みなどのときは必ず用いる。このときは1ミリ程度の刺鍼でよい。

③肩こりが取れると、頭痛、鼻炎、歯痛、中耳炎、耳鳴り、難聴なども取れやすくなる。

124 顴髎《けんりょう》

手の少陽と太陽の会／一名 兌骨

取穴

頬骨突起直下の陥凹にして、外眼角の通りに取る。

古法の主治症と施術法

『明堂』

刺入三分。

口僻（『外台』は口僻痛）、歯痛、面赤目赤黄（『医心方』は面赤目黄、『外台』は面赤目赤目黄）、口不能嚼、䪼腫唇癰（『医心方』は頬腫癰）。

『甲乙経』

十巻・陽受病、発風第二に「口僻」とある。

十一巻・寒気客於経絡之中、発癰疽、風成、発厲、浸淫第九下に「䪼腫、唇癰」とある。

十二巻・足太陽陽明、手少陽脈動、発目病第四に「目赤黄」とある。

十二巻・手足陽明脈動、発口歯病第六に「歯痛」とある。

『千金方』

目赤黄。口僻痛、悪風寒、不可以嚼。歯痛、悪寒。

『銅人』

鍼入二分。

口喎、面赤目黄、眼瞤動不止、䪼腫、歯痛。

『聚英』

素註鍼三分、銅人鍼二分。

口喎、面赤、眼瞤動不止、䪼腫歯痛。

『図翼』

刺二分、禁灸。

口喎、面赤、目黄、眼瞤不止、䪼腫歯痛。

百證賦云、兼大迎、治目眩妙。

『説約』

鍼三分。

上歯齲痛、䪼腫、目黄を治す。

意釈と解説

①顔面の麻痺、頬や唇の腫れ、顔面や目の充血、歯痛などに顴髎を用いる。

②目黄は黄疸で現れるが、古典書物でいう目黄は充血が慢性化したものか。熱をもつと最初は赤くなり、次いで黄色くなり、最後は黒くなるから、目に熱があるという意味かもしれない。

現代の主治症と施術法

〈松元〉

鍼三分ないし五分、禁灸。

三叉神経痛、顔面神経麻痺、口筋萎縮または上列歯痛に良効あり。

〈駒井〉

禁灸、鍼三分。

顔面神経麻痺・痙攣、上歯神経痛、三叉神経痛。

〈岡部〉

鍼三分。

顔面神経麻痺・痙攣、面赤し、三叉神経痛。

〈本間〉

顔面筋の痙攣や麻痺、上歯痛。

〈竹之内・濱添〉

鍼三分ないし五分、禁灸。

三叉神経痛、顔面神経麻痺および痙攣、上歯痛、眼充血、頸部疼痛。

〈代田〉

顔面神経麻痺、三叉神経痛、急性鼻炎。急性蓄膿症の場合は鍼したうえで刺絡して瀉血すると著効がある。

〈中医学〉

0・2～0・3寸、可灸。

顔面神経麻痺、眼瞼の引きつり、歯痛、目の下の腫れ、目が赤く充血する、目の黄疸、顔面が赤い、唇の腫れ。

〈深谷灸〉

急性鼻炎。三叉神経痛、顔面神経麻痺、上歯痛、三叉神経痛。

〈森〉

やや下方に向けて斜刺5～10ミリ。

〈上地〉

かすみ目のとき、目の内側に向かって刺す。三叉神経痛の名穴、顔面神経麻痺は治りにくい。鼻の故障にも使う。わりと深く刺してよい。

まとめ

①諸先生の言われているように、顔面神経麻痺や三叉神経痛に効くのはもちろんのこと、熱病の後や肩こりのために唇に湿疹やヘルペスができたときにも用いる。

②副鼻腔炎なら2ミリ程度の深さで置鍼の後に知熱灸を用いる。歯痛なら上から痛む歯に向けて横刺1センチほど。三叉神経痛は1ミリ程度の深さで置鍼してよいが、荒々しい治療では余計に痛むことがある。

125 聴宮《ちょうきゅう》

手足少陽と太陽の会／一名・多所聞

取穴

口をあけて耳珠の前中央、陥凹に取る。口を閉じると陥凹がなくなる。

古法の主治症と施術法

『霊枢』刺節真邪第七十五

夫発矇者、耳無所聞、目無所見～刺此者、必於日中、刺其聴宮、中其眸子、声聞於耳、此其輸也。

『明堂』

刺入一分、灸三壮。

耳聾填填如無聞（『医心方』は聾無聞、苦蝉鳴とある）、膿膿嘈嘈、苦蝉鳴鴳鴂鳴、瘈瘲（『外台』は驚狂瘈瘲とある）、眩仆、癲疾、瘖不能言、羊鳴沫出。

『甲乙経』

十一巻・陽厥大驚、発狂癇第二に「癲疾、狂、瘈瘲、眩仆、癲疾、瘖不能言、羊鳴沫出」とある。

十二巻・手太陽少陽脈動、発耳病第五に「耳聾填填如無聞、憹憹嘈嘈、若蝉鳴鴳類鳴」とある。

『千金方』

聾、嘈嘈若蝉鳴。癲疾嘔。骨痠、眩、狂、瘈瘲、口噤、喉鳴沫出、瘖不能言。

『銅人』

鍼入三分、可灸三壮。

耳聾、如物填塞無所聞、耳中嘈嘈、心腹満、臂痛、失声。

『聚英』

銅人鍼三分、灸三壮。明堂鍼一分。甲乙鍼三分。

失音、癲疾、心腹満、聤耳、耳聾如物填塞無聞、耳中嘈嘈憹憹蝉鳴。

『図翼』

刺三分、灸三壮。

失音、癲疾、心腹満、耳内蝉鳴、耳聾。

百證賦云、兼脾兪、能祛心下之悲悽。

『説約』

鍼三分、灸三壮。

耳内蝉鳴き耳聾するを治す。

意釈と解説

①癲癇になって引きつけ目眩がする。耳鳴りが激しいために難聴になっている。急に声が出なくなる。以上のような病症のときに聴宮を用いる。

②『銅人』では臂痛に効くとなっているが、はたして聴宮で腕の痛みが取れるのか疑問である。

現代の主治症と施術法

〈松元〉

鍼三分、灸三壮。

耳中疾患を主る。例えば外聴道炎、聴覚器麻痺して物填塞するが如き、あるいは耳中蝉鳴の如きに効あり。

〈駒井〉

灸三壮、鍼三分。

耳鳴、耳聾、外聴道炎、歯痛。

〈岡部〉

鍼三分、灸三壮。

耳鳴り、耳聾、三叉神経痛、中耳炎、頭痛、失音。

〈本間〉

耳の病。顔面筋の病。頭痛、眩暈、視力減退、記憶力減退にも効く。

〈竹之内・濱添〉

鍼三分、灸三壮。

耳疾患を主る。眼充血、三叉神経痛、顔面神経麻痺、耳下腺炎、下歯痛。

〈代田〉

耳鳴り、中耳炎、難聴、結膜炎などに効く。

〈中医学〉

直刺0・5～1寸、可灸。

耳鳴り、難聴、中耳炎、突然の難聴、癲癇、歯痛。

〈深谷灸〉

耳鳴り、中耳炎、蓄膿症、白内障など内障眼・結膜炎。

〈森〉

口を開いたまま直刺深さは10～30ミリ。

中耳炎、耳鳴、めまい、難聴などに効く。

〈上地〉

歯を食いしばり過ぎて、口が開かないとき。破傷風など。外耳炎、中耳炎、耳鳴、耳閉、難聴に効く。

まとめ

①諸先生が言われている以外の疾患では、顎関節症に用いる。深く刺さない場合は、口を開かなくてもよい。
②聴宮、翳風、外関、後渓に2ミリ程度刺して置鍼し、その後に本治法を行うと、耳鳴りや難聴に効くことがある。

7

足の太陽膀胱経

126 睛明 せいめい

手足太陽と陽明の会／一名 涙孔・泪空

取穴

内眼角を去ること一分に取る。

古法の主治症と施術法

『明堂』

刺入一分、留六呼、灸三壮。

目不明、悪風、目涙出憎風寒（『外台』は憎寒）、頭痛、目眩（『外台』は目眩瞢）、眵䁾（『医心方』は目中眵䁾）、内眦赤痛、目𥆧𥆧無所見、眦癢痛、生白瞖（『医心方』は目不明、生膚白瞖。『外台』は眥痒痛疼、白膚瞖）。

『外台』に「甄権云、不宜灸。千金、楊操同」とある。

『甲乙経』

十二巻・足太陽陽明手少陽脈動、発目病第四に「目不明、悪風、目涙出、憎寒、目痛、目眩、内眥赤痛、目䀮䀮無所見、眥癢痛、淫膚白翳」とある。

『千金方』

目遠視不明、悪風、目涙出、憎寒、頭痛、目眩瞢、内眥赤痛、遠視䀮䀮無見、眥癢痛、淫膚白瞖。目涙出、多眵䁾。内眥赤痛癢、生白膚翳。目䀮䀮不明、悪風寒。

『千金翼方』

膚翳白膜覆瞳仁、目暗及眯、雀目、冷涙、目視不明、努肉出、皆鍼睛明、入一分半、留三呼、瀉五吸。冷者先補後瀉、復補之、雀目者可久留十吸、然後速出。

『銅人』

鍼入一寸五分、留三呼、禁不可灸。雀目者、宜可久留鍼、然後速出鍼、忌如前法。

攀睛、翳膜覆瞳子、悪風涙出、目内眥痒痛、小児雀目、疳眼、大人気眼、冷涙、瞶目視物不明、大眥努肉侵睛。

『聚英』

銅人鍼一寸半、留三呼、雀目者、可久留鍼、然後速鍼、禁灸。明堂鍼一分半。資生云、面部所鍼、浅者一分、深者四分。素註亦云、一分、是銅人誤以一分為一寸也。素註、鍼一分留六呼、灸三壮。

目遠視不明、悪風涙出、憎寒、頭痛、目眩、内眥赤痛、䀮䀮無見、眦痒、浮膚白翳、目眥攀睛。努肉侵睛、雀目、瞳子生障、小児疳眼。

按東垣曰、刺太陽、陽明出血、則目愈明、蓋此経多血少気、故目翳与赤痛、従内眥起者、刺睛明、攢竹、以宜泄太陽之熱、然睛明刺一分半、攢竹刺一分三分為適、浅深之宜、今医家、刺攢竹、臥鍼、直抵睛明、不補不瀉而又久留鍼、非古人意也。

『図翼』

刺一分半、留六呼、灸三壮。甲乙経曰、刺六分、一曰禁灸。

目痛視不明、見風涙出、努肉攀睛、白翳眥痒、疳眼、頭痛、目眩、

凡治雀目者、可久留鍼、然後速出之。

席弘賦云、治眼若未効、併合谷、光明、不可欠。

百證賦云、兼行間、可治雀目、汗気。

霊光賦云、治努肉。

『説約』

鍼三分。

目疾を治す。

『鍼灸則』

目瞳子痛痒、遠視䀮䀮、昏夜無所見。

意釈と解説

①眼が見えにくい。風に当たると涙が出やすい。眼が痛む。目眩がする。目尻や目頭が赤くなって痒く痛む。遠くがぼんやりして見えない。眼球に白い膜が発生して瞳を覆う。以上のような病症のときに睛明を用いる。
②瞖と翳は同意。眥と眦は同意。痒と癢は同意。

現代の主治症と施術法

〈**松元**〉

鍼一分半、留むること六呼、灸三壮。

眼病を主る。而して小児の腺病性結膜炎を治す。また夜盲症には早瀉鍼五分間を施すときは偉効を奏すとなり。

〈**駒井**〉

禁灸、鍼一分。

眼病の主治穴である。即ち角膜翳、眼球充血、夜盲症、結膜炎。

〈**岡部**〉

顔面部の諸疾患、眼病、不眠症、神経衰弱。

〈**本間**〉

結膜炎や涙管閉塞に糸状灸一壮。または一番鍼を涙管に沿って二分くらい刺入することによって充血が去る。小児の搐搦（引きつけ）にも効果がある。

〈**竹之内・濱添**〉

鍼一分、留むること六呼、禁灸。

眼病を主る。蓄膿症、鼻塞がり、三叉神経痛、顔面神経麻痺、眼瞼痙攣、頭痛、頭重、脳充血、高血圧症、脳貧血。

〈**代田**〉

涙管閉塞に鍼して効がある。

〈**中医学**〉

病人に目を閉じさせ、左手で眼球を外に押して避け固定し、眼窩の辺縁に沿って、ゆっくりと0・3～0・5寸刺入する。大幅な雀啄、捻転は禁止。禁灸。

目が赤く腫れ痛む、寒邪による頭痛、目眩、風に当ると涙が出る、目頭の痒み、翼状片、目の感染症で視野に膜が張ったようなもの、目がはっきり見えない、近視、鳥目、色盲。

〈**深谷灸**〉

結膜炎、涙管閉塞に糸状灸一壮、一番鍼二分刺入。

〈**森**〉

目がしらを指で下方に押し下げるようにして、涙嚢の上際に直刺する。深さは約10ミリ。

鼻涙管閉塞、結膜炎、蓄膿症、眼精疲労。

〈上地〉

眼病に鍼のみ。接触鍼だけでもよい。小児搐搦、鍼は留める程度。肝兪を併用すると目が悪くならない。

〈首藤〉

神経痛、目の疲れ・痛み、涙腺の異常に用いる。特に痒みのある場合（『超旋刺と臨床のツボ』には詳しい取穴方法が記されているので参照していただきたい。医道の日本社、前掲書）。

まとめ

筆者はあまり用いたことがない。目頭や目尻の痛みや痒みは小腸経の諸穴で治るし、眼精疲労は天柱や風池で治る。目の痛みは、曲池がよく効く。ただ、涙嚢炎は睛明を用いると早く治る。

127 攅竹《さんちく》

一名眉頭・眉本・員柱・始光・夜光・光明

取穴

眉毛の頭、骨の陥凹に取る。

古法の主治症と施術法

『素問』骨空論第六十

従風憎風、刺眉頭。

『明堂』

刺入二分、留六呼、灸三壮。

風頭痛、鼻衄、眉頭痛、善嚔、泣出、目如欲脱、汗出寒熱、面赤、頔中痛、項椎強不可左右顧、目系急、瘈瘲、目𥇒𥇒、悪風寒、癇発目上挿、痔痛。

『甲乙経』

七巻・六経受病、発傷寒熱病第一中に「頭風痛、鼻鼽衄、眉頭痛、善嚔、目如欲脱、汗出寒熱、面赤、頬中痛、項椎不可左右顧、目系急、瘈瘲」とある。

九巻・足太陽脈動、発下部痔、脱肛第十二に「痔痛」とある。

十二巻・小児雑病第十一に「小児癇発目上挿」とある。

『千金方』

風頭痛。項強急痛、不可以顧。面赤頬中痛。目䀮䀮不明、悪風寒。目系急、目上挿。鼻鼽清涕出。癇発瘈瘲、狂走不得臥、心中煩。癲疾嘔。汗出寒熱。

『千金翼方』

目不明䀮䀮、目中熱痛及瞤。

『外台』

灸三壮。

風頭痛、鼻鼽衄、眉頭痛、善嚔、目如欲脱、汗出悪寒、面赤、頔中痛、項椎不可左右顧、目系急、瘈瘲、癲疾、互引、反折、載眼及眩、狂、不得臥、意中煩、目䀮䀮不明、悪風寒、瘧発目上挿、痔痛。

『銅人』

鍼入一分、留三呼、寫三吸、徐徐而出鍼、不宜灸、宜以細三稜鍼刺之、宣洩熱気、三度刺、目大明、忌如前法。

目睆睆視物不明、眼中赤痛、及瞼瞤動。

『聚英』

素註鍼三分、留六呼、灸三壮。銅人禁灸、鍼一分、留三呼、瀉三吸、徐徐出鍼、宜以細三稜鍼刺之、宜泄熱気、三度刺目大明。明堂宜細三稜鍼三分出血、灸一壮。

目睆睆視物不明。涙出、目眩、瞳子痒、目瞢、眼中赤痛、及瞼瞤動、不得臥、頬痛、面痛、尸厥、癲邪、神狂鬼魅、風眩嚔。

『図翼』

刺一分、留六呼、不宜灸。甲乙経云、灸三壮。明堂用細三稜鍼刺之、宜泄熱気、眼目大明、宜刺三分出血。

目視睆睆、涙出、目眩、瞳子痒、眼中赤痛、及顋瞼瞤動、不臥。

玉龍賦云、兼頭維、治目疼頭痛。

百證賦云、兼三間、可治目中漠漠。

通玄賦云、脳昏、目赤、寫此。

『灸経』

灸一壮。

頭目風眩、眉頭痛、鼻鼽衄、目睆睆無遠見、但是尸厥、癲狂病、神邪鬼魅、皆主之。

『説約』

鍼三分、久しく留めるべからず。宜しく細き三稜鍼を以てこれを刺し、宜しく熱気を泄すべし、三度刺して目大いに明らか。

意釈と解説

①急性熱病で汗が出て悪寒、発熱し、頭痛、鼻出血、眉稜骨痛などがあり、よくくしゃみが出て、目が抜けるように痛み引きつり、顔面が赤くなり、頬の中が痛み、項が強ばって左右に振り向けないなどの病症があるときに攅竹を用いる。

②慢性でも急性でも、上部に陽気が停滞したために目が見えにくくなったときに刺絡する。痔痛、小児の引きつけなどにも効く。

現代の主治症と施術法

〈松元〉

鍼二分ないし三分、留むること三呼ないし六呼、瀉五呼、徐々に鍼を出す。「一説に鍼を久しく留むるべからずという」灸三壮ないし七壮。「また一説に禁灸という」（原文ママ）。

眼病を主る。しかして角膜白翳および夜盲症にありては細き三稜鍼を用い刺して放血し、宜しく熱気を泄すべし。三度にして目大いに明らかなりと。そのほか、ヒステリーより来たる頭痛、眩暈または狂癲病に効あり。

〈駒井〉

禁灸、鍼一分。

トラホーム、角膜翳、夜盲症、弱視、涙液過多、眩暈、前頭神経痛、頭痛。

〈岡部〉

眼病、顔面神経麻痺、視力弱し、前頭痛。

〈本間〉

眼痛、頭痛、癲癇や精神異常に効果がある。灸はあまり適さない。鍼は浅く刺入する。鍉鍼によって按圧すると眼から頭にかけてスーッとして気持ちよくなるものである。

〈竹之内・濱添〉

鍼二分ないし三分、留むること三呼ないし六呼、瀉五吸、灸三壮ないし七壮。

鍼は徐々に抜く。長く置鍼しないこと。一説に禁灸という。

眼病を主る。角膜白翳、夜盲症は細い三稜鍼で瀉血すること三度で大いに効果があるという。蓄膿症、鼻塞り、頭痛、高血圧症、脳充血、脳貧血、三叉神経痛、顔面神経麻痺、眼瞼痙攣。

〈代田〉

第一枝三叉神経痛、結膜炎、虹彩炎、角膜実質炎、フリクテン、視力減退、眼精疲労、眼底出血、頭重、頭痛、神経症、嗜眠、血圧亢進症、脳充血、脳軟化症などに鍼してよし。刺絡して少し瀉血するとなおよい。くしゃみを頻発する場合に鍼をして著効がある。

〈中医学〉

眼病の治療には下に向けて斜刺0・3～0・5寸刺入する。頭痛、顔面神経麻痺を治療するには外に向けて横刺して魚腰まで透刺。禁灸。ここは必ず眼球を傷つけないように慎重に行う。

頭痛、眉間の痛み、目眩、目がはっきり見えない、目が赤く腫れ痛む、風にあたると涙が出る、近視、眼瞼痙攣、顔面神経麻痺。

〈深谷灸〉

眼精疲労、角膜白翳、頭痛、前頭の神経痛。

〈森〉

眉に沿って外側の方向に向けて皮下刺法10ミリ。

前頭痛。

〈上地〉

涙を伴う目の痛みや、涙が出て止らないものは、攅竹から睛明まで鼻柱にそって刺し下ろす。涙が出て止らないものは虚、出ないものは実である。視野狭窄。白内障。脳出血の前兆と思われる目の奥の痛みは刺絡する。眉頭を押して痛いときは一滴血を出す。

〈首藤〉

単刺では超旋刺。眼疾患では置鍼。出血しやすいので要注意。

神経痛、神経麻痺、眼精疲労、眼の充血・痛み、のぼせ目、視力減。

まとめ

①攅竹はよく使われるので諸先生もいろいろと記されている。すべて参考になるが、眼疾患の場合、視野狭窄、結膜炎、角膜炎などは、まず眼科医に紹介するのが無難である。感染もなく、実質部分の病変もなく、単なる眼精疲労であれば、鍼をしてよい。もちろん刺絡もよいが、熱が少ない場合は、5ミリ以内の置鍼でよい。

②岡部は攅竹に置鍼していた。井上恵理は知熱灸を多用した。これらの方法には意味がある。攅竹を用いることによって、上部に停

滞した熱気を発散するのである。熱が上部に抜けると、陽気が下降する。陽気が下降すれば頭痛、目の疲れや痛み、不眠などに効く。

③筆者は攢竹を胃経と考えて用いている。胃内停水があると、眉稜骨痛が発生する。同時に頭痛がし、激しいときは天柱と引き合うように痛み、吐き気、目眩などが起こる。これは胃が冷えて陽明経との間で陽気が循環しなくなったためである。湯液では呉茱萸湯の証。攢竹でしゃっくりや鼻づまりが取れるのは胃に陽気が入り、胃経との間で気の交流が始まるからである。

128 曲差《きょくさ》

一名鼻衝

取穴

神庭の傍ら一寸五分、前髪際を入ること五分に取る。髪際不明の場合は、眉間の直上三寸五分の肌目を前髪際とする。

古法の主治症と施術法

『明堂』

刺入三分、灸五壮。

頭痛、身熱、鼻塞、喘息不利（『外台』は鼻窒而息不利）、煩満、汗不出。

『甲乙経』

七巻・六経受病、発傷寒熱病第一中に「頭痛、身熱、鼻窒（「塞」と同意）、喘息不利、煩満、汗不出」とある。

『千金方』

鼻窒、喘息不利、鼻喎僻、多涕、鼽衄有瘡。煩満汗不出。

『銅人』

鍼入二分、可灸三壮。

心中煩満、汗不出、頭頂痛、身体煩熱、目視不明。

『聚英』

銅人鍼三分、灸三壮。

目不明、鼽衄、鼻塞、鼻瘡、心煩満、汗不出、頭頂痛、頂腫、身体煩熱。

『図翼』

刺二分、灸三壮、五壮。

目不明、頭痛、鼻塞、鼽衄、臭涕、頂巓痛、身心煩熱、汗不出。

『説約』

鍼二分、灸三〜五壮。

頭痛、鼻塞するを治す。

意釈と解説

①頭部に陽気が停滞したために頭痛、鼻づまりなどを起こしたときや、熱病後に身熱して胸が苦しくなり喘息状態になって汗が出ない。

②陽明経の熱になれば鼻が詰まり、それが激しくなると鼻タケができたり鼻出血したりする。あるいは視力が減退する。以上のような状態のときに、曲差を用いる。

現代の主治症と施術法

〈松元〉

鍼三分、留むること七呼、灸三壮ないし七壮。

顔面および後頭神経痛または視力欠乏、鼻孔閉塞、衄血、鼻瘡を主る。そのほか、心臓肥大あるいは全身煩熱するを治す。


〈駒井〉

灸三壮、鍼三分。

頭痛、三叉神経痛、麻痺、頭部熱感、弱視、鼻孔閉塞、衄血、鼻茸。


〈岡部〉

前頭部の痛み。鼻疾患、眼精疲労、視力弱し、三叉神経痛。


〈本間〉

衄血、鼻塞、鼻茸、蓄膿症。


〈竹之内・濱添〉

鍼三分、留むること七呼、灸三壮ないし七壮。

頭痛、頭重、脳充血、高血圧症、驚風、神経衰弱、眩暈、後頭神経痛、三叉神経痛、顔面神経麻痺、眼充血、視力欠乏、蓄膿症、鼻閉塞、鼻瘡、衄血、心臓肥大、全身煩熱。


〈中医学〉

横刺0・3～0・5寸、可灸。

頭痛、目眩、眼の痛み、眼がはっきり見えない、鼻血、鼻づまり。


〈深谷灸〉

蓄膿症、鼻閉塞。


〈森〉

前方から後方へ皮下刺法5～10ミリ。

視力障害、脳出血。


〈上地〉

頭痛。陽白の方がよい。


〈首藤〉

涙の出るもの。涙嚢炎に灸。

まとめ

①太陽経や陽明経に熱が停滞して頭痛、鼻づまり、涙嚢炎、涙目、眼の疲労などがあるときに用いる。通常は切皮程度（深さ2～3ミリ、以下も同じ）の置鍼15分程度。単刺して少し深く刺す場合は水平刺がよい。もし浮腫と圧痛があれば透熱灸7壮。
②熱が上部に停滞しているために血圧が高くなっていることがある。頭痛のようにみえても三叉神経痛などのことがある。

129 五処《ごしょ》

取穴

上星の傍ら一寸五分、前髪際を入ること一寸に取る。

古法の主治症と施術法

『明堂』

刺入三分、留七呼、灸三壮、此以寫諸陽気。

熱衄、善嚔、風頭痛、汗出、痓、脊強反折（『外台』では痺、癲疾と続く、痺は別本では瘛となっている）、頭重、寒熱、癃。

『甲乙経』

七巻・太陽中風感於寒湿、発痓第四に「痓脊強反折、瘛瘲、癲疾、頭重」とある。

八巻・五蔵伝病、発寒熱第一下に「寒熱」とある。

『千金方』

風頭熱。時時嚔不已。脊強反折、瘈瘲、癲疾。汗出寒熱。

『銅人』

鍼入三分、留七呼、可灸三壮。

目不明、頭風目眩、瘈瘲、目載上、不識人。

『聚英』

銅人鍼三分、留七呼、灸三壮。明堂灸五壮。

脊強反折、瘈瘲、癲疾、頭風熱、目眩、目不明、目上載不識人。

『図翼』

刺三分、留七呼、灸三壮。甲乙経曰、不可灸。

脊強反折、瘈瘲、癲疾、頭痛、載眼、眩暈、目視不明。

『説約』

鍼三分、灸三壮。

目明らかならず、頭風、瘈瘲するを治す。

意釈と解説

①筋の津液が不足したために引きつる痓病になって背筋が引きつったり、癲癇で引きつけたりするときに五処を用いる。引きつけたときには眼がつり上がる。あるいは意識不明になることがある。このようなときは上部に熱気が多いために目眩、頭痛、頭重、視力減退などが現れる。また、熱病で悪寒、発熱するときにも用いる。そのほか、『明堂』では鼻出血、くしゃみがよく出るとき、癃病つまり小便が出にくいときなどにも用いている。

②「痓病」を「痙病」としている書物があるが、痓は「し」と読み、痙とは別の漢字。痓病については『金匱要略』の痙湿暍病篇を参照するとよい。

現代の主治症と施術法

〈松元〉

施術法は曲差と同じ。

感冒にて頭熱し、眩暈し、また視力欠乏あるいは肩背疼痛するを治す。そのほか、癲癇に効あり。


〈駒井〉

灸五壮、鍼三分。

癲癇、頭痛、発熱、眩暈、視力欠乏、脊背部神経痛。


〈岡部〉

頭痛、めまい、偏頭痛、発熱、視力障害、感冒、癲癇。


〈本間〉

視力減退、発熱による頭痛や脳病に効く。


〈竹之内・濱添〉

鍼三分、留むること七呼、灸三壮ないし七壮。

頭痛、頭重、癲癇、眩暈、眼充血、視力欠乏、蓄膿症、鼻閉塞、狂病、鬼病、神経衰弱、ノイローゼ。


〈中医学〉

横刺0・3～0・5寸。

頭痛、目眩、目がはっきり見えない、癲癇、小児の癲癇。


〈深谷灸〉

目のかすむとき、視力減退、頭痛、鼻疾。


〈森〉

前方から後方に向けて斜刺5～10ミリ。前頭痛。


〈上地〉

風邪の鼻づまりの名穴、灸3～4壮。五処あたりから水平刺すると肩こりが取れることがある。子供の引きつけ。前頭痛。

まとめ

頭部に熱が多くなったときの頭痛、鼻づまり、鼻出血に効く。頭部は水平刺するのがよい。浮腫があれば透熱灸7壮を行う。あるいは軽い接触鍼で瀉法するのもよい。

130 承光《しょうこう》

取穴

五処の後ろ一寸五分、正中より一寸五分開いて取る。

古法の主治症と施術法

『明堂』

刺入三分、禁不可灸。

熱病汗不出、風眩頭痛、苦嘔、煩心、青盲（『外台』は目生白翳）、遠視不明。

『**甲乙経**』

七巻・六経受病、発傷寒熱病第一中に「熱病汗不出而苦嘔、煩心」とある。

十二巻・足太陽陽明、手少陽脈動、発目病第四に「青盲、遠視不明」とある。

『**千金方**』

風頭痛。青盲無所見。

『**銅人**』

鍼入三分、禁不可灸、忌如前法。

鼻塞不聞香臭、口喎、鼻多清涕、風眩頭痛、嘔吐、心煩、目生白膜。

『**聚英**』

銅人鍼三分、禁灸。

風眩、頭風、嘔吐、心煩、鼻塞不利、目生白翳。

『**図翼**』

刺三分、禁灸。

頭風、風眩、嘔吐、心煩、鼻塞不利、目翳、口喎。

『**説約**』

鍼三分、灸三壮。

此の穴、銅人は禁灸、今従わず、素問刺熱論、王冰注に云う、灸三壮すべし。治は前と同じ。

意釈と解説

①熱病のときに汗が出ないと、出て行けない陽気が内攻して胸に迫る。そのために煩心し吐き気が起こる。このようなときに承光を用いる。また、緑内障や白内障になって目が見えにくいときや、鼻炎が起こって臭いが分からなかったり鼻水が出過ぎたりするときにも用いる。『図翼』では顔面神経麻痺にも効くとある。
②多くの書物が禁灸としている。『説約』は問題ないという。

現代の主治症と施術法

〈**松元**〉

鍼三分、留むること三呼、禁灸。

感冒、鼻孔閉塞または角膜白翳、そのほか、心臓病を主る。

〈**駒井**〉

禁灸、鍼三分。

頭痛、眩暈、鼻孔閉塞、角膜翳、心臓病。

〈**岡部**〉

頭痛、目眩、鼻炎、心臓病、感冒、呼吸困難。

〈**本間**〉

脳疾患による発熱、頭痛、眩暈。眼や鼻の病。

〈**竹之内・濱添**〉

鍼三分、留むること三呼、灸三壮ないし七壮。一説に禁灸という。

眼病を主る。鼻疾患、頭痛、頭重、神経衰弱、そのほか、脳の疾患。

〈代田〉

眼の疾患、特に羞明、流涙、視力減退などに効く。三叉神経痛第一枝、眼神経痛にも効く。

〈中医学〉

横刺0・3〜0・5寸。

頭痛、目眩、嘔吐、煩心、眼がはっきり見えない、鼻づまりして鼻水多し、熱病で無汗。

〈深谷灸〉

視力減退、眩暈、頭痛など。眼や鼻の疾患からくる症状に効く。

〈森〉

前から後方へ斜刺5〜10ミリ。

前頭痛。

〈上地〉

胸部の痛みが背部痛となって現れたものにも効く。灸。

まとめ

①眼の疾患に使われるが、白内障や緑内障にはあまり効かないように思う。それよりも涙目や眼精疲労によい。頭痛にも効くが、経穴を按圧して浮腫があれば透熱灸がよい。ただし、7壮までとする。鍼をする場合は森の刺法がよい。

②松元、駒井、岡部は心臓病に効くという。これは古書に心煩と記されているために用いたのだと思われるが、意釈したように熱病で停滞した熱が汗とともに出ないために、陽気が発散されなくて、これが胸に迫って発する病症が心煩である。とすれば単に胸苦しいだけで心臓病ではないかもしれない。今後、追試してみる必要がある。

131 通天《つうてん》

一名天白・天伯・天臼

取穴

承光の後ろ一寸五分、正中より一寸五分外方にして、百会の斜め前に取る。

古法の主治症と施術法

『明堂』

刺入三分、留七呼、灸三壮。

頭痛重、項痛、暫僵仆、鼻窒、鼽衄、喘息不得通（『外台』には、これら以外に「喎僻、多涕、鼽衄有瘡」とある）。

『甲乙経』

七巻・六経受病、発傷寒熱病第一中に「頭項痛重、暫起僵仆、鼻窒鼽衄、喘息不得通」とある。

『千金方』

瘿気、面腫。頭重痛。項如抜、不可左右顧。鼻窒、喘息不利、鼻喎僻多涕、衄衂有瘡。暫起僵仆。頸有大気。瘻、灸五十壯。

『**銅人**』

鍼入三分、留七呼、可灸三壯。

頸項転側難、鼻塞悶、偏風口喎、鼻多清涕、衂血、頭重。

『**聚英**』

銅人鍼三分、留七呼、灸三壯。

瘻気、鼻衂、鼻瘡、鼻窒、鼻多清涕、頭旋、尸厥、口喎、喘息、項痛重、暫起僵仆、瘻瘤。

『**図翼**』

刺三分、留七呼、灸三壯。

頭旋、項痛、不能転側、鼻塞、偏風、口喎、衂血、頭重、耳鳴、狂走、瘈瘲、恍惚、青盲内障。

千金云、瘻気、面腫、灸五十壯。

百證賦云、能去鼻内無聞之苦。

『**説約**』

鍼三分、灸三壯。

傷寒、頭目疼痛、衄血するを治す。

意釈と解説

頭痛、頭重、目眩、項の痛みやこり、脳卒中などで倒れる（人事不省）、鼻づまり、鼻出血、鼻茸、鼻水が出る、喘息のために呼吸困難、頸部リンパ腺炎、顔面神経麻痺などがあるときに通天を用いる。傷寒による熱が上部に停滞したために発する病症が多い。

現代の主治症と施術法

〈**松元**〉

鍼三分、留むること七呼、灸三壯。

鼻腔疾患を主る。また口筋萎縮、三叉神経痙攣を治す。また腸チフス、慢性気管支炎、そのほか、瘻瘤を主る。

〈**駒井**〉

灸三壯、鍼三分。

鼻カタル、鼻孔閉塞、衂血、鼻瘡、顱頂部痙攣、慢性気管支炎。

〈**岡部**〉

頭痛、神経症、鼻カタル、鼻塞、視力障害、高血圧症、偏頭痛、項の凝り。

〈**本間**〉

鼻の病。衂血、項頸重痛、口眼喎斜などの症と言えば脳出血の前駆症であるが、かかる場合には特に効く。

〈**竹之内・濱添**〉

鍼三分、留むること七呼、灸三壯。

鼻疾患、脳疾患を主る。頭痛、頭重、三叉神経痛、眼病、慢性気管支炎、坐骨神経痛。

〈**代田**〉

偏頭痛を治する妙穴である。また頭痛、項強を治するに著効がある。

〈**中医学**〉

横刺0・3〜0・5寸、可灸。

頭痛、頭が重い、眩暈、顔面神経麻痺、鼻づまりして鼻水多し、鼻血、首が回りにくい、甲状腺腫、鼻のポリープ、鼻づまり、鼻水が止らない。

〈深谷灸〉

鼻疾患、口眼喎斜、脳出血の予防、項頸重痛。

〈森〉

前方から後方へ皮下刺法5〜10ミリ。

ノイローゼ。

〈上地〉

首や肩のこりや頭重に、前から後へ水平刺してとれることがある。寸3・2番。また後から前に水平刺すると、目がクシャクシャするのや、鼻閉に効く。

まとめ

①通天が頭痛、頭重、鼻の疾患などに効くのは当然として、竹之内が書くように、いわゆる坐骨神経痛や中医学でいう甲状腺腫に効くというのは興味がある。筆者には経験ないが、このように患部から離れた場所の経穴で治るというのが、経絡治療の面白いところである。

②通天は、脳梗塞や脳出血による半身不随にも用いられる。

132 絡却 らっきゃく

一名強陽・脳蓋・反行

取穴

通天の後ろ一寸五分に取る。百会を後斜めに挟む。

古法の主治症と施術法

『明堂』

刺入三分、留五呼、灸三壯。

脳風眩頭痛、癲疾、僵仆（『医心方』は仆僵）、目妄見（『医心方』は目盲眈）、恍惚不楽、狂走、瘈瘲。

『甲乙経』

十一巻・陽厥大驚、発狂癇第二に「癲疾、僵仆、目妄見、恍惚不楽、狂走、瘈瘲」とある。

『千金方』

青盲無所見。暫起僵仆。癲疾嘔。腹脹満不得息。狂走、瘈瘲、恍惚不楽。

『外台』

灸三壯。

青盲無所見、癲疾僵仆、目妄見、恍惚不楽、狂走、瘈瘲。

『銅人』

可灸三壯。

青風内障、目無所見、頭旋、耳鳴。

『**聚英**』

素註刺三分、留五呼。銅人灸三壮。

頭旋、耳鳴、狂走、瘈瘲、恍惚不楽、腹脹、青盲内障、目無所見。

『**図翼**』

刺三分、留五呼、灸三壮。一曰禁刺。

頭旋、口喎、鼻塞、項腫、癭瘤、内障、耳鳴。

『**説約**』

鍼三分、灸三壮。

頭旋、耳鳴するを治す。

意釈と解説

①頭痛、目眩、癲癇、半身不随、認知症、引きつけ、緑内障、耳鳴り、顔面神経麻痺、鼻づまりなどに用いられる。

②槇佐知子は脳風について「風邪が脳に入ったことにより引き起こされると考えられていた病症で、項や背中が悪寒し、局部や脳戸に冷感があり、頭が激痛し、歯や頬に痛みが及ぶもの」、また、眩頭痛については「頭痛の一種で頭目眩暈といい、血虚に属し、額の痛みが午後になるとひどくなり、動悸が高ぶり、心臓が不規則に激しく拍動し、目の前が暗くなって頭がくらくらする症状」とそれぞれ解説している。

現代の主治症と施術法

〈**松元**〉

鍼三分、留むること七呼、灸三壮。

後頭筋および僧帽筋痙攣に効あり、また緑障眼、内障眼あるいは耳鳴を治す。そのほか、ヒステリーに良効あり。

〈**駒井**〉

灸三壮、禁鍼。

後頭筋、僧帽筋の痙攣、耳鳴、憂鬱症。

〈**岡部**〉

頭痛、耳鳴り、神経症、白内障、偏頭痛。

〈**本間**〉

目の内障や諸脳疾患に効く。

〈**竹之内・濱添**〉

鍼三分、留むること七呼、灸三壮。

脳疾患を主る。頭痛、頭重、そこひ、眼充血、視力欠乏、耳鳴、痔疾、頸部疼痛、後頭神経痛、僧帽筋痙攣。

〈**中医学**〉

横刺0・3～0・5寸、可灸。

眩暈、耳鳴り、鼻づまり、顔面神経麻痺、癲癇、うつ症で精神錯乱のもの、目がはっきり見えない、項部痛、甲状腺腫。

〈**深谷灸**〉

頭重などの脳疾患、内障眼。

〈**森**〉

前方から後方へ皮下刺法5～10ミリ。

頭痛、耳鳴り。

〈**上地**〉

白内障に効くと言われているが、これは腎虚なので効くことがあるという程度である。耳鳴りに効くこともある。通天、絡却あたりは患者が一番感じるところを使う。

まとめ

①頭痛、頭重、目眩などに用いる。項部の強ばりにも効く。

②頭部の経穴は取穴しにくい。まず百会を決めてからが常識だが、左手の中指を正中線に当て、示指と薬指を1寸5分に開いて頭をなで上げるようにして圧痛を探すとよい。

133 玉枕《ぎょくちん》

取穴

外後頭隆起の上際、脳戸の傍ら一寸三分に取る。

古法の主治症と施術法

『明堂』

刺入二分、留三呼、灸三壮。

頭項（『外台』は頭項痛）、悪風汗不出、悽厥悪寒、嘔吐、目内系急痛引頷、頭重、項痛（『医心方』は頭項譩風）、寒熱、骨痛、頭眩、目痛（『外台』は目痛不能視、項似抜不可左右顧）、頭半寒、癲疾僵仆（『医心方』は癲疾後仆）、不嘔沫（『外台』は「互引」と続く）。

『甲乙経』

七巻・六経受病、発傷寒熱病第一中に「頭項悪風、汗不出、悽厥悪寒、嘔吐、目系急、痛引頷、頭重、項痛」とある。

八巻・五蔵伝病、発寒熱第一下に「寒熱、骨痛」とある。

十巻・陽受病、発風第二に「頭眩、目痛、頭半寒（千金下有痛字）」とある。

十一巻・陽厥大驚、発狂癇第二に「癲疾～其不嘔沫」とある。

『千金方』

頭半寒痛。項如抜不可左右顧。面赤頬中痛。目系急、目上插。目痛不能視。癲疾嘔。卒起僵仆、悪見風寒。汗不出、凄厥悪寒。

『銅人』

可灸三壮。

目痛不能視、脳風疼痛不可忍。

『聚英』

銅人灸三壮、鍼三分、留三呼。

目痛如脱、不能遠視、内連系急、失枕、頭項痛、風眩、頭寒、多汗、鼻窒不聞。

『図翼』

刺三分、留三呼、灸三壮。一曰禁刺。

目痛如脱、不能遠視、脳風、頭項痛、鼻塞無聞。

千金云、多汗寒熱、灸五十壮、刺三分。

百證賦、連顴会、療頭風。

『灸経』

灸三壮。

頭重碧、目痛如脱、不能遠視。

『説約』

鍼三分、灸三壮。

目脱するに似る、項抜けるに似る、頭旋、脳痛、婦人血暈するを治す。

意釈と解説

①傷寒のために頭から項にかけて悪風し、汗が出ず、激しく悪寒して嘔吐し、眼が引きつり、その痛みが頬まで響く。また、頭が重い。悪寒、発熱して関節が痛む。頭がグラグラして眼が痛み、頭の半分だけが寒くて痛む。癲癇発作が起こったときに泡を吐かない。以上のようなときに玉枕を用いる。

②また、眼が抜けるように痛む。項が抜けるように凝って痛む。更年期の目眩などに玉枕を用いる。

③『明堂』では条文の冒頭が「頭項、悪風汗不出」となっているが、条文の続きに「項痛」とあるので、『甲乙経』では「頭項悪風、汗不出」と読んで解釈した。

現代の主治症と施術法

〈**松元**〉

鍼三分、留むること七呼、灸三壮。

脳充血、臭覚減退、視力欠乏、そのほか、婦人の血暈を主る。

〈**駒井**〉

灸三壮、禁鍼。

眼神経痛、三叉神経痛、眩暈、頭痛、近視眼、嗅感減退。

〈**岡部**〉

頭痛、めまい、視力弱し、近視、臭覚減退。

〈**本間**〉

脳神経による激烈なる頭痛の外に、目や鼻の病に効く。

〈**竹之内・濱添**〉

鍼三分、留むること七呼、灸三壮。

頭痛、頭重、脳充血、神経衰弱、ノイローゼ、不眠症、眩暈、婦人血暈、臭覚減退、眼充血、視力欠乏、そのほか、眼病一切、後頭神経痛。

〈**中医学**〉

横刺0・3~0・5寸、可灸。

頭痛、悪風寒、嘔吐、遠くが見えない、目の痛み、鼻づまり。

〈**深谷灸**〉

頭痛、眼、鼻の病。

〈**森**〉

上から下方へ斜刺10ミリ。

不眠症。

〈**上地**〉

標治法的に適宜使う。すべて斜刺。脳充血。後頭部が熱くて眠れないとき刺絡する。天柱付近まで楽になる。高熱（日本脳炎など）のときに汗を出してやる。玉枕、風府から上へ向けて刺す。

まとめ

①髪を触っても痛む頭痛は後頭神経痛のことが多いが、そのようなときは瀉法する。脳神経ヘルペスのときは、少しは効果があったが完治しなかった。視力障害といっても近視くらいのものだが、目がかすむときに用いるとよい。後頭部が寒いときは補法で浅く刺す。

②葛根湯証で頭項強痛するときに天柱とともに用いる。

134 天柱《てんちゅう》

取穴

後頭部髪際にして瘂門の傍ら、僧帽筋腱の外側に取る。

僧帽筋起始部の筋のコリコリした部分に取る。要するに上天柱に取る（池田）。

古法の主治症と施術法

『素問』刺熱論第三十二

熱病始於頭首者、刺項太陽而汗出止。

『霊枢』寒熱病第二十一

暴攣癇眩、足不任身、取天柱。

『霊枢』口問第二十八

人之哀而泣涕出者～補天柱、経侠頸。

『霊枢』五乱第三十四

気在于頭者、取之天柱、大杼。

『明堂』

刺入二分、留六呼、灸三壮。

熱病汗不出、癇眩、目䀮䀮赤痛、痙、眩頭痛重、目如脱、項如抜（この字句の次に『医心方』では「目瞑」と続く）、狂見、目上反、項直不可以顧、暴拘攣、足不仁、身痛欲折、咽腫難言、小児驚癇。

『甲乙経』

七巻・六経受病、発傷寒熱病第一中に「熱病汗不出」とある。

七巻・太陽中風感於寒湿、発痙第四に「痙取、顖会、百会及天柱、膈兪、上関、光明主之」とある。

九巻・大寒内薄骨髄陽逆、発頭痛第一に「頭痛、項先痛、腰脊為応、先取天柱、後取足太陽」とある。

十巻・陽受病、発風第二に「眩頭痛重、目如脱、項似抜、狂見鬼、目上皮、項直不可以顧、暴攣足不任、身痛欲折」とある。

十巻・八虚受病、発拘攣第三に「暴拘攣、癇眩足不任身」とある。

十一巻・陽厥大驚、発狂癇第二に「癲疾互引」とある。

十一巻・寒気客於経絡之中、発癰疽、風成、発厲、浸淫第九下に「咽腫難言」とある。

十二巻・欠、噦、唏、振寒、噫、嚏、嚲、泣出、太息、羨下、耳鳴、齧舌、善忘、善饑第一に「上液之道、開則泣、泣不止則液竭。液竭則精不灌、精不灌則目無所見矣、故名曰奪精、補天柱、経侠頸、侠頸者頭中分也」とある。

十二巻・足太陽陽明手少陽脈動、発目病第四に「目䀮䀮赤痛」とある。

十二巻・小児雑病第十一に「小児驚癇」とある。

『千金方』

項如抜不可左右顧。頭痛。目眩瞑、目眩、又目不明如脱。目䀮䀮不明、悪風寒。目泣出。不知香臭。肩痛欲折。足不任身。風眩。癲疾嘔沫、寒熱痓互引。狂易、多言不休、目上反。卒暴癇眩。煩満汗不出。小児驚癇。

『外台』

灸三壮。

寒熱、暴拘攣、癇眩、足不任、目䀮䀮赤痛、痓、厥頭痛、項先痛、腰背為応、眩頭痛重、目如脱、項如抜、狂見、目上及項直不可以顧、暴攣足不仁、身痛欲折、咽腫難言、小児驚癇。

『銅人』

鍼入五分、得気即寫立愈。

足不任身体、肩背痛欲折、目瞑視、今附、治頸項筋急不得回顧、頭旋脳痛。

『聚英』

銅人鍼五分、得気即瀉。明堂鍼二分、留三呼、瀉五吸、灸不及鍼、日七壮、至百壮、下経三壮、素註鍼二分、留六呼。

頭旋、脳痛、頭風、鼻不知香臭、脳重如脱、項如抜、項強不可回顧。

『図翼』

刺二分、留六呼、灸三壮。一曰刺五分、禁灸。

頭旋、脳痛、鼻塞、涙出、項強、肩背痛、足不任身、目瞑、不欲視。

百證賦云、連養老、治目中䀮䀮。又云、連束骨、治項強多、悪風。

『灸経』

灸三壮。

頭風脳重、目如脱、項如抜、項痛急強、左右不顧也。

『説約』

鍼五分、灸三壮。

傷寒汗出でず、目瞑、頭痛、肩項強急するを治す。

霊枢口問篇に曰く、泣出ずるは天柱を刺す。素問刺熱論に曰く、熱病、頭首に始まるは、項の太陽を刺して汗出でて止む。

意釈と解説

①傷寒で悪寒、発熱して汗が出ない。

②痓病で項や肩が凝っている。

③冷えたために頭痛がし、項が先に痛んで後で腰脊も痛む。

④目眩がして頭重があり、眼が飛び出すのではないかと思うほど痛んで視力が減退し、涙眼になる。また項が抜けるように引きつり痛み、幻覚を見て眼がくらみ、急に引きつって立っていられなくなる。

⑤癲癇発作が起こって引きつける。咽喉が腫れて声が出ない。臭いが分からなくなる。精神状態が不安定になる。小児の引きつけ。以上のような病症のときに天柱を用いる。

⑥天柱の主治症に関する条文は各書物で入り乱れているが、以上のようにまとめてみた。

現代の主治症と施術法

〈松元〉

鍼三分ないし五分、留むること三呼気を得て即ち瀉す、瀉は五吸、灸七壮ないし百壮。

脳病または後頭および肩胛筋痙攣もしくは収縮して回顧不能または鼻腔閉塞、嗅能減退、衄血止まざるなどを治す。腸チフスには発汗鍼を施し解熱の効を奏す。

〈駒井〉

禁灸、鍼五分。

頭痛、不眠症、頸項部痙攣、咽喉カタル、鼻孔閉塞、衄血、胃病、ヒステリー、神経衰弱、そのほか、迷走、副、舌咽神経、交感神経、上頸節などに対する刺激伝達部、また健脳法の名穴である。

〈岡部〉

頭部疾患諸病に反応が現れる。また眼疾患、神経症、耳・鼻・眼・咽喉・脳疾患、胃疾患に効く。高血圧、半身不随、心悸亢進、心筋梗塞。

〈本間〉

脳神経病や眼、鼻、耳など頭部諸器官の疾患一般に効がある。

〈竹之内・濱添〉

鍼三分ないし一寸、留むること三呼、気を得て後瀉す、瀉五吸、灸七壮ないし百壮。

脳充血、脳貧血、高血圧、癲癇、神経衰弱、ノイローゼ、不眠症、そのほか、脳疾患、精神神経症一切、眼疾患、鼻疾患、耳疾患、咽喉炎、扁桃炎、頸肩腕症候群、鞭打ち症、寝違え、背筋痙攣、腰痛、解熱、狭心症、心悸亢進症、特に衄血止らず、鼻閉塞に特効がある。

〈代田〉

頭重、頭痛、不眠、低血圧症、脳軟化症、半身不随、神経衰弱、ヒステリーなどの脳疾患に著効がある。高血圧、脳出血、脳充血のときは鍼するだけで灸をしないこと。また蓄膿症、肥厚性鼻炎などの鼻疾患。弱視、視神経萎縮、眼底出血、眼底動脈硬化、視力減退、網膜症などの眼疾患にも大切な穴である。また心悸亢進症、狭心症などの心臓疾患にも効く。

〈中医学〉

横刺0・5〜1寸、可灸。

頭痛、項強、眩暈、眼が赤く腫れ痛む、鼻づまり、臭覚障害、咽の腫脹、肩背痛、足、体幹部の感覚障害。

〈深谷灸〉

眼、鼻、耳などの疾患、頭痛、不眠、血圧亢進などの脳疾患に著効。使用範囲が広い。

〈森〉

後から眼窩の方向へ直刺10～20ミリ。

頭痛、項部痛、眼疾患。

〈上地〉

天柱の凝りは下からすくい上げるか、または上から刺し下ろす。直刺することはない。上手にやらないとかえって凝ってしまう。しかし、大杼でほとんどとれる。

胃周辺のしこりに使うことがある。背中の凝りがとれる。頭ののぼせに上向けて一分間鍼を留める。押手を離してはいけない。天柱、風池、完骨は頭の芯にある熱を抜くことができる。鼻の故障の名穴。つまっている鼻の反対側に刺す。上手に使うと抜かないうちにスゥーッと鼻が通る。鼻塞は実、鼻水は虚。風邪以外の鼻づまりに効く。

〈首藤〉

脳血管障害には特に浅く、を心がける。超旋刺がよい。置鍼もよい。

頸のこり、頭痛、高血圧症など、肩から上の病に使用するが、風池、完骨、上天柱に比較すると使用頻度は少ない。ほかにバセドー病、咽喉の病、鼻づまり、頸椎症、寝ちがい、むちうち症。

[上天柱について]

鍼に慣れないとき、脳血管障害、高血圧症、神経質な人の場合は超旋刺がよい。慣れた人は三～五分刺入。命中すると快感を訴える人が多い。

上半身の病。脳神経が興奮しているときに用いる。ストレスの強い現代ではほとんどの人に利用するといっていい。頸肩こり、頭痛、眼疾、婦人科疾患、更年期障害、血の道症、遺尿症、後頭神経痛（灸を併用）。

まとめ

①代田や首藤は上天柱を用いることが多いようである。筆者も上天柱しか用いない。肩から上の病であれば必ず用いる。多くの場合、肩こりを訴えるし、肩こりが取れれば、眼、鼻、耳、口、舌などの病は治るからである。

②上半身から頭にかけて陽気が停滞しているときに瀉法して頭から陽気を抜くと、高血圧なら下がるし、発熱なら解熱する。また、いわゆるヒステリーとか血の道とか自律神経失調などといわれる精神神経系疾患は、頭から熱を抜くと楽になり、よく眠れるようになる。

③刺法は3ミリ程度の置鍼が多用されるが、それでも効かない場合は単刺する。単刺は森や上地の方法がよい。熱が多いと判断した場合、あるいは凝りが激しいと思った場合は刺絡してよい。鼻出血、頭痛、鞭打ち症なども刺絡がよい。後頭神経痛は普通の鍼で瀉法の散鍼を行う。

④筆者は透熱灸を用いたことがない。もし透熱灸をするのであれば瀉法がよいと思うがいかがであろうか。古書にも禁灸としたものがある。

135 大杼《だいじょ》

骨会／足太陽と手少陽の会

取穴

正座して陶道（第一・第二胸椎棘突起間）の傍ら一寸五分に取る。肉中深きところにゴリゴリした線状の硬結物あり、これを対象とすべし（柳谷）。

古法の主治症と施術法

『素問』骨空論第六十

膝痛不可屈伸、治其背内（大杼）。

『素問』水熱穴論第六十一

大杼、膺兪（中府）、缺盆、背兪（風門）、此八者、以寫胸中之熱也。

『霊枢』癲狂第二十二

筋癲疾者、身倦攣急大、刺項大経之大杼脈。

『明堂』

刺入三分、留三呼、灸七壮。

癲疾不嘔沫、痎瘧、頸項痛不可以俛仰、頭痛、振寒、瘈瘲、気実則脇満、侠脊有并気、熱汗不出、腰背（『医心方』は脊）痛、気満喘息、胸中鬱鬱、寒熱、身不安席。

『甲乙経』

七巻・六経受病、発傷寒熱病第一中に「大杼、膺兪、缺盆、背椎、比八者以瀉胃中之熱」とある。

七巻・同に「頸項痛不可以俛仰、頭痛、振寒、瘈瘲、気実則脇満、侠脊有并気、熱汗不出、腰背痛」とある。

七巻・陰陽相移、発三瘧第五に「痎瘧、上星主之、先取譩譆、後取天牖、風池、大杼～痎瘧取大杼」とある。

八巻・五蔵伝病、発寒熱第一下に「寒熱」とある。

十一巻・陽厥大驚、発狂癇第二に「筋癲疾者、身巻、攣急、脈大、刺項、大経之大杼、嘔多涎沫、気下泄不治～癲疾不嘔沫」とある。

『千金方』

頭痛。目䀮䀮不明、悪風寒。喉痺、哽咽寒熱。胸中鬱鬱。腰脊急強。肩背痛。僵仆、不能久立、煩満、裏急、身不安席。汗不出、凄厥悪寒。痎瘧熱。

『外台』

灸七壮。

癲疾不嘔沫、痎瘧、頸項痛不可以俛仰、頭痛、振寒、瘈瘲、気実脇満、傷寒汗不出、腰背痛、痓、脊強、喉痺、大気満、喘胸中鬱鬱、身熱、眩、目䀮䀮、項強急、寒熱、僵仆不能久立、煩満、裏急、身不安席。

『銅人』

鍼入五分、可灸七壮。

瘧、頸項強不可俛仰、頭痛、振寒、瘈瘲、気実脇満、傷寒汗不出、脊強、喉痺、煩満、風労気、咳嗽、胸中鬱鬱、身熱、目眩。

『聚英』

銅人鍼五分、灸七壮。明堂禁灸。下経素註、鍼三分、留七呼、灸三壮。資生云、非大急不灸。

膝痛不可屈伸、傷寒汗不出、腰脊痛、胸中鬱鬱、熱甚不已、頭風、振寒、項強不可俛仰、痎瘧、頭旋、労気、咳嗽、身熱、目眩、腹痛、僵仆不能久立、煩満、裏急、身不安、筋攣、癲疾、身踡急大。

東垣曰、五蔵気乱、在於頭、取之天柱、大杼、不補不瀉、以導気而已。

『図翼』

刺三分、留七呼、灸五壮七壮、一曰禁灸。非有大急不可灸也。

傷寒汗不出、腰脊項背強痛不得臥、喉痺、煩満、痎瘧、頭痛、咳嗽、身熱、目眩、癲疾、筋攣瘈瘲、膝痛不可屈伸。

凡刺瘧疾脈満大者、刺此併譩譆穴出血、随人肥痩刺之、不已刺委中、風門、立已。

席弘賦云、大杼若連長強尋、小腸気痛、即行鍼。

『灸経』

灸五壮。

頸項痛、不可俛仰、左右不顧。癲病瘈瘲、身熱、目眩、項強急、臥不安席。小児斑瘡入眼、灸大杼二穴、各一壮~炷如小麦大。

『説約』

刺三分、灸七七壮。

傷寒汗出でず、筋攣、瘈瘲するを治す。水熱穴論に曰く、大杼、膺兪、缺盆、背兪、此の八者、以て胸中の熱を瀉すなり。

意釈と解説

①瘧病で悪寒、発熱。傷寒の熱病で悪寒、発熱して汗が出ず、頸項部が強ばり引きつり痛み、腰背部も痛み、頭痛、咳嗽、咽喉痛などがある。傷寒の熱が内攻して少陽経に入ると脇腹が張って胸が苦しくなる。そのほか、身熱、腹痛、下痢、目眩、膝関節痛、足腰の力がなくて立てないときなどに大杼を用いる。

②『聚英』に「東垣曰、五蔵気乱、在於頭、取之天柱、大杼、不補不瀉、以導気而已」とある。これは瀉法の手技を述べたもので、経絡の流れに逆らって少し深く刺して陰気を補って熱を取る方法である。抜鍼したら鍼孔は閉じる。

現代の主治症と施術法

〈松元〉

鍼三分ないし五分、留むること七呼、灸七壮。

腸チフスにて汗出でず、また間歇熱振々として悪寒するに発汗の効あり。あるいは頭痛、眩暈、咳嗽、肋膜炎、項筋収縮、腰背痙攣、膝関節炎、そのほか癲癇を治す。

〈駒井〉

灸七壮、鍼五分。

気管支カタル、眩暈、頭痛、項筋収縮、項背筋痙攣、肺結核。

〈柳谷〉

気管支カタル、肋膜炎、肺疾患、頭痛、眩暈、癲癇、肩痛、横隔膜痙攣、咳嗽、膝関節炎。

〈岡部〉

膝関節炎、発汗に用いる。背腰の痛み、微熱、肩背項頸部の凝り痛み、咳嗽、めまい、頭部疾患、癲癇、肋膜炎、呼吸器疾患。

〈本間〉

これより以下、風門、肺兪、厥陰兪までの四穴は上背部にあって、いずれも呼吸器疾患に卓効のある経穴である。風邪による発熱、咳嗽、咽喉カタルから結核性疾患まで皆使われる。

〈竹之内・濱添〉

鍼三分ないし五分、留むること七呼、灸七壮ないし三七壮。

悪寒、発熱、頭痛、眩暈、咳嗽、喘息、肺および気管支疾患、胸膜炎、肋間神経痛、頸肩腕症候群、鞭打ち症、寝違い、脊椎カリエス、脊髄過敏症、上肢神経痛。

〈代田〉

胸中の熱を瀉すことを主る。咽頭炎、扁桃炎、初期肺浸潤、気管支炎などの微熱を去るのによい（殊にその第一行の必要なる場合が多い）。また項強、肩背痛、咽痛、咳嗽、喘息、血圧亢進症、甲状腺肥大症、バセドウ病などに効く。リウマチ熱に鍼して著効がある。

〈中医学〉

斜刺0・5～0・8寸、可灸。

咳嗽、発熱、鼻づまり、頭痛、咽喉の炎症痛み、肩甲部のだるい痛み、頸項部のひきつり。

〈深谷灸〉

呼吸器疾患を主治する（咳嗽、気管支炎など）。肩こり、むち打ち症。

〈森〉

肋間に向けて15～20ミリ。

〈上地〉

感冒、肩背痛、咳嗽。首、肩こり、後頭痛。肩痛は脊椎に沿って尻の方に向かって寸6を一定の深さで刺し下す。膝自身に故障がない膝痛。風邪のなごりを治す。微熱の処理。

子供には大杼に灸をする。身体が丈夫になる。風門と同じように腹を丈夫にする。肺虚の治療でもお腹が弱い場合は大杼を使ったほうがよい。鼻血。女性の鼻血は出すだけ出して大杼で止める。足腰が立たない。身体が支えられない。動作時に手足が震える。

大杼の刺し方。肩中兪付近から大椎方向に刺入して、そこから鍼先をカーブさせて大杼方向に刺し下ろす。鍼先が体幹に向かって気胸を起こさないよう十分に修練を積んでおく。寸6―3番を用いる。

まとめ

①代田の大杼は第7胸椎の下の外方に取る。通常は第1胸椎の下の外方に取る。これは大椎をいずれに取るかによって違いが出てくる。古来、大椎の部位については諸説がある。また、代田の言う「第一行」とは夾脊穴と同じと考えて差し支えないと思う。熱性疾患になると督脈やその側に圧痛が出やすい。

②大杼は肺や気管支の疾患に使われることが多いが、『素問』にも記されているように胸の熱を取る穴である。したがって、右寸口脈が強く現れているときに瀉法を用いる。肺虚のときには使わない。透熱灸であれば3壮程度でよい。多壮灸は胸に熱を持たせるから禁忌である。

③寝違いなどの経筋病であれば硬結を診て3ミリくらいで置鍼してよい。ただし、あまりにも硬いときは刺絡が必要になる。知熱灸

で瀉法してもよい。透熱灸で瀉法する場合は堅く揉んで1壮でよい。

136 風門《ふうもん》

一名熱府・背兪

取穴

正座して第二・第三胸椎棘突起間の傍ら一寸五分に取る。

古法の主治症と施術法

『明堂』

刺入五分、留五呼、灸五壮。

風頭眩痛（『医心方』は風眩頭痛）、鼻鼽衄不利、時嚔、清涕自出。

『甲乙経』

七巻・六経受病、発傷寒熱病第一中に「風眩頭痛、鼻不利、時嚔、清涕自出」とある。

『千金方』

風眩頭痛。時時嚔不已。鼻衄、窒、喘息不通。鼻鼽、清涕出。咳逆。

『銅人』

鍼入五分、留七呼。今附、若頻刺、泄諸陽熱気、背永不発癰疽。灸五壮。

傷寒、頸項強、目瞑、多嚔、鼻鼽、出清涕、風労、嘔逆、上気、胸背痛、喘気、臥不安。

『聚英』

銅人鍼五分。素註三分、留七呼。明堂灸五壮、若頻刺、泄諸陽熱気、皆求不発癰疽、灸五壮。

発背癰疽、身熱、上気、短気、咳逆、胸背痛風、嘔吐、傷寒頭項強、目瞑、胸中熱。

『図翼』

刺五分、留七呼、灸五壮。

傷寒、頭痛項強、目瞑、鼽、嚔、胸中熱、嘔逆、上気、喘、臥不安、身熱、黄疸、癰疽発背、此穴能写一身熱気、常灸之永無癰疽瘡疥等患。

神応経云、傷風、咳嗽、頭痛、鼻流清涕、可灸十四壮、及治頭疼、風眩、鼻衄不止。

千金云、上気、短気、咳逆、胸背徹痛、灸百壮。

『灸経』

灸五壮。

頭疼、風眩、鼻衂不止、鼻流清涕也。

『説約』

鍼五分、灸五壮。

傷寒、寒熱往来、上気、短息、咳逆、胸背徹痛するを治す。或曰く灸二百壮、三百壮に至る。

意釈と解説

①傷寒によって目眩や頭痛がし、鼻が詰まって時にくしゃみが出て、さらさらした鼻水が多量に出る。あるいは鼻出血し、咳き込んでゼエゼエと呼吸が苦しくなる。傷寒のために太陽経の陽気が発散されないと、項痛や背痛が起こる。発散されない陽気が停滞すると、背部に癰疽、つまり化膿性の皮膚病が発生することがある。しかし、これは常に鍼治療を受けていると発生しない。

②停滞した陽気が内攻すると身熱し、胸に熱が多くなると息切れする。あるいはのぼせて吐き気がする。往来寒熱して胸の痛みが背にまで響くようになる。

以上のような状態のときに風門を用いる。

現代の主治症と施術法

〈松元〉

鍼三分ないし五分、留むること七呼、灸七壮。

炭瘍一名癰疽、発背を主る。しかして発汗の効前の如し、また熱病後の頭項強硬、胸中熱気、気管支炎、百日咳、嘔吐また肋間神経痛を治す。

〈駒井〉

灸五壮、鍼五分。

感冒、肋膜炎、肺結核、頸項部の筋痙攣、気管支炎、百日咳、嗜眠、嘔吐。

〈岡部〉

頭部の疾患、上気、咳嗽、感冒の初期、くしゃみ、水ばなが出る、肋間神経痛、肋膜炎、肺炎、百日咳、感冒のときは年壮がよい（悪寒が取れればよしとするか）。

〈本間〉

鼻、咽喉、気管支、肺臓が侵された発熱症によく効く。あるいは呼吸器疾患による肩こりにもよく効く。

〈竹之内・濱添〉

鍼三分ないし五分、留むること七呼、灸七壮ないし十五壮。

風邪を主る。熱病、気管支及び背疾患、胸膜炎、肋間神経痛、頸肩腕症候群、五十肩、癰疽。

〈代田〉

風邪感冒の予防または治療を主る。微熱の処理、気管支炎、喘息、百日咳、肺尖浸潤、肺結核などの呼吸器疾患、肺炎、頭痛、項痛、脳出血後遺症、鼻疾患、扁桃炎、咽頭炎、蕁麻疹、肩こりなど。

〈中医学〉

斜刺0・5～0・8寸、可灸。

傷寒の咳嗽、発熱、頭痛、眩暈、鼻水、鼻づまり、項部が引きつる、胸背痛、背部の癰疽、胸中の熱、微熱。

〈深谷灸〉

風邪の予防と治療穴、微熱の処理、気管支炎、肩こり（首すじのこり）、むち打ち症や頭を打ったときの痛み、蕁麻疹の援用穴。

〈森〉

肋間に向けて15～20ミリ。

感冒。

〈上地〉

風邪の代表的な穴。高熱のときはだめ（同感。38度を超えるとダメ）。ほとんど灸。寒け、鼻水などは灸の壮数で調節する。風邪のなごりを治す。肺の冷えに灸30～50壮。肺兪、大杼でもよい。膀胱炎、頻尿、血尿、排尿時の痛みや灼熱感。盗汗。眼の充血。眼がまぶしいときに風門あたりに散鍼して気鬱を散じる感じでやる。養生灸として使う。

〈首藤〉

超旋刺または接触鍼。

上気道疾患、風邪の初期で鼻水やくしゃみ、咽喉に痛みがあるとき。時間が経って、さらに気管に移行したときは肺兪→心兪→膈兪と反応が下がってゆく。

まとめ

①悪寒、発熱しているときは肺経を補って陽気を発散させると同時に、熱の停滞している陽経を補瀉して、さらに陽気を発散させることになる。その理由は以下のようである。

人体は常に陽気を発散している。もちろん寒いときは少なく暑いときは多い。夜は少なく昼間は盛んである。しかし、なんらかの原因で陽気の発散が悪くなると悪寒する。そうして、発散されない陽気が停滞すると発熱してくる。その熱が内攻すると、内臓の疾患まで発症することになる。

②風門で風邪の初期や風邪の残りものや微熱が取れるのは、肺虚で陽気の発散が悪いときに、治療して手助けするからである。もし、熱が内攻して肺炎や気管支炎などになっているときには、灸は絶対によくない。むしろ鍼で瀉法して熱を抜くのがよい。

③上地が書くように、風門が膀胱炎などに効くのは、冷えたために発生すると考えられる。もちろん膀胱の部分には熱が集まり、ほかの部分には陽気が足りない。これを灸によって全身に陽気が巡るようにしてやると治るわけである。

137 肺兪《はいゆ》

取穴

正座して身柱（第三・第四胸椎棘突起間）の傍ら一寸五分に取る。

古法の主治症と施術法

『傷寒論』弁太陽病脈証併治下第七

太陽与少陽併病、頭項強痛、或眩冒、時如結胸、心下痞硬者、当刺大椎第一間、肺兪、肝兪、慎不可発汗～（十五条）。

太陽少陽併病、心下硬頸項強而眩者、当刺大椎、肺兪、肝兪、慎勿下之（四十二条）。

『明堂』

刺入三分、留七呼、灸三壮。

肺寒熱、呼吸不得臥、咳上気、嘔沫、喘気相追逐、胸満背膺急、息難、振慄脈鼓、気隔、胸中有熱、支満不嗜食、汗不出、腰背痛、肺脹。脊強反、癲疾、憎風、時振寒不能言、得寒益甚、身熱、狂欲自殺、目妄見（『医心方』は目反盲見）、瘈瘲、泣出、死不知人。

『甲乙経』

七巻・太陽中風感於寒湿、発痓第四に「痓、反折互引、引腹脹、腋攣、背中怏怏、引脇痛内引心中膂内」とある。

八巻・五蔵伝病、発寒熱第一下に「肺気熱、呼吸不得臥、上気、嘔沫、喘気相追逐、胸満脇膺急、息難、振慄脈鼓、気隔、胸中有熱、支満不嗜食、汗不出、腰脊痛」とある。

八巻・五蔵六府脹第三に「肺脹者、肺兪主之、亦取太淵」とある。

九巻・邪在肺、五蔵六府受病、発咳逆上気第三に「邪在肺、則病皮膚痛、発寒熱、上気、喘汗出咳、動肩背取之、膺中外兪、背三椎之傍、以手疾按之快然、乃刺之、取缺盆中以越之」とある。

十一巻・陽厥大驚、発狂癇第二に「癲疾、憎風、時振寒不得言、則寒益甚、身熱、狂走、欲自殺、目反妄見、瘈瘲、泣出。死不知人」とある。

『千金方』

胸中痛。狂走、欲自殺。咳逆。喘咳少気百病。

『銅人』

鍼入三分、留七呼、得気即寫出。

上気、嘔吐、支満、不嗜食、汗不出、腰背強痛、寒熱、喘満、虚煩、口乾、傳尸、骨蒸労、肺痿、咳嗽。

鍼入五分、留七呼、可灸百壮。

甲乙、甄権、鍼経云、在第三椎下、両傍以搭手、左取右、右取左、当中指末是穴、治胸中気満、背僂如亀、腰強、頭目眩、令人失顔色。

『聚英』

甲乙鍼三分、留七呼、得気即瀉。甄権鍼五分、留七呼、灸百壮、明下三壮。素問、刺中肺三日死、其動為咳、又曰五日死。

癭気、黄疸、労瘵、口舌乾、労熱、上気、腰脊強痛、寒熱喘満、虚煩、傳尸、骨蒸、肺痿、咳嗽、肉痛皮痒、嘔吐、支満、不嗜食、狂走、欲自殺、背僂、肺中風、偃臥、胸満、短気、瞀悶汗出、百毒病、食後吐水、小児亀背。

『図翼』

刺三分、留七呼、灸三壮、一云、灸百壮。素問曰、刺中肺、三日死。

五労、傳尸、骨蒸、肺風、肺痿、咳嗽、嘔吐、上気、喘満、虚煩、口乾、目眩、支満、汗不出、腰脊強痛、背僂如亀、寒熱癭気、黄疸。此穴主寫五蔵之熱、与五蔵兪治同。

神応経曰、治、咳嗽吐血、唾紅、骨蒸虚労、可灸十四壮。

千金云、治、吐血、唾血、上気咳逆、喉痺、灸随年壮。又気短不語、灸百壮。又治水注、口中涌水出、灸肺兪及三陰交、随年壮。又癭腫、上気、短気、灸百壮。又盗汗、寒熱、悪寒、灸随年壮、刺五分。

玉龍賦云、兼豊隆、治痰嗽。

百證賦云、兼天突、治咳嗽、連声。

乾坤生意云、同陶道、身柱、膏肓、治虚損、五労、七傷、緊要法。

『灸経』

灸三壮。

肺寒熱、肺痿、上喘、咳嗽唾血、胸脇気満不得臥、不嗜食、汗不出及背強弦急也。小児亀背、生時被客風、拍著脊骨、風達於髄所致也、如是灸、肺兪、心兪、膈兪。各各三壮、炷如小麦大。

『**説約**』

鍼三分、灸三壮。

喘息、咳嗽、吐血、骨蒸、虚労、肩背胸に引きて痛むを治す。

『**鍼灸則**』

上気、喘満、咳嗽。

意釈と解説

①痙病で筋が引きつけて腹が張り、腋が痙攣して、背中が抑えられたような感じになる。また、脇腹が引きつって痛み、その痛みが心や背骨にまで響く。

②肝実熱のために肺が熱を受けて悪寒、発熱し、呼吸が苦しくて寝ていられない。胸の中には全体にゼエゼエと喘鳴がある。のぼせて痰を吐き、胸脇部から背部にかけて張り苦しく、呼吸が苦しいためにブルブルと震えるように脈が速くなる。また、膈兪から胸脇部にかけて痞え苦しく食欲がなく、気持ちの悪い汗が出て腰や背も痛くなる。

③肺熱そのものになってしまうと、皮膚が痛み、悪寒、発熱してのぼせ、ゼエゼエと喘いで咳き込んで汗が出る。

④癲癇発作を起こしやすい人は、風にあたるのを嫌い、時に悪寒がして言葉が出ないほど冷えるが、内には身熱があり、その熱のために狂ったように走り、自殺を考えたり、幻覚や幻聴の症状が出たりする。発作が起こると引きつけて涙が出て意識がなくなる。以上のような状態のときに肺兪を用いる。

⑤そのほか、小児の亀背、肺気腫、傳尸、骨蒸労つまり結核性の病になって、発熱、悪寒、咳嗽、喀血、身熱、自汗などの病症があるときも肺兪を用いる。

現代の主治症と施術法

〈**松元**〉

鍼三分ないし五分、留むること七呼、気を得て即ち瀉す、灸七壮ないし百壮。

呼吸器病、殊に肺の諸患を主る、而して咳嗽、気管支炎、心臓炎、心臓麻痺、口腔炎、慢性胃病、また皮膚病、骨膜炎、梅毒、そのほか、ヒステリー、小児の佝僂病一名亀背を主る。

〈**駒井**〉

灸七壮、鍼三分。

肺結核、肺炎、肺出血、気管支炎、心臓麻痺、黄疸、口内炎、嘔吐、腰背神経痛。

〈**岡部**〉

咳嗽、小児の黄疸、肺結核、のぼせ、腰背の凝り痛み、喘息、皮膚のかゆみ、食欲不振、ノイローゼ、カリエス、小児佝僂病、水を吐く、食道痙攣、呼吸困難、心臓疾患、中毒症。

〈**本間**〉

鼻、咽喉、気管、肺、肋膜などの呼吸器系統から皮膚に至るまでの疾患に治効がある。また黄疸の如き脾臓の病も、腎経の病などにも効果がある。

〈竹之内・濱添〉

鍼三分ないし五分、留むること七呼、気を得て後瀉す、灸七壮ないし百壮。

呼吸器病、とくに肺疾患を主る。心疾患、胸膜炎、肋間神経痛、口腔炎、扁桃炎、慢性胃病、肌荒れ、皮膚病、ヒステリー、亀背。

〈代田〉

呼吸器疾患を主る。気管支炎、初期肺浸潤、咳嗽、喘息、百日咳等を治す。また肥厚性鼻炎、肩背痛、肋間神経痛にも効く。小児の亀背を治するにもよいという。

〈中医学〉

斜刺0・5～0・8寸、可灸。

咳嗽、喘息、胸が詰まったような感じがあるもの、腰部脊柱痛、吐血、咽喉の炎症痛み、骨蒸（骨髄からの熱、陰虚内熱による潮熱、盗汗、喘息無力などの総称）、潮熱、盗汗。

〈深谷灸〉

呼吸器疾患、肩背痛、肋間神経痛など。

〈森〉

肋間に向けて斜刺15～20ミリ。

呼吸器疾患。

〈上地〉

寒けがするときに灸。軽い結核。しゃっくりは灸で温める。胸の痛みが背中に抜けるようなときで、内を温めないといけない場合に灸頭鍼を痛い側におこなう。花粉症。肺兪・風門に毎日灸10壮。天枢を併用する。大腸を丈夫にすると鼻水も止る。合谷では効かない。膀胱炎、頻尿、血尿、排尿時の痛みや灼熱感。膀胱兪の灸頭鍼を併用する。瘰癧、早く気づいたら生姜の灸。瘻瘤は皮膚の変形とみて灸。

〈首藤〉

超旋刺。刺入の場合は浅くても硬結に当たるように工夫する。当たれば肩井、風池など上方に響く。置鍼もよい。

上半身の炎症、特にリウマチ性疾患に際して反応が出やすい。これに十壮以上の多壮灸をすると炎症が治まってくる。硬結圧痛の消長と疾病のそれとは正比例する。従って病態の状況を察し、施灸によって予防することができる。他に呼吸器疾患、肩こり、うつ。

まとめ

①肺臓の病症は咳、喘息、気鬱などであるが、その病理は肺虚寒、肺の気虚、肺陰虚熱、肺実熱などがある。肺の陰虚熱は肝虚、腎虚、肝実などから発生する。

②肺の虚寒は身体が冷えて寒がり、咳、鼻水が出て少し寒気もあり、検温すると微熱が出ていることがある。胃腸も弱い。小便自利する。このようなときは肺兪に透熱灸3壮まで。鍼は接触のみでよい。肺兪に置鍼すると、余計に虚すことがある。

③肝虚から肺の陰虚熱になって咳や喘息が発生することがある。発熱や悪寒はない。鼻炎症状が出ていることもある。このようなとき、透熱灸は用いない。肺兪の硬結を見つけて置鍼する。腎虚から肺熱になっているときも同じような治療でよい。透熱灸を用いると

余計に肺熱が多くなる。

④脾虚から肺の陰虚熱や実熱になって咳、喘息などになっていることがある。古典書物に出てくる亀背は肺の実熱による。切皮程度の置鍼がよい。透熱灸は禁忌。

⑤脾虚肝実熱証、または、肺虚肝実熱証から肺の熱になっていることがある。このときは肺気腫、胸膜炎、肺炎、肺結核のことがある。もし透熱灸を用いるのであれば3壮までとする。多くすると発熱するためである。単刺で補って肺熱を取るようにする。

⑥肺経の発散が弱くて気滞になり、鬱やノイローゼになっている人がいる。このようなとき、透熱灸10壮くらいはよい。

⑦体質として肺虚がある場合は、健康法として1年に数度、肺兪、魄戸、風門、膏肓などの硬結を見つけて透熱灸をするとよい。そのときは1カ所に100壮ほど。これを続けていると、風邪にもならず胃腸も丈夫になり、気鬱にもならない。

138 厥陰兪《けついんゆ》

一名闕兪

取穴

正座して第四・第五胸椎棘突起間の傍ら一寸五分に取る。

古法の主治症と施術法

『千金方』

胸中膈気、聚痛、好吐、灸、厥陰兪、随年壮。

『銅人』

鍼入三分、可灸七七壮、出山眺経。

『聚英』

逆気、嘔吐、心痛、留結胸中煩悶。

銅人鍼三分、灸七壮。

咳逆、牙痛、心痛、胸満、嘔吐、留結、煩悶。

『図翼』

刺三分、灸七壮。

咳逆、牙痛、心痛、結胸、嘔吐、煩悶。

千金云、主、胸中膈気、積聚好吐、灸随年壮。

『説約』

鍼三分、灸七七壮。

逆気、嘔吐、心痛留結、胸中煩悶するを治す。

意釈と解説

横隔膜の辺りに何か詰まった感じになり、胸が満ち張り、心痛し、よく嘔吐して苦しがる場合に厥陰兪を用いる。

現代の主治症と施術法

〈松元〉

鍼三分ないし五分、留むること七呼、気を得て即ち瀉す、灸七壮ないし百壮。

心外膜炎、心臓肥大または嘔吐、咳逆、歯痛を主る。

〈駒井〉

灸七壮、鍼三分。

心臓諸疾患、肺結核、気管支炎、肺炎、肩こり。

〈岡部〉

咳嗽、牙の痛み、心臓疾患、嘔吐、心下満、吃逆。

〈本間〉

呼吸器疾患、心臓病に効果がある。また肩こりに効がある。

〈竹之内・濱添〉

鍼三分ないし五分、留むること七呼、気を得て後瀉す、灸七壮ないし百壮。

心外膜炎、心肥大、心悸亢進、狭心症、心臓神経症、不眠症、ノイローゼ、神経衰弱、そのほか、精神神経症、胸膜炎、肋間神経痛、乳腺炎、乳房炎、乳汁不足、そのほか、乳病一切、嘔吐。

〈代田〉

肋膜炎、肋間神経痛、心筋障碍、狭心症、心臓神経症、心悸亢進症、呼吸器疾患にとても大切な穴、また時に上歯痛および涙管閉塞症に効く妙穴である。

〈中医学〉

斜刺0・5~0・8寸、可灸。

心窩部痛、心悸、胸苦しい、咳嗽、嘔吐。

〈深谷灸〉

鼻涙管閉塞の妙穴、上歯痛、肋膜炎、肋間神経痛、心悸亢進（心臓弁膜症による）。

〈森〉

斜刺15ミリ。

心臓疾患。

〈上地〉

心臓の穴。陰の病が表に現れる場所。歯茎の痛みが激しい場合に灸をする。内臓出血に効果がある。心、肺二臓にわたる。厥はのぼせ、下から冷えること。

〈首藤〉

心兪と肺兪をかねる経穴である。

まとめ

①心の陽気が膀胱経を通じて下焦に至って腎経に入り、命門の陽気となる。これが「心包」である。その陽気が外に出てきて働くものを三焦という。したがって、心包は経とともに陽気が旺盛であり、厥陰兪は、その陽気の変化による疾患を治療する部位である。

別の言い方をすると、心の陽気の別名である。陽気は発散に働く。そのために上地は厥陰兪を「心、肺二臓にわたる」といい、首藤は「心兪と肺兪をかねる」と言ったのであろう。これを別の言い方をすると、肺は衛気だし心包は栄気である。ともに陽気である。

陽気は発散に働くが、陽気が発散されずに熱が内攻した場合、心または肺の熱になる。それが表に出てくると乳腺炎などになる。逆に冷えると筋が凝って肩こりなどになる。

以上の生理、病理から考えると、諸先生が述べている主治症はそれぞれ納得のいくものである。注意したいのは、腎虚になると最初は心包の熱になり、次いで心熱になるから、胸に熱が多いときの厥陰俞の透熱灸は注意して行うのがよい。

②筆者は心臓疾患や肺炎などに用いたことはないが、厥陰俞に自発痛があるときに、熱く感じるまで施灸（30壮ほど）して治ったことがある。

肩が凝るのは肩背部が凝るからで、肺俞、魄戸、厥陰俞、膏肓あたりに硬結、圧痛が出ていることが多い。これらに切皮程度（2～3ミリ）の置鍼、皮内鍼、透熱灸（3壮程度）などの治療を加えると、肩こりが取れて乳腺炎、乳汁分泌不足、不眠症、三叉神経痛などに効く。

精神状態が不安定なときは心熱のことが多いので鍼がよいが、鬱傾向があるときは透熱灸がよい。

上地が内臓出血に使っているが、これは心包から脾を補ったからではないかと思われる。脾には血を包み統べる働きがある。

139・心俞《しんゆ》

取穴

正座して神道（第五・第六胸椎棘突起間）の傍ら一寸五分に取る。

古法の主治症と施術法

『明堂』

刺入三分、留七呼、灸三壮。

寒熱、心痛、循循然与背相引而痛、胸中邑邑不得息、胸痛、咳唾血、多涎、煩中、善噎食不下、嘔逆、汗不出如瘧状、目痛眦眦涙出、悲傷、痎瘧、心脹。

『甲乙経』

七巻・陰陽相移、発三瘧第五に「痎瘧」とある。

八巻・五蔵伝病、発寒熱第一下に「寒熱、心痛、循循然与背相引而痛、胸中気逆不得息、咳唾血、多涎、煩中、善噎、食不下咳逆、汗不出如瘧状、目晾晾涙出、悲傷」とある。

八巻・五蔵六府脹第三に「心脹者、心俞主之、亦取列缺」とある。

九巻・邪在心胆及諸蔵府、発悲恐、太息、口苦、不楽及驚第五に「邪在心則病心痛、善悲、時眩仆、視有余不足而調其俞」とある。

『千金方』

目睆睆不明、悪風寒。目泣出。胸中鬱鬱。心痛。咳唾血。筋急手相引。悲愁恍惚、悲傷不楽。汗不出、凄厥悪寒。

『銅人』

鍼入三分、留七呼、得気即寫、不可灸。

心中風、狂走、発癇、語悲泣、心胸悶乱、煩満汗不出、結積寒熱、嘔吐不下食、咳唾血。

『聚英』

銅人鍼三分、留七呼、得気即瀉、不可灸。明堂灸三壯。資生云、刺中心一日死、其動為噫、又曰還死、豈可妄鍼。千金言、中風、心急、灸心兪百壯、当権其緩急可也。

偏風半身不遂、心気乱恍惚、心中風、偃臥不得傾側、悶乱冒絶、汗出、唇赤、狂走、発癇、語悲泣、胸悶乱、咳吐血、黄疸、鼻衄、目瞤、目昏、嘔吐不下食、丹毒、白濁、健忘、小児心気不足、数歳不語。

『図翼』

刺三分、留七呼。按甲乙経曰禁灸。故世医皆謂可鍼不可灸、殊不知刺中心一日死、乃素問之所戒、又豈可易鍼耶。千金方言、風中心、急灸心兪百壮、服続命湯、又吐逆不得食者、灸百壮。是又当権其緩急也。

偏風半身不随、食噎、積結、寒熱、心気悶乱、煩満、恍惚、心驚汗不出、中風偃臥不得、冒絶、発癇、悲泣、嘔吐、咳血、発狂、健忘。此穴主、寫五蔵之熱、与五蔵兪同。

神応経云、小児気不足者、数歳不能語、可灸五壮、艾炷如麦粒。

玉龍賦云、兼腎兪、治腰腎虚乏之夢遺。

百證賦云、兼神道、治風癇常発自寧。

捷径云、治憂噎、

一伝、主療心虚、遺精、盗汗補之。

『灸経』

灸五壮。

寒熱、心痛背相引痛、胸中満悶、咳嗽不得息、煩心多涎、胃中弱飲食不可、目睆睆涙出、悲傷也。

小児五六歳、不語者心気不足、舌本無力、発転難、灸心兪穴三壮、炷如小麦大。

小児亀背、生時被客風、拍著脊骨、風達於髄所致也、如是灸肺兪、心兪、膈兪、各三壮、炷如小麦大。

『説約』

鍼三分、灸百壮。

発狂、癲癇、嘔吐、食下らず、心胸悶乱するを治す。

意釈と解説

①瘧病で悪寒、発熱する。

②内に熱が入ったために悪寒、発熱して心痛し、それが背部に響いて痛む。胸は熱があるために気が塞がって呼吸がしにくい。あるいは胸全体が痛み、咳して血痰が出る。あるいは涎が多く、胸は熱のためにモヤモヤする。よく噎んで食べた物が消化しにくく吐いてしまう。瘧病のように悪寒、発熱するが汗は出ず、眼がかすんで見えにくくなる。気分は鬱になり、よく悲しみ、時に目眩がする。

③心脹病になって、煩心、短気、臥不安状態になったときも心兪を用いる。いずれの場合も、有余不足を診察して心兪を調えるべき

である。

現代の主治症と施術法

〈松元〉

肺兪、厥陰兪と同じ施術法。

心臓病を主る。即ち心内膜炎または吐血、嘔吐、不食、嚥下困難、癲癇、発狂、健忘、丹毒、癰疽、黴瘡を主る。そのほか、小児の心気不足、聾唖、数歳に至るも言語不能なるに応用すべし。

〈駒井〉

禁灸、鍼三分。

心悸亢進、心内膜炎、そのほか、心臓病、嘔吐。

〈岡部〉

心臓疾患、嘔吐、胃下垂、癲癇、胃アトニー、半身不随、分裂病、腹ばいになって寝ることができない。欠多し、健忘症、四〜五歳になっても語らず。

〈本間〉

精神異常、血液循環障害などに効がある。神経衰弱、ヒステリー、狂、癲癇、脳出血、人事不省、心臓弁膜症、心悸亢進、胃疾患に用いて効あり。

〈竹之内・濱添〉

鍼三分ないし五分、留むること七呼、気を得て後瀉す、灸七壮ないし百壮。

心疾患を主る。癲癇、狂病、ノイローゼ、健忘症、胸膜炎、肋間神経痛、食欲不振、嘔吐、吐血、扁桃炎、貧血、丹毒、癰疽。

〈代田〉

心臓疾患を主る。心臓弁膜障碍、狭心症、心筋梗塞、心悸亢進症、血圧亢進症、脚気、リウマチなどにも効く。また眼充血、結膜炎、強頭痛、肋間神経痛、食道狭窄、脳溢血後遺症、神経症、精神病、五十肩に効く。上肢痛、半身不随にも必要な穴であり、盗汗を治する妙穴である。

〈中医学〉

斜刺0・5〜0・8寸、可灸。

癲癇、うつ病で精神錯乱するもの、驚くと心悸するもの、不眠、心悸、健忘症、心煩、咳嗽、吐血、夢精、心窩部痛、胸から背にかけてひきつり痛む。

〈深谷灸〉

リウマチ疾患の特効穴、心臓疾患には灸五壮、鳩尾と併用、慢性胃炎、てんかん（真性）、言語障害。

〈森〉

やや内下方に向けて肋間内に斜刺する。深さ15〜20ミリ。動悸、息切れなど主として心臓疾患に用いる。喘息発作や胃下垂症にもよい。

〈上地〉

心臓疾患。食道狭窄（物理的に通らない。膻中でもよい）。胸苦しいとき。リウマチのとき、膏肓、肺兪を併用して心、肺を丈夫にする。内臓出血に効果がある。

〈首藤〉

超旋刺または直刺。浅く刺して肩上部、前胸部に気持ちよく響けば効果的である。

心臓疾患、胸の痛み、動悸、不整脈、うつ、神経症、息苦しさ。主に左に反応が現れる。咳そのほかの場合は左とは限らない。肺兪と同じくリウマチ性疾患に際して反応が出ることがある。肺兪から督兪まで同一反応野とみて取穴する。その中の一穴を取るが、反応が広範囲に、すなわち縦に長く、強く出ているときは、患側に二穴を取り施灸することもある。

まとめ

①心は陽気の多いところである。その陽気が病的な熱にならないために少陰経で制御しているが、年齢とともに腎虚に傾いてくるから心熱になりやすい。心熱になると、様々な心臓疾患を発症する。また腎虚心熱になると、精神的に不安定になりやすい。
逆に心臓の陽気が少なくなることがある。このときは胸の痛みが背部にまで突き通して痛む。『金匱要略』でいう「胸痺心痛短気病」である。このときには透熱灸がよい。痛み方によっては多壮になる。

いずれにしても『甲乙経』に記されているように、有余（熱）と不足（寒）を見極めて治療しないと逆効果になる。
②食べ過ぎて心窩部が詰まると胸が苦しくなる例がある。これは食べた物が下りると治るから、通常は脾虚証や腎虚証で治療するのだが、これが心兪で取れることがある。
③熱証であれば、胸に熱感があり左寸口の脈が強くなっている。熱証のときは透熱灸を用いない。鍼で直刺する。寒証のときは透熱灸。鍼だと接触程度にする。もし心兪から、その上下に縦に筋がコリコリしていて、精神的に不安定であれば、切皮程度で置鍼する。

140 膈兪《かくゆ》

血会

取穴

正座して至陽（第七・第八胸椎棘突起間）の傍ら一寸五分に取る。

古法の主治症と施術法

『**脈経**』**平三関病候并治宜第三、第二十七条**
関脈芤、大便去血数斗者、以膈兪傷故也、宜服生地黄、并生竹皮湯、灸膈兪、若重下去血者、鍼関元、甚者、宜服竜骨円、必愈。

『**明堂**』

刺入三分、留七呼、灸三壮。

悽悽振寒、数欠伸、咳嘔、膈寒、食飲不下、胸痛、少気、脇腹痛、喉痺、周痹、痓、大風汗出、癲狂。

『**医心方**』

刺入三分、灸三壮。

咳、膈寒食飲不下、胸痛気少、脇腹痛、振寒欠伸、周痺。

『**甲乙経**』

七巻・六経受病、発傷寒熱病第一中に「悽悽振寒、数欠伸〜背痛、

悪寒、脊強俛仰難、食不下、嘔吐、多涎」とある。

七巻・太陽中風感於寒湿、発痙第四に「痙取、顖会、百会及天柱、膈兪、上関、光明主之」とある。

十巻・陽受病、発風第二に「腰脊強、不得俛仰刺脊中、大風汗出膈兪主之、又譩譆主之」とある。

十一巻・陽厥大驚、発狂癇第二に「癲疾、膈兪及肝兪主之~癲疾、多言、耳鳴、口僻、頬腫、実則聾、齲後痺不能言、歯痛、鼻鼽衄、虚則痺」とある。

『**千金方**』

喉痺、哽咽、寒熱。喉痺、哽噎、咽腫不得消、食飲不下。胸脇支満。腹脹、胃管暴痛及腹積聚、肌肉痛。汗不出、凄厥悪寒。嗜臥、怠惰不欲動揺、身当湿、不能食。寒熱、皮肉骨痛、少気不得臥、支満。吐食。肩背寒痙、肩甲内廉痛。

『**千金翼方**』

腹脹、脇腹満、灸膈兪百壮、三報之。心痛如錐刀刺、気結、膈兪灸七壮。吐・嘔逆不得下食、今日食、明日吐、灸膈兪百壮。

『**外台**』

灸三壮。

悽悽振寒、数欠伸、咳而嘔、膈寒食飲不下、寒熱皮肉骨痛、少気不得臥、胸満支両脇、膈上兢兢、脇痛、腹䐜、胃管暴痛、上気、肩背寒痛、汗不出、喉痺、腹中痛、積聚、嘿嘿然嗜臥、怠惰不欲動、身常湿、心痛、周痺、身皆痛、痙、大風汗出、癲狂。

『**銅人**』

鍼入三分、留七呼、可灸三壮。

咳而嘔逆、膈胃寒痰、食飲不下、胸満支腫、両脇痛、腹脹、胃脘暴痛、熱病汗不出、喉痺、腹中積癖、黙黙嗜臥、四肢怠惰不欲動、身常湿、不能食、食則心痛、周痺身皆痛。

『**聚英**』

銅人鍼三分、留七呼、灸三壮。素問、刺中膈皆為傷中、其病難愈、不過一歳必死。

心痛、周痺、吐食反胃、骨蒸、四肢怠惰、嗜臥、痃癖、咳逆、嘔吐、膈胃寒痰、食飲不下、熱病汗不出、身重常温、不能食、食則心痛、身痛臚脹、脇腹満、自汗盗汗。

『**図翼**』

刺三分、留七呼、灸三壮。一云灸至百壮。

心痛、周痺、膈胃寒痰暴痛、心満気急、吐食反胃、痃癖五積、気塊、血塊、咳逆、四肢腫痛、怠惰嗜臥、骨蒸、喉痺、熱病汗不出、食不下、腹脇脹満。此血会也、諸血病者、皆宜灸之、如吐血衄血不已、虚損昏暈、血熱妄行、心肺二経嘔血、蔵毒便血不止。

千金云、臚脹、脇腹満、灸百壮、三報之。又治吐逆不得食、今日食、明日吐、灸百壮。

『**灸経**』

灸五壮。

咳逆、嘔吐、膈上寒、飲食不下、脇腹満、胃弱食少、嗜臥怠惰、不欲動身。

『**説約**』

鍼三分、灸三壮、百壮に至る。

胸脇苦満、寒熱往来、腹脹満、胃脘痛、膈気寒痰を治す。

『鍼灸則』

胸脇支満、噎食不下、痰嗽、気痛。

意釈と解説

①傷寒などの熱病で、陽気が虚しているために激しく悪寒し、何度も欠伸が出て、背部が痛くなり、背中から脇にかけて痛んで前屈後屈ができず、食欲がなくて嘔吐し、涎が盛んに出る。

②痙病で引きつる。

③癲癇などの頭の病、精神的に不安定でしゃべり過ぎる、耳鳴り、顔面神経麻痺、頬が腫れる。もし、膈の部分に気が停滞すると難聴になる。逆に虚すと痺れ痛む。

④そのほか、虫歯ができて口がうまく開けられなくてしゃべれない、歯痛、鼻づまり、鼻出血、胃の急激な痛み、胸脇部の張り苦しさ、寒熱往来、倦怠感、嗜眠、食欲不振、肩背部の冷えや痛み、咽喉痛などにも膈兪を用いる。

現代の主治症と施術法

〈松元〉

施術法は肺兪と同じ。

枢熱を当とす。また心臓病および盗汗に効あり。而して消化器疾患、殊に胃の諸病を主る。そのほか、骨膜炎または四肢の倦怠を治す。

〈駒井〉

灸三壮、鍼三分。

心臓病、心臓麻痺の予防、肋膜炎、喘息、気管支炎、胃カタル、嘔吐、食道狭窄。

〈柳谷〉

心臓内膜炎、肋膜炎、心嚢炎、心臓肥大、喘息、気管支炎、胃カタル、胃痙攣、嘔吐、食道狭窄、食欲不振、盗汗、腸カタル、横隔膜痙攣、便秘、下痢、悪阻、鼓脹、糖尿病、心窩苦悶、咳嗽、膈噎、痰。

〈岡部〉

心臓疾患、心臓肥大、心筋梗塞、心痙攣、肋間神経痛、全身の痺れ、胃酸過多、痰多し、肺結核、微熱、手足の怠惰、胃潰瘍、食欲無し、肋膜炎、熱病、汗が出ない、自汗、盗汗、喘息。

〈本間〉

食道狭窄から食道癌、あるいは神経性嘔吐、慢性胃カタルや胃癌などで飲食物が下に通じない膈の症に膈兪を用いる。奇穴で四花の穴の二穴はだいたい膈兪にあたり、栄養をつけ、盗汗のある呼吸器疾患や腹膜炎などの結核性に効があるとされている。実際によく効く。

〈竹之内・濱添〉

鍼三分ないし五分、留むること七呼、気を得て後瀉す。灸七壮ないし百壮。

貧血、黄疸、血液疾患、婦人血の道、そのほか血病一切、胃疾患、肝胆疾患、心疾患、肺疾患、食道狭窄、盗汗、熱病、横隔膜痙攣、胸膜炎、肋間神経痛、頭痛、むち打ち症、腰痛、坐骨神経痛、脊椎カリエス、狭心症、吐血、喀血、嘔吐。

〈代田〉

肋膜炎、肺門腺結核、胃酸過多症、空腹時胃痛、むねやけ、胃潰瘍、食道狭窄、幽門狭窄、胃アトニー、胃下垂症、胃神経症、神経衰弱、ヒステリー、気管支炎、肝臓疾患、胆石症。

〈中医学〉

斜刺0・5～0・8寸、可灸。

胃脘部の張り、嘔吐、しゃっくり、食が通らない、喘息、咳嗽、吐血、潮熱、盗汗、背部痛、脊柱が引きつる。

〈深谷灸〉

胃疾患（胃アトニー、胃下垂、胃酸過多症の必須穴）、食道狭窄、しゃっくり、咳嗽、喘息、手掌の運動疾患。

〈森〉

やや内下方に向けて肋間内に斜刺する。深さは15～20ミリ。

胸膜炎、喘息、胃炎などにきく。心窩部付近の臓器の疾患には必ず用いる。

〈上地〉

胃腸の疾患。嘔吐、膈噎（飲み込む時に咽がふさがっているような感じで飲み下せないもので）ムカムカ、ゲップ、しゃっくりなど。胃癌に透熱灸。胃の痛み。陰性—出血性のものに使う。陽性は足三里。つわり。盗汗に灸。胸の故障を治すと盗汗がとれる。至陽でもよい。血会であり止血の作用あり。特に上部出血で、内臓の出血を止める。血不足。婦人病の血の病。吐血に灸がよく効く。心の証に大都と併用することがある。顔がほてり食物の味がしないときに灸。膈兪付近1寸四方に喘息の人は反応が出ている。灸。空咳で胸に響き、腹がよじれる程度のもの。心臓性の咳に灸。動悸。歯の浮き。眼病は膈兪あたりに細絡があれば刺絡する。

〈首藤〉

超旋刺。刺入の場合は斜め下方へ向けて浅刺。適切な場所を得れば肩から上方へ響くことがある。

膈は横隔膜を意味する。膈の病とは食べ物が下らない、つかえる、えずくなどの症状をいう。従って食欲のあるなしに関わらず、痞える症状に良い。膈兪は血会でもあるから、血液に関係した病にも狙える。生理不順、更年期障害に反応が現れることから、婦人は一応、三陰交とともに、この経穴の反応を調べるべきであろう。

まとめ

①背部兪穴の主治症は、各先生ともに饒舌である。本来、経絡、経穴は気血津液の虚実寒熱によって使い分けるものだが、背部兪穴は、虚実寒熱に関係なく使ってもそれなりに効く。しかし、的確に用いようと思えば、虚実寒熱を区別するべきであろう。参考までに以下に述べる。

②膈兪を用いる証は、脾虚肝実と脾虚肝実熱である。脾虚肝実とは瘀血証のことだから、膈兪は消化器系の瘀血を除くと考えられる。故に血会という。

③脾虚肝実熱証は熱病の経過中に現れる。主症状は胸脇苦満、寒熱往来、食欲不振などである。解熱後でも肝胆に熱が残っていることがある。この熱を漢方薬か鍼灸で取り除かないと後年、この周辺

の腫瘍になる。

④肝胆の熱、つまり胸脇部に熱が停滞すると、その熱を心肺が受けて発症する。故に膈兪は心、肺の疾患に用いられることがある。心肺が熱を受けると肩が凝りやすくなり、首から上の病症が出やすい。また脾虚で胃に虚熱があるから、病名に関係なく胃の病症があれば用いてよい。もちろん肝胆に熱があるのだから、肝臓・胆嚢疾患にも用いられるのは当然のことである。いずれにしても、病名にかかわらず、膈兪が隆起し、硬結、圧痛があれば用いるようにする。つまり、膈兪は実していることがほとんどである。

⑤施術としては、置鍼もよいだろうし透熱灸もよい。知熱灸、灸頭鍼も膈兪の反応によって使い分ける。

141 肝兪《かんゆ》

取穴

正座して筋縮（第九・第十胸椎棘突起間）の傍ら一寸五分に取る。

古法の主治症と施術法

『明堂』

刺入三分、留六呼、灸三壮。

咳而両脇満急、不得息、不可反側、腋（『外台』は撅）脇下与臍相引、筋急而痛、反折、目上視、眩、目中循循然。頭痛（『外台』は眉頭痛）、驚狂、衄、少腹満、目䀮䀮、生白瞖、咳引胸痛、筋寒熱、唾血、短気、鼻酸、痙、筋痛急互引、肝脹、癲狂。

『甲乙経』

七巻・太陽中風感於寒湿、発痙第四に「痙筋痛急互引」とある。

八巻・五蔵伝病、発寒熱第一下に「咳而脇満急、不得息、不得反側、腋脇下与臍相引、筋急而痛、反折、目上視、眩、目中循循然、肩項痛、驚狂、衄、少腹満、目䀮䀮、生白翳、咳引胸痛、筋寒熱、唾血、短気、鼻酸」とある。

八巻・五蔵六府脹第三に「肝脹者、肝兪主之、亦取太衝」とある。

十一巻・陽厥大驚、発狂癇第二に「癲疾」とある。

『千金方』

肝中風者、其人但踞坐不得低頭、繞両目連、額上色微有青者、肝風之証也、若唇色青、面黄尚可治、急灸肝兪百壮、服続命湯。

肝虚目不明、灸肝兪二百壮。小児斟酌可灸二七壮。

熱病瘥後、食五辛多患眼闇、如雀目。少腹満。唾血、吐血。咳唾血。筋急手相引。筋寒熱、痙、筋急手相引。汗不出、凄厥悪寒。目涙出、多眵矆、内眥赤痛痒、生白膚翳。鼻中酸。両脇急痛。

『千金翼方』

肝風、腹脹、食不消化、吐血、酸削、四肢羸露、不欲食、鼻衄、目䀮䀮、眉頭脇下痛、少腹急、灸百壮。

『銅人』

鍼入三分、留六呼、可灸三壮。

咳引両脇急痛、不得息、転側難、撅脇下与脊相引而反折、目上視、目眩、循眉頭痛、驚狂、鼽衄、起則目䀮䀮、目生白翳、咳引胸中痛、寒疝、少腹痛、唾血、短気。

『聚英』

銅人鍼三分、留六呼、灸三壮。明堂灸七壮。素問、刺中肝五日死、其動為語。

多怒、黄疸、鼻酸、熱病後目暗涙出、目眩、気短、咳血、目上視、咳逆、口乾、寒疝筋寒、熱痙筋急相引、転筋入腹将死。

千金云、咳引両脇、急痛不得息、転側難撅、肋下与脊相引而反折、目上視、目眩、循眉頭、驚狂、衄衂、起則目䀮䀮、生白翳、咳引胸中痛、寒疝小腹痛、唾血、短気、熱病差後、食五辛目暗。肝中風、踞坐不得低頭、繞両目連、額上色微青、積聚否痛。

『図翼』

刺三分、留六呼、灸三壮。素問曰、刺中肝五日死。

気短、咳血、多怒、脇肋満悶、咳引両脇、脊背急痛不得息、転側難、反折上視、驚狂、衄衂、眩暈、痛循胸頭、黄疸、鼻痠、熱病後目中出涙、眼目諸疾、熱痛、生翳、或熱病瘥後、因食五辛患目、嘔血、或疝気、筋痙相引、転筋入腹。此穴主寫五蔵之熱、与五蔵兪治同。

千金云、吐血酸削、灸百壮。又胸満、心腹積聚疼痛、灸百壮。又気短不語、灸百壮。

玉龍賦云、目昏血溢、肝兪弁其虚実。

標幽賦云、兼命門、能使瞽者、見秋毫。

百證賦云、兼少沢、可治攣睛。

一伝、治気痛、項瀝、吐酸。

『灸経』

灸七壮。

咳逆、両脇満悶、肋中痛、目生白翳、気短、唾血、目上視、多怒狂、衄、目䀮䀮無遠視也。

『説約』

鍼三分、灸三壮、百壮に至る。

咳して両脇に引き転側するを得ず、胸脊相引きて痛み、狂癲疾、目眩、目花、唾血、短気、胸腹脹満するを治す。

『鍼灸則』

胸満、心腹積聚疼痛、咳引両脇。

意釈と解説

①痙病のために筋肉が引きつる。

②肝の臓が熱を持つと、肺が熱を受けるために咳が出て、唾液に血が混じり、咳をするたびに脇腹が張って引きつり、呼吸が苦しく寝返りもできにくくなる。腕を挙げると脇腹が引きつり、それが臍にまで響く。また、全身の筋肉が引きつり、身体が反り返り、目がつり上がり、目眩がする。あるいは目が疲れて見えにくくなる。あるいは白内障になる。肩や項が痛み、精神状態が不安定になり、鼻出血し、息切れし、鼻の中が痛み、下腹が痛む。

③肝脹病になっても脇下が張って痛み、それが下腹まで響く。以上のような病症のときに肝兪を用いる。また、癲癇にも効く。

〈**松元**〉

施術法は肺兪と同じ。

肝臓病、精神病および眼病を主る。たとえば黄疸またはヒステリー、ヒポコンデリー、狂癲病あるいは涙管漏、熱病後の眩暈または衰弱より来たる眼中黒花飛紋症、そのほか、気管支出血、肋間神経痛、肋膜炎、十二指腸虫、全身強直、局発痙攣などにみな効あり。

〈**駒井**〉

灸五壮、鍼五分。

黄疸、慢性胃カタル、胃拡張、胃痙攣、胃出血、気管支炎、肋間神経痛、胸背部痙攣。

〈**岡部**〉

肋癇、黄疸、胃痙攣、慢性胃カタル、気管支炎、喘息、眼病、ノイローゼ、半身不随、痰、めまい、不眠症、肋間神経痛、呼吸困難、涙が出る。

〈**本間**〉

胃痙攣、慢性の胃弱、黄疸、神経衰弱、ヒステリー、不眠症、目眩、怒る、筋の引きつり、眼病一切。

〈**竹之内・濱添**〉

鍼三分ないし五分、留むること七呼、気を得て後瀉す、灸七壮ないし百壮。

肝疾患を主る。胆疾患、胃疾患、黄疸、眼病、涙管漏、衰弱よりくる眼火閃発、眩暈、頭痛、不眠症、ノイローゼ、神経衰弱、狂癲病など精神神経症、全身痙攣、全身強直、腰痛、肋間神経痛、胸膜炎。

〈**代田**〉

肝臓疾患を主る。肝炎、肝機能障害、肝臓肥大、胆石症、胆嚢炎、肋膜炎、肋間神経痛、腰痛、神経衰弱、不眠症、癲癇、顔面神経麻痺、中風、半身不随、小児麻痺、眩暈などに効く。また眼科疾患のすべてに効く。

〈**中医学**〉

斜刺0・5〜0・8寸、可灸。

黄疸、脇の痛み、吐血、鼻血、眼の充血、眼がはっきり見えない、眩暈、夜盲症、癲癇、うつ病で精神錯乱するもの、背部脊柱痛。

〈**深谷灸**〉

眼の疾患の特効穴（不眠なども含む）。肝疾患を主る。胃疾。

〈**森**〉

やや内方に向けて肋間内に直刺する。深さは15〜20ミリ。

肝・胆疾患に用いる。吐き気、食欲不振、胃痛、胆石疝痛、腰痛、ノイローゼ。

〈**上地**〉

胃の疾患、胃拡張、胃熱のためにやたらと食べる。消渇。陽的に痛む胃痛に効く、木剋土なので肝を補い、土（脾胃）の実を瀉す。慢性胃カタル、ゲップ、ムカムカ、舌が白い、脾の熱。不眠症、寸6で斜め下方向へ。眼の故障に本治法的に使う。内障眼、内臓からきた眼の病、ソコヒや眼が霞んでいるのにも効く。夜盲症に灸。眼の充血で肝兪に細絡が出ていたら刺絡。肝臓の病には右側の肝兪を使う。左は少なめに、10〜20壮で速効、併せて足の五行穴を使う。

肝臓機能低下には置鍼がよい。ヒステリー、これを肝のたかぶりとみるときに有効。

〈首藤〉

施術法は膈兪と同じ要領。

肝経の変動があって、反応が現れているときに用いる。肝臓疾患では右側に出ることが多く、望診上、膨隆や皮膚の変色をみることがある。背中が痛いとか、背が張るという主訴で肝兪に反応があれば肝臓疾患を疑う。

ほかに不眠症など自律神経疾患、膝関節疾患で水が溜まらない変形性のもの。

まとめ

①肝兪を用いるのは脾虚肝実熱証、脾虚肝実瘀血証、肺虚肝実熱証、肺虚肝実瘀血証、肝虚陰虚熱証、肝虚陽虚寒証の6種類である。

膈兪の項で述べたように、脾虚で肝実熱があると食欲はなく、便秘をし、舌は白苔が出ているか、白苔がなくても必ず乾燥し、口渇がある。胸脇苦満があり、心窩部が痞え苦しく、発熱しているときは往来寒熱するか、午後から熱が高くなる。肝胆に熱があると、肺も熱を受けて咳が出る。左関上の脈は浮沈とも実である。病名としては肝炎、胆嚢炎、胆石症、胃の疾患などのことが多い。

②肺虚肝実熱証には2種類ある。一方は食欲があって便秘し、もう一方は食欲なくて下痢しやすくて足が冷え、盗汗がある。しかし、いずれの場合も動悸がして驚きやすく、不眠の傾向がある。精神不安があり、咳が出ているときもある。脈は左尺中が虚して肝胆に熱実がある。

③脾虚肝実瘀血証と肺虚肝実瘀血証は、ともに瘀血だが、いずれの場合も右の脇下に筋性の抵抗があり、左臍傍に瘀血による硬結と圧痛がある。2つの証の違いは、鼠蹊上部の圧痛の有無と脈である。肺虚肝実瘀血証は鼠蹊上部に圧痛があり、脈は腎が虚して肝が実である。病症は便秘がちで食欲はある。ただし、肩こり、腰痛などの筋肉痛と、子宮や膀胱の疾患や不妊症を訴えてくることがある。

④肝虚陰虚熱証は、イライラして不眠、筋肉痛などがある。肝虚陽虚寒証は全身が冷えて気持ちが落ち込んでいる。いずれも脈は肝が虚している。

⑤以上のような病態を把握した後、肝兪に対して補瀉を加える。慢性疾患であれば透熱灸もよいし、置鍼してもよい。ただし、眼の疾患は眼科の技術が進歩しているので、専門医に紹介するとよい。たとえば、かつて白内障は肝兪の灸で治ったが、最近は1日の手術で治るようになっている。

142 胆兪《たんゆ》

取穴

伏臥して第十・第十一胸椎棘突起間の傍ら一寸五分に取る。

古法の主治症と施術法

『**明堂**』

刺入五分、灸三壮。

胸満、嘔無所出、口苦、舌乾、飲食不下。

『**甲乙経**』

九巻・肝受病及衛気留積、発胸脇満痛第四に「胸満、嘔無所出、口苦、舌乾、飲食不下」とある。

『**千金方**』

口舌乾、食飲不下。脇痛不得臥、胸満、嘔無所出。

『**銅人**』

鍼入五分、可灸三壮。

心腹脹満、嘔則食無所出、口苦、舌乾、咽中痛、食不下、目黄、胸脇不能転側、頭痛、振寒、汗不出、腋下腫。

『**聚英**』

銅人鍼五分、留七呼、灸三壮。明堂鍼三分。下経灸五壮。素問、刺中胆、一日半死。

頭痛、振寒汗不出、腋下腫、心腹脹、口苦、舌乾、咽痛、乾嘔吐、骨蒸労熱、食不下、目蓋。

『**図翼**』

刺五分、留七呼、灸三壮。素問曰、刺中胆、一日半死。

頭痛、振寒汗不出、腋下腫、心腹脹満、口乾苦、咽痛、嘔吐、反胃食不下、骨蒸労熱、目黄、胸脇痛、不能転側。

百證賦云、兼陽綱、可治目黄。

捷径云、兼膈兪、治労噎。

『**灸経**』

灸五壮。

胸脇支満、嘔無所出、舌乾、飲食不下。

『**説約**』

刺五分、灸三壮、百壮に至る。

心腹脹満痛、口苦、舌乾、胸脇痛、頭痛、振寒汗出でざるを治す。

意釈と解説

①肝が熱を持つと胆も熱を受けるため、胸脇部が張り苦しくなり、吐き気がして口が苦く、食べた物が消化しない。舌は乾燥している。そのほか、過労による発熱、黄疸などにも胆兪を用いる。

②『図翼』に「反胃」とある。これは「朝に食べた物を夕方には吐き、夕方に食べた物を朝に吐く」と言った状態のもので、現代の胃癌などに比定されているが、胆道閉塞症でも同じような症状を現す。

現代の主治症と施術法

〈**松元**〉

施術法は肺兪と同じ。

胆嚢疾患を主る。殊に黄疸、嘔吐、嚥下困難、咽喉カタル、腋下腺炎、骨膜炎および骨髄神経痛を治す。そのほか、労熱、頭痛振振として悪寒する症に良効あり。

〈駒井〉

灸五壮、鍼五分。

胆嚢諸病、黄疸、嘔吐、肋膜炎。

〈岡部〉

頭痛、腋下のリンパ腺肥大、口が苦い、舌乾、嘔吐、肺結核の予防および初期、嚥下困難、目が黄ばむ。

肋膜炎、結核の名穴とされる。『資生経』に載るところを按ずるに、崔知悌の四花穴とする。そのうち上の二穴は膈兪で下の二穴は胆兪とある。四穴は血を主る。ゆえに労瘵（つかれ）を治するにこれをとる。

〈本間〉

胆石症痛、胃痙攣、肋膜炎、頭痛、目の病。

〈竹之内・濱添〉

鍼三分ないし五分、留むること七呼、気を得て後瀉す、灸七壮ないし百壮。

胆疾患を主る。肝疾患、黄疸、嘔吐、嚥下困難、消化不良、胃下垂、胃痙攣、偏頭痛、肋間神経痛、側胸痛、腰痛、下肢神経痛、下肢痙攣。

〈代田〉

胆嚢炎、胆石症、黄疸、肋膜炎、十二指腸潰瘍、口苦。

〈中医学〉

斜刺0・5～0・8寸。可灸。

黄疸、口が苦い、舌が渇く、咽痛、嘔吐、腋の痛み、嚥下困難、肺結核、潮熱、腋窩の腫れ。

〈深谷灸〉

胆嚢炎、胆石症、黄疸など。

〈森〉

肋間に向けて直刺15～30ミリ。

胆石症痛、胃炎。

〈上地〉

胆石の痛みに隠白、大敦などの井穴を使う。我慢できる程度なら少し太めの鍼で胆兪に置鍼。右側のみ。灸もよい。胆嚢炎。黄疸には灸。胆経に来ている頭痛。食べた物が下におりない、食道の働きが悪いときに灸をする。

〈首藤〉

四十五度くらいで斜下方に向けて刺入する。浅刺でよい。

胆嚢疾患に右側を用いる。灸もまた効果がある。

まとめ

①胆および胆経は、肝血の陽気を受けて発散するところである。もし、肝および肝経が熱を持つと、当然、胆または胆経も熱を受ける。この状態を「脾虚肝実熱証」という。傷寒論では「少陽病」という。ただし、熱が肝経に主にあるときと、胆経や胆に主にあるときとでは、発熱の仕方に違いがある。そのときは薬方を使い分ける。しかし、鍼灸治療では、肝経と胆経の圧痛の程度を診て使い分ける。胆兪はいずれの場合も使ってよい。

②肝血が停滞して発散しなくなると瘀血が発生する。気分も鬱に

なる。あるいは筋肉も凝ってくる。このようなときは左関上の脈が沈んでいる。ただし、虚してはいない。これを、肝経を瀉法（瀉法ではない）することによって発散に導く。これがうまくできると、左関上の脈が浮いてくる。つまり、胆経からの陽気の発散が始まるわけである。ただし、脈が肝実に診えても、肝経を補って陽気を発散させる場合もある。いずれを使い分けるかは、そのときの病症による。筆者の経験では、坐骨神経痛、三叉神経痛の場合は肝実だと思っても補うほうがよい。

③諸書に記されている病症は胆熱によるものである。胆熱になると胃も熱を受けて食欲が減退し、口が苦くなり、吐き気がして食べた物の消化が悪くなる。黄疸が出るのも脾虚肝胆の熱である。

④背部兪穴は下になるほど深く刺してよい。肺兪が1ミリとすれば胆兪は5ミリ以上刺してよい。ただし、膨隆や硬結の程度によって加減する。透熱灸は熱のあるときに用いるから多壮になることが多い。最初は熱いが、5壮以上も施灸すると熱く感じなくなるから、熱く感じるまで施灸する。それで胆石が大便から排泄されることがある。

143 脾兪《ひゆ》

取穴

伏臥して脊中（第十一・第十二胸椎棘突起間）の傍ら一寸五分に取る。

古法の主治症と施術法

『明堂』

刺入三分、留七呼、灸三壮。

腹中気脹引脊痛、食飲多身羸痩、名日食晦（食㑊と同意）、先取脾兪、後取季脇、黄癉、善欠（『医心方』では善吹、意味は同じ）、食不下、脇下満、欲嘔（『医心方』では欲吐。『外台』では、この後に「身重不動、脾痛」とある）、熱痙、大腸転気、按之如覆杯、熱引胃痛、脾気寒、四肢急煩、不嗜食、痺脹（おそらくは脾脹のこと。伝写の誤りか）。

『甲乙経』

七巻・太陽中風感於寒湿、発痙第四に「熱痙、脾兪及腎兪主之」とある。

八巻・五蔵伝病、発寒熱第一下に「咳而嘔、膈寒食不下、寒熱、皮肉膚痛、少気不得臥、胸満支両脇、膈上兢兢脇痛、腹䐜、胸脘暴痛、上気、肩背寒痛、汗不出、喉痺、腹中痛、積聚、黙然嗜臥、怠惰不欲動、身常湿湿、心痛無可揺者」とある。

八巻・五蔵六府脹第三に「脾脹者、脾兪主之、亦取太白」とある。

九巻・脾胃大腸受病、発腹脹満、腸中鳴、短気第七に「腹中気脹、引脊痛、食飲而身羸痩、名曰食㑊、先取脾兪、後取季脇」とある。

九巻・同に「大腸転気、按之如覆杯、熱引胃痛、脾気寒、四肢、不嗜食」とある。

十一巻・五気溢、発消渇、黄癉第六に「黄癉、善欠、脇下満、欲吐」とある。

『千金方』

泄痢不食、食不生肌膚。唾血、吐血。腰脊急強、黄疸、喜欠、不下食、脇下満、欲吐、身重不欲動。両脇急痛。腹中気脹、引脊痛、食飲多而身羸痩、名曰食晦、先取脾兪、後取季肋。熱痓引骨痛。不嗜食。

『千金翼方』

身体重、四肢不能自持、灸脾兪随年壮、鍼入五分補之。脾兪主四肢寒熱、腰疼不得俛仰、身黄、腹満、食嘔、舌根直、併灸椎上三穴各灸七壮。食不消化、泄痢不作肌膚、灸脾兪随年壮。腹満、水腫、灸脾兪随年壮、虚労血尿、白濁、灸脾兪百壮。

『銅人』

鍼入三分、留七呼、可灸三壮。

腹脹引胸背痛、食飲倍多、身漸羸痩、黄疸、善欠、脇下満、洩利、体重、四肢不収、痃癖、積聚、腹痛、不嗜食、痎瘧寒熱。

『聚英』

銅人鍼三分、留七呼、灸三壮。明堂灸五壮。素問、刺中脾十日死、其動為呑、又曰五日死。

多食、身疲痩、吐鹹汁、痃癖、積聚、脇下満、洩利、痎瘧、寒熱、水腫、気脹引脊痛、黄疸、喜欠、不嗜食。

『図翼』

刺三分、留七呼、灸三壮。素問云、刺中脾、十日死。

痃癖、積聚、肋下満、咳瘧寒熱、黄疸、腹脹痛、吐食、不食、飲食不化、或食飲倍多、煩熱、嗜臥、身日羸痩、泄痢、善欠、体重、四肢不収。此穴主寫五蔵之熱、与五蔵兪同。

千金云、食不消化、洩痢、不作肌膚、腸満、水腫、灸随年壮、三報之。又虚労、尿血白濁、灸百壮。

百證賦云、兼聴宮、能祛心下之悲悽。又兼膀胱兪、治脾虚、穀食不消。

捷径云、治思噎食噎。

一伝、治水腫、鼓脹、気満、泄瀉年久不止、及久年積塊脹痛。

『灸経』

灸五壮。

腹中脹満引背間痛、飲食多身羸痩、四肢煩熱、嗜臥怠惰、四肢不欲動揺。

『説約』

鍼三分、灸三壮。

腹、胸背に引きて痛む、黄疸、四肢沈重、痃癖、積聚、痎瘧寒熱するを治す。

『鍼灸則』

泄痢、不化飲食、不食、不肌膚、黄疸、脹満、痞気。

意釈と解説

①痓病で発熱が多いときに用いる。

②脾胃の熱になると咳をして吐く。膈の部分が冷えているために食べた物が消化しない。あるいは悪寒、発熱して皮膚や肌肉が痛み、呼吸が浅くなって寝ていられなくなる。胸が張り苦しくなり膈の少し上が緊張してぴくぴく痙攣し、両脇腹が詰まって痛む。胃部から下の部分も張り痛み、急に胃痛が起こる。あるいは、のぼせて肩背

部が冷えて痛み、汗は出ず、咽喉が痛み、寝てばかりで動こうとしない。心痛が起こっても動かない。これは体内に余分な水が多いためだが、積聚によっても起こることがある。

③脾脹病で、しゃっくりがよく出て、手足がだるくて煩熱し、身体も重だるいときにも脾兪を用いる。

④脾胃が病むと腹が張り、それが背部にまで響いて背中がだるくなり、また、いくら食べても痩せる食㑊や、内熱があるために痩せる黄癉になる。あるいは、大腸にガスが停滞して、これを按圧すると杯を伏せたような感じになっている。このようなときは、四肢倦怠感や食欲不振、吐き気、胃痛なども起こる。このときも脾兪を用いる。

⑤「食晦」は「しょくかい」と読む。「食㑊」と「食亦」は「しょくえき」と読む。いずれも意味は同じで、食べても衰えるとか、食べても痩せる、あるいは食べても怠惰などの意味である。黄癉は内熱のために痩せる病である。黄疸と同じと考えてよい。

現代の主治症と施術法

〈松元〉

肺兪と同じ施術法。

脾胃の虚弱を主る。例えば消化不良より来たる羸痩または疲労を感じ、あるいは鹹汁を吐し、下痢病まざるなどに効あり。そのほか、黄疸または積聚を治す。

〈駒井〉

灸七分、鍼三分。

胃痙攣、胃カタル、胃拡張、消化不良、腸カタル、嘔吐、腹部膨満、肝臓肥大、吐乳、羸痩。

〈岡部〉

胆石、胃痙攣、腹脹、多食して痩せる、胃腸炎、下痢、浮腫、肋間神経痛、黄疸、食欲不振、よく欠する、健忘症、糖尿病、蓄膿症、不眠症。

〈本間〉

胃の疾患をはじめ消化器系の全般にわたって効がある。そのほか、脚気、糖尿病、脳神経衰弱、急性リウマチにも効がある。

〈竹之内・濱添〉

鍼三分ないし五分、留むること七呼、気を得て後瀉す、灸七壮ないし百壮。

脾疾患を主る。胃疾患、消化不良、下痢、羸痩、腸疾患、皮膚病(癰・疔・癤)、筋肉痛、四肢倦怠、腰痛、肋間神経痛、腹痛、腹部膨満感、黄疸、血液疾患。

〈代田〉

胃痛、胃炎、胃痙攣、胃潰瘍、胃アトニー、胃下垂症、消化不良、食欲不振などの胃疾患を主る。また健忘症、蓄膿症、トラホーマ、嗜眠病、胆石症、黄疸、膵炎、糖尿病、胆石症と十二指腸潰瘍は右側に、胃潰瘍は左側に圧痛を現すことが多い。

〈中医学〉

直刺0・5~0・8寸、可灸。

腋の痛み、腹脹、黄疸、嘔吐、下痢、痢疾、血便、消化不良、水腫、背部痛。

〈深谷灸〉

糖尿病の必須穴、胃の痛み、胃痙攣、胃炎、消化不良、蓄膿症など。

〈森〉

やや内方に向けて肋間内に直刺する。深さは15～30ミリ。

胃腸疾患に用いる。すなわち胃潰瘍、十二指腸潰瘍、慢性膵炎、大・小腸カタル、糖尿病、関節リウマチ。

〈上地〉

胃の弱い人や内臓下垂の人は、ここに灸をすえていると治る。胃兪とセットで考える。水腫病に効く。むくみは土が弱って水が暴れている状態。黄疸は脾の病で肝実脾虚。慢性下痢には灸。下痢は腸と胃からくるものがある。脾の腰痛に置鍼。肉を絞める効果がある。胃兪・脾兪の痛みは先に足三里に灸する。前側、外側の胆経に沿って膝が冷えるとき、脾兪付近から大腸兪あたりまで刺し下ろす。2寸の3番—5番。

〈首藤〉

直刺または斜め下方に向けて刺入する。

脾経の変動があって反応が現れているときに用いる。消化器疾患で痞える場合は膈兪を用いるが、痛みがあったり、食欲不振、または逆に旺盛のとき、膝関節疾患で関節液が溜まるものには脾兪を選ぶ。脾は水はけをよくする。めまい、からだのむくみ、胃内停水、下痢便、心疾患、腎疾患などが含まれる。

まとめ

①通常、胃腸の病症は脾が虚して胃腸の寒証や熱証になるか、もしくは、これに痰飲（湿ともいう）が停滞して、さまざまな病症を発する。しかし、脾の津液が不足して虚熱を持っていた場合は、胃腸の病症と同時に、脾の病症である手足、または、全身の倦怠感、疲労感が現れる。また、胃腸に虚熱が波及すると、近くにある胆経にも影響が出るので、胸脇部の張りなどが現れる。

脾の津液が虚す原因は飲食と労倦だが、腎が虚して虚熱が発生し、それが脾胃に波及して脾の津液が虚すことがある。脈でいうと、最初は腎と脾の脈が虚して胃の脈が強くなっている。しかし、重症になると脾の脈が強くなる。この状態は糖尿病の重症で、食べても痩せる。これを「食晦（食㑊）」と言ったのであろう。あるいは、胃熱が旺盛すぎるために食べ過ぎて痩せるとも考えられる。黄疸はこの状態である。

②『図翼』に「此穴主寫五蔵之熱」とあるが、脾兪は瀉法するのではなく、やや深く刺して脾の陰を補う方法がよい。この刺法を昔は「輸写」と言ったが、筆者は「寫法」と言って「瀉法」とは区別している。

③実際には灸頭鍼、切皮程度の置鍼、透熱灸などを用いるが、病症によっては年壮を必要とする。

④古書に記されているのとは逆に、脾が虚して胃の陽気も虚しているために食欲がなく、下痢しやすくて太れない状態のときにも脾

兪を用いる。この場合は、透熱灸10壮程度を数カ月にわたって続けると太ってくる。
⑤肝炎、胆嚢炎、腎炎、ネフローゼ、慢性膵炎などの内臓疾患は、脾虚から発症していることが多い。このような疾患では本治法を脾虚として補い、脾兪に切皮程度で置鍼するか、透熱灸10壮程度を施すとよい。
⑥関節リウマチ、関節炎などで、明らかに湿によるものと分かれば脾兪を補う。外の水を「湿」と言い、内の水を「痰飲」という。

144 胃兪《いゆ》

取穴

伏臥して第十二胸椎と第一腰椎棘突起間の傍ら一寸五分に取る。

古法の主治症と施術法

『明堂』

刺入三分、留七呼、灸三壮。

胃中寒脹、食多身羸痩、腹中満而鳴、腹䐜、風厥、胸脇支満、嘔吐、脊急痛、筋攣、食不下（『医心方』は不能食）。


『甲乙経』

九巻・脾胃大腸受病、発腹脹満、腸中鳴、短気第七に「胃中寒脹、食多身体羸痩、腹中満而鳴、腹䐜、風厥、胸脇榰満（支満と同じ）、嘔吐、脊急痛、筋攣、食不下」とある。


『千金方』

目䀮䀮不明、悪風寒。胸脇柱満（支満と同じ）。腹満而鳴、嘔吐。胃中寒脹、食多身羸痩。嘔吐、筋攣、食不下、不能食。


『銅人』

鍼入三分、留七呼、可灸随年為壮。

胃中寒、腹脹、不嗜食、羸痩、腸鳴、腹痛、胸脇支満、脊痛、筋瘈。


『聚英』

銅人鍼三分、留七呼、灸随年為壮。明堂灸三壮。下経七壮。

霍乱、胃寒腹脹而鳴、反胃嘔吐不嗜食、多食羸痩、目不明、腹痛、胸脇支満、脊痛筋攣、小児羸痩、不生肌膚。

東垣曰、中湿者治在胃兪。


『図翼』

刺三分、留七呼、灸三壮。一曰、灸随年壮。

胃寒吐逆、反胃、霍乱、腹脹支満、肌膚疲痩、腸鳴腹痛、不嗜食、脊痛筋攣、小児羸痩食少、不生肌肉、及小児痢下赤白、秋末脱肛、肚疼不可忍、艾炷如大麦。

百證賦云、兼魂門、治胃冷食不化。

一伝、治水腫、鼓脹、気膈不食、泄瀉年久不止、多年積塊。


『灸経』

灸七壮。

胃中寒気不能食、胸脇支満、身羸痩、背中気上下行、腰脊痛、腹中鳴也。小児羸痩、食飲少、不生肌膚、灸胃兪穴、各一壮～炷如小麦大。

『**説約**』

鍼三分、灸三壮。

腹脹して食を嗜まず、胃中寒、腸鳴、腹痛、小児吐乳を治す。

『**鍼灸則**』

胃寒、吐逆、少食、羸痩、霍乱、腹痛。

意釈と解説

①胃が冷えているために腹が張って鳴る。多く食べても痩せる。吐き気がし、胸脇部が痞え苦しい。胃の裏側が引きつり痛み、食べた物が消化しにくい。
②『甲乙経』の条文は、胃熱と胃寒の病症を述べている。すなわち「食多身体羸痩」するのは胃熱が旺盛なためである。不能食は胃寒のためである。ほかの条文も「胃中寒」または「胃寒」としたものが多い。
③『甲乙経』に「風厥」とある。風厥については『素問』陰陽別論第七、『素問』評熱病論第三十三、『霊枢』五変第四十六などを参照するとよい。
風厥とは、風によって虚熱が発生して汗が出て、そのために気が偏って腹が張ったり背部が痛んだり、ゲップやあくびがよく出る状態をいう。

現代の主治症と施術法

〈**松元**〉

施術法は肺兪と同じ。一説に灸年壮という。

胃の諸病を主る。殊に嘔吐、留飲、消化不良、腸雷鳴、特発コレラまたは小児の羸痩、吐乳、青便あるいは十二指腸虫、脊髄炎。そのほか、脾兪と同じ。

〈**駒井**〉

灸七壮、鍼三分。

胃痙攣、胃カタル、胃拡張、胃アトニー、胃酸過多、消化不良、腹カタル、腸炎。

〈**岡部**〉

胃痙攣、胃潰瘍、嘔吐、食欲がない、多食して肥らない、腹痛、肋間神経痛、小児の脾癇。

『鍼灸大成』巻の六、胃兪の主治症の末尾に「東垣曰、中湿者、治在胃兪」とある。

〈**本間**〉

脾兪とならんで消化器一般に効くが、なかんづく胃痙攣、急性胃カタルからきた劇痛に、ここに深く刺入することによってよく頓挫する。

〈**竹之内・濱添**〉

鍼三分ないし五分、留むること七呼、気を得て後瀉す、灸七壮ないし百壮。

胃疾患を主る。嘔吐、下痢、小児の吐乳および青便、腎炎、腸疾患。

〈代田〉

脾兪とほとんど同じ。胃痙攣、急性胃炎、胃アトニーなどにありては脾兪よりも反応が強くあらわれることがある。

〈中医学〉

直刺0・5〜0・8寸、可灸。

胸や脇の痛み、胃脘痛、腹脹、食後一定時間後にもどす、嘔吐、腸鳴、消化不良。

〈深谷灸〉

胃疾患（脾兪よりも胃に直接効く）、筋攣縮。

〈森〉

やや上方胸廓の方に向けて刺入する。深さ15〜20ミリ。

胃疾患。

〈上地〉

胃と腸をセットで考えて、灸か置鍼していれば間違いない。つわり、肝臓肥大、木剋土で肝実のとき、背筋痙攣、胃の変調で背筋が盛り上がっている、などのとき治療は腹を温めるほうが早い。こむら返りは胃経の陽性の変調、背中と腰に筋張りのあるとき、ここに鍼すると両方とれる。乳児青便は鍼で背すじ、腹の張りをなでてやる。乳をやめ白湯にする。胃拡張は乾きの病、糖尿病の前兆。脾の腰痛に置鍼、肉を絞める効果がある。胃癌の場合、場所を局在できれば、その場に灸を徹底的にやれば治ることもあり得る。背中に張り付くほどに押さえて。

〈首藤〉

施術法は脾兪と同じ。脾兪の補助穴として反応が強い場合に用いる。

まとめ

①胃・大腸・小腸の虚実寒熱湿燥の状態は、脾虚から発生する。これについては脾兪の項で述べたが、脾の津液が枯渇して胃熱が旺盛だと、食べても痩せる状態になる。反対に、胃に寒や痰飲があると食欲はなくなり、腹痛、胃痛、下痢して痩せてくる。このようなときは1日10壮程度の透熱灸を施すと、元気になる。急性の胃痛や腹痛下痢などは、胃兪に鍼して治す。

②ただし、胃腸の病症は腎虚からも発生する。腎の陰虚熱のために胃が熱を受けて食べ過ぎることがある。あるいは、腎の津液不足のために腸の津液も不足して便秘する。逆に、腎の陽気が虚したために胃の陽気も虚していることがある。潰瘍や胃痛はむしろ腎虚のことが多い。このようなときは、胃兪だけでなく、胃兪と三焦兪に透熱灸を用いるか、鍼を浅く刺して補う。もし、脾虚からきていると判断すれば、脾兪と胃兪を用いて、腎虚陰虚熱からきているのであれば腎兪と胃兪を併用すればよい。灸の壮数、鍼の深さは、その患者の寒熱の程度や、急性か慢性かによって使い分ければよい。

145 三焦兪《さんしょうゆ》

取穴

伏臥して懸枢（第一・第二腰椎棘突起間）の傍ら一寸五分に取る。

古法の主治症と施術法

『明堂』

刺入五分、灸三壮。

頭痛、飲食不下、腸鳴、臚脹、欲嘔、時泄注（『医心方』は時洩注矣）。

『甲乙経』

九巻・脾胃大腸受病、発腹脹満、腸中鳴、短気第七に「頭痛、食不下、腸鳴、臚脹、欲嘔、時泄」とある。

『千金方』

五蔵六府心腹満、腰背疼、飲食吐逆、寒熱往来、小便不利、羸痩、少気、灸三焦兪随年壮。少腹積聚、堅大如盤、胃脹、食飲不消。腸鳴、腹脹、欲泄注。

『銅人』

鍼入五分、留七呼、可灸三壮。

腸鳴、腹脹、水穀不化、腹中痛、欲洩注、目眩、頭痛、吐逆、飲食不下、肩背拘急、腰脊強不得俛仰。

『聚英』

銅人鍼五分、留七呼、灸三壮。明堂鍼三分、灸五壮。

蔵府積聚、脹満、羸痩、不能飲食、傷寒頭痛、飲食吐逆、肩背急、腰脊強不得俛仰、水穀不化、泄注下痢、腹脹腸鳴、目眩、頭痛。

『図翼』

刺五分、灸三壮、一曰三分、五壮。

傷寒身熱頭痛、吐逆、肩背急、腰脊強、不得俛仰、蔵府積聚、脹満、膈塞不通、飲食不化、羸痩水穀不分、腹痛下痢、腸鳴、目眩。

千金云、少腹堅大如盤盂、胸腹脹満、飲食不消、婦人癥聚痩瘠、灸三焦兪百壮、三報之、仍灸気海百壮。又云、主、五蔵六府積聚、心腹満、腰脊痛、吐逆寒熱、小便不利、灸随年壮。又治尿血、灸百壮。

『灸経』

灸五壮。

背痛、身熱、腹脹、腸鳴、腰脊急強也。

『説約』

鍼三分、灸三壮。

骨蒸、労熱、腋汗、腸鳴、食化せず、腹痛、泄瀉、目眩、頭痛、腰脊強急、婦人癥聚痩瘠を治す。胃兪、脾兪、三焦兪、下膀胱兪に至りて皆灸百壮に至る。

意釈と解説

①脾や胃腸が病を受けて寒または熱状態になると、食べた物が消

化しない、腹が鳴る、腹水が溜まる、吐き気や下痢になる、といったことがある。以上のような病症のときに三焦兪を用いる。
②腹部に積聚や瘀血によるしこりがあるため、腰痛がある場合は透熱灸をするとよい。気海または中極などと併用する。瘀血による血尿にも透熱灸がよい。年壮または100壮する。
③急性熱病から項背部が引きつるとか頭痛、目眩、下痢などがあるときも、三焦兪を用いる。これは、おそらく脾虚で胃は冷えているが、陽明経には熱があるときの頭痛や目眩であろう。

現代の主治症と施術法

〈**松元**〉

施術法は肺兪と同じ。

諸臓の慢性病を主る。而して嘔吐、不食、消化不良、腸雷鳴、腸カタル、神経衰弱、脳充血、腰痛を治す。そのほか、腸チフスの解熱に効あり。


〈**駒井**〉

灸五壮、鍼五分。

胃痙攣、食思不振、消化不良、腸カタル、腎臓炎、腰椎神経痛。

〈**岡部**〉
腹部の積聚、腹が張って痩せ食事が摂れない、傷寒頭痛、嘔吐、肩背から腰にかけて凝り痛む、ぎっくり腰、消化不良、下痢、胃痙攣、自律神経不調和の症状、腎臓炎、糖尿、胆石、腰痛、婦人病。

〈**本間**〉
消化器系の疾患、腎臓、膀胱の病、頭痛、眩暈、肺結核に効く。

〈**竹之内・濱添**〉

鍼三分ないし五分、留むること七呼、気を得て後瀉す、灸七壮ないし百壮。

諸臓腑の慢性病を主る。自律神経失調症、心疾患、食欲不振、嘔吐、消化不良、下痢、便秘、腎疾患、腰痛、下腹痛、神経衰弱、脳充血。

〈**代田**〉
腎盂炎、腎炎、蛋白尿、糖尿病、消化不良、下痢、腸炎、胃痙攣、腰痛、胆石などに効く。また婦人病、殊に月経不順に効く。総じて慢性諸疾患に著効がある穴で、副腎の機能低下に著効がある。

〈**中医学**〉

直刺0・8～1寸、可灸。

腹脹、腸鳴、消化不良、嘔吐、下痢、痢疾、排尿困難、水腫、肩背が引きつる、脊椎や腰部の強痛。

〈**深谷灸**〉
腎炎、腎盂炎、糖尿病、腰痛、肺尖カタルの微熱。

〈**森**〉

腰より腹のほうへ直刺15～20ミリ。

胃・大腸疾患。

〈**上地**〉
食べ過ぎて頭が痛くなった場合、三焦兪の灸で腹を整えながら現場の痛みは頭維でとる。眩暈は腹に水が多いときに起こりやすい。三焦（心包）は熱を主る。夏ばてに灸。慢性化したものに効く。胃兪、脾兪と同じような効果があると思って使ってよい。上から押して痛まないが、横から押すとズンと痛むものは、その方向に鍼を打つ。

〈**首藤**〉

直刺。

腎兪の補助として使用する場合は、腎盂炎、腎炎の微熱。水はけが悪いとき。自発腰痛。学童の起立性蛋白尿には皮内針保定。

まとめ

①心の陽気が膀胱経から腎経に入って、命門の陽気となる。これを「心包の陽気」という。心包（命門）の陽気が、腎からほかの臓腑経絡に入ったものを「三焦の陽気」、または、「相火」という。だから十二経絡に原穴がある。故に三焦が大切で、腎が重要だとされている。

②過労になると、右尺中の脈が浮いてくる。これは三焦の陽気が自ら外発しようとしているためで、あまり良い状態ではない。また、急性熱病で陰盛になると、本体は寒なのに激しく発熱することがある。これを「真寒仮熱」というが、これは陽経や腑の陽気がなくなって、三焦の原気が表に浮いてきたためで、やはり良い状態ではない。したがって、三焦兪には次のような治効がある。

③急性熱病によって発熱して、微熱が続くときに用いる。接触鍼でよい。

慢性の腰痛や坐骨神経痛に用いる。もし肓門あたりに硬結があれば灸頭鍼がよい。

慢性の内臓疾患には透熱灸を行う。年壮になることが多いが、100壮ほど施灸することがある。

体質的に胃腸が弱くて下痢、腹痛などを起こしやすい場合に透熱灸を行う。これも多くなることがあるが、20壮程度で長く続けるのもよい。脾兪、胃兪と併用すると、なおよい。

146 腎兪《じんゆ》

取穴

伏臥して、命門（第二・第三腰椎棘突起間）の傍ら一寸五分に取る。

古法の主治症と施術法

『**明堂**』

刺入三分、留三呼、灸三壮。

腰痛、熱痙、寒熱、食多身羸痩、両脇引痛（『医心方』は両脇難）、心下䐜痛、心如懸、下引臍、少腹急痛、熱面黒、目䀮䀮、喘咳少気、溺濁赤（『医心方』は溺苦）、骨寒熱、溲難、腎脹、頭痛、足寒、洞泄、食不化。

『**甲乙経**』

七巻・太陽中風感於寒湿、発痙第四に「熱痙、脾兪及腎兪主之」とある。

八巻・五蔵伝病、発寒熱第一下に「寒熱、食多身羸痩、両脇引痛、心下賁痛、心如懸、下引臍、少腹急痛、熱面急（一本作黒）、目䀮䀮、久喘咳、少気、溺濁赤~骨寒熱溲難」とある。

八巻・五蔵六府脹第三に「腎脹者、腎兪主之、亦取太谿」とある。

『千金方』

腎中風者、其人踞坐而腰痛、視脇左右未有黄色如餅粟大者、尚可治、急灸腎兪百壮、服続命湯、若歯黄、赤髪、発直、面土色者、不可復治。

凡灸瘧者、必先問其病之所先発者、先灸之~従腰脊発者、灸腎兪百壮。

丹毒。消渇小便数。虚労浮腫。風頭痛。面赤熱。目䀮䀮不明、悪風寒。両脇引痛。少腹痛。心痛如懸。小便難、赤濁、骨寒熱。寒中、洞泄不化。胃中寒脹、食多身羸痩。嘔吐。喘咳、少気、百病。足寒。寒熱、瘧、反折。頭身熱赤、振慄、腰中四肢淫濼、欲嘔。

『外台』

灸三壮。

腰痛不可俛仰反側、熱痙、寒熱、食多身羸痩、両脇引痛、心下焦痛、心如懸、下引臍、少腹急痛、熱面黒、目䀮䀮、喘咳少気、溺滑赤、骨寒熱、便難、腎脹、風頭痛如破、足寒如水、頭重、身熱振慄、腰中四肢淫濼、欲嘔、腹鼓、大寒、中洞泄、食不化、骨寒熱、引背不得息。

『銅人』

鍼入三分、留七呼、可灸以年為壮、慎如前法。

虚労、羸痩、耳聾、腎虚、水蔵久冷、心腹䐜脹、両脇満引少腹急痛、目視䀮䀮、少気、溺血、小便濁、出精、陰中疼、五労七傷、虚憊、脚膝拘急、足寒如氷、頭重、身熱、振慄、腰中四肢淫濼、洞洩、食不化、身腫如水。

『聚英』

銅人鍼三分、留七呼、灸以年為壮。明堂灸三壮。素問、刺中腎六日死、其動為嚔、又五日死。

虚労羸痩、耳聾、腎虚、水蔵久冷、心腹填満脹急、両脇満引小腹急痛、脹熱、小便淋、目視䀮䀮、少気、溺血小便濁、失精夢泄、腎中風、踞坐而腰痛、消渇、五労七傷、虚憊、脚膝拘急、腰寒如水、頭重、身熱振慄、食多羸痩、面黄黒、腸鳴、膝中四肢淫濼、洞洩、食不化、身腫如水、女人積冷気成労、乗経交接羸痩、寒熱往来。

『図翼』

刺三分、留七呼、灸三壮。一曰灸以年為壮。素問曰、刺中腎六日死。

虚労、羸痩、面目黄黒、耳聾、腎虚、水蔵久冷、腰痛、夢遺精滑、脚膝拘急、身熱、頭重、振寒、心腹䐜脹、両脇満痛引少腹、少気、溺血、便濁、淫濼、赤白帯下、月経不調、陰中痛、五労七傷、虚憊無力、足寒如氷、洞洩、食不化、身腫如水、男女久積気痛、変成労疾。此穴主寫五蔵之熱、与五蔵兪同。

千金云、腎間風虚、灸百壮。又小便濁、夢遺失精、灸百壮。又云、腎兪、主五蔵虚労、少腹弦急、脹熱、灸五十壮。老少減之、若虚冷、可百壮、横三間寸灸之。又消渇、口乾、同腰目灸之。又尿血、灸百壮。又百病水腫、灸百壮。

玉龍賦云、兼命門、治老人便多。又兼心兪、治腰腎虚乏之夢遺。

百證賦云、兼巨髎穴、能除胸膈停留瘀血。

通玄賦云、能寫尽腰股之痛。

一伝、治色欲過度、虚腫、耳痛、耳鳴。

『灸経』

灸五壮。

腰疼不可俛仰、転側難、身寒熱、飲食倍多身羸痩、面黄黒、目䀮䀮、兼主、丈夫婦人、久積冷気、変成労疾也。

『説約』

鍼三分、灸三壮。

腰痛、心腹䐜脹、両胸満、少腹に引きて急痛、小便濁り、五労、七傷、虚憊、洞洩、食化せず、身腫ること水の如きを治す。

『鍼灸則』

腎虚腰痛、遺精白濁、耳目不明。

意釈と解説

①痙病で発熱したとき、腎脹病で腹が張り、背中を押さえられたような感じがして、腰から大腿部まで痛むときなどに、腎兪を用いる。

②腎の津液が虚して熱が発生したために、食べても痩せて、両脇が引きつり痛み、心窩部が張って痛み、心に熱が波及したために落ち着きがない。臍が引っ張られるような感じがして下腹が痛む。これは、腎の虚熱が発生して心熱になるためである。さらに熱が多くなると顔面が熱して黒くなり、目がぼんやりして見えにくくなる。あるいは、ゼエゼエと呼吸が荒くなり咳が出やすく、深い呼吸ができない。下焦にも熱があるので、小便が気持ちよく出ず、色は赤い。

③腎の津液が虚して発生する熱を「虚熱」という。原因は、房事過度や肉体労働である。あるいは、足からの冷え込みもある。虚熱が多いと、健康な状態の人でも食べても太らない。また、皮膚の色は黒っぽい。そうして虚熱が旺盛だから相対的に命門の陽気は盛んになり、精力が旺盛である。これが病的になると熱が中焦から上焦にまで多くなるから、心窩部に痛みが出たり動悸がしたりする。また、顔面は赤黒くなり、目や耳などの病になる。下焦にも熱が旺盛だから小便は少なくて色が赤い。もちろん出にくい。あるいは遺精、陰茎硬直症などになる。ただし、虚熱が旺盛だから汗は出やすく、足裏は煩熱する。

しかし、高齢になるとともに虚熱が少なくなる。そうすると疲れやすくなり、外は冷えやすくなる。そのために煩熱していた足は冷えやすくなり、小便は自利して夜間排尿が多くなる。腰痛も起こりやすい。さらに虚熱が少なくなると、熱は外発しようとして皮膚に迫るが、出て行くほどの力がないから水腫を発生させる。要するに水太り状態になる。また冷えるために下痢することもある。この下痢は腎陰の引き締める力が弱くなるためだから腹痛は少ない。

『銅人』、『聚英』、『図翼』などには、以上のような病症も腎兪の主治症だとある。

現代の主治症と施術法

〈松元〉

施術法は肺兪と同じ。

腎臓と膀胱の諸患を主る。即ち腎臓炎、糖尿病、血尿、淋病、消渇および男女生殖器病または消化不良、腸カタル、水腫、腰痛、そのほか、五労七傷、腎虚羸痩を治す。

〈駒井〉

灸五壮、鍼七分。

腎臓と膀胱の疾患の場合には必ずこれを用いる。即ち腎臓炎、膀胱麻痺および痙攣、痔疾、淋病、糖尿病、血尿、月経困難症、子宮内膜炎。

〈岡部〉

虚労羸痩、結核疾患、冷症、心下・腹腸満、腰腹神経痛、泌尿器疾患、腰痛、リウマチ、婦人病、腎臓炎、膀胱疾患、痔疾患、糖尿病、夢精、多食して痩せる、消化不良、腎虚、寒熱往来、生殖器疾患、神経症、高血圧症、坐骨神経痛、夜尿症、呼吸器疾患、中耳炎。

〈本間〉

婦人科疾患、男子生殖器疾患、精力減退。腎臓、膀胱、尿道の病。肺、肋膜、腹膜などにおける疾患。耳病。心臓病。下半身の神経痛、神経麻痺など。

〈竹之内・濱添〉

鍼三分ないし五分、留むること七呼、気を得て後瀉す、灸七壮ないし百壮。

腎疾患を主る。男女生殖器疾患、膀胱疾患、脊椎疾患、脳脊髄疾患、胃腸疾患、腰痛、坐骨神経痛、糖尿病、腹水、下痢、便秘、脱肛、痔疾、慢性病の衰弱。

〈代田〉

腎臓疾患を主る。即ち腎臓炎、蛋白尿、腎盂炎、萎縮腎、腎臓結核。膀胱疾患を主る。即ち膀胱炎、膀胱結核。生殖器疾患を主る。即ち淋病、梅毒、尿道炎、夢精、陰萎、子宮内膜炎、膣炎、付属器炎、不妊症、月経不調。神経系諸疾患、即ち神経衰弱、ヒステリー、精神病、血圧亢進症、脳溢血、半身不随、小児麻痺、坐骨神経痛、腰神経痛、股神経痛、腸骨下腹神経痛。消化器疾患、即ち消化不良、食欲不振、腸炎、下痢、嘔吐などに効く。呼吸器疾患、即ち肺浸潤、肋膜炎。そのほか、心臓病、眼底出血、弱視、中耳炎、喘息、遺尿症、副腎機能障害、糖尿病にも効く。

〈中医学〉

直刺0・8~1寸、可灸。

遺精、インポテンツ、遺尿、小便頻数、月経不順、白帯下、腰膝のだるい痛み、目の前がまっ暗となる、耳鳴りや難聴、排尿困難、水腫、未消化便、喘息で呼吸が浅い。

〈深谷灸〉

腎疾患を主る。腎炎、ネフローゼ、蛋白尿など。生殖器疾患、腰痛。

〈森〉

腰部に直刺50~70ミリ。

腎疾患、生殖器疾患、膀胱炎、腰痛など。

〈上地〉

腰痛と婦人科疾患の穴、灸頭鍼か置鍼がよい。炎症には灸頭鍼はやらない。肺の故障(結核)は灸する。少なくとも10壮以上。腰を治せば胸もよくなる。心経の治療にも使う。疝気、冷えからくる故障、臍から下あたりの全部の痛み。腎の故障のみでなく、肝の故障のこともある。その場合、足親指の内側に治療点がある。

奔豚、貧血に灸頭鍼。老人性の下痢、耳の故障（中耳炎）。脾虚の場合、腎兪付近がよく効くことがある。脾虚による腰痛、肉が緩んで骨を支えられない、灸頭鍼で温める。足の甲と裏のむくみに深い灸頭鍼と中極の多壮灸。腎兪、志室のこりは尻に鍼してとる。夜中に2回以上トイレに起きる人、頻尿、足の冷たい人には灸頭鍼。

臨床上の腎兪は、通常言われているよりも下で、大腸兪の少し上の背骨に近いところに取穴するとよい。

〈首藤〉

直刺。

腎経の変動ある場合に使用する。すなわち耳鳴り、難聴、立ちくらみ、疲れやすい、精力がない、腎・腎盂疾患、内臓の出血、水はけが悪いとき。

まとめ

腎虚の病態について説明することで、腎兪の用い方や主治症を検討してみる。

①腎虚陰虚熱証については、次のようである。腎の津液が不足して虚熱が発生している状態で、極端な場合は食べても太らない。色が浅黒くて精力旺盛、ただし、そのために房事過度となって疲れて腰痛などになる。あるいは性欲を我慢していると遺精や陰茎硬直症になる。足裏は煩熱して痛むことがある。

虚熱が中焦までのぼると腎虚脾虚胃熱状態になり、血糖値が高くなる。

虚熱が上焦にまでのぼると動悸（奔豚気）、息切れ、咳、喘息などが起こる。心臓病や血圧が高くなるのはこの状態である。なお、肺熱になって糖尿病になる場合もある。このときは口渇が激しい。

虚熱がさらに昇ると耳鳴りや難聴になる。あるいは、老眼が進む。筆者の兄は子供の頃から熱病をくり返したために中耳炎となり、最終的には鼓膜がなくなって難聴で苦しんだが、18歳の頃から腎兪と志室の透熱灸を1年余り続けて治り、鍼灸師となった。

腎虚が慢性化して虚熱が少なくなると、足が冷えて腰痛、坐骨神経痛、精力減退、夜間排尿などが起こる。現代的にいえば前立腺肥大などである。

さらに腎虚が慢性化して虚熱も少なくなると、表に水を押し出すが発散するだけの力がなくなる。結果として水太りになり、水腫を病むが、太り過ぎたために膝関節が腫れる場合がある。

なお、アトピー性皮膚炎は腎虚の虚熱が表に出てきても発散できず、表に停滞するために痒いのである。故に腎兪に灸頭鍼をして津液を補えば、発散力が増して治る。

②腎虚陽虚寒証については、次のようである。虚熱がなくなり、命門の陽気も虚してしまうと、下痢しやすくなり、食欲は減退し、胃痛、めまい、頻尿などが起こる。もちろん精力などない。慢性の腰痛などもある。ときに大便を失禁することもある。

③諸先生は腎、膀胱疾患に効くと記しているが、腎炎、ネフローゼ、膀胱炎などのほとんどは脾虚証として治療するものが多く、したがって腎兪よりも脾兪を用いることが多い。ただし、前立腺肥大だけは肝虚や腎虚が多いので腎兪を用いる。また、妊娠腎から腎炎

になったり、蛋白尿が出ていたりする場合は、腎虚証で治療して腎兪を用いる。

以上、腎兪には透熱灸や灸頭鍼を用いることがほとんどで浅い置鍼では効果が期待しにくい。

147 大腸兪《だいちょうゆ》

取穴

伏臥して、腰陽関（第四・第五腰椎棘突起間）の傍ら一寸五分に取る。

古法の主治症と施術法

『明堂』

刺入三分、留六呼、灸三壮。

大腸転気、按之如覆杯、食不下、腸鳴、腹䐜、面腫、腰痛。

『千金方』

大腸中風者、臥而腸鳴不止、灸大腸兪百壮、可服続命湯。風腹中雷鳴、腸澼泄利、食不消化、小腹絞痛、腰脊疼強、或大小便難、不能飲食、灸百壮。

腸中臚脹不消、灸大腸兪四九壮。腹中気脹引脊痛、食飲多而身羸痩、名曰食侮。大小便不利。腸鳴、腹䐜腫、暴泄。食不下、喜飲。

『外台』

灸三壮。

大腸転気、按之如覆杯、食飲不下、善噎、腸中鳴、腹䐜而腫、暴泄、腰痛、是主津液所生病者、目黄、口乾、衄、喉痺、肩前臑痛、大指次指痛不用、気盛有余則熱腫、虚則寒慄。

『銅人』

鍼入三分、留六呼、可灸三壮、慎猪魚酒麺生冷物等。

腰痛、腸鳴、腹脹、繞臍切痛、大小便不利、洞泄、食不化、脊強不得俛仰。

『聚英』

銅人鍼三分、留六呼、灸三壮。

脊強不得俛仰、腰痛、腹中気脹、繞臍切痛、腸鳴引脊痛、多食身痩、腹中雷鳴、大腸中風而鳴、大腸灌沸、腸澼、洩利、白痢、食不化、小腹絞痛、大小便難。

東垣曰中燥治在大腸兪。

『図翼』

刺三分、留六呼、灸三壮。

脊強不得俛仰、腰痛、腹脹、繞臍切痛、腸澼、瀉痢、食不化、大小便不利。

千金云、脹満、雷鳴、灸百壮、三報之。

霊光賦云、治大腸病。

『説約』

鍼三分、灸三壮。

脊強ばり腰痛し、腸澼、大小便利せず、五痔疼痛、婦人帯下を治す。

意釈と解説

①腹が鳴る。これを按圧すると杯を伏せたように膨満していて張り、食べた物が消化しない。また、腰背部が痛んで前屈や後屈ができない。大便や小便が出ない。あるいは、慢性的な下痢がある。臍の周りで腹痛する。

②『明堂』に「腹䐜、面腫」とあり、『医心方』も同じだが、『外台』では「腹䐜而腫」となっていて、ほかの書物にも面腫はない。ここは『外台』が正しいのではないかと思う。

現代の主治症と施術法

〈**松元**〉

鍼一寸、留むること七呼、灸七壮ないし五十壮。

腸疾患を主る。また脚気、腰痛、淋病、糖尿病、遺尿および婦人の子宮疾患を治す。そのほか、脊髄炎に効あり。

〈**駒井**〉

灸三壮、鍼三分。

腰筋痙攣、腰腹神経痛、鼓腸、腸カタル、淋疾、尿道炎、腎臓炎、萎縮腎、脚気。

〈**岡部**〉

腰痛、背腰部の凝り、腹が張る、夢精、腹痛、下痢、多食にかかわらず痩せる、腸鳴、疲労感多し、腰冷え、大腸カタル。

〈**本間**〉

普通の体格の人で一寸五分刺入できる。

腰痛、下痢、赤痢、便秘、痔疾。

〈**竹之内・濱添**〉

鍼三分ないし一寸五分、留むること七呼、灸七壮ないし百壮。

大腸疾患を主る。生殖器疾患、腎疾患、糖尿病、下肢神経痛、膝関節炎、脚気、半身不随、脊髄疾患、脱肛、痔疾患、下腹痛。

〈**代田**〉

大腸疾患を主る。大腸炎、虫垂炎、便秘、下痢、痔疾、皮膚病、椎間板ヘルニア、腰痛、変形性腰椎症、坐骨神経痛、股神経痛、膝関節炎、関節リウマチ、月経痛、不妊症、下肢疾患のすべて、レイノー病、脱疽、間歇性跛行症。

〈**中医学**〉

直刺0・8〜1寸、可灸。

腹痛、腹脹、腸鳴、下痢、便秘、痢疾、腰部脊柱痛。

〈**深谷灸**〉

大腸疾患（腸炎、便秘、下痢）、腰痛、坐骨神経痛、生殖器疾患。

〈**森**〉

やや下方に向けて腰部に直刺15〜30ミリ。

便秘、下痢、胃腸疾患、痔疾、腰痛、坐骨神経痛。

〈**上地**〉

腰痛の名穴、灸頭鍼もよい。実証の便秘（2〜3日出ない場合）に効く。深鍼。慢性の場合は灸頭鍼。水はよく飲むが汗が出ず、軟便が1日2回以上有り、腹部がふくらんでいるのは肺虚の虚腹である。

大腸兪の灸頭鍼。

裏急後重で痛みがあるものに灸か灸頭鍼。肩こり、五十肩のときに置鍼。婦人科疾患、熱性腸炎、痔疾、臍の周りが堅い人に灸頭鍼（この方法で痃癖が摂れて肩こりや疲労感が取れる）。

腰痛、下肢痛。

〈首藤〉

直刺。刺入すればかなり深く入るが、五分～一寸の間でこと足りることが多い。

まとめ

腰痛や坐骨神経痛のときに硬結や圧痛があれば用いる。灸頭鍼がよいことが多いが、単刺してもよい。そのときは少し深く刺す。刺したあと、硬結がなくなると効く。時には雀啄するとよい。虚している人の慢性腰痛には透熱灸もよい。毎日5～10壮くらいでよい。

148 小腸兪《しょうちょうゆ》

取穴

伏臥して仙骨上部の外側、第一正中仙骨稜の傍ら一寸五分に取る。

古法の主治症と施術法

『明堂』

刺入三分、留六呼、灸三壮。

少腹（『医心方』は小腸）痛熱控睾引腰脊。疝痛上衝心。腰脊強。溺難黄赤。口乾（『外台』は「大小便難、淋、痔」と続く）。

『甲乙経』

九巻・腎小腸受病、発腹脹、腰痛引背、少腹控睾第八に「少腹痛、控睾引腰脊、疝痛上衝心、腰脊強、溺黄赤、口乾」とある。

『千金方』

小便不利、少腹脹満、虚乏、灸小腸兪、随年壮。三焦寒熱、灸小腸兪、随年壮。消渇、口乾不可忍者、灸小腸兪百壮、横三間寸灸之。口舌乾、食飲不下。大小便難、淋癃。泄痢膿血五色、重下腫痛。小便赤黄。腸鳴、臚脹、欲泄注。腰脊疝痛。腰脊急強。

『銅人』

鍼入三分、留六呼、可灸三壮。

小便赤渋淋瀝、少腹疞痛、脚腫、短気、不嗜食、大便膿血出、五痔疼痛、婦人帯下。

『聚英』

銅人鍼三分、留六呼、灸三壮。

膀胱三焦津液少、大小腸寒熱、小便赤不利、淋瀝、遺溺、小腹脹満疞痛、泄利膿血、五色赤痢、下重腫痛、脚腫、五痔、頭痛、虚乏、消渇、口乾不可忍、婦人帯下。

東垣云、中暑治在小腸兪。

『図翼』

刺三分、留六呼、灸三壮。

膀胱、三焦津液少、便赤不利、淋瀝遺尿、小腹脹満疞痛、瀉痢膿血、脚腫、心煩、短気、五痔疼痛、婦人帯下。

千金云、洩注五痢、便膿血、腹痛、灸百壮。又主、三焦、膀胱、寒熱、津液赤白、洞泄、腰脊痛、小水不利、婦人帯濁、灸五十壮。又消渇、口乾、不可忍者、灸百壮、横三間寸灸之。

霊光賦云、治小便病。

『説約』

小便赤渋、淋瀝、少腹疞痛、脚腫、短気、食を嗜まず、大便膿血出で、五痔疼痛、婦人帯下を治す。鍼三分、留六呼、灸三壮すべし。

意釈と解説

①下腹が痛んで睾丸が引きつれ、その痛みが腰背部にまで響く。下腹が冷えたために疝が起こって引きつり、そのために気が胸にまで突き上がってくる。小便が気持ちよく出ず口が渇く。以上のような病症に小腸兪を用いる。

②そのほか、膿血下痢、痔疾、腹痛、腸鳴して腹が張る、婦人の帯下、脚の浮腫、糖尿病で口渇が激しいときなどに小腸兪を用いる。

現代の主治症と施術法

〈松元〉

鍼一寸、留むること七呼、灸七壮ないし五十壮。

腸疾患を主る。即ち腸カタル、腸疝痛、消化不良、便秘、尿閉、痔疾、淋病および婦人病を治す。あるいは直腹筋痙攣、脊髄諸病、腰痛に効あり。そのほか、大腸兪に同じ。

〈駒井〉

灸三壮、鍼五分。

腸カタル、腸疝痛、下痢、便秘、淋疾、痔疾、背椎・腰椎・仙椎神経痛、子宮内膜炎、不妊症、骨盤内臓器の諸疾患。

〈岡部〉

膀胱疾患、大小腸の疾患、夜尿症、痔疾患、糖尿病、婦人病、リウマチ、坐骨神経痛、月経不調、痺結、下痢、小便不利、膀胱カタル、腸出血、膝関節炎、生殖器疾患。

〈本間〉

腎膀胱の病に効く。大便中に膿や血を交えて下す病たる大腸の赤痢性、結核性、あるいは梅毒性潰瘍、糖尿病、痔疾。婦人帯下。子宮の病、ラッパ管の病。

〈竹之内・濱添〉

鍼三分ないし五分、留むること七呼、灸七壮ないし百壮。

小腸疾患を主る。消化不良、下痢、便秘、尿閉、痔疾患、婦人科疾患、腹直筋痙攣、腰痛。

〈代田〉

急性および慢性の関節リウマチに著効がある。腸出血、痔疾、下痢、便秘、月経不調、婦人病、子宮出血、膀胱炎、膀胱結核、膀胱麻痺、坐骨神経痛、膝関節炎、そのほか、下肢の疾患および生殖器病に効く。月経をととのえ瘀血を排除するのにも効く。

〈**中医学**〉

直刺0・8～1寸、可灸。

遺精、遺尿、血尿、小腸脹痛、下痢、痢疾、痔疾、少腹部から性器にかけての痛み、腰腿痛、白帯下。

〈**深谷灸**〉

急性慢性リウマチ、痔疾、下痢、便秘、坐骨神経痛、生殖器疾患、月経不順、膀胱炎、腰痛。

〈**森**〉

臀内に向けて直刺20～50ミリ。

腸カタル、便秘。

〈**上地**〉

婦人科疾患の治療の必須ポイントである。2寸くらいの灸頭鍼を用いる。腎兪よりも著明に効く、婦人科疾患の故障やしびれは刺し下ろす。尿管を傷つけ、尿閉を起こす危険があるので慎重に刺入する。

腰仙部の痛み、痔疾、便秘（鍼）。腸カタルと腸疝痛は灸頭鍼、下痢と淋疾は灸。リウマチ。鍼をすると膝がよくなる。中極あたりのしこりが取れる。腰痛で小腸兪に圧痛がある場合。坐骨神経痛には上から下へ向かって刺す。脇腹の痛みで中封でとりきれないもの。

〈**首藤**〉

直刺。大腸兪と同じ要領でよいが、より浅くなる。

婦人科疾患、下肢痛、下肢リウマチ性関節疾患、痔。

まとめ

①小腸は胃、大腸とともに脾の支配下にある。故に脾虚になると小腸に病変が現れる。

②古典医術では、飲んだ水分は胃から小腸、膀胱にいって排出されるとする。したがって、脾が虚して小腸、膀胱の働きが悪くなると体内に水が停滞する。その肌肉に停滞した場合は、現代でいう関節炎やリウマチになるので、小腸兪がリウマチや関節水腫に効くのである。

③肝虚陽虚寒証になると中焦以下は冷えて、上焦の心・肺には熱が多くなる。この熱が表裏関係の小腸と大腸に波及して下痢になることがある。これが潰瘍性大腸炎である。クローン病も同じ病理である。クローン病は痔瘻も病む。このようなときに小腸兪を用いる。

④小腸兪が生殖器疾患や婦人病あるいは淋病、痔疾に効くのは、部位から考えて当然のことかもしれないが、古典的にいうと腎虚（少陰経の虚）で小腸経に熱が波及するためである。また肺虚肝実証で下焦に瘀血が多くなって発症するもので、小腸兪は瘀血を除く作用がある。

⑤腰痛は、浅い単刺では効果がない。1センチくらいは刺入して雀啄刺する。慢性疾患には灸頭鍼がよい。ただし、急性の腰痛や自発痛がある腰痛の場合は、接触鍼で痛みを取る。

149 膀胱兪《ぼうこうゆ》

取穴

伏臥して第二正中仙骨稜を定め、その傍ら一寸五分に取る。

古法の主治症と施術法

『明堂』

刺入三分、留六呼、灸三壮。

熱痓互引、汗不出、反折、尻臀内痛、似癉瘧状、腰脊痛強引背少腹、俛仰難、不得仰息、痿重尻不挙、溺赤、腰以下至足清不仁、不可以坐起。

『甲乙経』

七巻・太陽中風感於寒湿、発痓第四に「熱痓互引、汗不出、反折、尻臂（『明堂』と『外台』は臀）内痛、似痺（『明堂』と『外台』は癉）瘧状」とある。

九巻・腎小腸受病、発腹脹、腰痛引背少腹控睾第八に「腰脊痛強、引背少腹俛仰難、不得仰息、脚痿重尻不挙、溺赤、腰以下至足清不仁、不可以坐起」とある。

『千金方』

堅結積聚。小便赤黄。腰脊急強。腰痛。足清不仁。熱痓、引骨痛。煩満汗不出。

『銅人』

鍼入三分、留六呼、可灸三壮。

風労腰脊痛、洩利腹痛、小便赤渋、遺溺、陰生瘡、少気、足䯒寒、拘急不得屈伸、女子瘕聚、脚膝無力。

『聚英』

銅人鍼三分、留六呼、灸三壮。明堂灸七壮。

風労脊急強、小便赤黄、遺溺、陰生瘡、少気、脛寒拘急不得屈伸、腹満、大便難、洩利腹痛、脚膝無力、女子瘕聚。

『図翼』

刺三分、留六呼、灸三壮、一云七壮。

小便赤渋、遺尿、洩痢、腰脊腹痛、陰瘡、脚膝寒冷無力、女子癥瘕。

『灸経』

灸七壮。

百證賦云、兼脾兪、治脾虚穀食不消。

『説約』

腰脊急強、腰已下酸重、労損不仁、腹中痛、大便難也。

『鍼灸則』

鍼三分、灸三壮。

風労、腰脊痛、遺溺、膝脚無力、女子癥瘕を治す。

小便赤渋、遺尿、失禁、婦人帯下、瘕聚。

意釈と解説

①痙病によって悪寒、発熱し、汗が出ず、背筋などが引きつり、内熱が多いために食べても痩せる癉のようになり、また悪寒、発熱状態が瘧病に似ているときに膀胱兪を用いる。

②腰背部が強ばって痛み、それが背部全体や下腹にまで響いて前屈後屈ができず、大きな呼吸ができない。また、脚に力がなくなって起き上がれない。小便の色が赤くなる。あるいは腰から脚まで冷えて知覚鈍麻となり、起坐が困難になる。

③そのほか、陰部のでき物、瘀血、遺尿、腹痛して便秘または下痢、婦人の疲労などにも膀胱兪を用いる。

現代の主治症と施術法

〈松元〉

鍼一寸、留むること七呼、灸七壮ないし五十壮。

膀胱疾患を主る。または糖尿病、遺尿、便秘、腰痛、脚気、子宮病、膣内炎、陰部の諸瘡および掻痒を治す。

〈駒井〉

灸七壮、鍼三分。

膀胱カタル、淋疾、下痢、腰神経痛、下腹神経痛、仙骨神経痛、子宮内膜炎、そのほか、婦人病。

〈岡部〉

膝関節炎、夜尿症、秘結、下肢の疾患、膀胱カタル、淋疾、坐骨神経痛。

〈本間〉

急性腎臓炎、腎臓結核、腎臓腫瘍、腎盂炎、急性膀胱炎、膀胱癌、急性尿道炎、結石性。婦人の下腹部の腫物や子宮痙攣などを治す。

〈竹之内・濱添〉

鍼三分ないし五分、留むること七呼、灸七壮ないし百壮。

膀胱疾患を主る。腎疾患、男女生殖器疾患、糖尿病、下痢、便秘、痔疾患、下腹冷感および疼痛、頭痛、眩暈、脳充血、高血圧症、頸項部疼痛、背部疼痛、腰痛、坐骨神経痛、腓腹筋痙攣、下肢冷感。

〈代田〉

膀胱炎、淋疾、腰痛、坐骨神経痛。

〈中医学〉

直刺0・8～1寸、可灸。

小便が赤く渋る、遺精、遺尿、腹痛下痢、便秘、腰部脊柱の強ばり痛み、膝脚の寒冷による無力感、女子の下腹部の腫塊（移動して痛みが定まらないもの）、陰部が腫脹して瘡を形成したもの、淋疾。

〈深谷灸〉

膀胱炎、淋疾、腰痛、坐骨神経痛。

〈森〉

臀内へ直刺10～20ミリ。

膀胱疾患。

〈上地〉

膀胱疾患、多壮灸の場合もある。色が濃い尿が出にくいときに用いる。次髎と併用するとよい。尿を出してやる。心臓疾患の人は楽になる。夜尿症に毎日灸、次髎・百会を併用。子供の寝小便は身柱に灸して風邪を防ぐだけでもよくなる。脊髄炎。脊髄癆は椎間の圧痛点に灸。坐骨神経痛。膀胱結石のときに深鍼。子宮内膜症に灸。

まとめ

①腰痛、坐骨神経痛のときに硬結、圧痛があれば用いるが、古くなれば灸頭鍼、急性の場合は浅く鍼して知熱灸がよい。

②背部兪穴は、その臓の持っているものを補う。

肺は気を蔵し、肺経は気を発散するから肺兪は気を補う。故に極めて浅い鍼、少ない壮数でよい。

心は血を生じ、心経は心の陽気を押さえるから、心兪は心血を補う。故に肺兪よりは深く刺してよいが、それでも1ミリ程度でよい。灸も3壮までとする。

肝は血を蔵し、肝経は収斂して血を集めるから、肝兪は血を補う。故に肝虚のときは補い、肝実熱または肝実瘀血のときは瀉法する。

脾は血を包み統べる、脾経は発散に働くから、脾兪は血の働きを旺盛にする。血による病は脾兪を補う。基本的に透熱灸がよい。

腎は津液（精）を蔵して固まる作用があり、腎経も引き締め固める。故に心包の陽気が降りてきて命門となり津液の過剰を制御する。故に腎兪は津液を補うが、命門は浅い刺鍼、少ない壮数で補う。あるいは、代わりに厥陰兪を用いる。ただし、肩背部痛、腰痛、坐骨神経痛などの経筋病の場合は例外がある。

③灸は陥下していれば用いるが、硬結に対して施灸することもある。そのとき最初は熱いが、そのうちに熱さを感じなくなるから、次に熱さを感じるまで施灸する。自然と多壮になる。もちろん上半身は少なく、下半身は多くなるのが基本だが、時に肺兪などに多壮しなければならないことがある。

④鍼も上半身は浅く、下半身にいくほど深くなる。これも例外がある。硬結がある場合は深く刺してよい。また、急性病は浅い刺鍼になり、慢性病は深く刺すことが多い。灸頭鍼も用いてよい。

150 中膂兪《ちゅうりょゆ》

一名中膂内兪・脊内兪

取穴

伏臥して第三正中仙骨稜の外方一寸五分に取る。膀胱兪の下五分に取る。

古法の主治症と施術法

『明堂』

刺入三分、留十呼、灸三壮。

腰痛不可以俛仰、寒熱、痓、反折互引、腹脹腋攣、背痛中怏怏引脇痛内引心（『外台』に「従項始、数脊椎夾脊如痛、按之応手、灸立已」とある）。

『甲乙経』

八巻・五蔵伝病、発寒熱第一下に「寒熱」とある。

九巻・腎小腸受病、発腹脹、腰痛引背少腹控睾第八に「腰痛不可以俛仰」とある。

『**千金方**』

腋攣。腰脊疝痛。寒熱痓反折。

『**外台**』

灸三壮。

腰痛不可以俛仰、寒熱痓、反折、互引、腹脹、腋攣、背中怏怏引脇痛、内引心。

『**銅人**』

鍼入三分、留十呼、可灸三壮。

腸冷赤白痢、腎虚消渇、汗不出、腰脊不得俛仰、腹脹、脇痛。

『**聚英**』

銅人鍼三分、留十呼、灸三壮。明堂云、腰痛夾脊裏痛、上下按之応者、従項至此穴痛、皆宜灸。

腎虚、消渇、腰脊強不得俛仰、腸冷、赤白痢、疝痛、汗不出、腹脹脇痛。

『**図翼**』

刺三分、留六呼、灸三壮。

腎虚消渇、腰脊強痛不得俛仰、腸冷赤白痢、疝痛、汗不出、脇腹脹痛。

百證賦云、兼陶道、治歳熱時行。

捷径云、主腰痛、夾脊膂、上下按之、従後項至此穴痛者、灸之立愈。

『**灸経**』

腰痛不可俛仰、挟脊膂痛、上下按之応者、従項後至此穴痛者、灸之立愈也。

『**説約**』

鍼八分、灸三壮。

腰痛、脚攣急、少腹痛、婦人腰部の病、子宮虚冷して娠まざるを治す。

意釈と解説

①痓病で悪寒、発熱して背筋が引きつり身体が反り返る。あるいは腹が張り、脇腹の上部まで引きつる。腰が痛くて前屈や後屈ができない。あるいは背筋が押さえられたように硬くなり、それが脇腹にまで及んで引きつり、激しいときは胸にまで響く。以上のような病症のときに中膂兪を用いる。

②そのほか、糖尿病で口渇が激しいとき、腸が冷えて下痢するとき、下腹の冷えや引きつり、子宮が冷えているために妊娠しないときなどに中膂兪を用いる。

現代の主治症と施術法

〈**松元**〉

鍼五分、留むること十呼吸、灸七壮。

腎虚、腰痛、脚気、坐骨神経痛または腸カタル、腸疝痛、腹膜炎、糖尿病、そのほか、子宮疾患を主る。

〈**駒井**〉

灸三壮、鍼三分。

適応疾患は膀胱兪と同じ。


〈岡部〉

腰痛、坐骨神経痛、膀胱カタル、裏急後重、骨虚（腎虚の誤植か）。


〈本間〉

腹膜炎の如く腹脹る病、腰痛、脚痛、糖尿病、婦人の腹冷え不妊症、便中に血液を混ずるような大腸や小腸の出血性の悪性の病にも効く。


〈竹之内・濱添〉

鍼五分、留むること十呼、灸七壮ないし三七壮。

腰痛、背部疼痛、頸項部疼痛、坐骨神経痛、脚気、痔疾患、膀胱疾患、生殖器疾患、下痢、便秘、そのほか、骨盤内臓疾患。


〈代田〉

坐骨神経痛、膀胱炎、直腸炎（この場合は鍼刺で裏急後重に用いる）。


〈中医学〉

直刺0・8～1寸、可灸。

痢疾、少腹部から性器にかけての痛み、腰部脊柱のひきつり痛み、消渇（糖尿病のこと）。


〈深谷灸〉

坐骨神経痛、膀胱炎。


〈森〉

臀内に直刺15～30ミリ。

腸出血、直腸カタル。


〈上地〉

主治症は膀胱兪に似ている。腸疝痛に効きそうな感じ。坐骨神経痛には注目すべき。子宮内膜症には、このあたりの穴はみな効く。

まとめ

坐骨神経痛や腰痛で経穴部の肉が落ちているか、圧痛があれば透熱灸がよい。深い部分が痛む場合は灸頭鍼がよい。不妊症にも灸頭鍼がよい。

151 白環兪《はっかんゆ》

取穴

腰兪（仙骨管裂孔）の外方一寸五分、仙骨を離れて大殿筋中に取る。

古法の主治症と施術法

『明堂』

刺入五分、灸三壮。

腰脊痛不得俛仰、小便赤黄、尻重不能挙。


『千金方』

腰背不便、筋攣、痺縮、虚熱閉塞、灸第二十一椎両辺相去各一寸五分、随年壮。小便赤黄。腰脊疝痛。

『外台』

不可灸。

腰脊以下至足不仁、小便黄。


『銅人』

腰脊痩急痛、大小便不利。

甲乙経云、鍼如腰戸法、同挺腹地、端身両手相重、支額縦息、令皮膚俱緩、乃取其穴、鍼入八分、得気即先寫、訖多補之。治腰髖疼、脚膝不遂、温瘧、腰脊冷疼、不得安臥、労損風虚。不宜灸、慎房労、不得挙重物。


『聚英』

素註鍼五分、得気則先瀉、瀉訖多補之、不宜灸。明堂云、灸三壮。手足不仁、腰脊痛、疝痛、大小便不利、腰髖疼、脚膝不遂、温瘧、腰脊冷疼不得久臥、労損虚風、腰背不便、筋攣、痺縮、虚熱閉塞。


『図翼』

刺五分、灸三壮、甲乙経云、刺八分、得気則寫、寫訖多補之、不可灸。

腰脊痛不得坐臥、疝痛、手足不仁、二便不利、温瘧、筋攣、痺縮、虚熱閉塞。

一云、主治夢遺白濁、腎虚腰痛、先瀉後補、赤帯寫之、白帯補之、月経不調亦補之。

百證賦云、兼委中、治背連腰痛、大験。


『灸経』

灸三壮。


『説約』

腰脊急強、不能俯仰、起坐難、手足不仁、小便黄、腰尻重不挙也。


鍼五分、灸三壮。

二便閉ず、或は虚熱白濁す、中風手足不仁し、肛痛み忍ぶべからざるを治す。

意釈と解説

①腰脊が痛んで起き上がれない、熱病で腰が痛む、脚や膝が痛む、熱のために小便が赤黄色で少ない、遺溺、遺精、便秘、半身不随、肛門が痛む、月経不順、帯下。以上のような病症のときに白環兪を用いる。
②白環兪を禁灸としている書物がある。しかし、高熱でない限り透熱灸や灸頭鍼を用いてよい。鍼は瀉してのちに補うとなっている。
③『図翼』の「訖」は「何かが終わって」という意味である。

現代の主治症と施術法

〈松元〉

鍼五分、気を得て即ち瀉す、瀉し終わってこれを補う。灸三壮、一説に禁灸という。

仙骨脊柱筋、背長筋および肛門諸筋の神経痛もしくは痙攣または四肢の神経麻痺を治す。あるいは便秘、尿閉、そのほか、間歇熱の発汗過多に効あり。


〈駒井〉

灸三壮、鍼三分。

仙骨神経痛、痙攣、肛門諸筋の炎症、坐骨神経痛、便秘、尿閉、子宮内膜炎、婦人病。

〈岡部〉

膀胱疾患、腎虚。

〈本間〉

婦人科疾患、頸椎あるいは脊髄性麻痺に基づく大小便不通、手足麻痺、痔疾。

〈竹之内・濱添〉

鍼五分、気を得て後瀉す、後にこれを補う。灸三壮ないし三七壮。一説に禁灸という。

痔疾患、脱肛、便秘、直腸疾患、膀胱疾患、生殖器疾患、腰痛、坐骨神経痛、頸項部疼痛。

〈中医学〉

直刺0・8～1寸、可灸。

白い帯下、少腹部から性器にかけて痛み、遺精、月経不順。

〈深谷灸〉

腰背痛、四肢麻痺、肛門痛、痔疾。

〈森〉

殿内に向けて直刺15～30ミリ。

腸出血、直腸カタル。

〈上地〉

四肢麻痺のとき10番鍼で仙骨の下を刺し上げる。鼻血などの上部出血。坐骨神経痛、灸は避け、鍼がよい。

まとめ

①中膂兪と同じで、坐骨神経痛には欠かせない経穴である。やはり圧痛が顕著だったり、痩せていたりすれば、透熱灸10壮程度を毎日続けると、30日もすれば治る。圧痛が深い部分にあれば灸頭鍼がよい。

②前立腺肥大や前立腺炎になると肛門が痛むことがある。そのときに灸頭鍼を用いる。白環兪が効く小便不利は前立腺肥大が関係している。

③そのほか、下痢や便秘にも効くが、単刺よりも灸頭鍼がよい。

152 上髎《じょうりょう》

足太陽経と少陽経の会

取穴

次髎の上五分、第一正中仙骨稜の下外方一寸、第一後仙骨孔に取る。

古法の主治症と施術法

『素問』骨空論第六十

腰痛不可以転揺、急引陰卵、刺八髎与痛上。

『明堂』

刺入三分、留七呼、灸三壮。

腰足（『外台』は脊）痛而清、善傴（苦傴）、睾跳騫、寒熱、熱病汗不出、痎瘧、女子絶子、陰挺出、不禁自（『外台』は白）瀝。

『甲乙経』

七巻・六経受病、発傷寒熱病第一中に「熱病汗不出、上髎及孔最主之」とある。

七巻・陰陽相移、発三瘧第五に「痎瘧」とある。

八巻・五蔵伝病、発寒熱第一下に「寒熱」とある。

十二巻・婦人雑病第十に「女子絶子、陰挺出、不禁白瀝」とある。

『千金方』

大小便不利、灸八髎百壮。腰痛。大小便不利。煩満汗不出。絶子、瘧寒熱、陰挺出不禁、白瀝、痓脊反折、入二寸、留七呼、灸三壮、在第一空、腰髁下一寸、夾脊。

『銅人』

鍼入三分、可灸七壮。

腰膝冷痛、嘔逆、鼻衄、寒熱瘧、婦人絶嗣、陰挺出不禁。

『聚英』

銅人鍼三分、灸七壮。

大小便不利、嘔逆、膝冷痛、鼻衄、寒熱瘧、陰挺出、婦人白瀝、絶嗣。

大理趙卿、患偏風、不能起踞、甄権、鍼上髎、環跳、陽陵泉、巨虚下廉、即能起踞。八髎総治腰痛。

『図翼』

刺三分、留七呼、灸七壮。

大小便不利、嘔逆、腰膝冷痛、寒熱瘧、鼻衄、婦人絶嗣、陰中痒痛、陰挺出、赤白帯下。

『説約』

鍼三分、灸七壮。

八髎穴は専ら腰痛、婦人月経不調、小児遺尿、癇瘈を治す。骨空論に曰く、八髎と痛む上を刺す、腰尻の分間に在り。

意釈と解説

①発熱して汗が出ないときに孔最と併用して上髎を用いる。瘧病で悪寒、発熱しているとき。足が冷えて知覚鈍麻になり、腰背部が押さえつけられたよう痛むので前屈みになり、腰の痛みが睾丸にまで響くようなとき。不妊症や子宮脱や帯下が多いとき。以上のような病症に上髎を用いる。

②『明堂』は「陰挺出、不禁自瀝」とあるが、『甲乙経』、『千金方』、『外台』は「陰挺出不禁、白瀝」とある。

③傴を『甲乙経』は「偃」としているが意味は同じ。

現代の主治症と施術法

〈松元〉

鍼五分、留むること十呼吸、灸七壮。

男婦生殖器病を主る。即ち睾丸炎、卵巣嚢腫、子宮潰瘍、赤白滞下、子宮下垂、膣脱、また月経不順あるいは腰痛、膝部冷却、間歇熱、そのほか、便秘、尿閉、淋病、痔疾、脱肛および小児の遺尿を治す。

〈駒井〉

灸七壮、鍼三分。

便秘、尿閉、腰椎神経痛、子宮内膜炎、月経不順、睾丸炎、そのほか、骨盤内臓器疾患。

〈岡部〉

便秘、小便不利、嘔吐、膝関節炎、子宮脱、白帯下、腰痛。

〈本間〉

腰痛、男女生殖器疾患、骨カリエス、脊髄・腎臓・膀胱の病、子宮内膜症、白帯下、月経不順、大小便不通、半側麻痺。

〈竹之内・濱添〉

鍼五分ないし一寸五分、留むること十呼、灸七壮ないし三七壮。

男女生殖器疾患を主る。膀胱疾患、痔疾患、腸疾患、便秘、脱肛、腰痛、坐骨神経痛、下肢厥冷。

〈代田〉

リウマチ、坐骨神経痛、膝関節炎、膀胱炎、痔疾、腰痛、半身不随、血圧亢進症、子宮内膜症、月経不調、そのほか男女生殖器疾患に効く。

〈中医学〉

直刺0・8～1寸、可灸。

腰痛、月経不順、子宮脱、帯下、遺精、インポテンツ、便秘、排尿困難。

〈深谷灸〉

リウマチ、坐骨神経痛、膝関節炎、痔疾、半身不随、血圧亢進、婦人科疾患。男女生殖器病、腰痛。

〈森〉

仙骨孔内へ直刺、15～30ミリ。

坐骨神経痛、婦人科疾患。

〈上地〉

男女生殖器疾患には多壮灸（50～70壮）が必要。八髎穴に置鍼すると子宮筋腫が小さくなる。手術するかは手拳大を目安とする。仙骨の崩れの腰痛はなおりにくいが八髎穴に置鍼。膝が冷える人はここに灸をするとよい。八髎穴に灸をすると下腹が温まる。

まとめ

腰痛や坐骨神経痛で圧痛があれば必ず用いる。そのほか、生殖器疾患でも泌尿器疾患でも圧痛があれば用いる。圧痛がなければ効果がない。いずれの場合も慢性になるほど多壮灸になる。不妊症には八髎穴すべてに透熱灸をする方法をどこかの書物で読んだ記憶があるが、現代では灸頭鍼でよい。急性の腰痛は切皮程度の置鍼でよい。透熱灸なら3壮までとする。

153 次髎《じりょう》

取穴

第二正中仙骨陵の下外方一寸、第二後仙骨孔に取る。

古法の主治症と施術法

『明堂』

刺入三分、留七呼、灸三壮。

腰痛快快不可以俛仰、腰以下至足不仁、脊腰背寒、先取缺盆、後取尾骶与八髎、女子赤白瀝、心下積脹。

『甲乙経』

九巻・腎小腸受病、発腹脹、腰痛引背、少腹控睾第八に「腰痛快快不可以俛仰、腰以下至足不仁、入脊腰背寒次髎主之、先取缺盆。後取尾骶与八髎」とある。

十二巻・婦人雑病第十に「女子赤白瀝、心下積脹」とある。

『千金方』

大小便不利。腰脊痛、悪寒。腰下至足不仁。足清不仁。赤白瀝、心下積脹、腰痛、不可俛仰。刺次髎入三寸、留七呼、灸三壮、在第二空夾脊陥中。

『銅人』

可灸七壮、鍼入三分。疝気下墜、腰脊痛不得転揺、急引陰器痛不可忍、腰以下至足不仁、背腠寒、小便赤淋、心下堅脹。

『聚英』

銅人鍼三分、灸七壮。

大小便不利、腰痛不得転揺、背腠寒、小便赤、心下堅脹、疝気下墜、足清不仁、陰気痛、腸鳴、注泄、偏風、婦人赤白淋。

『図翼』

刺三分、留七呼、灸七壮、一曰三壮。

大小便淋赤不利、心下堅脹、腰痛足清、疝気下墜、引陰痛不可忍、腸鳴泄瀉、赤白帯下。

意釈と解説

①腰が押さえつけられたように痛み、前屈や後屈ができない。あるいは腰から下が知覚麻痺を起こして冷える。このようなときは陰部も引きつり痛む。女性だと赤白帯下がある。あるいは、小便不利して膀胱炎のようになる。大便は出にくいときもあるが、冷えて下痢することもある。また下焦が冷えるために心窩部が張って硬くなる。以上のような病症のときに次髎を用いる。

②『明堂』などには、次髎だけでなく八髎穴を用いるとしている。その前に欠盆を治療し、長強も用いるとある。欠盆を用いる理由は定かでないが、のぼせを下げて下焦に気を巡らせる意味があるかと思う。

現代の主治症と施術法

〈松元〉

療法及び主治とも上髎に同じ、而して下肢の冷却を温補し麻痺を消渇す。

〈駒井〉

灸七壮、鍼三分。

白帯下、月経不順、子宮内膜炎、子宮実質炎、子宮外膜炎、遺尿、便秘、腰痛。

〈岡部〉

利尿、出血、腰痛、陰器痛、下肢疾患、小便赤し、心下部（みぞおち）脹、下腹部痛、腸鳴、半身不随、白赤帯下。

〈本間〉

男女生殖器疾患、腰痛、泌尿器疾患。

〈竹之内・濱添〉

鍼五分ないし一寸五分、留むること十呼、灸七壮ないし三十七壮。男女生殖器疾患を主る。膀胱疾患、腸疾患、便秘、脱肛、腰痛、坐骨神経痛、下肢厥冷。

〈代田〉

坐骨神経痛または麻痺にありては特効あり、必須の穴である。鍼は一寸ないし一寸五分を刺入する必要がある。膀胱麻痺、膀胱結核、膀胱炎、淋疾、尿道炎、婦人病、リウマチ、血圧亢進症、半身不随、直腸炎、痔疾、脱肛。八髎のうち最も大切な穴である。

〈中医学〉

直刺0・8～1寸、可灸。

腰痛、月経不順、赤白色帯下、月経痛、少腹部から性器にかけて痛み、小便が赤く渋る、腰以下の足にかけての痺れと感覚異常。

〈深谷灸〉

坐骨神経痛の圧痛点で痛み止めの必須穴、効かないときは殷門を併用する。泌尿器生殖器疾患に効く。痔疾、脱肛、リウマチ。

〈森〉

やや内方に向けて仙骨孔内に直刺15～30ミリ。仙骨孔内に鍼先が入ると50ミリ以上刺入できる。

腰痛、坐骨神経痛、婦人科疾患、直腸カタル、痔疾患。

〈上地〉

重要な穴、ふんだんに使うこと。ここでいう次髎は、通常の八髎穴よりも外方の胞肓辺りの圧痛点を取る。

生殖器病、婦人科疾患に効く。八髎穴を温めると効果がある。ここがよくなると消化器がよくなる。夜尿症には毎日灸、膀胱兪と百会を併用する。宿便、五十肩、背筋が張る、頸が回らないときに効く。寝違いは2寸以上刺す。委中、陽陵泉、環跳をやってもはっきりしないときは、2寸以上で刺し下ろす。膝蓋部厥冷。内から温まる。尻のしびれに置鍼。尾骨を打った腰痛、会陽を刺し上げて次髎付近に置鍼。腰痛で前屈が20～30度くらいで痛く、それを過ぎると曲がる場合。仙骨のくずれの腰痛はなかなか治らないが八髎穴に置鍼。

〈首藤〉

直刺、仙骨孔に鍼が入ると良い。入りにくいときは患者の左側に立ち、斜め上方に向けて鍼尖を向けるとうまくいく。

泌尿器、性器疾患。痔にも反応が出る。尾骨痛。

まとめ

諸先生方が述べているように、下半身のさまざまな疾患に用いられる。しかし、筆者の場合は脂肪のような硬結があり、なお、圧痛がある場合にのみ用いる。用いるのは灸頭鍼である。筆者が用いる灸頭鍼は1寸の4番である。これを半分くらい刺入してモグサを燃やすのだが、火傷するといけないので紙を布いて行う。

154 中髎《ちゅうりょう》

取穴

次髎の下方五分、第三後仙骨孔に取る。

古法の主治症と施術法

『明堂』

刺入二分、留十呼。

(『外台』は冒頭に厥陰所結とある) 腰痛、大便難、飧泄、尻中寒、女子赤淫時白、気癃、月事少 (『医心方』は月事通少、「逋は滞る」という意味)、男子癃、小腹 (『外台』は小腸) 脹。


『甲乙経』

八巻・五蔵六府脹第三に「小腸脹」とある。

九巻・腎小腸受病、発腹脹、腰痛引背少腹控睾第八に「腰痛、大便難、飧泄、腰尻中寒」とある。

九巻・足厥陰脈動喜怒不時、発㿗疝、遺溺、癃第十一に「癃」とある。

十二巻・婦人雑病第十に「女子赤淫時白、気癃、月事少」とある。


『千金方』

腰痛。大便難。大小便不利。腹脹飧泄。赤淫時白、気癃、月事少、刺中髎、入二寸、留七呼、灸三壮。


『銅人』

鍼入一分、留十呼、可灸三壮。

丈夫五労七傷六極、腰痛、大便難、腹脹、下利、小便淋渋、飧洩、婦人絶子、帯下、月時不調。


『聚英』

銅人鍼二分、留十呼、灸三壮。

大小便不利、腹脹、下利、五労七傷六極、大便難、小便淋瀝、飧泄、婦人帯下、月事不調。


『図翼』

刺二分、留十呼、灸三壮。

五労七傷、二便不利、腹脹飧泄、婦人少子、帯下、月経不調。

意釈と解説

①小腸脹に中髎を用いる。あるいは腰痛、便秘、下痢、腰から殿部にかけての痛み、小便が気持ちよく出ない。女性の赤白帯下、月経不順、不妊などにも用いる。このような病症の現れる原因は肉体労働や房事過度である。

②小腸脹については『霊枢』脹論第三十五に「小腸脹者、少腹䐜脹、引腰而痛」とある。

現代の主治症と施術法

〈松元〉

主治症と治療法は上髎と同じ。古説に由れば五労七傷六極を主るという。

〈岡部〉

便秘、小便不利、腹脹、下痢、五労七傷、六極、不妊症、月経不調、痔疾、大腸カタル、裏急後重。

〈本間〉

男女生殖器疾患、殊に婦人科疾患、坐骨神経痛、あるいは腰脚部の神経麻痺、疝気、腎膀胱の病に効く。また肺結核にも効く。

〈竹之内・濱添〉

鍼五分ないし一寸五分、留むること十呼。灸、七壮ないし三七壮。男女生殖器疾患を主る。膀胱疾患、痔疾患、腸疾患、便秘、脱肛、腰痛、坐骨神経痛、下肢厥冷。

〈代田〉

次髎の補いとして用いる。だが痔疾、膀胱炎、直腸炎にありてはこの穴の方が効く。鍼刺は七八分ないし一寸にて多く肛門付近にひびく。急性の大腸炎や直腸炎の場合の裏急後重をとめるにも、痔の痛みを止めるにもこの穴の鍼がよくきく。また前立腺肥大症、尿道炎にも用いられる。

〈中医学〉

直刺0・8～1寸、可灸。

月経不順、赤白色帯下、腰痛、排尿困難、便秘。

〈深谷灸〉

痔疾、膀胱炎、腰痛。

〈森〉

仙骨孔内へ直刺15～30ミリ。

坐骨神経痛、婦人科疾患。

まとめ

八髎穴をすべて使い分けるのは、相当の経験が必要であろう。残念ながら筆者には、それだけの経験も症例もない。要するに硬結があり、圧痛があれば用いるようにしている。もちろん疾患としては腰痛、坐骨神経痛、前立腺肥大、前立腺炎、膀胱炎、痔疾などである。多くは灸頭鍼を用いる。単刺で浅い鍼では効果がない。

155 下髎《げりょう》

取穴

次髎の下方一寸、中髎の下五分に取る。第四後仙骨孔にあり。

古法の主治症と施術法

『明堂』

刺入二分、留十呼、灸三壮。

腰痛不可反側（『外台』は腰痛引少腹痛）、尻髄中痛、少腹痛、女子下蒼汁不禁、赤淫、陰中痒痛少腹控眇（『医心方』は女子陰中痒痛）、不可以俛仰、腸鳴、澼泄注（『医心方』は洩注）。

『甲乙経』

九巻・腎小腸受病、発腹脹、腰痛引背少腹控睾第八に「腰痛、少腹痛」とある。

十一巻・足太陰厥脈病、発溏泄、下痢第五に「腸鳴澼泄」とある。

十二巻・婦人雑病第十に「腸鳴泄注」～「女子下蒼汁不禁、赤瀝陰中癢痛、少腹控眇、不可俛仰」とある。

『千金方』

腰痛。大小便不利。腸鳴、臚脹、欲泄注。腸鳴、泄注、刺下髎、入二寸、留七呼、灸三壮。

『銅人』

鍼入二分、留十呼、可灸三壮。

腰痛不得転側、女子下蒼汁不禁、中痛引少腹急疼、大便下血、寒湿内傷。

『聚英』

銅人鍼二分、留十呼、灸三壮。

大小便不利、腸鳴、注瀉、寒湿内傷、大便下血、腰不得転、痛引卵、女子下蒼汁、不禁中痛、引小腸急痛。

『図翼』

刺二分、留十呼、灸三壮、一曰刺二寸。

腸鳴泄瀉、二便不利、下血、腰痛、引小腹急痛、女子淋濁不禁。

百證賦云、湿熱、湿寒、下髎定。

『説約』

鍼灸治同前。入門に云う、鍼入ること二寸。按ずるに髎骨上の穴、鍼入六七分、浅ければ則ち病除かず、疝気、小腹急結、絞痛して忍ぶべからず、腰脊痛て転揺するを得ず、大便下血、腹脹下利、腰以下不仁、婦人絶子を治す。灸またよし、灸数百壮に至る。嘗て一嫗の八髎の穴に灸して労咳を治するを視るに、法、崔氏四花穴に灸すると同じ。

意釈と解説

①腰痛、殿部痛、下腹の引きつりや痛み、帯下、陰部が痛んで下腹に響く、下痢などに下髎を用いる。

②湿熱や湿寒による下痢や小便不利に用いる。『説約』では肺結核に対して四花穴と同じ効果があるという。筆者は頑固な咳には腰眼

（灸7壮）と肺兪（灸3壮）で治すことにしているが、今後は下髎も用いてみようと思っている。

現代の主治症と施術法

〈松元〉

主治症と治療法は上髎と同じ。

而して女子の下瘡膿汁禁ぜずして痛み下腹部に引いて急痛するに効あり。

〈岡部〉

便秘、小便不利、腸鳴、寒湿内傷の病、下血、腰痛、子宮筋腫、子宮後屈、子宮内膜炎、膀胱炎、下腹部痛、脱肛、痔瘻、直腸カタル、裏急後重、陰萎、遺精。

〈本間〉

下焦の病、生殖器、泌尿器、直腸、肛門などにおける病、並びに腰脚の病に効くが『鍼灸説約』には肺結核の場合の四花の穴と同様に効くということが書いてあるが、下髎もまた消化器系の力を強めて結核性の病に特効を表わすという意味である。

〈竹之内・濱添〉

鍼五分ないし一寸五分、留むること十呼、灸七壮ないし三七壮。

男女生殖器疾患を主る。膀胱疾患、痔疾患、腸疾患、便秘、脱肛、腰痛、坐骨神経痛、下肢厥冷。

〈代田〉

痔核、脱肛、痔瘻、尿道炎、膀胱炎、急性直腸炎の裏急後重、陰萎、遺精。

〈中医学〉

直刺0・8〜1寸、可灸。

小腹痛、腸鳴、下痢、便秘、排尿困難、腰痛。

〈深谷灸〉

痔核、脱肛、尿道炎、急性直腸炎、陰萎、遺精。

〈森〉

仙骨孔内へ直刺15〜30ミリ。

坐骨神経痛、婦人科疾患。

〈上地〉

上に向けて刺す。

生殖器疾患、泌尿器疾患。痔疾には灸。

まとめ

要するに八髎穴は腎を補っているわけで、深く刺せば下焦の熱を取り、灸頭鍼や透熱灸であれば腎を補う。故に疲労を回復し、腰痛、陰萎、遺尿を治し、不妊症、排尿困難や下痢にも効く。

156 会陽《えよう》

督脈の気の発する所／一名利機

取穴

横臥して長強の傍ら五分に取る。

古法の主治症と施術法

『明堂』
刺入八分、灸五壮。
五蔵腹中有寒、泄注、腸澼、便血。

『甲乙経』
十一巻・足太陰厥脈病、発溏泄、下痢第五に「腸中有寒熱、泄注、腸澼、便血」とある。

『千金方』
腹中有寒、泄注、腸澼便血。

『銅人』
鍼入八分、可灸五壮。
腹中冷気、洩利不止、久痔、陽気虚乏、陰汗湿。

『聚英』
銅人鍼八分、灸五壮。
腹寒熱気、冷気泄瀉、久痔、腸澼下血、陽気虚乏、陰汗湿。

『図翼』
刺二分、灸五壮、一日刺八分。
腹中寒気、泄瀉、腸澼便血、久痔、陽気虚乏、陰汗湿。

『説約』
鍼八分、灸五壮。
便血、久痔、陽気虚乏、泄利止まず、陰汗湿なるを治す。

意釈と解説

①腸の中に寒熱が混じり合っているために、下痢をして血便が出るときに会陽を用いる。

②『銅人』以下の書物に「陽気虚乏」とある。これは、血虚による陽気の不足である。つまり、肝虚陽虚寒証の状態を指す。

③ベーチェット病の患者を肝虚陽虚寒証で治療していて、会陽に圧痛があるのに気がついて用いたら効果があった。それ以来、肝虚陽虚寒証の診断、治療部位として会陽に気をつけることにしている。

④肝虚陽虚寒証の患者は、中焦以下が冷えて上焦に熱がある。その上焦の熱が下焦に降りてきて（「肺—大腸」と「心—小腸」の関係）、下痢や血便を出すことがある。この状態は『傷寒論』でいう厥陰病で、寒が本体なのだが、仮の熱が加わっている。会陽はこのような状態に効くことを述べたものと思われる。現代医学だと潰瘍性大腸炎やクローン病に用いてよい。

現代の主治症と施術法

〈松元〉

鍼八分、灸七壮。

腸疾患を主る。または痔疾、便秘、腸出血、淋病および陰部汗湿あるいは坐骨神経痛を治す。そのほか、古説によれば陽気虚乏、寒熱往来を主る。

〈駒井〉

灸五壮、鍼八分。

腸カタル、腸出血、痔疾、陰門炎、遺尿症、坐骨神経痛。

〈岡部〉

腹部の寒熱、冷気により下痢するもの、下血、陽気虚乏、陰部の汗、痔疾患。

〈本間〉

痔出血、痔核、脱肛には卓効があり、腹が冷えて下り腹にも効く。

〈竹之内・濱添〉

鍼八分、灸七壮。

痔疾患を主る。脱肛、便秘、腸出血、淋疾、陰部汗疾、膀胱炎、子宮後屈、坐骨神経痛、腰痛、下肢内側疼痛。

〈代田〉

痔出血、痔核、脱肛などに効く。多く鍼を用いる。

〈中医学〉

直刺0・8～1寸、可灸。

帯下、インポテンツ、痢疾、下痢、血便、痔疾。

〈深谷灸〉

脱肛、痔出血、痔核（鍼が良い。灸は歩行に邪魔）。

〈森〉

殿内に直刺20ミリ。

痔疾患。

〈上地〉

坐骨神経痛、尾骨を打撲した腰痛。仙骨を肘で押して痛いときは刺し上げる。腰を治療しても何かすっきりしないとき刺し上げる。次髎を併用する。生殖器の力がなくなった病、鍼を刺し上げる。長強付近から尻を緊張させないようにし、次髎近くまで刺し上げる。仙骨の下を刺すのではない。手応え無く入ったらあまり効かないので、太めの鍼を用いることが多い。寸6～2寸程度。

〈首藤〉

斜め上方に向かって刺入する。寸六から二寸ほど刺入すると肛門に響く。肛門の外に響くときは再度取穴し、刺入をやりなおす。太さは三番～五番。痩せている場合は寸六の鍼で響くことがある。

痔疾。直腸疾患で常に便意を催す場合、左側刺鍼で気持ちよくなる。

まとめ

①寒熱往来に効くというが、この場合は厥陰心包経と厥陰肝経の間での寒熱の往来である。つまり上焦には熱があり、肝血の不足による寒が中焦以下にある。この寒熱がせめぎ合って病症を現す。通常の寒熱往来は厥陰経と少陽経の間を熱が出たり入ったりするためのものである。つまり、少陽経の熱が主になれば発熱し、厥陰経の熱が主になれば外には熱がないから悪寒する。これは脾虚肝実熱証

で治療する。

②陰汗とは陽虚になったために内股から陰部にかけて出る汗で、言わば冷や汗である。陰部に汗が多いのは陽虚証である。

③上地や首藤の刺法は熱証のときに用いる。筆者は陽虚寒証の人に用いるので透熱灸（20壮まで）か灸頭鍼が多い。

157 承扶《しょうふ》

一名肉郄・陰関・皮部・扶承

取穴

伏臥して殿部の下縁、横紋の中央に取る。

古法の主治症と施術法

『明堂』

刺入二寸、留七呼、灸三壮。

腰脊尻臀股陰寒大痛、虚則血動、実并熱痛（『外台』は実則熱痛）、痔痛（『外台』は痔篡痛）、尻脽中腫、大便直出、陰胞有寒、小便不利。

『甲乙経』

九巻・腎小腸受病、発腹脹、腰痛引背少腹控睾第八に「腰脊痛、尻脊股臀陰寒大痛、虚則血動、実則并熱痛、痔痛、尻脽中腫、大便直出」とある。

九巻・三焦膀胱受病、発少腹腫、不得小便第九に「陰胞有寒、小便不利」とある。

九巻・足太陽脈動、発下部痔、脱肛第十二に「痔篡痛、飛揚、委中及扶承主之」とある。

『千金方』

尻中腫、大便直出、陰胞有寒、小便不利。失精。痔痛、腋下腫。

腰脊、尻臀股陰寒痛。

『銅人』

鍼入七分。

腰脊相引如解、久痔、尻脽腫、大便難、陰胞有寒、小便不利。

『聚英』

銅人鍼七分、灸三壮。

腰脊相引如解、久痔、尻臀脽腫、大便難、陰胞有寒、小便不利。

『図翼』

刺七分、留七呼、灸三壮。甲乙経作刺二寸。

腰脊相引如解、久痔臀腫、大便難、胞寒、小便不利。

『灸経』

灸三壮。

腰脊尻臀股陰寒痛、五種痔疾瀉鮮血、尻脽中腫、大便難、小便不利。

『説約』

鍼七分、灸三壮。

股陰痠痛解くるが如く、久痔、尻脽腫れ、大小便不利、婦人月経痛をなすを治す。

意釈と解説

①腰から背部にかけての痛み、殿部、内股、陰部なども痛む。もし太陽経が虚すと血虚となり、実すると熱を持って痛む。また、痔痛があるために殿部の深い部分が腫れた感じになり、大便は粘って出にくい。

②太陽経が血虚になると、子宮が冷えて月経痛が起こり、小便が少なくなる。

現代の主治症と施術法

〈松元〉

鍼六分ないし八分、灸七壮。

慢性痔疾、便秘、尿閉、腰背痙攣、坐骨神経痛または月経痛を治す。

〈駒井〉

灸三壮、鍼七分。

腰神経痛・痙攣、痔疾、便秘、尿閉、坐骨神経痛、月経痛。

〈岡部〉

坐骨神経痛。

〈本間〉

坐骨神経痛、腰背痛に効き、体虚して遺精をなす場合にも効く。

〈竹之内・濱添〉

鍼五分ないし二寸、灸七壮ないし十五壮。

坐骨神経痛を主る。腰痛、痔疾、脱肛、便秘、膀胱疾患、月経痛、子宮後屈、下肢厥冷。

〈代田〉

坐骨神経痛、股関節炎。

〈中医学〉

直刺1・5～2・5寸、可灸。

痔疾。腰、仙骨、殿部、股関節部の痛み。

〈深谷灸〉

坐骨神経痛、股関節炎、前立腺肥大。

〈森〉

直刺30～60ミリ。

坐骨神経痛、下肢麻痺。

〈上地〉

坐骨神経痛の名穴といわれている。殷門と同じ。鍼を上手に刺せる人は少ない。自分はあまり使わない。坐骨神経痛には他にもたくさん穴がある。

まとめ

①承扶は腰痛、坐骨神経痛、痔疾、前立腺肥大、下痢、便秘、小便不利、月経痛、半身不随、下肢麻痺などに効くが、いずれの場合も圧痛がないと効果がない。

②上地が坐骨神経痛にあまり使わないというのは、圧痛がないか

らであろう。筆者の経験でも承扶に圧痛が出ている坐骨神経痛は少ない。承扶には灸頭鍼がよい。

158 殷門《いんもん》

取穴

後大腿部の中央、承扶と委中の中央に取る。

古法の主治症と施術法

『明堂』

刺入五分、留七呼、灸三壮。

腰痛得俛不得仰。仰則恐仆（『医心方』は仰則仆痛。『外台』は仰則痛）、得之挙重、悪血帰之。

『甲乙経』

九巻・腎小腸受病、発腹脹、腰痛引背少腹控睾第八に「腰痛得俛不得仰、仰則恐仆、得之挙重、悪血帰之」とある。

『千金方』

腰痛不可俛仰。

『銅人』

鍼入七分。

腰脊不可俯仰、挙重悪血注之、股外腫。

『聚英』

銅人鍼七分。

腰脊不可俛仰、挙重悪血泄注、外股腫。

『図翼』

刺七分、留七呼、灸三壮。

腰脊不可俛仰、悪血流注、外股腫。

『説約』

鍼灸同前。

股腿疼痛を治す。

意釈と解説

腰痛のために前屈はできても後屈ができない。もし無理に仰向けになろうとすると、痛んで後ろに倒れそうになる。このようになるのは、重い物を持ち上げたために瘀血が発生したからである。ということは、ここに痛みがあるときに治療すれば瘀血が取れるかもしれない。

現代の主治症と施術法

〈松元〉

鍼七分、灸五壮。一説に灸不良と云う。

坐骨神経痛、腰背疼痛または不治の過労により身体鈍痛するを治す。

〈駒井〉

禁灸、鍼七分。
坐骨神経痛、腰背神経痛痙攣、大腿部炎症、下肢の疾患。

〈岡部〉
坐骨神経痛の特効穴である。その場合、この部が棒状に張り、凝りがある。

〈本間〉
腰背痛、坐骨神経痛。

〈竹之内・濱添〉
鍼七分ないし二寸、灸七壮ないし十五壮。
坐骨神経痛を主る。腰痛、背部疼痛、半身不随、脚気、下肢麻痺および疼痛。

〈代田〉
坐骨神経痛に特効がある。また片麻痺、下肢麻痺にも効く。『医学入門』に禁灸とあるが、禁灸どころか必須の穴である。坐骨神経痛の多くは次髎の鍼灸で疼痛が緩解するが、激症になると殷門が必要で、殷門を欠いては完全には治癒しない。

〈中医学〉
直刺1・5～2・5寸、可灸。
腰部脊柱のひきつり痛み、腰を前後に屈伸できない、大腿部痛。

〈深谷灸〉
坐骨神経痛の特効穴。前立腺肥大の名穴。

〈森〉
大腿前面に向かって直刺30～50ミリ。
坐骨神経痛、片麻痺などに効く。

〈首藤〉
超旋刺。神経痛、大腿部の筋の緊張。

まとめ

①坐骨神経痛には、透熱灸か灸頭鍼がよい。表面に圧痛がある場合や痛みが激しいときは透熱灸がよい。深い部分の痛みには灸頭鍼がよい。
②殷門のあたりはスポーツで肉離れを発症しやすい。このときは痛む部位に灸頭鍼をする。そのあとで刺絡をし、次いで刺絡した部位に知熱灸をする。

159 浮郄《ふげき》

取穴

膝窩の外上方にして委陽の上一寸。大腿二頭筋腱の内側に取る。

古法の主治症と施術法

『明堂』
刺入五分、灸三壮。

不得臥、出汗不得、大便堅不出。

『甲乙経』

十二巻・目不得眠、不得視、及多臥不安、不得偃臥、肉苛、諸息有音及喘第三に「不得臥」とある。

『千金方』

少腹熱、大便堅。

『銅人』

灸三壮、鍼入五分。

小腸熱、大腸結、股外経筋急、髀枢不仁。

『聚英』

銅人鍼五分、灸三壮。

霍乱転筋、小腸熱、大腸結、脛外経筋急、髀枢不仁、小便熱、大便堅。

『図翼』

刺五分、灸三壮。

霍乱転筋、小腹膀胱熱、大腸結、股外筋急。髀枢不仁。

『説約』

鍼五分、灸三壮。

五淋、小便数、霍乱、転筋するを治す。

意釈と解説

①浮郄は条文の意味が分かりにくい。「不得臥」はおそらく不眠ということであろうが、通常は「不得眠」と記されることが多い。「出汗不得」は汗が出ないということだろうが、これも「不汗出」と記されることが多い。この2つの病症は『銅人』以下の書物にはない。何かの間違いかもしれない。

②『銅人』以下の条文を整理すると次のようになる。

便秘、胆経の経筋痛、股関節痛、膀胱に熱があるために小便が熱い。淋病で小便回数が多い。霍乱で嘔吐下痢して筋が引きつる。以上のような病症に浮郄が用いられる。

現代の主治症と施術法

〈松元〉

鍼五分、灸七壮。

特発性コレラおよび局発筋肉痙攣、小腸カタル、膀胱炎、腓骨神経痛を治す。

〈駒井〉

灸三壮、鍼五分。

腸疝痛、便秘、股神経痛、膝関節炎、下肢外側の神経麻痺。

〈岡部〉

膝の病。

〈本間〉

霍乱、転筋、便秘、膀胱カタル。

〈竹之内・濱添〉

鍼五分ないし一寸、灸七壮ないし十五壮。

腓骨神経痛および麻痺、脚気、半身不随、膝関節炎、リウマチ、腰痛および下肢後側疼痛とくに表面の痛み、腓腹筋痙攣、膀胱炎、腹直筋痙攣。

〈代田〉

外側大腿神経痛、腓骨神経痛、膝関節炎。


〈中医学〉

直刺0・5〜1寸、可灸。

殿部股関節の痺れ感、膝窩筋の引きつり、痙攣。


〈深谷灸〉

膝関節炎、腓骨神経痛。


〈森〉

下方に向けて斜刺15ミリ。

坐骨神経痛、下肢麻痺。


〈上地〉

尿意頻数に注目してよい。ぎっくり腰をやるような人はこれがある。浮郄、委陽は尿の出に関係ある穴と覚えてよい。下肢麻痺に試してみてよい。霍乱つまり急性の吐き下し、暑さ負け。

まとめ

坐骨神経痛のときに自発痛や運動痛がある場合は、圧痛が出ていることが多いので灸頭鍼を用いる。必要に応じて透熱灸や単刺でもよい。膝関節痛で裏側が痛いか筋が引きつるときに用いる。

160 委陽《いよう》

三焦の下輔兪／足太陽の絡

取穴

膝窩横紋の外端にして大腿二頭筋腱の内側に取る。

古法の主治症と施術法

『素問』刺腰痛論第四十一
衡絡之脈令人腰痛、不可以俛仰、仰則恐仆、得之挙重傷腰、衡絡絶、悪血帰之、刺之在郄陽筋之間、上郄数寸衡居、為二痏出血。

『霊枢』邪気蔵府病形第四
三焦病者、腹気満、小腹尤堅、不得小便、窘急、溢則水、留即為脹、候在足太陽之外大絡、大絡在太陽少陽之間、亦見于脈、取委陽。

『明堂』

刺入七分、留五呼、灸三壮。

胸満膨膨然、実則閉癃、腋下腫（『外台』は腋下腫痛）、虚則遺溺、脚急兢兢然、筋急痛（『外台』は筋痛）、不得小便、痛引腹、腰痛不得俛仰。


『医心方』

刺入七分、灸三壮。

胸満閉、癃、痔、腋下腫、筋急、腰痛。

『**甲乙経**』

九巻・三焦膀胱受病、発少腹腫、不得小便第九に「少腹腫痛、不得小便、邪在三焦約、取之足太陽大絡、視其結絡脈与厥陰、小結絡而血者、腫上及胃脘取三里。三焦病者、腹脹気満、少腹尤甚堅、不得小便、窘急、溢則為水、留則為脹、候在足太陽之外大絡、絡在太陽少陽之間、亦見於脈、取委中（『霊枢』では取委陽とある。『霊枢』が正しい）」とある。

九巻・足厥陰脈動喜怒不時、発癲疝、遺溺、癃第十一に「胸満膨膨然、実則癃閉、腋下腫、虚則遺溺、脚急兢兢然、筋急痛、不得大小便、腰痛引腹不得俛仰」とある。

『**千金方**』

陰跳遺、小便難。少腹堅痛、引陰中、不得小便。腋下腫。腰痛不可俛仰（俯仰と混用）。脊強反折、瘈瘲、癲疾、頭痛。筋急身熱。

『**銅人**』

可灸三壮、鍼入七分。

腋下腫痛、胸満膨膨、筋急、身熱、飛尸遁注、痿厥不仁、小便淋瀝。

『**聚英**』

素註鍼七分、留五呼、灸三壮。

腰脊痛不可俛仰、引陰中不得小便、瘈瘲、癲疾、小腹堅、傷寒熱甚。

『**図翼**』

刺七分、留五呼、灸三壮。

腰脊腋下腫痛不可俛仰、引陰中不得小便、胸満、身熱、瘈瘲癲疾、小腹満、飛尸遁注、痿厥不仁。

本輸篇曰、三焦下輸、出於委陽、並太陽之正、入絡膀胱、約下焦、実則閉癃、虚則遺溺、遺溺則補之、閉癃則寫之。

百證賦云、兼天池穴、腋腫鍼而速散。

『**説約**』

鍼七分、灸三壮。

中風半身不遂、痿厥不仁、小便淋瀝するを治す。

意釈と解説

①下腹が張って小便が出にくい。あるいは遺尿、便秘、腰痛、背筋痛、半身不随などに委陽を用いる。

②委陽は足の三焦経である。三焦の働きが悪くなると大便も小便も出にくくなる。特に小便が少ないときに用いるとよい。

現代の主治症と施術法

〈**松元**〉

鍼七分、留むること五呼、灸七壮。

熱病に解熱の効あり。また直腹筋痙攣、腰背疼痛、膀胱麻痺、癲癇、半身不随、膝膕疼痛などを治す。

〈**駒井**〉

灸三壮、鍼七分。

腰背神経痛、痙攣、膝膕窩神経痛、腓腹筋痙攣、下腹痙攣、癲癇。

〈**岡部**〉

尿閉塞、前立腺肥大、遺溺、腓骨神経痛、関節炎、膀胱カタル、半身不随。

〈本間〉

中風による半身不随、脊髄炎による腰脚麻痺のほかに膀胱カタルによい。

〈竹之内・濱添〉

鍼三分ないし七分、留むること五呼、灸七壮ないし十五壮。

腓骨神経痛および麻痺、膝関節炎、リウマチ、脚気、半身不随、腰背疼痛、膀胱炎、膀胱麻痺、癲癇、下熱、腹直筋痙攣。

〈代田〉

腓骨神経痛、膝関節炎、膀胱炎、中風、半身不随。

〈中医学〉

直刺0・5~1寸、可灸。

腰部脊柱のひきつり痛み、少腹脹満、排尿困難、大腿下腿のひきつり痛み、萎えて感覚がなくなったもの。

〈深谷灸〉

膝関節炎、腓骨神経痛、中風、半身不随。

〈森〉

直刺10~20ミリ。

坐骨神経痛、下肢麻痺。

〈上地〉

尿があまり出ないとき。腓腹筋痙攣、痙攣の最中には触らない、井穴のほうが効がある場合も。癲癇、上手に鍼を続けると治る。坐骨神経痛の名穴。

〈首藤〉

超旋刺。

腰痛、膝痛。

まとめ

①委陽の特徴は、三焦に関係していることである。故に熱を取り、小便を出すと考えられる。三焦の働きが弱くなると大便も出にくくなるから、大小便がともに出ないときに用いる。

②「腓骨神経痛」と記しているケースがあるが、これは坐骨神経痛の延長したものであろう。故に坐骨神経痛で圧痛があれば用いる。膝関節炎で浮腫があるときに用いる。いずれの場合も灸頭鍼がよい。浅い切皮置鍼では効果が少ないように思う。

161 委中《いちゅう》

合土穴／一名郄中・膕中・血郄

取穴

伏臥して足を伸べ、膝窩横紋の中央に取る。膝動脈の拍動に触れる。

よく案じて指索すれば、深部にやや太きゴリゴリあり、これにとる（柳谷）。

『素問』刺瘧篇第三十六

足太陽之瘧、令人腰痛、頭重、寒従背起、先寒後熱、熇熇暍暍然、熱止汗出、難已、刺郄中出血～先腰脊痛者、先刺郄中出血～。

『素問』刺腰痛論第四十一

足太陽脈令人腰痛、引項脊尻背如重状、刺其郄中太陽正経出血。

『素問』骨空論第六十

膝痛、痛及拇指、治其膕。

『素問』水熱穴論第六十一

雲門、髃骨、委中、髓空、此八者、以寫四肢之熱也。

『霊枢』邪気蔵府病形第四

膀胱病者、小腹偏腫而痛、以手按之、即欲小便而不得、肩上熱、若脈陥、及足小指外廉及脛踝後皆熱、若脈陥、取委中央。

『霊枢』雑病第二十六

厥挟脊而痛者、至頂、頭沈沈然、目䀮䀮然、腰脊強、取足太陽膕中血絡。

『霊枢』雑病第二十六

衄而不止、衃血流、取足太陽、衃血、取手太陽、不已刺腕骨下、不已刺膕中出血～項痛不可俛仰、刺足太陽～。

『明堂』

刺入五分、留七呼、灸三壮。

腰痛、侠脊至頭几几然、目䀮䀮、瘧、頭痛、寒背起、先寒後熱、渇不止、汗乃出、癲疾、反折、熱病、侠脊痛、風痙、痔簒痛、遺溺、筋急、身熱、少腹堅腫（『外台』には「少腹時熱」の字句がある）、小便難、尻股寒、髀樞痛（『外台』には「外」とある）引季脇内控八髎、衄血不止。

『甲乙経』

七巻・六経受病、発傷寒熱病第一下に「熱病夾脊痛」とある。

七巻・太陽中風感於寒湿、発痙第四に「風痙身反折、先取太陽及膕中及血絡出血」とある。

七巻・陰陽相移、発三瘧第五に「瘧、頭重、寒背起、先寒後熱、渇不止、汗乃出」とある。また「足太陽之瘧、令人腰痛、頭重、寒従背起、先寒後熱渇、渇止、汗乃出難已、間日作刺膕中出血」とある。

九巻・腎小腸受病、発腹脹、腰痛引背少腹控睾第八に「腰痛、侠脊至頭几几然、目䀮䀮」とある。

九巻・三焦膀胱受病、発少腹腫、不得小便第九に「膀胱病、在少腹偏腫而痛、以手按之則欲小便而不得、眉（一本作肩）上熱、若脈陥、及足小指外側及脛踝後皆熱者、取委中」とある。また「筋急、身熱、少腹堅腫時満、小便難、尻股寒、髀枢痛引季脇内控」とある。

九巻・足厥陰脈動喜怒不時、発㿉疝、遺溺、癃第十一に「遺溺、関門及神門、委中主之」とある。

九巻・足太陽脈動、発下部、痔、脱肛第十二に「痔簒痛、飛揚、委中及承扶主之」とある。

十一巻・陽厥大驚、発狂癇第二に「癲疾不嘔沫～癲疾、反折」とある。

十二巻・血溢、発衄第七に「衄血不止」とある。

『千金方』

目䀮䀮不明、悪風寒。少腹熱而偏痛。少腹堅腫。陰跳遺、小便難。尿赤難。衄血劇不止。腰痛、夾脊至頭几几然、凡腰脚重痛於此刺出血。久固宿疹亦皆立已。脊強反折、瘈瘲、癲疾、頭痛。熱病夾脊痛。筋急身熱。痔痛、腋下腫。

『銅人』

腰夾脊沈沈然、遺溺、腰重不能挙体、風痺、髀枢痛、可出血、痼疹皆愈、今附、委中者血郄也、熱病汗不出、足熱、厥逆満、膝不得屈伸、取其経血立愈。

『聚英』

素註鍼五分、留七呼。銅人鍼八分、留三呼、瀉七呼。甲乙鍼五分、灸三壮。素問、刺委中大脈、令人仆脱色。

膝痛及拇指、腰夾脊沈沈然、遺溺、腰重不能挙、小腹堅満、体風痺、髀枢痛、可出血、痼疹皆愈、傷寒四肢熱、熱病汗不出、取其経血立愈、委中者血郄也、大風髪眉堕落、刺之出血。

『図翼』

刺五分、留七呼、灸三壮、一云禁灸。春月勿令出血、蓋太陽合腎、腎王於冬、水衰於春、故春無令出血。

大風眉髪脱落、太陽瘧従背起、先寒後熱熇熇然、汗出難已、頭重、転筋、腰脊背痛、半身不遂、遺溺、小腹堅、風痺、髀枢痛、膝痛、足軟無力。

凡腎与膀胱実而腰痛者、刺出血妙、虚者不宜、刺慎之。此穴主瀉四肢之熱、委中者血郄也、凡熱病汗不出、小便難、衄血不止、脊強反折、瘈瘲癲疾、足熱厥逆、不得屈伸、取其経血立愈。

太乙歌云、虚汗、盗汗、補委中。

玉龍賦云、合人中、除腰脊痛閃之難制。又云、兼居髎、環跳、除腿風湿痛。

百證賦云、兼白環兪、治背連腰痛、已試。

千金十一穴云、委中、崑崙、治腰背痛相連。

四総穴云、腰背委中求。

馬丹陽天星十二穴云、治腰痛不能挙、沈引脊梁痠、風癇及転筋、疼痛難移展、風痺復無常、熱病不能当、膝頭難伸屈、鍼入即安康。

『灸経』

灸三壮。

脚弱無力、腰尻重、曲瞅中筋急、半身不遂。

『説約』

鍼五分、灸三壮。

大風眉落、熱病、転筋、風痺を治す。瀉血法を行いて結絡を分解し、能く腰腿の痼疾を去る。

『鍼灸則』

腰脊甚痛、不可忍者、刺之出血、頓愈、転筋強直者亦刺之立処愈。

意釈と解説

①熱病で夾脊部分が痛む。

②津液がなくなって筋が引きつる痙病になって背筋が引きつり反り返る。

③瘧病で頭重があり、背部から悪寒して後に発熱して口渇があり汗が出る。あるいは、太陽経の瘧病になると腰痛、頭重などがあり、背部の悪寒から始まり後に発熱する。もし口渇が止めば汗が出るが、

治りにくい。

④腰痛があり、夾脊部分が頭まで引きつる。目がかすんで見えにくい。

⑤膀胱が病んで、下腹が腫れて痛む。下肢の膀胱経が熱して痛む。全身の筋肉の引きつり。身熱。小便が出にくい。遺尿。癲癇で引きつけて反り返る。鼻出血。股関節痛。痔疾。慢性湿疹。脱毛症。膝関節痛で屈伸できないもの。こむら返り。以上のような病症のときに委中を用いる。

⑥委中の治療は基本的には刺絡である。

現代の主治症と施術法

〈松元〉

鍼五分ないし八分、留むること三呼ないし七呼、瀉七呼、灸三壮ないし七壮。

熱病四肢発熱に発汗の効あり。また流行性感冒およびリウマチよりきたる膝関節炎および肥大、腰痛、坐骨神経痛および該部の筋炎または癩病にて毛髪、眉毛脱落するには瀉血法を施して良効あり。

〈駒井〉

禁灸、鍼五分。

下腹膨満、膝関節炎、大腿関節炎、中風、坐骨神経痛。

〈柳谷〉

膝関節炎、坐骨神経痛、リウマチ、感冒、下腹部膨満、腰背の病を総ぶ。

〈岡部〉

坐骨神経痛、高血圧症の瀉血、膝痛の瀉血、四肢の熱、熱病で汗が出ないもの、衄血止まず、痙攣、癲疾。

〈本間〉

昔から瀉血療法に用いられた。急性熱性疾患、高血圧症、脳溢血、急性膝関節炎、リウマチ。

〈竹之内・濱添〉

鍼五分ないし八分、留むること三呼ないし七呼、瀉五吸、灸三壮ないし七壮。

坐骨神経痛、下肢疼痛、半身不随、脚気、膝関節炎、下肢麻痺、腰痛、背部疼痛、頭痛、頸項痛、風邪、四肢発熱、リウマチ、筋肉痛、腓腹筋痙攣、尿閉、膀胱疾患、腎疾患。

〈代田〉

坐骨神経痛、膝関節炎およびリウマチ、腰痛、頭痛、衄血。

〈中医学〉

直刺0・5～1寸、あるいは三稜鍼で瀉血、可灸。

腰痛、膝関節の運動障害、膝窩筋の痙攣、下肢のやせて脱力感のあるものや痺れ痛み、中風で意識障害のあるもの、半身不随、腹痛、吐瀉、寒熱往来のある熱性病、癲癇発作で角弓反張するもの、鼻血の止らないもの、尿失禁、排尿困難、自汗、盗汗、急激に広がる皮膚の発赤腫脹、疔瘡、頭疽の背にできたもの。

〈深谷灸〉

坐骨神経痛、膝関節炎およびリウマチ、腰痛、頭痛、痔に特効。

〈森〉

直刺10～20ミリ。

坐骨神経痛、腰痛、膝関節痛、頭痛。

〈上地〉

坐骨神経痛に使って効果著明。最も効あるは真ん中より外側の痛い所を垂直に骨に届くまで深く刺す。2寸以上。

膝関節炎は使い方により効く。曲げると痛む、正座ができないものなどに骨に届くまで深く刺して留める。寸6〜2寸。細絡があれば刺絡する。腰背がともに痛む場合に用いる。2寸以上。

背中が曲がって何十年も経過したものでも太鍼で治ることがある。実タイプの肩こり、頸凝り、目のかすみにも太鍼がよい。太鍼は3番から50番、鹿皮でよく温めてからやる（鹿皮でしごいて温める）。

膝が伸びないものに数本置鍼、周辺にも置鍼。膝から下が動かないとき。裏環跳や風市付近が痛む時。

〈首藤〉

超旋刺。

膝関節痛、ベーカー嚢腫、腰痛。

まとめ

①『蔵珍要編』（医道の日本社、1988年）の著者、松又渓は、陽明の腑に熱が入って潮熱、便秘、悪熱、狂状、譫言、腹満、手足より汗が出る状態のときに委中から瀉法することを述べている。

これは『傷寒論』でいう陽明病、つまり承気湯類で下すべき証だが、陽明の腑に熱が入ると、隣接する陰経にも熱が波及する。これは『傷寒論』の傷寒例や『素問』の熱論を正しく理解していないと出てこない発想である。委中を瀉法することによって腎の津液を補い、結果として胃腸が潤い、大便が出て解熱するのである。故に委中を瀉法する場合は、胃腸の熱が旺盛な体質の人に用いるとよい。そうすれば諸先生が言うような病症を取ることができるであろう。

162 附分《ふぶん》

取穴

正座して肩甲骨を開き、脊柱の外側三寸、第二肋間に取る。風門の外側一寸五分にあたる。

古法の主治症と施術法

『明堂』

刺入八分、灸三壮（『外台』は灸5壮）。

背痛引頸（『医心方』は背痛引頭也）。

『千金方』

背痛引頭。

『銅人』

可灸五壮、鍼入三分。

肩背拘急、風冷客於腠、頸項強痛不得回顧、風労臂肘不仁。

『聚英』

銅人鍼三分。素註刺八分、灸五壮。

肘不仁、肩背拘急、風冷客於腠理、頸痛不得回顧。

『図翼』

刺三分、灸五壮。甲乙経作刺八分。

肘臂不仁、肩背拘急、風客腠理、頸痛不得回顧。

『説約』

鍼三分、灸五壮。

肩背拘急、頸痛不得回顧、風労、臂肘不仁するを治す。

意釈と解説

①肩背部が凝って引きつり痛み、これが項頸部から頭まで響く。そのために頸が動きにくくなる。あるいは風邪によって冷えたために上腕部から肘にかけて麻痺する。

②以上の症状は単なる肩こりから発症することがあるが、中風病、つまり、中枢性の半身不随によって起こることもある。

③治療は肝虚陰虚熱証で本治法を行い、附分には知熱灸を行うか、透熱灸なら5壮まで。切皮程度の浅い置鍼をしてよい。強い刺激は逆効果になりやすい。

現代の主治症と施術法

〈松元〉

鍼三分ないし八分、灸五壮ないし三七壮。

頸部の諸筋痙攣および回顧不能または肋間神経痛、背椎および副神経の麻痺を治す。

〈駒井〉

灸五壮、鍼八分。

肩背神経痛、頸部痙攣、背筋リウマチ、肩の凝り、肺尖カタル。

〈岡部〉

肩背の凝り、冷え、風邪、頭痛、首回らず。

〈本間〉

風邪のため頸や肩が痛く引きつり頸を動かすこともできないような痛みの場合に宜しい。

〈竹之内・濱添〉

鍼三分ないし五分、灸七壮ないし三七壮。

肩背痛、頸肩腕症候群、寝違い、鞭打ち症、上肢神経痛、五十肩、肋間神経痛、胸膜炎、呼吸器疾患、心疾患、脳充血、高血圧症、神経衰弱、ノイローゼ、精神神経症、歯痛、肩こり。

〈代田〉

肩背痛、上腕神経痛、項強、回顧不能などに効く。特に解毒作用あるを以て、以下の膏肓、譩譆とともに梅毒の治療に用いられる。

〈中医学〉

斜刺0・5〜0・8寸、可灸。

肩背部のひきつり、頸項部のひきつり痛み、上肢の痺れや感覚異常。

〈深谷灸〉

肩背痛、上腕神経痛、五十肩。

〈森〉

肋間へ向けて斜刺15〜30ミリ。感冒。

〈上地〉

寝違いの名穴。頸が左右に回らないときに効く。痛い方を向かせたまま反対側の筋をよく探り外側より内側に水平刺。

まとめ

①肩背部の凝りや痛みに効く。したがって、鞭打ち症や寝違いで筋が強ばっているものに効く。また、風邪の初期に凝っているときに用いるが、時に自発痛がある。また、肩が凝り過ぎて息切れ、動悸、胸苦しいなどというときにも用いる。
②切皮置鍼でよいが、単刺する場合は接触鍼でよい。決して強い刺激をあたえてはいけないし、揉んだり叩いたりは厳禁。知熱灸もよい。

163 魄戸《はっこ》

取穴

正座して肩甲骨を開き、脊柱の外側三寸、第三肋間に取る。肺兪の外方一寸五分にあたる。

肩甲骨内縁から脊椎に向けて伸びているギョロギョロを取る（池田）。

古法の主治症と施術法

『明堂』

刺入三分、灸五壮。

肩髆間急、悽厥悪寒、項背痛引頸、咳逆上気、嘔吐、煩満（『外台』には最後に「背痛不能引顧」とある）。

『甲乙経』

七巻・六経受病、発傷寒熱病第一中に「肩髆間急、悽厥悪寒、項背痛引頸」とある。

九巻・邪在肺五蔵六府受病、発咳逆上気第三に「咳逆上気」とある。

十一巻・気乱於腸胃、発霍乱吐下第四に「嘔吐、煩満」とある。

『千金方』

咳逆上気、喘息、嘔沫、歯噤。肺寒熱、呼吸不得臥、咳逆上気、嘔沫、喘気相追逐。

『銅人』

鍼入五分、得気即寫、又宜久留鍼、灸亦得日可灸七壮、至百壮止、忌猪魚酒麺生冷物等。

背髆痛、咳逆上気、嘔吐、煩満、虚労肺痿、五尸走疰、項強不得回顧。

『聚英』

銅人鍼五分、得気即瀉、又宜久留鍼、日灸七壮、至百壮。素註灸五壮。

背膊痛、虚労肺痿三尸走疰、項強急不得回顧、喘息、咳逆、嘔吐、煩満。

『図翼』

刺五分、灸五壮。一曰刺三分、灸百壮。

虚労、肺痿、肩髆胸背連痛、三尸走注、項強、喘逆、煩満、嘔吐。此穴主、寫五蔵之熱、与五蔵兪同。

神応経云、治虚労、発熱、可灸十四壮。

百證賦云、兼膏肓、治労瘵傳尸。

標幽賦云、治体熱労嗽。

『灸経』

灸五壮。

肩膊間急痛、背気不能引顧、咳逆上喘也。

『説約』

鍼五分、灸五壮。

咳逆上気、肺痿、白沫を嘔するを治す。

意釈と解説

①傷寒による熱病で肩甲骨の間が引きつり、激しく悪寒し、咳き込んでのぼせる。発熱がなくても咳き込んでのぼせる。嘔吐して胸が張り苦しい。以上のような病症に魄戸を用いる。

②「肩膊」と「肩髆」が混用されているが、いずれも「肩甲骨」という意味。

現代の主治症と施術法

〈**松元**〉

鍼五分、留むること十呼、気を得て即ち瀉す、久しく鍼を留むべし、灸七壮ないし百壮。

肺臓膨張不全、咳嗽、気管支炎、肺結核、肋膜炎および肋間神経痛を治す。

〈**駒井**〉

灸七壮、鍼五分。

気管支炎、喘息、肺炎、肺結核、上膊部肩甲部の神経痙攣。

〈**岡部**〉

邪気を瀉す。項頸肩背上肢の痛み、肺結核、喘息、咳嗽、嘔吐、上腹部が張る。

〈**本間**〉

気管支炎、肺結核、肋膜炎、喘息に効く。特に咳が甚だしく、嘔吐して胸苦しい場合。後頸部が引きつって頸が回せない場合。

〈**竹之内・濱添**〉

鍼三分ないし五分、灸七壮ないし百壮。

肺疾患を主る。気管支炎、胸膜炎、肋間神経痛、心疾患。

註・急性症は内側に、慢性症は外側に現れるといわれる。背部三行線は主に慢性症に応用する。

〈**代田**〉

肺結核、肺尖浸潤、喘息、肩背痛、フリクテン、瘰癧。

〈**中医学**〉

斜刺0・5～0・8寸、可灸。

肺結核、咳嗽、喘息、後頸部のひきつり、肩背痛。

〈深谷灸〉

フリクテンに特効あり、二十壮くらい。呼吸器病、肩背痛、ルイレキ。

〈森〉

斜刺15～30ミリ。

呼吸器疾患。

〈上地〉

喘息、古い病は灸。背筋の疼痛には上から刺し下ろす。風邪をこじらせたとき肺兪よりこちらが効く。

〈首藤〉

超旋刺。または斜め上方に向ける。ごく浅く刺して響きを得る。

上肢のしびれ、頸の凝り痛み。

まとめ

①肩甲骨内縁の痛みに用いる。手を使い過ぎると、肩甲骨内縁が凝って痛むことが多い。そのとき硬結に対して水平刺するが、鍼は少し太いほうが効く。下から上に向けて刺すのがよい。

②そのほか、頑固な咳、喘息に効く。そのときは透熱灸3壮でよい。腰眼と併用するとなおよい。

164 膏肓《こうこう》

一名膏盲兪

取穴

正座して肩甲骨を開き、脊柱の外側三寸、第四肋間に取る。厥陰兪の外方一寸五分にあたる。

魄戸と同じく肩甲骨内縁のゴリゴリした硬結を目当てに取る（池田）。

古法の主治症と施術法

『医心方』

千金方云、主無前所不治、羸痩虚損、夢中失精、上気咳逆、狂惑妄誤。

『千金方』

膏盲兪、無所不治。主、羸痩虚損、夢中失精、上気咳逆、狂惑妄誤～灸両胛中各一処、至六百壮、多至千壮。当覚気下讋讋然如流水状、亦当有所下出、若無停痰宿疾、則無所下也～。此灸訖後、令人陽気康盛、当消息以自補養、取身体平復。

『銅人』

灸両胛中一処、至百壮、多至三百壮、当覚気下讋讋如流水之状。亦当有所下出、若得痰疾、則無所不下也。

無所不療、羸痩虚損、夢中失精、上気咳逆、発狂、健忘。

『聚英』

銅人灸百壮、多至五百壮、当覚礱礱然、似水流之状、亦当有所下、若無停痰宿飲、則無所下也。如病人已困不能正座、当令側臥、揚上臂令取穴、久之又当灸臍下、気海、丹田、関元、中極、四穴中取一穴、又灸足三里、以引火気実下。

無所不療、羸痩虚損、伝尸、骨蒸、夢中失精、上気咳逆、発狂、健忘、痰病。

『図翼』

灸七七壮、至百壮千壮、一云、灸後当灸足三里、以引火実下。

百病無所不療、虚羸痩損、五労七傷諸病、夢遺失精、上気咳逆、痰火、発狂、健忘、胎前産後、可灸二七至七七壮。

百證賦云、兼魄戸、治労瘵、傳尸。

霊光賦云、治背脊痛、風労一切諸病。

乾坤生意云、兼陶道、身柱、肺兪、治虚損、五労、七傷、緊要之穴。

『説約』

療せざる所無し、灸五百壮に至る。按ずるに此の穴、肩背痛、肘臂拘攣、胸痺等の症を療す。鍼入ること五分、灸三七壮。先脩、此の穴に於ける取法甚だ厳、灸法甚だ多し、これを今に験みるに、その効いまだ必然ならずなり、豈穴法その真を得ざるか、二竪、別に蔵する所有るか。

『鍼灸則』

虚損労傷、百病無所不療。此穴左氏伝所載、医緩見晋候病、在盲之上、膏之下、如不可攻之、亦以有治之功、而有此名也、蓋専和上焦心肺之陽気、心肺之降濁気、升清気、有雲行雨施之功矣。故曰、百病無所不療者、陽気虚損、神魂労倦、気鬱、眠多、夢遺、健忘等、諸疾無不差也、誠医家緊要之穴、寶也。

意釈と解説

取穴法が記されている部分は省略した。施術は灸1000壮でもよいとある。しかし、現代では、これほど多壮する人はいないようである。たとえば肉体労働によってやせ衰え、肩甲骨内縁の筋肉痛を発症しているようなときは、1000壮までは施灸しないが、年壮する場合はある。

ただし、気をつけなければならないのは高血圧症の人である。血圧が高くなりやすい人には、3壮程度でよい。もっとも、血圧が高くなるような栄養状態が良い人には、膏肓の灸をする必要はもともとない。膏肓の灸はやせ衰えた人にこそ有効で、そのような人はむしろ低血圧気味である。

現代の主治症と施術法

〈松元〉

鍼三分ないし五分、灸百壮ないし五百壮。

慢性疾患を主る。肺結核、肋膜炎および気管支カタルまたは神経衰弱、十二指腸虫、遺精、夢精、そのほか、百病みな治す。而して古説に曰く、羸痩虚損、傳尸、骨蒸、咳逆、発狂、健忘、痰病を主る。

〈駒井〉

灸五壮、鍼五分。

肺結核、脊髄癆、気管支カタル、神経衰弱、嘔吐、胃カタル、肩の凝り。

〈岡部〉

羸痩、虚損、肺結核、夢精、のぼせ、発狂、咳嗽、痰症、健忘症、慢性疾患、胃腸病、気管支カタル、心臓病、ノイローゼ。

〈本間〉

呼吸器疾患、肩甲関節、肩こり、脳神経の疲労。

〈竹之内・濱添〉

鍼三分ないし五分、灸七壮ないし百壮、一説に五百壮。

慢性諸疾患を主る。呼吸器疾患、心疾患、胸膜炎、肋間神経痛、乳腺炎、乳汁不足など乳病一切、精神神経症、胃病、梅毒、遺精、頑固な肩こり、五十肩、上肢神経痛、脳充血、高血圧症、そのほか百病みな治すという。

〈代田〉

五十肩、上腕神経痛、頑固な肩こり、背筋痛、心臓病、神経衰弱、半身不随、胃酸過多症、肋間神経痛、梅毒には解毒の効がある。

〈中医学〉

斜刺0・5~0・8寸、可灸。

肺結核、咳嗽、喘息、吐血、盗汗、健忘症、遺精、消化不良、肩背痛。

〈深谷灸〉

盗汗の名穴、呼吸器疾患、心臓疾患、慢性消化器疾患、肩背痛。

〈森〉

鍼先を肩甲骨の方に向けて肋間内に斜刺をする。深さは15~20ミリ。

慢性の呼吸器疾患の特効穴であって、呼吸器疾患だけでなく、肩甲間部のこり、心臓疾患、内臓下垂症、乳腺炎など応用が広い。

〈上地〉

健康灸として足三里と共に使われた。何とはなしに上半身に故障を起こしがちな人。消化器系にもよく効く。胃腸が丈夫になる。胸の病で古いもの総ての名灸穴。三行線に移ったものは慢性化したものと思え。盗汗、長く肺を病んだとき。毎日5~7壮。多壮はしない。リウマチ。けんびき（背中が突っ張る感じ）。指で押しツーンと一番痛い所、直刺ではなく刺し上げる。痰飲病には膏肓に灸せよと『資生経』に出ている。取穴は必ず開甲法。

〈首藤〉

超旋刺。刺入鍼では上方に向かって刺入する。私はベッドの左側から刺入するので左外方に向いているが、習慣になっているので、この方がよく効く。浅くてよい。

上肢の使い過ぎによる肩こり、背中の凝りに効く。利き腕の側に反応がよく出るようで、硬結の程度から腕の使っている様子が推察される。風邪による微熱、疲れ。

まとめ

①手作業をしている人が肩甲骨内縁の凝りや痛みを訴えてくるこ

とが多い。簡単に言えば肩こりなのだが、簡単に治るものから難治なものまでである。要するに硬結の程度である。硬結があまりないものは細い鍼でよいが、硬結が大きい場合は10番鍼も必要になる。
　刺す方向は森、上地、首藤がそれぞれ述べているが、だいたいは下方から上向けて刺す。特に硬結がある場合は肩甲骨に沿って刺す。水平刺がよい。
　②肩甲骨内縁の凝りを取ると肩こりが楽になり、頸から上の疾患、たとえば三叉神経痛や顔面神経麻痺にも効く。
　③以上は経筋病だが、肺の病、たとえば慢性の喘息などの場合は透熱灸がよい。腰眼と併用して9壮までとする。すでに述べたように、多壮をする場合は痩せて疲労困憊しているような状態のときである。

165 神堂《しんどう》

取穴

正座して肩甲骨を開き、脊柱の外側三寸、第五肋間に取る。

古法の主治症と施術法

『明堂』
刺入三分、灸五壮。
肩痛、胸腹満、洒淅悽厥、脊背急強。

『甲乙経』
七巻・六経受病、発傷寒熱病第一中に「肩痛、胸腹満、悽厥、脊背急強」とある。

『千金方』
胸腹満。

『銅人』
可灸五壮、鍼入三分。
肩痛、胸腹満、洒淅寒熱、背脊強急。

『聚英』
銅人鍼三分、灸五壮。明堂灸三壮、素註鍼五分。
腰背脊強急不可俛仰、洒淅寒熱、胸腹満、気逆上攻、時噎。

『図翼』
刺三分、灸五壮。此穴主、寫五蔵之熱、与諸蔵兪同。
腰脊強痛、不可俛仰、洒淅寒熱、胸腹満逆、時噎。

『灸経』
灸三壮。
肩背連胸痛、不可俛仰、腰脊急強、逆気上攻、時復噎也。

『説約』
鍼三分、灸五壮。
胸脇背に引きて痛むを治す。

意釈と解説

肩の痛み、胸や腹の膨満感、背筋の引きつりや強ばり痛みなどに神堂を用いる。またゾクゾクと悪寒がするときにも用いる。

現代の主治症と施術法

〈松元〉

鍼三分ないし五分、灸七壮ない三七壮。

心臓病を主る。また枢熱の効あり。気管支炎、咳嗽、脳充血、肋間神経痛、上膊神経麻痺などを治す。


〈駒井〉

灸五壮、鍼五分。

心臓病、気管支炎、喘息、肩膊疼痛。


〈岡部〉

腰背脊の凝り、俯仰できない、悪寒戦慄、胃部のつかえる感じ、肋間神経痛、心臓病。


〈本間〉

肩背痛を治す。


〈竹之内・濱添〉

鍼三分ないし五分、灸七壮ないし三七壮。

心疾患を主る。呼吸器疾患、下熱、脳充血、高血圧、胸膜炎、肋間神経痛、上肢神経痛、五十肩。


〈代田〉

心臓病を主る。そのほか、膏肓とほとんど同じ。


〈中医学〉

斜刺0・5〜0・8寸、可灸。

咳嗽、喘息、胸腹満、肩痛、脊椎や背中が突っ張る。


〈深谷灸〉

肩背痛、肋間神経痛、胸の痛み、リウマチ、おくびの名穴、胃の悪い人には圧して気持ちよく感じる。


〈森〉

肋間に向けて斜刺15〜20ミリ。

肩甲間部の凝り。


〈上地〉

心臓関係の穴の意、あまり使うことはないが、心臓と肺の穴と覚えよ。胸肺筋痙攣（すじばること）。食道狭窄、硬直している。蒸しタオルを当てるとよい。

まとめ

①胃の辺りの詰まり感。熱病の最初で悪寒がするとき。心臓が苦しいとき。
②経筋病では肩や背部の凝り、腰痛で前屈や後屈ができない、胸部の痛みなどに用いる。

166

譩譆《いき》

取穴

正座して肩甲骨を開き、脊柱の外側三寸、第六肋間に取る。

古法の主治症と施術法

『素問』骨空論第六十

大風汗出、灸譩譆～眇絡季脇、引少腹而痛脹、刺譩譆。

『明堂』

刺入六分、灸五壮。

腋拘攣、暴脈急引脇而痛内引心肺、痓、互引、身熱、咳逆、上気、喘逆（『医心方』は喘息）、鼽衄、肩胛内廉痛不可俛仰、眇季脇引少腹而脹痛、小児食晦、頭痛、痎瘧風。

『甲乙経』

七巻・六経受病、発傷寒熱病第一中に「熱病汗不出、上星主之、先取譩譆、後取天牖、風池」とある。

七巻・同に「喘逆、鼽衄、肩甲内廉痛不可俛仰、眇季脇引少腹而痛脹」とある。

七巻・太陽中風、感於寒湿、発痙第四に「痓、互引、身熱、然谷、譩譆主之」とある。

七巻・陰陽相移、発三瘧第五に「痎瘧」とある。

八巻・腎風、発風水、面胕腫第五に「面胕腫、上星主之、先取譩譆、後取天牖、風池」とある。

九巻・邪在肺五蔵六府受病、発咳逆上気第三に「咳逆上気」とある。

十巻・陽受病、発風第二に「腰脊強、不得俛仰、刺脊中、大風汗出膈兪主之、又譩譆主之」とある。また「如顔青者、上星主之、取上星者、先取譩譆、後取天牖、風池」とある。

十巻・八虚受病、発拘攣第三に「腋拘攣、暴脈急、引脇而痛内引心肺」とある。

十一巻・陽厥大驚、発狂癇第二に「癲疾上星主之、先取譩譆、後天牖、風池」とある。

十二巻・足太陽陽明手少陽脈動、発目病第四に「目中痛、不能視、上星主之、先取譩譆、後取天牖、風池」とある。

十二巻・血溢、発衄第七に「鼻鼽衄、上星主之、先取譩譆、後取天牖、風池」とある。

十二巻・小児雑病第十一に「小児食晦、頭痛」とある。

『千金方』

痎瘧、上星主之、先取譩譆、後取天牖、風池、大杼。目痛不能視、上星主之、先取譩譆、後取天牖、風池。肩背寒痓、肩胛内廉痛。風瘧。多汗、瘧病、灸譩譆五十壮。鼻衄窒、喘息不通、咳逆上気、喘息嘔沫、歯噤、腋攣、小児食晦、頭痛。

『外台』

灸五壮。

腋拘攣、暴脈急引胸痛内引心肺、従項至脊、以下十二椎、応等灸之、立已、熱病汗不出、肩背寒、熱痓、互引、身熱、咳逆上気、虚喘、喘逆、衄衂、肩甲内廉痛、不可俛仰、眇季脇引少腹而脹痛、小児食晦、頭痛、引頤、痎瘧風。

『銅人』

可灸二七壮、至百壮止、忌莧菜白酒物等。

腋拘攣、暴脈急引脇痛、熱病汗不出、温瘧、肩背痛、目眩、鼻衄、喘逆、腹脹肩膊内廉痛不得俛仰。

『聚英』

素註留七呼。銅人鍼六分、留三呼、瀉五吸、灸二七壮、止百壮。明堂灸五壮。

大風汗不出、労損不得臥、温瘧、寒瘧、背悶、気満、腹脹、気眩、胸中痛引腰背、腋拘脇痛、目眩、目痛、鼻衂、喘逆、臂髆内廉、不得俛仰、小児食時頭痛、五心熱。

『図翼』

刺六分、留七呼、灸五壮。一曰、二七壮、至百壮。

大風熱病汗不出、労損不得臥、温瘧久不愈、胸腹脹悶、気噎、肩背脇肋痛急、目痛、咳逆、鼻衂、忌莧菜白酒。

千金云、多汗瘧病、灸五十壮。

『灸経』

灸五壮。

瘧久不愈者、背気満悶、胸中気噎、労損虚乏、不得睡也。小児食時頭痛、及五心熱者、灸譩譆二穴各一壮～炷如小麦大。

『説約』

素問、骨空論に曰く、大風汗出るは此の穴に灸す～鍼六分、灸二七壮。

胸脇、背に引きて痛む、目眩、温瘧、暴かに脈急に心胸に引きて喘逆するを治す。

意釈と解説

①熱病で汗が出ない。

②ゼェゼェ喘いでのぼせ、鼻出血し、肩甲骨内縁が痛んで前屈も後屈もできず、脇腹の下から下腹にかけて張り痛む。

③痙病で引きつけて身熱がある。

④瘧病で悪寒、発熱する。

⑤顔面の浮腫。咳き込んでのぼせる。

⑥腰や背部が痛んで前屈も後屈もできない。あるいは風邪によって汗が出る。

⑦そのほか、顔色が青い、脇が引きつり、それが肺や心にまで響く、癲癇、眼の痛み、鼻出血、頭痛、小児で食べても肥らない。以上のような病症があるときに譩譆を用いる。

⑧譩譆は上星が主治するとあり、その後に、先に譩譆を取り云々と記されている条文が多い。つまり上星を用いる場合は、必ず譩譆を用いてから、という意味である。『甲乙経』の条文を参照していただきたい。

この意味は不明だが、上星だけ用いたのでは気が上せるから、譩譆を用いた後で上星などを治療するという意味か。

⑨食晦は「しょくかい」と読む。詳しくは脾兪の項を参照。

現代の主治症と施術法

〈松元〉

鍼六分、留むること三呼ないし七呼、瀉五吸、灸三七壮ないし百壮。

心外膜炎および盗汗に効あり。または肋間神経痛、感冒、眩暈、間歇熱を主る。

〈駒井〉

灸七壮、鍼六分。

心臓病、肋間神経痛、腰背部痙攣、嘔吐。

〈岡部〉

不眠症、肋膜炎、肋間神経痛、めまい、五熱を取る。

〈本間〉

肋膜炎、肋間神経痛、胸筋、背筋のリウマチ。

〈竹之内・濱添〉

鍼三分、留むること三呼ないし七呼、灸七壮ないし百壮、快感をもって度となす。

肩こり、呼吸器疾患、心疾患、胸膜炎、肋間神経痛、肩背部疼痛、盗汗、眩暈、胸脇苦悶。

〈代田〉

角膜実質炎、肋膜炎、肋間神経痛、腰痛、梅毒、マラリア。

〈中医学〉

斜刺0・5～0・8寸、可灸。

咳嗽、喘息、肩背痛、季肋から少腹にかけて痛む、目眩、鼻血、寒熱往来のある熱性病、熱病で汗が出ないもの。

〈深谷灸〉

肋間神経痛、胸の痛み、リウマチ。

〈森〉

肋間へ向けて斜刺15ミリ。

肩背痛、肋間神経痛。

まとめ

譩譆は、喘息などの呼吸器疾患に効く。経筋病としては、肋間神経痛や肩甲間部の筋肉痛に用いられる。ただし、古書や諸先生の記述によれば鼻出血、頭痛、目眩、小児の食欲不振、身熱などにも効くとされる。施術方法は切皮置鍼でよい。

167 膈関《かくかん》

取穴

正座して肩甲骨を開き、脊柱の外側三寸、第七肋間に取る。膈兪の外方一寸五分にあたる。

古法の主治症と施術法

『明堂』

刺入五分、灸三壮（『外台』は灸5壮）。背痛、悪寒、脊強俛仰難、食不下、嘔吐（『医心方』は嘔呃）、多涎。

『千金方』

腰脊急強。背悪寒痛、脊強以俛仰。

『銅人』

可灸五壮、鍼入五分。背痛、悪寒、脊強俛仰難、食飲不下、嘔噦、多涎唾、胸中噎悶。

『聚英』

銅人鍼五分、灸三壮。背痛、悪寒、脊強俛仰難、食飲不下、嘔噦、多涎唾、胸中噎悶、大便不節、小便黄。

『図翼』

刺五分、灸五壮。背痛、悪寒、脊強、嘔吐、飲食不下、胸中噎悶、大小便不利。此亦血会、治諸血病。

『説約』

鍼五分、灸五壮。嘔噦、食飲下らず、胸中噎悶するを治す。

意釈と解説

①背筋や腰部が痛んで前後屈ができない。急性熱病だと悪寒がする。食べた物が心窩部より下に降りない。気が突き上がるように嘔吐し、涎が多量に出る。大便は一定せず、小便は黄色で少ない。膈関は以上のようなときに用いるが、すべての血病にも効く。

②「呃」は「あく」または「あい」と読む。しゃっくりまたは逆気という意味がある。

現代の主治症と施術法

〈松元〉

鍼五分、灸七壮ないし七十壮。殺虫に効あり。食道麻痺、嘔噦、涎唾などの症または肋間神経痛、常習便秘および密（「蜜」の間違いか）尿病を治す。

〈駒井〉

灸三壮、鍼五分。

背部神経痛、食道痙攣、嘔吐、腸カタル。

〈岡部〉

頑固な肩こり、悪寒、背痛、嚥下困難、食道痙攣、大便の不調、胃癌、食道狭窄。

〈本間〉

食道痙攣、食道癌、胃の噴門部に病があるときに使われる。また背の痛む場合にも宜しい。

〈竹之内・濱添〉

鍼三分ないし五分、灸七壮ないし七十壮。

貧血、黄疸、血液疾患一切、心疾患、呼吸器疾患、嘔吐、吐血、食道痙攣、嚥下困難、胃疾患、肝胆疾患、頭痛、熱病、盗汗、鞭打ち症、横隔膜痙攣、肋間神経痛、腰痛、脊椎カリエス、糖尿病。

〈代田〉

肋膜炎、食道狭窄、胃下垂症、肝疾患。

〈中医学〉

斜刺0・5〜0・8寸、可灸。

嚥下困難、嘔吐、ゲップ、胸中のつかえ、背部脊柱のひきつりと痛み。

〈深谷灸〉

食道痙攣、背中の痛み、手掌の運動機能不全、呼吸器疾患。

〈森〉

肋間に向けて斜刺15ミリ。

肩背痛、肋間痛。

〈上地〉

しゃっくり、食道痙攣、よだれ、嘔吐。

まとめ

膈関は、食道から胃腸、肝胆などに何らかの病があるために、胃や胆嚢の裏側が重怠く痛むときに、圧痛を確かめてから用いる。鍼でもよいが案外に灸がよい。特に胆石疝痛のときに反応が出ていれば透熱灸を多壮する。

168 魂門 こんもん

取穴

正座して、脊柱の外側約三寸、第九肋間に取る。肝兪の外方一寸五分にあたる。

古法の主治症と施術法

『素問』水熱穴論第六十一

五蔵兪傍五、此十者、以寫五蔵之熱也（十者は魄戸、神堂、魂門、意舎、志室の左右10穴）。

『明堂』

刺入五分、灸三壮。

胸脇脹満、背痛、悪風寒、飲食不下、嘔吐不留住。

『甲乙経』

七巻・六経受病、発傷寒熱病第一中に「胸脇脹満、背痛、悪風寒、飲食不下、嘔吐不留住」とある。

『千金方』

胸中痛。嘔吐不住、多涎。

『銅人』

可灸三壮、鍼入五分。
食飲不下、腹中雷鳴、大便不節、小便赤黄。

『聚英』

銅人鍼五分、灸三壮。
尸厥走疰、胸背連心痛、食飲不下、腹中雷鳴、大便不節、小便赤黄。

『図翼』

刺五分、灸三壮。
尸厥走注、胸背連心痛、食不下、腹中雷鳴、大便不節、小便黄赤。
此穴主、寫五蔵之熱、与五蔵俞同。
百證賦云、兼胃俞、治胃冷食難化。
標幽賦云、筋攣、骨痛者、補此。

『説約』

鍼五分、灸五壮。
食飲下らず、黄疸、脾約を治す。

意釈と解説

①急性熱病で少陽経から肝経にまで熱が入り、胸脇部と、その裏側まで張り満ちて痛み、悪風、悪寒があり、飲食した物が消化せず、嘔吐して収まらない。このようなときに魂門を用いる。

②そのほか、胸の痛み、涎が多い、腹が鳴る、大便が出たり出なかったりする、小便の色が赤黄色いなどの病症にも効く。

現代の主治症と施術法

〈松元〉

施術法は膈関と同じ。
心内膜炎、黄疸、嚥下困難、食欲不振、消化不良、そのほか、小児の蛔虫、腸雷鳴、腸出血などを治す。

〈駒井〉

灸三壮、鍼五分。
肝臓疾患、肋膜炎、胃痙攣、食欲不振、消化不良。

〈岡部〉

肩こり、肝臓病、肋膜炎、肋間神経痛、小便が黄色い。

〈本間〉

肝臓病、胃痙攣などの腹痛に効く。殊に、蛔虫による腹痛の場合は魂門の上の膈関から、その下の陽綱にかけて右側に強い圧痛が現れることが多い。

〈竹之内・濱添〉

鍼三分ないし五分、灸七壮ないし七十壮。
肝臓疾患を主る。胆疾患、心疾患、胃腸疾患、精神神経症、頭痛、胸膜炎、肋間神経痛、腰痛、坐骨神経痛。

〈代田〉

肋膜炎、肋間神経痛、肝臓病。

〈中医学〉

斜刺０・５〜０・８寸、可灸。

胸脇の張ったような痛み、背部痛、嚥下困難、嘔吐、腸鳴と下痢。

〈深谷灸〉

肝臓病、胃痙攣。

〈森〉

肋間に向けて直刺15ミリ。

肝・膵臓疾患。

〈上地〉

ここに圧痛があると肝疾患の疑い。黄疸、消化不良、蛔虫の診断点。腸疝痛、胃痙攣。

まとめ

①魂門は、少陽経から胆嚢、厥陰経、肝臓まで熱が入ったときに反応が出る。経絡でいえば帯脈の熱になっても反応が出る。これは『傷寒論』でいう少陽病であり、鍼灸では脾虚肝実熱証である。

②胸脇部に熱が多くなると、その熱が胸にも行き、下焦にも行く。もちろん中焦の熱である。したがって、肺、心、肝胆、胃腸、膵臓、腎臓、膀胱など内臓すべての熱になる可能性がある。これら臓腑の疾患があり、魂門に圧痛があれば用いる。透熱灸がよい。

③経筋病では、肋間神経痛、背筋痛で用いることがある。ただし、圧痛がないと効果がない。

169 陽綱《ようこう》

取穴

伏臥して、脊柱の外側三寸、第十肋間に取る。胆兪の外方一寸五分にあたる。

古法の主治症と施術法

『明堂』

刺入五分、灸三壮。

食飲不下、腹中雷鳴、大便不節。小便赤黄。

『甲乙経』

九巻・脾胃大腸受病、発腹脹満、腸中鳴、短気第七に「食飲不下、腹中雷鳴、大腸不節、小便赤黄」とある。

『千金方』

食飲不下、腹中雷鳴、大腸不節、小便赤黄。腸鳴而痛。腸鳴泄注。

『銅人』

可灸三壮、鍼入五分。

腹満䐜脹、大便洩利、小便赤渋、身熱、目黄。

『聚英』

銅人鍼五分、灸三壮。下経灸七壮。

腸鳴、腹痛、飲食不下、小便赤渋、腹脹身熱、大便不節、泄痢赤黄、不嗜食、怠惰。

『図翼』

刺五分、灸三、七壮。

腸鳴腹痛、食不下、小便濇、身熱、消渇、目黄、腹脹泄痢。

百證賦云、兼胆兪、治目黄。

『灸経』

灸七壮。

飲食不下、腹中雷鳴、腹満臚脹、大便泄、消渇、身熱、面目黄、不嗜食、怠惰也。

『説約』

鍼五分、灸三壮。

腹中雷鳴切痛、下利、身熱、目黄を治す。

意釈と解説

食欲がない。心窩部が詰まる。腹がゴロゴロ鳴る。大便が定期的に出ない。内臓に熱が多いために小便の色が赤黄色い。以上のような病症に陽綱を用いる。

現代の主治症と施術法

〈松元〉

施術法と主治は前者と同じ。殊に蚘虫より来る腹痛に効あり、また眼球青黄色なるを治す。

〈岡部〉

魂門に同じ。胆石症、胃痙攣。

〈本間〉

右側は肝臓病、胆石痛、胃痙攣などに効く。

〈竹之内・濱添〉

鍼三分ないし五分、灸七壮ないし七十壮。

胆疾患を主る、肝疾患、黄疸、胃腸疾患、眩暈、偏頭痛、精神神経症、胸膜炎、肋間神経痛、腰痛、側胸部疼痛、下肢神経痛。

〈代田〉

胆石症、胃痙攣。

〈中医学〉

斜刺0・5～0・8寸、可灸。

腸鳴、腹痛、下痢、黄疸、消渇。

〈深谷灸〉

肝臓病、胆石症、胆囊炎、黄疸。

〈森〉

肋間に向けて直刺15ミリ。

肝・膵臓疾患。

〈上地〉

胆の反応がよく出る所で右側のみ治療する。胸背筋の引きつりに効く。胆石痛。

まとめ

胃腸疾患、慢性膵炎、胆石疝痛などのときに圧痛が現れやすい。圧痛を目当てに透熱灸か浅い置鍼がよい。ただし、胆石疝痛のときは10番鍼くらいを1センチくらい刺入して瀉法してもよい。

170 意舎《いしゃ》

取穴

伏臥して脊柱の外側三寸、第十一肋間に取る。脾兪の外側一寸五分にあたる。

古法の主治症と施術法

『明堂』

刺入五分、灸三壮。

腹満（『医心方』は腹中満）、臚脹、大便泄（『医心方』は「洩」とあるが、「泄」と意味は同じ）、消渇、身熱、面目黄。

『甲乙経』

九巻・脾胃大腸受病、発腹脹満、腸中鳴、短気第七に「腹満、臚脹、大便泄」とある。

十一巻・五気溢、発消渇、黄癉第六に「消渇、身熱、面（千金作目）赤黄」とある。

『千金方』

腹満臚脹、大便泄。消渇、身熱、面赤黄。腸鳴、臚脹欲泄注。消渇、嗜飲。

『銅人』

可灸五十壮、至一百壮、鍼入五分。

腹満虚脹、大便滑洩、背痛、悪風寒、食飲不下、嘔吐不止、消渇、目黄。

『聚英』

銅人鍼五分、灸五十壮至百壮。明堂五十壮。下経灸七壮。素註二壮。甲乙三壮、鍼五分。

腹満、虚脹、大便滑泄、小便赤黄、背痛、悪風寒、食飲不下、嘔吐、消渇、身熱、目黄。

『図翼』

刺五分、灸七壮、一云五十壮至百壮。

背痛、腹脹、大便泄、小便黄、嘔吐、悪風寒、飲食不下、消渇、目黄。此穴主、寫五蔵之熱、与五蔵兪同。

百證賦云、兼中府、能除脹満、噎塞、胸背脇痛、悪寒、嘔吐。

『灸経』

灸七壮。

胸脇脹満、背痛、悪寒、飲食不下、嘔吐不留住也。小児飲水不歇、面目黄者。

『説約』

鍼五分、灸三壮。百壮に至る。治同前。

意釈と解説

①腹に水が停滞して膨れて張る、下痢、消渇つまり口渇していくら飲んでも内熱のために口渇が止まらない病気や、内熱が多くて食べても痩せて、皮膚の色が黄色くなる黄癉病などのときに意舎を用いる。

②臚脹は腹水のこと、消渇は現代でいう糖尿病、黄癉は黄疸と考えてよい。

現代の主治症と施術法

〈松元〉

施術法、主治は前者と同じにして、嘔吐または直腹筋痙攣に効あり。

〈駒井〉

灸七壮、鍼五分。

嘔吐、胃弱、肋膜炎、肝臓病、食欲不振、消化不良。

〈岡部〉

腹満脹、下痢、胃痙攣、胃カタル、黄疸、胆石、脾臓の病。

〈本間〉

消化器病慢性、急性いずれも脾兪の補助穴である。また胃痙攣や胆石疝痛の鎮痛穴である。

〈竹之内・濱添〉

鍼三分ないし五分、灸七壮ないし七十壮。

脾疾患を主る。胃疾患、肝疾患、胆疾患、腸疾患、腹直筋痙攣、腹部膨満、黄疸、消化不良、腰痛、下肢神経痛、筋肉痛、胸膜炎、肋間神経痛。

〈代田〉

胃痙攣によく効く。そのほか、急性慢性の胃腸炎、黄疸、胆石、胃潰瘍、十二指腸潰瘍などに用いられる。

〈中医学〉

斜刺0・5～0・8寸、可灸。

腹脹、腸鳴、下痢、嘔吐、嚥下困難。

〈深谷灸〉

胃痙攣に著効、胆石痛の鎮痛穴。

〈森〉

肋間へ直刺15ミリ。

肝、膵臓疾患。

まとめ

意舎は消化器疾患のときに圧痛が現れやすい。浅く置鍼するか透熱灸でもよい。また、腹直筋の痙攣、つまり肺積、または、肝積による筋の引きつりに用いる。胃痙攣や胃穿孔と間違えるほどの痛みを発することがあるが、意舎、胃倉、三焦兪あたりを按圧すれば止まる。肋間神経痛で圧痛があれば浅く置鍼する。

171 胃倉《いそう》

取穴

伏臥して脊柱の外側三寸、第十二肋骨の下際に取る。胃兪の外方一寸五分。

古法の主治症と施術法

『明堂』

刺入五分、灸三壮。

臚脹、水腫、食飲不下、悪寒（『外台』は多寒）、不能俛仰。

『甲乙経』

九巻・脾胃大腸受病、発腹脹満、腸中鳴、短気第七に「臚脹、水腫、食飲不下、多寒」とある。

『千金方』

水腫、臚脹、食飲不下、悪寒。

『銅人』

可灸五十壮、鍼入五分。

腹内虚脹、水腫、食飲不下、悪寒、背脊不得俛仰。

『聚英』

銅人鍼五分、灸五十壮。甲乙三壮。

腹満虚脹、水腫、食飲不下、悪寒、背脊痛不得俛仰。

『図翼』

刺五分、灸五壮、一云五十壮。

腹満、水腫、食不下、悪寒、背脊痛、不可俛仰。

『説約』

鍼五分、灸三壮、五十壮に至る。

腹内虚脹、水腫、背悪寒、脊痛、俛仰するを得ざるを治す。

意釈と解説

腹に水が溜まって浮腫し、食欲がなく、寒がり、前後屈ができない。

現代の主治症と施術法

〈松元〉

施術法は前者と同じ。

胃の諸患を主る。また嘔吐、腹痛、便秘、消渇および水腫病を治す。あるいは腰背疼痛、そのほか、背部悪寒するに効あり。

〈駒井〉

灸七壮、鍼五分。

嘔吐、鼓腸、便秘、背椎神経痛、胃病、肝臓、腎臓、小腸の疾病。

〈岡部〉

腹腸満、水腫、食欲不振、悪寒、背脊の痛み、俯仰できない。

〈本間〉

胃痙攣、胆石痛の特効穴。糖尿病にも効く。鍼でも灸でもよく効くが、鍼は少し深く刺入する。

〈**竹之内・濱添**〉

鍼三分ないし五分、灸七壮ないし七十壮。

胃疾患を主る。脾疾患、腸疾患、腎疾患、腹痛、腹直筋痙攣、糖尿病、腹部膨満、腹水、下腹部疼痛、腰痛。

〈**代田**〉

胃痙攣、胆石疝痛。

〈**中医学**〉

斜刺0・5～0・8寸、可灸。

腹脹、胃脘痛、水腫、小児の消化不良、脊柱や背部痛。

〈**深谷灸**〉

胆石痛、胃痙攣の名灸穴。

〈**森**〉

内上方に向けて腰部内に直刺する。深さは15～20ミリ。胃潰瘍、十二指腸潰瘍、糖尿病、慢性膵臓炎、胆石症、胆囊炎、腰痛などに用いる。

〈**上地**〉

横から斜めに内下方に刺して胃兪の代わりに使う。鼓腸、胃の張り、足のだるさ、慢性便秘、放屁。

〈**首藤**〉

超旋刺。刺入鍼では直刺。

胃痛、腹痛。

まとめ

森と上地では刺す方向が違う。首藤は直刺。筆者はさほど深く刺さないが、硬結があれば直刺して灸頭鍼。また透熱灸でもよい。圧痛だけで硬結が少ない場合は切皮程度の浅い置鍼でよい。

172 肓門《こうもん》

取穴

伏臥して第一・第二腰椎棘突起間の外側三寸に取る。三焦兪の外方一寸五分にあたる。

痞根と一致することがある。本来の痞根は肓門の外方五分。硬結を目当てに取る（池田）。

古法の主治症と施術法

『**明堂**』

刺入五分、灸三十壮。

心下大堅。婦人乳余疾。

『**甲乙経**』

十二巻・婦人雑病第十に「婦人乳余疾」とある。

『千金方』

心下大堅。乳余疾。

『銅人』

可灸三十壮、鍼入五分。

心下肓大堅、婦人乳有余疾。

『聚英』

銅人灸三十壮、鍼五分。又云灸二壮。

心下痛、大便堅、婦人乳疾。

『図翼』

刺五分、灸三壮。気府論註云三十壮。

心下痛、大便堅、婦人乳痛有余。

『説約』

鍼五分、灸三十壮。

痃癖、心下痞悶、小児癖疾、婦人乳痛を治す。按ずるに入門の痞根、十三椎の両傍三寸半に在り、此の穴と相隔たること僅に五分、余が門には痞根を点ぜず、此の穴に点ず、主治全く同じ。

意釈と解説

心窩部が硬くなっているときに肓門を用いる。また、乳房の腫れや乳汁分泌不足にも効く。

現代の主治症と施術法

〈松元〉

施術法は前者と同じ。

内臓諸慢性病を主る。そのほか、心下急痛、常習便秘、婦人乳腺炎および小児消化不良より来たる癖疾を治す。

〈駒井〉

灸十壮、鍼五分。

胃痙攣、胃カタル、便秘、乳腺炎。

〈岡部〉

腎臓病、腎虚、胃疾患、腸疾患、腹痛一般。

〈本間〉

胃や腸間の神経痛に効く。特に下腹部の痛みには肓門の方が効く。また便秘にも効く。ある肺結核の末期の患者が喘息発作を起こした場合に、肓門に二寸の鍼を上方に向けて刺入して頓挫せしめた事が数回あった。この穴は救急的にいろいろな奇効を奏する。

〈竹之内・濱添〉

鍼三分ないし五分、灸七壮ないし七十壮。

慢性疾患を主る。自律神経失調症、嘔吐、食欲不振、消化不良、下痢、便秘、腎疾患、腰痛、下腹痛、神経衰弱、心下急痛、乳腺炎、下肢神経痛。

〈代田〉

胃痙攣、胃炎、十二指腸潰瘍、腹痛などの胃腸疾患に効く。

〈中医学〉

直刺0・8〜1寸、可灸。

上腹部痛、痞塊、便秘、婦人の乳房疾患。

〈深谷灸〉

胃や腸の痛み、下腹部の鎮痛（生理痛や差し込み）。

〈森〉

腰より腹の方へ直刺15〜20ミリ。

胃・十二指腸疾患。

〈上地〉

常習便秘、胃倉と同じ感じで使う。

まとめ

①古書に心下堅などと記されている。確かに慢性的に胃や十二指腸の潰瘍がある人は、心下部全体が板を張り付けたように硬くなっていることがある。このような人は非常に神経質である。同時に便秘することがあるが、市販の下剤を用いると腹痛下痢する。肓門（あるいは痞根）に硬結がある場合、これをほぐすように灸頭鍼か導引をすると、心窩部も軟らかくなる。そうして便秘も治る。

②経筋病では坐骨神経痛に用いることがある。この辺りに硬結が出ている場合は灸頭鍼を用いる。

③肓門は、細い鍼では効果が期待できない。繰り返し導引するのがよい。あるいは灸頭鍼か透熱灸の多壮がよい。

173 志室《ししつ》

一名精宮

取穴

伏臥して第二・第三腰椎棘突起間の外側三寸に取る。腎兪の外方一寸五分にあたる。

古法の主治症と施術法

『明堂』

刺入五分、灸三壮。

腰痛、脊急、脇下満、少腹堅急。

『甲乙経』

九巻・腎小腸受病、発腹脹、腰痛引背少腹控睾第八に「腰痛、脊急、脇中満、少腹堅急」とある。

『千金方』

両脇急痛。腰痛脊急。

『銅人』

鍼入五分、可灸三壮。

腰脊強痛、食飲不消、腹中堅急、陰痛、下腫、失精、小便淋瀝。

『聚英』

銅人鍼五分、灸三壮。明堂灸七壮。

陰腫陰痛、背痛、腰脊強直俛仰不得、飲食不消、腹強直、夢遺失精、淋瀝、吐逆、両脇急痛、霍乱。

『図翼』

刺五分、灸三壮七壮。

陰腫、陰痛、失精、小便淋瀝、背脊強、腰脇痛、腹中堅満、霍乱吐逆、不食、大便難。此穴主寫五蔵之熱、与五蔵兪同。

『灸経』

灸七壮。

腰痛脊急、両脇脹満、大便難、食飲不下、背気俛仰不得也。

『説約』

鍼五分、灸三壮。

腰脊強痛、腹中堅急、小便不利するを治す。

意釈と解説

腰が痛くて脊椎の上が引きつる。左右の脇下が引きつり痛む。下腹が堅くなって引きつる。陰部の痛みや腫れ。小便が漏れる。失精。食べた物が消化しにくい。嘔吐。以上のような状態のときに志室を用いる。

現代の主治症と施術法

〈松元〉

施術法は前者と同じ。

生殖器および腹中の諸患を主る。また男女交接器疾患および陰部の諸瘡、淋疾あるいは腹筋強直、腰痛、また脇腹筋痙攣を治す。そのほか、消化不良に効あり。

〈駒井〉

灸七壮、鍼五分。

陰部神経痛、陰門腫瘍、腎臓炎、淋病、消化不良。

〈岡部〉

男女生殖器疾患、下腹部の冷感、腎虚。

〈本間〉

腰や背の痛みに最もよく効くが、生殖器、泌尿器疾患などにも腎兪の如く使われる。

〈竹之内・濱添〉

鍼三分ないし一寸五分、灸七壮ないし七十壮。

腎疾患を主る。膀胱疾患、胃腸疾患、肝胆疾患、男女生殖器疾患、腹水、腹直筋痙攣、腹痛、下腹冷感、脳脊髄疾患、腰痛、坐骨神経痛、下肢疼痛。

〈代田〉

腎臓疾患を主る。腎臓炎、腎臓結核、腎盂炎、腎虚などには必須の穴。肋膜炎、胆石症、坐骨神経痛などは患側に圧痛を表わす。腰痛、項強、神経衰弱、胃痙攣、慢性胃腸疾患、腹膜炎、膀胱疾患、男女生殖器疾患（これは京門のところに記されている主治症で、沢田流では京門を志室の辺りに取穴している。詳しくは『鍼灸治療基礎学』〔医道の日本社、1940年〕を参照）。

〈中医学〉

直刺0・8～1寸、可灸。

遺精、インポテンツ、陰部の痛み、腫れる、小便が渋る、水腫、腰部脊柱のひきつりと痛み。

〈深谷灸〉

腰背の痛み、泌尿生殖器疾患、腎兪と同等に使う。

〈森〉

直刺30~50ミリ。

腰痛の特効穴、腎疾患、精力減退。

〈上地〉

横から内側へ斜めに刺入する。深刺し可、寸6を用いる。灸頭鍼もよい。

女性の生殖器疾患、男であれば尿関係の疾患、婦人の不定愁訴に著効、足の冷えを治す。腰を治せば胸も治る。腎兪と同様に使う。痞根が志室の上にある。同様の刺し方をする。腎兪、志室の凝りは尻に鍼して取る。

〈首藤〉

超旋刺。刺入鍼では外方から内方に向けて刺入する。

腰痛、疲労、尿管結石、生理痛、泌尿器・生殖器疾患に腎兪の補助穴として用いる。

まとめ

①古書に「脇下満」とある。これは胃経の引きつりで、腎が虚したために脇下に突き上がってくることを言ったものだが、腎虚が重症であれば胃経が引きつり、それが下腹部にまで及んでいる。したがって、下腹部の筋の引きつりを訴えることもあるが、これが裏に回って腰痛として現れることが多い。これは古典書物でいうところの「疝」である。原因は足からの冷え。

②腎兪や志室に硬結があり筋が引きつっていることがある。これも疝であるが、胃経も膀胱経も引きつるような人は、女性だと不妊症、男性だと精力減退がある。病理からいうと腎の津液不足である。加えて冷えがある。津液不足が激しいために、相対的に命門の陽気が亢進すると遺精や陰茎硬直症を発症する。しかし、いつまでも陽気の亢進状態が続くことはなく、いずれは津液とともに陽気も枯れてくる。この状態を腎虚陽虚寒証という。寒証になると下痢しやすく、小便が勢いよく出なくなる。また、腎の津液や陽気が虚すと上にある脾胃の働きも悪くなるので食欲が減退するか、空腹は感じても食べられない状態になる。

③以上のような病理状態だから、諸先生が言うような疾患には反応をみて用いる。通常は灸頭鍼がよい。

④尿管結石で痛みがあるとき、大陵と太白の補法で楽になることがあるが、それで効果がないときは志室に灸頭鍼を用いるか、単刺で深く刺すと治る。それでも効かないときは、強烈に導引すると治る。

⑤不妊症にも基本的に灸頭鍼がよい。ショウガを載せて上でモグサを燃やすのもよい。

174 胞肓《ほうこう》

取穴

殿部にして第二正中仙骨稜の外方三寸に取る。次髎の外側七分ばかりに膀胱兪を取り、その外側一寸五分に取る。

古法の主治症と施術法

『明堂』

刺入五分、灸三壮。

腰脊痛、悪寒、少腹満堅、癃閉下重、不得小便。

『甲乙経』

九巻・腎小腸受病、発腹脹、腰痛引背少腹控睾第八に「腰脊痛、悪風、少腹満堅、癃閉下重、不得小便」とある。

『千金方』

少腹満。癃閉、下重、不得小便。大小便難。腰脊痛、悪寒。

『外台』

灸三壮。

腰脊痛、悪寒、少腹満堅、癃閉、下重、不得小便。

以手按之則欲小便渋而不得出、肩上熱、手足小指外側、及脛踝後皆熱、若脈陥取委中央。

『銅人』

可灸五七壮、鍼入五分。

腰痛、悪寒、少腹堅急、癃閉重不得小便渋痛、腰背卒痛。

『聚英』

銅人鍼五分、灸五七壮。明堂五十壮、甲乙三壮。

腰脊急痛、食不消、腹堅急、腸鳴、淋瀝、不得大小便、癃閉下腫。

『図翼』

刺五分、灸五壮、七壮。

腰脊痛、悪寒、小腹堅、腸鳴、大小便不利。

『灸経』

灸五壮。

腰痛不可忍、俛仰難、悪寒、小便渋也。

『説約』

鍼灸同前。

腰痛、小便癃閉し、渋り痛むを治す。

意釈と解説

腰痛、悪寒、下腹が張って硬くなる、小便を出したいのに何度行っても気持ちよく出ない。以上のような病症に胞肓を用いる。

現代の主治症と施術法

〈松元〉

施術法は前者と同じ。一説に灸五十壮という。

消化不良、腸雷鳴、便秘、尿閉、淋病、陰嚢腫痛または直腹筋痙攣および腰背痙攣を治す。


〈駒井〉

灸五壮、鍼五分。

腸カタル、便秘、尿閉、淋疾、睾丸炎、直腸痙攣、腰背部の疼痛、婦人病。


〈岡部〉

坐骨神経痛、上臀神経痛、腰痛、子宮病または性器に関する疾患、尿閉塞、前立腺肥大。


〈本間〉

腰、臀痛、大小便閉。置鍼または多壮灸を用いる。


〈竹之内・濱添〉

鍼三分ないし一寸五分、灸七壮ないし百壮。

生殖器疾患を主る。膀胱炎、尿閉、淋疾、陰嚢腫痛、脱肛、痔疾、便秘、下痢、消化不良、胃潰瘍、胃炎、腰痛、下肢疼痛、坐骨神経痛。


〈代田〉

腰痛、上臀神経痛、坐骨神経痛。


〈中医学〉

直刺0・8～1寸。

腸鳴、腹脹、腰部脊柱痛、便秘、排尿困難、陰部腫脹。


〈深谷灸〉

前立腺肥大（多壮）、腰臀部痛、大小便閉（尿閉多壮で効）。


〈森〉

直刺30～60ミリ。

排尿困難、坐骨神経痛。


〈上地〉

腰背部の疼痛、寸6以上の深鍼でないと効かない。尿閉にはあまり使わない。直腸痙攣、下肢の痛み、ひきつれ。


〈首藤〉

直刺、またやや内方に刺入する。時に二寸から三寸刺入すると尿道、会陰部、鼠径部、下肢先に響きがある。

尿閉、精力減退、前立腺疾患。

まとめ

諸先生方が言うように、深い刺鍼で諸疾患に効く。ただし、筆者は圧痛が表面的な場合は透熱灸を用い、圧痛が深い場合は灸頭鍼および2寸以上の鍼をもって深く刺すようにしている。

175 秩辺《ちっぺん》

取穴

殿部にして第三正中仙骨陵の外方三寸、胞肓の下五分、中膂兪の外方一寸五分に取る。

古法の主治症と施術法

『**明堂**』

刺入五分、灸三壮。

腰痛（『外台』は腰脚）、骶寒、俛仰急難、陰痛下重、不得小便。

『**甲乙経**』

九巻・腎小腸受病、発腹脹、腰痛引背少腹控睾第八に「腰痛骶寒、俛仰急難、陰痛下重、不得小便」とある。

『**千金方**』

癃閉下重、大小便難。不得小便。背悪寒痛、脊強難以俯仰。

『**銅人**』

鍼入五分、可灸三壮、慎如前法。

腰痛不能俛仰、小便赤渋、腰尻重不能挙、五痔発腫。

『**聚英**』

銅人鍼五分。明堂灸三壮、鍼三分。

五痔、発腫、小便赤、腰痛。

『**図翼**』

刺五分、灸三壮。

腰痛、五痔、小便赤渋。

『**説約**』

鍼五分、灸三壮。

五痔、腰痛むこと腰に五千銭を帯びるが如きを治す。

意釈と解説

①腰痛や殿部が冷えるため前後屈ができない。陰嚢水腫、子宮脱、鼠径ヘルニアなどで陰部が痛み、小便が気持ちよく出ない。小便の色は赤い。以上のような病症に秩辺を用いる。

②そのほか、あらゆる痔疾にも秩辺を用いる。

現代の主治症と施術法

〈**松元**〉

施術法は前者と同じ。

膀胱カタル、痔疾、脱肛、腰痛、坐骨神経痛に効あり。

〈**駒井**〉

灸三壮、鍼五分。

膀胱カタル、腰椎神経痛、坐骨神経痛、痔疾、婦人科諸疾患。

〈**岡部**〉

腰痛、直腸炎、裏急後重。

〈**本間**〉

膀胱、尿道、直腸、肛門の排泄作用に異状がある場合によく反応する穴で、痙攣を緩解し、これを通じる。

〈**竹之内・濱添**〉

鍼三分ないし一寸五分、灸七壮ないし七十壮。

痔疾、脱肛、便秘、膀胱炎、尿道炎、生殖器疾患、腰痛、坐骨神経痛。

〈代田〉

直腸炎、裏急後重に鍼して著効あり。鍼は二寸または二寸五分を刺入するも差し支えなし。

〈中医学〉

直刺1・5〜3寸、可灸。

腰部と仙骨部の痛み、下肢の萎えと痺れ、便秘、排尿困難、陰部痛、痔疾。

〈深谷灸〉

前立腺肥大の名穴、膀胱・尿道の異常。

〈森〉

殿内へ直刺30〜60ミリ。

排尿困難、坐骨神経痛。

〈上地〉

坐骨神経痛、腰椎神経痛。圧痛点を取れ。

〈首藤〉

直刺。

尿閉、痔疾患。

まとめ

胞肓などと同じく、圧痛があれば用いる。特に坐骨神経痛のとき。もし秩辺辺りの筋肉が痩せている場合は透熱灸を行う。尿閉や痔疾では、八髎穴や腰兪などのほうに圧痛が出ていることが多い。

176 合陽《ごうよう》

取穴

後下腿部にして委中の直下三寸（二寸との説あり）、腓腹筋の内外両頭の筋溝に取る。

古法の主治症と施術法

『明堂』

刺入六分、灸五壮。

癲疾不嘔沫、瘈瘲（『外台』は続けて「拘急」とある）、踝厥、膝重、腰脊痛引腹、簒陰股熱、陰暴痛、寒熱、膝酸重（『医心方』は膝急。また『医心方』と『外台』には痺厥とある）。

『甲乙経』

八巻・五蔵伝病、発寒熱第一下に「跟厥、膝急、腰脊痛引腹、簒陰股熱、陰暴痛、寒熱、膝痠重」とある。

十一巻・陽厥大驚、発狂癇第二に「癲疾不嘔沫」とある。

『千金方』

腰脊痛引腹。膝股重。腸澼。癩疝、崩中、腹上下痛、腸澼、陰暴敗痛。

『銅人』

鍼入六分、可灸五壮。

腰脊強引腹痛、陰股熱、膝骱痩重履歩難、寒疝、陰偏痛、女子崩中。


『聚英』

銅人鍼六分、灸五壮。

腰脊強、引腹痛、陰股熱、胻痩腫、歩履難、寒疝、陰偏痛、女子崩中帯下。


『図翼』

刺六分、灸五壮。

腰脊強、引腹痛、陰股熱、胻痩腫、寒疝、偏墜、女子崩帯不止。

百證賦云、兼交信、治女子少気、下血。


『説約』

鍼六分、灸五壮。

腰脊強ばり、腹に引きて痛む、陰股内、湯沃の如く、或は虫の皮中を行く状の如し、膝骱痩重、寒疝、女子崩中を治す。

意釈と解説

癲癇で泡を吐かない場合。引きつけ。足首から下の冷え。膝がしびれ重だるい。腰が痛んで腹まで響く。会陰部から内股にかけて熱をもって痛む。そのために悪寒したり発熱したりする。そのほか、月経過多や帯下にも合陽を用いる。

現代の主治症と施術法

〈松元〉

鍼六分、灸七壮。

腰痛、歩行困難、腸疝痛、陰嚢偏大、膣内炎、赤白帯下を治す。


〈駒井〉

灸五壮、鍼六分。

腰背神経痛、下腹痙攣、腸出血、睾丸炎、子宮出血、子宮内膜炎。


〈岡部〉

腰背の凝り痛み、脚気、神経痛、リウマチ、寒による腹痛、帯下。


〈本間〉

腰背痛、下腿の痛み、子宮出血、睾丸炎。


〈竹之内・濱添〉

鍼三分ないし一寸、灸七壮ないし十五壮。

坐骨神経痛、腰痛、脚気、半身不随、腓腹筋痙攣、子宮出血、膣炎、帯下、痔疾、膀胱炎、陰嚢偏大。


〈中医学〉

直刺0・5～1寸、可灸。

腰部脊柱痛が腹まで至るもの、下肢の怠い痛み、麻痺、大量の不正出血、少腹部から性器にかけての痛み。


〈深谷灸〉

腰背痛、下腿の痛み、坐骨神経痛、子宮出血。


〈森〉

直刺15～30ミリ。

坐骨神経痛、下肢倦怠。

〈上地〉

腓腹筋痙攣には太い鍼を3分ほど留めておくと治る。足から尻にかけての突っ張り。

まとめ

坐骨神経痛、腓腹筋痙攣などに用いることが多い。灸頭鍼でよいこともあるし、浅い置鍼でもよいことがある。使い分けは圧痛の程度による。

177 承筋《しょうきん》

一名腨腸・直腸

取穴

後下腿部の上約三分の一、委中の直下五寸。腓腹筋の最もふくらんだところに取る。

古法の主治症と施術法

『明堂』

禁不可刺、灸三壮。大腸実則腰脊背痛（『医心方』は大腹腰脊背）、寒痺、転筋、頭眩痛、虚（『外台』は気虚）則鼻衄、癲疾、腰痛、湿然汗出、令人欲食欲走、寒熱、簒後出、瘈瘲、脚腨酸重、戦慄不能久立、脚急腫痛、跗筋足攣、少腹痛引喉嗌、大便難、痔簒痛（『外台』は「腰脊相引」と続く）、霍乱、脛痺不仁。

『甲乙経』

八巻・五蔵伝病、発寒熱第一下に「寒熱、簒後出、瘈瘲、脚腨痠重、戦慄不能久立、脚急腫、跗痛筋足攣、少腹引喉嗌、大便難」とある。

九巻・脾胃大腸受病、発腹脹満、腸中鳴、短気第七に「大腸実則腰背痛痺寒、転筋、頭眩痛、虚則鼻衂、癲疾、腰痛、濈濈然汗出、令人欲食而走承筋主之、取脚下三折横、視盛者出血」とある。

九巻・足太陽脈動、発下部、痔、脱肛第十二に「痔簒痛」とある。

十一巻・陽厥大驚、発狂癇第二に「癲疾不嘔沫」とある。

十一巻・気乱於腸胃、発霍乱吐下第四に「霍乱転筋〜霍乱脛痺不仁」とある。

『千金方』

霍乱已死、有暖気者、灸承筋〜灸七壮、起死人、又以塩内臍中灸二七壮。頭痛、寒熱、汗出不悪寒。頭熱、鼻鼽衄。少腹痛。大便難。腰痛如折。腰脊痛、悪寒。足下熱不能久立。脚攣。脚脛酸、脚急跟痛、脚筋急痛兢兢。脛痺不仁。転筋霍乱。瘈瘲脚酸。痔痛、腋下腫。

『千金翼方』

大便難、又灸承筋二穴三壮。

『**銅人**』

可灸三壮、禁鍼。

寒痺、転筋、支腫、大便難、脚腨痠重、引少腹痛、鼻鼽衄、腰背拘急、霍乱。


『**聚英**』

銅人灸三壮、禁鍼。明堂鍼三分、千金禁鍼。資生云、三説不同、不刺可也。

腰背拘急、大便秘、腋腫、痔瘡、脛痺不仁、腨痠、脚急、跟痛、腰痛、鼻鼽衄、霍乱転筋。


『**図翼**』

灸三壮、禁刺。

寒痺、腰背拘急、腋腫、大便閉、五痔、腨痠、脚跟痛、引少腹、転筋、霍乱、鼽衄。

千金云、霍乱転筋、灸五十壮。


『**説約**』

鍼三分、灸三壮、七七壮に至る。

転筋を治するの要穴。

意釈と解説

①内臓の熱になって悪寒、発熱し、痔が悪くなり、引きつけて脚がしびれ重だるく痛み、立つと脚がぶるぶる振るえて立っていられない。あるいは、足背部が引きつり痛む。また、下腹の痛みが咽喉まで響き大便は出にくい。

②大腸が実すると、腰背部が痛む。これは脚から冷え込んだためで、冷えたために転筋（腓腹筋痙攣）が発生し、冷えのぼせて頭痛や目眩も起こる。大腸の気が虚すと鼻出血し、癲癇発作を起こすことがある。あるいは、腰が痛み、痛む部分に汗が出て、食欲が旺盛になって走りたくなる。

③大腸の実とは、大便が出ていないことで虚は下痢していると考える。便秘も下痢も熱のものと寒のものがある。ここはいずれも寒によるものであろう。

④大腸の虚実にかかわらず、承筋は腓腹筋痙攣、のぼせ、頭痛、目眩、鼻出血などに効く。

⑤『甲乙経』に記されている「腰痛、濈濈然汗出、令人欲食而走」の条文は『明堂』にもあり、『素問』刺腰痛論第四十一にも「会陰の脈、令人腰痛、痛上漯漯然汗出、汗乾令人欲飲、飲已欲走」とある。『素問』は食が飲になっている。『素問』の条文が理屈に合っていると思う。これだと腰痛があって痛む部位に汗が出ているが、衛気が廻りだして腠理が引き締まれば汗が乾き、同時に陽気が多くなるから腰痛も軽くなって走りたくなる、という意味になる。

現代の主治症と施術法

〈**松元**〉

鍼五分、灸七壮ないし三七壮。この穴に刺鍼すれば下腿攣急を発することあり、故に一説に禁鍼という、注意すべし。

特発コレラおよび局発筋肉痙攣を治す。また便秘、痔瘻あるいは肋間神経痛、腰痛、脚気、腓腹筋麻痺、跟骨疼痛するに効あり。

〈**駒井**〉

灸三壮、禁鍼。

吐瀉、便秘、痔疾、腰背神経痙攣、腓腸筋神経痙攣および麻痺、脚気。


〈岡部〉

便秘、痔疾患、脚気、腰痛、転筋。


〈本間〉

脚気、霍乱による転筋、痔疾、便秘。


〈竹之内・濱添〉

鍼五分ないし一寸、灸七壮ないし三七壮。

腓腹筋痙攣、坐骨神経痛、腰背部疼痛、半身不随、脚気、便秘、痔疾、膀胱炎、子宮出血。


〈代田〉

転筋、坐骨神経痛、痔疾。


〈中医学〉

直刺0・5~1寸、可灸。

下腿痛、膝が重怠い、腰背部の引きつり、痔疾、ジフテリアの転筋。


〈深谷灸〉

腓腹筋痙攣、坐骨神経痛、痔核。


〈森〉

直刺15~25ミリ。

坐骨神経痛、下肢倦怠。


〈上地〉

便秘、痔核、腰背部の痙攣、腓腹筋痙攣、吐瀉。


〈首藤〉

超旋刺。

腓腹筋痙攣。ただし、下肢の痙攣に特に効く経穴は小野寺氏殿部圧痛点か環跳である。

まとめ

①坐骨神経痛、痔疾、膀胱炎などのときは、圧痛があれば用いる。坐骨神経痛のときは、灸頭鍼を用いることがある。ただし、太い鍼を深く入れるのは要注意。

②承筋、承山、飛揚は膀胱経の陽気を補う。陽気が補われれば、自汗が止まって元気になる。もちろん、腰背部の痛みに効く。脚を温める。腓腹筋痙攣は津液不足のためで、嘔吐下痢症のときでも引きつることがある。このときに補うと治る。

③筆者は尿路結石で痛みがあるときに承筋、承山、飛揚を按圧して治したことがある。これも膀胱経の陽気を補い、気が降ると同時に小便が出ることによって効いたのであろう。

178 承山《しょうざん》

一名魚腹・肉柱・腸山・魚腸・傷山

取穴

後下腿部の約中央、アキレス腱を圧上すると、腓腹筋の両頭間のふくらみで指が止まるところに取る。脚に力を入れると取穴しやすい。

古法の主治症と施術法

『素問』刺腰痛論第四十一

陽維之脈、令人腰痛、痛上怫然腫、刺陽維之脈、脈与太陽合腨下間、去地一尺所（承山）。

『明堂』

刺入七分、灸五壮。

寒熱、篡反出、癲疾、瘈瘲、鼽衄、腰背痛、脚腨酸重、戦慄不能久立、腨如裂、脚急（『外台』では「腫痛」と続く）、跟痛、足攣、少腹痛引喉咽、大便難、痔、脛不仁（『外台』では、これら以外に「腰痛」とある）。

『甲乙経』

七巻・六経受病、発傷寒熱病第一下に「鼽衄、腰脊脚腨痠重、戦慄不能久立、腨如裂、脚跟急痛、足攣引少腹痛、喉咽痛、大便難、䐜脹」とある。

八巻・五蔵伝病、発寒熱第一下に「寒熱、篡反出」とある。

十一巻・気乱於腸胃、発霍乱吐下第四に「霍乱転筋」とある。

『千金方』

頭熱、鼻鼽衄。少腹痛。大便難。脚攣。脚脛酸、脚急跟痛、脚筋急痛兢兢。足下熱不能久立。転筋霍乱。

『銅人』

可灸五壮、鍼入七分。

腰背痛、脚腨重、戦慄不能立、脚気、膝下腫、霍乱転筋、大便難、久痔腫痛。

『聚英』

銅人灸一壮、鍼七分。明堂鍼八分得気即瀉、速出鍼、灸不及鍼、止七七壮。下経灸五壮。

大便不通、転筋、痔腫、戦慄不能立、脚気、膝腫脛痠、脚跟痛、筋急痛、脚気膝下腫、霍乱、急食不通、傷寒水結。

『図翼』

刺七分、灸五壮至七七壮、然灸不及鍼。

頭熱、鼻鼽、寒熱、癲疾、疝気、腹痛、痔腫、便血、腰背痛、膝腫、脛痠、跟痛、霍乱転筋、戦慄不能行立、凡有邪熱者、可寫之。

千金云、灸転筋随年壮、神験、霍乱灸百壮。

玉龍賦云、兼長強、灸痔最妙。

席弘賦云、陰陵泉、治心胸満、兼此穴而飲食自思。又云、兼魚際、崑崙、治転筋、目眩、立消。

霊光賦云、治転筋、併久痔。

百證賦云、刺長強、兼承山、善主腸風新下血。

天星秘訣云、兼内踝尖、治転筋併眼花。又云、兼陰交、治胸膈痞満、自喜飲食。

馬丹陽云、善治、腰疼痛、痔疾、大便難、脚気併膝腫、両足尽寒痠、展転成時疫、戦慄瘧憎寒、霍乱及転筋、刺之立便安。今時多用此穴、治傷寒立効、亦有初発瘧疾者、灸之立已。

『**灸経**』

灸五壮。

寒熱、癲疾、脚腨酸痛、不能久立、腰膝重、行坐難、筋攣急、不可屈伸。

『**説約**』

鍼七分、灸五壮。

脚気の膝下腫る、霍乱転筋、脚重く戦慄して立つこと能わず、行歩正しかざるを治す。

『**鍼灸則**』

大便秘不通、痔漏、脚気。

意釈と解説

①急性熱病から太陽経の熱になり、その熱が少陰経にまで内攻すると鼻出血し、腰から下腿部まで重だるくしびれ痛み、脚がブルブル震えて長く立っていられなくなり、ふくらはぎが裂けるのではないかと思うほど痛む。また、ふくらはぎから踵まで引きつり痛む。脚が痙攣すると、それが下腹まで響いて痛む。あるいは咽喉が痛み、便秘して腹が張る。その熱が内攻して膀胱や腎にまで行くと会陰部が腫れる。また承山は、霍乱による転筋にも用いる。

②『明堂』の「簒反出」は痔疾のことか。あるいは前立腺肥大などによる痛みも含めてよいと思われる。

③少陰経に熱が内攻すると、傍にある腸が熱を受けるので便秘する。熱病でなくても腎の津液が不足すると便秘する。つまり、腎虚の便秘があるということ。

現代の主治症と施術法

〈**松元**〉

鍼六分ないし八分、気を得て即ち瀉す、而して急に鍼を出すべし、灸七壮ないし五十壮。

承筋に同じ、特に乾性および湿性脚気にして下肢腫痛し、また麻痺して歩行困難、直立不能なるを治す。そのほか、熱病水結を主る。

〈**駒井**〉

灸七壮、鍼七分。

腓腹筋痙攣、吐瀉、便秘、麻痺、脚気、小児搐搦。

〈**岡部**〉

便秘、転筋、脚気、浮腫、痔腫、坐骨神経痛、腱鞘炎。

〈**本間**〉

腓腹筋痙攣、痔疾、便秘、脚気、下肢倦怠、小児引きつけ、麻痺。

〈**竹之内・濱添**〉

鍼五分ないし一寸、気を得て後瀉す、急に鍼を抜く。灸七壮ないし五十壮。

腓腹筋痙攣、坐骨神経痛および麻痺、腰痛、背部疼痛、半身不随、脚気、膀胱炎、尿閉、中毒、痔疾、脱肛、便秘、頭痛、脳充血、高血圧。

〈**代田**〉

坐骨神経痛、踵骨痛、転筋、痔出血。

〈**中医学**〉

直刺0・7〜1寸、可灸。

腰背部疾患、下肢痛こむら返り、痔疾、便秘、脚気、鼻血、癲癇、少腹部から性器にかけての痛み、腹痛。

〈**深谷灸**〉

腓返り、下肢倦怠、脚気。

〈**森**〉

前側に向けて筋中に直刺する。深さ15〜25ミリ。

下肢倦怠、下肢痙攣、坐骨神経痛、片麻痺。

〈**上地**〉

実証の便秘で肩こりやめまいがあるとき、10番の鍼で息を吸わせて入れ吐くときに抜く。虚証の便秘には効かない。下肢倦怠、腓腹筋痙攣、脱肛。大腸の熱を瀉す。

まとめ

①いずれの経穴も補瀉ともに使えるが、承山は特に瀉法が強調されている。已に述べたように膀胱経から熱が内攻して便秘、痔疾などを発症したときに用いるからである。しかし、虚の病症もある。下肢倦怠感、腓腹筋痙攣などは補法で治療する。

②坐骨神経痛は圧痛があれば用いる。灸頭鍼がよい。半身不随のときは、鍼をした後で導引が必要になる。

③やはり膀胱経の陽気を補ってのぼせを下げる作用があるので、鼻出血、高血圧症などにも効き、膀胱経の気が降れば小便が気持ちよく出だすので膀胱炎や前立腺肥大などにも用いてよい。

179 飛揚《ひよう》

太陽の絡／一名・厥陽

取穴

外果の上七寸、アキレス腱の外縁を圧上すると腓腹筋外側頭のふくらみに突き当たるところに取る。承山のやや外下方にあたる。腓腹筋の外前縁を直立力努せしめて指圧すれば相当のギョロギョロありて下腿足部の外側に響く（柳谷）。

古法の主治症と施術法

『素問』刺腰痛論第四十一

飛陽之脈令人腰痛、痛上拂拂然、甚則悲以恐、刺飛陽之脈。

『霊枢』経脈第十

実則鼽窒、頭背痛、虚則鼽衄、取之所別也。

『明堂』

刺入三分、留十呼、灸三壮。

身懈寒、少気、熱甚悪人、心惕然、取飛揚及絶骨、跗上、臨泣已、淫濼脛酸、熱病汗不出、皆主之、下部寒、体重、逆気、頭眩痛、痓、反折、瘧、実則腰背痛、虚則鼽衄（『外台』は「不渇」と続く）、狂、癲疾（『外台』は間日作狂癲疾）、体痛、頸項痛、歴節、汗出而歩失履、寒腹不仁、腨中痛、痔篡痛。

『医心方』

刺入三分、留十呼、灸三壮。

在下郄、寒熱汗不出、体重、逆気、頭眩痛、衄、腹不仁。

『甲乙経』

七巻・六経受病、発傷寒熱病第一下に「身懈寒、少気、熱甚悪人、心惕惕然、取飛揚及絶骨、跗下、臨泣、立已、淫濼脛酸、熱病汗不出、皆主之～下部寒、熱病汗不出、体重、逆気、頭眩」とある。

七巻・太陽中風感於寒湿、発痙第四に「痙互折」とある。これは互引の間違いではないかと思われる。

七巻・陰陽相移、発三瘧第五に「瘧、実腰背痛、虚則鼽衄」とある。

九巻・足太陽脈動、発下部、痔、脱肛第十二に「痔篡痛、飛揚、委中及承扶主之」とある。

十巻・陽受病、発風第二に「腰痛、頸項痛、歴節汗出而不履、寒復不仁、腨中痛」とある。

十一巻・陽厥大驚、発狂癇第二に「癲狂疾、体痛」とある。

『千金方』

瘧、実則腰背痛、虚則鼽衄。頭眩痛。頸項疼、歴節汗出。頭熱、鼻鼽衄。腰痛如折。足痿失履不收。腨中痛。癲疾、狂、吐舌。下部寒熱、汗不出、体重。狂、瘧、頭眩痛、痙反折。痎瘧少気。痔篡傷痛。

『銅人』

可灸三壮、刺入三分。

野鶏痔、歴節風、足指不得屈伸、頭目眩、逆気、鼽衄、癲疾、寒瘧。

『聚英』

銅人鍼三分、灸三壮。明堂灸五壮。

痔腫痛、体重起坐不能、歩履不收、脚腨痠腫、戦慄不能久立久坐、足指不能屈伸、目眩、目痛、歴節風、逆気、癲疾、寒瘧、実則鼽塞、頭背痛、瀉之、虚則鼽衄補之。

『図翼』

刺三分、灸三壮。

痔痛不得起坐、脚痠腫不能立、歴節風不得屈伸、癲疾、寒瘧、頭目眩、逆気。

千金云、瘧実則腰背痛、虚則鼻衄、飛陽主之。

百證賦云、兼支正、可治目眩。

『灸経』

灸五壮。

体重起坐、不能歩、失履不收、脚腨酸重、戦慄不能久立。

『説約』

鍼一寸、灸五壮。

脚気寒痺、脛骱痠疼、足指屈伸するを得ず、目眩、逆気するを治す。

意訳と解説

①熱病で倦怠感があり、悪寒して呼吸が浅い。しかし、熱が多くなると人と会うのを嫌い、精神が不安定になる。あるいは下腿部が痺れ重だるくて痛み、熱があっても汗が出ないときに飛揚を用いる。また、下半身が冷えて発熱して汗が出ず、全身の倦怠感があり、のぼせて目眩がするときにも用いる。

②瘧病で熱が多いときは背部が痛み、熱が少なくて悪寒が強いときは鼻出血する。

③そのほか、痔疾、腰痛、頸項部痛、関節痛による歩行困難、腓腹筋の引きつり、癲癇などにも効く。

現代の主治症と施術法

〈松元〉

鍼三分、灸七壮。

間歇熱、癲癇、眩暈、痔疾または関節炎、関節リウマチ、あるいは脚気、下肢の腫痛、五指屈伸不能を治す。

〈駒井〉

灸五壮、鍼三分。

痔疾、関節リウマチ、脚気、眩暈、癲癇。

〈柳谷〉

頭痛、眩暈、衄血、後頭神経痛、指筋リウマチ、下肢麻痺、腰痛、坐骨神経痛、癲癇、小児急疳、痔疾、膝関節リウマチ、実すれば鼽窒塞頭背痛、虚すれば鼽衄。

〈岡部〉

痔腫痛、起坐不能、歩行困難、リウマチ、頭痛、癲癇。

〈本間〉

痔、足の症状、目眩、狂癲癇、鼻出血、逆上せ。

〈竹之内・濱添〉

鍼三分ないし一寸、灸七壮ないし十五壮。

腓腹筋痙攣、坐骨神経痛および麻痺、脚気、半身不随、膀胱炎、痔疾、腰痛、背部疼痛、頭痛、眩暈、癲癇、衄血。

〈代田〉

坐骨神経痛、腓腹神経痛。

〈中医学〉

直刺0・7〜1寸、可灸。

頭重、目眩、鼻づまり、鼻血、腰背痛、足の脱力感、痔、陰部痛、うつ病で精神錯乱のもの。

〈深谷灸〉

めまい、のぼせ、鼻出血、てんかん。

〈森〉

直刺10〜20ミリ。

坐骨神経痛、下肢倦怠。

〈上地〉

腰の横の痛みに効く。特殊な腰からきた膝痛に使う。大腸兪、小腸兪付近から太鍼で刺しおろす。委中を併用する。下肢麻痺、足の重怠い、足のつり。坐骨神経痛、足指の屈伸困難、頭痛、上実下虚の顔面痛、目眩。

〈**首藤**〉

超旋刺。

腰下肢痛、麻痺。

まとめ

①動悸が激しく、いまにも死ぬかと思いながら一晩を明かした患者を、自汗があるので陽虚として飛揚を補うと、即座に動悸が止まり汗が引いたりした例がある。飛揚は膀胱経と腎経の陽気を補い、気を下し、小便を利する。躁鬱病で全身浮腫している患者の飛揚に灸頭鍼を施し、小便が多量に出た例がある。

②治療後に足が温かくなれば成功で、冷えたままだと良くない。故に筆者は、多くの患者の飛揚、跗陽に浅く置鍼することにしている。

180 跗陽《ふよう》

陽蹻の郄／一名跗揚

取穴

外果の上三寸、腓骨とアキレス腱の間に取る。

古法の主治症と施術法

『**明堂**』

刺入六分、留七呼、灸三壮。

寒厥、風頭重、頞痛（『外台』は痿厥、風頭重眩、頄痛）、樞股腨外廉骨痛、瘈瘲、痺不仁、振寒、時有熱、四肢不挙。

『**医心方**』

刺入六分、灸三壮。

委厥風、頭重、項痛、四肢不挙不仁。

『**甲乙経**』

十巻・陽受病、発風第二に「痿厥、風頭重、額痛、樞股腨外廉骨痛、瘈瘲、痺不仁、振寒時有熱、四肢不挙」とある。

『**千金方**』

腨外廉骨痛。四肢不挙。痿厥風、頭重痛。

『**銅人**』

可灸三壮、鍼入五分、留七呼。

痿厥、風痺、頭重、頄痛、髀枢股胻痛、瘈瘲、風痺不仁、時有寒熱、四肢不挙。

『**聚英**』

素註鍼六分、留七呼、灸三壮。明堂灸五壮。

霍乱転筋、腰痛不能久立、坐不能起、髀枢股胻痛、痿厥、風痺不仁、頭重、頄痛、時有寒熱、四肢不挙。

『**図翼**』

刺五分、留七呼、灸三壮、一云七壮。

霍乱転筋、腰痛不能立、髀枢股胻痛、痿厥、風痺不仁、頭重、䪼痛、時有寒熱、四肢不挙、屈伸不能。

『灸経』

灸五壮。

腰痛不能久立、腿膝脛酸重、筋急屈伸難、坐不能起、四肢不挙也。

『説約』

鍼五分、灸三壮。

風湿一身疼痛、痿厥足不仁するを治す。按ずるに此の穴、風市、三里と腹痛、手近づくべからざる者を療す、その拘急を解き、その逆気を下す。

意釈と解説

①風邪によって陽経の気の循環が悪くなり、冷えのぼせて頭痛や頭重が起こり、顔面も痛くなる。また、殿部、大腿部から下腿にかけての外側が引きつり痛み、また痺れて麻痺する。このようなときに悪寒して時に発熱する。あるいは手足が動かなくなる。霍乱による転筋にも跗陽が効く。

②『明堂』では「頷痛」、『外台』では「䪼痛」、『甲乙経』では「額痛」とある。頷は鼻柱のこと、䪼は頬の下、顎の辺り、額は前頭部である。いずれにしても陽明経の流れが悪くなったために痛みが出るということか。

現代の主治症と施術法

〈松元〉

鍼六分、留むること七呼、灸七壮。

特発コレラ、局発痙攣、脳充血、顔面神経痛、腰痛、坐骨神経痛、四肢の麻痺、腹膜炎、直腹筋収縮。

〈駒井〉

灸五壮、鍼六分。

局所痙攣、腰痛、下肢神経痛、下肢の麻痺、吐瀉。

〈岡部〉

坐骨神経痛、腰痛、転筋、痺れ、頭重、冷え症。

〈本間〉

腓腹筋痙攣、足の麻痺、神経痛、腰痛。

〈竹之内・濱添〉

鍼三分ないし一寸、留むること七呼、灸七壮ないし十五壮。

脳充血、高血圧、半身不随、内眥痛、腰痛、坐骨神経痛、腓腹筋痙攣、腹直筋痙攣、淋疾の膿止。

〈代田〉

坐骨神経痛、膀胱および子宮の熱を主る。足関節炎またはリウマチ。

〈中医学〉

0・5～1寸、可灸。

〈深谷灸〉

頭が重い、頭痛、腰腿痛、下肢の偏麻痺、外踝の炎症腫痛。

坐骨神経痛の特効穴、腰痛の圧痛点と治療点、膀胱炎の熱を取る。子宮内膜症、足首のリウマチ・関節炎の必須穴。

〈森〉

直刺10〜20ミリ。

坐骨神経痛、下肢倦怠。

〈上地〉

飛揚とほぼ同じ治効。腰痛、こむら返りのときは上から下へ鍼。顔面神経痛、胆経に近いというところから効があると思われる。

〈首藤〉

腰痛、腰下肢の神経痛。

まとめ

①跗陽は膀胱経の陽気を引き下げる。故に頭を涼しくし、足を温め、小便を気持ちよく出す。同時に胃経や胆経の気も引き下げる。

②そのほか、坐骨神経痛や腰痛にも用いるが、坐骨神経痛の場合は自発痛か圧痛があるときに用いる。腓腹筋痙攣には、飛揚や合陽のほうがよく効く。

181 崑崙《こんろん》

経火穴

取穴

外果の後側にして、踵骨の上陥凹に取る。足を背伸して取る。

古法の主治症と施術法

『霊枢』五邪第二十

邪在腎則病骨痛、陰痺、陰痺者按之而不得、腹脹、腰痛、大便難、肩背頸項痛、時眩、取之湧泉、崑崙、視有血者、尽取之。

『霊枢』厥病第二十四

厥心痛与背相控、善瘈如従後触其心、傴僂者、腎心痛也、先取京骨、崑崙〜。

『明堂』

刺入五分、留十呼、灸三壮。

痓、脊強、頭眩痛、脚如結、腨如裂、寒熱、癲疾、目䀮䀮、鼽衄、瘧、多汗、腰痛不能俛仰、目如脱、項如抜、(『外台』は脊強)大風、頭多汗、腰尻腹痛、腨跟腫、上歯痛、脊背尻重不欲起、聞食臭、悪(『外台』は聞)人音、狂易、女子字難、若胞(『外台』は衣)不出、泄風従頭至足、癇瘈、口閉下得開、毎大便腹暴満、按之不下、噫、悲、喘(『外台』もほとんど同文だが、『外台』には霊枢の厥病篇の条文が含まれている）。

『**甲乙経**』

七巻・太陽中風感於寒湿、発痙第四に「痙、脊強、項眩痛、脚如結、腨如裂」とある。

七巻・陰陽相移、発三瘧第五に「瘧多汗、腰痛不能俛仰、目如脱、項如抜～瘧不渇間日作」とある。

八巻・五蔵伝病、発寒熱第一下に「寒熱」とある。

九巻・寒気客於五蔵六府、発卒心痛、胸痺、心疝、三蟲第二に「厥心痛、与背相引善瘈（瘛と同意）、如従後触其心、身傴僂者、腎心痛也、先取京骨、崑崙、発鍼立已、不已取然谷」とある。

九巻・腎小腸受病、発腹脹、腰痛引背少腹控睾第八に「邪在腎則、病骨痛、陰痺、陰痺者、按之而不得、腹脹、腰痛、大便難、肩背頸項強痛、時眩、取之湧泉、崑崙、視有血者、尽取之」とある。

十巻・陽受病、発風第二に「大風、頭多汗、腰尻腹痛、腨跟腫、上歯痛、脊背尻重不欲起、聞食臭、悪聞人音、泄風従頭至足」とある。

十一巻・陽厥大驚、発狂癇第二に「狂易～癲疾、目䀮䀮、鼽衄」とある。

十二巻・婦人雑病第十に「女子字難、若胞不出」とある。

十二巻・小児雑病第十一に「風従頭至足、癇瘈口閉不能開、毎大便腹暴満、按之不下、噫悲喘」とある。

『**千金方**』

瘧、多汗。瘧寒汗不出。洞泄体痛、。脊強背尻骨重。腎心痛、先取京骨、崑崙、発鍼不已、取然谷。頭眩痛。風眩頭痛。項強急痛不可以顧。目眩又目不明、目如脱。目急痛、赤腫。目䀮䀮不明、悪風寒。頭熱、鼻鼽衄。腹脹満不得息。腹痛、喘、暴満。不得大便。狂易、多言不休。瘈瘲、口閉不得開。字難、若胞衣不出、泄風従頭至足、刺崑崙入五分、灸三壮。脚如結、踝如別。

『**銅人**』

灶如小麦大、可灸三壮、鍼入三分。

腰尻痛、足腨腫不得履地、鼽衄、脚如結、踝如裂、頭痛、肩背拘急、咳喘暴満、陰腫痛、小児発癇瘈瘲。

『**聚英**』

素註鍼五分、留十呼。銅人鍼三分、灸三壮。妊婦刺之落胎。

腰尻脚気、足腨腫、不得履地、鼽衄、膕如結、踝如裂、頭痛、肩背拘急、咳喘満、腰脊内引痛、傴僂、陰腫痛、目眩、目痛如脱、瘧多汗、心痛与背相接、婦人字難、胞衣不出、小児発癇瘈瘲。

東垣曰、鍼経云、上気不足、脳為之不満、耳為之苦鳴、頭為之傾、目為之瞑、中気不足、溲便為之変、腸為之苦鳴、下気不足、則為痿厥、心悗、補足外踝留之。

『**図翼**』

刺三分、留七呼、灸三壮。

腰尻脚気、足腨腫痛、不能歩立、頭痛、鼽衄、肩背拘急、咳喘、目眩、陰腫痛、産難、胞衣不下、小児発癇瘈瘲。

玉龍賦云、兼申脈、太谿、善療足腫之迍。

霊光賦云、能住喘愈脚気。

神応経云、治腰尻痛、足痛不能履地、肩背拘急、可灸七壮。又治小児陰腫、可灸三壮、灶如小麦。

席弘賦云、兼魚際、承山、治転筋、目眩、立消。

千金云、胞衣不出、鍼足太陽入四分、穴在外踝下後一寸、宛宛中者、意必此穴。又云、瘧多汗、腰痛不能俛仰、目如脱、項似抜、崑崙主之。

千金十一穴云、兼委中、治腰背痛相連。

捷径云、治偏風。

馬丹陽天星十二穴云、治転筋、腰尻痛、膞重更連陰、頭疼脊背急、暴喘満、衝心、挙歩行不得動、足即呻吟、若欲求安楽、須尋此穴鍼。

増治法云、治目䀮䀮如脱、頭熱、鼻衄、肚脹痛不得息、霍乱、大便泄、風癇口噤不開、小児陰腫、頭眩、転筋、吐逆、尸厥、中悪、膝蓋暴痛。

『灸経』

灸三壮。

寒熱、癲疾、目䀮䀮、鼻衄、多涕、腰尻重、不欲起、俛仰難、悪聞人音、女人絶産也。小児陰腫、灸内崑崙二穴、各三壮～炷如小麦大。

『説約』

鍼灸同前。

脚結するが如く、踝裂くるが如く、足跟腫れて地を履むを得ず、霍乱転筋、小児の発癇瘈瘲を治す。

意釈と解説

①痓病で項や背中が強ばり、目眩がし、腓腹筋が固まって、歩こうとすると裂けるのではないかと思うほど痛む。

②瘧病で悪寒、発熱して汗が多く出て、腰が痛くて前後屈ができず、項が強ばって眼が飛び出すのではないかと思うほど痛み口渇がなく、瘧の悪寒、発熱が1日おきに発する。

③内臓の熱になって悪寒、発熱する。

④心臓部が痛み、それが背中にまで打通し、まるで心臓に触れられているかのような感じがして身体を屈めるようなときは腎心痛である。先に京骨を治療し、後に崑崙に鍼すればすぐに治るが、もし効果がなければ然谷を用いる。

⑤腎が虚すと関節が痛み、陰経の流れが悪くなるが、これを按圧しても反応がない。しかし、腹が張り、腰が痛み、便秘し、肩背部から頸項部にかけて強ばり痛み、時に目眩がする。

⑥風邪のために頭に汗が多く出て、腰から殿部や腹部まで痛み、腓腹筋から踵にかけて腫れ、上の歯が腫れ、背部から殿部にかけて重くて起きづらく、食べ物の臭いを嗅ぐのが嫌で、人の声や木を叩く音も嫌う。このような人は胃腸に熱が多いから、頭から足先まで汗が漏れるように出ることがある。

⑦癲癇で精神錯乱状態になったり、視力が減退したり、鼻出血する。

⑧以上のような病症のときに崑崙を用いるが、そのほか、難産や産後に胎盤が出ない者や、小児の癲癇で口を閉じて開かない者や、小児で排便するときに腹痛を訴える者や、小児でクシャミが出過ぎたり、異常に悲しんだりするような者にも崑崙が効く。

〈松元〉

鍼三分ないし五分、留むること十呼、灸七壮ないし三七壮。妊婦に鍼を禁ず、蓋し堕胎の恐れあればなり。

腺病毒および傴僂病、婦人の陰門腫痛、産後の胞衣下らざるに効あり。また心外膜炎、肩背拘急、脳充血、眼中痛みて脱するが如きに効あり、あるいは脚気、腰痛、腓腹部痙攣、足関節炎、小児の発癇、瘈瘲を治す。

〈駒井〉

灸三壮、鍼五分。

脚気、足跗関節炎、坐骨神経痛、腰神経痛、頭痛、眩暈、衂血、胎盤残留。

〈岡部〉

腹痛、脚気、頭痛、肩背部の凝り痛み、腰痛、めまい、小児のひきつけ、胆石や心痛、坐骨神経痛。

〈本間〉

腰、足背の痛み。脚気を治するほかに眩暈、目痛、頭痛、衂血、肩拘急などを伴う諸種の病に効く。高血圧症、足関節炎やリウマチ、小児の引きつけに効く。

〈竹之内・濱添〉

鍼三分ないし五分、留むること十呼、灸七壮ないし三七壮。妊婦には禁鍼。

傴僂病、肩背拘急、脳充血、頭痛、高血圧症、眼痛、心外膜炎、腺病毒、腎疾患、膀胱疾患、外陰部腫痛、産後胞衣下らず、そのほか、生殖器疾患、脚気、腰痛、腓腹筋痙攣、脛骨神経痛、足関節炎、小児発癇（ひきつり）。

〈代田〉

坐骨神経痛、足関節炎およびリウマチ、捻挫、アキレス腱炎、鶏鳴下痢。

〈中医学〉

直刺0・5〜1寸、可灸。

頭痛、項部のひきつれ、眩暈、鼻血、寒熱往来を伴う熱性病、肩や背部のひっぱり痛み、腰痛、足やかかとの痛み、小児の癲癇、難産。

〈深谷灸〉

坐骨神経痛、腰痛、椎間板ヘルニア、膀胱炎、鶏鳴下痢、足関節炎・リウマチ。

〈森〉

踵から足先に向けて直刺10ミリ。

頭重、頭痛、項部の凝りなどに誘導的に用いる。とくに足先に力を入れて刺鍼するとよくきく。水瀉性下痢などにもよい。

〈上地〉

腹臥位でつま先立ちさせて、外踝とアキレス腱の間から少し上方の陥中にあるシコリに向けて打つ。響きが上の方に走った感じがあれば効く。寸6の3番。

腰痛、前屈すると痛む、靴下がはけない、SLRテスト陽性、大腸兪、腎兪、志室付近の右か左が痛い。腎虚があればまず腎を補い膀胱を瀉す。尻の辺の故障には効かない。

腰神経痛、足首の関節炎、下肢筋痛、腎経の足の筋肉痛にも効く。

踵の痛み、胆経に来ているもの、こころもち下から臨泣に向けて寸6。足裏の痛みに効く、上から下へ刺し下ろす。肩背神経痙攣、衄血、癲癇、下痢には多壮灸、足を立てなくてよい。

〈首藤〉

超旋刺。

膀胱経の変動に用いる。瀉法に用いることが多い。頭痛、背痛、腰痛。

まとめ

①諸先生がいろいろと述べているので筆者の言うことはないが、項の凝りや後頭部の痛みには必ず用いる。

②「鶏鳴下痢」とは朝方の下痢のことである。崑崙もよいが、僕参でも効く。

182 僕参《ぼくしん》

足太陽と陽蹻脈の解する所／一名安邪

取穴

踵骨の外側、崑崙の下一寸五分に取る。踵骨の外側陥凹にして表裏の肌目に取る。水泉と僕参は踵骨の内外の同位にある。

古法の主治症と施術法

『明堂』

刺入三分、留六呼、灸三壮。

腰痛不可挙足、跟中踝後痛、脚痿、癲疾、僵仆、転筋、尸厥、暴霍乱、馬癇。

『甲乙経』

九巻・腎小腸受病、発腹脹、腰痛引背少腹控睾第八に「腰痛不可挙足、跟中踝後痛、脚痿」とある。

十一巻・陽厥大驚、発狂癇第二に「癲疾、僵仆、転筋」とある。

十一巻・陽脈下墜、陰脈上争、発尸厥第三に「恍惚尸厥、頭痛」とある。

十一巻・気乱於腸胃、発霍乱吐下第四に「暴霍乱～霍乱転筋」とある。

十二巻・小児雑病第十一に「小児馬癇」とある。

『千金方』

霍乱転筋。足跟中踝後痛。足痿失履不收。癲疾馬癇。癲疾、吐舌、鼓頷、狂言、見鬼。恍惚、尸厥、頭痛。厥逆霍乱。

『銅人』

鍼入三分、可灸七壮。

足跟痛不得履地、脚痿、転筋、尸厥如中悪状、霍乱吐逆、癲癇狂言、見鬼。

『聚英』

銅人鍼三分、灸七壮。明堂三壮。

足痿失履不收、足跟痛、不得履地、霍乱転筋、吐逆、尸厥、癲癇、狂言、見鬼、脚気、膝腫。


『図翼』

刺三分、留七呼、灸七壮。

腰痛、足痿不収、足跟痛、霍乱、転筋、吐逆、尸厥、癲癇、狂言、見鬼、膝痛。

霊光賦云、後跟痛、在僕参求。


『灸経』

灸三壮、灸僕参二穴、各三壮～炷如小麦大。

腰痛不可挙足、承山下重、脚痿、癲疾、尸厥、霍乱、馬癇也。小児馬癇、張口、揺頭、身反折、馬鳴也。


『説約』

鍼三分、灸七壮。

癲癇、狂言、見鬼、脚弱、転筋、跟骨痛を治す。

意釈と解説

腰痛で足が上げられない。踵が痛む。脚に力が入らない。癲癇で引きつける。恍惚となって意識不明になる。頭痛。霍乱病で嘔吐下痢して腓腹筋が痙攣する。以上のような状態のときに僕参を用いる。

現代の主治症と施術法

〈松元〉

施術法は崑崙と同じ。

脚気、膝関節炎、腓腹筋および足蹠筋麻痺または局発痙攣、特発コレラ、あるいは狂癲病、そのほか、ヒステリーに効あり。


〈駒井〉

灸七壮、鍼三分。

脚気、淋疾、膝関節炎、腓腹筋麻痺、足蹠麻痺、局所痙攣、癲狂。


〈岡部〉

分裂病、神経症、癲癇、脚気、神経痛。


〈本間〉

霍乱、転筋、慢性脊髄前角炎、リウマチによる足の痿弱、膝関節炎、癲癇、意識障害。


〈竹之内・濱添〉

鍼三分、留むること十呼、灸七壮ないし三七壮。

脳充血、高血圧症、頭痛、狂癲病、ヒステリー、ノイローゼ、腰痛、坐骨神経痛、脚気、腓腹筋痙攣、膝関節炎、足関節炎、足底筋痙攣。


〈代田〉

アキレス腱炎、踵骨痛、足関節炎。


〈中医学〉

直刺0・3～0・5寸、可灸。

下肢が萎えて弱い。足と跟の痛み。ジフテリアによる筋の引きつり。癲癇、脚気の膝の腫れ。


〈深谷灸〉

アキレス腱の腱鞘炎、跟骨痛、足関節炎、足関節リウマチ。


〈森〉

足関節内に向けて斜刺5ミリ。

足関節痛、腰痛。

〈**上地**〉

膝関節炎、踵の痛みの特効穴、足首を直角にして僅かな隙間に鍼を刺入する。寸3の2番。1センチ以上入らないと効かない。

まとめ

踵が痛いと訴える患者は案外に多い。痛む部位に切皮程度の置鍼をする。その後で知熱灸をするとよい。

183 申脈《しんみゃく》

陽蹻の主る所／一名鬼路・陽蹻

取穴

外果の直下五分の陥凹に取る。

古法の主治症と施術法

『**明堂**』

刺入三分、留六呼、灸三壮。

腰痛不能挙足、小坐若下車躓地、脛中熇熇然、寒熱、頸腋下腫、癲疾、互引、僵仆。

『**甲乙経**』

八巻・五蔵伝病、発寒熱第一下に「寒熱、頸腋下腫」とある。

九巻・腎小腸受病、発腹脹、腰痛引背少腹控睾第八に「腰痛不能挙足、少坐若下車躓地、脛中矯矯然」とある。

十一巻・陽厥大驚、発狂癇第二に「癲狂、互引、僵仆」とある。

『**千金方**』

寒熱、頸腋下腫。冷気気逆、腰髖冷痺、脚屈伸難、灸陽蹻一百壮。目反上視、若赤痛従内眥始。鼻中衄血不止。淋濼。腰痛不能挙。脛中寒熱。癲疾、膝気。腋下腫、寒熱、頸腫。

『**銅人**』

鍼入三分。

腰痛不能挙体、足䯒寒不能久立、坐若下舟車中、癲疾。

『**聚英**』

銅人鍼三分。素註留七呼、灸三壮。甲乙七呼。刺腰痛篇註留七呼。

風眩、腰脚痛、䯒酸不能久立如在舟中、労極、冷気、逆気、腰髖冷痺、脚膝屈伸難、婦人血気痛。潔古曰、癇病昼発陽蹻。

『**図翼**』

刺三分、留七呼、灸三壮。

風眩、癲疾、腰脚痛、膝䯒寒痠、不能坐立、如在舟車中、気逆、腿足不能屈伸、婦人気血痛。

一云、脚気、紅腫寫之、若麻木無力、先寫後補。

神応経曰、治腰痛、可灸五壮。

玉龍賦云、兼太谿、崑崙、善療足腫之迍。

標幽賦云、兼金門、治頭風、頭痛。

攔江賦云、能除寒与熱、偏正頭風、及心驚、耳鳴、鼻衄、胸中満、遇麻木者虚当補、逢疼痛者、寫而迎。

霊光賦云、陽蹻、陰蹻、及陽陵、陰陵四穴、治脚気取之。又兼三里、同治脚気。亦去在腰諸疾。

千金方十三鬼穴云、此名鬼路、当在第五次下火鍼、治百邪癲狂。

捷法云、治腰背強不可俛仰、肢節煩痛、牽引腰脚、中風不省人事、中風不語、中風半身癱瘓、偏枯疼痛無時、中風四肢麻木不仁、手足搔痒、不能握物、中風、口眼喎斜、牽連不已、角弓反張、眼目盲視、口噤不開、語言蹇澁、腰脊肩背疼痛、頭項強痛、不得回顧、腰痛起止艱難、手足背生毒、臂背生毒、已上凡二十余證、先以申脈主治、後随證、加各穴分治之。

『説約』

鍼三分、灸三壮。

足骱痠痛して久しく坐立することを能わず、逆気、頭痛、目眩を治す。

『鍼灸則』

風眩、癲疾、脚気、麻木。

意釈と解説

①頸部や腋下のリンパ腺が腫れて悪寒、発熱する。

②腰痛のために足が挙げられない。少し座った後や車から降りたときなどに躓いて歩けない。下腿部が煩熱してだるい。

③癲癇で引きつけて意識不明になる。目眩。膝が屈伸できない。

以上のような病症のときに申脈を用いる。

現代の主治症と施術法

〈松元〉

施術法は崑崙と同じ。

頭痛、目眩、腰痛、脚気、脛骨神経麻痺、直立不能、神経衰弱、ヒステリー、子宮痙攣。

〈駒井〉

灸三壮、鍼三分。

頭痛、眩暈、下肢神経痛、脛骨神経麻痺、中風、子宮痙攣。

〈岡部〉

膝の屈伸困難、冷えによる痺れ、めまい（船酔いのごとし）、腰痛。

〈本間〉

癲癇、眩暈。脊髄癆の如き足が次第に萎弱して立つことができぬものに使われる。

〈竹之内・濱添〉

鍼三分、留むること十呼、灸七壮ないし三七壮。

六腑の病を主る。頭痛、脳充血、高血圧、眩暈、内眥痛、鼻閉塞、神経衰弱、ヒステリー、ノイローゼ、癲癇、五十肩、肋間神経痛、腰痛、坐骨神経痛、脚気、下肢外側痛、膝関節炎、足関節炎、痔疾、子宮痙攣、膀胱炎、多汗症。

〈代田〉

〈中医学〉

足関節炎、リウマチ、関節捻挫。

鍼直刺0・2〜0・3寸、可灸。

癲癇、うつ病で精神錯乱するもの、頭痛、眩暈、失眠、腰痛、脛部の冷え、立ったり座ったりが長くできない、目が赤くて痛む、項のひきつり。

〈深谷灸〉

足関節炎、足首捻挫、脳溢血の後遺症。

〈森〉

足関節内に向けて斜刺5ミリ。

足関節捻挫。

〈上地〉

足首の痛み。足の裏がつる。下腹部の筋張り、子宮痙攣、首の痛み、肩こり、便秘しているのに、便意を催すことが多いとき、ゆっくり瀉す。

まとめ

申脈が足関節の痛みや捻挫に効くのは当然として、申脈を使って頭痛、めまい、腰痛などが即座に取れると、経絡の存在を無視して治療するのがもったいないと思うようになる。初心者は経絡の存在を信じられない人が多いようだが、このような治療を経験すると自然と信じられるようになるものである。

184 金門《きんもん》

足太陽郄／陽維の別れる所／一名関梁

取穴

申脈の前下方五分、踵立方関節の陥凹に取る。

跟骨と骰子骨との間湾形凹陥部に著明なるゴリゴリあり、後上部から前下方に走るものあり。これを目当てとす（柳谷）。

古法の主治症と施術法

『素問』繆刺論第六十三

邪客於足太陽之絡、令人頭項肩痛、刺足小指爪甲上、与肉交者、各一痏、立已、不已、刺外踝下三痏、左取右、右取左、如食頃已。

『明堂』

刺入三分、灸三壮。

尸厥、暴死、霍乱、転筋、癲疾不嘔沫、馬癇。

『甲乙経』

十一巻・陽厥大驚、発狂癇第二に「癲疾嘔沫、神庭及兌端、承漿主之、其不嘔沫〜金門主之」とある。

十一巻・陽脈下墜陰脈上争、発尸厥第三に「尸厥、暴死」とある。

十一巻・気乱於腸胃、発霍乱吐下第四に「霍乱転筋」とある。

十二巻・小児雑病第十一に「小児馬癇」とある。

『**千金方**』

転筋霍乱。厥逆霍乱。癲疾馬癇。尸厥暴死。

『**銅人**』

可灸三壮、炷如小麦大、鍼入一分。

霍乱転筋、膝骱痠、身戦不能久立、癲癇、尸厥、暴疝、小児発癇張口揺頭、身反折。

『**聚英**』

銅人鍼一分、灸三壮。

霍乱転筋、尸厥、癲癇、暴疝、膝骱痠、身戦不能久立、小児張口、揺頭、身反。

『**図翼**』

刺一分、灸三壮、一云刺三分、灸七壮、炷如小麦。

霍乱転筋、尸厥、癲癇、疝気、膝胻痠不能立、小児張口揺頭身反。

百證賦云、兼丘墟、可医転筋。

通玄賦云、兼申脈、治頭風、頭痛。

『**説約**』

鍼一分、灸三壮。

霍乱転筋、癲癇、尸厥、小児の発癇して口を張りて頭を揺るがし、身反折するを治す。

意釈と解説

癲癇。急に人事不省になる。霍乱で嘔吐または下痢して筋肉が引きつれる。小児の引きつけ。下腿部が痺れ痛み、ブルブル震えて長く立っておられない。以上のような病症のときに金門を用いる。

現代の主治症と施術法

〈**松元**〉

鍼三分、灸七壮。

軽症コレラ、局発痙攣または腹膜炎よりきたる急性疝痛、腓骨神経麻痺あるいは癲癇および小児の癇症、角弓反張を治す。

〈**駒井**〉

灸三壮、鍼一分。

下腹神経痛、膝蓋部麻痺、癲癇、小児搐搦。

〈**柳谷**〉

脊髄病による下肢の麻痺、癲癇、眩暈、衂血、間歇熱、下腹熱、腹膜炎、小児搐搦、殊に腰臀尻部の疼痛、下肢陽分の冷厥に刺鍼施灸して妙なり。

〈**岡部**〉

癲癇、下腿の神経痛、リウマチ、長く立つことができない。小児の夜泣き、疳の虫。

〈**本間**〉

郄穴である故に多くは次のような劇症に効がある。癲癇、小児の引きつけ、霍乱転筋、脱腸による嵌頓を起こしたような場合（暴疝）に金門に2～30番位の太い鍼を刺して効があることがままある。

〈**竹之内・濱添**〉

鍼三分、灸七壮ないし十五壮。

頭痛、偏頭痛、癲癇、小児癇症、脊柱強直、五十肩、側胸痛、腰痛、坐骨神経痛、腓腹筋痙攣、足背痛および麻痺、足関節炎、腹膜炎、下腹痛、膀胱炎、膀胱痙攣、皮膚炎。

〈**代田**〉

坐骨神経痛に効く。また足背の麻痺または疼痛を治する。

〈**中医学**〉

直刺0・3～0・5寸、可灸。

癲癇、小児の引きつけ、腰痛、外踝痛、下肢の痺れ痛み。

〈**深谷灸**〉

坐骨神経痛、足背麻痺・痛み、胃痛（圧痛のあるとき）。

〈**森**〉

足の外側より内側に向けて斜刺10ミリ。

小児の引きつけ、足の痛み。

〈**上地**〉

腓腹筋痙攣、根っ子をえぐるように刺入して、承山に指を当て、つるのが治るのを確認する。下腹痛で陽経にきたものに効果がある。霍乱。

まとめ

①松元のいう「角弓反張」とは背中を反り返らせて引きつける状態のこと。本間の「嵌頓」とは、鼠径部の隙間から腸がはみ出して戻らなくなった状態のこと。

②扁桃炎で高熱のときに金門を瀉法して治ったことがある。肺虚で太陽経の実熱と診断してのことである。

③小学生が便秘、小便不利して嘔吐を繰り返し、嘔吐するごとに手指が引きつけるときに五苓散をあたえて即治したことがある。このようなときに金門が使えたと思われる。

185 京骨《けいこつ》

原穴

取穴

第五中足骨の後端隆起の後陥凹に取る。

古法の主治症と施術法

『霊枢』厥病第二十四

厥心痛、与背相控、善瘛、如従後触其心、傴僂者、腎心痛也、先取京骨、崑崙、発狂不已、取然谷。

『明堂』

刺入三分、留七呼、灸三壮。

痎瘧、寒熱、善唏、頭重（『医心方』は喘）、足寒、不欲食、脚攣、癲疾、狂妄、振寒、善自齧頬、偏枯、腰髀樞痛、善揺頭、衄衊血不止、淫濼頭痛、目白瞖、跟尻瘈、頭腫痛、泄注、上搶心、目赤眦爛無所見、痛従内眦始、腹満、頸項強、腰背不可俛仰、眩、瘈厥、身体不仁、手足偏小、先取京骨。後取中封、絶骨寫之。心痛（『外台』は厥心痛）、肩背相引、（『外台』は善痺）如従後触其心、傴僂者腎心痛

也、痙、目反白多、鼻不通利、涕黄（『外台』では「便血」と続いている）。

『甲乙経』

七巻・六経受病、発傷寒熱病第一下に「鼽衄血不止、淫濼頭痛、目白翳、跟尻瘈、頭頂腫痛、泄注、上搶心、目赤眥爛無所見、痛従内眥始、腹満、頸項強、腰背不可俛仰、眩、心痛、肩背相引、如従後触之状、身寒、従脛起」とある。

七巻・太陽中風感於寒湿、発痙第四に「痙、目反白多、鼻不通利、涕黄、更衣（一本、作便去血）」とある。

七巻・陰陽相移、発三瘧第五に「痎瘧」とある。

八巻・五蔵伝病、発寒熱第一下に「寒熱、善唏、頭重、足寒、不欲食、脚攣」とある。

九巻・寒気客於五蔵六府、発卒心痛、胸痺、心疝、三蟲第二に「厥心痛、与背相引善瘈（瘛と同意）、如従後触其心、身傴僂者、腎心痛也、先取京骨、崑崙、発鍼立已、不已取然谷」とある。

十巻・陽受病、発風第二に「善自齧頬、偏枯、腰髀樞痛、善搖頭」とある。

十巻・熱在五蔵、発痿第四に「痿厥身体不仁、手足偏小、先取京骨、後取中封、絶骨皆寫之」とある。

十一巻・陽厥大驚、発狂癇第二に「癲疾、狂妄行、振寒~癲狂、互引、僵仆、申脈主之、先取陰蹻、後取京骨」とある。

『千金方』

頭痛、寒熱、汗出不悪寒。目中白翳。目反白、白翳従内眥始。頭熱、鼻鼽衄。鼻不利、涕黄。自囓唇（一作頬）。鼻中衄血不止、淋濼。背悪寒痛、脊強難以俛仰。脚攣。足寒。凡身体不仁、先取京骨、後取中封、絶骨寫之。狂仆。瘧寒熱。

『銅人』

鍼入三分、可灸七壮。

膝痛不得屈伸、目内眥赤爛、発瘧寒熱、善驚、不欲食、筋瘛、足胻痠、髀枢痛、頸項強、腰背不可俛仰、鼽衄血不止、目眩。

『聚英』

銅人鍼三分、留七呼、灸七壮。明堂五壮。素註三壮。

頭痛如破、腰痛不可屈伸、身後痛身側痛、目内眥赤爛、白翳夾内眥起、目反白、目眩、発瘧寒熱、喜驚、不欲食、筋攣足胻痛、髀枢痛、頸項強、腰背不可俛仰、傴僂、鼻鼽不止、心痛。

『図翼』

刺三分、留七呼、灸七壮。

腰脊痛如折、髀不可曲、項強不能回顧、筋攣、善驚、咳瘧寒熱、目眩、内眥赤爛、頭痛、鼽衄、癲病狂走。

『灸経』

灸五壮。

瘧寒熱、善驚悸、不欲食、腿膝脛痠、脚攣不得伸、癲病、狂走、善自囓、及膝脛寒也。

『説約』

鍼五分、灸七壮。

足脚疼痛、寒熱、善驚、筋攣、髀脛挙がらず、鼽衄血止まず、瘧疾、目眩を治す。

意釈と解説

①傷寒による急性熱病のために鼻出血して止まらず、頭が重だる

くて痛み、眼に翼状片ができて充血し、目尻が爛れて見えにくく、目頭から痛みが始まる。踵から殿部まで引きつり、頭頂部が腫れて痛み、下痢して気が心に突き上がる。腹が張り、頸項が強ばり、腰や背部が前後屈できない。目眩がする。心臓が痛み、それが背部にまで打通して後から心臓を触られてでもいるかのように感じる。また、脛部から冷え上がって身体全体が冷える。

②痙病で眼が引きつり、鼻が詰まって黄色い鼻汁が出て血も出る。

③瘧病で悪寒して発熱する。

④内臓の病になって悪寒、発熱し、よくいびきをかき、頭が重く、足が冷え、食欲がなく、脚が痙攣する。

⑤心痛が起こり、背部に打通して痛み、まるで後から心臓を触れてでもいるかのような感じがするので身体を屈めるような状態であれば腎心痛である。まず京骨を治療し、後に崑崙を用いれば即座に治るが、治らないときは然谷を用いる。

⑥しゃべったり食べたりしているときに自分の頬や唇を噛むのは肩こりのためである。あるいは半身不随のときにも起こりやすい。半身不随になると股関節部が痛み、自然と頭を揺するようになる。

⑦半身不随で身体が冷えて痺れ、身体の片側のみが小さくなった場合は、先に京骨を用い、後に中封と絶骨を瀉法する。

⑧そのほか、癲癇、精神錯乱状態等のときにも京骨を用いる。

現代の主治症と施術法

〈松元〉

鍼三分ないし五分、留むること七呼、灸七壮。

間歇熱に枢熱の効あり、また心臓弁膜病、脳膜炎、内眥充血、白膜翳、あるいは腰痛、髀臼以下、腓骨筋痙攣および神経痛を治す。

〈駒井〉

灸七壮、鍼三分。

心臓病、脳膜炎、腰神経痛、間歇熱。

〈岡部〉

膀胱疾患、頭痛、腰痛、結膜炎、めまい、ぎっくり腰、肩こり、頸項の凝り痛み、鼻血が出て止らない。

〈本間〉

衄血、頸こり、目赤、慢性脳充血、角膜炎、股関節痛。

〈竹之内・濱添〉

鍼三分、留むること七呼、灸七壮ないし十五壮。

脳膜炎、脳充血、内眥充血、白内障、解熱、腰痛、坐骨神経痛、足関節炎、膀胱痙攣、尿閉。

〈代田〉

足背痛、足底痛、足関節捻挫。

〈中医学〉

直刺0・3〜0・5寸、可灸。

癲癇、頭痛、目の感染症などで視野に膜が張ったようなもの、項部のひきつり、腰腿痛、膝の痛み、足の痙攣。

〈深谷灸〉

首こり、眼疾（目の充血、角膜翳）、衄血、足背・足底痛。

〈森〉

足の外側より内側に向けて斜刺10ミリ。

脳充血、足背痛。

〈**上地**〉

接触鍼でよい。老人に多い股関節痛に効く。脳充血、頭痛。

まとめ

太陽経の引きつりによる首の痛み、頭痛、肩こりなどによく効く。もちろん足関節痛などにも効くが、これでは面白くない。足に鍼灸をして頭の方に効くのがよい。

186 束骨《そっこつ》

兪木穴

取穴

第五中足指節関節隆起の後外側に取る。

古法の主治症と施術法

『脈経』平三関陰陽二十四気脈第一、第十条

左手関後、尺中陽実者、膀胱実也、苦逆冷、脇下有邪気、相引痛、刺足太陽経、治陽、在足小指外側、本節後陥中（束骨）。

『明堂』

刺入三分、留三呼、灸三壮。

身痛、狂善行、癲疾、寒熱、腰痛如折、痙驚、互引、脚如結、腨如裂、暴病頭痛、身熱痛、肌肉動、耳聾、悪風、目眦爛赤、項不可顧、髀樞痛、泄腸僻、瘧従胻起。

『甲乙経』

七巻・六経受病、発傷寒熱病第一下に「暴病頭痛、身熱痛、肌肉動、耳聾、悪風、目眥爛赤、項不可以顧、髀樞痛、泄腸僻」とある。

七巻・太陽中風感於寒湿、発痙第四に「痙、驚、互引、脚如結腨如裂」とある。

八巻・五蔵伝病、発寒熱第一下に「寒熱、腰痛如折」とある。

十一巻・陽厥大驚、発狂癇第二に「身痛、狂、善行、癲疾、束骨主之、補諸陽」とある。

『千金方』

眦爛赤。腸澼泄。腰痛如折。髀枢中痛不可挙。癲疾、互引、善驚、羊鳴。狂易、多言不休。癲疾、大痩、頭痛。瘧従脚胻起。

『銅人』

可灸三壮、鍼入三分。

腰如折、腨如結、耳聾、悪風寒、目眩、項不可回顧、目内眥赤爛。

『聚英』

銅人灸三壮、鍼三分、留三呼。

腰脊痛、如折、髀不可曲、膕如結、腨如裂、耳聾、悪風寒、頭顖項痛、目眩、身熱、目黄、涙出、肌肉動、項強不可回顧、目内眥赤爛、腸澼泄、痔痛、癲狂、発背癰疽、背生疔瘡。

『図翼』

刺三分、留三呼、灸三壯。

腸澼泄瀉、瘧痔、癲癇、発背癰疔、頭痛、目眩、内眥赤痛、耳聾、腰膝痛、項強不可回顧。

太乙歌云、兼三里、刺治項強腫痛、体重腰癱。

百證賦云、連天柱、治項強、多悪風。

秦丞祖云、治風熱胎赤、面目眥爛。


『**灸経**』

灸三壯。

驚癇、狂癲、身寒熱、頭痛、目眩。秦丞祖曰、主風赤、胎赤、両目眥爛。


『**説約**』

鍼三分、灸三壯。

腰折れるが如く、腨結するが如く、耳聾、目内眥赤爛、足小指麻木不仁するを治す。

意釈と解説

①急に熱病を発症し、悪風、頭痛、身熱、身体の痛み、肌肉がぴくぴくする。また、難聴、目尻が爛れて赤くなる、項が強ばって振り返れない、股関節が痛む、下痢などの病症が現れたときに束骨を用いる。
②痙病で腓腹筋が引きつり、裂けるのではないかと思うほど痛む。
③瘧病で足から悪寒がして病が発症する。
④内臓の熱病で悪寒、発熱し、腰が折れるのではないかと思われるほど痛む。
⑤癲癇の発作を起こして身体が痛くなったり、精神が不安定になって落ち着きがなくなって動き回る。
⑥以上のような病症のときに束骨を用いるが、痔疾にも効果がある。

現代の主治症と施術法

〈**松元**〉

鍼三分、留むること三呼、灸七壯。

間歇熱、頭痛、眩暈、涙管狭窄、内眥充血、眼中黄色、前頭神経痛、後頭神経痛、経筋収縮、回顧不能、腰背疼痛、腓腹筋痙攣、腸カタル、痔疾、狂癲病、クル病、衄血、聴覚不全、癰疽、疔瘡を主る。


〈**駒井**〉

灸三壯、鍼三分。

腰背神経痛、腓腹筋痙攣、頭痛、眩暈、耳聾、項筋収縮、癰、疔に奇効を奏す。

〈**岡部**〉
膀胱の実を瀉す、腰背の痛み、膝窩より下腿の痛み、熱病で涙が出る、項頸の痛み、回顧できない、結膜炎、下痢、癲癇、背の癰・疔・瘡。

〈**本間**〉
衄血、目赤く、眩暈、後頸部の凝り、脳充血症、高血圧症、腰痛。

〈竹之内・濱添〉

鍼三分、留むること三呼、灸七壮ないし十五壮。

頭痛、脳充血、解熱、狂癲病、眩暈、涙管狭窄、内眥充血、目黄ばみ、後頭神経痛、鞭打ち症、頸肩腕症候群、寝違い、背部疼痛、腰痛、坐骨神経痛、腓腹筋痙攣、傴僂病、衄血、耳聾、腸カタル、痔疾、膀胱痙攣、膀胱炎、心臓病。

〈中医学〉

直刺0・3～0・5寸、可灸。

うつ病で精神錯乱するもの、頭痛、項部のひきつり、眩暈、腰背痛、下肢後部痛。

〈深谷灸〉

目の充血、衄血、頸部のこり、高血圧、腰痛。

〈森〉

足の外側より内側に向けて斜刺5～10ミリ。

脳充血、足背痛。

〈上地〉

膀胱経にきた痛みや熱に接触鍼。

癰疔（できもの）で膀胱経にきた場合に灸。

まとめ

残念ながら癰疔類の治療経験はないが、束骨を補うことによって膀胱経の流れがよくなり、頭痛、項痛などに効果がある。いずれの証でも用いてよい。

187 足通谷《あしつうこく》

滎水穴

取穴

足の小指の外側、中足指節関節隆起の前外側、表裏の肌目に取る。

古法の主治症と施術法

『明堂』

刺入二分、留五呼、灸三壮。

身疼痛、喜驚、互引、鼻鼽衄、癲疾、寒熱、目䀮䀮、善咳、喘逆、狂（『外台』は狂疾不嘔沫）、痓、善唏、項痛（『外台』は頭眩、項痛、煩満）、振寒、痎瘧。

『甲乙経』

七巻・六経受病、発傷寒熱病第一下に「身疼痛、善驚、互引、鼻衄」とある。

七巻・陰陽相移、発三瘧第五に「痎瘧」とある。

八巻・五蔵伝病、発寒熱第一下に「寒熱、目䀮䀮、善咳、喘逆」とある。

十一巻・陽厥大驚、発狂癇第二に「狂癲疾、陽谷及築賓、通谷主之」とある。

十二巻・寒気客於厭、発瘖不得言第二に「食飲善嘔、不能言」とある。

十二巻・手足陽明脈動、発口歯病第六に「舌下腫、難言、舌縦、喎戻不端」とある。

『千金方』

頭痛、寒熱、汗出、不悪寒。項如抜、不可左右顧。目䀮䀮不明、悪風寒。鼻鼽清涕出。胸脇支満。心痛。結積、留飲、澼嚢、胸満、飲食不消。喜嘔。風癇、癲疾涎沫、狂、煩満。心中潰潰、数欠、癲、心下悸、咽中澹澹恐。

『銅人』

可灸三壮、鍼入二分。

頭重、目眩、善驚引、鼽衄、頸項痛、目䀮䀮。

甄権云、結積、留飲、胸満、食不化。

『聚英』

銅人鍼二分、留五呼、灸三壮。

頭重、目眩、善驚、引鼽衄、項痛、目䀮䀮、留飲、胸満、食不化、失欠。

東垣曰、胃気下溜、五蔵気乱、在於頭、取天柱、大杼、不知深取、通谷、束骨。

『図翼』

刺二分、留五呼、灸三壮。

頭痛、目眩、項痛、鼽衄、善驚、目䀮䀮、結積留、飲食多不化、失欠。

千金云、諸結積、留飲、澼嚢、胸満、飲食不消、灸通谷五十壮。

『説約』

鍼三分、灸三壮。

結積留飲、癖嚢、胸満、飲食消せざるを治す。

意釈と解説

①急性熱病で身体が痛み、気分が落ち着かず、鼻出血する。
②瘧病で悪寒、発熱する。
③内臓の熱で悪寒、発熱して目がかすみ、よく咳が出て、ゼェゼェと喘いで逆上せる。
④そのほか、足通谷は頭重、目眩、頸項部痛、胃拡張、消化不良などに用いられる。

現代の主治症と施術法

〈松元〉

鍼二分、留むること五呼、灸五壮。

頸項痙攣、眩暈、衄血、慢性胃病、消化不良、陰嚢萎縮、子宮充血、足跗の炎症を治す。

〈駒井〉

灸三壮、鍼二分。

頭痛、眩暈、衄血、脳充血、脳溢血、脳貧血。

〈岡部〉

項・頸・肩背部の疾患、胃部が満して下らず、溜飲、消化不良。

〈本間〉

頭痛、眩暈、衄血、項痛、目かすむ、脳充血、高血圧症、多くは腎虚火実の症である。場合によっては脳貧血にも効く。

〈竹之内・濱添〉

鍼二分、留むること五呼、灸五壮ないし十五壮。

頸項部痙攣、背部疼痛、腰痛、坐骨神経痛、足背痛、頭痛、脳充血、眩暈、内眥痛、衄血、膀胱炎、頻尿、尿閉、陰痿、子宮充血、慢性胃炎、消化不良。

〈中医学〉

直刺0・2～0・3寸、可灸。

頭痛、項部痛、眩暈、鼻血、うつ病で精神錯乱するもの。

〈深谷灸〉

頭痛、頭重、めまい、目がかすむとき、高血圧、低血圧、脳貧血。

〈森〉

足の外側より内側に向けて斜刺5ミリ。

脳貧血、頭痛。

〈上地〉

足指が凍傷のときに三稜鍼で散鍼。

まとめ

残念ながら、足通谷も諸先生が記しているような疾患に用いたことがない。ただし、証に応じて用いれば、頭痛や目眩、項部痛などに効く。それによって脳の充血が鎮まるかどうかは確かめていない。

188 至陰《しいん》

井金穴

取穴

足の小指外側、爪甲の角を去ること一分に取る。

古法の主治症と施術法

『素問』繆刺論第六十三

邪客於五蔵之間、其病也、脈引而痛、時来時止、視其病、繆刺之於手足爪甲上、視其脈、出其血。

『素問』繆刺論第六十三

邪客於足太陽之絡、令人頭項肩痛、刺足小指爪甲上、与肉交者、各一痏、立已、刺外踝下三痏、左取右、右取左、如食頃已。

『明堂』

刺入一分、留五呼、灸三壮。

頭重、鼻鼽衄、及瘈瘲汗不出、心煩、足下熱不欲近衣、項痛、目瞖、鼻及小便皆不利（『外台』では目翳及小便不利）、痎瘧、寒熱、疝（『医心方』では寒疝）、風寒従足小指起、脈痺上下帯胸脇痛無常処。

『甲乙経』

七巻・六経受病、発傷寒熱病第一下に「頭重、鼻衂、及瘈瘲汗不出、煩心、足下熱不欲近衣、項痛、目翳、鼻及小便皆不利」とある。

七巻・陰陽相移、発三瘧第五に「痎瘧」とある。

八巻・五蔵伝病、発寒熱第一下に「寒熱」とある。
九巻・足厥陰脈動喜怒不時、発癩疝、遺溺、癃第十一に「疝、四肢淫濼、身悶」とある。
十巻・陰受病、発痺第一下に「風寒従足小指起、脈痺上下帯胸脇痛無常処」とある。

『千金方』

目翳。鼻衄清涕出。胸脇痛無常処、腰脇相引急痛。小便不利、失精。風寒従足小指起、脈痺上下。痎瘧熱。

『銅人』

鍼入二分、可灸三壮。
目生翳、鼻塞、頭重、風寒従足小指起、脈痺上下帯胸脇痛無常、転筋、寒瘧、汗不出、煩心、足下熱、小便不利、失精。

『聚英』

銅人鍼二分、灸三壮。素註鍼一分、留五呼。
目生翳、鼻塞、頭重、風寒従足小指起、脈痺上下帯、胸脇痛、無常処、転筋、寒瘧、汗不出、煩心、足下熱、小便不利、失精、目痛、大背痛。

『図翼』

刺一分、留五呼、灸三壮五壮。
風寒頭重、鼻塞、目痛、生翳、胸脇痛、転筋、寒瘧汗不出、煩心、足下熱、小便不利、失精、脈痺、従足小指起、牽引上下。
百證賦云、兼屋翳、治偏身痒痛之疾。
席弘賦云、専治脚膝腫。
今時習用此治、婦人寒證。
張仲文、治婦人横産、手先出、諸符薬不効、為灸右脚小指尖三壮、炷如小麦、下火立産。

『灸経』

灸三壮。
瘧発寒熱、頭重、心煩、目翳睆睆、鼻塞不通、小便淋瀝、失精。

『説約』

鍼一分、灸三壮。
足下熱、婦人横産手先に出ずるを治す。

意釈と解説

①急性熱病から頭重、鼻出血、筋の引きつり、汗が出ない、胸苦しい、足の裏が煩熱して素足でいたい、項の痛み、目に膜が張る、鼻閉、小便が気持ちよく出ないなどの病症があるときに至陰を用いる。
②瘧病で悪寒、発熱する。
③内臓の病で悪寒、発熱する。
④疝によって下腹や腰が痛む。手足が怠くて痛む。身の置き所がないほどの倦怠感がある。
⑤足から冷え上がって胸脇部が痛む。遺精。妊婦の逆子などにも至陰が効く。

現代の主治症と施術法

〈松元〉

鍼一分ないし二分、留むること五呼、灸三壮ないし七壮。

間歇熱に発汗の効あり、感冒、結膜炎、角膜白翳、肋間神経痛、半身不随、局発痙攣、足蹠炎、小便閉、遺精、横産（逆子の一種）には灸して良効あり。

〈駒井〉

灸三壮、鍼一分。

頭痛、目の疾病、急性鼻カタル、感冒、尿閉、半身不随、足蹠熱感。

〈岡部〉

鼻塞がり、頭重、肋間神経痛、半身不随、足下熱、小便不利、目の疾患。膀胱の虚を補う。

〈本間〉

足冷え、頭重、鼻塞がり、胸脇部痛、感冒による肋間神経痛。

〈竹之内・濱添〉

鍼一分、留むること五呼、灸三壮ないし十五壮。

風邪、解熱、内眥痛、結膜炎、角膜白翳、鼻閉塞、耳鳴り、頭痛、脳充血、高血圧、半身不随、腰痛、坐骨神経痛、脚気、膀胱炎、尿閉、遺精、横産。

〈代田〉

難産に著効あり。また胎児の位置不良を治す。右のほうがよく効く。

〈中医学〉

鍼0・2寸、可灸。

頭痛、鼻づまり、鼻血、眼痛、足の裏の熱、産後に胎盤が降りないもの、逆子、難産。

〈深谷灸〉

難産（逆子）の特効穴、灸三壮。足の冷え、頭重、鼻づまり、脇の痛み。

〈森〉

爪甲根部から指根に向けて3ミリ。

難産。

〈上地〉

難産、逆子。左の至陰がよく効く。半米粒大の灸5壮もしくは鍼柄で押さえる。のぼせに刺絡、膀胱経に来た腰痛、背痛に使用する場合がある。感冒の熱冷まし、足蹠の熱感。反対側を内至陰と名付けて湧泉の代用として使うことがある。

〈首藤〉

超旋刺。

膀胱経の虚を補うときに用いる。難産、逆産。

まとめ

①逆子または難産のときに至陰が効くのは間違いないが、代田は右と言い、上地は左がよく効くという。また灸は3壮から5壮という。

②お産をするときは腎虚になって、つまり下焦を引き締める気が

虚して生まれる。だから腎虚にしてやれば早く生まれるし安産である。しかし、まさか腎経を瀉法するわけにはいかないので、代わりに至陰を灸で瀉して早く産まそうという考えである。つまり、至陰は膀胱経を補っているのではない。

その証拠というほどでもないが、私の妻が出産するとき、陣痛が発生した後で至陰の多壮灸をした。私のアメリカの弟子も至陰には30壮ほど施灸するという。私の娘がお産をするときは、陣痛がなかなか来ないので指で小指をグリグリ揉んで産ませた。産室に入って30分で産まれた。私の大阪の弟子も、お産の予定日が過ぎても陣痛が起こらない妊婦に対して至陰に多壮している。

③したがって、早産にならないように至陰はあくまでも臨月が近くなってから行う。もし8カ月くらいのときに逆子を治すためであれば5壮くらいがよい。

8

足の少陰腎経

189 湧泉《ゆうせん》

井木穴／一名地衝

取穴

足の指を屈し、第二・第三中足骨間で足底の最も陥凹する所に取る。

核骨の際に取る（柳谷）。

古法の主治症と施術法

『素問』繆刺論第六十三

邪客於足少陰之絡、令人嗌痛、不可内食、無故善怒、気上走賁上、刺足下中央之脈（湧泉）各三痏～。

『素問』繆刺論第六十三

邪客於手足少陰太陰、足陽明之絡、此五絡、皆会於耳中、上絡左角、五絡俱竭、令人身脈皆動、而形無知也、其状若尸、或曰尸厥、刺其足大指内側爪甲上、去端如韭葉、後刺足心～。

『霊枢』五邪第二十

邪在腎、則病骨痛、陰痺、陰痺者、按之而不得、腹脹、腰痛、大便難、肩背頸項痛、時眩、取之湧泉、崑崙、視有血者、尽取之。

『霊枢』熱病第二十三

男子如蠱、女子如阻、身体腰脊如解、不欲飲食、先取湧泉見血。

『明堂』

刺入三分、留三呼、灸三壮。

腰痛、大便難（『医心方』には、この前に腹脹とある）、少腹中痛、小便不利、熱中少気、厥寒（『外台』では灸之熱去と続く）、熱病者先腰脛酸、善渇、数飲、身清、清則項痛、足下熱、頭痛、煩心（『外台』では、この後に心痛）、不嗜食、咳而短気、喉痺（『外台』は喉痺熱痛）、身熱、脊脇相引、忽善忘、足厥、喘逆、足下清至膝（『外台』では陰痺と続く）、腹脹、頭項痛、眼眩、男子如蠱、女子如阻、身体腰背如解、不飲食、丈夫癩疝、陰跳、痛引篡中、不得溺、腹䐜、脇下支満、閉癃、陰痿、後時泄（『外台』は少泄）、四肢不挙、実則身頭痛、汗不出、目𥆧𥆧然無可見、怒欲殺人、暴痛引（『外台』は腰下節）下節、時有熱気、筋攣膝痛、不可屈伸、狂如新発、衄、不食、喘呼、少腹痛引嗌、足厥痛、肩背頸痛、時眩、婦人無子、咽中痛、不可内食（『外台』は転筋と続く）、風入腹中、侠臍急、胸脇支満、衄不止、五指端尽痛、足不踐地（『外台』には癲疾とある）、瘖不能言。

『甲乙経』

七巻・六経受病、発傷寒熱病第一下に「熱中少気、厥陽寒灸之、熱去煩心、不嗜食、咳而短気、善喘、喉痺、身熱、脊脇相引、忽忽善忘」とある。

七巻・陰衰発熱厥陽衰、発寒厥第三に「足厥喘逆、足下清至膝」とある。

八巻・五蔵伝病、発寒熱第一上に「男子如蠱、女子如阻、身体腰脊如解、不欲食、先取湧泉見血、視跗上盛者、尽出血」とある。

九巻・腎小腸受病、発腹脹、腰痛引背少腹控睾第八に「腰痛、大便難」とある。

九巻・同に「邪在腎則病骨痛陰痺、陰痺者按之而不得、腹脹、腰

痛、大便難、肩背頸項強痛、時眩、取之湧泉、崑崙、視有血者、尽取之」とある。

九巻・三焦膀胱受病、発少腹腫、不得小便第九に「少腹中満（一本作痛）、小便不利」とある。

九巻・足厥陰脈動喜怒不時、発癲疝、遺溺、癃第十一に「丈夫癲疝、陰跳、痛引篡中、不得溺、腹中支、脇下榰満、閉癃、陰痿、後時泄、四肢不收、実則身疼痛、汗不出、目䀮䀮然無所見、怒欲殺人、暴痛引髕下節、時有熱気、筋攣膝痛不可屈伸、狂如新発、衂、不食、喘呼、少腹痛引噫、足厥痛」とある。

十巻・陽受病、発風第二に「風入腹中、侠臍急、胸痛脇榰満、衂不止、五指端尽痛、足不踏地」とある。

十巻・手太陰陽明太陽少陽脈動、発肩背痛、肩前臑皆痛、肩似抜第五に「肩背頭痛、時眩」とある。

十二巻・寒気客於厭、発瘖不得言第二に「瘖不能言」とある。

十二巻・気有所結、発瘻瘤第九に「咽中痛不可内食」とある。

十二巻・婦人雑病第十に「婦人無子」とある。

『千金方』

頸項疼、歴節汗出。喉痺、哽咽、寒熱。脛酸。腰脊相引如解、熱病先腰脛酸、喜渇数飲、身清清則項痛而寒且酸、足熱不欲言、頭痛顛顛然。先取湧泉、及太陽井滎、熱中少気、寒厥、灸之熱去、灸湧泉三壮、煩心不嗜食、灸湧泉。湧泉、主喜喘、喉痺、身熱痛、脊脇相引、忽忽喜忘、陰痺、腹脹、腰痛、大便難、肩背頸項痛、時眩、男子如蠱、女子如阻、身体腰脊如解、不欲食、喘逆、足下清至膝、咽中痛、不可内食、瘖不能言、小便不利、小腹痛、風入腹中、癲疾、挟臍痛急、胸脇柱満、衄不止、五疝、五指端尽痛足不践地、凡此諸疾皆主之。風入腹中少腹痛。女子無子咳而短気。

『千金翼方』

心中懊憹痛。鍼湧泉入三分。鼻衄不止、灸湧泉二穴、百壮。転筋、灸湧泉三七壮。

『銅人』

灸三壮、鍼入五分、無令出血。

腰痛、大便難、心中結熱、風疹、風癇、心痛、不嗜食、婦人無子、咳嗽、身熱、喉痺、胸脇満、目眩、男子如蠱、女子如妊娠、指端尽痛、足不得践地、淳于意云、漢北斉王阿母、患足下熱、喘満、謂曰熱厥也、当刺之足心、立愈。

『聚英』

銅人鍼五分、無令出血、灸三壮。明堂灸不及鍼。素註刺三分、留三呼。

尸厥、面黒如炭色、咳吐有血、喝而喘、坐欲起、目䀮䀮無所見、善恐、惕惕如人将補之、舌乾、咽腫、上気、嗌乾、煩心、心痛、黄疸、腸澼、股内後廉痛、痿厥、嗜臥、善悲欠、小腹急痛、泄而下重、足脛寒而逆、腰痛、大便難、心中結熱、風疹、風癇、心病飢不嗜食、咳嗽、身熱、喉閉、舌急、失音、卒心痛、喉痺、胸脇満悶、頸痛、目眩、五指端尽痛、足不践地、足下熱、男子如蠱、女子如娠、婦人無子、転胞不得尿。

『図翼』

刺三分、留三呼、灸三壮。

尸厥、面黒、喘咳有血、目視䀮䀮無所見、善恐、心中結熱、風疹、風癇、心痛、不嗜食、男子如蠱、女子如妊、咳嗽、気短、身熱、喉痺、目眩、頸痛、胸脇満、小腹痛、腸澼泄瀉、霍乱、転胞不得尿、腰痛、大便難、転筋、足脛寒痛、腎積奔豚、熱厥、五指尽痛、足不践地。

史記、漢北斉王阿母、患足下熱、喘満、淳於意曰、熱厥也、刺足心、立愈。

千金云、陰中懊憹痛、刺入三分。又鼻衄不止、灸二百壮。又霍乱転筋灸三七壮。不止灸足踵聚筋上白肉際、七壮立愈。

玉龍賦云、兼関元、豊隆、治尸労。

席弘賦云、鳩尾能治五般癇、若下湧泉人不死。又云、小腸気、結連臍痛、即寫陰交良、久鍼湧泉取気甚妙。

百證賦云、専治厥寒、厥熱。又云、兼行間、治消渇、腎竭。

通玄賦云、治胸結、身黄、寫此。

霊光賦云、治婦人疾、併男蠱、女孕、而病瘂者、千金勿妄伝。

天星秘訣云、兼陰陵、治小腸連臍痛。

『灸経』

灸三壮。

心痛、不嗜食、婦人無子、咳嗽、気短、喉閉、身熱、胸脇満悶、頸痛、目眩、男子如蠱、女人如妊孕、足指尽疼、不得践地也。

『説約』

鍼五分、灸三壮。

尸厥、奔豚、急喉痺、熱厥、五指尽く痛み、地を践むを得ざるを治す。按ずるに此穴、足心神気の注ぎ灌ぐところ、巧手にあらずんば刺す勿れ、急症にあらずんば灸すること勿れ、灸炷は麦大の如くす、甚だ大なるを欲せざるなり。

『鍼灸則』

衄血不止。

意釈と解説

①急性熱病で身体の内部に熱が多くなり、呼吸が浅くなった。陽の部分は冷えている。これには灸がよい。熱がなくなったように見えても、胸苦しく、食欲なく、咳して息切れし、あるいはゼェゼェと喘ぎ、咽が痛く、身熱して背骨から脇腹にかけて引きつり、頭がぼんやりして物忘れが激しくなる。

②陰が虚すと煩熱し、陽が虚すと冷えるが、胸には熱があるためにゼエゼエと喘いでのぼせ、足裏から膝まで冷える。

③腎の陰気が虚して内に虚熱が発生すると、命門の火が旺盛になる。そうなると男性は下腹が火照って痛み、精液が自然と漏れる。女性は悪阻のような症状が現れて、身体全体や背骨や腰が怠くなり、食欲がなくなる。このようなときは湧泉を刺絡する。また、足背部に細絡があれば、すべて刺絡する。

④腎が虚して小腸が熱を受けると、腰が痛み便秘し、肩背部から頸項にかけて強ばり痛み、時にめまいがする。このようなときは腎経を按圧しても反応がないが、全身の関節が痛む。また、三焦の陽気が虚すと、下腹が張って小便が少なくなる。

⑤肝経が虚すと鼠径ヘルニアになって睾丸が引きつり、その痛みが会陰部の中まで響き、小便が気持ちよく出ない。また、腹の中が詰まった感じになり、脇下も痞える。精力もなくなり、時に下痢し、手足が怠くなる。もし、肝経が実すると、身体のあちこちが痛み、

汗が出ず、視力が減退する。また、人を殺したくなるほどイライラする。あるいは、膝の内側が引きつり痛んで、膝が屈伸できなくなる。その膝の痛む部位に熱をもつことがある。精神状態は安定せず、鼻出血し、食欲はなく、ゼエゼエと喘ぎ、下腹が痛んで噫気が出る。また、足先は冷えて痛む。

⑥中風病、つまり、肝虚陰虚熱証になると、臍の左側の筋が引きつり痛み、胸脇が痞え苦しくなり、鼻出血して止まらなくなる。また足の指先がすべて痛んで、足を踏み立てられない。

⑦以上のような状態のときに湧泉を用いるが、そのほか、肩背部が痛む、頭痛、目眩、咽喉が痛んで声が出ない、あるいは咽喉が痛むために食べられない。不妊症、心痛などにも湧泉を用いる。

現代の主治症と施術法

〈松元〉

鍼三分ないし五分、留むること三呼、灸三壮ないし七壮。刺して出血せしむること勿れ、かつ急性症にあらざれば施術すべからず。

腎臓病を主る。熱病および足心熱するを治す。また咳嗽、気管支出血、扁桃腺炎、舌骨麻痺、嗄声、失声、心臓炎、心悸亢進、眩暈、人事不省、ヒステリー、狂癲病、不妊症、子宮脱よりくる尿閉に効あり。そのほか、コレラ、猩紅熱、局発痙攣、小児搐搦。

〈柳谷〉

心悸亢進、心臓病、咳嗽、眩暈、黄疸、不妊症、小児急癲、音声嘶嗄、精神病、癲癇、霍乱、賁豚、頭痛、腎積。

〈駒井〉

灸三壮、鍼五分。

声音嘶嗄、咳嗽、心臓炎、心悸亢進、眩暈、子宮下垂、精神病、癲癇。

〈岡部〉

喀血、めまい、恐れ、神経症の一種、扁桃腺炎、心下満、黄疸、裏急後重、足冷、腰痛、便秘、飢えて不食、肺結核の初期、喉閉、舌こわばり、失音、心筋梗塞、肋膜炎、リウマチ、不妊症。

〈本間〉

足腰、下腹が冷えて痛む場合。下腹部に塊があり、これが痛むような婦人病に効く。男子でもかような場合には湧泉に灸することによって下腹に暖かみが出て痛みが消滅する。高血圧症、のぼせ下げ、不妊症、眩暈、気付け、不眠症、熱や咳、心悸亢進、喘息、腎臓病、扁桃炎などにも効く。

〈竹之内・濱添〉

鍼一分ないし三分、留むること三呼、灸三壮ないし十五壮。

一説に禁鍼、刺して出血させてはならない。また急性症でなければ施術してはならない。

湧泉および隠白は謹んで施術すること。百人中二～三人は、一時の発熱を来たし、後昏睡する者がある。また施灸して一週間も持続するときは、癇瘈して遂に救助することができないことがある。諸病を治するといえども、後日、灸瘡を発することがある。灸・鍼停滞して中毒症を発するという。

腎臓病を主る。熱病、脳充血、高血圧、狂癲病、ヒステリー、人

事不省、眩暈、咳嗽、気管支出血、失声、嗄声、扁桃炎、心悸亢進、そのほか、心疾患、腰痛、坐骨神経痛、腓腹筋痙攣、足底部痙攣、足心熱、小児搐搦。

〈代田〉

腎臓疾患を主る。急性腎炎にても慢性腎炎にても、その浮腫甚だしき場合は、これに灸して著効がある。また腰腿麻痺による下肢の運動障害および麻痺感、足底が痛んで地を踏むことを得ざるものなどに効く。脳出血の昏睡時に百会と併せて灸すると著効がある。

〈中医学〉

直刺0・5〜0・8寸、可灸。

頭頂痛、頭のふらつき、飛蚊症、咽喉痛、舌の乾き、発声障害、排尿障害、便秘。

〈深谷灸〉

のぼせの引き下げや冷え症などに著効、脳溢血の昏睡時に百会と併用する。浮腫や腹水の腎疾患。

〈森〉

足底から足背に向けて直刺10〜15ミリ。

浮腫、腎臓病。

〈上地〉

鍼はあまり使わない。ほとんどの場合灸。正確に取穴しないと効かない穴。足の裏第二指（胃経）から踵に向かって真っ直ぐに引いた線上に取る。足の小指の先端内側が本来の腎の井穴。湧泉辺りが痛いときは行間より足の裏の皮に響くくらいまで寸6で刺鍼。小指寄りが痛いときは臨泣辺りから刺鍼。足底はみな腎。

心悸亢進、眩暈、小児急癇、気付けの妙穴。足三里と併用。霍乱、急性の吐き下し。奔豚は腎積による。このような人は湧泉を痛がらない。のぼせの結膜炎のときは湧泉・然谷の灸ということもある。高血圧に灸。後頭部の頭痛。意識不明で手足が冷たいとき。足の冷え。

〈首藤〉

超旋刺または置鍼。

諸の気付け、腎を補う。

まとめ

①湧泉が様々な病症に効くことは諸先生の述べられているとおりだが、証に合わないと効果がないので、以下に使い分けを記しておく。

肝虚陰虚熱証。脈が大きくて強く、高血圧症や中風病のときに陰谷、曲泉、大敦などとともに補う。六十九難型。

脾虚腎実証。肺の脈が虚して腎の脈が実。湧泉を瀉法する。急性・慢性の腎炎、ネフローゼ、妊娠腎の既往症、慢性膀胱炎、関節リウマチ、腎臓結石、下肢の浮腫などのときに用いる。七十五難型。

心虚腎実証。脈は心と肝が虚で、肺と腎が実。曲泉、曲沢の補法と湧泉の瀉法。慢性腎炎、ネフローゼ。慢性膀胱炎、水太りなどに用いる。八十一難型。

②以上を見ても解るように、湧泉は瀉法することが多い。

③心悸亢進は然谷や復溜がよく効くし、咽喉痛は太渓や大鍾がよい。また、湧泉が便秘に効くのは、腎の津液を補うからである。

190 然谷《ねんこく》

滎火穴／一名龍淵・龍泉

取穴

内踝の前下方、舟状骨の下際にして、舟状骨と第一楔状骨の関節の下際、表裏の肌目に取る。

舟状骨の下縁、少しく前によりたる陥凹部、圧すれば足蹠に響くところにあり（柳谷）。

古法の主治症と施術法

『素問』繆刺論第六十三

人有所墮墜、悪血留内、腹中満脹、不得前後、先飲利薬、此上傷厥陰之脈、下傷少陰之絡、刺足内踝之下、然骨之前、血脈出血～。

『素問』繆刺論第六十三

嗌中腫、不能内唾、時不能出唾者、刺然骨之前、出血立已、左刺右、右刺左。

『霊枢』厥病第二十四

発鍼不已、取然谷～厥心痛、痛如以錐鍼刺其心、心痛甚者、脾心痛也、取之然谷、太谿。

『明堂』

刺入三分、留三呼、灸三壯。

不嗜食、熱病煩心、足寒清、心如懸、哀而善恐、嗌内腫、心惕惕恐、如人将補之、多涎出、喘、少気、吸吸不足以息、胸中寒、脈代時不至、上重下軽、足不能安地、少腹脹、上搶心、胸脇支満、咳唾有血、喉痺、癃、疝、石水、女子不字、陰暴出、経水漏、男子精溢、寒熱、消渇、黄癉、足一寒一熱、舌縦、煩満、小児臍風、口不開、善驚、痿厥、癲疾、洞泄。

『甲乙経』

七巻・六経受病、発傷寒熱病第一下に「熱病煩心、足寒清、多汗、先取然谷、後取太谿、大指間動脈皆先補之。熱病刺然谷（千金作陥谷）」とある。

七巻・太陽中風感於寒湿、発痙第四に「痙、互引、身熱、然谷、譩譆主之」とある。

八巻・五蔵伝病、発寒熱第一下に「寒熱」とある。

八巻・水膚脹、鼓脹、腸覃、石瘕第四に「石水、章門及然谷主之」とある。

九巻・寒気客於五蔵六府、発卒心痛、胸痺、心疝、三蟲第二に「厥心痛、与背相引善瘈（瘛と同意）、如従後触其心、身傴僂者、腎心痛也、先取京骨、崑崙、発鍼立已、不已取然谷～厥心痛、如錐刺其心、心痛甚者脾心痛也、取然谷、太谿」とある。

九巻・邪在心胆及諸蔵府、発悲恐太息口苦不楽及驚第五に「心如懸、哀而乱、善恐、嗌内腫、心惕惕恐、如人将補之、多羨出、喘少気吸吸不足以息」とある。

九巻・足厥陰脈動喜怒不時、発癩疝遺溺癃第十一に「癃疝」とある。

十一巻・胸中寒、発脈代第一に「胸中寒、脈代時至、上重下軽、足不能地、少腹脹、上搶心、胸榰満、咳唾有血」とある。
十一巻・陽厥大驚、発狂癇第二に「痿厥、癲疾、洞泄」とある。
十一巻・五気溢、発消渇、黄癉第六に「消渇、黄癉、足一寒一熱、舌縦、煩満」とある。
十二巻・手足陽明少陽脈動、発喉痺、咽痛第八に「喉痺」とある。
十二巻・婦人雑病第十に「女子不字、陰暴出、経水漏」とある。
十二巻・小児雑病第十一に「小児臍風、口不開、善驚」とある。

『千金方』

婦人絶子、灸然谷五十壮。

凡脚気初得脚弱、使速灸之。脾心痛、取然谷。心痛如錐、刺然谷。舌下腫、難言、舌瘲涎出。嗌内腫、気走咽喉而不能言。喉痺、哽咽、寒熱。胸中寒、咳唾有血。心痛如錐刺、甚者手足寒、至節、不息者死。心如懸、少気不足以息。癃疝。洞泄不化。消渇嗜飲。大腹石水。不嗜食。凡不嗜食、刺然谷、多見血、使人立飢。咳唾有血咳逆。胸中寒、脈代時不至寸口、少腹脹、上搶心。足不能安、脛酸不能久立。足寒。五指尽痛、足不践地也。癲疾、手臂不得上頭。心中怵惕恐、如人将捕之。凡熱病、煩心、足寒清、多汗、先取然谷、後取太谿、大指間動脈、皆先補之。黄癉、一足寒一足熱、喜渇。温瘧汗出。精溢陰上縮。女子不字、陰暴出、経漏、刺然谷入三分、灸三壮。小児臍風、口不開、善驚。

『千金翼方』

黄疸。絶子、灸然谷五十壮。心中慄惕恐、人将捕之。石水、灸然谷。

『外台』

灸三壮。

不嗜食、心如懸、哀而善怒、嗌内腫、心惕惕恐、如人将補之、多涎出、喘、少気、吸吸不足以息、心痛如似刺、厥心痛与背相引、善瘈、如従後触其心、傴僂者、腎心痛也、厥心痛如錐刺其心、心痛甚者、脾心痛也、胸中寒、脈代時不至、上重下軽、足不能安地、少腹脹、上搶心、胸脇支満、咳唾有血、喉痺、癃、疝、石水、女子不字、陰暴出、淋漏、男子精溢、脛酸不能久立、寒熱、消渇、黄癉、足一寒一熱、舌縦、煩満、小児臍風、口不開、善驚、痿厥、癲疾、洞泄。

『銅人』

可灸三壮、鍼入三分、不宜見血。

咽内腫、心恐懼如人将捕、涎出、喘呼、少気、足跗腫不得履地、寒疝少腹脹、上搶胸脇、咳唾血、喉痺、淋瀝、女子不孕、男子精溢、胻痠不能久立、足一寒一熱、舌縦、煩満、消渇、初生小児臍風、口噤、痿厥、洞洩。

『聚英』

銅人灸三壮、鍼三分、留三呼。不宜見血、令人立飢欲食、刺足下布絡、中脈、血不出為腫。

咽内腫、不能内唾、時不能出唾、心恐懼如人将捕、涎出、喘呼、少気、足跗腫不得履地、寒疝小腹脹、上搶胸脇、咳唾血、喉痺、淋瀝白濁、胻痠不能久立、足一寒一熱、舌縦、煩満、消渇、自汗、盗汗出、痿厥、洞泄、心痛如錐刺、墜墮悪血留内腹中、男子精泄、婦人無子、陰挺出、月事不調、陰痒、初生小児臍風口噤。

『図翼』

刺三分、留三呼、灸三壮。一曰刺不宜見血。

喘呼煩満、咳血、喉痺、消渇、舌縦心恐、少気、涎出、小腹脹、痿厥、寒疝、足跗腫、胻痠、足一寒一熱、不能久立、男子遺精、婦人陰挺出、月経不調、不孕、初生小児臍風撮口、痿厥、洞泄、此穴、主寫腎蔵之熱、若治傷寒、亦宜出血。

千金云、石水、灸然谷、気衝、四満、章門。

百證賦云、此穴易醒臍風。

『説約』

鍼灸同前、一云、小児の臍風、口噤を治す。

意釈と解説

①傷寒による急性熱病によって胸が苦しくなり、足は冷え、多く汗が出る場合は先に然谷を治療し、後に太渓を用いるとよい。また、足の母指の間の脈動、つまり、太衝などはすべて先に補うとよい。とにかく熱病のときは、然谷を用いるとよい。

②痙病で引きつけて身熱があるときや、内臓病で悪寒発熱があるときは、然谷を用いる。

③水気病で石水があるときは章門と然谷を用いる。石水とは水気病の一種で、『金匱要略』には「石水、其脈自沈、外証、腹満、不喘」とある。

④厥心痛で胸から背部に突き抜けるように痛み、まるで心臓を触られているような感じがして身体を屈めるようなときは腎心痛である。まず京骨と崑崙を治療すれば治るが、治らないときは然谷を用いる。厥心痛で錐で刺すように痛みが激しいのは脾心痛である。然谷と太渓を用いるとよい。

⑤腎と肝が虚して心に熱をもったために空腹は感じるが食べられず、精神状態が不安定になり、悲しみ恐れ、気持ちがおどおどして弱気になり、咽喉部が腫れ、涎が多く出て、ゼエゼエ喘いで呼吸が苦しくなる。

⑥胸の中が冷えたために不整脈が起こり、下半身は気が抜けて上半身に気が集まるために足を踏みしめるだけの力がなくなり、下腹が張り、気が心に突き上がってきて、胸が張り苦しく、咳すると痰に血が混じっている。以上のような状態のときに然谷を用いる。

⑦そのほか、癲癇、下痢、鼠径ヘルニア、消渇つまり糖尿病、黄癉(黄疸)、咽喉痛、舌の弛緩、不妊症、子宮脱、不正出血、小児の引きつけなどにも然谷を用いる。

現代の主治症と施術法

〈松元〉

鍼三分、留むること三呼、灸三壮ないし七壮。

『素問』に曰く、足下の布絡に刺して脈に中たり、血出でざれば腫を為す、また曰く、刺して血を出すことなかれ、若し血出れば飢えて食を欲せしむ。

扁桃腺炎「咽喉腫れて唾液を嚥下しまたは喀出する能わざるに効あり」あるいは心悸亢進、心胸狭窄痛、心臓炎、盗汗、ヒステリーなどを治す。また膀胱カタル、尿道狭窄、睾丸炎、遺精、消渇、不妊症、月経不調、大陰唇炎、膣脱、陰門掻痒および下疳瘡、そのほか、初生児の強直痙攣、一名臍風撮口を主る。

〈駒井〉

灸三壮、鍼三分。

膀胱カタル、副睾丸炎、咽頭アブセス、扁桃腺炎、淋病。

〈柳谷〉

扁桃腺炎、咽喉炎、心臓炎、嘔吐、盗汗、睾丸炎、尿道カタル、膀胱炎、遺尿、月経不順、子宮充血、子宮脱失、小児急癇。

〈岡部〉

唾液が出たり出なかったりする。心恐懼、分裂病、神経症、涎を出す、下腹部の張り、血痰、久しく立位ができない。足下の熱、消渇、自汗、盗汗、下痢の一種、心筋梗塞、流産癖、男子精をもらす、女子不妊症、子宮脱出、月経不調、陰萎。

〈本間〉

子宮充血、膀胱カタル、扁桃腺炎、心臓炎。

〈竹之内・濱添〉

鍼三分、留むること三呼、灸三壮ないし七壮。

腎炎、腎盂炎、膀胱炎、尿道炎、睾丸炎、遺精、不妊症、月経不順、陰唇炎、膣脱、陰門掻痒、盗汗、扁桃炎、心悸亢進、心胸狭窄痛、小児強直痙攣。

〈代田〉

足底痛、足心熱、咽喉痛、血圧亢進症、足の冷え。

〈中医学〉

直刺0・5〜0・8寸、可灸。

月経不順、子宮脱、陰部掻痒症、尿の白濁、淋病など、遺精、インポテンツ、排尿困難、下痢、胸肋部痛、喀血、臍の切断による新生児破傷風、口噤、消渇、黄疸、下肢の痺れ萎え、足背部痛。


〈深谷灸〉

足の裏の痛むとき、足のほてり、のどの痛み、中耳炎、耳下腺炎。

〈森〉

足の内側から外側に向けて直刺する。深さは約10ミリ。足心に響く。

慢性中耳炎、足のほてり、子宮脱などに効く。また神経症による喉の詰まりに用いると著効がある。

〈上地〉

扁桃腺炎、咽喉炎、心臓病、盗汗、遺尿、月経不順、尿道カタル(淋病は曲骨に斜刺併用)。小児急癇は接触鍼。足の火照りは冷えの極み、陰の病、接触鍼で改善。中耳炎。高血圧。喉が渇いて水をたくさん飲む人には然谷に灸。

〈首藤〉

超旋刺。

耳の疾患で湿症を取るのに用いる。灸がよい。耳鳴り、足のほてり、耳下腺炎。慢性中耳炎に多壮灸。

まとめ

①八十一難の心虚腎実証では曲泉と曲沢の補法に然谷の瀉法を行う。慢性腎炎、ネフローゼ、慢性膀胱炎、水太りなどに効く。同じく八十一難型の肺虚心実証では大都、魚際とともに然谷を補う。
②然谷を用いる基本は、腎経の火穴だということ。つまり、腎の火穴を補えば心が静になる。それで動悸や高血圧症などに効く。また、腎虚陰虚熱証で虚熱が多いときの咽喉痛、耳下腺炎、陰茎硬直

症にも効く。証が合わなければ諸先生の言われている主治症でも効かない。たとえば、足の煩熱は腎虚であれば、湧泉や然谷が効くが、脾虚陰虚熱証のときは効果がない。

191 太渓《たいけい》

兪土穴／一名大谿・呂細

取穴

足の内踝後角の直後にして、動脈拍動部に取る。

内踝の後下部または上部に現れるキョロキョロに取る（柳谷）。

古法の主治症と施術法

『素問』刺瘧篇第三十六
足少陰之瘧、令人嘔吐甚、多寒熱、熱多寒少、欲閉戸牖而処、其病難已。

『霊枢』雑病第二十六
厥気走喉而不能言、手足清、大便不利、取足少陰～嗌乾、口中熱如膠、取足少陰。

『脈経』平三関陰陽二十四気脈第一、第九条
左手関後、尺中陽絶者、無膀胱脈也、苦逆冷、婦人月使不調、王月則閉、男子失精、尿有余瀝、刺足少陰経、治陰、在足内踝下動脈（太渓）。

『明堂』

刺入三分、留七呼、灸三壮。

瘧（『外台』は久瘧）、咳逆、心悶不得臥、嘔甚、熱多寒少、欲閉戸而処、寒厥、足熱、腎脹、熱病汗不出、黙黙嗜臥、溺黄、少腹熱、嗌中痛、腹脹内腫、涎（『外台』は涎下）、心痛如錐刺（『外台』は厥心痛、如錐刺、其心、心痛甚者脾心痛也）、霍乱、出泄不自知、消癉、善噫、気走喉咽而不能言、手足清、溺黄、大便難、嗌中腫痛、唾血、口中熱唾如膠、胞中有大疝瘕、積聚与陰相引痛、苦涌泄上下出、痓、胸満（『外台』は胸中満痛）、癲癃、咳逆上気、咽喉喝有声、厥気上支（『外台』は厥気上逆）。その他、外台には「乳腫潰」とある。


『医心方』

刺入三分、灸三壮。

腹満、胃中有熱、不嗜食、小児腹満、不能食飲。


『甲乙経』

七巻・六経受病、発傷寒熱病第一下に「熱病煩心、足寒清、多汗、先取然谷、後取太谿、大指間動脈皆先補之」とある。

七巻・同に「熱病汗不出、黙黙嗜臥、溺黄、少腹熱、嗌中痛、腹脹内腫、涎、心痛如錐鍼刺」とある。

七巻・太陽中風感於寒湿、発痓第四に「痓、先取太谿、後取太倉之原主之」とある。

七巻・陰陽相移、発三瘧第五に「足少陰瘧、令人嘔吐甚、多寒少熱、欲閉戸牖而処、其病難已、取太谿～瘧、咳逆、心悶不得臥、嘔甚、熱多寒少、欲閉戸牖而処、寒厥足熱」とある。

八巻・五蔵六府脹第三に「腎脹者、腎兪主之、亦取太谿」とある。

八巻・水膚脹、鼓脹、腸覃、石瘕第四に「胞中有大疝瘕、積聚与陰相引而痛、苦涌泄上下出、補尺沢、太谿、手陽明寸口皆補之」とある。

九巻・寒気客於五蔵六府、発卒心痛、胸痺、心疝、三蟲第二に「厥心痛、如錐刺其心、心痛甚者脾心痛也、取然谷、太谿」とある。

九巻・邪在肺五蔵六府受病、発咳逆上気第三に「胸脇榰満、不得俛仰、㿉癃、咳逆上気、咽喉喝、有声」とある。

九巻・脾胃大腸受病、発腹脹満、腸中鳴、短気第七に「厥気上榰」とある。

十一巻・気乱於腸胃、発霍乱吐下第四に「霍乱、泄出不知、知先取太谿後取太倉之原」とある。

十一巻・五気溢、発消渇、黄癉第六に「消癉、善喘気、是喉咽而不能言、手足清、溺黄、大便難、嗌中腫痛、唾血、口中熱唾如膠」とある。


『千金方』

消渇、小便数。咽中乾、口中熱、唾如膠。嗌内腫、気走咽喉而不能言。少腹熱而偏痛。腹中相引痛。腹中脹腫。尿黄。大便難。泄痢不止。煩心、満嘔。唾血、吐血。咳逆上気、心煩。心痛如錐刺、甚者、手足寒至節、不息者死。足清不仁。凡熱病煩心、足寒清、多汗、先取然谷、後取太谿～皆先補之。黄疸。凡霍乱泄出不自知。熱多寒少。瘧、咳逆、心悶不得臥、寒熱。胞中有大疝瘕、積聚、与陰相引。

『千金翼方』

黄疸。腎咳。消渇、小便数。

『銅人』


可灸三壮、鍼入三分。

久瘧、咳逆、心痛如錐刺其心、手足寒至節喘息者死、嘔吐、口中如膠、善噫、寒疝、熱病汗不出、黙黙嗜臥、溺黄、消癉、大便難、咽腫、唾血。

今附、痃癖、寒熱、咳嗽、不嗜食、腹脇痛、痩瘠、手足厥冷。


『聚英』


素註鍼三分、留七呼、灸三壮。

久瘧、咳逆、心痛如錐刺、心脈沈、手足寒至節、喘息、嘔吐、痰実口中如膠、善噫、寒疝、熱病汗不出、黙黙嗜臥、溺黄、消癉、大便難、咽腫、唾血、痃癖、寒熱、咳嗽、不嗜食、腹脇痛、痩瘠、傷寒手足厥冷。

東垣曰、成痿者、以導湿熱、引胃気、出行陽導、不令湿土、尅腎水、其穴在太谿。


『図翼』


刺三分、留七呼、灸三壮。

熱病汗不出、傷寒手足逆冷、嗜臥、咳嗽、咽腫、衄血、唾血、溺赤、消癉、大便難、久瘧、咳逆、煩心、不眠、脈沈手足寒、嘔吐、不嗜食、善噫、腹疼、痩瘠、寒疝、痃癖。

神応経云、治牙疼可灸七壮。

一云、牙疼紅腫者寫之、陰股内湿痒、生瘡、便毒、先補後寫。

一云、腎瘧、嘔吐、多寒、閉戸而処、其病難已、太谿、大鍾主之。腰脊痛、大便難、手足寒、併刺委中、大鍾。

玉龍賦云、合崑崙、申脈、善療足腫之迍。

百證賦云、兼商陽、治寒瘧有験。


『灸経』

灸三壮。

痃癖、咳逆、煩心、不得臥、小便黄、足脛寒、唾血及鼻衂不止也。手足厥冷を治す。


『説約』

鍼三分、灸三壮。

煩心して眠らず、脚気心を衝き、心痛、錐にて刺す如く、

意釈と解説

①傷寒によって熱病によって胸が悶え、足が冷えて汗が多い場合は、先に然谷を用い、後に太渓を補う。さらに太衝など脈動を感じるところはすべて補う。
②傷寒による熱病で汗が出ず、ただ寝てばかりで、小便が黄色く、下腹が熱し、喉が痛み、腹が脹り膨れ、涎が出て、心臓が錐で刺されるように痛む。これは真寒仮熱によるもので、太渓を補わなければならない。
③痓病で発熱して筋が引きつっている場合は、太渓と中脘を補う。
④瘧病で悪寒、発熱して咳き込み、胸苦しくて寝れず、吐き気が激しく、熱が多くて寒が少なく、戸や窓を閉じて家に閉じこもり、冷え過ぎたために足が煩熱する。
⑤腹が張り、背部が押さえつけられたように感じ、腰や股関節が痛む腎脹病のときは、腎兪と太渓を治療する。
⑥子宮にしこりがあると、腹部に積聚が発生したときに陰部のしこりと引き合って痛む。また、嘔吐や下痢する。このようなときは、尺沢、太渓、曲池、太淵などを補う。
⑦厥心痛で心が錐で刺すように甚だしい痛みがあるのは脾心痛である。然谷と太渓を用いる。
⑧胸脇部が痞え苦しくて前後屈ができず、咳き込んでのぼせ、声が嗄れている。
⑨冷えたために気が下焦から突き上がってくる。
⑩霍乱で下痢し、その下痢に気づかない場合は、先に太渓を治療し、後に中脘を用いる。
⑪食べても痩せる消癉病でゼエゼエと喘ぎ、言葉が出ない。また手足とも冷え、小便は黄色になり、大便が出ず、咽喉は腫れて痛み、痰に血が混じり、口の中が粘って熱する。
⑫太渓は、以上のような病症に用いられる。熱があるときにも用いるようになっているが、太渓で取れる熱は真寒仮熱、つまり実際は冷えているが、冷えの反動で出た熱である。陽虚がきわまったために出る熱だと言ってもよい。したがって、いくら熱っぽくても脈は沈、細である。

現代の主治症と施術法

〈松元〉

鍼三分、留むること三呼ないし七呼、灸七壮。

熱病に発汗の効あり、また心内膜炎、心胸狭窄痛、真心痛で錐にて刺すような感じで、心脈沈にして手足厥冷し、肘および膝に至らんとするに効あり。咳嗽、咽喉カタル、口内炎、唾血、吃逆、嘔吐、

便秘。

〈**駒井**〉

灸三壮、鍼三分。

四肢厥冷、心臓神経症、横隔膜痙攣、喘息、咳嗽、便秘。

〈**柳谷**〉

脚気、上肢および下肢の麻痺、冷厥、狭心症、心悸亢進、胃痛、吃逆、嘔吐、口内炎、便秘、咽喉カタル、気管支炎、肋膜炎、横隔膜痙攣。

〈**岡部**〉

心臓病、冷症、痰の出にくいもの、便秘、咽腫血痰、咳嗽して食欲なし、腹痛、歯痛、中耳炎、扁桃腺炎。

〈**本間**〉

心臓疾患で手足が非常に冷える場合、喘息の伴う場合によい。気管支炎、肋膜炎。咽が腫れて血が出る場合にもよい。胃痛、嘔吐、便秘。

〈**竹之内・濱添**〉

鍼三分、留むること三呼、灸七壮ないし十五壮。

腎疾患を主る。心臓病、気管支炎、咳嗽、咽頭炎、扁桃炎、唾血、口内炎、吃逆、嘔吐、便秘、坐骨神経痛、脚気、足関節炎、足底痛、足の冷感、腰痛、腹筋痙攣、中耳炎。

〈**中医学**〉

直刺0・5～0・8寸、可灸。

頭痛、眩暈、咽喉腫痛、歯痛、難聴、耳鳴り、咳嗽、喘息、胸痛、喀血、消渇、月経不順、不眠、健忘症、遺精、インポテンツ、小便頻数、腰脊椎痛、下肢の冷え、内踝腫痛。

〈**深谷灸**〉

気管支炎、肋膜炎、耳疾、のどの痛み、こむら返り。

〈**森**〉

足の内踝に沿って、かかとの方に鍼先を向けて斜刺、深さ10ミリ。足裏より下腿内側に響く。

足の冷え、扁桃炎、腎臓病。

〈**上地**〉

消化器に効く。中極あたりが痛く、恥骨の際が痛い。夜になると胃がしくしく痛むようなときは陰の痛み。足三里より太渓がよい。

臍から下のしこり、痛みなどの変調。腰が重いとき。肺の病、心臓の病に裏の腎経の故障がある場合がある。膏肓あたりに痛みがあり、兪府にも圧痛があり、膻中、紫宮、華蓋に圧痛があるものは太渓で取る。

心悸亢進、狭心症。仰臥位で足首を直角に立てるのがコツで、内踝に巻き付けるように刺入、寸6を半分以上刺さないと効かない。心に効かせるときは、胸に向けて寸6全部刺入。

浮腫。しゃっくりで根が深いときは灸。夜間尿。尿意があっても出なくて重苦しい。下肢が氷のように冷える。頭全体が重い。眩暈。熱がないときの咽喉の痛みは灸。脚気。気管支炎。足の捻挫。

〈**首藤**〉

超旋刺。刺入鍼では神経に直接触れると足底に響きがあり、嫌う患者が多い。要注意である。

腎経の変動があって食欲不振など消化器症状があるときに用いる。

まとめ

①脾が虚すと腎が虚し、腎が虚すと脾が虚す、という関係になっている。この証は脾虚腎虚熱証と脾虚腎虚寒証の2種類である。太渓は脾虚腎虚寒証のときに用いる。

②脾虚腎虚寒証で下痢、食欲減退、元気がない、咽喉痛などがあり、小便が透明で脈が沈、細、虚のときに太渓を補う。足が冷えているから透熱灸3壮でもよい。

③鍼の刺入方法は直刺で接触するだけでよい。ただし、押手が悪いと気が至らない。気が至れば押手を締めて内に陽気を閉じ込めるようにして抜鍼する。

④肝虚陽虚寒証で冷え症、月経中に下痢、不妊症、食欲はないが食べたら食べられる、胸の痛み、レイノー氏病、ベーチェット病などのときにも太渓を補う。

⑤太渓で発汗するように記されている書物があるが、太渓は腎の陽気が虚して冷え、発汗するだけの陽気がないときに補うもので、補っても汗は出ない。無理に汗を出すと冷える。

⑥太渓で腎の陽気が補われると、上にある胃も陽気を受けて働き、上焦に集まっている陽気は下焦に降りてくるから肺や心の疾患にも用いられる。咽喉痛も同じ病理で、咽喉部には熱があるが、中焦以下は冷えている。

192 大鍾《だいしょう》

足少陰の絡

取穴

足の内踝の下際を水平に後方に線を引いた高さで、アキレス腱と内踝の間に取る。踵骨の上際陥凹に取る。

肌肉薄く、内にギョロギョロあるところを目標とする（柳谷）。

古法の主治症と施術法

『素問』刺瘧篇第三十六

腎瘧者、令人洒洒然、腰脊痛宛転、大便難、目眴眴然、手足寒、刺足太陽少陰。

『霊枢』経脈第十

其病、気逆則煩悶、実則閉癃、虚則腰痛、取之所別者也。

『明堂』

刺入二分、留七呼、灸三壮。

実則閉癃、悽悽腰脊痛、宛転、目循循然、嗜臥、口中熱、虚則腰痛、寒厥、煩心、悶喘、少気不足以息、腹満、大便難、時上走胸中鳴、脹満、口舌乾、口中吸吸、善驚、咽中痛不可内食、善怒、驚恐不楽、咳、喉中鳴、咳唾血（『外台』は最後に「大腸結」とある）。

『甲乙経』

七巻・陰陽相移、発三瘧第五に「瘧、多寒少熱」とある。
九巻・邪在肺五蔵六府受病、発咳逆上気第三に「咳、喉中鳴、咳唾血」とある。
九巻・脾胃大腸受病、発腹脹満、腸中鳴、短気第七に「喘少気不足以息、腹満大便難、時上走胸中鳴、脹満、口舌中吸吸、善驚、咽中痛不可内食、善怒恐不楽」とある。
九巻・腎小腸受病、発腹脹、腰痛引背少腹控睾第八に「腰脊相引如解、実則閉癃、凄凄腰脊痛、宛転、目循循、嗜臥、口中熱、虚則腰痛、寒厥、煩心悶」とある。
九巻・三焦約内閉、発不得大小便第十に「便難」とある。

『千金方』

舌本出血。咽中痛、不可内食。胸喘息脹。腹満、便難。煩心満嘔。腰脊痛。驚恐畏人、神気不足。多寒少熱。

『銅人』

可灸三壮、鍼入二分、留七呼。
実則小便淋閉、洒洒腰脊強痛、大便秘渋、嗜臥、口中熱、虚則嘔逆、多寒、欲閉戸而処、少気不足、胸脹喘息、舌乾、咽中食噎不得下、善驚、恐不楽、喉中鳴、咳唾血。

『聚英』

銅人灸三壮、鍼二分、留七呼。素註留三呼。
嘔吐、胸脹、喘息、腹満、便難、腰脊痛、少気、淋瀝、洒淅、腹脊強、嗜臥、口中熱、多寒、欲閉戸而処、少気不足、舌乾、咽中食噎、不得下、善驚恐不楽、喉中鳴、咳唾、気逆、煩悶、実則閉癃、瀉之、虚則腰痛、補之。

『図翼』

刺二分、留三呼、灸三壮。
気逆、煩悶、実則小便淋閉、洒洒腰脊強痛、大便秘渋、嗜臥、口中熱、虚則嘔逆、多寒、欲閉戸而処、少気不足、胸脹、喘息、舌乾、食噎不得下、善驚恐不楽、喉中鳴、咳唾血。
百證賦云、兼通里、治倦言嗜臥。
標幽賦云、治心性之呆癡。

『説約』

鍼二分、灸三壮。
少気不足、胸脹、喘息、咽中気哽、食噎して下らず、咳唾血を治す。

意釈と解説

①瘧病で悪寒が激しく発熱が少ない。
②肺に熱があるために咳き込み、ヒーヒーと喉が鳴り、痰に血が混じる。
③胃腸の働きが悪くなったためにゼエゼエと喘いで呼吸が浅くて苦しくなり、腹が張って大便が出ず、腹の張りがときに胸に昇って喘鳴を起こして胸が張り苦しくなる。口や舌が乾燥して呼吸がしにくくなる。気持ちに落ち着きがなくなり、驚きやすかったり怒ったり恐れやすくなって気鬱になる。咽喉が痛んで食べられない。
④腰と脊椎部分が引きあって背中が壊れそうな感じになる。また、腎経の絡脈が実すると小便が出にくくなり、ぞくぞくと悪寒がして腰や脊椎が痛くなり、背中を屈めてしまう。目が疲れて寝てばかりいるが口の中は熱する。もし、絡脈が虚すと腰が痛み、足から冷え

上がり、胸が悶え苦しく、大便が出ない。

⑤『傷寒論』弁少陰病脈証併治第十一の第一条に「少陰之為病、脈微細、但欲寐也」とある。大鍾でいう嗜臥と同じで、少陰経の陽気がなくなって寒が旺盛になったために元気がないから寝るのである。

現代の主治症と施術法

〈松元〉

鍼三分、留むること三呼ないし七呼、灸七壮。

気管支炎、心外膜炎、神経性心悸亢進、ヒステリー、神経衰弱、貧血、口腔炎、唾血、嘔吐、嚥下困難、喘鳴、腹脹、便秘、腰痛、淋瀝。

〈駒井〉

灸三壮、鍼三分。

神経性心悸亢進、ヒステリー、便秘、子宮痙攣、淋疾。

〈柳谷〉

食道狭窄、咽頭カタル、口内炎、気管支カタル、喘息、便秘、膀胱麻痺、ヒステリー、淋疾、子宮痙攣、メランコリー、心悸亢進症、実すれば閉癃、虚すれば腰痛、本経の気逆すれば煩悶する。

〈岡部〉

嘔吐、心下張り、喘息、大小便難、対面拒否症、舌乾き、よく驚恐して楽しまず、喘鳴。

〈本間〉

心臓衰弱、咽喉の病、小便閉、身冷え、腰痛。

〈竹之内・濱添〉

鍼二分、留むること三呼ないし七呼、灸七壮ないし十五壮。

貧血、神経衰弱、ヒステリー、気管支炎、心悸亢進、口腔炎、唾血、嘔吐、嚥下困難、喘鳴、腎炎、腹脹、便秘、淋疾、膀胱炎、腰痛、坐骨神経痛、足関節炎、腓腹筋痙攣。

〈代田〉

脛骨痛、脛骨神経痛。

〈中医学〉

直刺0・3～0・5寸、可灸。

喀血、喘息、腰部脊椎のひきつり痛み、痴呆、横になるのを好む、跟痛、便秘、排尿困難、月経不順。

〈深谷灸〉

脛骨の痛み、腰背痛。

〈森〉

足の内側より外側へ斜刺10ミリ。

扁桃炎、冷え症。

〈上地〉

足の冷え、照海と共に使う。

まとめ

足の冷えによく効く。絡穴なので腎虚陽虚寒証のときに補う。足関節内側の浮腫に効く。冷えて小便が気持ちよく出ない、胸苦しい、食べても消化しにくい、脾胃が虚弱などのときに補うとよい。

193 水泉《すいせん》

足少陰の郄

取穴

踵骨の内側にして、太渓の後下方二寸、照海の後方二寸の交点に取る。

足の内踝の後下方（約一横指径、太渓の下一寸）、跟骨結節の内部動脈を感ずるところで、これを圧すれば足蹠に響く処である。ただし、動脈ではない。動脈に沿うているギョロギョロを目当てにする（柳谷）。

古法の主治症と施術法

『明堂』

刺入四分、灸五壮。

月経不来、来而多少閉（『外台』は来而多）、心下痛、目䀮䀮不可以遠視。

『甲乙経』

十二巻・婦人雑病第十に「月水不来而多閉、心下痛、目䀮䀮不可遠視」とある。

『千金方』

不字、陰暴出、淋漏、月水不来而多悶、心下痛。

『銅人』

可灸五壮、鍼入四分。

月事不来、来即多、心下悶痛、目䀮䀮不能遠視、陰挺出、小便淋瀝、腹中痛。

『聚英』

銅人灸五壮、鍼四分。

目䀮䀮不能遠視、女子月事不来、来即心下多悶痛、陰挺出、小便淋瀝、腹中痛。

『図翼』

刺四分、灸五壮。

目䀮䀮不能遠視、女子月事不来、来即多、心下悶痛、小腹痛、小便淋、陰挺出。

百證賦云、兼天枢治月潮違限。

意釈と解説

月経が来ないのは各書共通だが、来ても少ないのか多いのか一定しない。おそらく『銅人』などの説が正しく、月経が遅れるが、来れば量が多く、そのために心下痛、視力減退などの病症が現れると思われる。血虚になるためである。そのほか、水泉は不妊症、子宮脱、膀胱炎、尿道炎、腹痛などにも効くようである。

現代の主治症と施術法

〈松元〉

鍼四分、留むること六呼、灸七壮。

膀胱痙攣、小便淋瀝して腹痛、子宮下垂、膣脱、月経困難、産後の子宮出血。近視。

〈駒井〉

灸五壮、鍼四分。

膀胱麻痺、子宮痙攣、子宮出血。

〈柳谷〉

月経閉止、月経減少、膣脱、子宮下垂、近視眼、心下悶痛、膀胱痙攣、子宮出血、淋疾、血圧亢進に多壮灸または置鍼。

〈岡部〉

近視、無月経、子宮脱出、下腹部の痛み、小便の出が悪いもの。

〈本間〉

月経不順で遅れる、月経閉止、子宮下垂、子宮痙攣、膀胱痙攣。

〈竹之内・濱添〉

鍼三分、留むること六呼。七壮ないし十五壮。

腎炎、膀胱炎、膀胱痙攣、尿閉、腹水、浮腫、水腫、そのほか、水症一切、子宮下垂、膣脱、月経困難、産後の子宮出血、帯下、淋疾、下痢、下肢内側痛。

〈代田〉

アキレス腱炎、踵骨痛、足関節炎。

〈中医学〉

直刺0・3～0・5寸、可灸。

月経不順、月経痛、子宮脱、排尿困難、目の前が突然まっ暗になるもの、腹痛。

〈深谷灸〉

跟骨の捻挫、月経不順、月経閉止、子宮下垂、子宮痙攣。子宮脱に百会と併用して透熱灸。

〈森〉

足の内側より外側に向けて皮下刺法10ミリ。

足関節痛、子宮出血。

〈上地〉

女性の左下腹部のわだかまり。鍼柄がようやく入るくらいの小さな穴、寸3半分以上入れて留める。両方の水泉をやらないこと。下巨虚と併用するとよい。

月経閉止、月経減少、月経痛。子宮下垂、膣脱で痛みを伴うとき。男性は疝痛によい。太渓で効かない心下悶痛。

子宮出血には三陰交・漏谷の灸がよい。身体上部の出血には郄門、下部の出血には血海。

まとめ

①踵の痛みには浅く置鍼して知熱灸をするとよい。膀胱炎に効いた例はあるが、そのほかは未経験である。

②七十五難型、肺虚肝実証では補法に用いることがある。八十一

難型の心虚腎実証には瀉法に用いる。

194 照海《しょうかい》

陰蹻脈生ずる所／一名陰蹻
蹻四穴・漏陰

取穴

足の内踝の直下一寸、踵骨隆起と内踝の間、圧せば痛むところに取る。

米粒ほどの硬結が現れていることがある（池田）。

古法の主治症と施術法

『素問』調経論第六十二

病不知所痛、両蹻為上（両蹻とは陰蹻脈と陽蹻脈。陰蹻脈は照海から始まる）。

『霊枢』熱病第二十三

目中赤痛、従内眥始、取之陰蹻〜癃、取之陰蹻及三毛上、及血絡出血。（陰蹻は照海）。

『明堂』

刺入四分、留六呼、灸三壮。

目痛引眦、少腹偏痛、瘈瘲、視昏、嗜臥、痙、驚、善悲不楽如墮墜、汗不出、面塵黒、病飢不欲食、卒疝少腹痛、病在左取右、右取左、立已、女子不下月水、婦人陰挺出、四肢淫濼、心悶、偏枯不能行、大風黙黙不知所痛、視如見星、溺黄、少腹熱、咽乾、痺。

『医心方』

刺入四分、留六呼、灸三壮。

卒疝、少腹痛、四肢淫濼、身悶、目痛、溺黄。

『甲乙経』

七巻・六経受病、発傷寒熱病第一下に「目痛引眥、少腹偏痛、脊傴、瘈瘲、視昏、嗜臥、照海主之。寫左陰蹻、取足左右少陰前、先刺陰蹻、後刺少陰、気在横骨上」とある。

七巻・太陽中風感於寒湿、発痙第四に「痙取之陰蹻及三毛上及血絡出血」とある。

九巻・邪在心胆及諸蔵府、発悲恐、太息、口苦、不楽、及驚第五に「驚、善悲不楽如墮墜、汗不出、面塵黒、病飢不欲食」とある。

九巻・足厥陰脈動喜怒不時、発㿉疝、遺溺、癃第十一に「卒疝、少腹痛照海主之、病在左取右、右取左、立已」とある。

十巻・陰受病、発痺第一下に「痺、会陰及太淵、消濼、照海主之」とある。

十巻・陽受病、発風第二に「偏枯不能行、大風黙黙不知所痛、視如見星、溺黄、少腹熱、乾咽」とある。

十二巻・足太陽陽明手少陽脈動、発目病第四に「目中赤痛、従内眥始、取之陰蹻」とある。

十二巻・婦人雑病第十に「女子、不下月水〜婦人陰挺出、四肢淫濼、身悶」とある。

『千金方』

目痛、視如見星。嗌乾。咽偏腫不可以咽。少腹熱而偏痛。腹中満暴痛、汗出。尿黄、水道不通。四肢淫濼。暴風、不知人。偏枯不能行。大風默默不知所痛、視如見星。瘈瘲引臍腹、短気。臥驚、視如見鬼。四肢淫濼、身悶、陰暴起、疝。女子不下月水、痺、驚、善悲不楽、如堕墜、汗不出、刺照海入四分、灸二壮。女子淋、陰挺出、四肢淫濼。不字、陰暴出、淋漏、月水不来而多悶、心下痛。陰挺下血、陰中腫或痒、漉清汁若葵汁。

『外台』

灸三壮。

熱痛、煩心、足寒清、多汗、先取然谷、後取太谿、大指上動脈皆先補之。

目痛引脊、少腹偏痛、嘔、痺瘈、視昏、嗜臥、痓、驚、善悲不楽如墮状、汗不出、面塵黒、病飢不欲食、卒疝、少腹痛、病在左取右、右取左立已。陰暴起疝、女子不下月水、婦人淋瀝、陰挺出、四肢淫濼、心悶、久瘧及諸淋、目中赤痛、偏枯不能得行、大風默默不知所痛、視如見星、尿黄、少腹熱、咽乾、痺。

『銅人』

鍼入三分、可灸七壮。

嗌乾、四肢懈惰、善悲不楽、久瘧、卒疝、少腹痛、嘔吐、嗜臥、大風、偏枯、半身不遂、女子淋瀝、陰挺出。

『聚英』

素註鍼四分、留六呼、灸三壮。銅人鍼三分、灸七壮。明堂灸三壮。

咽乾、心悲不楽、四肢懈惰、久瘧、卒疝、嘔吐、嗜臥、大風默默不知所痛、視如見星、小腹痛、婦女経逆、四肢淫濼、陰暴跳起或痒漉清汁、小腹偏痛、淋、陰茎挺出、月水不調。

潔古曰、癇病夜発、灸陰蹻照海穴也。

『図翼』

刺四分、留六呼、灸三壮。一曰刺三分、灸七壮。

咽乾嘔吐、四肢懈惰嗜臥、善悲不楽、大風偏枯、半身不遂、久瘧卒疝、腹中気痛、小腹淋痛、陰挺出、月水不調。

玉龍賦云、兼支溝、能通大便之秘。又云合内関、能医腹疾之塊。

神応経云、治月事不行、可灸七壮。又云、兼公孫、治傷寒四日、太陰経、丹田内関施載法。

攔江賦云、治噤口喉風、用三稜鍼出血即安。

百證賦云、兼大敦、治傷寒。

席弘賦云、兼百会、太衝、陰交、治咽喉疾。又云、兼陰交、曲泉、関元、気海同寫、治七疝如神。

霊光賦云、二蹻、二陵、脚気者取此四穴。又兼三里同治脚気、併在腰之疾。

標幽賦云、兼陽維、内関、能下胎衣。又云、治喉中之閉塞。

捷法云、治小便頻数、淋瀝不通、小腹冷痛、膀胱七疝、奔豚偏墜、木腎腫大如升、発時疼痛、衝心、小便淋血、陰痛、遺精白濁、夜夢鬼交不禁。婦人難産、子掬母心不下、女子大便不通、産後腹痛、悪露不已、婦人脾病、血蠱、水蠱、気蠱、石蠱、単蠱、女人血気虚倦、五心煩熱、肢体尽痛、頭目昏沈、老人虚損、手足転筋、不能挙動、霍乱吐瀉、寒湿脚気、発熱大痛、腎虚脚気紅腫、乾脚気、膝頭内踝五指疼痛、渾身脹満、水蠱喘脹、四肢面目浮腫、婦人痩損、赤白帯下、子宮久冷、不受胎孕、経水正行、頭眩、小腹空痛、月水不調、臍腹疼痛、及淋漏不断等證。已上諸證、先以照海為主、後随證加穴分治。

『**説約**』

鍼三分、灸七壮。

大風偏枯、四肢解惰、女子月経不調を治す。

『**鍼灸則**』

積聚、肌肉痛。

意釈と解説

①傷寒による熱病によって太陽経や陰蹻脈に熱を受けたために目尻が引きつり痛む。または、下腹の片側が痛むために身体を屈めて引きつけたようになったり、少陰経の陽気はなくなったために眼がくらんで寝てばかりいるようになったりする。このようなときは左の照海を瀉法し、後に太渓を補う。

②瘂病で引きつける場合は、照海と大敦あたりの血絡から出血させる。

③驚きやすく、悲しんで鬱状態になっている。まるで交通事故に遭ったような状態である。このようなときは汗が出ず、顔面がすすけたように黒くなり、空腹を感じても食べられない。

④急に冷えて下腹が痛むときは照海を用いる。痺があるときも照海などがよい。

⑤半身不随になって歩行できなくなり、身体の特定の場所が痛むのではないが、全身が不自由になり、眼がチカチカして星でも見ているような感じになり、小便が黄色で下腹が熱して喉が乾く。

⑥眼の充血が目頭から始まる。

⑦月経が少ない。子宮脱。四肢や身体全体の倦怠感があって悶え苦しい。

以上のような状態のときに照海を用いる。

現代の主治症と施術法

〈**松元**〉

鍼四分、留むること六呼、灸七壮。

間歇熱、咽の乾き、嘔吐、四肢倦怠、ヒステリー、不眠症、春情発動期後の色欲亢進より来たる陰茎膨起過多、陰唇にわかに充血もしくは掻痒して精液をもらす、そのほか、淋瀝、月経不調、癲病。

〈**駒井**〉

灸三壮、鍼三分。

半身不随、腸疝痛、ヒステリー、婦人陰部掻痒症、月経不順、淋疾。

〈**岡部**〉

咽乾、心悲しみ楽しまず、手足が懈惰、下腹部の痛み、婦女経逆、生殖器疾患、月経不調。

〈**本間**〉

月経不順、子宮内膜炎、子宮位置異常などの婦人科疾患に用いる。

〈**竹之内・濱添**〉

鍼三分ないし五分、留むること六呼、灸七壮ないし十五壮。

扁桃炎、咽腫痛、咽乾き、嘔吐、腹膜炎、腎炎、そのほか、泌尿器疾患、婦人科疾患、下肢倦怠、坐骨神経痛、脚気、膝関節炎、足関節炎、リウマチ、不眠症、神経衰弱、神経過敏、癲病、そのほか、五臓の病に用いる。

〈**中医学**〉

直刺0・5～0・8寸、可灸。

咽喉乾燥、癲癇、横になるのを好む、驚き恐れ落ち着かない、眼の炎症、月経不順、月経痛、赤白色の帯下、子宮脱、陰部の掻痒感、少腹部から性器にかけての痛み、頻尿、不眠、脚気。

〈**深谷灸**〉

月経不順、子宮内膜炎、子宮位置異常、腸疝痛、足関節炎、足関節リウマチ、足関節捻挫。

〈**森**〉

足の内側より外側へ向けて直刺10ミリ。

婦人科疾患。

〈**上地**〉

膝から下腿にかけて内側の痛み。照海から小指の方向に向けて寸6が半分から全部入るようならここで治る事がある。腸疝痛、冷えによる痛み、冷えによる便秘。

〈**首藤**〉

超旋刺。

咽喉および耳の病。

まとめ

①松元は「春情発動期後の色欲亢進より来たる陰茎膨起過多」に効くとしている。これは『千金方』に記されている「陰暴起」からの解釈だと思われるが、この陰茎膨起はあくまでも病的なものである。腎の津液が虚して熱が旺盛になり、相対的に命門の火が過剰になると、陰茎が硬直し、時に自然と精液をもらしたり夢で交わったりするものである。

②岡部の「婦女経逆」は意味不明。

③筆者は咽喉痛のときに照海に透熱灸をすることにしている。その状態は咽喉の正中が痛み、脈が弱か軟で時に数、時に悪寒する状態のときに3壮から5壮の透熱灸で即治する。

④『蔵珍要編』（前掲書）に耳鳴りの治療法が記されている。それによると耳の周辺に適当に置鍼し、外関、後渓、照海にも置鍼する。時間は15分程度。その後に証に応じて本治法をする。この方法で治る人が多い。

195 復溜《ふくりゅう》

経金穴／一名伏白・昌陽

取穴

内踝上縁より二寸、アキレス腱の内縁に取る。

アキレス腱の前縁にあたるキョロキョロまたはゴリゴリするものの上に取る（柳谷）。

『素問』刺腰痛論第四十一

足少陰令人腰痛、痛引脊内廉、刺少陰於内踝上二痏。

『明堂』

刺入二分、留三呼、灸五壮。

腰痛引脊内廉、嗌乾、腹厥痛、坐起目䀮䀮、善怒、多言、瘧熱少(『外台』は瘧熱少気)、寒不能自温(『外台』は足胻寒不能自温)、腹䐜切痛引心、心如懸、陰厥、脚腨後廉急、不可前却、血癃、腸僻便血(『外台』は便膿血)、足附上痛、舌巻不能言、善笑、足痿不収履、溺(『外台』は病溺)青赤白黄黒、青取井、赤取榮、黄取輸、白取経、黒取合、血痔、泄後重、腹痛如癃状(『外台』は腹痛如淋及水気)、狂仆、必有所扶持及大気涎出、鼻孔中痛、腹中雷鳴、骨寒熱無所安、汗出不休、風逆四肢腫(『外台』は心風四肢腫、気在横骨)、乳難。

『甲乙経』、

七巻・陰陽相移、発三瘧第五に「瘧熱少、間寒不能自温、䐜脹切痛引心」とある。

八巻・五蔵伝病、発寒熱第一下に「心如懸、陰厥、脚腨後廉急不可前却、血癃、腸澼、便膿血、足附上痛、舌巻不能言、善笑、足痿不収履、溺青赤白黄黒、青取井、赤取榮、黄取輸、白取経、黒取合。血痔、泄後重、腹痛如癃状、狂仆、必有所扶持及大気涎出、鼻孔中痛、腹中常鳴、骨寒熱無所安、汗出不休」とある。

九巻・脾胃大腸受病、発腹脹満、腸中鳴、短気第七に「嗌乾、腹瘈痛、坐臥目䀮䀮、善怒、多言」とある。

九巻・腎小腸受病、発腹脹、腰痛引背少腹控睾第八に「腰痛、引脊内廉、復溜主之、脊無見血、若太多虚不可復、是前足少陰痛也」とある。

十巻・陽受病、発風第二に「風逆、四肢腫」とある。

十二巻・婦人雑病第十に「乳癰」とある。

『千金方』

目䀮䀮不明、悪風寒。涎出、鼻孔中痛。舌巻不能言。齲歯。心痛如懸。嗌乾。小腹痛。腹厥痛。腸鳴而痛。淋。腸澼便膿血、泄痢後重、腹痛如痙状。脚後廉急、不可前却、足跗上痛。足痿失履不収。脛寒不能自温。寒熱、癲仆。寒熱無所安、汗出不止、風逆四肢腫。瘧寒汗不出。痔血、泄後重。血淋。

『千金翼方』

痔。

『銅人』

可灸五壮、鍼入三分、留三呼。

腰脊内引痛、不得俛仰、起坐目䀮䀮、善怒、多言、舌乾、涎自出、足痿不収履、胻寒不自温、腹中雷鳴、腹脹如鼓、四肢腫十水病、溺青赤黄白黒、青取井、赤取榮、黄取腧、白取経、黒取合、血痔洩後腫、五淋小便如散火、骨寒熱、汗注不止。

『聚英』

腎虚補之。素註鍼三分、留七呼、灸五壮。明堂七壮。

腸澼、腰脊内引痛、不得俛仰起坐、目視䀮䀮、善怒、多言、舌乾、胃熱、虫動涎出、足痿不収履、胻寒不自温、腹中雷鳴、腹脹如鼓、四肢腫十種水病、青赤黄白黒、青取井、赤取榮、黄取俞、白取経、黒取合、血痔泄後重、五淋、血淋、小便如散火、骨寒熱、盗汗、汗注不止、齲歯、脈微細不見、或時無脈。

『図翼』

刺三分、留三呼、灸五壮、七壮。

腸澼痔疾、腰脊内引痛不得俛仰。善怒多言、舌乾涎出、足痿胻寒不得履。目視䀮䀮、腸鳴腹痛、四肢腫、十種水病、五淋、盗汗、歯齲、脈微細。

神応経云、治盗汗不收、及面色痿黄、可灸七壮。

千金云、血淋灸五十壮。

太乙歌云、刺治腰背閃挫疼痛、遊風徧体。

玉龍賦云、傷寒無汗宜瀉。又云起六脈之沈匿。

攔江賦云、傷寒無汗、先補合谷、次瀉此穴。

席弘賦云、此穴専治気滞在腰。

霊光賦云、治腫如神。

『灸経』

灸七壮。

腰疼痛、引脊内痛、不可俛仰、善怒、多言、足痿不收履、脛寒不自温、腸中雷鳴、兼治、腹鼓脹、四肢腫、十水病、女子赤白、漏下、五淋、小便如散灰也。

『説約』

鍼三分、灸五壮。血淋に灸すること五十壮。

腹脹鼓の如く、四肢腫れ、小便不利するを治す。

意釈と解説

①瘧病で悪寒が多くて発熱が少なく、足が冷えても自分で温められるだけの陽気がない。足から冷え上がるために腹が張って切られるような痛みがあり、それが心臓にまで響く。

②心には熱があるが、下焦は冷えているために下腿部の後側が冷えて引きつり、進むことも退くこともできない。また小便には血が混じって気持ちよく出ず、下痢して便には血膿が混じる。足背部が痛み、舌が巻き上がって話ができない。足が萎えて小便の色が濃くなる。

③痔が悪くなって出血し、裏急後重し、小便が出にくくて下腹部が痛む。鼻の中が痛み、腹が常に鳴り、身体の深い部分に寒熱があるために身の置き所がなく汗が出過ぎる。

④咽喉が乾き、腹が引きつけるように痛み、座ると眼がくらんで見えなくなり、よく怒って多言になる。

⑤腰が痛み、夾脊部分が痛むが、ここに刺鍼しても出血させてはいけない。もし出血させると腎虚になってしまう。以上のような状態のときに復溜を用いる。

⑥そのほか、風邪によって四肢が腫れたときや、乳腺炎などに効く。要するに復溜は腎虚を補う。

現代の主治症と施術法

〈松元〉

鍼四分、留むること六呼、灸七壮。

神経衰弱、盗汗、脈拍微細もしくは絶するに喚起の効あり。腸カタル、水腫、四肢浮腫、下腹鼓脹、下肢冷却、腰背攣痛、骨膜炎、齲歯痛、舌乾き涎出で胃熱し蟲動き、視力欠乏、精神異常を治す。また淋病、血淋には灸五十壮にして良好あり。

〈駒井〉

灸七壮、鍼三分。

脊髄炎、下肢麻痺、腰筋痙攣、腸雷鳴、睾丸炎、盗汗、淋疾。

〈柳谷〉

腹水、鼓脹、下肢水腫、腎炎、淋病、膀胱カタル、脊髄炎、腹膜炎、腸疝痛、虚脱、盗汗、下肢麻痺、睾丸炎、腸雷鳴、腰筋痙攣。

〈岡部〉

腎虚証、下痢、腰背に引きて痛み、めまい、多言、涎を出す、舌の乾き、足の痛み、腹脹、腹鳴り、足冷え、四肢の腫れ、水症、痔血、血淋、盗汗、自汗、虫歯。

〈本間〉

腎経を補う穴。体重く、身冷え、足腰寒く小便赤黄、盗汗、陰虚火動の熱、物忘れ、精力減退、耳鳴、眩暈、耳聾、手足の痺れ、腹が減っていて食べられない、腰痛、脚気、高血圧、脳溢血、半身不随、中枢性の運動麻痺、萎弱、肺結核。

〈竹之内・濱添〉

鍼三分、留むること三呼ないし七呼、灸三壮ないし十五壮。

神経衰弱、ノイローゼ、精神異常、視力欠乏、歯痛、呼吸器疾患、舌の乾き、涎出て胃熱する、腸カタル、膀胱炎、腎臓炎、下腹鼓脹、腹水、腰痛、骨膜炎、四肢浮腫、水腫、尿閉、淋疾、心臓衰弱。

〈代田〉

アキレス腱炎、足底痛、踵骨痛。

〈中医学〉

直刺0・8～1寸、可灸。

下痢、腸鳴、水腫、腹脹、下腿の腫れ、下腿の無力運動障害、盗汗、脈が微細で時に無脈となるもの、身熱があり無汗のもの、腰背部椎骨の強ばり痛み。

〈深谷灸〉

婦人病、精力減退、腎・膀胱疾患、耳疾、腰痛。

〈森〉

アキレス腱内側を上方または下方に向けて直刺10～15ミリ。

心臓衰弱、精力減退。

〈上地〉

腎虚証で肺がらみの症状があるときに使う。そうでないときは陰谷を使う。風邪を引いて寒気を伴い、足も冷えて腹に力がないというようなときや、声が出ない、喉が痛むのは腎の証であるから復溜を用いる。息苦しいのは心の証。女性の肩こり、膀胱炎。

〈首藤〉

超旋刺。

腎経の虚を補うときに使用する。下腹が張る、疲れやすい、精力がない、ふらつく、耳鳴り、身体が冷える。

まとめ

①復溜は腎虚証、肺虚肝実証、肝虚陰虚肺熱証のときに補う経穴である。復溜は陥下して虚していることが多い。そのために透熱灸を少し施灸するのもよい。鍼は上半身に向けて刺入する。当然、斜刺になる。虚しているために最初数ミリ程度しか刺入していないのに、吸い込まれるように鍼が入ってしまうことがある。気が来ると腎経が温かくなる。また、鍼が脈動によって動くこともある。

②喘息の発作止め、咳止め、痰の切れをよくする。動悸、息切れなど幅広い効果がある。

③血尿が出ているときに復溜に施灸するとよいとあるが、最初は熱くても、数壮も施灸すると熱さを感じなくなる場合は効く。熱く感じるまで続けるが、多くは年壮である。

196 交信《こうしん》

陰蹻脈の郄

取穴

復溜の直前五分に取る。

脛骨内縁で三陰交の下一寸、骨際の少し虚している処に取る（池田）。

古法の主治症と施術法

『明堂』

刺入四分、留三呼、灸三壮。

気癃、癩疝陰急、股樞腨内廉痛（『外台』は股引腨内廉骨痛）。

『甲乙経』

九巻・足厥陰脈動喜怒不時、発癩疝、遺溺、癃第十一に「気癃、癩疝、陰急、股樞腨内廉痛」とある。

『千金方』

気淋、泄痢赤白、漏血。髀枢中痛不可挙。気癃、癩疝陰急、股枢腨内廉痛。

『銅人』

可灸三壮、鍼入四分、留五呼。

気淋、癩疝、陰急股引腨内廉、骨痛、又洩利赤白、女子漏血不止。

『聚英』

銅人鍼四分、留十呼、灸三壮。素註留五呼。

気淋、癩疝、陰急、陰汗、瀉痢赤白、気熱癃、股枢髀内痛、大小便難淋、女子漏血不止、陰挺出、月水不来、小腹偏痛、四肢淫濼、盗汗出。

『図翼』

刺四分、留五呼、灸三壮。

五淋、癩疝、陰急股腨内廉引痛、瀉痢赤白、大小便難、女子漏血不止、陰挺、月事不調、小腹痛、盗汗。

百證賦云、兼合陽、治女子少気漏血。

『灸経』

灸三壯。

気淋、卒疝、大小便難、及膝脛内廉痛也。

意釈と解説

①肝経の流れが悪くなったために小便が気持ちよく出ない。鼠径ヘルニア、股関節から大腿部内側の引きつり痛み、下痢、月経不順、子宮脱、四肢の倦怠感、盗汗、便秘、以上のような病症に交信を用いる。

②淋疾について『諸病源候論』巻十四・淋病諸候に次のように記されている。

「諸淋者、由腎虚而膀胱熱故也～有石淋、労淋、血淋、気淋、膏淋」

「気淋者、腎虚膀胱熱、気脹所為也～膀胱熱、熱気流入於胞、熱則生実、令胞内気脹、則小腹満、腎虚不能制、其小便、故成淋、其状膀胱小便皆満、尿渋、常有餘瀝是也、亦曰気癃、診其少陰脈数者、男子則気淋～」

気淋とは排尿し終わったのに、後で下着を濡らすような場合である。これは高齢の男性に多い状態で、前立腺肥大が関係している。

現代の主治症と施術法

〈松元〉

鍼四分、留むること五呼ないし十呼、灸七壮。

盗汗を治す。腸カタル、腸疝痛、便秘、水腫、下肢鈍痛、歩行困難、股内神経痛、月経不調、子宮出血、子宮及び膣脱、淋病ことに気淋にて小便難渋するには灸五十壮にして良好あり。

〈駒井〉

灸三壮、鍼四分。

水腫、腹水、尿不利、淋病、月経不順、月経痛、腸カタル。

〈岡部〉

脱腸、月経不順、子宮脱、無月経、下腹の外方痛。

〈本間〉

婦人病で出血、月経不順、男子の疝気、淋病、盗汗。

〈竹之内・濱添〉

鍼四分、留むること五呼ないし十呼、灸七壮ないし十五壮。

腎臓炎、膀胱炎、盗汗、腸カタル、腸疝痛、便秘、浮腫、水腫、月経不順、子宮出血、子宮下垂、膣脱、淋疾、尿閉、下肢内側痛、歩行困難・三陰交の代用として応用する。

〈中医学〉

直刺0・8～1寸、可灸。

月経不順、大量の不正出血、子宮脱、下痢、便秘、睾丸腫痛、尿道の炎症、少腹部から性器にかけての痛み、陰部掻痒症、細菌による下痢、膝・股・下腿内側の痛み。

〈深谷灸〉

子宮出血、月経不順、男子疝気、腰痛、盗汗の名灸。

〈森〉

アキレス腱内側を上方又は下方に向けて直刺10ミリ。

心臓衰弱、精力減退。

〈上地〉

発育不全による生理不順。尿不利。腸カタル。

まとめ

妊娠腎（妊娠中毒）があった婦人で、後年になって蛋白尿があることが分かったので、交信に透熱灸を施して改善したことがあった。それ以来、小便が気持ちよく出ない、下腹の痛み、水太りなどに用いている。また、泌尿器疾患があるときは鍼灸ともに用いるとよい。

197 築賓《ちくひん》

陰維の郄

取穴

下腿の内側、内踝の上五寸、腓腹筋下垂部に沿って取る。復溜の上三寸、蠡溝の横に並ぶ。

硬結と圧痛が出やすい（池田）。

古法の主治症と施術法

『明堂』

刺入三分、灸五壮。

大疝絶子、狂、癲疾（『外台』は嘔吐がある）。

『甲乙経』

十一巻・陽厥大驚、発狂癇第二に「狂癲疾」とある。

十二巻・婦人雑病第十に「大疝絶子」とある。

『千金方』

癲疾嘔。狂易、妄言、怒罵。大疝絶子。

『銅人』

可灸五壮、鍼入三分。

小児胎疝痛、不得乳、癲疾、狂言、嘔吐沫、足腨痛。

『聚英』

銅人鍼四分、留五呼、灸三壮。素註刺三分、灸五壮。

癩疝、胎疝、癲疾、狂易、妄言怒罵、吐舌、嘔吐涎沫、足腨痛。

『図翼』

刺三分、灸五壮。

小児胎疝、癲疾吐舌、発狂罵詈、腹痛、嘔吐涎沫、足腨痛。

『灸経』

灸三壮。

小児胎疝、癲病吐舌、及呕吐不止也。

『説約』

鍼三分、灸五壮。

足腨痛、小児胎毒痛、癇瘈、吐舌、弄舌を治す。

精神錯乱状態や癲癇、下腹の腹筋が引きつって痛む疝などに用いる。

意釈と解説

現代の主治症と施術法

〈**松元**〉

鍼五分、留むること五呼、灸七壮。

ヒラメ筋および腓腹筋の痙攣を治す。また狂癲、妄語、ヒステリー、鉛毒症、小児胎毒。

〈**駒井**〉

灸五壮、鍼四分。

癲狂病、腓腹筋痙攣、ヒステリー、小児胎毒。

〈**岡部**〉

神経症に用いる。小児の癲疾。

〈**本間**〉

鼠径部脱腸、疝気、癲狂、腓腹筋の痛み。

〈**竹之内・濱添**〉

鍼五分、留むること五呼、灸七壮ないし三七壮。

腎臓炎、膀胱炎、淋疾、梅毒、子宮下垂、膣脱、子宮出血、腰痛、腓腹筋痙攣、下肢内側痛、高血圧、狂癲病、ノイローゼ、肝臓炎、食中毒、蕁麻疹、小児胎毒、薬物中毒、アルコール中毒、鉛毒、そのほか、一切の解毒に応用する。

〈**代田**〉

解毒の特効穴、小児の胎毒を下し、梅毒、淋病などすべての病毒および薬毒を下す。また脚気、腓腹筋痙攣にも効く。痔核、脱肛に効くこともある。

〈**中医学**〉

直刺0・5～0・8寸、可灸。

うつ病で精神錯乱するもの、癲癇、嘔吐して涎を流す、少腹部から性器にかけての痛み、小児の臍付近の痛み、下腿内側痛。

〈**深谷灸**〉

こむら返り。

〈**森**〉

下腿の内側から外側に向けて直刺10～20ミリ。

解毒、腓腹筋痙攣。

〈**上地**〉

一種の毒消しの性格があり、フグにあたるとここに灸をすると言われている。腓腹筋痙攣、癲狂、腺病、オロオロして落ち着かない。小児胎毒。大腹部の引きつるようなキリキリした痛み。冷えからくる病。

〈**首藤**〉

皮内鍼、超旋刺。

腎経の変動、特に急性症状、動悸、心痛、胸痛に使用する。陰維脈の郄穴としての効用がでるのかもしれない。乗り物酔いの予防では皮内鍼を留める。

まとめ

①岡部は、築賓に置鍼することが多かったと聞いている。おそらく岡部が主治症としている神経症の患者に用いたのではないか。現代は神経症患者が多い。

②解毒作用があり、梅毒、淋病まで効くというのはにわかに信じがたい。ましてやフグの毒に当たって、築賓を試す勇気はない。小児胎毒を下すかどうかも不明。築賓の解毒作用は、信ずるに足りない。

198 陰谷《いんこく》

合水穴

取穴

膝を半ば屈し、膝の内側横紋の頭、半腱様筋腱と半膜様筋腱の間に取る。

腱と腱の間が詰まってわかりにくいことがあるので、よく按圧して経穴を出して治療する（池田）。

古法の主治症と施術法

『明堂』

刺入四分、灸三壮。

舌縦涎下、煩悶、狂、痺、脊内廉痛、溺難、陰痿不用、少腹急引陰及脚内廉（『外台』は内廉痛）、婦人漏血、腹脹満不得息、小便黄、少腹痛、男子如蠱、女子如阻、寒熱、腹偏腫。

『甲乙経』

八巻・五蔵伝病、発寒熱第一下に「男子如蠱、女子如阻、寒熱、少腹偏腫」とある。

十一巻・陽厥大驚、発狂癇第二に「狂癲」とある。

十一巻・動作失度、内外傷、発崩中瘀血、嘔血、唾血第七に「脊内廉痛、溺難、陰痿不用、少腹急引陰及脚内廉」とある。

十二巻・婦人雑病第十に「婦人漏血、腹脹満不得息、小便黄」とある。

『千金方』

男子如蠱、女子如阻、身体腰背如解、不欲食。陰痿不用、少腹急引陰内廉痛。漏血、少腹脹満、如阻、体寒熱、腹偏腫、刺陰谷入四分、灸三壮。舌下腫難言、舌縦涎出。腹脹。胃管暴痛、及腹積聚、肌肉痛。腹脹満、不得息。尿難、陰痿不用。寒熱、腹偏腫。脊内廉痛。驚癇、狂走、癲疾。

『銅人』

可灸三壮、鍼入四分、留七呼。

膝痛如離、不得屈伸、舌縦涎下、煩逆、溺難、少腹急引陰痛、股内廉痛、婦人漏血不止、腹脹満不得息、小便黄、男子如蠱、女子如妊娠。

『聚英』

銅人鍼四分、灸三壮。

膝痛如錐不得屈伸、縦涎下、煩逆、溺難、小便急引陰痛、陰痿、股内廉痛、婦人漏下不止、腹脹満不得息、小便黄、男子如蠱、女子如娠。

『図翼』

刺四分、留七呼、灸三壮。

舌縦涎下、腹脹煩満、溺難、小腹疝急引陰、陰股内廉痛、為痿、為痺、膝痛不可屈伸。女人漏下不止、少妊。

太乙歌云、兼水分、三里、利小便、消腫脹。

通玄賦云、治臍腹痛。

『説約』

鍼四分、灸三壮。

男子は蠱の如く、女子は娠むが如く腹脹し、婦人は漏血し、男子は癀疝するを治す。

意釈と解説

①腎の陰気が虚して内に虚熱が発生すると、命門の火が旺盛になる。そうなると男性は下腹が火照って痛み、精液が自然と漏れる。女性は悪阻のような症状が現れ、悪寒や発熱し、下腹の片側が腫れる。

②精神異常や癲癇、挟脊部分が痛む。小便が気持ちよく出ず、精力が減退する。下腹や陰部や大腿部の内側が引きつる。

③月経過多、下腹の張り、小便の色が濃いなどにも用いられる。

現代の主治症と施術法

〈松元〉

鍼四分、灸七壮。

膝関節炎、内股痙攣痛、下腹鼓脹、尿意頻数、男女交接器疾患、陰茎痛、大陰唇掻痒または腫膿してかたち妊娠の如くなるに効あり。

〈駒井〉

灸三壮、鍼四分。

大腿内側の神経痛、膝関節炎、鼓脹。

〈柳谷〉

腸疝痛、赤白滞下、子宮内膜炎、陰痿、摂護腺炎、陰門掻痒症、鼓脹、膝関節炎、大腿内側神経痛、膣内炎。

〈岡部〉

膝関節炎、膝の屈伸不能、涎を出す、前立腺肥大、不感症、咽痛、月経不調、腹脹満して息ができない、小便が黄ばむ、女子妊むの如し。

〈本間〉

婦人病で出血して止らず腹が張り、息することもできないなどというときに用いる。男子では陰痿、慢性淋疾にも効く。膝の痛み。

〈竹之内・濱添〉

鍼四分ないし一寸、灸七壮ないし十五壮。

腎疾患、膀胱炎、尿意頻数、陰茎痛、大陰唇炎、陰門掻痒、淋疾、下腹鼓脹、下肢内側痛、膝関節痛、リウマチ、痔疾。

〈**代田**〉

膝関節炎・リウマチ、腎機能低下などに効く。

〈**中医学**〉

直刺0・8〜1・2寸。

インポテンツ、少腹部から性器にかけての痛み、月経不順、大量の不正出血、排尿障害、陰部痛、うつ病で精神錯乱するもの、膝関節大腿内側痛。

〈**深谷灸**〉

膝関節炎、膝の痛み、婦人出血が止らないときに効。陰痿、慢性淋疾。

〈**森**〉

膝の内側より外側に向けて直刺10ミリ。

陰萎症、下腹部の疾患。

〈**上地**〉

子宮筋腫や卵巣嚢腫などの症状の前に起こる下腹部の膨満感。

まとめ

①腎の津液が虚して虚熱が発生し、脈が大で重按すると左尺中が虚しているときに補う。このような腎虚のときに右尺中の脈が弦で力があるときは、下焦に問題がある。つまり、腎虚の虚熱が多いことを示している。故に女性は妊娠したときのように腹が張る。男性は虚熱のために陰茎が硬直することがある。あるいは前立腺が痛む。また、足が煩熱し、腰痛なども現れる。

②腎の陰虚による虚熱が多いと、膀胱に熱が波及して排尿痛などの膀胱炎や淋疾のような状態になることがある。

③この状態が慢性化すると、陰虚熱が少なくなるために陰痿になる。あるいは腎には津液がないのに身体全体は水太り状態になり、小便が少なく、汗は出やすくなる。

④肝虚陰虚熱証のときも補ってよい。津液を集め、腎を引き締め、余分な水は排泄する。ある人の陰谷を補ったら、ドライバーをねじ込まれたような感覚があり（ただし痛くはない）、その翌日から若い頃のように小便が出だして驚いたと言っていた。

199 横骨《おうこつ》

衝脈と足少陰の会／一名下極・屈骨

取穴

恥骨部にして恥骨上際にある曲骨の傍ら五分に取る。

古法の主治症と施術法

『脈経』平三関病候并治宜第三、第三十六条

尺脈浮、下熱風、小便難、宜服瞿麦湯、滑石散、鍼横骨、関元瀉之。

『脈経』同、第三十九条

尺脈数、悪寒、臍下熱痛、小便赤黄、宜服鶏子湯、白魚散、鍼横骨瀉之。

『脈経』同、第四十条

尺脈緩、脚弱、下腫、小便難、有余瀝、宜服滑石湯、瞿麦散、鍼横骨瀉之。

『明堂』

刺入一寸、灸五壮。

少腹満、小便難（『医心方』は溺難）、陰下縦、卵中痛。

『甲乙経』

九巻・足厥陰脈動喜怒不時、発㿗疝、遺溺、癃第十一に「少腹痛、溺難、陰下縦」とある。

『千金方』

少腹満、小便難、陰下縦。

『銅人』

可灸三壮。

此穴諸経闕、療病法外台云、治腹脹、小便難、陰器縦伸痛。

『聚英』

銅人灸三壮。素註鍼一寸、灸五壮。

淋小便不通、陰器下縦引痛、小腹満、目赤痛従内眥始、五蔵虚竭失精。

『図翼』

刺五分、灸三壮・五壮。甲乙経曰刺一寸。

五淋小便不通、陰器下縦引痛、小腹満、目眥赤痛、五蔵虚。

百證賦云、兼肓兪、寫五淋、久積。

席弘賦云、兼大都、治気滞腰疼不能立。

『説約』

鍼一寸、灸三壮。

腹脹、小便難を治す。

意釈と解説

下腹が張り苦しく、小便が気持ちよく出ない。陰嚢が下垂して睾丸が痛む。

現代の主治症と施術法

〈松元〉

鍼一寸、灸七壮。

五臓の虚弱を主る。腸疝痛、淋疾、膀胱カタル、膀胱麻痺、陰嚢収縮、陰嚢痙攣、角膜炎、眼球充血。

〈駒井〉

灸三壮。

腸疝痛、淋疾、膀胱カタル。

〈岡部〉

小便の出が悪い、前立腺肥大、下腹部の張り、失精、五臓の虚、膀胱・膣・尿道カタル、膀胱麻痺。

〈本間〉

生殖器、泌尿器病、婦人病、膀胱炎、淋病、虚弱失精。

〈竹之内・濱添〉

鍼五分ないし一寸、灸七壮ないし十五壮。

膀胱炎、膀胱麻痺、尿閉、陰嚢収縮、淋疾、精系神経痛などの泌尿生殖器疾患、腸疝痛、腹直筋痙攣、下腹痛、腎石疝痛、腎炎、尿道炎。

〈代田〉

膀胱炎、尿道炎、淋病、膀胱麻痺。

〈中医学〉

直刺0・8～1・2寸、可灸。

陰部痛、少腹痛、遺精、インポテンツ、遺尿症、尿閉、少腹部から性器にかけての痛み。

〈深谷灸〉

膀胱炎、尿道麻痺、膣炎、膀胱麻痺、淋疾、失精。

〈森〉

腹腔内に向かって直刺10～15ミリ。

婦人科疾患、膀胱炎。

〈上地〉

尿閉。

まとめ

横骨の主治症は曲骨で間に合うと考えているが、強いて挙げれば、前立腺肥大による排尿不良に用いる。膀胱炎や淋疾に効くかもしれないが、筆者は未経験である。

200 大赫《だいかく》

衝脈と足少陰の会／一名陰維・陰関

取穴

恥骨部にして横骨の上一寸、中極の傍ら五分に取る。

古法の主治症と施術法

『明堂』

刺入一寸、灸五壮。

女子赤淫。男子精溢。陰上縮。

『甲乙経』

十一巻・動作失内外傷、発崩中、瘀血、嘔血、唾血第七に「男子精溢、陰上縮」とある。

十二巻・婦人雑病第十に「女子赤淫」とある。

『千金方』

男子虚労失精、陰上縮、茎中痛、灸大赫三十壮。精溢、陰上縮。女子赤沃。

『銅人』

可灸五壮、鍼入三分。

男子陰器結縮、女子赤帯。

『聚英』

銅人灸五壮、鍼三分。素註鍼一寸、灸三壮。

虚労失精、陰痿精溢、陰上縮、茎中痛、目赤痛従内眥始、婦人赤沃。

『図翼』

刺三分、灸五壮。千金云三十壮。甲乙経作刺一寸。

虚労失精、陰痿上縮、茎中痛、目赤痛、女子赤帯。

『説約』

鍼一寸、灸五壮。

男子の陰器結縮、虚労、失精、女子の帯下を治す。

意釈と解説

女性の場合は帯下に用いる。男性では房労によって精を消耗し、陰嚢がつり上がった感じがして痛み、陰茎の中も痛むときに用いる。あるいは眼が充血して痛むときにも効く。

現代の主治症と施術法

〈松元〉

鍼五分ないし一寸、灸七壮ないし十五壮。

男女生殖器病を主る。陰痿、遺精、早漏および情欲乱行に因る神経衰弱、亀頭炎、陰茎痛、膣カタル、角膜炎、眼球充血。

〈駒井〉

灸五壮、鍼一分。

陰痿縮、腎臓、遺精、膀胱麻痺、早漏、慢性胃腸カタル。

〈岡部〉

膀胱カタル、尿道カタル、失精、虚労、帯下、陰茎の疾患。

〈本間〉

虚労による失精、陰痿、萎縮。

〈竹之内・濱添〉

鍼五分ないし一寸、灸七壮ないし十五壮。

男女生殖器病を主る。陰痿、遺精、早漏、情欲乱行による神経衰弱、亀頭炎、陰茎痛、膣カタル、膀胱炎、夜尿症、尿閉、尿道炎、淋疾、腹直筋痙攣、下腹疼痛、角膜炎、眼球充血。

〈代田〉

膀胱炎、尿道炎で尿意頻数のとき、この穴に鍼をすると尿道に響く痛みがあり、著効を奏す。男子性器神経症、陰痿症、女性不感症、月経痛、子宮筋腫。

〈中医学〉

直刺0・8〜1・2寸、可灸。

陰部痛、子宮脱、遺精、帯下、月経不順、月経痛、不妊症、下痢、細菌による下痢。

〈深谷灸〉

膀胱炎、尿道炎、陰痿、失精、夢精。

〈森〉

腹腔内に向けて直刺15〜25ミリ。

婦人科疾患、膀胱炎。

〈上地〉

男性の不能、インポテンツには関元が使われるが、女性の不能には大赫がよく効く。任脈に向けて斜刺する。僅かに響く程度で留める。響き過ぎるとおかしくなる。眼球充血、腎虚による眼精疲労。

〈**首藤**〉

超旋刺。刺入鍼では斜め内下方四十五度。細鍼でそろそろと刺入すると、尿道に心地良く響いていく。速く激しく刺入したり、深く入れたり、太い鍼を使うと強く響き不快である。中極と大赫は治効からみて同一範疇とみてよいが、比較的大赫が多く使われる。

泌尿、生殖器疾患。放尿時・放尿後の痛み、不快感、残尿感、尿漏れ、頻尿。尿の色の濁り、男性では陰茎の異常にはよいが、睾丸の疾患には効かないようである。

まとめ

①虚労失精を「房労によって精を消耗して」と意釈したが、疲れて腎虚になり、相対的に命門の火が旺盛になって病的に射精する、つまり遺精のこととも解釈できる。

②妊娠中に深く刺鍼すると堕胎する。

201 気穴《きけつ》

衝脈と足の少陰の会／一名 胞門・子戸

取穴

恥骨部にして横骨の上二寸、関元の傍ら五分に取る。

古法の主治症と施術法

『明堂』

刺入一寸、灸五壮。

腹中痛。月水不痛（『医心方』などは月水不通）。奔泄気上下引腰脊痛。

『甲乙経』

十二巻・婦人雑病第十に「月水不通、奔豚、泄気上下、引腰脊痛」とある。

『千金方』

月水不通、奔豚、泄気上下、引腰脊痛、刺気穴、入一寸、灸五壮、在四満下一寸。心下大堅。

『銅人』

可灸五壮、鍼入三分。

月事不調、洩利不止、賁気上下、引腰脊痛。

『聚英』

銅人灸五壮、鍼三分、素註鍼一寸、灸五壮。

賁豚気上下、引脊痛、洩利不止、目赤痛、従内眥始、婦人月事不調。

『図翼』

刺三分、灸五壮。甲乙経作刺一寸。

奔豚、痛引腰脊、瀉痢経不調。

『説約』

鍼灸同前。

奔気、腰脊に引きて痛み、月事不調を治す。

意釈と解説

①月経が来にくい。下腹から気が胸や咽喉に突き上がってきて動悸がする奔豚気病。これは陰気が虚したことで、陽気が上下するためである。そのときに腰から脊椎部分も痛む。また眼が充血する。

②泄気上下を『図翼』では下痢と解釈している。泄気上下だから嘔吐下痢とするべきだが、『銅人』も下痢止まずとしているので下痢が正しいのかもしれない。

現代の主治症と施術法

〈松元〉

施術法・主治症とも大赫と同じ。而して腎積、腰背痙攣、膀胱麻痺、月経不順などに効あり。

〈駒井〉

灸五壮、鍼一分。

腎臓炎、膀胱麻痺、月経不順、子宮病、卵巣炎。

〈岡部〉

腰背の痛み、慢性下痢、月経不調、子宮筋腫。

〈本間〉

月経不調。臍下の積が上下して苦しむなどに効く。

〈竹之内・濱添〉

鍼五分ないし一寸、灸七壮ないし十五壮。

子宮疾患を主る。月経不順、陰萎、遺精、陰茎痛、腟炎、膀胱炎、尿閉、淋疾、夜尿症、腹直筋痙攣、下腹疼痛、眼球充血、下痢。

〈代田〉

月経不調、子宮筋腫。

〈中医学〉

直刺あるいは斜刺0・8～1・2寸、可灸。

月経不順、白帯下、尿閉、下痢、細菌による下痢、腰部脊柱痛、インポテンツ。

〈深谷灸〉

月経不順、子宮筋腫（こぶし大なら治療可）。

〈森〉

腹腔内に向けて直刺20～30ミリ。

婦人科疾患、膀胱炎。

〈上地〉

婦人科疾患。

まとめ

①腹部に浅く置鍼するとき、気穴にも置鍼しておくと月経などの子宮の状態が改善されてくる。下痢、腹痛にも効く。

②腎虚証のときに単刺して押手で固定していると、腎の脈が出てくる。

202 四満《しまん》

衝脈と足少陰の会／一名髄府・髄中

取穴

臍部にして盲兪（臍の両傍）の下二寸にとる。石門（任脈）の外側五分に取る。

古法の主治症と施術法

『明堂』

刺入一寸、灸五壮。

臍下積（『外台』は積聚）、疝瘕、胞中有血、腸澼泄切痛、振寒、大腹石水（『外台』は腎痛）。

『甲乙経』

八巻・経絡受病入腸胃五蔵積、発伏梁、息賁、肥気、痞気、奔豚第二に「臍下積、疝瘕、胞中有血」とある。

八巻・水膚脹、鼓脹、腸覃、石瘕第四に「振寒、大腹石水」とある。

十一巻・足太陰厥脈病、発溏泄、下痢第五に「腸澼泄、切痛」とある。

『千金方』

振寒、大腹石水。腸澼切痛。臍下疝積。子蔵中有悪血、内逆満痛、疝。胞中有血。

『銅人』

鍼入三分、可灸三壮。

臍下積聚、疝瘕、腸澼切痛、振寒、大腹石水、婦人悪血、疞痛。

『聚英』

銅人鍼三分、灸三壮。

積聚疝瘕、腸澼、大腸有水、臍下切痛、振寒、目内眥赤痛、婦人月水不調、悪血疞痛、奔豚上下、無子。

『図翼』

刺三分、灸三壮。甲乙経云刺一寸。千金云灸百壮。

積聚疝瘕、腸澼切痛、石水、奔豚臍下痛、女人月経不調、悪血疞痛、併無子、可灸三十壮。

『説約』

鍼灸同前。

臍下に塊有り、腸澼、切痛、大腹石水、女子の悪血、疞痛するを治す。

意釈と解説

下腹部に積や瘀血があるために子宮が冷えている。腹が膨れて石水病のようになっている。また、水が多いのと冷えているために慢性的に下痢があり、下痢して腸が切られるように痛む。

現代の主治症と施術法

〈松元〉

鍼五分ないし一寸、灸七壮ないし十五壮。

腸カタル、腸疝痛、睾丸炎で振振として悪寒。月経痛、子宮痙攣、月経不順、不妊症。角膜炎、古説によれば積聚、疝瘕、腸澼大腸有水、賁豚上下するを治すという。

〈駒井〉

灸三壮、鍼三分。

腸カタル、腸疝痛、子宮神経痛。

〈岡部〉

下腹部の痛み、不妊症、月経不順、悪血、絞痛、腹部腸中にガスがある、下痢、積聚、腹部冷感、腹膜炎。

〈本間〉

月経不順、臍下の積が上下して苦しむ。大腸カタルで冷えてキリキリ痛む場合に置鍼したり施灸すると楽になる。

〈竹之内・濱添〉

鍼五分ないし一寸、灸七壮ないし十五壮。

腸カタル、腸疝痛、下痢、便秘、膀胱炎、尿閉、膀胱麻痺、睾丸炎、陰茎痛、月経痛、月経不順、子宮痙攣、不妊症、眼球充血、腹直筋痙攣、腹水、腸鳴、下腹部冷感、腰痛、腎炎。

〈代田〉

腹部冷感、腹膜炎、慢性腎炎。

〈中医学〉

直刺0・8～1・2寸、可灸。

月経不順、大量の不正出血、帯下、不妊症、産後の不正出血、少腹痛、遺精、遺尿症、少腹部から性器にかけての痛み、便秘、水腫。

〈深谷灸〉

腹部冷感（多壮または長く置鍼）、月経不順。

〈森〉

腹腔内に向けて直刺20～30ミリ。

大腸カタル、月経不順。

まとめ

①腹痛、下痢。潰瘍性大腸炎、クローン病、月経不順、奔豚気病、瘀血があるため冷えて腹痛する。以上のような病に四満を用いる。

②腹痛時に単刺し、押手で鍼を固定して数呼吸もすると痛みが楽になる。

203 中注《ちゅうちゅう》

衝脈と足の少陰の会

取穴

臍部にして、肓兪（臍の両傍）の下一寸に取る。陰交の外側五分に取る。

古法の主治症と施術法

『明堂』
刺入一寸、灸五壮。
少腹有熱、大小便難。

『千金方』
少腹熱、大便堅。

『銅人』
可灸五壮、鍼入一寸。
小腹有熱、大便堅燥不利。

『聚英』
銅人鍼一分、灸五壮。
小腹有熱、大便堅燥不利、泄気上下引腰脊痛、目内眥赤痛、女子月事不調。

『図翼』
刺一寸、灸五壮、一云刺五分。
小腹熱、大便堅燥、腰脊痛、目眥痛、女子月事不調。

『説約』
鍼灸同前。
大便難、少腹冷痛、疝瘕を治す。

意釈と解説

下腹部に熱があるために大小便が出にくいときに用いる。また月経不順にも効く。

現代の主治症と施術法

〈松元〉
施術法および主治症は前者と同じ、而して便秘即ち下腹部の焮衝により、大便堅燥して通じ難きに良好あり。

〈駒井〉
灸五分、鍼一分。
腸カタル、腸疝痛、子宮神経痛、月経不順。

〈岡部〉
便秘、下痢、腹膜炎、月経不調、腰痛。

〈本間〉
月経不順、子宮周囲炎、結締識炎などの小骨盤内の炎症に効く。

〈竹之内・濱添〉
鍼五分ないし一寸、灸七壮ないし十五壮。
便秘、腸カタル、腸疝痛、下痢、消化不良、腹水、腰痛、腎炎、腹部冷感。

〈代田〉
腸疝痛、腰痛、慢性腸カタル、消化不良。腹膜炎。

〈**中医学**〉

直刺0・8～1・2寸、可灸。

月経不順、腰腹疼痛、硬便、下痢、細菌による下痢。

〈**深谷灸**〉

腸疝痛、腹膜炎、子宮周囲炎、月経不順。

〈**森**〉

腹腔内に向けて直刺20～30ミリ。

胃酸過多症、胃潰瘍。

〈**上地**〉

結膜炎、角膜炎、臍から下が冷えると、のぼせから眼にいく。下半身を温めてのぼせを取る。

まとめ

①冷えからくる腹筋の引きつりによる腹痛、つまり、疝に効く。疝は腹部だけでなく腰に回って腰痛を発することもある。そのほか、精力減退、便秘、下痢、目尻や目頭の痛み、眼の充血などにも効く。置鍼、灸頭鍼、透熱灸いずれも使える。

②腎経が目に効くのは、腎虚熱が太陽経に波及しているからである。

204 肓兪《こうゆ》

衝脈と足少陰の会／一名肓輸・肓腧

取穴

臍部にして、臍の外側五分に取る。

古法の主治症と施術法

『**明堂**』

刺入一寸、灸五壮。

心下大堅、大腹寒中、大便乾、腹中切痛。

『**甲乙経**』

八巻・経絡受病入腸胃五蔵積、発伏梁、息賁、肥気、痞気、奔豚第二に「心下大堅、肓兪、期門及中脘主之」とある。九巻・脾胃大腸受病、発腹脹満、腸中鳴、短気第七に「大腸寒中、大便乾、腹中切痛」とある。

『**千金方**』

大腹寒疝。大便乾、腹中切痛。

『**銅人**』

可灸五壮、鍼入一寸。

大腹寒疝、大便乾燥、腹中切痛。

『**聚英**』

銅人鍼一寸、灸五壮。

腹切痛、寒疝、大便燥、腹満響響然不便、心下有寒、目赤痛、従内眥始。

按諸家倶以疝、主於腎、故足少陰経、郄穴多、兼治疝。

丹渓、以疝本肝経、与腎絶無相干、足以正千古之訛。


『図翼』

刺一寸、灸五壮、一云刺五分。

腹痛寒疝、大便燥、目赤痛従内眥始。

百證賦云、兼横骨、寫五淋之久積。


『説約』

鍼灸同前。

煩心、心痛、黄疸、腸癖、嗜臥を治す。

按ずるに肓兪、中注、四満、気穴の諸穴、外陵、大巨と同じく、男子の無嗣を主治す。

意釈と解説

①腹部が冷えて心下部が硬くなっている。あるいは、冷えたために疝を発して大便が硬くなり、腹が切られるように痛む。
②そのほか、眼の充血、精力減退、胃痛、胸焼け、下痢などに用いられる。中注から肓兪にかけて筋張っていて、これを按圧すると痛むような場合は、肩こりが激しいことがある。また、胃腸が弱いか精力が減退している。やはり灸頭鍼がよいが、透熱灸でもよい。もし置鍼する場合は、少し深くして短時間がよい。

現代の主治症と施術法

〈松元〉

鍼五分ないし一寸、灸七壮ないし十五壮。

心外膜炎および肥大、黄疸、腹膜炎、胃部の冷却を温補す。角膜炎、眼球充血内眥より始まる症を治す。


〈駒井〉

灸五壮、鍼一分。

胃痙攣、腸間膜神経痙攣、慢性腸カタル、小腸カタル、黄疸。


〈岡部〉

腸疝痛、秘結、慢性の下痢、腎臓炎、腹膜炎、腎臓結核、萎縮腎、糖尿病。


〈本間〉

呼吸器疾患、精力減退、婦人病。


〈竹之内・濱添〉

鍼五分ないし一寸、灸七壮ないし十五壮。

腎臓病を主る。糖尿、腹水、腸疝痛、腸カタル、下痢、便秘、胃下垂、胃アトニー、生殖器疾患、腰痛、心臓病、黄疸、眼充血、自律神経失調症、ノイローゼ。


〈代田〉

腎臓病を主る。急性慢性腎臓炎、腎臓結核、腎盂炎、萎縮腎、糖尿病、急性慢性下痢、腹膜炎、胃下垂症、胃アトニー。


〈中医学〉

直刺0・8〜1・2寸、可灸。

絞り込まれるような腹痛、嘔吐、腹脹、細菌による下痢、下痢、便秘、少腹部から性器にかけの痛み、月経不順、腰部脊柱痛。

〈深谷灸〉

腎臓病を主る。糖尿病、淋疾、慢性急性下痢に著効。

〈森〉

腹腔内に向けて直刺20〜30ミリ。

胃酸過多症、胃潰瘍。

〈上地〉

治効上腎の募穴の要素を持っている。腎のものすごい冷えがあるとき、例えば凍死しそうな人の肓兪の左右両穴に灸。腸疝痛、胃痙攣、胃痛。臍の大きい人の肓兪は凹みの内側に入る。

〈首藤〉

超旋刺。

腎経の変動に際して反応があれば使用する。単独では水と関係する。下痢、腰痛などに利用できる。

まとめ

胃痛、胸焼け、下痢、便秘、冷えによる腹痛、胃・十二指腸潰瘍、精力減退などに効く。通常は切皮程度の置鍼でよいが、灸頭鍼や透熱灸も用いる。肓兪の圧痛がある人は酒類が好きな場合と水が多い場合とがある。腎の陽気を補うので、水を処理する働きがある。故に諸先生は腎臓病や腹水に用いている。

205 商曲 しょうきょく

衝脈と足の少陰の会／一名 高曲

取穴

肓兪の上約二寸、下脘の外側五分に取る。

古法の主治症と施術法

『明堂』

刺入一寸、灸五壮。

腹中積聚。時切痛。

『甲乙経』

八巻・経絡受病入腸胃五蔵積、発伏梁、息賁、肥気、痞気、奔豚第二に「腹中積聚、時切痛」とある。

『千金方』

腹中積聚、時切痛。

『銅人』

可灸五壮、鍼入一寸。

腹中積聚、腸中切痛、不嗜食。

『聚英』

銅人鍼一寸、灸五壮。

腹痛、腹中積聚、時切腹腸中痛、不嗜食、目赤痛、従内眥始。

『図翼』

刺一寸、灸五壮。一云刺五分。

腹中切痛、積聚、不嗜食、目赤痛内眥始。

『**説約**』

鍼一寸、灸五壮。

口熱し舌乾き、腸中切痛するを治す。

意釈と解説

①積のために腹部が切られるように痛む。
②脇下の上は不容から期門まで、下は臍傍まで、逆三角形の形で腹筋が硬く引きつっている。これが右に出ている場合を「肺積」といい、左に出ている場合を「肝積」という。
肺積は肝炎、胆嚢炎、熱病で少陽病、我慢のし過ぎなどによって発生する。一方の肝積は、物事を緻密に徹底的にやってしまわないと気持ちが落ち着かない状態で生活していて、自分の思ったように物事が進まないとイライラして発生する。そうして、これが時に引きつって痛む。常に痛みを訴える場合もあるが、急激に痛みが出たときは胃穿孔や急性膵炎と間違えそうなほどの痛みである。

現代の主治症と施術法

〈**松元**〉

施術法は肓兪と同じ。

腹膜炎、胃痙攣、腸神経痛、便秘、淋病、小便黄色、眼球充血、婦人の子宮充血、則ち悪血上衝して腹痛忍ぶべからざるに効あり。

〈**駒井**〉

灸五壮、鍼一分。

胃痙攣、常習便秘、腸間膜神経痙攣、慢性腸カタル、小腸カタル、黄疸。

〈**岡部**〉

腹痛、食を嗜まない。

〈**本間**〉

上腹下腹の痛み、特に婦人科疾患から起こる積聚の痛みに応用される。

〈**竹之内・濱添**〉

鍼五分ないし一寸、灸七壮ないし十五壮。

胃痙攣、胃下垂、腸疝痛、下痢、便秘、腹水、消化不良、尿閉、淋疾、子宮充血、眼球充血、腹直筋痙攣、そのほか、腹痛一切を主る。

〈**中医学**〉

直刺0・5～0・8寸、可灸。

腹痛、下痢、便秘、腹中腫塊。

〈**深谷灸**〉

下腹・上腹の痛み。

〈**森**〉

腹腔内に向けて直刺15～30ミリ。

胆嚢炎、十二指腸潰瘍、肝機能障害。

〈**上地**〉

唾液過多。

まとめ

積による腹痛は、身を屈めて苦悶状態になるので腹部は治療しにくい。ほかの疾患との見分け方は省略するが、吐き気や発熱はない。ただし、脈は細くなって緊張している。肝積なら曲泉を補い、三焦兪や痞根を用いると収まる。もし腹部に治療できたとしても腹筋が引きつっているときは、鍼が刺せないから温めるのがよい。

206 石関《せきかん》

衝脈と足の少陰の会／一名石闕

取穴

上胃部にして、肓兪の上三寸、建里の外方五分に取る。

古法の主治症と施術法

『明堂』

刺入一寸、灸五壮。

痓、脊強、口不可開、多唾、大便難、婦人子蔵中有悪血、内逆満痛。

『甲乙経』

七巻・太陽中風感於寒湿、発痙第四に「痓、脊強、口不開、多唾、大便難」とある。

十二巻・婦人雑病第十に「婦人子蔵中有悪血、逆満痛」とある。

『千金方』

大便閉、寒気結、心堅満。噦噫、脊痓反折。子蔵中有悪血、内逆満痛、刺石関入一寸、灸五壮。

『銅人』

可灸三壮、鍼入一寸。

脊強不開、多唾、大便秘渋、婦人無子、蔵有悪血上衝、腹中疞痛、不可忍。

『聚英』

銅人鍼一寸、灸三壮。

噦噫、嘔逆、腹痛、気淋、小便黄、大便不通、心下堅満、脊強不利、多唾、目赤痛従内眥始、婦人子蔵有悪血、血上衝腹痛不可忍。

『図翼』

刺一寸、灸三壮。一云刺五分。

噦噫、嘔逆、脊強腹痛、気淋小便不利、大便燥閉、目赤痛、婦人無子、或蔵有悪血上衝、腹痛不可忍。

神応云、治積気疼痛、可灸七壮。孕婦禁灸。

千金云、治噦噫、嘔逆、灸百壮。

百證賦云、兼陰交、無子可捜。

『灸経』

灸三壮。

多唾、嘔沫、大便難、婦人無子、蔵有悪血、腹厥痛、絞刺不可忍者。

『説約』

鍼灸同前。

上衝、腹中疞痛し忍ぶべからざるを治す。

意釈と解説

①痙病で背中が強ばり、口も強ばって開かず、そのために唾液が飲み込めないし、津液が不足しているから大便が出にくい。

②子宮に瘀血があるために、下から冷え上がって腹が張って痛む。

③そのほか、しゃっくり、ゲップ、吐き気、小便が出にくい、心下部が張って硬いなどの状態にも石関を用いる。

現代の主治症と施術法

〈駒井〉

灸三壮、鍼一寸。

胃痙攣、吃逆、便秘、淋疾、子宮充血、子宮痙攣、胆石痛、腹膜炎。

〈岡部〉

噯気、しゃっくり、便秘、腹痛、心下部がかたく満、脊がこわばる、多眠、不妊症、悪血。

〈本間〉

胃痙攣、そのほか、胃の病、婦人病からきた上腹の痛み、膀胱の病。

〈竹之内・濱添〉

鍼五分ないし一寸、灸七壮ないし十五壮。

胃疾患を主る。腸疝痛、消化不良、下痢、便秘、腹水、腹直筋痙攣、尿閉、淋疾、子宮充血、眼球充血、そのほか、腹痛一切。

〈中医学〉

直刺0・5～0・8寸、可灸。

嘔吐、腹痛、便秘、産後腹痛、婦人の不妊症。

〈深谷灸〉

婦人病、上腹部痛、胃痙攣。

〈森〉

腹腔内に向けて直刺15～30ミリ。

胆嚢炎、十二指腸潰瘍、肝機能障害。

〈上地〉

婦人科疾患で圧痛がある場合に使える。

まとめ

①噯気が多く出る、しゃっくりが出やすい、胃痛、腹痛、胸焼け、食欲不振など、石関は胃の状態が悪いときに中脘などとともに用いてよい。

②そのほか、顎関節症、背中の筋肉の強ばり、瘀血によるのぼせや腹痛にも用いてよい。

207 陰都《いんと》

衝脈と足の少陰の会／一名食宮

取穴

肓兪の上四寸にして、中脘の傍ら五分に取る。

古法の主治症と施術法

『明堂』

刺入五分、灸五壮。

身寒熱、痎瘧、心満、気逆。

『甲乙経』

七巻・六経受病、発傷寒熱病第一中に「身寒熱」とある。

七巻・陰陽相移、発三瘧第五に「痎瘧」とある。

九巻・脾胃大腸受病、発腹脹満、腸中鳴、短気第七に「心満、気逆」とある。

『千金方』

心満、逆気、腸鳴。身熱瘧病。

『銅人』

可灸三壮、鍼入三分。

身寒熱、瘧病、心下煩満、気逆。

『聚英』

銅人鍼三分、灸三壮。

心満逆気、腸鳴、肺脹、気槍脇下、熱痛、目赤痛、従内眥始。

『図翼』

刺三分、灸三壮。甲乙経曰刺一寸。千金云灸随年壮。

心煩満、恍惚、気逆、腸鳴、肺脹、気搶嘔沫、大便難、脇下熱痛、目痛、寒熱痎瘧、婦人無子、蔵有悪血、腹絞痛。

『灸経』

灸三壮。

身寒熱、痎瘧病、心恍惚也。

『説約』

鍼灸同前。

黄疸、食化せず、心下煩満、気逆するを治す。

『鍼灸則』

噦嘔、不得息。

意釈と解説

瘧病で身熱になって胸が張り苦しい。眼の充血。気が下腹部から脇下に突き上げてくる。便秘。子宮に瘀血があるための不妊症。黄疸。吐き気が続いて呼吸がしにくい。以上のような病症のときに陰都を用いる。

現代の主治症と施術法

〈松元〉

鍼五分ないし一寸、灸七壮ないし十五壮。

肺気腫、黄疸、嘔吐、消化不良、慢性胃カタル、胃拡張、腸雷鳴、角膜炎、眼球充血内眥より始まるに効あり。

〈駒井〉

灸三壮、鍼三分。

消化不良、胃の疾患、黄疸、嘔吐。

〈岡部〉

心下脹、腸鳴、胃疾患、咳嗽。

〈本間〉

心窩部の膨満、胃病の外に喘息にも効がある。

〈竹之内・濱添〉

鍼五分ないし一寸、灸七壮ないし十五壮。

胃疾患を主る。嘔吐、消化不良、腸カタル、腸雷鳴、下痢、便秘、黄疸、肝炎、肺気腫、腎炎、眼球充血、膵臓炎、そのほか、上腹部疼痛。

〈代田〉

胃疾患を主る。即ち胃炎、胃潰瘍、胃癌（対症的に過ぎぬが）、胃アトニー、気管支炎、喘息、咳嗽。

〈中医学〉

直刺0・5〜0・8寸、可灸。

腹脹、腸鳴、腹痛、便秘、不妊症、胸部季肋部痛、寒熱を伴った熱性病。

〈深谷灸〉

心窩部の膨満、胃炎、喘息（圧痛の出るところ）。

〈森〉

腹腔内に向けて直刺15〜30ミリ。

胆嚢炎、十二指腸潰瘍、肝機能障害。

〈上地〉

食事性喘息などによる上腹部冷痛（心窩部の冷えによる吐き気）に使う。心の証で厥冷して震えているときに灸をすると震えが止る。

まとめ

中脘の傍ら五分にある陰都と中脘をどのように使い分けるかが問題である。腎が虚して寒熱が発生すると、脾胃の状態も悪くなる。また、肺や心にも病症が現れる。陰都が喘息に効くのはそのためである。そうして、消化器系の病症が現れているとき、脾虚証であれば中脘などの任脈を用い、脾虚腎虚熱証または寒証のときには陰都を用いるとよい。

208 腹通谷 はらつうこく

衝脈と足少陰の会

取穴

上胃部にして肓兪の上五寸、上脘の外側五分に取る。

古法の主治症と施術法

『明堂』

刺入五分、灸五壮。

失欠、口喎僻不端（『医心方』は口噼喎戻不端）、食飲善嘔、不得言（『医心方』は不能言）。『外台』に「一云、舌下腫、難以言、舌縦喎戻不端」とある。

『甲乙経』

十一巻・陽厥大驚、発狂癇第二に「癲疾嘔沫～其不嘔沫～当上脘傍五分通谷～主之」とある。

十二巻・寒気客於厭、発瘖不得言第二に「食飲善嘔、不能言」とある。

十二巻・手足陽明脈動、発口歯病第六に「舌下腫、難言、舌縦、喎戻不端」とある。

『千金方』

心痛、悪気風、脇急痛、灸通谷五十壮。結積、留飲、癖嚢、胸満、飲食不消、灸通谷五十壮。胸脇支満。

『銅人』

鍼入五分、可灸五壮。

失欠、口喎、食飲善嘔、暴瘂不能言。

『聚英』

銅人鍼五分、灸五壮、明堂灸三壮。

失欠、口喎、食飲善嘔、暴瘖不能言、結積留飲、痃癖、胸満食不化、心恍惚、喜嘔、目赤痛、従内眥始。

『図翼』

刺五分、灸五壮。

口喎、暴瘖、積聚、痃癖、胸満食不化、膈結嘔吐、目赤痛不明、清涕、項似抜不可回顧。

『灸経』

灸三壮。

失欠、口喎、及嘔、暴瘂不能言也。

『説約』

鍼灸同前。

口喎、暴瘖、膈結、嘔吐を治す。

意釈と解説

癲癇で沫を吐かない場合。飲食してよく吐く。顔面が麻痺して口がゆがみ、あくびもできない、言葉も出にくい。以上のような状態のときに腹通谷を用いる。

現代の主治症と施術法

〈松元〉

鍼五分ないし一寸、灸七壮ないし十五壮。

胃の疾患を主る。あるいは笑筋および顴骨筋萎縮、舌骨筋麻痺、欠伸止まずなどに良効あり。

〈駒井〉

灸五壮、鍼五分。

消化不良、嘔吐、胃拡張、慢性胃カタル。

〈岡部〉

胃疾患、口喝、食が胃部に留まって下らない。消化不良、嘔吐、肩こり。

〈本間〉

胃の諸症に効がある。また心窩部と関連ある心臓病や呼吸器病からくる喘息、咳嗽にも効く。この部は鍼して軟らげると胸が楽になって咳が鎮静する場合が多い。

〈竹之内・濱添〉

鍼五分ないし一寸、灸七壮ないし十五壮。

胃疾患を主る。嘔吐、消化不良、腸カタル、下痢、便秘、黄疸、肝臓炎、腹水、眼球充血、顔面神経麻痺、あくび止らず、心悸亢進。

〈中医学〉

直刺あるいは斜刺、0・5〜0・8寸、可灸。

腹痛、腹脹、嘔吐、心痛、心悸、胸部痛、突然声が出なくなったもの。

〈深谷灸〉

陰都に同じ。咳止めに使用。

〈森〉

腹腔内に向けて直刺15〜30ミリ。

胃疾患、食物の通過障害。

〈上地〉

胃を治す穴くらいに思えばよい。任脈と余り変わらない。

まとめ

陰都と同じに考えてよいが、顔面麻痺に効くというのが特徴である。そのほか、鼻出血、眼の充血や痛み、肩こりなどにも効く。もちろん、胃の具合が悪いときは脾虚か腎虚かを確かめて用いる。

209 幽門《ゆうもん》

衝脈と足少陰の会／一名上門

取穴

上胃部にして、第七肋軟骨付着部の下際、肓兪の上六寸、巨闕の傍ら五分に取る。

古法の主治症と施術法

『明堂』

刺入五分、灸五壮。

胸脇背相引痛、心下溷溷、善噦、支満、善唾、女子心痛、逆気、善吐、食不下（『医心方』は善吐がなく吐食不下）。

『甲乙経』

九巻・寒気客於五蔵六府、発卒心痛、胸痺、心疝、三蟲第二に「胸

脇背相引痛、心下溷溷、嘔吐、多唾、飲食不下」とある。

『千金方』

喜嘔。

『外台』

灸五壮。

胸脇背相引痛、心下溷溷、嘔吐、多唾、飲食不下、善噦、支満、不能食、数咳、善忘、泄有膿血、嘔沫吐涎、少腹堅、善唾、女子心痛、逆気、善吐、食不下。

『銅人』

可灸五壮、鍼入五分。

胸中引痛、心下煩悶、逆気裏急、支満不嗜食、数咳、健忘、洩利膿血、少腹脹満、嘔沫吐涎、喜唾、女子心痛、逆気善吐、食不下。

『聚英』

銅人鍼一寸、灸五壮。

小腹脹満、嘔吐涎沫、喜唾、煩悶、胸痛、胸中満、不嗜食、逆気咳、健忘、洩利膿血、目赤痛従内眥始、女子心腹逆気。

『図翼』

刺五分、灸五壮。

胸中引痛、心下煩悶、逆気裏急、支満不嗜食、数咳、乾噦、嘔吐涎沫、健忘、洩痢膿血、少腹脹満、女子心痛、逆気善吐、食不下。

神応経云、治心下痞脹、飲食不化、積聚疼痛、可灸十四壮、孕婦不可灸。

『説約』

百證賦云、兼玉堂、能開徹、煩心、嘔噦。

鍼灸同前。

心下煩悶、胸脇苦満、健忘、涎沫を吐し、嘔吐、食下らず、胸腹に引きて痛み、除中を治す。

『鍼灸則』

心下痞、痰咳。

意釈と解説

①胸脇部の痛みが背部にまで響く。心下に水が停滞しているために嘔吐したり、唾液が多く出たり、食べた物が消化しない。

②そのほか、しゃっくりが出やすい。咳が出やすい。健忘症、膿血便を下痢する。以上のような状態のときにも幽門を用いる。

③胸脇部痛が背部にまで響くのは胸痺病、心痛病、短気病などによるものだが、これは食塊が関係している。これについては最後のまとめで説明する。そのほかの病症は、腎の陽気が虚して胃の陽気も虚しているために発生する。

④『説約』に除中とある。除中とは亡くなる前に一時的に胃の陽気が旺盛になって食べられる状態をいう。『傷寒論』厥陰病脈証併治第十二の第七条に「傷寒始発熱六日、厥反九日而痢、凡厥痢者、当不能食、今反能食者、恐為除中~」とある。『説約』はこれを治すというが、もしかすると中焦の寒や水を除くという意味かもしれない。

現代の主治症と施術法

〈松元〉

鍼五分ないし一寸、灸七壮ないし十五壮。

催吐の効あり、また呑酸、涎沫、嘔吐を治す。肋間神経痛、胃痛、妊娠嘔吐、眼球充血内眥より始まるに効あり。

〈駒井〉

灸五壮、鍼三分。

胃部諸疾患、肋間神経痛、気管支カタル、悪阻。

〈岡部〉

心下脹、嘔吐、唾を吐く、食欲不振、健忘症、咳嗽、肋間神経痛、気管支炎。

〈本間〉

嘔吐を止める。胃の劇痛を止める。催吐効果。健忘症、咳、吃逆、

〈竹之内・濱添〉

鍼五分ないし一寸、灸七壮ないし十五壮。

胃疾患を主る。催吐、嘔吐、呑酸、涎沫、妊娠嘔吐、胃潰瘍、肝疾患、胆嚢疾患、心疾患、肋間神経痛、吃逆、ノイローゼ。

〈代田〉

嘔吐、咳嗽、肋間神経痛、気管支炎、喉頭痛。

〈中医学〉

直刺0・5~0・8寸、深刺は不可、可灸。

腹痛、嘔吐、嘔吐の音だけある空えずき、消化不良、下痢、細菌による下痢。

〈深谷灸〉

嘔吐、咳止め、気管支炎、肋間神経痛、胃の劇痛。

〈森〉

腹腔内に向けて斜刺15~30ミリ。

胃疾患、食物の通過障害。

〈上地〉

吐かせる穴、食べ過ぎたときに上方に向けて刺す。しゃっくりにも効く。しかし、場所がらあまり使わない。

まとめ

①幽門は胃痛、催吐、吐き気止め、気管支炎などに効くのは間違いないが、それよりも重要なことがある。

②巨闕から幽門周辺、あるいは不容あたりまで、硬結圧痛を認めることがある。これを食塊という。食塊について最初に論じたのは李東垣だったか朱丹渓だったか。いま条文を探すのは煩雑なので、『腹証奇覧翼』の「腹中・諸塊の弁」を一読することをお奨めしておく。

③食塊は生魚や肉類を食べ過ぎると発生する。食塊ができると胸に熱をもち、心痛を発し、その痛みが背部にまで打通して痛むことがある。これは心筋梗塞の前兆である。また、食塊があると咳が止まりにくいし、動悸なども起こりやすい。また、胸に熱が多いと多言になる。

④横骨から幽門までの諸穴は「眼の充血」に効くことになっているが、未熟なために未だ経験がない。思うに腎経が虚して気が上昇すると眼などに熱が集まるためではないかと思われる。経絡的には腎経と小腸経を用いるとよい。

210 ▾ 歩廊《ほろう》

一名歩廊

取穴

前胸部、第五肋間にして、中庭と乳根の中間、中庭の外方二寸に取る。腎経の胸部諸穴は、胃経と任脈の中間に取る。

古法の主治症と施術法

『明堂』

刺入四分、灸三壮。

胸脇支満、膈逆不通、呼吸少気、喘息、不得挙臂。


『甲乙経』

九巻・肝受病及衛気留積、発胸脇満痛第四に「胸脇榰満、膈逆不通、呼吸少気、喘息、不得挙臂」とある。


『千金方』

胸脇柱満。膈上不通。呼吸少気。喘息。


『銅人』

鍼入三分、灸五壮。

胸脇支満、鼻塞不通、呼吸少気、喘息不得挙臂。


『聚英』

素註鍼四分。銅人鍼三分、灸五壮。

胸脇支満痛引胸、鼻塞不通不得息、呼吸少気、咳逆、嘔吐、不嗜食、不得挙臂。


『図翼』

刺三分、灸五壮。

胸脇満痛、鼻塞少気、咳逆不得息、嘔吐不食、臂不得挙。


『説約』

鍼二分、灸三壮。

胸脇満、咳逆息するを得ず、嘔吐して食せず、喘急、肋膜、背脊に牽きて痛むを治す。

意釈と解説

①胸脇部が痞えて苦しく、膈の部分で気が詰まって流れない。そのためにゼエゼエ喘いで呼吸が苦しい。また、腕が痛くて挙げられない。これはおそらく腎虚によって陽明経に熱が停滞するためであろう。あるいは心経も虚している。
②そのほか、鼻づまり、嘔吐、食欲不振、肋間神経痛にも効く。

現代の主治症と施術法

〈松元〉

鍼三分、灸三壮。

肺膨張不全、気管支炎、肋膜炎、咳嗽、呼吸困難、感冒、嘔吐不食、腹部鼓脹、腹直筋痙攣。


〈駒井〉

灸五壮、鍼四分。

肋間神経痛、肋膜炎、咳嗽、気管支カタル、嘔吐、食欲不振、乳腺炎、直腹筋痙攣、心臓病、感冒、肺膨張不全。

〈岡部〉

肋間神経痛、咳嗽、鼻づまり、呼吸困難、喘息、五十肩、食欲なし。

〈本間〉

心臓病、気管支炎、肋間神経痛。

〈竹之内・濱添〉

鍼三分、灸七壮ないし十五壮。

呼吸器疾患を主る。気管支炎、咳嗽、喘息、呼吸困難、心臓病、胸膜炎、肋間神経痛、腹直筋痙攣、嘔吐、食欲不振、食道痙攣。

〈代田〉

心膜炎、肋膜炎、狭心症、肋間神経痛、胃酸過多症、肝炎。

〈中医学〉

斜刺あるいは横刺0・5～0・8寸、深刺は不可、可灸。

胸痛、咳嗽、喘息、嘔吐、食欲不振、乳房の炎症あるいは腫瘍。

〈深谷灸〉

肋膜炎、狭心症、心のう炎、肋間神経痛。

〈森〉

肋間内へ直刺10～20ミリ

胸膜炎、肋間神経痛。

まとめ

胸部の諸穴は腎虚で上焦の熱になっているときは必ず圧痛がある。圧痛さえあれば、何病にでも用いてよい。知熱灸や浅い置鍼がよい。

211 神封《しんぽう》

取穴

膻中の外方二寸、第四肋間に取る。

古法の主治症と施術法

『**明堂**』

刺入四分、灸五壮。

胸脇支満不得息、咳逆、乳難（『医心方』と『外台』は乳癰）、洒淅悪寒。

『**甲乙経**』

九巻・肝受病及衛気留積、発胸脇満痛第四に「胸脇榰満、不得息、咳逆、乳癰、洒淅悪寒」とある。

『**千金方**』

乳癰寒熱、短気、臥不安。

『銅人』

可灸五壮、鍼入三分。

胸満不得息、咳逆、乳癰、洒淅悪寒。

『聚英』

素註鍼四分、銅人鍼三分、灸五壮。

胸脇支満、痛引胸不得息、咳逆嘔吐、胸満不嗜食。

『図翼』

刺三分、灸五壮。

胸脇満痛、咳逆不得息、嘔吐不食、乳癰、洒淅悪寒。

意釈と解説

①胸脇部が痞え苦しいために呼吸がしにくい。また咳き込んでのぼせる。乳腺炎になって、ぞくぞくと悪寒する。

②『明堂』には乳難とあり、『外台』などは乳癰としている。乳難には難産との意味がある。もし難産だとすれば、意味が通じにくい。また、『大漢和辞典』には乳難を乳汁分泌不足としている。これだと意味が通じる。

現代の主治症と施術法

〈松元〉

鍼三分、灸七壮。

肺充血、気管支炎、肋膜炎、気胸、咳嗽、肋間神経痛、嘔吐不食、咳逆。

〈駒井〉

刺鍼三~四分、施灸五壮。

肋間神経痛、肋膜炎、気管支カタル、咳嗽、嘔吐、食欲不振、乳腺炎、直腹筋痙攣、心臓病、感冒、肺膨張不全。

〈岡部〉

呼吸困難、咳、乳癰、嘔吐、悪寒、肋膜炎、肋間神経痛。

〈竹之内・濱添〉

鍼三分、灸七壮ないし十五壮。

呼吸器疾患を主る。肺炎、咳嗽、喘息、肋膜炎、心臓病、食道痙攣、嘔吐、肋間神経痛、乳房炎、神経衰弱、ノイローゼ、そのほかの精神神経症。

〈代田〉

狭心症、心筋梗塞、心臓弁膜症、肋間神経痛。

〈中医学〉

斜刺あるいは横刺0・5~0・8寸、可灸。

咳嗽、喘息、胸脇苦満、嘔吐、食欲不振、乳房の炎症あるいは腫瘍。

〈森〉

肋間内へ直刺10~20ミリ。

胸膜炎、肋間神経痛。

〈上地〉

肺に熱をもったときに使うことあり。

〈首藤〉

超旋刺。

肋間神経痛、左は心臓疾患。

まとめ

①神封は、膻中とともに診断穴として重要である。この部位に熱感がある人は心臓に熱がある。故に狭心症などの心疾患や高血圧症などの循環器疾患に罹りやすい。すでに罹患している人もいる。その疑いがあるときは血圧を測定し、異常があれば病医院に通院しているかを確かめ、もし、かかりつけ医がない場合は、適当な病院を紹介するとよい。

②乳腺炎で、もし圧痛があれば接触鍼をする。腫れが激しい場合は悪寒があるし、検温すれば熱がある。その場合も鍼をしてよいが、決して刺してはいけない。

③心に熱があるときは相対的に腎虚である。腎虚があるための咳嗽は神封に圧痛が出ている。接触鍼や知熱灸がよい。

212 霊墟《れいきょ》

取穴

玉堂の外方二寸、第三肋間に取る。

古法の主治症と施術法

『明堂』
刺入四分、灸五壮。
胸脇支満、痛引膺不得息、悶乱、嘔吐、煩満、不得飲食。

『甲乙経』
九巻・肝受病及衛気留積、発胸脇満痛第四に「胸中楮満、痛引膺不得息、悶乱、煩満、不得飲食」とある。

『千金方』
胸脇柱満。嘔吐、胸満。

『銅人』
鍼入三分、可灸五壮。
胸脇支満、痛引胸不得息、咳逆、嘔吐、胸満、不嗜食。

『聚英』
素註鍼四分。銅人鍼三分、灸五壮。
胸脇支満、痛引胸不得息、咳逆、嘔吐、胸満、不嗜食。

意釈と解説

肝が病を受けたために肝血の陽気の発散ができなくなって熱が停滞し、胸の中が詰まった感じがして痛み、それが胸の胆経の流れている部分にまで響いて呼吸がしにくい。それで悶え苦しみ、食欲もなくなっている。時に咳嗽や吐き気もある。

現代の主治症と施術法

〈駒井〉

刺鍼三分～四分、施灸五壮。

肋膜炎、気管支炎、肋間神経痛、咳逆、嘔吐、呼吸困難、食道痙攣、鼻カタル、心臓疾患。

〈竹之内・濱添〉

鍼三分、灸七壮ないし十五壮。

呼吸器疾患を主る。肺炎、気管支炎、咳嗽、喘息、胸膜炎、心臓病、食道痙攣、嘔吐、肋間神経痛、乳房炎、神経衰弱、ノイローゼ、そのほかの精神神経症。

〈中医学〉

斜刺あるいは横刺0・5～0・8寸、可灸。

咳嗽、喘息、痰が多い、胸脇の張り、嘔吐、乳房の炎症あるいは腫瘍。

〈森〉

肋間内へ直刺10～20ミリ。

胸膜炎、肋間神経痛。

まとめ

肝実熱の状態になると肝経と胆経に圧痛が出て、胸脇部に抵抗と圧痛と水滞が現れる。これを胸脇苦満という。この状態は脾虚肝実熱証として治療し、湯液なら小柴胡湯か柴胡桂枝湯の証であるが、腎が関係しているときは肺虚肝実熱証である。湯液では、柴胡桂枝乾姜湯などが主治する。当然、霊墟に圧痛が現れている。これは胸脇部の熱によって胸が蒸された状態だともいえる。行間を瀉法し復溜を補う証だが、胸の圧痛がある部位には知熱灸か、接触鍼によって熱を取る。

213 神蔵《しんぞう》

取穴

紫宮の外側二寸、第二肋間に取る。

古法の主治症と施術法

『明堂』

刺入四分、灸五壮。

胸満（『医心方』は胸脇満）、咳逆上気、喘不得息、嘔吐、煩満、不得飲食。

『甲乙経』

九巻・邪在肺五蔵六府受病、発咳逆上気第三に「胸満、咳逆、喘不得、嘔吐、煩満、不得飲食」とある。

『千金方』

胸脇柱満。嘔吐、胸満。咳逆上気、喘不得息。

『**銅人**』

可灸五壮、鍼入三分。

胸脇支満、咳逆、喘不得息、嘔吐、胸満、不嗜食。

『**聚英**』

銅人灸五壮、鍼三分。素註四分。

嘔吐、咳逆、喘不得息、胸満不嗜食。

『**図翼**』

刺三分、灸五壮。

主治同上。

百證賦云、兼璇璣、治胸満項強、已試。

意釈と解説

胸が張り苦しく、咳き込んでのぼせ、ゼエゼエと喘いで呼吸が苦しい。嘔吐、胸苦しい、食欲不振なども神蔵が主治する。

現代の主治症と施術法

〈**松元**〉

鍼三分、灸七壮。

呼吸困難症。

〈**駒井**〉

刺鍼三分～四分、施灸五壮。

肺充血、食欲不振、気管支炎、喘息、肋間神経痛、肋膜炎、吃逆、嘔吐、気胸、咳嗽、呼吸困難、胸痛のために脇に引き息をすることができない。

〈**岡部**〉

呼吸困難、嘔吐、胸につかえる。肋間神経痛。

〈**竹之内・濱添**〉

鍼三分、灸七壮ないし十五壮。

呼吸器疾患および心疾患を主る。呼吸困難、肺炎、気管支炎、喘息、咳嗽、心臓病、胸膜炎、肋間神経痛、食道痙攣、嘔吐、乳房炎、神経衰弱、ノイローゼ、そのほか、精神神経症。

〈**代田**〉

心臓神経症、神経性心悸亢進症、大動脈炎、高血圧症。

〈**中医学**〉

斜刺あるいは横刺0・5～0・8寸、可灸。

咳嗽、喘息、胸痛、煩悶、嘔吐、食欲不振。

〈**森**〉

肋間内へ直刺10～20ミリ。

動脈硬化症。

まとめ

呼吸困難（肺気腫）、咳、胸苦しい、嘔吐、嚥下困難、肋間神経痛などに使われる。ほかの胸の経穴と同じで、知熱灸や浅い切皮置鍼または接触鍼がよい。

214 彧中《いくちゅう》

一名彧中

取穴

華蓋の外方二寸、第一肋間にして第二肋骨の上際陥凹に取る。すなわち第一肋間は鎖骨下際に兪府を取り、第二肋間上際に彧中を取る。

古法の主治症と施術法

『明堂』

刺入四分、灸五壮。

咳逆上気、涎出多唾、呼吸喘悸、坐不得安。

『甲乙経』

九巻・邪在肺五蔵六府受病、発咳逆上気第三に「咳逆上気、涎出多唾、呼吸哮、坐臥不安」とある。

『千金方』

咳逆上気、涎出多唾、呼吸喘悸、坐不安席。

『銅人』

鍼入四分、可灸五壮。

胸脇支満、咳逆、喘不能食飲。

『聚英』

銅人鍼四分、灸五壮。明堂灸三壮。

咳逆、喘息、不能食、胸脇支満、涎出多唾。

『図翼』

刺四分、灸五壮。

咳逆、不得喘息、胸脇支満、多唾嘔吐、不食。

神応経云、治気喘、痰壅、可灸十四壮。

一伝、治咳嗽、哮病唾血。

『灸経』

灸三壮。

咳嗽、上喘、不能食也。

意釈と解説

①咳き込んでのぼせ、涎や痰を多く出し、呼吸するとゼエゼエと喘ぎ、動悸がして横になれない、横になると咳逆が激しくなる。

②寝ると咳き込みが激しくなるのは痰飲が原因で、治療は腎虚証で行う。湯液では、小青竜湯や苓甘姜味辛夏仁湯類の証である。

現代の主治症と施術法

〈松元〉

鍼三分、灸七壮。

盗汗、唾液分泌過多。

〈駒井〉

刺鍼四分、施灸三壮～五壮。

肺充血、喘息、気管支炎、肋間神経痛、肋膜炎、食道狭窄、食欲不振、咳逆、嘔吐、呼吸困難。

〈岡部〉

咳嗽、喘息、食欲なし、涎が出て唾が多い。気管支カタル。

〈竹之内・濱添〉

鍼三分、灸七壮ないし十五壮。

呼吸器疾患を主る。呼吸困難、気管支炎、肺炎、喘息、咳嗽、心臓病、胸膜炎、肋間神経痛、食道痙攣、嘔吐、盗汗、唾液分泌過多、扁桃炎。

〈代田〉

喘息、気管支炎、咽喉炎。

〈中医学〉

斜刺あるいは横刺0・5～0・8寸、可灸。

咳嗽、喘息、痰がつまる、胸脇の脹満感、食欲不振。

〈深谷灸〉

気管支炎、咽喉カタル、喘息。

〈森〉

肋間内へ直刺10ミリ。

心臓疾患、気管支炎、甲状腺炎。

〈上地〉

喘息、この辺りに鍼をすることはまずない。灸はある。押して痛いのはよくないが、押さなくても痛いのが病気。

〈首藤〉

超旋刺。

胸廓出口症候群、甲状腺疾患、胸鎖関節痛、咽喉の疾患、肋間神経痛、左側は心臓疾患。

まとめ

食欲不振、咳、バセドー病、大動脈硬化症、心臓疾患、気管支炎などに用いられる。切皮程度の置鍼、接触鍼、知熱灸などを用いる。

215 兪府《ゆふ》

一名輸府

取穴

鎖骨の下縁で正中線の外側二寸、第一肋間が鎖骨の下際に没するところに取る。すなわち、璇璣の外方二寸に取る。

古法の主治症と施術法

『明堂』

刺入四分、灸五壮。

咳逆上気、喘不得息、嘔吐、胸満、不得飲食。

『甲乙経』

九巻・邪在肺五蔵六府受病、発咳逆上気第三に「咳逆上気、喘不得息、嘔吐、胸満、不得飲食」とある。

『**千金方**』

嘔吐、胸満。咳逆上気、喘不得息。

『**銅人**』

可灸五壮、鍼入三分。

咳逆上、喘、嘔吐、胸満、不得飲食。

『**聚英**』

素註鍼四分、銅人鍼三分、灸五壮、下経灸三壮。

咳逆上気、嘔吐、喘嗽、腹脹不下食飲、胸中痛。

『**図翼**』

刺三分、灸五壮。

咳逆上気、嘔吐不食、中痛。

一云、熱嗽瀉之、冷嗽補之。

玉龍賦云、兼乳根、能治気嗽、痰哮。

意釈と解説

咳き込んでのぼせる。あるいはゼエゼエと喘いで呼吸が苦しい。咳き込んで嘔吐する。胸が張り苦しい。食欲がない。以上のようなときに兪府を用いるが、時に胸が痛いことがある。

現代の主治症と施術法

〈**駒井**〉

刺鍼三分～四分、施灸三壮から五壮。

肺充血、咳逆、気管支炎、肺気腫、肋間神経痛、肋膜炎、食道狭窄、呼吸困難、喘息、食欲不振、嘔吐。

〈**岡部**〉

喘息、気管支カタル、咳嗽、呼吸困難、咽喉カタル、肋骨カリエス、食欲下らず、感冒。

〈**本間**〉

咳、甲状腺肥大。

〈**竹之内・濱添**〉

鍼三分、灸五壮。

呼吸困難、肺炎、気管支炎、喘息、咳嗽、心臓病、胸膜炎、肋間神経痛、盗汗、食道痙攣、嘔吐、唾液分泌過多、扁桃炎、バセドウ病。

〈**代田**〉

喘息、気管支炎、咽喉炎、甲状腺肥大、バセドウ病、肋骨カリエス。

〈**中医学**〉

斜刺あるいは横刺0・5～0・8寸、可灸。

咳嗽、喘息、胸痛、嘔吐、食欲不振。

〈**深谷灸**〉

呼吸器病（喘息、気管支炎）、甲状腺肥大に璇璣と併用して著効。

〈**森**〉

肋間内へ直刺10ミリ。

心臓疾患。

〈**上地**〉

患者が痛いと訴えることは少ない。術者が押すと痛がることがある。本人は背中が凝っていると訴えることがある。陰病が陽に現れている。ここが痛いのは肺が悪い。しかし、肺疾に兪府を使うことはない。治すのは太渓。

〈首藤〉

超旋刺、浅置鍼もよい。

胸郭出口症候群のうち、特に過外転症候群に有効である。甲状腺疾患、咽喉の疾患。咳にも効く。

まとめ

咳き込んで嘔吐する場合に接触鍼か浅く刺す。喘息発作が浅い鍼で止まることがある。咽喉痛のときには知熱灸か散鍼する。

9 手の厥陰心包経

216 天池《てんち》

手心主と足少陽の会／一名天会

取穴

乳頭の外側一寸、第四肋間に取る。すなわち、乳中と天渓との中間にあたる。

古法の主治症と施術法

『明堂』

刺入七分、灸三壮。

寒熱、胸満（『医心方』は膺満）、頸痛（『医心方』は瘻頸）、四肢不挙、腋下腫、上気、胸中有声、喉中鳴。

『甲乙経』

八巻・五蔵伝病、発寒熱第一下に「寒熱胸満、頭痛、四肢不挙、腋下腫、上気、胸中有声、喉中鳴」とある。

『千金方』

寒熱胸満、頭痛、四肢不挙、腋下腫、上気喉鳴、胸中有声、喉中鳴。胸中満。漏。

『銅人』

可灸三壮、鍼入三分。

寒熱、胸膈煩満、頭痛、四肢不挙、腋下腫、上気、胸中有声、喉中鳴。

『聚英』

銅人灸三壮、鍼二分。甲乙鍼七分。

胸中有声、胸膈煩満、熱病汗不出、頭痛、四肢不挙、腋下腫、上気、寒熱痎瘧。

『図翼』

刺三分、灸三壮。

目䀮䀮不明、頭痛、胸脇煩満、咳逆、臂腋腫痛、四肢不挙、上気、寒熱瘧、熱病汗不出。

千金云、治頸痛、瘰癧、灸百壮。

百證賦云、兼委陽穴、腋腫鍼而速散。

『灸経』

灸三壮。

寒熱、痎瘧、熱病汗不出、胸満、頭痛、四肢不挙、腋下腫、上気、胸中有声、喉鳴也。

『説約』

鍼三分、灸三壮。

胸中声有り、喉中鳴るを治す。

意釈と解説

①頸部や腋下のリンパ腺が腫れて悪寒、発熱し、胸は張り苦しく、頭痛、のぼせ、四肢の倦怠感があり、胸ではゼエゼエ、ゼロゼロと喘鳴があり、呼吸をするとヒューヒューと喉が鳴る。以上のような状態のときに天池を用いる。

②そのほか、視力減退、頭痛などにも効く。

③胸は胸部の中央付近をいい、膺は乳頭線よりも外側の部分をいう。

現代の主治症と施術法

〈松元〉

鍼二分ないし四分、灸三壮ないし七壮。

間歇熱に発汗の効あり。また頭痛、四肢挙らず、腋下腺炎、心外膜炎、心臓肥大、心室鼓脹、総動脈充血を誘起する原因たるに効あり。『霊枢』によれば胸中声あり、喉中喘鳴する即ち肺毛様気管支炎に良効あり。


〈岡部〉

喘息、熱病、五十肩痛、頭痛。


〈本間〉

気管支炎、胸筋痛、肋間神経痛、心臓性の病。


〈竹之内・濱添〉

鍼三分、灸七壮。

乳腺疾患を主る。心臓病、肺炎、気管支炎、喘息、咳嗽、呼吸困難、胸膜炎、肋間神経痛、腋窩腺炎、ノイローゼ、神経衰弱など精神神経症一切。


〈代田〉

心臓疾患、肋間神経痛などに効く。


〈中医学〉

斜刺あるいは横刺0・5~0・8寸、可灸。

胸悶、心煩、咳嗽、痰の多いもの、喘息、胸痛、腋下の腫痛、頸部リンパ結核、寒熱往来のある熱病、乳房の炎症あるいは腫痛。


〈深谷灸〉

肋間神経痛、胸筋の痛み、気管支炎、咳嗽。


〈森〉

肋間内へ斜刺5~10ミリ。

心臓疾患。


〈上地〉

あまり使わない。胆経がこの辺りまで走っている。

まとめ

①手を使い過ぎて天池あたりの筋肉痛があるときに浅く単刺する。接触鍼でもよい。五十肩のときに圧痛が出ている。
②乳腺炎のときに痛みがあれば接触鍼。
③脾虚肺熱証の咳、喘息などのときに浅い刺鍼か接触鍼。

217 天泉《てんせん》

一名天湿・天温

取穴

前腕を外転して、腋窩横紋の頭より曲沢に向かって二寸下ったところに取る。上腕二頭筋と烏口腕筋との筋溝に取る。

古法の主治症と施術法

『**明堂**』

刺入六分、灸三壮。

足不収、痛不可以行。


『**甲乙経**』

八巻・水膚脹、鼓脹、腸覃、石瘕第四に「石水」とある。

十巻・陽受病、発風第二に「足不収、痛不可以行」とある。


『**千金方**』

咳逆。


『**外台**』

灸三壮。

足不収、痛不可以行、心痛、胸中痛、脇支満痛、膺背甲間両臂内廉痛。


『**銅人**』

鍼入六分、可灸三壮。

心病、胸脇支満、咳逆、膺背胛間臂内廉痛。


『**聚英**』

銅人鍼六分、灸三壮。

目䀮䀮不明、悪風寒、心病、胸脇支満、咳逆、膺背胛臂内廉痛。


『**図翼**』

刺六分、灸三壮。一曰刺二分。

悪風寒、胸脇痛支満、咳逆、膺背胛臂間痛。


『**説約**』

鍼六分、灸三壮。

心病、胸脇支満、膺背胛肘に引きて痛むを治す。

意釈と解説

①水気病の一種である石水病に用いる。
②中風病によって足の力が抜けて、歩こうとすると痛む場合に用いる。
③そのほか、心痛、胸の中の痛み、胸脇部の痞え痛み、胸の外側から肩甲骨内側および上腕内側にかけての痛み、咳嗽などにも用いる。

現代の主治症と施術法

〈**松元**〉

鍼六分、灸七壮。

心臓病を主る。心悸亢進症、肋間神経痛、上膊内廉疼痛、肺充血、胸中熱、心下堅満、吃逆。


〈**駒井**〉

灸三壮、鍼六分。

心内膜炎、胸筋リウマチ、心悸亢進、吃逆。

〈**岡部**〉
心臓病、眼痛、心下部煩満、五十肩、咳嗽。

〈**本間**〉

上膊痛、正中神経痛、胸苦しい。


〈竹之内・濱添〉

鍼六分、灸七壮ないし十五壮。

心臓病、心悸亢進、狭心症、肺充血、胸中熱、胸膜炎、肋間神経痛、心下堅満、吃逆、脳貧血、婦人病よりくる貧血、ノイローゼ、精神神経症。


〈中医学〉

直刺0・5～0・8寸、可灸。

心痛、胸脇脹満、咳嗽、胸背および上肢内側痛。


〈深谷灸〉

息苦しいとき（圧して痛いときに）、五十肩、上腕痛。


〈森〉

腕の内側から外側に向けて直刺10～20ミリ。

上腕神経痛。


〈上地〉

あまり使わない。筋肉痛に標治的に使うことがある。腕が重いとき、鍼で軽減することもある。

まとめ

①五十肩のときに圧痛があれば用いる。上腕部内側の痛み、心下部の詰まり感にも効く。
②心包経は、心の陽気が出てくる経絡である。心包の陽気は膀胱経から腎経に入って命門の火となる。故に、心包経を補うと命門の火が盛んになり、上にある脾胃の働きが活発になる。心包経は脾経と五行の母子関係である。故に、心包経を補うと脾経の発散の気が旺盛になり、胃の陽気も旺盛になって気血津液の生成が活発になる。以上のことに留意して心包経の諸穴を考えると、各主治症の意味が分かりやすい。

218 曲沢《きょくたく》

合水穴

取穴

肘窩横紋の中央、上腕二頭筋の尺側に取る。

中指に響くキョロキョロの上にとる（柳谷）。

古法の主治症と施術法

『明堂』

刺入三分、留七呼、灸三壮。

心痛、卒咳逆、出血則已、心澹澹然（『外台』は心下澹然）善驚、身熱、煩心、口乾、手清、逆気、嘔、唾血、時瘲（『外台』は肘瘲）、善揺頭、顔清（『外台』は清のみ）、汗出不過肩、傷寒病温。


『甲乙経』

七巻・六経受病、発傷寒熱病第一下に「心澹澹然善驚、身熱煩心、

口乾、手清、逆気、嘔血、時瘛、善揺頭、顔青汗出不過肩、傷寒、温病」とある。

『千金方』

心下澹澹喜驚。口乾。心痛。逆気、嘔涎。咳喘、曲沢出血立已。又主卒咳逆逆気。手青逆気。傷寒温病、身熱、煩心、口乾。

『銅人』

可灸三壮、鍼入三分、留七呼。

心痛、善驚、身熱煩渇、口乾、逆気、嘔血、風疹、臂肘手腕善動揺。

『聚英』

銅人灸三壮、鍼三分、留七呼。

心痛、善驚、身熱、煩渇、口乾、逆気、嘔涎血、心下澹澹、身熱、風疹、臂肘手腕善揺動、揺頭清汗出不過肩、傷寒、逆気、嘔吐。

『図翼』

刺三分、留七呼、灸三壮。

心痛、善驚、身熱、煩渇、臂肘揺動掣痛不可伸、傷寒、嘔吐、気逆。

百證賦云、兼少商、治血虚、口渇。

『説約』

鍼三分、灸三壮。

風疹、臂肘手腕動揺するを治す。

『鍼灸則』

腹脹、喘、振慄。

意釈と解説

①傷寒や温病で発熱し、その熱によって心臓のあたりが頼りなく感じて落ち着きがなくなり、胸が悶え苦しい。身熱があるために口が渇き、手は冷える。また胸に熱があるためにのぼせて血を吐き、時に引きつけ、よく頭を揺らせる。顔色は青く、表の陽気が足りないために肩から下には汗が出ない。

②「汗出不過肩」とは『傷寒論』陽明病脈証并治第八の茵蔯蒿湯条文にある「但、頭汗出、身無汗、剤頸而還」と同じ意味である。

現代の主治症と施術法

〈松元〉

鍼三分、留むること七呼、灸三壮ないし七壮。

心臓炎または流行性感冒、腸チフス、麻疹、猩紅熱、上膊神経痛、身熱して口乾き吐血する症に良好あり。

〈駒井〉

灸三壮、鍼三分。

心臓内膜炎、気管支カタル、肺結核、肘肩胛関節炎および神経痛、嘔吐、悪阻。

〈柳谷〉

逆上、口乾、感冒、上肢筋痙攣、心臓内膜炎、気管支カタル、肺結核、諸熱性病、肘・肩甲関節炎および神経痛、嘔吐、悪阻、肋間神経痛。

〈岡部〉

失音、心下部の痛み、肋間神経痛、口の渇き、風疹、嘔吐。

〈本間〉

精神がオドオドしているとき。心臓病。

〈竹之内・濱添〉

鍼三分、留むること七呼、灸三壮ないし十五壮。

心疾患、風邪、頭痛、下熱、身熱して口乾き吐血する症、呼吸器疾患、精神神経症、正中神経痛および麻痺。

〈代田〉

咳嗽頻発するを治す。肘関節炎またはリウマチに効く。

〈中医学〉

直刺0・8～1寸、あるいは三稜鍼で瀉血、可灸。

心痛、心悸、よく驚く、胃脘部痛、嘔吐、こむら返り、熱病、煩躁、上肢痛、上肢の振戦、咳嗽。

〈深谷灸〉

咳止め、肘関節炎・リウマチ。

〈森〉

肘窩から肘尖の方向へ向けて直刺10～20ミリ。

心臓疾患。

〈上地〉

心臓が悪い人ののぼせ下げ。心臓系の咳に効く。精神躁状態、発熱、心臓神経症、口渇にも効く。

まとめ

①八十一難型、心虚腎実証のときに補う。この証は心と肝の脈が虚して肺と腎の脈が実になっている。故に曲泉、曲沢を補い、然谷を瀉法する。この証は腎炎、ネフローゼ、慢性の膀胱炎、水太りなどのときに現れやすい。

②人体は腎が基本だが、無理をすると腎虚になる。腎虚になると心熱になるが、その前段階では心包の脈（右尺中）が強くなる。睡眠が不足すると、必ず右尺中の脈が盛んになる。これは腎の虚熱だが、心に熱をもつ前兆である。この状態がさらに進むと、左寸口の脈が強くなる。この状態になると、高血圧や心疾患を発症しやすくなる。

③曲沢が心臓関係の症状や疾患に効くとされているが、これは心包および心熱のためである。もし心包の熱だけであれば補って取れる。心熱にまでなれば心経ではなく心包経を瀉法して取る。もちろん、その前に腎経を補うべきではある。

219 郄門《げきもん》

手心主の郄

取穴

腕関節横紋の上五寸、大陵と曲沢の中間に取る。

実際は、少し肘関節に近い部分に硬結、圧痛が出やすい（池田）。

前腕前面の中央に太いギョロギョロあり、これを押さえれば中指が太くなるように感ずるところなり（柳谷）。

古法の主治症と施術法

『明堂』

刺入三分、灸三壮（『外台』は灸5壮）。

心痛、衄、噦、嘔血、驚恐畏人、神気不足。


『甲乙経』

九巻・寒気客於五蔵六府、発卒心痛、胸痺、心疝、三蟲第二に「心痛、衄、噦、嘔血、驚恐畏人、神気不足」とある。

十一巻・動作失度、内外傷、発崩中瘀血、嘔血、唾血第七に「咳血」とある。


『千金方』

心痛、衄血、嘔血、驚恐畏人、神気不足。


『銅人』

鍼入三分、可灸五壮。

心痛、衄血、嘔噦、驚恐畏人、神気不足。


『聚英』

銅人鍼三分、灸五壮。

嘔血、衄血、心痛、嘔噦、驚恐畏人、神気不足。


『図翼』

刺三分、灸五壮。

嘔血、衄血、心痛、嘔噦、驚恐、神気不足、久痔。


『説約』

鍼三分、灸五壮。

肘腕痛み、神気正しからざるを治す。

意釈と解説

冷えによって腎虚から心熱となり、心痛、のぼせて鼻出血、しゃっくり、嘔血、喀血などを発症し、人に会うと恐れ驚きやすい。これは腎が虚して命門の火が不足しているためである。また、慢性の痔疾にも郄門を用いる。

現代の主治症と施術法

〈松元〉

鍼三分、留むること七呼、灸三壮ないし七壮。

心臓炎、心外膜炎、嘔血、衄血、吃逆、ヒステリーに良好あり。


〈駒井〉

灸五壮、鍼三分。

胃出血、衄血、ヒステリー、正中神経の疾患。


〈柳谷〉

嘔血、ヒステリー、肋間神経痛、心臓炎、衄血、憂鬱症、喀血、神気不足、神経性心悸亢進症、強心穴として使用する。


〈岡部〉

吐血、喀血、鼻血、心下痛、神経衰弱、淋疾、気が弱い、心臓病、ヒステリー、ノイローゼ、恐怖症。

〈**本間**〉
逆気して上から出血する場合に効く。動悸、肋膜炎、喀血、心悸亢進。

〈**竹之内・濱添**〉
鍼三分、留むること七呼、灸三壮ないし十五壮。
止血を主る。吐血、喀血、衄血、下血、外傷、そのほか、体出血一切、心臓病、呼吸器疾患、胸膜炎、狭心症、精神神経症、正中神経痛、書痙、眼痛。

〈**代田**〉
心臓疾患即ち心臓弁膜症、心筋梗塞、狭心症の特効穴。喀血を止めるにも心悸亢進の場合にも著効あり。そのほか、肋膜炎、脚気、リウマチ、指先の痺れ感、背痛を治す。

〈**中医学**〉
直刺0・5～1寸、可灸。
心痛、心悸、胸痛、心煩、喀血、吐血、鼻血、疔瘡、癲癇。

〈**深谷灸**〉
嘔血、衄血、喀血、心痛、逆気して出血するに、心悸亢進の必須穴、狭心症。

〈**森**〉
前腕の掌側より背側に向かって直刺10～20ミリ。
胸痛（肋膜炎などのときもよい）、心臓神経症、心悸亢進などにきく。郄門は激しい門ということで、痛みの激しいときや神経過敏症の場合に用いると著効がある。

〈**上地**〉
動悸が激しいときに打てば鎮静する。呼吸困難、心下満で息苦しいとき。心臓の痛みと動悸。上部の出血に効く。切り傷にも応用。

〈**首藤**〉
超旋刺。
心包経の変動に用いる。単独では動悸。

まとめ

①七十五難型の腎虚心実証は大陵を瀉法するが、代わりに郄門を用いてよい。腎虚心実証は左関上と左尺中が虚して左寸口と右関上が実になっている。実際は肝が虚して心の脈が強く感じる。イライラして悪化する高血圧、動悸などに効く。
②諸先生が記されている症状以外にも、肩甲骨内縁の痛み、肋間神経痛、下肢の筋肉痛、不眠症などに効く。

220 間使《かんし》

経金穴／一名鬼路

取穴

大陵の上三寸、曲沢に向かって取る。

『明堂』

刺入六分、留七呼、灸三壮。

心痛善悲（『医心方』は善悲而驚）、厥逆、懸心如飢之状、心澹澹而驚（『外台』は驚恐）、狂面赤、目黄、熱病煩心（『外台』は「熱病面赤、目黄、煩心善噦」と続く）、善噦、胸中澹澹善動而熱、頭身風熱、善嘔（『外台』は嘔吐、怵惕）、寒中、少気、掌中熱、肘攣腋腫、卒心中痛、瘈瘲、互相引、肘内廉痛、心熬熬然、胸痺引背、時寒（『医心方』は振寒）、頭大浸淫（『外台』は喜驚、痞不能語、咽中哽とある）。

『甲乙経』

七巻・六経受病、発傷寒熱病第一下に「熱病煩心、善嘔、胸中澹澹善動而熱」とある。

九巻・寒気客於五蔵六府、発卒心痛、胸痺、心疝、三蟲第二に「卒心中痛、瘈瘲、互相引、肘内廉痛、心敖敖（熬熬も同意）然～胸痺引背時寒」とある。

九巻・邪在心胆及諸蔵府、発悲恐、太息、口苦、不楽、及驚第五に「心痛、善悲、厥逆、懸心如饑之状、心譫譫（澹澹）而驚、大陵及間使主之」とある。

十巻・陽受病、発風第二に「頭身風、善嘔怵、寒中、少気、掌中熱、肘急腋腫」とある。

十一巻・陽厥大驚、発狂癇第二に「心懸如飢状、善悲而驚狂、面赤、目黄」とある。

十一巻・寒気客於経絡之中、発癰疽、風成、発厲、浸淫第九下に「頭大浸淫」とある。

『千金方』

嗌中如扼。胸痹背相引。胸中澹澹。心懸如飢。寒中少気。面腹腫。唾血。吐血。手痛。肘内廉痛。頭身風熱。善悲驚狂、面赤目黄、痞不能言。熱病煩心、心悶而汗不出、掌中熱、心痛身熱如火、浸淫煩満舌本痛。熱病煩心、喜噦、胸中澹澹、喜動而熱。

『銅人』

可灸五壮、鍼入三分。岐伯云、可灸鬼邪。

心懸如飢、卒狂、胸中澹澹、悪風寒、嘔吐、怵惕、寒中少気、掌中熱、腋腫、肘瘈、卒心痛、多驚、痞不得語、咽中如鯁（鯁と哽は同意）。

『聚英』

素註鍼六分、留七呼。銅人鍼三分、灸五壮。明堂七壮。甲乙三壮。

傷寒結胸、心懸如飢、卒狂、胸中澹澹、悪風寒、嘔沫、怵惕、寒中少気、掌中熱、腋腫、肘攣、卒心痛、多驚、中風気塞、涎止、昏危、痞不得語、咽中如梗、鬼邪、霍乱、乾嘔、婦人月水不調、血結成塊、小児客忤。

『図翼』

刺三分、留七呼、灸五壮。

傷寒結胸、心懸如饑、嘔沫、少気、中風気塞、昏危不語、卒狂、胸中澹澹、悪風寒、霍乱乾嘔、腋腫肘攣、卒心痛、多驚、咽中如鯁、婦人月水不調、小児客忤、久瘧、可灸鬼邪随年壮。

千金云、乾嘔不止、所食即吐不停、灸三十壮。若四肢脈絶不至者、灸之便通、此法能起死人。又治卒死灸百息。又十三鬼穴云、此名鬼路、鍼百邪癲狂、当在第九次下鍼。

神応経云、治脾寒、寒熱往来、渾身瘡疥、灸七壮。太乙歌云、兼風池、環跳、治瘧疾。又兼気海、中極、三里、刺小腹便澼。

玉龍賦云、治痎瘧。

百證賦云、兼天鼎、治失音、休遅。

霊光賦云、兼水溝、治邪癲。

捷径云、治熱病頻噦。

『灸経』

灸七壮。

卒狂、驚悸、臂中腫痛屈伸難。岐伯曰、主鬼神邪也。

『説約』

鍼五分、灸三壮。

狂癲疾、胸中澹澹として動じ、しばしば笑いて止まず、咽中、鯁の如きを治す。

意釈と解説

①傷寒などの熱病で胸に熱が停滞する結胸病になり、よく吐き気がし、胸が頼りなくて気持ちが落ち着かず発熱する。

②胸に熱が多くなったために急に心が痛くなって引きつり、その引きつりが上腕の内側から肘にまで響き、胸が詰まった感じになり、それが背部にまで響き、時に背部が寒くなる。

③心痛が起こり、気分が悲観的になり、手足から冷えあがり、胸が頼りなく感じて驚きやすくなる。

④風邪によって熱を発し、よく吐き気がして気持ちがびくびくと落ち着かず、胃腸は冷えて呼吸が浅くなり、手掌は煩熱し、肘が引きつり、腋下が腫れる。

⑤心に熱があるために空腹を感じるが食べられない。そうして気分は悲観的になり、よく驚き、精神に異常をきたし、顔面は赤くなり、目が黄色になる。

⑥以上のような状態に間使を用いるが、そのほか、頭の湿疹、声が出なくなる、咽喉に何かが詰まった感じになる、月経不順、小児のカンムシなどにも間使を用いる。

現代の主治症と施術法

〈松元〉

鍼三分、留むること七呼、灸三壮ないし七壮。

心外膜炎、心胸絞窄痛、神経性心悸亢進症、精神病、ヒステリー、中風半身不随、舌骨麻痺、肋間神経痛、腋下腺炎、腸チフス、咽喉内に鯁鬫の如きものあるを治す。また掌中熱、婦人の月経不調、子宮充血、小児の癇症搐搦に効あり。

〈駒井〉

灸七壮、鍼三分。

心臓内膜炎、胃カタル、中風、ヒステリー、小児搐搦、月経不順。

〈柳谷〉

咽頭カタル、手掌過熱、心臓内膜炎、狭心症、ヒステリー、胃カタル、中風、夜啼症、小児搐搦、癲癇、月経不順、心悸亢進症、子宮内膜炎。

〈岡部〉

心下満、胃部の不快感、中気、癪で語ることができない。掌中熱、心筋梗塞、心臓疾患、咽喉中につかえ、月経不順、婦人病、血の道の病、憂鬱症、神経性心悸亢進症、ノイローゼ、発狂、中風、半身不随。

〈本間〉

心痛、狭心症。熱病や中風などで精神に異常を来した場合に使われる。

〈竹之内・濱添〉

鍼三分、留むること七呼、灸七壮ないし十五壮。

心疾患を主る。ノイローゼ、神経衰弱、狂病、鬼病などの精神神経症、胸膜炎、肋間神経痛、腋下腺炎、中風、半身不随、咽喉炎、月経不順、子宮充血、小児搐搦、書痙、正中神経痛。

〈中医学〉

直刺0・5～1寸、可灸。

心痛、心悸、胃痛、嘔吐、熱病、煩躁、寒熱往来を主とする熱病、癲癇、うつ病で精神錯乱するもの、腋下部の腫れ、肘関節痙攣、上肢の痛み。

〈深谷灸〉

心痛、狭心症、ノイローゼ、中風。

〈森〉

掌側から背部へ直刺15～20ミリ。

吐きけ、嘔吐。

まとめ

①間使が心痛などに効くのは心熱のためだから、瀉法する。心経は瀉法できない。もし、心経を瀉法すると、余計に心熱が多くなる。

②精神状態が不安定で、どちらかというと鬱傾向があるときに用いる。これは脾虚証として補う。

③熱病後に咳が止まらない場合に、脈が脾虚肺熱証になっていれば、間使、商丘を補う。発熱があってもよい。

④八十一難型で肺虚心実証のときに大都、魚際、然谷の補法の後で、労宮または間使を瀉法する。この証は少ないが、扁桃炎で高熱が続くときに用いると解熱する。

221 内関《ないかん》

手心主の絡

取穴

大陵の上二寸に取る。

内橈骨筋腱と長掌筋腱との間の深部にギョロギョロあり。あまり硬くなく柔らげなるものなり（柳谷）。

『**霊枢**』**経脈第十**
手心主之別、名曰内関〜実則心痛、虚則為煩心、取之両筋間也。

『**明堂**』

刺入三分、灸三壮。

面赤皮熱、熱病汗不出、中風熱、目赤黄、肘攣腋腫、実則心暴痛、虚則煩心、惕惕不能動、失智、心澹澹善恐（『外台』は善驚恐）、心悲。

『**甲乙経**』

七巻・六経受病、発傷寒熱病第一下に「面赤皮熱、熱病汗不出、中風熱、目赤黄、肘攣腋腫、実則心暴痛、虚則煩心、心惕惕不能動、失智」とある。

九巻・邪在心胆及諸蔵府、発悲恐、太息、口苦、不楽、及驚第五に「心澹澹而善驚恐、心悲」とある。

『**千金方**』

目𥇶𥇶不明、悪風寒。目赤黄。面赤熱。凡心実者則心中暴痛、虚則心煩、惕然不能動、失智。手中風熱。

『**銅人**』

鍼入五分、可灸三壮。

目赤、支満中風、肘瘈、実則心暴痛、虚則心煩惕惕。

『**聚英**』

銅人鍼五分、灸三壮。

手中風熱、失志、心痛、目赤、支満肘攣。実則心暴痛、瀉之、虚則頭強補之。

『**図翼**』

刺五分、灸五壮。

中風失志、実則心暴痛、虚則心煩惕惕、面熱、目昏、支満肘攣、久瘧不已、胸満、腸痛、実則寫之、生瘡灸之。

神応経云、治心疼腹脹、腹内諸疾、可灸七壮。

玉龍賦云、合照海、能医腹疾之塊。

席弘賦云、兼公孫、治肚痛。

攔江賦云、治傷寒、太陰経四日者、先用照海、公孫、後用内関施治。

百證賦云、兼建里、掃尽胸中之苦悶。

標幽賦云、胸満、腹痛、刺内関。

捷法云、治胸満、胃脘不快、傷寒中焦痞満、両脇刺痛、嘔吐不已、脾胃気虚、心腹脹満、脇肋下疼、心腹刺痛、痞塊食癥不散、人漸羸痩、血塊気瘕、蔵府虚寒、風壅気滞、大腸虚冷、脱肛不収、大便艱難、用力脱肛、蔵毒腫痛、便血不止、五痔、五癇、口吐涎沫、心性保癡、心驚発狂、悲泣不已、不識親疎、健忘錯乱、言語不記、或歌或笑、神思不安、中風不省人事、心虚胆寒、四体戦掉。已上諸證、先以内関主治、後随證加各穴治之。

『**説約**』

鍼五分、灸三壮。

中風肘臂不随、心煩失神するを治す。

『**鍼灸則**』

手中風熱、臂裏攣急。

意釈と解説

①熱病のために顔面が赤くなり、顔が熱する。汗が出ない。中風による熱でも同じ状態になる。目が赤黄色くなり、肘が痙攣し、腋下が腫れる。もし心包経が実すると急に心が痛くなり、虚すると胸苦しくなる。精神状態が不安定になって行動できなくなり、考える力も失われ、恐れ悲しみやすくなる。

②そのほか、腹の張り、腸の痛み、胃部の不快感、嘔吐、脱肛、便秘、痔疾、人事不省、健忘症などにも内関を用いる。

現代の主治症と施術法

〈**松元**〉

鍼三分、留むること七呼、灸三壮ないし七壮。

心外膜炎、ヒステリー、角膜炎、前膊神経痛。

〈**駒井**〉

灸三壮、鍼五分。

心筋炎、心内外膜炎、黄疸、肘関節神経痛、肩胛関節神経痛、産後眩暈。

〈**柳谷**〉

上肢麻痺、心臓疾患、半身不随、失神、黄疸、上肢神経痛、結膜炎、実すれば心痛、虚すれば頭強。

〈**岡部**〉

手の麻痺、心下痛、リウマチ、神経痛。

〈**本間**〉

心悸亢進などの心臓病、失神。

〈**竹之内・濱添**〉

鍼三分、留むること七呼、灸七壮ないし十五壮。

心臓病を主る。胸膜炎、肋間神経痛、肝臓炎、腎臓炎、尿閉、痔疾、便秘、腸炎、脳充血、高血圧症、角膜炎、眼充血、ノイローゼ、神経衰弱、記憶喪失などの精神神経症、貧血、眩暈、正中神経痛、書痙。

〈**代田**〉

手根関節炎またはリウマチ、心悸亢進症などに効く。

〈**中医学**〉

直刺0・5～1寸、可灸。

心痛、心悸、胸痛、胃痛、嘔吐、しゃっくり、不眠、うつ病で精神錯乱するもの、癲癇、鬱気味で眩暈する。中風、顔面神経麻痺、喘息、偏頭痛、熱病、産後の血虚による目眩、上肢のひきつりや痛み。

〈**深谷灸**〉

心臓疾患、腕関節炎・リウマチ、嘔気に特効。

〈**森**〉

前腕の掌側より背側に向かって直刺15～20ミリ。

吐きけ、嘔吐を止める。

〈**上地**〉

公孫と組み合わせて使うと胃腸が楽になる。夏ばての胃腸症状があるときは内関、胃兪、脾兪に灸をする。

〈**首藤**〉

超旋刺、手根管症候群のときは刺入鍼で響きが強い。

奇経治療に使用。心疾患、消化器疾患。

まとめ

①絡穴なので脾虚陽虚寒証のときに補う。あるいは脾虚証で精神神経系疾患があるときや気鬱があれば内関、公孫を補う。
②内関は、吐き気に効くといわれているが、最も効くのは悪阻のときである。嘔吐下痢症ではあまり効果がない。

222 大陵《だいりょう》

兪土穴／原穴／一名心主・鬼心

取穴

腕関節掌側横紋の中央にして、橈側手根屈筋腱と長掌筋腱の間に取る。

大多陵骨の内側にあるキョロキョロを目標にとる（柳谷）。

古法の主治症と施術法

『素問』繆刺論第六十三
邪客於手足少陰太陰足陽明之絡、此五絡皆会於耳中、上絡左角、五絡倶竭、令人身脈皆動、而形無知也、其状若尸、或曰尸厥～後刺手心主～。

『脈経』平三関陰陽二十四気脈第一、第一条
左手関前寸口、陽絶者、無小腸脈也、苦臍痺、小腹中有疝瘕、王月即冷上搶心、刺手心主経、治陰、心主、在掌後横理中（大陵）。

『明堂』

刺入六分、留七呼、灸三壮。

心痛善悲、厥逆、懸心如飢之状、心下澹澹而驚（『外台』は「恐」と続く）、熱病煩心而汗不出、肘攣腋腫、善笑不休、心中痛（『医心方』は心痛）、目赤黄、小便如血、欲嘔、胸中熱、（『外台』は狂言不楽）不楽、太息、喉痺、嗌乾、喘逆、身熱如火、頭痛如破、短気、胸痛、両手攣不伸、及腋偏枯不仁、手瘈偏小筋急、嘔血、瘃蛘（『外台』は痒）、欲嘔、耳鳴。


『甲乙経』

七巻・六経受病、発傷寒熱病第一下に「熱病煩心而汗不止（不出の間違いか）、肘攣腋腫、善笑不休、心中痛、目赤黄、小便如血、欲嘔、胸中熱、苦不楽、太息、喉痺嗌乾、喘逆、身熱如火、頭痛如破、短気、胸痛」とある。

九巻・邪在心胆及諸蔵府、発悲恐、太息、口苦、不楽、及驚第五に「心痛、善悲、厥逆、懸心如饑之状、心譫譫（澹澹）而驚、大陵及間使主之」とある。

十巻・陽受病、発風第二に「両手攣不収伸、及腋偏枯不仁、手瘈偏小筋急」とある。

十一巻・動作失度、内外傷、発崩中瘀血、嘔血、唾血第七に「咳血、大陵及郄門主之」とある。

十一巻・寒気客於経絡之中、発癰疽、風成、発厲、浸淫第九下に「瘃蛘、欲嘔」とある。

十二巻・手太陽少陽脈動、発耳病第五に「耳鳴」とある。


『**千金方**』

頭痛如破、目痛如脱。喉痺、嗌乾。目赤、小便如血。手攣不伸。咳逆、寒熱発。肘攣腋腫。乍寒乍熱瘧。痂疥。風熱、善怒、中心悲善、思慕歔欷、善笑不止。熱病煩心、心悶而汗不出、掌中熱、心痛、身熱如火、浸淫煩満、舌本痛。胸中痛。嘔血。手掣。


『**銅人**』

鍼入五分、可灸三壮。

熱病汗不出、臂瘛、腋腫、善笑不休、心懸若飢、喜悲泣、驚恐、目赤、小便如血、嘔逆、狂言不楽、喉痺、口乾、身熱、頭痛、短気、胸脇痛。


『**聚英**』

銅人鍼五分。素註鍼六分、留七呼、灸三壮。

熱病汗不出、手心熱、肘臂攣痛、腋腫、善笑不休、煩心、心懸若飢、心痛掌熱、喜悲泣驚恐、目赤、目黄、小便如血、嘔啘無度、狂言不楽、喉痺、口乾、身熱頭痛、短気、胸脇痛、瘑瘡疥癬。

東垣曰、胃気下溜、五蔵気乱、在於心者、取之心主之兪大陵、同精、導気、以復其本位。


『**図翼**』

刺三分、留七呼、灸三壮。

熱病汗不出、舌本痛、喘咳嘔血、心懸如饑、善笑不休、頭痛、気短、胸脇痛、驚恐悲泣、嘔逆、喉痺、口乾、目赤、肘臂攣痛、小便如血。

神応経云、治胸中疼痛、胸前瘡疥、可灸三壮。

千金云、吐血嘔逆、灸五十壮。又云、凡卒患腰腫、附骨癰疽、節腫遊風熱毒、此等疾、但初覚有異、即急灸之、従手掌後第一横文後、両筋間、灸五壮、立愈、患左灸右、患右灸左、当中者両手倶灸。

又十三鬼穴云、此為鬼心、治百邪癲狂、在第四次下鍼。

玉龍賦云、兼労宮、療心悶瘡痍。又云合人中、頻寫、全去口気。

又云、合外関、支溝、治肚疼、秘結。


『**説約**』

鍼三分、灸三壮。

熱病汗出でず、舌本痛み、狂言、鬼を見るを治す。

意釈と解説

①傷寒による熱病によって胸の熱になり、胸が悶え苦しく、汗が出ず、肘が引きつり、腋下が腫れ、よく笑って止まらず、心中が痛み、目が赤く黄色になる。小便は熱のために赤くなり、吐き気がし、胸の熱のために憂鬱になってため息が出て、咽喉が痛み、喉が渇く。またゼエゼエと喘いでのぼせ、身熱は火のように激しく、熱のために頭が割れるように痛み、息切れして胸が痛む。
②心痛が起こり、気分が悲観的になり、手足から冷えあがり、胸が頼りなく感じて驚きやすくなる。
③風に当たったために手が痙攣して引きつり、半身が不随になる。
④そのほか、咳をすると血を吐く、しもやけ、吐き気、耳鳴りなどに大陵を用いる。

⑤瘃蛘はしもやけのこと。

現代の主治症と施術法

〈松元〉

鍼三分、留むること七呼、灸三壮ないし七壮。

痂瘡、疥癬を主る。そのほか、間使および内関と同じ。


〈駒井〉

灸三壮、鍼六分。

心臓疾患、肋間神経痛、頭痛、発熱、急性胃カタル。


〈柳谷〉

癲癇、ヒステリー、咽喉カタル、頭瘡、扁桃腺炎、心臓疾患、上肢湿疹、頭痛、疥癬、肋間神経痛、腋窩腺炎、発熱、急性胃カタル。


〈岡部〉

リウマチ、皮膚病、心下部煩満、掌中熱、しばしば悲泣して楽しまず、熱病、小便赤し、頭痛、口煩、肋間神経痛、ノイローゼ。


〈本間〉

熱病、身熱、頭痛、心臓疾患、呼吸困難、胸痛、精神神経系疾患、胃腸病、腕関節炎、リウマチ。


〈竹之内・濱添〉

鍼三分、留むること七呼、灸七壮ないし十五壮。

心疾患、胸膜炎、肋間神経痛、角膜炎、眼充血、高血圧、ノイローゼ、神経衰弱、狂病、鬼病などの精神神経症、正中神経痛、書痙、腕関節リウマチ、心臓の救急法、五臓の乱れ。


〈代田〉

心臓疾患の主治穴である。手根関節炎およびリウマチ、手首の動かぬもの、中風、半身不随、手指のしびれるもの、弾発指。


〈中医学〉

直刺0・3~0・5寸、可灸。

心痛、心悸、胃痛、嘔吐、驚愕による心悸、うつ病で精神錯乱するもの、癲癇、胸部季肋部痛、腕関節の疼痛、過度の喜びや笑い、悲しみ恐れなどの出現。


〈深谷灸〉

心臓疾患の主治穴、腕関節炎・リウマチ、手首の動かぬ中風、半身不随、腱鞘炎。


〈森〉

腕関節内に向けて10~15ミリ。

発熱。


〈上地〉

手の握れない人の特効穴。首が回らない症状で手が握れないときに使う。


〈首藤〉

超旋刺。刺入鍼では手掌に響くことがある。

脾虚証の場合に太白と共に用いる。単独では手根関節痛で圧痛や腫脹があるとき。

まとめ

①脾虚陰虚熱証や脾虚肝実熱証のときに太白とともに補う。もし、陽虚の傾向が強いときは内関、公孫を補い、胃の熱が旺盛なときは労宮、大都を用いる。すでに述べたように、七十五難型の腎虚心実証のときは大陵を瀉法するが、土穴なので、代わりに郄門を用いる。

②手の経穴は気血が動きやすい。大陵も同様で補法は接触鍼でよい。鍼を押手で固定して留める時間も3呼吸程度で気が至る。

③腎臓結石で大陵を補い、太白を補おうとする前に痛みが消えた例がある。また熱病のこじれた状態のときに補うと解熱する。喘息のときに補うと発作が楽になる。

223 労宮《ろうきゅう》

滎火穴／一名五星

取穴

手掌の中央指を屈し、中指と示指の指頭の間に取る。

母指状下縁または薬指と中指の間のキョロキョロを目標にとる（柳谷）。

古法の主治症と施術法

『明堂』

刺入三分、留六呼、灸三壮。

熱病発熱、満而欲嘔噦、三日以往不得汗、怵惕、胸脇痛、不可反側、咳満、溺赤、大便血、衄不止、嘔吐血、気逆、噫不止、嗌中痛、食不下、善渇（『医心方』は苦渇）、口中爛、掌中熱、風熱、善怒、中心善悲、歔欷、善笑不止、煩心、咳、寒熱、善噦、少腹積聚、大人小児口中腥臭、胸脇支満（『医心方』は胸脇満）、黄癉、目黄、熱痔。

『甲乙経』

七巻・六経受病、発傷寒熱病第一下に「熱病発熱、煩満而欲嘔噦、三日以往不得汗、怵惕、胸脇痛不可反側、咳満、溺赤、大便血、衄不止、嘔吐血、気逆噫不止、嗌中痛、食不下、善渇、舌中爛、掌中熱、飲嘔」とある。

八巻・五蔵伝病、発寒熱第一下に「煩心、咳、寒熱、善噦」とある。

八巻・経絡受病入腸胃五蔵積、発伏梁、息賁、肥気、痞気、奔豚第二に「少腹積聚」とある。

九巻・肝受病及衛気留積、発胸脇満痛第四に「胸脇榰満」とある。

十巻・陽受病、発風第二に「風熱、善怒、中心喜悲思慕、歔欷、善笑不休」とある。

十一巻・五気溢、発消渇、黄癉第六に「黄癉、目黄」とある。

十二巻・手足陽明脈動、発口歯病第六に「口中腫臭」とある。

十二巻・小児雑病第十一に「小児口中腥臭、胸脇榰満」とある。

『千金方』

口熱、口乾、口中爛。喉嗌痛。大人小児口中腫腥臭。胸脇柱満。大便血不止、尿赤、苦渇食不下。唾血、吐血、嘔吐。気逆噫不止。風熱、善怒、心中悲善、思慕歔欷、善笑不止。熱病三日、已往不得汗、怵惕。黄疸、目黄。熱病、煩心、心悶而汗不出、手掌中熱、肘中痛。心痛、身熱如火、浸淫煩満、舌本痛。

『銅人』

可灸三壮。

中風、善怒、悲笑不休、手痺、熱病三日汗不出、怵惕、胸脇痛不可転側、大小便血、衄血不止、気逆、嘔噦、煩渇、食飲不下、大小人口中腥臭、胸脇支満、黄疸、目黄。

『聚英』

素註鍼三分、留六呼、銅人灸三壮。明堂鍼二分、得気即瀉、只一度鍼過、両度令人虚、禁灸、灸令人息肉日加。

中風、善悲笑不休、手痺、熱病数日、汗不出、怵惕、脇痛不可転側、大小便血、衄血不止、気逆、嘔噦、煩渇、食飲不下、大小人口中腥臭、口瘡、胸脇支満、黄疸、目黄、小児齦爛。

『図翼』

刺二分灸三壮。

中風悲笑不休、熱病汗不出、脇痛不可転側、吐、衄、噫逆、煩渇食不下、胸脇支満、口中腥気、黄疸、手痺、大小便血、熱痔。

千金云、心中懊憹痛、刺入五分補之。

玉龍賦云、兼大陵、療心悶瘡痍。

霊光賦云、治労倦。

百證賦云、兼後谿、可治三消黄疸。

通玄賦云、能退胃反心痛。

捷径云、治憂噎。

一伝、癲狂、灸此効。

『灸経』

小児、口在瘡、蝕齗爛臭、穢気衝人、灸労宮。

『説約』

鍼二分、灸三壮。

中風、悲笑して止まず、口中腥気、手痺、掌中熱厥、歴節風、痛み忍ぶべからざるを治す。

意釈と解説

①傷寒などの熱病で発熱して内熱が多くなり、胸が悶え苦しくてよく吐き、しゃっくりが出る。発熱して3日も経過するのに汗が出ないため、気持ちがオドオドと落ち着かず、胸脇部が痞え張り苦しくて寝返りができない。胸の熱のために咳が出て、胃腸にも熱があるために小便が赤く、血便も出る。また鼻血も止まらず、吐血することもある。熱のために気が上逆して噫気が止まらなくなり、咽喉が痛み、食べられない。口が渇いて口内炎などができ、掌中が熱して飲み物も吐く。

②風によっても心、肺、胃腸、肝胆などの熱になり、①のような病症が現れるが、精神的にも不安定になり、喜怒哀楽が激しくなる。

③そのほか、下腹にできる積聚、黄疸、口臭、痔疾、関節痛など

にも労宮を用いる。

④以上に挙げてある古文を読んでいただければ分かるように、労宮は内に熱が多くなったときに用いる経穴である。これを瀉法することもあるが、虚熱なら補法で熱を取る。

現代の主治症と施術法

〈松元〉

鍼二寸（おそらくは二分）ないし三分、留むること六呼、気を得て即ち瀉す、灸三壮。

発汗を当とす。心臓肥大、涎下困難、口腔炎、黄疸、吃逆、全身不随、悲しみあるいは笑いて休まず、衄血止まざるに効あり。そのほか、書痙、掌中熱、関節リウマチ、小児齦爛を治す。

〈駒井〉

灸三壮、鍼三分。

中風、黄疸、衄血、小児カンムシ、書痙、指端知覚異常。

〈柳谷〉

手掌熱感、口内炎、歯齦炎、黄疸、衄血、口臭、小児カンムシ、書痙、嚥下困難、吃逆、下血、胃部停滞。

〈本間〉

掌の筋腱痛、掌中熱。

〈竹之内・濱添〉

鍼一分、留むること六呼、灸三壮。一説に禁灸。

発汗を当とす。心臓病、嚥下困難、口腔炎、吃逆、黄疸、衄血、突き目、半身不随、書痙、正中神経痛、掌中熱。

〈代田〉

中風にて手指の伸びざるもの、手根関節炎、またはリウマチにて手根関節の腫脹甚だしきもの、極度の疲労に用いて著効がある。

〈中医学〉

直刺0・3～0・5寸、可灸。

中風で意識消失した者、中暑、心痛、うつ病で精神錯乱するもの、癲癇、口腔アフタびらん、口臭、手掌の皮膚病。

〈深谷灸〉

中気による手の伸びざるもの、腕関節の腫れ・リウマチ、手掌の極度の疲れ、手掌熱、口内炎、小児のカンムシ。

〈森〉

掌より手背に向けて直刺10～15ミリ。

手掌熱。

〈上地〉

内熱、陰熱を除く。手掌のほてる人、ほてるのは陰熱で冷えの裏返し。鍼をじっと当てるだけでも楽になる。夜間だけの発熱。

〈首藤〉

超旋刺。灸もまた良い。

動悸、不整脈。パーキンソン病、特に振戦に効果が著しい、うつ。

まとめ

①四肢の要穴といわれている経穴は、部分的にはその部の痛みなどを取る。しかし、他疾患に用いるときは証に随わないと効果がない。逆にいえば、証に随って用いれば、何病にも効果がある。労宮

の場合も同じである。

②労宮は脾虚で腑の陰虚熱、腑実熱、陽明経実熱、陽明経虚熱、肝実熱などのときに補う。別の目安をいうと、右尺中の脈が強く出ているときは労宮を補う。もし弱い場合は大陵を用いる。

③八十一難型の肺虚心実証のときに瀉法する。扁桃炎で飲み物も通らないほど腫れ、40度に達する発熱状態のときに労宮を瀉法して、即座に解熱して腫れも引いた例がある。

④刺鍼法は接触鍼でよい。瀉法のときは鍼管に入れて叩き込むように5ミリほど刺す。

224 中衝《ちゅうしょう》

井木穴

取穴

手の中指の橈側、爪甲根部の角を去ること一分に取る。

古法の主治症と施術法

『素問』繆刺論第六十三

邪客於手陽明之絡、令人耳聾、時不聞音、刺手大指次指爪甲上、去端如韮葉、各一痏、立聞、不已、刺中指爪甲上、与肉交者、立聞〜。

『明堂』

刺入一分、留三呼、灸一壮。

熱病煩心、心悶而汗不出、掌中熱、心痛、身熱如火、浸淫、煩満、舌本痛。

『甲乙経』

七巻・六経受病、発傷寒熱病第一下に「熱病、煩心、心悶而汗不出、掌中熱、心痛、身熱如火、浸淫、煩満、舌本痛」とある。

十二巻・手太陽少陽脈動、発耳病第五に「耳鳴、取手中指爪甲上、左取右、右取左、先取手後取足」とある。

『千金方』

熱病煩心、心悶而汗不出、掌中熱、心痛、身熱如火、浸淫煩満、舌本痛。心痛、短気。手掌熱、肘中痛。

『銅人』

鍼入一分。

熱病、煩悶、汗不出、掌中熱、身如火、心痛煩満、舌強。

『聚英』

銅人鍼一分、留三呼。明堂灸一壮。

熱病煩悶、汗不出、掌中熱、身如火、心痛、煩満、舌強。

『図翼』

刺一分、留三呼、灸一壮。

熱病汗不出、頭痛如破、身熱如火、心痛煩満、舌強痛、中風不省人事。

神応経云、治小児夜啼多哭、灸一壮、炷如小麦。

百證賦云、兼廉泉、堪攻舌下腫痛。

一云、主神気不足失志。

乾坤生意云、此為十井穴、凡初中風暴仆昏沈、痰涎壅盛、不省人事、牙関緊閉、薬水不入、急以三稜鍼、刺少商、商陽、中衝、関衝、少衝、少沢、使血気流通、乃起死回生、急救之妙訣。

『灸経』

灸一壮。

熱病煩心、心悶而汗不出、身熱如火、頭痛如破、煩満、舌本痛。

秦承祖曰、兼主神気不足、失志也。

小児夜啼者、上燈啼鶏鳴止者、灸手中指甲後一分、中衝穴一壮、炷如小麦大。

『説約』

鍼一分、灸三壮。

指痛、掌中熱痛するを治す。

意釈と解説

傷寒などの熱病によって内熱が多くなり、そのために胸苦しく、汗が出ないために悶え苦しみ、心熱のために手掌が熱し、心痛して火のように身熱があり、腹も張り苦しく、舌の根元の部分が痛む。また、帯状ヘルペスが出て痛む。あるいは耳鳴りにも中衝が効く。

現代の主治症と施術法

〈松元〉

鍼二寸（おそらくは二分）ないし三分、留むること六呼、気を得て即ち瀉す、灸三壮。

熱病に発汗の効あり。心内および外膜炎、脳充血、顔面浮腫、掌中熱または舌強ばるを治す。

〈駒井〉

灸一壮、鍼一分。

心臓疾患、夜尿症、小児カンムシ、脳充血。

〈柳谷〉

手掌熱感、手指関節炎、心臓疾患、夜驚症、上衝、小児疳虫、心痛、脳充血、煩満、舌強。

〈岡部〉

熱病、心下部煩満、舌の病。

〈本間〉

熱病で悶え苦しんでいる場合、心臓性疾患で非常に胸が苦しい場合、熱性病のときは瀉血がよい。

〈竹之内・濱添〉

鍼一分、灸三壮。

熱病に発汗の効あり。心臓病、脳充血、蓄膿症、鼻腔閉塞、顔面浮腫、精神神経症、掌中熱、書痙、正中神経痛、半身不随に瀉血、舌強ばり。

〈代田〉

指痛を治する。レイノー病、肢端知覚異常症などに効く。

〈中医学〉

浅刺0・1寸、あるいは三稜鍼を用いて瀉血する。

中風で意識消失したもの、舌が強ばり言語障害がある、中暑、意識消失、小児の引きつけ、熱病、舌下腫痛。

〈深谷灸〉

指の痛み、熱性病の時に瀉血する、小児の引きつけ、正中神経麻痺、胸苦しいとき。

〈森〉

指先から指腹に向けて皮下刺法3ミリ。

小児の引きつけ。

〈上地〉

脳充血に刺絡。心下満。

まとめ

①熱病で身熱になって身体が燃えて悶え、汗が出ないときに瀉血する。小児の引きつけ、脳出血で意識不明などのときに瀉法する。

②七十五難型の肝虚脾実証のときに商丘を瀉法したあと中衝を補う。鍉鍼を用いるとよい。

10

手の少陽三焦経

225 関衝《かんしょう》

井金穴

取穴

手の第四指尺側、爪甲根部の角を去ること一分に取る。

古法の主治症と施術法

『素問』繆刺論第六十三

邪客於手少陽之絡、令人喉痺、舌巻、口乾、心煩、臂外廉痛、手不及頭、刺手中指次指、爪甲上、去端如韮葉、各一痏～。

『霊枢』熱病第二十三

喉痺、舌巻、口中乾、煩心、心痛、臂内廉痛、不可及頭、取手小指次指、爪甲下、去端如韮葉～。

『明堂』

刺入一分、留二呼、灸三壮。

喉痺（『医心方』は喉痛）、舌巻、口乾、煩心、臂表痛（『外台』は不可及頭、在左取右、右取左）、熱病汗不出、肘痛不能自帯衣、起頭眩、頷痛、面黒、風肩頭痛不可顧、霍乱、寒熱、耳聾鳴。

『甲乙経』

七巻・六経受病、発傷寒熱病第一中に「熱病汗不出」とある。

八巻・五蔵伝病、発寒熱第一下に「寒熱」とある。

九巻・寒気客於五蔵六府、発卒心痛、胸痺、心疝、三蟲第二に「喉痺、舌巻、口乾、煩心、心痛、臂表痛（霊枢及太素倶作背内廉痛）（『霊枢』は臂内廉痛となっている）、不可及頭」とある。

十巻・陽受病、発風第二に「肘痛不能自帯衣、起頭眩、頷痛、面黒、風肩背痛不可顧」とある。

十一巻・気乱於腸胃、発霍乱吐下第四に「霍乱」とある。

十二巻・手太陽少陽脈動、発耳病第五に「耳聾鳴」とある。

『千金方』

風眩頭痛。耳痛鳴聾。舌巻、口乾、心煩悶。喉痺。消渇嗜飲。肘痛時寒。肩中熱、頭不可以顧。肩臂酸重。臂不及頭。肘疼不能自帯衣。面黒渇風。熱病煩心、心悶而汗不出、掌中熱、心痛、身熱如火、浸淫、煩満、舌本痛。寒熱凄索、気上不得臥。霍乱。

『銅人』

鍼入一分、可灸一壮。慎猪魚酒麺生冷物等。

喉痺、舌巻、口乾、頭痛、霍乱、胸中気噎、不嗜食、臂肘不可挙、目生翳膜、視物不明。

『聚英』

銅人鍼一分、留三呼、灸一壮。素註三壮。

喉痺、喉閉、舌捲、口乾、頭痛、霍乱、胸中気噎、不嗜食、臂肘痛不可挙、目生瞖膜、視物不明。

『図翼』

刺一分、留三呼、灸三壮。

頭痛、口乾、喉痺、霍乱、胸中気噎不食、肘臂痛不能挙、目昏昏。

一云、主三焦邪熱、口渇脣焦、口気、宜瀉此出血。

玉龍賦云、壅熱盛於三焦、関衝最宜。

百證賦云、兼瘂門、治舌緩不語。

捷径云、治熱病煩心、満悶汗不出、掌中大熱如火、舌本痛、口乾、消渇、久熱不去。

乾坤生意云、此為十井穴、凡初中風、暴仆、昏沈、痰涎壅盛、不省人事、牙関緊閉、薬水不下、急以三稜鍼、刺少商、商陽、中衝、少衝、関衝、少沢、使血気流通乃起死回生、急救之妙穴。

『説約』

鍼一分、灸三壮。

喉痺、指痛を治す。

意釈と解説

①傷寒などの急性熱病で汗が出ない、あるいは悪寒、発熱する。

②腎の陽気が虚して上部にだけ熱が停滞したために咽喉が痛み、舌が巻き上がって話しにくく、口が渇き、胸が悶え苦しい。また三焦経の流れている部分が痛んで腕が挙がらない。あるいは肘関節が痛んで手が後に回らない。上部に熱が多くなると、起き上がったときに目が回る、顎が痛む、顔面が黒くなる、耳鳴り、難聴などの病症が現れる。以上のような状態のときに関衝を用いる。

③そのほか、霍乱病、頭痛、糖尿病で口渇が激しい、胸が詰まって食欲がないなどの病症のときにも関衝を用いる。

現代の主治症と施術法

〈松元〉

鍼三分、留むること六呼、灸三壮。

頭痛、角膜白翳、前膊神経痛、五指の疼痛、扁桃腺炎、咽喉カタル、食道狭窄、コレラ。

〈駒井〉

灸三壮、鍼一分。

頭痛、肘・肩胛・指関節神経痛、咽頭カタル、扁桃腺炎、ヒステリー、小児カンムシ。

〈岡部〉

刺鍼一分、灸一〜三壮。

頭痛、扁桃腺炎、手指の疼痛。

〈本間〉

頭部の疾患、目、咽喉、舌に起こる充血・腫脹・発熱の症。また頭痛、眩暈などの伴う脳充血性の症、劇しい風熱など。

〈竹之内・濱添〉

鍼一分、留むること六呼、灸三壮、ないし七壮。

頭痛、角膜白翳、耳鳴、眩暈、扁桃炎、咽喉痛、食道狭窄、精神神経症、尺骨神経痛、五指疼痛。

〈代田〉

頭痛、耳鳴り、眩暈のさいに刺絡するとよい。

〈中医学〉

浅刺0・1寸、あるいは三稜鍼で点刺出血、可灸。

頭痛、目の充血、難聴、耳鳴、喉の炎症や痛み、舌のこわばり、熱病、心煩。

〈深谷灸〉

目まい、頭痛（瀉血）、角膜翳、目舌の充血。

〈森〉

指先から指腹に向けて皮下刺法3ミリ。

頭痛、めまい。

〈上地〉

三焦経のすじに痛みが出るとき刺絡する。テニス肘が肩で取れないときに使う。激しい症状には刺絡で効あり。五指の痛み、目の充血に刺絡。

〈首藤〉

超旋刺。

耳鳴り。

まとめ

内熱のための口渇、頭痛、目眩があれば瀉法する。肩こり、目の充血、咽喉痛、中耳炎、耳鳴り、難聴、五十肩などのときに用いる。熱があれば刺絡がよいが、毫鍼で瀉法してよい。

226 液門《えきもん》

滎水穴

取穴

拳をつくり、手背の第四指と第五指の間の割れ目の頭、表裏の肌目に取る。

古法の主治症と施術法

『明堂』

刺入二分、留三呼、灸三壮。

熱病汗不出、風寒熱、狂（『外台』は狂疾）、瘧、頭痛、目渋（『外台』は目渋暴変）、耳鳴（『外台』は耳聾鳴）、眩、寒厥、手臂痛、歯痛（『外台』は下歯齲則上歯痛）、胆善驚（『外台』は善驚）、妄言、面赤、泣出。

『甲乙経』

七巻・六経受病、発傷寒熱病第一中に「熱病汗不出」とある。

七巻・陰陽相移、発三瘧第五に「瘧、項痛、因忽暴逆」とある。

八巻・五蔵伝病、発寒熱第一下に「風寒熱」とある。

九巻・邪在心胆及諸蔵府、発悲恐、太息、口苦、不楽、及驚第五に「胆眩、寒厥、手臂痛、善驚、忘言、面赤、泣出」とある。

十一巻・陽厥大驚、発狂癇第二に「狂疾」とある。

十二巻・手太陽少陽脈動、発耳病第五に「耳聾鳴」とある。

十二巻・手足陽明脈動、発口歯病第六に「下歯齲、則上歯痛」とある。

『千金方』

目泣出。目渋暴変。耳痛鳴聾。呼吸短気、咽中如息肉状。下牙歯痛。手臂痛。風寒熱。喜驚、妄言、面赤。狂仆。熱病先不楽、頭痛、面熱、無汗。痎瘧熱。

『銅人』

鍼入二分、可灸三壮。

驚悸、忘言、咽外腫、寒厥手臂痛、不能自上下、痎瘧寒熱、目眩、頭痛、暴得耳聾、目赤渋、歯齲痛。

『聚英』

素問、銅人鍼二分、留二呼、灸三壮。

驚悸、妄言、咽外腫、寒厥、手臂痛不能自上下、痎瘧寒熱、目赤渋、頭痛、暴得耳聾、歯齗痛。

『図翼』

刺二分、留二呼、灸三壮。

驚悸忘言、寒厥、臂痛不得上下、痎瘧寒熱、頭痛、目眩、赤渋泣出、耳暴聾、咽外腫、牙齗痛、若手臂紅腫痛楚、寫之出血為妙。

千金云、治耳聾不得眠、刺入三分補之。

玉龍賦云、兼中渚、治手臂紅腫。

百證賦云、兼魚際、能療喉痛。

『灸経』

灸三壮。

肘痛不能上下、痎瘧寒熱、目渋䀮䀮、頭痛、泣出。

『説約』

鍼二分、灸三壮。

中風不遂、目眩、頭痛、歯齲痛を治す。

意釈と解説

①傷寒などの熱病で汗が出ない。瘧病で悪寒、発熱し、項が痛んで急にのぼせる。風によっても悪寒、発熱する。

②そのほか、胆が弱ったための目眩、手足から冷え上がる、上肢の痛み、精神状態が不安定で、驚きやすく、泣きやすくなり、訳の分からないことをしゃべり、時に狂ったようになる。このようなときは顔面が赤い。また耳鳴り、難聴、歯痛などにも液門を用いる。

現代の主治症と施術法

〈松元〉

鍼三分、留むること六呼、灸三壮。

発汗を当とす。間歇熱の久しく治せざるに効あり。また筋肉疾患、浅深屈伸筋麻痺、前膊筋痙攣、角膜白翳、脳貧血にて頭痛、眩暈、耳鳴、耳聾、歯痛、驚悸、妄語などを治す。

〈駒井〉

灸三壮、鍼二分。

癲狂症、頭痛、耳聾、歯齦炎、角膜翳、肘関節炎。

〈岡部〉

刺鍼一分、灸三壮。

頭痛、急に耳聾、顔面神経麻痺、三叉神経痛、手指の痛み、五十肩痛、手足の冷え、肩こり。

〈本間〉

液門も関衝と同じく頭部の耳、目、歯に効くことは同様で、しかも頭部の充血、陽症性の疾患によい。

〈竹之内・濱添〉

鍼一分。留むること六呼、灸三壮ないし七壮。

発汗を当とす。熱病久しく治らぬに効あり。頭痛、眩暈、脳貧血、耳鳴、耳聾、角膜白翳、歯痛、精神神経症、尺骨神経痛および麻痺。

〈代田〉

環指の麻痺。

〈中医学〉

直刺0・3～0・5寸、可灸。

頭痛、目の充血、耳の痛み、耳鳴り、難聴、喉の炎症や痛み、寒熱往来のある熱病、上肢の痛み。

〈深谷灸〉

頭痛、耳の疾患、目まい、角膜翳、歯齦の腫痛、心悸亢進。

〈森〉

手背より掌に向けて直刺5～10ミリ。

人事不省、刺鍼による過誤のときに用いる。ただし、沢田流では環指と中指の間を液門として人事不省に用いる。

〈上地〉

指のしびれ、腕関節炎、風邪による一時的な耳鳴り、耳の入り口付近の痛みに効く。臨床上は第三と第四指の間に取る（沢田流）。

まとめ

①肩こり、耳鳴り、頭痛、歯痛、目の疲労、乗り物酔い、鍼の誤治で気絶したとき、顔面神経麻痺、三叉神経痛。

②遅脈で胸痛があるときに補う。脈が正常となり、胸痛が取れる。肝虚陽虚寒証のときにみられることがある。刺法は、接触鍼または浅い刺鍼でよい。

227 中渚《ちゅうしょ》

兪木穴

取穴

拳をつくり、手背の第四・第五中手骨の接合部に取る。

古法の主治症と施術法

『明堂』

刺入二分、留三呼、灸三壮。

狂、互引、頭痛、耳鳴、目痛、寒熱、嗌外腫、肘臂痛、手上類類也、五指瘈不可屈伸、頭眩、頷額顱痛、耳聾、両顳顬痛、瘧、項痛、目睆睆無所見、喉痺（『外台』には熱病汗不出、身面痒の字句もある）。

『甲乙経』

七巻・陰陽相移、発三瘧第五に「瘧発有四時、面上赤、睆睆無所見」とある。

八巻・五蔵伝病、発寒熱第一下に「寒熱」とある。

九巻・三焦約内閉、発不得大小便第十に「大便難」とある。

十巻・陽受病、発風第二に「嗌外腫、肘臂痛、五指瘈不可屈伸、頭眩、頷額顱痛」とある。

十一巻・陽厥大驚、発狂癇第二に「狂互引、頭痛、耳鳴、目痺」とある。

十二巻・手太陽少陽脈動、発耳病第五に「耳聾、両顳顬痛」とある。

十二巻・手足陽明少陽脈動、発喉痺、咽痛第八に「喉痺」とある。

『千金方』

頭痛、寒熱、汗不出悪寒。顳顬痛、頷顱熱痛、面赤。目睆睆不明、悪風寒。耳痛鳴聾。聾嘈嘈若蝉鳴。嗌痛。喉痺不能言。肘痛時寒。熱病先不楽、頭痛面熱、無汗。身熱、瘧病。五指掣、不可屈伸。

『銅人』

鍼入二分、可灸三壮。

熱病汗不出、目眩、頭痛、耳聾、目生翳膜、灸瘧（久瘧のことか）、咽腫、肘臂痛、手五指不得屈伸。

『聚英』

素註鍼二分、留三呼、銅人灸三壮、鍼三分、明堂灸二壮。

熱病汗不出、目眩、頭痛、耳聾、目生翳膜、久瘧、咽腫、肘臂痛、手五指不得屈伸。

『図翼』

刺二分、留三呼、灸三壮。

熱病汗不出、臂指痛不得屈伸、頭痛、目眩、生翳不明、耳聾、咽腫、久瘧、手臂紅腫、寫之出血、灸五壮。

太乙歌云、刺久患腰疼背痛。

玉龍賦云、兼液門、治手臂紅腫。

席弘賦云、治久患傷寒肩背痛。

通玄賦云、脊心後痛、鍼此立愈。

霊光賦云、五指不便取中渚。

『灸経』

灸三壮。

目睆睆無所見、肘臂酸痛、手五指不握尽痛。

『説約』

鍼二分、灸三壮。

五指便せず、耳聾、目翳、肘臂痛を治す。

意釈と解説

①瘧病はいつの季節でも発症するが、顔面が赤くなり、視力が減退する場合がある。悪寒、発熱する病も中渚で治療できる。

②風によって咽喉の外側が腫れ、肘を中心にして上肢が痛み、5本の手指が屈伸できず、目眩し、顎や額や側頭部の痛みが出ることがある。

③そのほか、便秘、精神錯乱、頭痛、耳鳴り、難聴、眼球麻痺、咽喉痛などにも中渚を用いる。

現代の主治症と施術法

〈**駒井**〉

灸三壮、鍼二分。

眩暈、頭痛、咽喉腫瘍、肘神経痛、肘関節炎。

〈**岡部**〉

刺鍼一分、灸三壮。

熱病で汗が出ない、めまい、頭痛、手指の痛み、関節炎、リウマチ。

〈本間〉

目、咽喉、耳など、頭部の実症性の疾患。熱病で汗が出ない。三焦経の流れている部位の神経痛。

〈竹之内・濱添〉

鍼三分、留むること六呼、灸三壮ないし十五壮。

発汗を当とす。盗汗、頭痛、眩暈、脳貧血、耳鳴、耳聾、角膜白翳、歯痛、尺骨神経痛、驚悸、妄語、ノイローゼなど精神神経症。

〈代田〉

環指の神経痛または麻痺に効く。

〈中医学〉

直刺0・3～0・5寸、可灸。

頭痛、眩暈、目の充血や痛み、難聴、耳鳴り、喉の炎症や痛み、上肢帯のだるさや痛み、手指の運動障害、背部脊柱起立筋の痛み、熱病。

〈深谷灸〉

咽喉カタル、上肢筋リウマチ、上肢神経痛、関節炎、頭痛、眩暈、耳鳴、耳聾。

〈森〉

手背より掌に向けて直刺5～10ミリ。

吐きけ、めまい。

〈上地〉

耳の痛みの名穴、翳風付近を押して痛いときにここを刺す。反対側を使うこともある。

〈首藤〉

超旋刺。

三焦経を補うときに使用する。めまい、耳鳴りに使うが、三焦経の病症だからである。

まとめ

①耳鳴りや中耳炎の痛みに効く。ただし、少陽経の熱、つまり左関上の脈が浮いて強いときに最もよく効く。

②脾虚肝実熱証、または、肺虚肝実熱証で胆経の熱になっているときに瀉法する。

228 陽池《ようち》

原穴／一名別陽

取穴

腕関節背面の約中央、総指伸筋と小指伸筋の腱の間、陥凹に取る。

古法の主治症と施術法

『明堂』

刺入二分、留六呼、灸三壮。

寒熱、痎瘧、肩痛不能自挙、汗不出、頸腫。

『甲乙経』

七巻・陰陽相移、発三瘧第五に「痎瘧」とある。
八巻・五蔵伝病、発寒熱第一下に「寒熱」とある。
十巻・手太陰陽明太陽少陽脈動、発肩背痛、肩前臑皆痛、肩似抜第五に「肩痛不能自挙、汗不出、頸痛」とある。

『千金方』

消渇、口乾、煩悶、又灸陽池五十壮。熱病汗不出。瘧寒熱。

『銅人』

鍼入二分、留三呼、不可灸。
寒熱瘧、或因折傷手腕、捉物不得、肩臂痛不得挙。慎生冷物等。

『聚英』

素註鍼二分、留六呼、灸三壮、銅人禁灸、指微賦云、鍼透抵太陵穴、不可破皮、不可揺手、恐傷鍼転曲。
消渇、口乾、煩悶、寒熱瘧、或因折傷、手腕捉物不得、肩臂痛不得挙。

『図翼』

刺二分、留六呼、灸三壮。銅人経曰、不可灸。
消渇、口乾、煩悶、寒熱瘧、或因折傷、手腕捉物不得、臂不能挙。
千金云、消渇、口乾、灸五十壮。
神応経云、治手腕疼無力、不能上挙至頭、可灸七壮。

『説約』

鍼二分、灸三壮。
腕疼みて力無く、肩臂挙がらざるを治す。

意釈と解説

①瘧病などの熱病で悪寒、発熱している。
②肩関節が痛くて腕を挙げることができない。頸部痛や頸部のリンパ腺が腫れて汗が出ている。そのほか、糖尿病で口渇が激しいときなどに用いる。

現代の主治症と施術法

〈松元〉

鍼三分、留むること六呼、灸三壮。
流行性感冒、リウマチ、関節炎、前膊諸筋痙攣、及び麻痺、萎縮、上肢挙上不能、もしくは外傷によりて物を握ること能わざるなどに良好あり、そのほか、間歇熱、煩満、消渇、口渇などを治す。

〈駒井〉

禁灸、鍼二分。
間歇熱、糖尿病、上腕関節炎、インフルエンザ、感冒。

〈岡部〉

刺鍼一分、灸三～五壮。
「三焦の虚実皆これを取る」とある。口の渇き、寒熱病、手指の折れた場合、五十肩痛、関節炎、下腹部の疾患。

〈本間〉

三焦経は相火の経であり、水虚火実の証に瀉法として外関などと同様使っているが、よく脈の整うよい穴である。

〈竹之内・濱添〉

鍼三分ないし五分、留むること六呼、灸三壮ないし十五壮。

風邪、熱病、糖尿、口渇、婦人科疾患、自律神経失調症、全身倦怠、ノイローゼ、そのほか、精神神経症、尺骨神経痛、腕関節炎、リウマチ。

〈代田〉

三焦の停滞を通ずることを主る。即ち乳糜管の吸収をよくし、帯下を治し、心臓の鼓動を調整する。また子宮の位置不正を矯正する名穴で、左腹直筋の緊張をやわらげ、腸間膜神経痛（疝気）を治し、妊娠嘔吐を止める。そのほか、手根関節炎およびリウマチ、上肢の神経痛などに欠くべからざる穴である。

〈中医学〉

直刺0・3～0・5寸、可灸。

腕関節痛、上肢帯痛、難聴、寒熱往来のある熱病、消渇、口の渇き、喉の炎症や痛み。

〈深谷灸〉

下腹部の疾患（睾丸炎、子宮位置異常、男の疝気）、寸白（婦人疝痛の俗称）に効。妊娠嘔吐によい。腹直筋が柔らかくなる。腸間膜神経痛、腰痛、腕関節炎およびリウマチ。

〈森〉

腕関節内に向けて直刺5～10ミリ。

慢性消化器疾患。

〈上地〉

指の故障、指を反らすと痛い場合深く刺す。曲げると痛い場合は大陵。手首の関節炎、打ち込むという感じで刺す。間歇熱（少陽の熱）。

まとめ

①沢田流では陽池を重要視して用いるが、筆者は取穴法が悪いのか、刺鍼、施灸の方法が悪いのか、顕著な症例を得たことがない。三焦経は、三焦の原気に関係しているというが違うと思う。ましてや子宮の位置を矯正するなど考えられない。それこそ科学的に実験したのであろうか。確かに三焦経に接触鍼をすると一時的に脈が綺麗になるが、これは別の意味があると思っている。

②三焦経は、少陽経だから胆経と連動していると考えて用いる。つまり、肝実熱で胆経に熱があるときに、三焦経も同時に用いて寒熱往来などを取る。また、少陽経の流れている部位の病症、つまり耳鳴り、中耳炎、偏頭痛などに効く。あるいは三焦経の経筋の異常を治す。

③少陽経は陽経の陽気の最後の砦である。故に陽気が虚して目眩を起こしたとき、あるいは各証の寒証のときには胆経、または、三焦経を補って陽気を旺盛にする。そうすれば身体のバランスが取れて目眩が治る。また、陽気を補うために脈も綺麗に穏やかになる。

④三焦の原気を補うのであれば、各陰経の原穴を用いればよい。特に腎経の原穴を用いる。陽経にも原穴があるが、これは陽経にも三焦の原気（命門の火）が出てきていることを示しているだけである。陽気は常に発散しているが、誤治などで陽気を損傷すると三焦の原気が出動して助ける。この状態を真寒仮熱という。寒証の極み

である。だから寒証は、陰経の原穴を補う。陽池では補えない。

229 外関《がいかん》

手少陽の絡／八総穴

取穴

陽池の上二寸、橈骨と尺骨の間に取る。

腕関節背面の上方二寸にギョロギョロあり（柳谷）。

古法の主治症と施術法

『霊枢』経脈第十
手少陽之別、名曰外関～病実則肘攣、虚則不収、取之所別也。

『明堂』

刺入三分、留七呼、灸三壮。

肘中濯濯、臂内廉痛、不可及頭、耳淳淳渾渾（『外台』は聾がある）無所聞、口僻噤。


『甲乙経』

十巻・陽受病、発風第二に「口僻噤」とある。

十巻・手太陰陽明太陽少陽脈動、発肩背痛、肩前臑皆痛、肩似抜第五に「肘中濯濯、臂内廉痛不可及頭」とある。

十二巻・手太陽少陽脈動、発耳病第五に「耳焞焞渾渾無所聞」とある。


『千金方』

耳渾渾淳淳聾無所聞。僻噤。臂不及頭。臂痿不仁。


『銅人』

可灸三壮、鍼入三分、留七呼。

肘臂不得屈伸、手五指尽痛不能握物、耳聾無所聞。


『聚英』

銅人鍼三分、留七呼、灸二壮。明堂三壮。

耳聾渾渾焞焞無聞、五指尽痛、不能握物、実則肘攣瀉之、虚則不収補之。


『図翼』

刺三分、留七呼、灸三壮。

耳聾渾焞無聞、肘臂五指痛不能握、若脇肋痛者寫之。

神応経云、治肘臂不得屈伸、五指尽疼不能握物、可灸七壮。

玉龍賦云、兼大陵、支溝、治肚痛秘結。

捷径云、治臂膊紅腫、肢節疼痛、足内踝骨紅腫痛、手足指節痛、不能屈伸、五蔵六府、結熱、吐血妄行不已、鼻衄不止、吐血昏暈、不省人事、虚損気逆、陽乗於陰、則血熱妄行、陰乗於陽、則血寒亦吐、名心肺二経嘔血、舌強難言、及生白胎、重舌腫脹、熱極口内生瘡、舌吐不収、舌縮不能言、唇吻破裂、血出乾痛、頭生瘰癧、結核繞頸連胸、耳根頸項腫痛不消、目生翳膜、隠渋難開、風沿爛弦、迎風流涙、目風腫痛、努肉攀睛、暴赤腫痛、已上諸證、先以外関主治、後随證分穴治之。


『灸経』

灸三壮。

肘腕酸重、屈伸難、手十指尽痛不得握、兼耳惇惇惲惲聾無所聞。


『説約』

鍼三分、灸三壮。

肘臂痛、中風不遂を治す。


『鍼灸則』

肩重臂痛。

意釈と解説

外関は、肘関節痛、耳鳴り、難聴、顔面神経麻痺、手指の痛みなどに用いる。切皮程度の深さで置鍼するとよい。

現代の主治症と施術法

〈松元〉

鍼三分、留むること七呼、灸七壮ないし十五壮。

半身不随、耳聾、歯痛、前膊神経痛、書痙。


〈駒井〉

灸三壮、鍼三分。

耳聾、難聴、肘関節神経痛、上肢関節炎、半身不随、歯痛。


〈柳谷〉

上肢神経麻痺、肘関節神経痛、難聴、半身不随、書痙、前膊神経痛、聴覚消失、上肢関節炎、歯痛、眼病、実すれば肘攣し、虚すれば肘不收。


〈岡部〉

耳聾、手指の痛み、関節炎、前腕・上腕の痛み、腰痛、脈数、上気、熱病。


〈本間〉

上肢痛。本治法として火実には瀉法、土虚には補法として陽池同様使って効のある処である。


〈竹之内・濱添〉

鍼三分ないし一寸、留むること七呼、灸七壮ないし十五壮。

頭痛、偏頭痛、外眥痛、耳聾、歯痛、半身不随、寝違い、鞭打ち症、頸肩腕症候群、肩こり、五十肩、尺骨神経痛、書痙、低血圧、蕁麻疹、自律神経失調症、下肢外側痛、腹直筋痙攣。


〈代田〉

手根関節炎およびリウマチに効く。また俗にすばこというもの（腱鞘炎）で、腕関節の痛むものに効く。五指尽く痛むものによい。これに刺鍼すると腹の大巨の部の圧痛が軽減される。


〈中医学〉

直刺0・5寸〜1寸、可灸。

熱病、頭痛、頬痛、難聴、耳鳴り、目の充血や痛み、脇の痛み、肩背痛、上肢の運動障害、手指の疼痛、手の振戦。


〈深谷灸〉

歯痛、眼痛、難聴、腕関節の腱鞘炎、五指悉く痛むとき、書痙、腕関節リウマチ。


〈森〉

前腕の背側から掌側に向かって直刺10〜20ミリ。

耳鳴り、耳痛、偏頭痛、めまい、上腕神経痛、五十肩。

〈上地〉

腕の使い過ぎで圧痛のある場合に効く。


〈首藤〉

超旋刺。

三焦経の補瀉に使用する。手関節の痛みで、痛む場所が漠然としているときは外関を使ってみる。

まとめ

三焦経の経筋病として前腕外側や腕関節や手指の痛みなどに効くのは当然として、他は少陽経の寒熱虚実によって使い分ける。多くは熱が多いときに用いる。これは陽池の項で説明したとおりである。

230 支溝《しこう》

経火穴／一名飛虎

取穴

陽池の上三寸、橈骨と尺骨の間に取る。

古法の主治症と施術法

『明堂』

刺入二分、留七呼、灸三壮。

熱病汗不出、互引、頸嗌外腫、肩臂酸重（『外台』は肩臂酸痟）、脇腋急痛、四肢不挙、痂疥、項強不可顧、霍乱、馬刀腫瘻、目痛、肩不挙、心痛支満、逆気、汗出、口噤不可開、暴瘖不能言、男子脊急、目赤、咳、面赤熱。


『甲乙経』

九巻・邪在肺五蔵六府受病、発咳逆上気第三に「咳、面赤熱」とある。

十巻・陽受病、発風第二に「馬刀腫瘻、目痛、肩不挙、心痛榰満、逆気、汗出、口噤不可開」とある。

十一巻・陽厥大驚、発狂癇第二に「熱病汗不出、互引、頸嗌外腫、肩臂痠重、脇腋急痛不挙、痂疥、項不可顧」とある。

十一巻・気乱於腸胃、発霍乱吐下第四に「霍乱」とある。

十一巻・動作失度内外傷、発崩中瘀血、嘔血、唾血第七に「男子脊急、目赤」とある。

十一巻・寒気客於経絡之中、発癰疽、風成、発厲、浸淫第九下に「馬刀腫瘻」とある。

十二巻・寒気客於厭、発瘖不得言第二に「暴瘖不能言」とある。


『千金方』

嗌痛。暴瘖不能言。脇腋急痛。心痛如錐刺、甚者手足寒至節、不息者死。咳、面赤而熱。肘節痺、臂酸重、腋急痛、肘難屈伸。肩臂酸重。四肢不挙。熱病汗不出。霍乱。痂疥。馬刀腫瘻。漏。偏風。女人脊急目赤。


『銅人』

可灸二七壮、鍼入二分、慎酒麺生冷猪魚物等。

熱病汗不出、肩臂痠重、脇腋痛、四肢不挙、霍乱嘔吐、口噤不開、暴瘂不能言。


『聚英』

銅人鍼三分、灸二七壮。明堂五壮。素註鍼二分、留七呼、灸三壮。

熱病汗不出、肩臂痠重、脇腋痛、四肢不挙、霍乱嘔吐、口噤不開、暴瘖不能言、心悶不已、卒心痛鬼撃、傷寒結胸、痂瘡、疥癬、婦人任脈不通、産後血運、不省人事。


『図翼』

刺二分、留七呼、灸七壮。

熱病汗不出、肩臂痠重、脇腋痛、四肢不挙、霍乱嘔吐、口噤暴瘖、鬼撃卒心痛、産後血暈、不省人事、凡三焦相火熾盛、及大便不通、脇肋疼痛者、倶宜寫之。

千金云、治頸漏馬刀、灸百壮。

玉龍賦云、兼照海、能通大便之秘、又云合外関、大陵、治肚疼秘結。


『灸経』

灸五壮。

熱病汗不出、肩臂酸重、脇腋急痛、四肢不挙、口噤不開、暴瘂不能言。


『説約』

鍼三分、灸二七壮。

熱病汗出でず、胸、肘臑に引きて痛むを治す。

意釈と解説

①咳き込んで顔面が赤くなり熱い。風邪によって馬の首飾りのように頸のリンパ腺が腫れ、目が痛み、肩が痛くて腕が挙がらず、心痛が起こってみぞおちの部分が詰まる。これは気がのぼせているためで、このようなときは汗が出て、口が開きにくくなる。

②傷寒で発熱して汗が出ず、頸部のリンパ腺が腫れ、肩から上肢が痛んで重だるくなり、それが腋下から脇腹まで及んで腕が挙がらなくなり、項も強ばって後を振り向けない。また熱の内攻のために湿疹が出る。

③以上のような状態のときに支溝を用いるが、そのほか、霍乱病で嘔吐下痢するとき、目の充血、男性の背筋の引きつり、リンパ腺が腫れたために咽喉が詰まって声が出ないときなどにも支溝を用いる。

現代の主治症と施術法

〈**松元**〉

鍼三分、留むること七呼、灸七壮ないし十五壮。

発汗を当とす。腸チフス、胸中熱、心臓炎、同肥大、肺充血、肋間神経痛、舌骨筋麻痺、口輪諸筋の萎縮、肺尖カタル、肩こり、四肢挙らず、霍乱、瘍瘡、疥癬、不妊症、産後の脳貧血にて人事不省なるを治す。

〈**駒井**〉

灸五壮、鍼三分。

局所痙攣、肋膜炎、悪寒、発熱、上膊神経痛、嘔吐、産後、眩暈。


〈岡部〉

刺鍼三分、灸七壮。

熱病とくに顔が赤くなったとき、肩痛、上腕痛、四肢の弱くなった者、声の出ない者、心下満、肋間神経痛、心筋梗塞、心悸亢進、脈数、皮膚病特に痒み、血の道症。


〈本間〉

目、面に充血があり、また咽喉に腫物ができて俄に声音を発することができなくなった場合に用いられる。呼吸困難で息苦しい場合、熱病で汗が出なくて苦しい場合にも効がある。


〈竹之内・濱添〉

鍼三分ないし一寸、留むること七呼、灸七壮ないし十五壮。

発汗を当とす。熱病、胸中熱、肺充血、喘息、心臓病、胸膜炎、肋間神経痛、頭痛、偏頭痛、外背痛、頸肩腕症候群、寝違い、五十肩、尺骨神経痛、書痙、癰瘡、疥癬などの皮膚病、不妊症、産後貧血。


〈中医学〉

直刺0・5〜1寸、可灸。

突然声が出なくなる、難聴、耳鳴り、肩背部のだるい痛み、季肋部痛、嘔吐、便秘、熱病。


〈深谷灸〉

常習便秘、嘔吐、腕の痛み、目の充血、のどの腫れ（声が出ないとき）、悪寒、発熱、上腕神経痛。


〈森〉

背側より掌側に向かって直刺10〜15ミリ。

扁桃炎。


〈上地〉

常習便秘。

まとめ

諸先生の述べられている主治症で尽くされているが、なお、付け加えるとすれば、手足の脱力感（脾虚陰虚熱証）のときに用いる。切皮置鍼か浅い単刺でよい。

231 会宗《えそう》

手少陽の郄

取穴

支溝の尺側一寸、横にならべて取る。小指伸筋を隔てて支溝、会宗両穴がならぶ。

総指伸筋の内縁を強圧すれば肘肩に膨れたるが如く感ずる処でギョロギョロあり（柳谷）。

古法の主治症と施術法

『明堂』

刺入二分、灸三壮。

上空主皮毛、中空肌肉（『外台』は肌肉痛）、下空耳聾、羊癇。

『甲乙経』

十二巻・手太陽少陽脈動、発耳病第五に「聾翳風及会宗下空主之」とある。

『千金方』

耳渾渾淳淳、聾無所聞。

『銅人』

鍼入三分、可灸三壮。

肌膚痛、耳聾、風癇。

『聚英』

銅人灸七壮。明堂五壮、禁鍼。

五癇、肌膚痛、耳聾。

『図翼』

刺三分、灸三壮。一曰禁刺。

五癇、耳聾、肌膚痛。

意釈と解説

拙著『臓腑経絡からみた薬方と鍼灸』（たにぐち書店、２０１２年）では、『明堂』の条文を、浅く刺せば皮毛に効き、少し深く刺すと肌肉の痛みに効き、深く刺すと難聴と癲癇に効くと訳したが、果たしてこれでよいかどうか。勉強不足のために解決の手がかりが記されている書物に出会わない。後世の研究にゆだねる。会宗が難聴に効くのは間違いないようである。

現代の主治症と施術法

〈松元〉

禁鍼。灸七壮ないし十五壮。

上膊および前膊神経痛、同痙攣萎縮。聴覚器麻痺、舞踏病。

〈駒井〉

灸七壮、禁鍼。

舞踏病、聴覚脱失、肩胛部蜂窩織炎、丹毒、胸筋リウマチ、前膊神経痛。

〈柳谷〉

胸筋リウマチ、五癇（癇虫なり）、上膊前膊神経痛及び痙攣、舞踏病、萎縮難聴、肘肩部の疼痛強直によし。

〈岡部〉

五癇、肌膚の痛み。

〈本間〉

耳聾、癲癇、霍乱。虫垂炎のとき、左右の会宗に30分から1時間施灸して消炎する。曲池、手三里、会宗、支溝などは化膿性疾患に効がある。化膿性疾患の場合、患部には少壮、遠隔部には多壮する。

〈竹之内・濱添〉

鍼三分、灸七壮ないし十五壮。一説に禁鍼という。

熱病、頭痛、脳充血、脳貧血、偏頭痛、耳疼痛、眼充血および疼痛、寝違い、鞭打ち症、頸肩腕症候群、五十肩、橈骨神経痛、書痙、自律神経症。

〈中医学〉

直刺0・5～1寸、可灸。

難聴、癲癇、上肢の皮膚の痛み。

〈深谷灸〉

舞踏病、リウマチ、難聴、五痔の虫、筋萎縮。

〈森〉

背側より掌側に向かって直刺10～15ミリ。

虫垂炎。

〈上地〉

虫垂炎の名穴、多壮灸。下痢、便秘もしない。吐きけもなく右上腹部に圧痛、次いで天枢、大巨辺りもおかしくなる。陰痛から激痛に変わる。脈は風邪のときより速くなる。このようなとき虫垂炎を疑い、会宗の圧痛を診、痛い方に灸、20～30壮で痛みが止るなら虫垂炎。

まとめ

①会宗が虫垂炎に効くというのは誰の発見か。本間は秘伝穴としている。

なお、上地が説明している虫垂炎の状態は、必ずしも定型的ではないので注意していただきたい。

②参考までに筆者が診た虫垂炎について記しておく。典型的な状態は、まず胃が詰まった感じになって食欲がなくなる。ただし、少しは食べられる。そうして遅くとも6時間もすれば、右下腹部に痛みを感じはじめる。そのとき発熱していることもあるが、脈は遅脈である。もし数脈に変わったら虫垂が化膿している。通常、右尺中の脈が強くなる。発熱がないことも多い。

腹部は回盲部を押して手を離すときに痛む。ただし、軽く腹全体を叩いても回盲部に響く。慢性の虫垂炎になると、左右の腹直筋が緊張して引きつるから分りにくいことがある。

筆者は、虫垂炎は脾虚肝実証として曲泉の瀉法で治したことが何度もあるが、もし化膿していると判断したら専門医に紹介する。

232 三陽絡《さんようらく》

一名通門・通間

取穴

陽池の上四寸に取る。支溝の上一寸にあたる。

古法の主治症と施術法

『明堂』

不可刺、灸九壮。

嗜臥、身体不能動搖、大湿、内傷不足。

『**甲乙経**』

十巻・陰受病、発痺第一下に「嗜臥、身体不能動揺、大温（一本作湿）」とある。

十一巻・動作失度内外傷、発崩中瘀血、嘔血、唾血第七に「内傷不足、三陽陵主之」とある（三陽陵は三陽絡の間違いだと思われる）。

『**千金方**』

嗜臥、四肢不欲動揺。

『**銅人**』

可灸七壮、禁不可鍼。

嗜臥、身体不欲動、耳卒聾、歯齲、暴瘂不能言。

『**聚英**』

銅人灸七壮。明堂五壮、禁鍼。

暴瘖瘂、耳聾、嗜臥、四肢不欲動揺。

『**図翼**』

灸五壮、禁刺。

暴瘖不能言、耳聾、歯齲、嗜臥、身不欲動。

『**灸経**』

灸五壮。

嗜臥、身不欲動、卒聾暴瘂及歯痛。

『**説約**』

鍼五分、灸三壮。

中風肘臂挙がらざるを治す。しばしば試みてしばしば効あり、按ずるに此の穴、諸書は鍼を禁ず、未だ必然たらず。

意釈と解説

①四肢や身体全体の倦怠感があるために寝てばかりいる。これは湿邪のためで、身体全体に水分が多い。また、内の気血津液が虚しても同様の状態になる。

②そのほか、急な難聴、歯痛、急に声が出なくなるなどのときにも三陽絡を用いる。

現代の主治症と施術法

〈**松元**〉

鍼五分、灸七壮。一説に禁鍼という。

また同上（会宗と同じ）、而して急性舌骨筋麻痺、不眠症、四肢の運動麻痺または肘挙らざるをなどを治す。

〈**駒井**〉

灸七壮、禁鍼。

上肢の麻痺、神経痛、耳聾、下歯神経痛、寄生虫。

〈**岡部**〉

刺鍼三分、灸多壮。

急に音声が出なくなる。

〈**本間**〉

耳や歯に来た病に効くが、突然に発熱・疼痛・あるいは麻痺の来る、所謂昔の中風といった病にも効く。

〈**竹之内・濱添**〉

鍼三分ないし一寸、灸七壮ないし十五壮。

頭痛、脳充血、脳貧血、不眠症、頚肩腕症候群、鞭打ち症、五十肩、橈骨神経痛、尺骨神経痛、書痙、自律神経失調症。

〈代田〉

三陽の邪気を治することを主る。故に頭痛に効く。そのほか、どこでも激烈な疼痛がある場合に、三陽絡に強く刺鍼して置鍼するときは、疼痛が即時に緩解することが多い。

〈中医学〉

直刺0・5～1寸、可灸。

突然の発声障害、難聴、上肢の痛み、虫歯。

〈深谷灸〉

頭痛。中気で手が挙らないとき。三陽絡は痛みを即時消散さす妙穴であると言われている。どこの痛みであっても激烈な痛みに効く。速刺速抜の鍼五・六回、または強い刺激の置鍼。

〈森〉

背側から掌側に向かって直刺10～15ミリ。

上肢麻痺。

〈上地〉

痛み止めの穴。激しい痛みがあるとき太めの鍼を刺入。禁鍼とあるが気にしない。

まとめ

三叉神経痛や坐骨神経痛で痛みが激しいときに置鍼または多壮灸すると痛みが鎮静する。そのほか、歯痛、難聴、脳出血などによる半身不随、全身倦怠感などに用いる。

233 四瀆《しとく》

一名四涜

取穴

陽池の上五寸、後前腕部の約中央に取る。

古法の主治症と施術法

『明堂』

刺入六分、留七呼、灸三壮。

卒気聾。歯痛（『医心方』は歯痛戦とある）。

『甲乙経』

十二巻・手太陽少陽脈動、発耳病第五に「卒気聾」とある。

十二巻・手足陽明脈動、発口歯病第六に「歯痛」とある。

『千金方』

暴聾。下牙歯痛。呼吸短気、咽中如息肉状。

『銅人』

可灸三壮、鍼入六分、留七呼。

暴気耳聾、歯齲痛。

『**聚英**』

銅人六分、留七呼、灸三壮。

暴気耳聾、下歯齲痛。

『**図翼**』

刺六分、留七呼、灸三壮。一日刺三分。

暴気耳聾、下歯齲痛。

『**説約**』

鍼六分、灸三壮。

肘臂痠痛を治す。

意釈と解説

四瀆は難聴と歯痛に効く。ただ、『説約』は肘から腕にかけての疼き痛みに効くという。また、『千金方』は咽喉に何か詰まった感じがして息切れする状態によいとある。

現代の主治症と施術法

〈**松元**〉

鍼六分、留むること七呼、灸七壮ないし十五壮。

会宗、三陽絡と同じ主治症だが、下歯齲痛、間歇熱を治す。

〈**駒井**〉

灸三壮、鍼六分。

上肢の麻痺・神経痛、腎臓炎、前膊痙攣。

〈**岡部**〉

刺鍼七分、灸七壮。

肩こり、上腕の倦怠感、肝肥大、側脇部の張り、下歯の痛み。

〈**本間**〉

耳や歯の病。三焦経にきた神経痛、咽喉の病。

〈**竹之内・濱添**〉

鍼三分ないし六分、留むること七呼、灸七壮ないし十五壮。

頭痛、脳充血、脳貧血、不眠症、下歯痛、頸肩腕症候群、鞭打ち症、五十肩、橈骨神経痛、尺骨神経痛、書痙、自律神経失調症、耳鳴り。

〈**代田**〉

上歯痛、耳鳴り、偏頭痛、前腕の神経痛および麻痺、肩背痛。

〈**中医学**〉

直刺0・5～1寸、可灸。

突然声が出なくなったもの、突発性難聴、虫歯、呼吸困難、喉詰まり、前腕痛。

〈**深谷灸**〉

上歯痛、下歯痛、耳鳴り、偏頭痛、上腕痛、霜焼け。

〈**森**〉

背側より掌側に向けて直刺10～20ミリ。

肩こり、五十肩。

〈**上地**〉

テニス肘のとき、手三里から四瀆へ向かって響かせる。肩こりで、腕の回内、回外ができないものは四瀆付近から手先方向へ。

〈**首藤**〉

筋肉の溝を分けるように、また筋肉をくぐるような気持ちで刺入する。

頸、肩、肩甲間部、上肢の痛み。

まとめ

①諸先生の主治症を読んでいると、四瀆一つで何にでも効くような気になる。しかし、実際には曲池や手三里、もしくは足三里で治る歯痛もあるし、支正で治ることもある。耳鳴りにしても外関で治ることもあれば、三陽絡で治ることもある。

②陽経は陰経ほどの決まりはなく、探って圧痛、硬結などの反応があれば用いる。たとえば歯痛があるとき、手三里、四瀆を按圧してみて、圧痛のある穴を使えばよい。あるいは、三焦経の流れている部位に痛みなどがあれば、三焦経の諸穴を探ってみて反応が出ている穴を用いる。

234 天井《てんせい》

合土穴

取穴

肘を曲げ、肘頭の上一寸に取る。

古法の主治症と施術法

『明堂』

刺入一分、留七呼、灸三壮。

肘痛引肩不可屈伸、振寒熱、頸項肩背痛、臂痿痺不仁、大風默默不知所痛、嗜臥、善驚、瘈瘲、胸痺、心痛、肩肉麻木、瘧食時発、心痛悲傷不楽、癲疾、吐血沫出（『外台』は癲痺吐舌沫出）、羊鳴、戻頸。

『甲乙経』

七巻・陰陽相移、発三瘧第五に「瘧、食時発、心痛悲傷不楽」とある。

九巻・寒気客於五蔵六府、発卒心痛、胸痺、心疝、三蟲第二に「胸痺心痛、肩肉麻木」とある。

十巻・陽受病、発風第二に「大風默默不知所痛、嗜臥、善驚、瘈瘲」とある。

十巻・手太陰陽明太陽少陽脈動、発肩背痛、肩前臑皆痛、肩似抜第五に「肘痛引肩不可屈伸、振寒熱、頸項肩背痛、臂痿痺不仁」とある。

十一巻・陽厥大驚、発狂癇第二に「癲疾、吐血、沫出、羊鳴、戻頸」とある。

『千金方』

瘧食時発、心痛、悲傷不楽。胸心痛。臂痿不仁。肩痛、痿痺不仁、肩不可屈伸、肩肉麻木。嗜臥、四肢不欲動揺。悲愁恍惚、悲傷不楽。大風默默不知所痛、悲傷不楽。驚瘈。癲疾、羊癇、吐舌、羊鳴、戻頸。振寒、頸項痛。

『千金翼方』

婦人無乳。驚瘈。臍下結痛、流入陰中、発作無時。

『銅人』

可灸三壮、鍼入三分、慎如常法。

心胸痛、咳嗽上気、唾膿、不嗜食、驚悸、瘈瘲、風痺、臂肘痛捉物不得。

『聚英』

素註鍼一寸、留七呼。銅人灸三壮。明堂五壮、鍼三分。

心胸痛、咳嗽上気、短気不得語、唾膿、不嗜食、寒熱凄凄不得臥、驚悸、瘈瘲癲疾、羊癇、風痺、耳聾、嗌腫、喉痺、汗出、目鋭眥痛、頬腫痛、耳後臑臂肘痛捉物不得、嗜臥、撲傷腰髖疼、振寒頸項痛、大風黙黙不知所痛、悲傷不楽、脚気上攻。

『図翼』

刺三分、留七呼、灸三壮、甲乙経云、刺一分。

咳嗽上気、胸痛不得語、唾膿不嗜食、寒熱凄凄不得臥、驚悸悲傷、瘈瘲癲疾、五癇、風痺、頭頸肩背痛、耳聾、目鋭眥痛、頬腫、肘臂痛、不得捉物、及瀉一切、瘰癧、瘡腫、癮疹。

神応経云、治咳嗽上気、風痺肘疼、可灸七壮。

『灸経』

灸五壮。

肘痛引肩不可屈伸、頸項及肩背痛、臂痿不仁、驚悸、悲傷、癇病、羊鳴吐舌。

『説約』

鍼三分、灸三壮。

肘痛、驚悸、瘈瘲を治す。

意釈と解説

①瘧病が夕食時に発症し、心痛するために悲観的な気持ちになる。

②胸の陽気がなくなったために胸の中央辺りが詰まった感じになる。または心痛が発症して、肩の肉の部分が麻痺する。

③風病によって知覚鈍麻となり、寝てばかりいて、時に驚き引きつける。

④そのほか、肘が痛み、肩に響いて屈伸できない。悪寒、発熱する。頸項部や肩背部が痛む。上肢が麻痺する。癲癇、寝違いなどにも、天井を用いる。

現代の主治症と施術法

〈松元〉

鍼三分ないし一寸、留むること七呼、灸七壮。

咳嗽、気管支炎、咽喉カタル、扁桃炎、後頭ないし前膊神経痛、肘関節炎、腰痛または脊髄炎に効あり。そのほか、狂癲病、ヒステリー症、耳聾、外眥痛、唾膿、打撲などを治す。小児搐搦に効あり。

〈駒井〉

灸五壮、鍼一分。

気管支炎、咽喉カタル、癲狂病、憂鬱症、頸項神経痛、腰痛。

〈岡部〉

刺鍼三分、三〜四分置鍼、灸三〜五壮。

肋間神経痛、咳嗽、上気、短気、食欲不振、安眠できず、癲癇、耳聾、扁桃腺炎、三叉神経痛、寝違い、頸肩の凝り、背腰痛、憂病。

〈本間〉

耳、歯のほか、天井は火経の土穴であるから脾土の虚に基づく病の癲癇や脳神経の病である狂にも卓効がある。脳脊髄炎のような場合にも本治法として用いる。そのほか、肘関節炎やリウマチに用いる。

〈竹之内・濱添〉

鍼三分ないし一寸、留むること七呼、灸七壮ないし十五壮。

咳嗽、気管支炎、咽頭炎、扁桃炎、頭痛、癲狂病、ノイローゼ、神経衰弱などの精神神経症、外眥痛、眼充血、耳鳴、耳聾、蓄膿症、頸肩腕症候群、鞭打ち症、寝違い、五十肩、上肢神経痛、肘関節炎、脊髄炎、腰痛、吃逆。

〈代田〉

上歯痛、耳鳴、偏頭痛、肘関節炎およびリウマチ。

〈中医学〉

直刺0・5～1寸、可灸。

偏頭痛、季肋部の痛み、頸項部痛、上肢帯の痛み、難聴、頸部リンパ結核、甲状腺腫、癲癇。

〈深谷灸〉

上歯痛、偏頭痛、耳鳴、心悸亢進、腰痛、気管支炎、咳嗽、咽頭炎、扁桃炎。

〈森〉

腕の後側より肘に向かって直刺10～30ミリ。

肘関節炎、蓄膿症。

まとめ

天井一つで、いろいろな病に効くものだと驚いた。勉強不足のためか、筆者は天井で腰痛を治した記憶がない。筆者が天井を使うのは寝違いのときである。上に向けて1センチ以上刺入すると治ることがある。肘関節のリウマチか単なる筋肉痛かは別として、これらに効くのは当然であろう。

235 清冷淵《せいれいえん》

一名清冷泉

取穴

肘を曲げ、肘頭の上二寸に取る。

古法の主治症と施術法

『明堂』

刺入三分、留三呼、灸三壮。

頭痛、振寒、肩不挙、不得帯衣（『医心方』は不能帯衣）。

『甲乙経』

七巻・六経受病、発傷寒熱病第一下に「頭痛、振寒」とある。

十巻・手太陰陽明太陽少陽脈動、発肩背痛、肩前臑皆痛、肩似抜第五に「肩不可挙、不能帯衣」とある。

『千金方』

肩不挙、不得帯衣。

『銅人』

可灸三壮、鍼入三分。

臑縦、肩臂不挙、不得帯衣。

『聚英』

銅人鍼三分、灸三壮。

肩痺痛、臂臑不能挙、不能帯衣。

『図翼』

刺三分、灸三壮。

諸痺痛、肩臂肘臑不能挙。

席弘賦云、五般肘痛、尋尺沢、冷淵鍼後即収功。

『説約』

鍼三分、灸三壮。

臑肘痿疼を治す。

意釈と解説

①傷寒などの急性熱病で頭痛がして悪寒する。

②三焦経の経筋病で肩が痛くて腕が挙がらず、手を後に回して帯を結ぶことができない。以上のようなときに清冷淵を用いる。

現代の主治症と施術法

〈松元〉

施術法は天井と同じ。

肩胛ないし前膊神経痛、同痙攣麻痺を治す。また脚気に効あり。

〈駒井〉

灸三壮、鍼三分。

肩胛部や前膊部の痙攣、麻痺。

〈岡部〉

刺鍼三分、灸三壮。

肩上腕の痛み、五十肩痛。

〈本間〉

上膊の痛み、頭痛、脇痛に効がある。

〈竹之内・濱添〉

鍼三分ないし一寸、留むること七呼、灸七壮ないし十五壮。

頭痛、狂癲病、ノイローゼ、神経衰弱、外眥痛、眼充血、耳聾、蓄膿症、扁桃炎、咽頭痛、頸肩腕症候群、鞭打ち症、寝違い、五十肩、上肢神経痛、肘関節炎、脊髄炎、腰痛。

〈中医学〉

直刺0・5~1寸、可灸。

頭痛、目の黄疸、上肢帯が痛み挙上できない。

〈深谷灸〉

頭痛、上腕の痛み、脇の痛み、上肢不挙に。

〈森〉

腕の外側より内側へ向けて直刺10ミリ。
肘関節痛、蓄膿症。

まとめ

三焦経の流れが悪いための頭痛、肩こり、五十肩などに効くが、上腕の三焦経が冷えるときにもよい。筆者は三叉神経痛の人に透熱灸を用いて有効だった記憶がある。確か深谷の灸法で教えられて用いたと思うのだが、いまその文献を探し得ない。

236 消濼《しょうれき》

取穴

後上腕部、三角筋停止部の後下方約一寸、上腕三頭筋の外側頭と長頭の筋溝で強く圧すると上腕骨に触れるところに取る。肘頭の上五寸にあたる。

古法の主治症と施術法

『明堂』
刺入六分、灸三壮。
寒熱、痺、頭痛、項背急。

『甲乙経』
七巻・六経受病、発傷寒熱病第一下に「頭痛、項背急」とある。
八巻・五蔵伝病、発寒熱第一下に「寒熱」とある。
十巻・陰受病、発痺第一下に「痺、会陰及太淵、消濼、照海主之」とある。

『千金方』
寒熱痺、頭痛。項如抜、不可左右顧。頸有大気。

『銅人』
鍼入六分、可灸三壮。
寒熱、風痺、項痛、肩背急。

『聚英』
銅人鍼一分、灸三壮。明堂鍼六分。素註鍼五分。
風痺、頸項強急腫痛、寒熱頭痛、癲疾。

『図翼』
刺五分、灸五壮。一曰刺一分、灸三壮。
風痺、頸項強急腫痛、寒熱、頭痛、肩背急。
一伝、海南治牙疼、灸此穴。

『説約』
鍼六分、灸三壮。
項、肩髃に引きて痛み、風痺不仁するを治す。

意釈と解説

頭痛、項背部の引きつり。悪寒、発熱。風邪による麻痺、頸部リンパ腺炎、歯痛、癲癇などに消濼を用いる。

現代の主治症と施術法

〈松元〉

鍼六分、灸七壮。

頭痛、後頭神経麻痺、後頭および肩胛筋痙攣。癲癇。

〈駒井〉

灸三壮、鍼五分。

頭痛、頸項部痙攣・麻痺、結締組織炎、肩胛部諸筋痙攣、癲癇、関節リウマチ。

〈岡部〉

頭痛、頸部・肩部の痛みと凝り。

〈本間〉

上膊神経痛または麻痺。頭痛、頸項の強直。

〈竹之内・濱添〉

鍼三分ないし六分、灸七壮ないし十五壮。

頭痛、癲癇、後頭神経痛、頸肩腕症候群、鞭打ち症、寝違い、五十肩、橈骨神経痛、肋間神経痛、心臓衰弱。

〈代田〉

上腕神経痛。

〈中医学〉

直刺0・8〜1・2寸、可灸。

頭痛、頸項部のひきつれ痛むもの、上肢痛、歯痛、癲癇。

〈深谷灸〉

頭痛、上腕痛、五十肩、頸項部の強直および麻痺。

〈森〉

腕の外側から内側に向かって直刺10〜15ミリ。

上肢の麻痺。

まとめ

胆経の引きつりによる肩こり、頭痛に皮内鍼。三叉神経痛に透熱灸。五十肩にも用いてよい。

237 臑会《じゅえ》

手陽明の絡に会す／一名臑髎・臑交

取穴

後上腕部にして、肩峰角外端の下三寸、三角筋の後縁に取る。

古法の主治症と施術法

『明堂』

刺入五分、灸五壮。
瘻気、腠理気。

『**甲乙経**』
十巻・水漿不消、発飲第六に「腠理気」とある。
十二巻・気有所結、発瘤瘻第九に「瘻、天窓及臑会主之」とある。

『**千金方**』
肘節痺、臂酸重、腋急痛、肘難屈伸。癲疾腠気。瘤瘻気、咽腫。

『**外台**』
灸五壮。
項瘻気瘤、臂痛、気腫、腠理気。

『**銅人**』
鍼入七分、留十呼、得気即寫、可灸七壮。
項癭気瘤、臂痛不能挙、気腫、痙痛。

『**聚英**』
素註鍼五分、灸五壮。銅人鍼七分、留三呼、得気即瀉、灸七壮。
臂痛痠無力、痛不能挙、寒熱、肩腫引胛中痛、項癭気瘤。

『**図翼**』
刺五分、灸五壮。
肘臂気腫、痠痛無力不能挙。項癭気瘤、寒熱瘰癧。

『**説約**』
鍼七分、灸七壮。
肘臂不仁、項癭気瘤を治す。

意釈と解説

上腕から肘にかけて重だるく、痺れ痛んで肘が屈伸できない。あるいは肩関節や肩甲骨が痛んで腕が挙がらない。また項部に瘰癧ができる。これは腠理の働きが悪いためである。以上のような状態のときに臑会を用いる。

現代の主治症と施術法

〈**松元**〉
鍼六分、留むること三呼、気を得て即ち瀉す、灸七壮ないし十五壮。
肩胛部の諸筋痙攣および神経麻痺、回顧不能または頸項部の血瘤および脂肪瘤を治す。

〈**駒井**〉
灸七壮、鍼七分。
前膊諸筋痙攣、神経麻痺、肩の凝り、頸項部の腫瘍。

〈**岡部**〉
五十肩痛、関節炎・リウマチ。

〈**本間**〉
肩胛関節の痛み、三角筋リウマチ、上膊神経痛、咽喉が腫れて発熱、疼痛がある場合や瘰癧にも効くとされている。

〈**竹之内・濱添**〉

鍼三分ないし一寸、留むること三呼、気を得て後瀉す、灸七壮ないし十五壮。

五十肩、橈骨神経痛、頸肩腕症候群、鞭打ち症、寝違い、頸部リンパ腺腫、肋間神経痛。


〈代田〉

三角筋リウマチ、上腕神経痛、五十肩。


〈中医学〉

直刺0・5寸~1寸、可灸。

上肢帯痛、甲状腺腫、頸部リンパ結核、眼疾患、肩甲骨部の腫瘍。


〈深谷灸〉

喉の腫れ、るいれき、上腕痛。


〈森〉

腕の外側から内側に向けて直刺15~20ミリ。

五十肩。

まとめ

臑会が五十肩や上腕痛に効くのは知られているが、臂臑とともに声が出ないほどの喉痛に効くことはあまり知られていない。深谷は多用していたようである。

238 肩髎《けんりょう》

取穴

肩関節の後側、肩峰角の外端、下際に取る。

古法の主治症と施術法

『明堂』

刺入七分、灸三壮。

肩重不挙、臂痛。


『甲乙経』

十巻・手太陰陽明太陽少陽脈動、発肩背痛、肩前臑皆痛、肩似抜第五に「肩重不挙、臂痛」とある。


『千金方』

臂痛。


『銅人』

可灸三壮、鍼入七分。

肩重、不可挙臂肘。


『聚英』

銅人鍼七分、灸三壮。明堂五壮。

臂痛、肩重不能挙。


『図翼』

刺七分、灸三壮。

臂重肩痛不能挙。


『灸経』

灸五壮。

肩重不挙臂痛。


『説約』

鍼七分、灸三壮。

肩重くして挙がらず、中風不遂を治す。

意釈と解説

肩が重く、上腕部が痛くて腕を挙げることができない。

現代の主治症と施術法

〈松元〉

鍼七分、灸七壮。

肩胛筋麻痺および痙攣、上膊神経痛、上肢挙上不能、肋膜炎、胸中熱。


〈駒井〉

灸五壮、鍼七分。

頸項部神経痙攣、上肢神経痙攣、肩の凝り、肩胛筋リウマチ。


〈柳谷〉

五十肩の鍼。

肩関節の伸展により肩の前側が痛む場合は、肩髃から肩の前へ肩甲骨肩峰の下をくぐらせるように刺入する。

用鍼は寸六・二番〜三番の銀鍼またはステンレス鍼を用いる。


〈岡部〉

刺鍼三〜七分、灸三壮。

五十肩痛、肩関節炎。


〈本間〉

肩胛関節炎・リウマチ。半身不随などで上肢の運動筋が麻痺しているときに使われる。


〈竹之内・濱添〉

鍼七分ないし一寸、灸七壮ないし十五壮。

五十肩、上肢神経痛、頸肩腕症候群、鞭打ち症、寝違い、半身不随、歯痛、頭痛、肩関節炎。


〈代田〉

三角筋リウマチ、肩胛関節リウマチ、上肢の神経痛、半身不随、歯痛。


〈中医学〉

直刺0・5〜1寸、可灸。

上肢痛、肩が重くて挙上できないもの。


〈深谷灸〉

半身不随、歯痛、上肢痛、肩こり。


〈森〉

肩関節内へ直刺20ミリ。

五十肩。

〈上地〉

患側の上腕を鼻に付けるように上げさせて肩関節向けて刺す。寸6・3番。

五十肩。臑兪、肩髃、雲門付近を刺して後に残る痛みに一発で効く刺し方がある。

まとめ

五十肩によく使われる。刺し方は柳谷方式でもよいが、筆者の場合は肩関節内に入れる気持ちで刺す。そのほか、半身不随のときに用いる。不随になった場合、肩関節が脱臼でもしたかのように肩の筋肉が落ちる。そうして挙上ができないし痛みも出る。このようなときに透熱灸を用いる。30壮くらい施灸してよい。

239 天髎《てんりょう》

少陽と陽維の会

取穴

肩甲上部にして、肩井と曲垣の中間に取る。すなわち、肩井の後一寸にあたる。

古法の主治症と施術法

『明堂』

刺入八分、灸三壮。

肩痛引項（『外台』は肩肘中痛引項）、寒熱、缺盆中痛、汗不出、胸中熱満。

『甲乙経』

八巻・五蔵伝病、発寒熱第一下に「身熱汗不出、胸中熱満」とある。

『千金方』

肩重痛不挙。熱病煩心、心悶而汗不出、掌中熱、心痛、身熱如火、浸淫、煩満、舌本痛。

『銅人』

鍼入八分、可灸三壮。

肩肘痛引頸項急、寒熱缺盆中痛、汗不出、胸中煩満。

『聚英』

銅人鍼八分、灸三壮。当缺盆陥上突起肉上、鍼之若誤鍼陥処、傷人五蔵気、令人卒死。

胸中煩悶、肩臂痠疼、缺盆中痛、汗不出、胸中煩満、頸項急、寒熱。

『図翼』

刺八分、灸三壮。

肩臂痠痛、缺盆痛、汗不出、胸中煩満、頸項急、寒熱。

『説約』

鍼五分、灸三壮。此の穴に鍼するは浅くして疾からなるを欲す、若し缺盆骨下の大脈に中たれば人をして卒倒せしむ、人事を省みざらしむ。

胸中煩悶、卒死して人を知らざるを治す。

意釈と解説

①肩が凝って痛み、それが項にまで響いて引きつる。

②熱病から胸の熱になって悶え苦しく、汗が出ず、手掌が熱し、身体も火のように熱い。そのために湿疹ができたり、舌本が痛んだりする。

現代の主治症と施術法

〈松元〉

鍼三分ないし八分、灸七壮。

耳中疾患を主る。胸鎖乳突筋および僧帽筋痙攣、後頭神経痛、肩甲間部の麻痺。積聚胸下に上衝して人事不省を招くに効あり。

〈駒井〉

灸三壮、鍼八分。

顱頂部神経痙攣、悪寒、肩の凝り。

〈岡部〉

刺鍼五分～一寸、灸五壮。

肩こり、肩痛、頸項の凝り痛み、頭痛、背痛、肝臓の腫大。

〈本間〉

肩こり、頭痛、上肢の痛み、高血圧、耳、鼻、目の充血性の病。心悸亢進、狭心症。

〈竹之内・濱添〉

鍼三分ないし八分、灸七壮ないし三十七壮。

頭痛、高血圧、中風、後頭神経痛、頸肩腕症候群、鞭打ち症、寝違い、五十肩、上肢神経痛、耳鳴り、耳痛、眼充血、鼻塞がり、人事不省、五労七傷。

〈代田〉

肩こり、上肢のリウマチまたは神経痛、後頭痛、偏頭痛、中風、高血圧症。五労七傷を治す。

〈中医学〉

直刺0・5～0・8寸、可灸。

上肢帯痛、頸項が引きつれ痛む、胸中煩満。

〈深谷灸〉

後頭部の痛み、頸筋の痛み、中気・高血圧の必須穴、肩こり、頸項部の神経痛、偏頭痛、五労七傷を治す。

〈森〉

肩より胸廓の方へ直刺10～20ミリ。

肩こり。

〈上地〉

首、肩、首の付け根のこりによい。高血圧症のときは大杼の方向へ水平刺、寸6・3番を用いる。

〈首藤〉

超旋刺。
肩こり。頚椎症で肩から上腕にかけて痛むとき。

まとめ

①天髎は肩こりに効くが、肩が凝ったために首や首から上に現れる病症、つまり頭痛、目の充血、耳鳴り、難聴、鼻炎、口内炎、高血圧症などに効く。ただし、治療方法が難しい。筆者は師の教えに従って深い鍼は刺さないことにしている。軽く散鍼するか知熱灸がよい。もし透熱灸をする場合は、瀉法は1～2壮でよい。もし多壮灸をすると血圧が高くなることがある。

②しかし、このような優しい治療では治らないことがある。肩を揉み過ぎて硬くなっている場合は、刺絡する以外にない。また、血圧が高くなったり、胸が苦しくなったりするなどというときに、天髎あたりが異常に凝っていると訴える場合がある。そのようなときも刺絡するべきである。あるいは目の痛みや歯の痛みが激しく急を要するときにも刺絡する。

③岡部は肝臓腫大に効くとあるが、筆者は未経験である。代田や深谷は五労七傷に効くという。これは古語だから何かの書物に記されているとは思うが見いだせない。五労七傷とは、要するにすべての過労に効くということ。もし過労からきた肩こりであれば効くであろう。

240 天牖《てんゆう》

取穴

乳様突起の後下方、胸鎖乳突筋付着部の後縁に取る。完骨の下方にあたる。

古法の主治症と施術法

『霊枢』寒熱病第二十一

暴聾気蒙、耳目不明、取天牖。

『明堂』

刺入一寸、留七呼、灸三壮。

肩背痛、寒熱、瘰適、頚有大気、暴聾気、蒙瞀、耳目不明、頭頷痛、涙出、洞鼻不知香臭、風眩、喉痺。

『甲乙経』

七巻・六経受病、発傷寒熱病第一中に「熱病汗不出、上星主之、先取譩譆、後取天牖、風池」とある。

七巻・同に「肩背痛、寒熱、瘰癧、繞頚有大気、暴聾気蒙瞀、耳目不開、頭頷痛、涙出、鼻衄不得息、不知香臭、風眩、喉痺」とある。

七巻・陰陽相移、発三瘧第五に「痎瘧、上星主之、先取譩譆、後取天牖、風池、大杼」とある。

八巻・五蔵伝病、発寒熱第一下に「寒熱」とある。

八巻・腎風、発風水、面胕腫第五に「面胕腫、上星主之、先取譩譆、後取天牖、風池」とある。

十巻・陽受病、発風第二に「風眩、善嘔、煩満神庭主之、如顔青者、上星主之、取上星者、先取譩譆、後取天牖、風池」とある。

十一巻・陽厥大驚、発狂癇第二に「癲疾、上星主之、先取譩譆、後取天牖、風池」とある。

十二巻・足太陽陽明手少陽脈動、発目病第四に「目中痛不能視、上星主之、先取譩譆、後取天牖、風池」とある。

十二巻・血溢、発衄第七に「衄而不止、衃血流、取足太陽、大衄衃血、取手太陽、不已刺腕骨下、不已刺膕中出血、鼻鼽衄、上星主之、先取譩譆、後取天牖、風池」とある。

『千金方』

目中痛不能視、上星主之、先取譩譆、後取天牖、風池。風眩頭痛。目不明、耳不聡。目泣出。暴聾。鼻不收涕、不治香臭。喉痺、頸項腫不可俛仰、頬腫引耳後。乳腫。肩背痛。

『外台』

灸三壮。

肩背痛、寒熱、癧適、頸有大気、暴聾気、啄瞀、耳目不用、頭頷痛、涙出、洞鼻不知香臭、風眩、喉痺。三焦病、腹気満、小腹尤堅、不得小便、窘急、溢則為水、留則為脹、痎瘧。

『銅人』

鍼入一寸、留七呼、不宜補之、亦不宜灸、若灸之、面腫眼合、先取譩譆、後鍼天牖、風池、其病即瘥、若不先鍼譩譆、即難瘳其疾也。頭風、面腫、項強不得回顧。

『聚英』

銅人鍼一寸、留七呼、不宜補、不宜灸、灸即令人面腫眼合、先取譩譆、後取天容、天池即差。若不鍼譩譆、即難療。明堂鍼五分、得気即瀉、瀉尽更留三呼。瀉三吸、不宜補。素註下経、灸三壮。資生云宜灸一壮三壮。

暴聾気、目不明、耳不聡、夜夢顛倒、面青黄、無顔色、頭風、面腫、項強不得回顧、目中痛。

『図翼』

刺一分、留七呼、不宜補、亦不宜灸、灸即令人面腫。資生経云、灸一壮。甲乙経云、灸三壮。

暴聾不聡、気目不明、夜夢顛倒、面無顔色、頭風面腫項強。

一曰、若治面腫眼合、先取譩譆、後鍼天牖、風池、其病即瘥、若不先鍼譩譆、其病難愈。

『灸経』

灸三壮。

瘰癧寒熱、頸有積気、暴聾、肩中痛、頭風、目眩、鼻塞不聞香臭。

『説約』

鍼一寸、灸三壮。

頭風面腫、項強ばり回顧するを得ず、歯齲痛するを治す。

意釈と解説

①肩背が痛んで悪寒、発熱する。あるいは頸部のリンパ腺が腫れ

て悪寒、発熱する。急に耳が聞こえなくなって頭がぼんやりする。目も見えにくくなり、頭や顎が痛み、鼻が詰まって息苦しく、臭いが分からない。鼻出血も起こる。眩暈、咽喉の痛みなどに天牖を用いる。

②熱病で汗が出ない場合や癲癇、目の痛み、視力減退などは上星が効くが、もし天牖を用いる場合は先に譩譆を用い、その後で天牖や風池を用いる。

③天牖を用いる場合は、譩譆に治療してからだという。『銅人』の条文だと、天牖は頭や顔面の腫れや痛み、項の強ばりなどに効くが、灸は用いない。鍼も1寸は刺すが補ってはいけない、という。もしこれを間違えば、瞼が腫れ上がって目が見えなくなるほど顔が腫れる。このときに譩譆を治療してから天牖、風池を用いるとすぐに治ると書かれている。

誠に不思議な経穴だが、おそらく天牖を強く刺激した場合、気が昇って顔面が腫れるのであろう。だから譩譆を用いる。譩譆は上焦の気を巡らせる作用があるからである。

現代の主治症と施術法

〈松元〉

鍼五分ないし一寸、留むること七呼、気を得て即ち瀉す、瀉尽くして更に留むること三呼、瀉三吸、補すべからず、灸三壮。

夾板筋および胸鎖乳突筋痙攣、項強ばりて回顧不能、顔色蒼然、睡眠中に顛倒《てんとう》を夢みる。眼中痛む、耳聾、歯痛、顔面浮腫、脳充血には瀉血の効あり、また蛭を貼するも可なり、ただし未熟者は行うべからず。

〈駒井〉

鍼一寸、禁灸。

頸項部痙攣、胸鎖乳突筋麻痺、咽喉カタル、耳鳴、耳聾、角膜翳。

〈岡部〉

眼病、耳病、項頸部の痛み、頸が回らないもの。

〈本間〉

斜頸、頸の痛み。鼻づまり、欧氏管閉塞。

〈竹之内・濱添〉

鍼五分ないし一寸、留むること七呼、気を得て後瀉す、瀉尽きて、さらに留むること三呼、瀉三吸、補してはならない。灸三壮。

頸肩腕症候群、寝違い、鞭打ち症、眼痛、耳聾、歯痛、顔面浮腫、脳充血および頭部の腫れ・炎症には瀉血が効がある。

〈代田〉

項強、偏頭痛。

〈中医学〉

直刺0・5～1寸、可灸。

頭のふらつき、頭痛、顔面の浮腫、突発性難聴、目の前がまっ暗になる。頸項部の引きつけ。

〈深谷灸〉

偏頭痛、耳鳴り、耳聾、首のこわばり、項強、眼球充血。

〈森〉

外より内方へ向けて直刺15～25ミリ。

偏頭痛。

〈上地〉

めまいやメニエール病などの場合に浅鍼で置鍼。

〈**首藤**〉

超旋刺。置鍼もよい。

舌咽神経痛で口内から咽喉の奥にかけての痛みに効く。耳鳴り、難聴など三焦経の病症。顔面筋の痙攣。

まとめ

少陽経の熱が下がらないときに瀉血する。喘息発作のときに補うと止まることがある。首から上の疾患、たとえば扁桃炎、難聴、耳鳴り、歯痛などのときには必ず単刺する。瀉法でよい。

241 翳風《えいふう》

手足の少陽の会

取穴

耳垂の後下部陥凹に取る。

古法の主治症と施術法

『明堂』

刺入四分、灸三壮。

聾、僻不正、失欠、口噤不開、痙、瘖不能言（『外台』には、これ以外に脱頷とある）。

『甲乙経』

七巻・太陽中風感於寒湿、発痙第四に「痙、不能言」とある。

十二巻・手太陽少陽脈動、発耳病第五に「聾、翳風及会宗下空主之」とある。

十二巻・手足陽明脈動、発口歯病第六に「口僻不正、失欠、口不開」とある。

『千金方』

耳痛鳴聾。口失欠、下牙歯痛。口噤不開引鼻中。牙歯齲痛。骨痠、眩、狂、瘈瘲、口噤、喉鳴沫出、瘖不能言。

『銅人』

鍼入七分、可灸七壮。

耳聾、口眼喎斜、失欠、脱頷、口噤不開、吃不能言、頬腫、牙車急痛。

『聚英』

素註鍼三分。銅人鍼七分、灸七壮。明堂三壮。刺灸倶、令人咬銭、令口開。

耳鳴、耳聾、口眼喎斜、脱頷、頬腫、口噤不開不能言、口吃、牙車急、小児喜欠。

『図翼』

刺三分、灸七壮。

耳聾、口眼喎斜、口噤不開、脱頷、腫頬、牙車急痛、暴瘖不能言。

一云、耳紅腫痛、寫之、耳虚鳴補之、補多寫少。

百證賦云、兼聴会、治耳聾気閉。

『灸経』

灸三壮。

耳鳴聾、失欠、暴瘂不能言、口禁不開、及口吻喎。

『説約』

鍼三分、灸七壮。

耳聾、口眼喎斜、落茄風、口噤不開、頬腫、牙車急痛するを治す。

『鍼灸則』

口噤不開、引鼻中、又云治歯齲。

意釈と解説

①痙病のために筋肉の潤いがなくなり、引きつって話ができない。風病で顔面が麻痺し、口を開いてあくびもできない。

②そのほか、難聴、顎関節の痛み、虫歯の痛み、頬の腫れなども翳風を用いる。

現代の主治症と施術法

〈松元〉

鍼三分ないし七分、灸三壮ないし七壮。

耳下腺炎、外聴道炎、耳聾、耳鳴、顔面神経麻痺、口眼喎斜、笑筋萎縮、口噤不開、言語不能、小児の欠伸頻発。

〈駒井〉

灸七壮、鍼三分。

耳鳴り、耳聾、顔面神経麻痺、歯痛。

〈岡部〉

鍼は上方向けて刺す。

耳鳴り、耳聾、顔面麻痺、言語障害、吃、歯痛。

〈本間〉

頭部諸器官の充血性諸症。耳の疾患。

〈竹之内・濱添〉

鍼三分ないし五分、灸三壮ないし十五壮。

耳下腺炎、耳聾、耳鳴り、そのほか、耳の疾患。角膜白翳、結膜炎、眼痛、そのほかの眼病。顔面神経麻痺、三叉神経痛、中風、言語障害、咬筋痙攣。

〈代田〉

中耳炎、耳鳴り、偏頭痛、顔面神経麻痺、歯痛、咽頭痛、吃逆。

〈中医学〉

直刺0・8〜1・2寸、可灸。

耳鳴り、難聴、顔面神経麻痺、歯をくいしばって口が開けられないもの、頬の腫れ、頸部リンパ結核。

〈深谷灸〉

中耳炎、外聴道炎、耳鳴、耳聾、歯痛、顔面神経麻痺、しゃっくりは、翳風を圧せば治る。

〈森〉

耳垂の後下部くぼみから、反対の耳孔に向けて直刺15〜40ミリ。

中耳炎、難聴、メニエル氏症候群、下歯痛、耳下腺炎、顔面神経麻痺。

〈上地〉

深鍼の必要な穴、寸3全部。ただし刺し方がある。中耳炎、のぼせて耳が聞こえず、内に熱がある場合、冷えからくる。扁桃炎は深鍼。しゃっくり、頭の中心に向かって指圧。

〈首藤〉

側臥位。超旋刺ですませられるが、耳の奥が不快な場合、垂直に、また斜め上方に刺入する。耳の中に響くと効果的である。

耳の疾患に応用する。耳鳴り、難聴、中耳炎、頑固なめまい、顔面神経麻痺、耳下腺炎、咽喉の痛みかゆみ、咽喉に原因のある咳。

まとめ

①諸先生が記されている病に効くのは間違いないが、顔面神経麻痺や三叉神経痛には必ず用いる。少し深く刺してうまくいけば、早く治る。

②歯痛に痛む歯に向けて深く刺す。耳鳴りは少し上に向けて深く刺すが、5ミリくらい刺して置鍼してもよい。子供の中耳炎には必ず単刺する。

③少陽経の熱が停滞して解熱しない場合に刺絡する。

242 瘈脈《けいみゃく》

一名資脈

取穴

耳介後部にして、耳輪を前に折り、乳様突起の中央、骨の陥凹部に取る。

古法の主治症と施術法

『明堂』

刺出血如豆汁、刺入一分、灸三壮。

小児癇（『外台』は小児癇痺）、瘈瘲、嘔吐、泄注（『医心方』は洩、『外台』は吐泄）、驚恐（『医心方』は狂驚）、失精、視瞻不明、眵矒（『外台』は眵瞢）。

『甲乙経』

十二巻・小児雑病第十一に「小児癇痓、嘔吐、泄注、驚恐、失精、瞻視不明、眵矒、瘈脈及長強主之」とある。

『千金方』

瘈瘲、風頭、耳後痛。小児驚癇瘈瘲、多吐泄注、驚恐、失精、視瞻不明。眵矒。

『銅人』

可灸三壮、鍼入一分。

頭風、耳鳴、小児驚癇、瘈瘲、嘔吐、洩痢無時、驚恐、眵瞢、目睛不明。

『聚英』

銅人刺出血、如豆汁、不宜多出、鍼一分、灸三壮。

頭風、耳鳴、小児驚癇、瘈瘲、嘔吐、泄利無時、驚恐、眵瞢、目睛不明。

『図翼』

刺一分、灸三壮。銅人云、刺出血如豆汁、不宜多出一云禁灸。

頭風、耳鳴、小児驚癇瘈瘲、嘔吐瀉痢無時、驚恐目渋眵膏。

『説約』

鍼二分、灸三壮。刺して血を出すこと赤小豆の如くす。

頭風、耳鳴、小児驚癇、瘈瘲、嘔吐、目明らかならざるを治す。

意釈と解説

①小児が神経症を発して、筋肉が引きつれる痙病のようになる。また、嘔吐下痢、落ち着きがない、遺精、眦が赤く爛れて目やにが出て眼が見えにくい。

②『甲乙経』の条文をそのまま訳すと上記のようになるが、小児には遺精はないだろうから、小児癇痙以外は成人にも応用できると考えてよい。そのほか、頭痛、耳鳴りにも用いられる。

③瘈脈は刺絡することになっている。

現代の主治症と施術法

〈松元〉

鍼二分、灸三壮ないし七壮。

頭痛、耳鳴、瞳孔不全、脳充血、小児の脳膜炎、吐乳、夜啼症。

〈駒井〉

灸三壮、鍼一分。

耳鳴、耳聾、瞳孔の異常、小児搐搦。

〈岡部〉

夢多き者、耳鳴り、眼病、難聴。

〈本間〉

耳の病。脳充血、耳鳴、頭痛などのときに瀉血。

〈竹之内・濱添〉

鍼一分、灸三壮ないし七壮。

頭痛、脳充血、脳膜炎、驚風、癲癇、小児痙攣症、眼充血、耳鳴、吐乳、夜啼、耳痛、眩暈。

〈中医学〉

横刺0・3～0・5寸、可灸。

頭痛、難聴、耳鳴り、小児のひきつけ、嘔吐、下痢。

〈深谷灸〉

頭痛、耳鳴り、嘔吐、目睛不明。

〈森〉

後方から耳介に向けて斜刺5～10ミリ。

中耳炎。

まとめ

残念ながら筆者は使ったことがない穴である。上地、首藤、代田も使っていないようである。ただし、側頭部から瘈脈あたりまで小児鍼をすることはある。このあたりに鍼をすると、夜泣きしなくなる。

243 顱息《ろそく》

取穴

耳介後部にして耳輪を前に折り、耳甲介に沿って後上部に取る。

古法の主治症と施術法

『明堂』

刺入一分、出血多殺人、灸三壮。

身熱、頭脇痛、不可反側、小児癇（『医心方』は驚癇）、喘不得息、耳鳴不聞人言。

『甲乙経』

七巻・六経受病、発傷寒熱病第一中に「身熱痛、胸脇痛、不可反側」とある。

十二巻・手太陽少陽脈動、発耳病第五に「耳鳴」とある。

十二巻・小児雑病第十一に「小児驚癇、不得息、顱顖（顱息の別名か）主之」とある。

『千金方』

小児癇、喘不得息。耳痛鳴聾。胸脇相引不得傾側。

『外台』

灸三壮。

身熱頭重、脇痛不可反側、小児癇、喘不得息、耳鳴。

『銅人』

不宜鍼、即可灸七壮。

身熱、頭重、脇痛不得転側、風瘛、耳聾、小児発癇、瘈瘲、嘔吐、涎沫、驚恐、失精、瞻視不明。

『聚英』

銅人灸七壮、禁鍼。明堂灸三壮、鍼一分、不得多出血、多出血殺人。

耳鳴痛、喘息、小児嘔吐涎沫、瘈瘲、発癇、胸脇相引、身熱、頭痛不得臥。

『図翼』

刺一分、灸七壮。甲乙経曰、灸三壮。一曰禁刺、出血多即殺人。

耳鳴、喘息、小児嘔吐、瘈瘲、驚恐、発癇、身熱、頭痛、不得臥、聤耳腫流膿汁。

『説約』

百證賦云、痓病、非顱息不愈。

鍼一分、灸三壮。

身熱、頭痛、風痙直強、小児発癇、嘔吐涎沫するを治す。

意釈と解説

身熱があって胸脇部が痛むために寝返りができない。子供の引きつけ。ゼエゼエと喘いで呼吸がしにくい。そのほか、頭重、頭痛、耳鳴りなどのときに顱息を用いる。

現代の主治症と施術法

〈松元〉

禁鍼、灸三壮ないし七壮。

発汗を当とす。脳膜炎、脳充血、気管支炎、小児の驚風および涎沫を吐す。

〈駒井〉

灸三壮、鍼一分。

耳鳴、耳痛、喘息、癲癇、脳膜炎、脳充血、小児嘔吐。

〈岡部〉

耳鳴り、頭痛、ひきつけ、耳病一般。

〈本間〉

脳充血、頭痛、耳鳴り、脳膜炎、瀉血の症。

〈竹之内・濱添〉

鍼一分、灸三壮ないし七壮。

発汗を当とす。脳膜炎、脳充血、小児驚風、頭痛、耳鳴、そのほかの耳の疾患、鼻塞り、鼻タケ。

〈中医学〉

横刺0・3～0・5寸、可灸。

頭痛、耳鳴り、耳の痛み、小児のひきつけ、嘔吐、涎。

まとめ

瘈脈と同じ主治症だとする先生が多い。もし圧痛があれば、耳の疾患や頭痛に効く。

244 角孫《かくそん》

手足の少陽と手の陽明の会

取穴

耳輪を前に折り、上角にあたるところの髪際に取る。外側頭直筋の付着部にあたる。

古法の主治症と施術法

『霊枢』寒熱病第二十一

足太陽有入頄徧歯者、名曰角孫、上歯齲取之。

『明堂』

刺入三分、灸三壮（『外台』は2壮）。

歯牙不可嚼、齦腫。

『甲乙経』

十二巻・手足陽明脈動、発口歯病第六に「歯牙不可嚼、齗腫」とある。

『千金方』

頸腫項痛不可顧。頸頷柱満、牙歯不能嚼。

『銅人』

可灸三壮。明堂別無療病法。

目生膚翳、歯齗腫。

『聚英』

銅人灸三壮、明堂鍼八分。

目生瞖膚、歯齦腫、唇吻強、歯牙不能嚼物、齲歯、頭項強。

『図翼』

刺三分、灸三壮。

目生翳、歯齦腫不能嚼、唇吻燥、頸項強。

一云、堪治耳歯之病。

『説約』

鍼三分、灸三壮。

目疾、歯齦腫痛を治す。

意釈と解説

角孫は歯痛や歯肉の腫れに効く。また、眼の疾患にも用いる。

現代の主治症と施術法

〈松元〉

鍼八分、灸三壮ないし七壮。

角膜白翳、唇吻強硬、口腔炎および歯齦炎にて咀嚼困難症、頭項強直、嘔吐。

〈駒井〉

灸三壮、禁鍼。

角膜翳、歯齦炎、牙関緊急、口内炎。

〈岡部〉

眼病、歯の痛み、項の凝り。

〈本間〉

耳の病、歯痛、口内の病、角膜実質炎、結膜炎。

〈竹之内・濱添〉

鍼三分ないし五分、灸三壮ないし十五壮。

眼疾患を主る。耳疾患、鼻炎、歯痛、三叉神経痛、頭痛、頸項痛、嘔吐、黄疸、咀嚼困難。

〈代田〉

眼科疾患を主る。角膜実質炎、結膜炎、パンヌス、トラホーム、フリクテン。耳歯の病。

〈中医学〉

横刺0・3～0・5寸、可灸。

耳の腫れ痛み、目の充血や腫れ痛み、目の感染症で視野に膜が張ったようなもの、歯痛、唇の乾き、項部の引きつり、頭痛。

〈深谷灸〉

眼の疾患に用いる。

〈森〉

上方から耳介に向けて皮下刺法5〜15ミリ。

偏頭痛。

〈上地〉

目の名灸穴、どんな目の病にも7〜8壮がよい。本治法として肝兪の灸を併用するとよい。視力は別で腎によると考える。太渓の灸。

まとめ

『甲乙経』などは歯痛や歯肉炎に効くように書いてあるが、後世になると眼に効くように記されていて、上地などは眼の病気には何でも効くという。筆者は歯痛に用いることはあるが、眼の疾患には使ったことがない。今後は注意して用いてみるつもりである。

245 耳門《じもん》

取穴

耳珠の前方で、輪珠溝の直前に取る。

古法の主治症と施術法

『**明堂**』

刺入三分、留三呼、灸三壮。耳中有膿及底耳聤皆不灸。

耳鳴聾（『外台』は耳痛鳴聾）、頭頷痛、上歯齲。

『**甲乙経**』

十二巻・手太陽少陽脈動、発耳病第五に「耳聾鳴、頭頷痛」とある。

十二巻・手足陽明脈動、発口歯病第六に「上歯齲」とある。

『**千金方**』

耳痛鳴聾。唇吻強、上歯齲痛。

『**銅人**』

鍼入三分、留三呼、可灸三壮。

耳有膿、汗出、生瘡、瞠耳、聤耳、耳鳴如蝉声、重聴無所聞、歯齲。

『**聚英**』

銅人鍼三分、留三呼、灸三壮。下経禁灸、有病灸不過三壮。

耳鳴如蝉声、聤耳膿汁出、耳生瘡、歯齲、唇吻強。

『**図翼**』

刺三分、留三呼、灸三壮。一云禁灸。

耳聾、聤耳、膿汁、耳生瘡、歯齲唇吻強。

席弘賦云、但患傷寒、両耳聾、耳門、聴会、疾如風。

百證賦云、兼絲竹空、能住牙疼於頃刻。

天星秘訣云、耳鳴、腰痛、先五会、後此穴及三里。

『灸経』

禁不宜灸、有病不過三壮。

耳有膿、及底耳、聤耳、耳痛鳴聾、併歯齲。

『説約』

鍼五分或は一寸に至る、灸三壮。

耳鳴、耳聾、聤耳、膿汁有り、歯齲痛を治す。

『鍼灸則』

唇吻強、上歯痛。

意釈と解説

中耳炎や外耳炎には灸をしてはいけない。耳鳴り、難聴、歯痛に効く。

現代の主治症と施術法

〈松元〉

鍼三分、留むること三呼、灸三壮。

耳中疾患を主る。耳鳴、耳聾、耳瘡（外聴道炎）膿汁流溢、上歯疼痛、吻唇強硬。

〈駒井〉

灸三壮、鍼三分。

耳鳴、耳聾、外聴道炎、上肢神経痛、牙関緊急、顔面神経麻痺。

〈岡部〉

耳鳴り、中耳炎、歯の病。

〈本間〉

急性中耳炎、外聴道炎、顔面神経麻痺、歯痛、三叉神経痛、目の病。

〈竹之内・濱添〉

鍼三分、留むること三呼、灸三壮ないし七壮。

耳疾患を主る。眼充血、麦粒腫、そのほかの眼疾患。鼻疾患、耳痛、三叉神経痛、顔面神経麻痺。

〈代田〉

耳病一般に効く。即ち中耳炎、耳鳴、外聴道炎。眼疾にも効く。

〈中医学〉

直刺0・5～1寸、可灸。

難聴、耳鳴り、中耳炎、歯痛、頸部顎関節部痛、口がこわばったもの。

〈深谷灸〉

耳疾一切。

〈森〉

耳孔の奥を目標に直刺10～15ミリ。

耳疾患、顎関節痛。

まとめ

耳門は耳鳴り、難聴、顎関節症には必ず用いる。浅い置鍼でよい。三叉神経痛や顔面神経麻痺に用いてもよいが、必要穴ではない。

246 和髎《わりょう》

手足の少陽と手の太陽の会

取穴

耳介の前上部にして、耳輪起始部の前、浅側頭動脈の拍動部に取る。

古法の主治症と施術法

『明堂』

刺入三分、灸三壮。

頭痛（『医心方』と『外台』は頭重）、頷痛引耳中、膿膿嘈嘈。

『甲乙経』

十二巻・手太陽少陽脈動、発耳病第五に「頭重、頷痛、引耳中憹憹嘈嘈」とある。

『千金方』

風頭痛。

『銅人』

鍼入七分、可灸三壮。

牙車引急、頭重痛、耳中嘈嘈、頷頬腫。

『聚英』

銅人鍼七分、灸三壮。

頭重痛、牙車引急、頸頷腫、耳中嘈嘈、鼻涕、面風寒、鼻準上腫、癰痛、招揺視瞻、瘈瘲、口噼。

『図翼』

刺三分、灸三壮。一曰、灸之目盲。

頭痛、耳鳴、牙車引急、頸項腫、口僻、瘈瘲。

『説約』

鍼三分、灸三壮。

頷頬腫、牙車引急、頭痛、耳鳴を治す。工手にあらざれば鍼することなかれ。

意釈と解説

頭痛、頭重があって頷が痛み、その痛みが中耳炎や耳鳴りにまで響く。

現代の主治症と施術法

〈松元〉

鍼三分ないし七分、灸三壮ないし七壮。

頭痛、顔面神経痛、脳充血、慢性流行性感冒、鼻腔閉塞し膿汁止まざる。

〈駒井〉

灸三壮、鍼七分。

頭痛、顔面神経痙攣、麻痺、鼻カタル、鼻タケ。

〈岡部〉

目・鼻・耳の疾患。

〈本間〉

眼科疾患の特効穴、耳、鼻の病。頭痛、頭重、顔面神経麻痺や痙攣。


〈竹之内・濱添〉

鍼三分ないし七分、灸三壮ないし七壮。

頭痛、脳充血、風邪、鼻腔閉塞、蓄膿、耳疾患、歯痛、三叉神経痛、顔面神経麻痺。


〈代田〉

眼疾患を主る。眼病すべてに効く。即ち角膜実質炎、虹彩炎、結膜炎、フリクテン、パンヌス、トラホームなどに特効あり。


〈中医学〉

斜刺0・3～0・5寸、可灸。

頭が重く痛い、耳鳴り、頜関節のこわばりひきつれ、下顎角の腫れ、慢性の鼻の腫れ痛み、顔面神経麻痺。


〈深谷灸〉

眼病一切を主る。


〈森〉

上から下方に向けて皮下刺法10～15ミリ。

三叉神経痛。

まとめ

代田は眼病すべてに効くように記されているが、専門医に任せる病気も多いと思う。顎関節症や三叉神経痛、歯痛にもよく効く。

247 糸竹空《しちくくう》

一名目髎

取穴

眉毛の外端にして、骨の凹みに取る。

古法の主治症と施術法

『明堂』

刺入三分、留七呼、禁不可灸、不幸使人目小及盲。

眩頭痛、(『外台』に互引、癲疾とある) 目中赤眊眊、小児臍風、風癇、目上挿、痙、反目、憎風(『医心方』は憎風寒)、狂、煩満。


『甲乙経』

七巻・太陽中風感於寒湿、発痙第四に「痙、反目、憎風」とある。

十巻・陽受病、発風第二に「眩、頭痛」とある。

十二巻・小児雑病第十一に「小児臍風、目上挿」とある。


『千金方』

風頭痛。目䀮䀮不明、悪風寒。目上挿、憎風寒。風癇、癲疾、涎沫、狂、煩満。癲疾嘔沫、寒熱、痙互引。


『銅人』

鍼入三分、留三呼、宜瀉、不宜補。禁不可灸、不幸使人目小、又令人目無所見。

目眩頭痛、目赤、視物䀮䀮、風癇、目載上不識人、眼睫毛倒、発狂、吐涎沫、発即無時。

『**聚英**』

素註鍼三分、留六呼。銅人禁灸、灸之不幸使人目小及盲、鍼三分留三呼、宜瀉不宜補。

目眩、頭痛、目赤視物䀮䀮不明、悪風寒、風癇、目載上、不識人、眼睫倒毛、発狂、吐涎沫、発即無時、偏正頭疼。

『**図翼**』

刺三分、留三呼、禁灸、灸之不幸令人目小及盲。

頭痛、目赤、目眩、視物䀮䀮、挙毛倒睫風癇、載眼、発狂、吐涎沫、偏正頭風。

神応経云、治頭風、宜出血。

百證賦云、兼耳門、能治牙疼於頃刻。

通玄賦云、治偏頭痛難忍。

一伝、主眼赤痛、鍼一分出血。

『**説約**』

鍼三分、灸法闕く。

目眩、頭痛、風癇目載上して人を識らず、目赤くして物を視ること䀮䀮たるを治す。微にその血を瀉す。

百証賦に云う、耳門を兼ねて牙疼を頃刻に治す。按ずるに眉骨痛は、眉頭眉中眉後に鍼して微に其の血を瀉せば立ちどころに愈ゆ。

意釈と解説

①風邪によって目眩、頭痛して眼が充血して見えにくい。やはり風邪による小児の臍部を中心とした腹痛。癲癇で瞳がつり上がって白眼になる。痙病で引きつっても同じような状態になる。痙病は風に当たるのを嫌う。精神錯乱状態。胸が悶え苦しい。

②以上のような状態のときに糸竹空を用いるが、そのほか、逆まつげにも効く。

③糸竹空は刺絡するのがよいようである。

現代の主治症と施術法

〈**松元**〉

鍼三分、留むること六呼、気を得て即ち瀉す、補うべからず。禁灸。

倒毛刺、鼻弓部の神経痛、眩暈、歯痛。

〈**駒井**〉

禁灸、鍼三分。

眼球充血、角膜翳、頭痛、眩暈、逆まつげ、顔面神経麻痺、小児搐搦、トラホーム。

〈**岡部**〉

めまい、結膜炎、はやり目、眼睫毛倒、発狂、涎、偏頭痛。

〈**本間**〉

角膜実質炎、虹彩炎、結膜炎、トラホームなどの陽証性の場合に微量の瀉血。風邪による目眩、頭痛、人事不省。顔面神経麻痺、三叉神経痛、頭痛、小児搐搦。脳神経の病。

〈**竹之内・濱添**〉

鍼一分、留むること六呼、気を得て後瀉す、補してはならない。

禁灸。

眼疾患を主る。三叉神経痛、顔面神経麻痺、頭痛、偏頭痛、眩暈、歯痛。

〈代田〉

三叉神経痛、涙腺炎。眼疾で羞明流涙するものに鍼してよい。少し瀉血するとなおよい。

〈中医学〉

横刺0・5～1寸。

頭痛、眩暈、目の充血や痛み、眼瞼の痙攣、歯痛、癲癇。

〈深谷灸〉

三叉神経痛、涙腺炎、羞明流涙（瀉血よし）。

〈森〉

眉端から側頭に向けて皮下刺法10～15ミリ。

眼疾患。

まとめ

三叉神経痛、顔面神経麻痺、眼瞼痙攣などには、浅く切皮程度で置鍼してよい。

小児のチック症には皮膚鍼。結膜炎、逆まつげにも置鍼する。岡部は発狂によいというが、筆者は未経験である。

11 足の少陽胆経

248 瞳子髎《どうしりょう》

手太陽手足少陽の会／一名後曲・太陽

取穴

外眼角をさること五分に取る。

古法の主治症と施術法

『脈経』平三関病候并治宜第三、第六条
寸口脈滑、陽実、胸中壅満、吐逆、宜服前胡湯、鍼太陽、巨闕瀉之。

『明堂』

刺入三分、灸三壮。

青盲無所見、遠視眊眊、目中生膚瞖白膜。


『千金方』

目涙出、多眵矇、内眥赤痛痒、生白膚翳。青盲無所見。


『銅人』

可灸三壮、鍼入三分。

青盲目無所見、遠視睆睆、目中膚翳白膜、頭痛、目外眥赤痛。


『聚英』

素註灸三壮、鍼三分。

目痒、翳膜白、青盲無見、遠視睆睆赤痛涙出、多眵矇、内眦痒、頭痛、喉閉。


『図翼』

刺三分、灸三壮。

頭痛、目痒、外眥赤痛、翳膜、青盲、遠視睆睆涙出、多眵。

一云、兼少澤、能治婦人乳腫。


『説約』

鍼三分、灸三壮。

頭痛、目の痒み、目赤く痛むを治す。

意釈と解説

①緑内障、遠くが見えにくい、翼状片、頭痛、涙目、目尻や目頭が痒い、または爛れて目やにが出るなどのときに瞳子髎を用いる。
②『聚英』に「喉閉」に効くとあるが、これは追試してみる必要がある。

現代の主治症と施術法

〈松元〉

鍼三分、灸三壮。

眼病を主る。角膜炎、網膜炎、緑内障、風眼（涙目のこと）、眼球痛痒、涙管漏、顔面（麻痺のこと）および三叉神経痛。


〈駒井〉

灸三壮、鍼三分。

角膜翳、網膜炎、眼球充血、流涙症、結膜炎、角膜実質炎、咽頭カタル。

〈岡部〉

涙が出る、眼のただれ、頭痛、咽喉がふさがる。


〈本間〉

眼疾に効がある。各種炎症性で実症も虚症も、視力減退、青盲、翳まで効がある。

鍼は直刺なら1・2分だが斜刺なら五分。灸は実症なら小炷で一壮、虚症には知熱灸がよい。


〈竹之内・濱添〉

鍼一分、灸三壮。

眼病を主る。三叉神経痛、顔面神経麻痺、頭痛、偏頭痛。


〈代田〉

結膜炎、角膜実質炎、トラホーム、フリクテン、三叉神経痛。灸はすえないほうがよい。


〈中医学〉

後に向けて横刺または斜刺0・3～0・5寸。あるいは三稜鍼で点刺瀉血。

頭痛、目の充血や痛み、光を恐れ目がしょぼしょぼする。風にあたると涙が止らないもの。遠くがはっきり見えない。目の感染症で視野に膜が張ったようなもの。


〈深谷灸〉

結膜炎、角膜実質炎、トラホーム、フリクテン、目がかすんだとき。


〈森〉

外背から側頭の方へ皮下刺法5～10ミリ。眼疾患。


〈上地〉

眼球の充血、ただし目尻側のもの。前方より骨に沿って外方に逃げるように水平刺。視力低下にもよい。心臓に関係しているので、心臓の悪い人は腫れることがあるので注意する。

まとめ

①眼の疾患には使ってみる価値がある。森や上地のような刺法ができない場合は切皮程度で置鍼するのがよい。
②三叉神経痛、顔面神経麻痺などに必要に応じて置鍼する。『聚英』に喉閉とあり、岡部が「咽喉が塞がるものに効く」とあるが、筆者は未経験である。

249 聴会《ちょうえ》

手少陽の脈気発する所／一名聴河・後関

取穴

耳珠の前方にして、口を開けば陥凹が現れるところに取る。耳珠の前、中心が聴宮、その下に聴会、上に耳門を三穴縦に並べて取る。

古法の主治症と施術法

『明堂』

刺入四分、灸三壮。

目泣出、耳顚飂、顚飂若風。

『医心方』

刺入四分、灸三壮。

聾、歯痛、狂驚、瘈瘲、眩仆、瘖不能言、羊鳴、吐沫。

『甲乙経』

八巻・五蔵伝病、発寒熱第一上に「其目泣出、頭不痛者」とある。

十二巻・手太陽少陽脈動、発耳病第五に「聾、耳中癲溲癲溲者若風」とある。

『千金方』

聾、嘈嘈若蝉鳴。歯痛、悪寒。癲疾、嘔。骨痠、眩、狂、瘈瘲、口噤、喉鳴沫出、瘖不能言。寒熱、癲仆。狂走、瘈瘲、恍惚不楽。

『外台』

灸三壮。

寒熱、喘喝、目視不能視、目泣出、頭痛、耳中顚飂風、歯齲痛。

『銅人』

相離一二寸其穴、側臥張口取之、鍼入七分、留三呼、得気即寫、不須補、灸亦良、日可灸五壮、至二七壮、止十日、後依前報灸之即愈、忌食動風生冷猪魚物等。

『聚英』

耳聾、耳中状如蝉声、通耳食、牙車脱臼。

銅人鍼七分、留三呼、得気即瀉、不須補、日灸五壮。止三七、十日後、依前報灸、明堂鍼三分、灸三壮。

耳鳴、耳聾、牙車臼脱、相離三寸、牙車急、不得嚼物、歯痛悪寒、狂走、瘈瘲、恍惚不楽、中風口喎斜、手足不随。

『図翼』

刺四分、灸三壮。

耳聾、耳鳴、牙車脱臼、歯痛、中風、瘈瘲、喎斜。

玉龍賦云、治耳聾、顋腫。

席弘賦云、耳聾、鍼聴会、更瀉迎香、功如神。又云、兼金門、治傷寒両耳聾。

百證賦云、兼翳風、治耳聾気閉。

『灸経』

灸三壮。

耳惇惇惲惲聾無所聞。

『説約』

鍼七分、灸二七壮。

耳聾、耳鳴、牙車脱臼を治す。

意釈と解説

発熱して涙目になり、頭痛がしないときに用いる。難聴、耳鳴り、歯痛にもよい。

現代の主治症と施術法

〈松元〉

鍼七分、留むること三呼、気を得て即ち瀉し補うべからず。灸五壮ないし三七壮、十日の後また前の如く報灸すべし。

耳中の疾患を主る前者に同じ、そのほか、頭痛、歯痛、歯脱または中風半身不随を治すという。

〈駒井〉

灸五壮、鍼七分。

中耳炎、耳鳴、耳聾、歯痛、顔面神経麻痺、下顎脱臼。

〈岡部〉

耳鳴り、難聴、三叉神経痛、顔面神経麻痺、半身不随。

〈本間〉

耳と歯の痛み、下顎脱臼に用いられる。

〈竹之内・濱添〉

鍼三分ないし七分、留むること三呼、気を得て後瀉す。補してはならない。灸三壮ないし三七壮。

耳疾患を主る。頭痛、中風、半身不随、眼充血、鼻疾患、歯痛、三叉神経痛、顔面神経麻痺。

〈代田〉

中耳炎、外耳炎、耳鳴、下顎関節炎、三叉神経痛、顔面神経麻痺。

〈中医学〉

直刺0・5寸、可灸。

難聴、耳鳴り、中耳炎で膿の流れるもの、歯痛、下顎骨の脱位、顔面神経麻痺、顔面の痛み、頭痛。

〈深谷灸〉

耳疾患（中耳炎、外耳炎、耳鳴りなど）、下顎関節炎、リウマチ。

〈森〉

耳孔の奥を目標に直刺10～15ミリ。

顔面神経麻痺、中耳炎、耳鳴、めまい、難聴などにきく。

〈上地〉

上から下向けて刺す。耳の疾患。

〈首藤〉

超旋刺。少し口を開けさせて刺入すると楽に入るが、米粒様の硬結を狙えば、閉じたままでもよい。置鍼は口を閉じたままとする。

顎関節痛、耳鳴りなどの耳疾患。

まとめ

耳の疾患に効くことは、古書および諸先生の言われている通りである。そのほか、涙目、歯痛、顔面神経麻痺、三叉神経痛、顎関節症、舌咽神経痛などに効く。耳鳴りや突発性難聴のときは置鍼がよい。

250 上関《じょうかん》

手少陽と足陽明の会／一名客主人

取穴

頬骨弓の中央上際、下関の直上に取る。

古法の主治症と施術法

『霊枢』口問第二十八

耳鳴、補客主人。

『明堂』

刺入三分、留七呼、灸三壮。

（『外台』は冒頭に唇吻強）上歯齲痛、口僻禁不開、耳痛聾鳴（『外台』は耳痛聾瞶）、瘈瘲、口沫出、寒熱、痙、青盲、瞶目、悪風寒。

『甲乙経』

七巻・太陽中風感於寒湿、発痙第四に「痙、取顖会、百会及天柱、膈兪、上関、光明主之」とある。

八巻・五蔵伝病、発寒熱第一下に「寒熱」とある。

十巻・陽受病、発風第二に「瘈瘲、口沫出」とある。

十二巻・足太陽陽明手少陽脈動、発目病第四に「青盲、瞶目、悪風寒」とある。

十二巻・手太陽少陽脈動、発耳病第五に「耳痛、聾鳴、上関主之、刺不可深」とある。

十二巻・手足陽明脈動、発口歯病第六に「上歯齲痛、悪寒」とある。

『千金方』

青盲無所見。耳痛鳴聾。口喎僻不能言。口噤不開、引鼻中。瘈瘲沫出、寒熱痙引骨痛。

『銅人』

可灸七壮、艾炷不用大、筋頭作炷、若鍼必須側臥、張口取之乃得、禁不可鍼深、問曰、何以不得鍼深、岐伯曰、上関若刺深、令人欠而不得咳、下関不得久留鍼、即咳而不得欠、牙関急、是故、上関不得刺深、下関不得久留鍼也。

唇吻強、耳聾、瘈瘲、口沫出、目眩、牙車不開、口噤、嚼食鳴、偏風、口眼喎斜、耳中状如蝉声。

『聚英』

銅人灸七壮、禁鍼。明堂鍼一分留之、得気即瀉、日灸七壮、至二百、下経灸一壮。素註刺三分、留七呼、灸三壮。素問、禁深刺、深則交脈破、為内漏耳聾、又欠而不得故。

唇吻強上、口眼偏邪、青盲、眯目睆睆、悪風寒、牙歯齲、口噤、嚼物鳴痛、耳鳴、耳聾、瘈瘲、沫出、寒熱、痙引骨痛。

『図翼』

刺一分、留七呼、灸三壮。甲乙経曰、刺太深、令人耳無聞。一曰禁刺、一曰刺上関不得深、下関不得久。

口眼偏斜、耳聾、耳鳴、聤耳、目眩、歯痛、瘈瘲、口噤不能嚼物。

『灸経』

灸一壮。

唇吻強上、口眼偏斜、牙歯齲痛、耳鳴聾。

『説約』

鍼三分、灸三壮。

口眼喎斜、口噤、牙車開かず、瘈瘲、唇吻強急、耳中鳴、耳聾、目眩を治す。

意釈と解説

①痙病。内臓の熱で悪寒、発熱しているとき。引きつけて泡を吐いているとき。緑内障などの眼の病。そのほか、耳鳴り、耳の痛み、難聴、歯痛などにも上関を用いる。

②瞶目は眼の病気という意味。『明堂』や『甲乙経』には耳痛聾鳴とあるのに『外台』には「耳痛聾齆」とある。齆は「おう」と読み、鼻が詰まるという意味。これは伝写の間違いかと思う。

現代の主治症と施術法

〈松元〉

鍼三分、留むること七呼、気を得て即ち瀉す、灸七壮ないし三七壮。

偏頭痛、眩暈、耳鳴、耳聾、口眼喎斜即ち笑筋、眼輪匝筋の萎縮もしくは痙攣または顴骨筋、方形上唇筋および口輪諸筋の痙攣。半身不随、角弓反張、骨膜炎、緑内障、そのほか、眼病、歯痛を治す。

〈駒井〉

灸七壮、禁鍼。

偏頭痛、眩暈、耳鳴、耳聾、中風、歯痛、三叉神経痛、口角諸筋の痙攣、小児急癇。

〈柳谷〉

上歯痛の一本鍼。

患者を側臥位にして、頬骨の上際にある穴（客主人）から、頬骨弓をくぐらせるように刺入していく。徐々に刺していき、患者の痛む歯に響かせる。

鍼は銀かステンレスの寸三・二番を使用する。

〈岡部〉

偏頭痛、耳鳴り、頸部の痛み、リウマチ。

〈本間〉

耳、目、口の病。偏頭痛、顔面神経麻痺、三叉神経痛、上歯痛。

上歯痛は頬骨弓の下を越えて一寸五分くらい刺鍼する。

〈竹之内・濱添〉

鍼三分、留むること七呼、気を得て後瀉す。灸七壮ないし三七壮。

頭痛、偏頭痛、眩暈、耳鳴り、耳聾、緑内障、目充血、視力欠乏、上歯痛、下歯痛、三叉神経痛、顔面神経麻痺、半身不随、角弓反張。

〈代田〉

一切眼病に鍼刺または瀉血して効がある。顔面神経麻痺、三叉神経痛、高血圧の場合、この部の細絡を刺絡するとよい。

〈中医学〉

直刺0・5〜0・8寸、可灸。

頭痛、耳鳴り、難聴、中耳炎、顔面神経麻痺、顔面の痛み、歯痛、驚くことによって誘発される癲癇、小児のひきつけ。

〈深谷灸〉

眼病に瀉血。三叉神経痛、顔面神経麻痺。

〈森〉

頬骨の上際から下方に向けて頬骨弓の下をくぐるように斜刺する。深さは20～30ミリ。頬骨弓の下をうまく鍼が貫通するように刺入するのがコツで、斜刺の角度に注意し、もし骨に中たれば刺入し直すようにする。たいてい20～30ミリで目的が達せられる。

上歯痛、三叉神経痛。

〈上地〉

いきなり耳が聞こえなくなる。耳がボアンとする。トンネルに入った状態。歯神経痛ただし上の奥歯のみ。真下に寸6を刺し下ろす。下手な刺し方をすると心臓がどきどきする。

まとめ

上歯痛の治し方は柳谷、森、上地、本間の各先生の刺し方がよい。三叉神経痛のときもよいが、下手に深くすると余計に痛むことがある。顔面神経麻痺のときは2ミリくらいの浅い置鍼でよい。

251 頷厭《がんえん》

手足の少陽と陽明の会

取穴

頭維より耳前に向かって下ること一寸。コメカミの中央よりやや上部に取る。

古法の主治症と施術法

『明堂』

刺入三分、留七呼、灸三壮。

善嚔、頭痛、身熱（『医心方』は身寒熱）、目眩無所見、偏頭痛、引目外眥而急、耳鳴。（『医心方』には頸痛がある）。

『甲乙経』

七巻・六経受病、発傷寒熱病第一中に「善嚔、頭痛、身熱」とある。

十二巻・足太陽陽明手少陽脈動、発目病第四に「目眩無所見、偏頭痛、引外眥而急」とある。

十二巻・手太陽少陽脈動、発耳病第五に「耳鳴」とある。

『千金方』

風眩偏頭痛。頸項疼、歴節汗出。目䀮䀮不明。悪風寒。耳痛鳴聾。

『銅人』

鍼入七分、留七呼、可灸三壮、忌如前法。

頭風眩、目無所見、偏頭痛、引目外眥急、耳鳴、多嚔、頸項痛。

『聚英』

銅人灸三壮、鍼七分、留七呼、深刺令人耳聾。

偏頭痛、頭風目眩、驚癇、手拳手腕痛、耳鳴、目無見、目外眥急、好嚔、頸痛、歴節風汗出。

『図翼』

刺三分、留七呼、灸三壮。気府論註曰、刺深令人耳無所聞。

頭風偏頭、頸項倶痛、目眩、耳鳴、多嚔、驚癇、歴節風汗出。

百證賦云、兼懸顱治偏頭痛。

『説約』

鍼七分、灸三壮。

頭風目眩、偏正頭痛を治す。

意釈と解説

①傷寒による熱病で、よくクシャミをして頭痛がし、身熱がある。

②足の太陽経や陽明経または手の少陽経の流れが悪くなったために目眩、偏頭痛がして目尻が引きつける。

③そのほか、耳鳴り、視力減退、頸項部の凝りや痛み、関節痛などにも頷厭を用いる。

現代の主治症と施術法

〈松元〉

鍼三分、留むること三呼ないし七呼、灸三壮ないし七壮。

脳充血、顔面神経麻痺、耳聾、関節リウマチ。

〈駒井〉

灸三壮、鍼七分。

頭痛、眩暈、耳鳴、搐搦、偏頭痛、鼻カタル、歯痛、顔面神経麻痺。

〈岡部〉

口眼喎斜、やぶにらみ、難聴、三叉神経痛。

〈本間〉

熱病などによる偏頭痛。

〈竹之内・濱添〉

鍼三分、留むること三呼ないし七呼、灸三壮ないし十五壮。

頭痛、脳充血、顔面神経麻痺、三叉神経痛、耳聾、眼の充血、視力欠乏、歯痛、咬筋痙攣。

〈代田〉

側頭痛、眼疾患、顔面神経麻痺。

〈中医学〉

後に向けて横刺0・3〜0・4寸、可灸。

頭痛、頭のふらつき、外眼角部痛、歯痛、耳鳴り、驚くことによって誘発される癲癇、小児の癲癇。

〈深谷灸〉

偏頭痛、頭痛。

〈森〉

前から後に向けて皮下刺法5〜10ミリ。

眼疾患、偏頭痛、三叉神経痛。

〈**上地**〉

偏頭痛。頷厭より頭維のほうが使われる。

まとめ

諸先生の言われている疾患によく効く。いずれの場合も切皮程度の置鍼で効くが、それでも効果がないときは森がいう刺法を用いる。決して深く直刺してはいけない。

252 懸顱《けんろ》

手足少陽の気の発する所

取穴

頭維の下二寸、頷厭の下一寸、懸釐と縦に並べて取る。

古法の主治症と施術法

『明堂』

刺入三分、留三呼、灸三壮。

熱病頭痛、身熱甚者偏項痛、引目外眦而（『医心方』は面）急、煩満、汗不出。（『外台』には引頷歯、面赤皮痛とある）。

『甲乙経』

七巻・六経受病、発傷寒熱病第一中に「熱病、頭痛、身重」とある。

『千金方』

熱病、頭痛、身熱。

『銅人』

鍼入三分、留三呼、可灸三壮、忌如前。

熱病煩満、汗不出、頭偏痛引目外眥赤、身熱、歯痛、面膚赤痛。

『聚英』

銅人灸三壮、鍼三分、留三呼。明堂鍼二分。素註鍼七分、留七呼、刺深令人耳無所聞。

頭痛、牙歯痛、面膚赤腫、熱病煩満、汗不出、頭偏痛、引目外眥赤、身熱、鼻洞濁下不止、伝為衄、瞢瞑目。

『図翼』

刺三分、留三呼、灸三壮。

頭痛、歯痛、偏頭痛引目、熱病汗不出。

百證賦云、兼頷厭、治偏頭痛。

『説約』

鍼三分、灸三壮。

熱病煩満して汗出でず、頭痛、目の外眥に引き、歯痛忍ぶべからざるを治す。

意釈と解説

傷寒などの熱病によって発熱し、その熱が内攻して身熱となり、頭痛、胸苦しい、汗が出ない、歯痛、顔面の皮膚が赤くなって痛む、目尻が痛む、鼻づまり、鼻汁が出て止まらない。以上のような病症があるときに懸顱を用いる。

現代の主治症と施術法

〈**松元**〉

鍼三分、留むること三呼ないし七呼、灸三壮ないし七壮。発汗を当とす。感冒および鼻カタル、衂血、脳充血、顔面浮腫、外眥攣急、歯痛、偏頭痛、脳神経衰弱、ヒステリー。

〈**駒井**〉

灸三壮、鍼三分。

眼輪匝筋痙攣、歯痛、偏頭痛、脳充血、煩渇、衂血。

〈**岡部**〉

頭痛、三叉神経痛、顔面神経麻痺、鼻出血。

〈**本間**〉

感冒そのほかの発熱により顔面部の充血による面熱、目赤、歯痛、頭の劇痛に効く。

〈**竹之内・濱添**〉

鍼三分、留むること三呼ないし七呼、灸三壮ないし十五壮。発汗を当とす。風邪、頭痛、偏頭痛、脳充血、鼻カタル、衂血、眼充血、歯痛、外眥痛、顔面浮腫、神経衰弱、ヒステリー、精神神経症。

〈**中医学**〉

後に向けて横刺0・5〜0・8寸、可灸。

偏頭痛、顔面の腫れ、外眼角部痛、歯痛。

〈**深谷灸**〉

偏頭痛。

〈**森**〉

前方から後方に向けて皮下刺法5〜10ミリ。

上歯痛、偏頭痛。

〈**首藤**〉

出血しやすいので注意する。

偏頭痛、三叉神経痛、歯痛。

まとめ

①側頭部に痛みがある場合は浅く置鍼する。側頭部痛は単なる頭痛のこともあるが、三叉神経痛のこともある。歯痛にも効く。

②岡部素道は懸顱、攅竹、翳風に置鍼することが多かった。井上恵理は攅竹、懸顱、翳風などに知熱灸を用いることが多かった。これらの方法は頭部から陽気を発散し、結果として下焦に陽気が降り、それが陰経に入って上昇し、陰陽の気の循環を盛んにするために行われたものと思われる。

253 懸釐《けんり》

手足少陽と陽明の会

取穴

耳介上際と眉毛上際を結んだ線上、耳前髪際に入ること五分に取る。頭維の下三寸にあたる。

古法の主治症と施術法

『明堂』

刺入三分、留七呼、灸三壮。

熱病、偏頭痛引目外眦（眥と混用する。また、『外台』には耳鳴、善嚔とある）。

『甲乙経』

七巻・六経受病、発傷寒熱病第一中に「熱痛、偏頭痛、引目外眥。熱病、頭痛、引目外眥而急、煩満汗不出、引頷歯、面赤、皮痛」とある。

『千金方』

面皮赤痛。癲疾互引、善驚、羊鳴。煩満汗不出。熱病、偏頭痛、引目外眥。

『銅人』

鍼入三分、可灸三壮。

熱病汗不出、頭偏痛、煩心、不欲食、目鋭眥赤痛。

『聚英』

銅人鍼三分、灸三壮。素註鍼三分留七呼。

面皮赤腫、頭偏痛、煩心、不欲食、中焦客熱、熱病汗不出、目鋭眥赤痛。

『図翼』

刺三分、留七呼、灸三壮。

偏頭痛、面腫、目鋭眥痛、熱病煩心汗不出。

『説約』

鍼三分、灸三壮。

熱病、頭痛、煩心、乾嘔、目眥赤痛を治す。

意釈と解説

傷寒などで発熱し、その熱が少陽経に停滞すると、頭痛または偏頭痛が起こり、目尻にまで響いて痛む。また胸が張り苦しくなり、汗が出ず、頷や歯が痛み、顔面が赤くなり皮膚が痛む。以上のような状態のときに懸釐を用いる。

現代の主治症と施術法

〈駒井〉

灸三壮、鍼三分。

顔面充血、頭痛、眼疾、間歇熱。

〈岡部〉

三叉神経痛、顔面神経麻痺、顔面が赤く腫れて痛む、眼中が痛む、胃部の熱を治す。
鍼三分、留むること三呼ないし七呼、灸三壮ないし十五壮。

〈竹之内・濱添〉
風邪、頭痛、偏頭痛、脳充血、眼充血、鼻カタル、衄血、歯痛、外眥痛、三叉神経痛、顔面浮腫、神経衰弱、ヒステリー、ノイローゼ、精神神経症、乾嘔。

〈中医学〉
後に向けて横刺0・5～0・8寸、可灸。
偏頭痛、顔面の腫れ、外眼角部痛、耳鳴り、上歯痛。

〈深谷灸〉
眼がかすんだとき、偏頭痛。

〈森〉
前方から後方に向けて皮下刺法5～10ミリ。
上歯痛、偏頭痛。

〈上地〉
風邪、二日酔いによる前側頭部の劇痛に効く。

まとめ

懸顱と同じ施術法、主治症だとしている先生が多い。確かに区別して使い分けるほどの違いがあるか疑問ではある。ただし、三叉神経痛や歯痛には、懸釐のほうがよいように思う。切皮程度の刺入で置鍼するとよい。

254 曲鬢《きょくびん》

足太陽と少陽の会／一名曲髪

取穴

角孫（耳介上際）と和髎（耳輪起始部の前）との中間で髪際に取る。

古法の主治症と施術法

『明堂』
刺入四分、灸三壮。
頸頷支満、引牙歯、口噤不開（『外台』は口閉不開）、急痛不能言。

『甲乙経』
十巻・陽受病、発風第二に「頸頷榰満、痛引牙歯、口噤不開、急痛不能言」とある。

『千金方』
暴瘖不能言。歯齲。口噤。

『銅人』
可灸七壮、鍼入三分。
頬頷腫、引牙車、不得開、急痛、口噤、不能言、灸亦良。

『聚英』
銅人鍼三分、灸七壮、明下灸三壮。
頷頬腫、引牙車、不得開、急痛、口噤、不能言。頬項不得顧、脳両角痛、為巓風引目眇。

『**図翼**』

刺三分、灸三壯。

頷頬腫、引牙車不得開、口噤難言、項強不得顧、頭角痛、巓風、目眇。

『**灸経**』

灸三壯。

頸項急強、不得顧、引牙歯痛、口噤不能言。

『**説約**』

鍼三分、灸七壯。

脳痛、厥頭痛、頬頷腫痛を治す。

意釈と解説

①頸部から頷部にかけて凝って引きつり、そのために歯が痛くなり、口を開くことができない。

②偏頭痛、斜視などにも曲鬢を用いる。

現代の主治症と施術法

〈**松元**〉

鍼三分、留むること三呼ないし七呼、灸三壮ないし七壮。

アルコール中毒から来たる顱頂部の疼痛、強直性嘔吐、顳顬筋痙攣、頸項部強硬して回顧不能、小児驚風搐搦。

〈**駒井**〉

灸七壮、鍼三分。

顱頂部、顳顬部、頸部、顔面の神経痛。偏頭痛。眼疾。

〈**岡部**〉

頬が腫れて口を開くことができない。頸項が痛んで廻らない。

〈**本間**〉

懸顱、懸釐と同じく頭顔面部、特に眼疾や歯の痛みに効がある。

〈**竹之内・濱添**〉

鍼三分、留むること三呼ないし七呼、灸三壮ないし七壮。

頭痛、偏頭痛、脳充血、高血圧、中風、驚風、眩暈、風邪、眼充血、衄血、鼻疾患、耳疾患、歯痛、ノイローゼ、神経衰弱、そのほか、精神神経症。

〈**中医学**〉

後に向けて横刺0・5〜0・8寸、可灸。

偏頭痛、顎関節部の腫脹、口噤、嘔吐、歯痛、目が赤く腫れて痛む、頸部がこわばり振り返れない。

〈**深谷灸**〉

歯痛、頭痛、眼疾。

〈**森**〉

前方から後方に向かって皮下刺法5〜10ミリ。

三叉神経痛、眼疾患。

まとめ

頭痛、三叉神経痛などに効く。森の刺法を用いてもよいが、難しいときは切皮程度の置鍼か接触鍼でもよい。

255 率谷《そっこく》

足太陽と少陽の会

取穴

角孫の上一寸五分に取る。

古法の主治症と施術法

『明堂』

刺入四分、灸三壮。

酔酒風発、両角弦痛、不能食飲、煩満、嘔吐（『外台』に一云、両目眩、不能飲、煩満、嘔吐とある）。


『甲乙経』

七巻・六経受病、発傷寒熱病第一中に「酔酒風熱発、両額眩痛、不能飲食、煩満、嘔吐」とある。


『千金方』

煩満嘔吐。酔酒風熱発、両目眩痛。


『銅人』

可灸三壮、鍼入三分。

膈胃寒痰、傷酒風、発脳両角弦痛、不能飲食、煩満、嘔吐不止。


『聚英』

銅人灸三壮、鍼三分。

痰気膈痛、脳両角強痛、頭重、酔後酒風、皮膚腫、胃寒煩悶嘔吐。


『図翼』

刺三分、灸三壮。

脳痛、両頭角痛、胃膈寒痰、煩悶嘔吐、酒後、皮風膚腫。

神応経云、治頭風両角疼痛、可灸三壮至五壮。小児急慢驚風、灸三壮、炷如小麦。


『灸経』

灸三壮。

酔後酒風、発頭重、皮膚腫、両角眩痛。


『説約』

鍼三分、灸三壮。

膈胃寒痰、酒風に傷られ脳の両角に発して弦痛し、飲食すること能わず、嘔吐止まざるを治す。

意釈と解説

酒を飲んで風に当たったために陽気の発散が悪くなり、それが陽経に停滞して頭維のあたりで脈動を感じるような頭痛を発生させる。同時に食欲がなくなり、胸苦しくなって嘔吐が止まらなくなる。このようなときに率谷を用いる。

現代の主治症と施術法

〈駒井〉

灸七壮、鍼三分。

咳嗽、喀痰、宿酔、煩渇、嘔吐、偏頭痛、眼疾。


〈岡部〉

頭重、二日酔い、心下部苦痛、嘔吐。


〈本間〉

高血圧、熱性疾患、飲酒などに原因する食欲不振、嘔吐、目眩、胃冷えなどに効く。


〈竹之内・濱添〉

鍼三分、留むること三呼ないし七呼、灸三壮ないし十五壮。

頭痛、偏頭痛、脳充血、眼疾患、耳疾患、眩暈、メニエール病、歯痛、頸項部疼痛、下肢神経痛。


〈中医学〉

横刺0・5～1寸、可灸。

頭痛、頭のふらつき、嘔吐、小児のひきつけ。


〈深谷灸〉

胃症状に効（飲酒による食欲不振、嘔吐、胃の冷えに効く）、めまい、高血圧、熱性疾患。


〈森〉

上方から耳介にむけて皮下刺法5～10ミリ。

偏頭痛、吐きけ。


〈上地〉

消化器に効く、冷え腹、灸してもよい。吐き気、つわりに置鍼。

まとめ

要するに率谷は二日酔いに効く。二日酔いとは胃内には水が停滞し、頭には陽気が停滞している状態なので、食欲がなく、吐き気がし、胃内停水のために目眩も起こる。竹之内の「下肢神経痛に効く」というのは理解できない。追試してみる必要がある。

256 天衝《てんしょう》

取穴

耳介上際の直上二寸の部より、後方六分の処に取る。

古法の主治症と施術法

『明堂』

刺入三分、灸九壮。

頭痛、癲疾不嘔沫、痓、互引、善驚。


『甲乙経』

九巻・大寒内薄骨髄陽逆、発頭痛第一に「頭痛」とある。

十一巻・陽厥大驚、発狂癇第二に「癲疾不嘔沫」とある。


『千金方』

頭痛、癲疾互引、数驚悸。項如抜、不可左右顧。

『銅人』

可灸七壮、鍼入三分。

『聚英』

頭痛、癲疾、風痙、牙齗腫、善驚恐。

銅人灸七壮。素註三壮、鍼三分。

『図翼』

癲疾、風痙、牙齦腫、善驚恐、頭痛。

刺三分、灸三壮。

癲疾、風痙、牙齦腫、驚恐、頭痛。

百證賦云、兼大横、治反張悲哭。

『説約』

鍼三分、灸三壮。

頭痛、癲疾、風痙を治す。

意釈と解説

天衝は頭痛、癲癇、歯痛、歯肉炎などに用いられる。

現代の主治症と施術法

〈松元〉

鍼三分、留むること三呼ないし七呼、灸三壮ないし七壮。

歯齦炎。

〈駒井〉

灸七壮、鍼三分。

癲癇、偏頭痛、歯齦炎。

〈岡部〉

癲癇、歯牙部の腫れ、頭痛。

〈本間〉

癲癇、偏頭痛、歯齦炎。

〈竹之内・濱添〉

鍼三分、留むること三呼ないし七呼、灸七壮ないし十五壮。

頭痛、偏頭痛、脳充血、眩暈、眼疾患、耳疾患、歯痛、頸項部疼痛、耳鳴。

〈中医学〉

横刺0・5～1寸、可灸。

頭痛、歯齦腫痛、癲癇、驚き恐れる、甲状腺腫。

〈深谷灸〉

てんかん、偏頭痛、歯齦炎、白内障（角孫と併用）。

〈森〉

上方から耳介の方へ皮下刺法10ミリ。

偏頭痛。

まとめ

偏頭痛に効く。また、歯痛が天衝で鎮まることがある。圧痛があり、歯に響けば用いる。

257 浮白《ふはく》

足太陽と少陽の会

取穴

耳介の上際の中央より後方一寸に取る。角孫と後頂を結び角孫から後方一寸に取る。

古法の主治症と施術法

『明堂』

刺入三分、灸三壮。

足緩不収、痿不能行、不能言、歯牙齲痛（『医心方』に歯牙痛不能言とある）。


『甲乙経』

十二巻・手足陽明脈動、発口歯病第六に「歯牙齲痛、浮白及完骨主之」とある。


『千金方』

牙歯痛不能言。足緩不収。


『外台』

灸三壮。

足緩不収、痿不能行、不能言、寒熱喉痺、咳逆痰沫、胸中満不得喘息、胸痛、耳聾嘈嘈無所聞、頸項癰腫、不能言、及癭気、肩背不能挙、歯牙齲痛。


『銅人』

鍼入五分、可灸七壮。

発寒熱、喉痺、咳逆痰沫、胸中満不得喘息、耳鳴、嘈嘈無所聞、頸項癰腫、及癭気、肩背不挙、悉皆治之。


『聚英』

銅人鍼三分、灸七壮。明堂灸三壮、鍼三分。

足不能行、耳聾、耳鳴、歯痛、胸満不得息、胸痛、頸項癭、癰腫不能言、肩臂不挙、発寒熱、喉痺、咳逆痰沫、耳鳴嘈嘈無所聞。


『図翼』

刺三分、灸三壮。

咳逆、胸満、喉痺、耳聾、歯痛、項癭、痰沫、不得喘息、肩臂不挙、足不能行。

百證賦云、専治癭気。

一伝、治眼目四時疼痛、頭風痛。


『説約』

鍼五分、灸七壮。

寒熱、胸満、頸項腫痛を治す。

意釈と解説

足が萎えて力が入らないために歩けない。歯が痛んで言葉が出にくい。咽喉が痛んで悪寒発熱する。咳き込んで痰を吐く。ゼェゼェと喘いで胸が痛む。耳汁が出たり、耳鳴りのために聞こえにくい。頸項部に腫物ができる。以上のような病症に浮白を用いる。

現代の主治症と施術法

〈松元〉

鍼三分、留むること三呼ないし七呼、灸三壮ないし七壮。

癰腫を主る。また神経性頭痛、頸項筋痙攣、扁桃腺炎、咳逆、呼吸困難、言語不能、耳聾、耳鳴、歯痛、上膊挙上不能、歩行困難。

〈駒井〉

灸七壮、鍼三分。

耳鳴、耳聾、歯神経痛、吃逆、咳嗽、呼吸困難、四肢神経麻痺、扁桃腺炎、肩胛関節炎。

〈岡部〉

耳鳴り、難聴、肩痛。

〈本間〉

耳や歯に効く。熱性病や高血圧、低血圧などの場合にこのあたりから下に常に圧痛があり、充血性の不快感、冷感が現れる。

〈竹之内・濱添〉

鍼三分、留むること三呼ないし七呼、灸三壮ないし十五壮。

癰腫を主る。脳充血、脳溢血、頭痛、偏頭痛、中耳炎、耳鳴、耳聾、後頭神経痛、頸項部疼痛、言語障害、歯痛、扁桃炎、咳逆、呼吸困難、上肢挙上不能、歩行困難、下肢外側痛。

〈中医学〉

横刺0・5～0・8寸、可灸。

頭痛、頸項のこわばりと痛み、耳鳴り、難聴、歯痛、頸部リンパ結核、甲状腺腫、上肢の挙上障害、足に力無く歩行困難なもの。

〈深谷灸〉

耳や歯に効く。高血圧や低血圧はこの辺りから下に常に圧痛がある。

〈森〉

上から下方向けて皮下刺法10ミリ。

偏頭痛。

まとめ

①頭痛に効く。後頭神経痛は髪に触れただけでも不快な痛みがある。このようなときは後頭部全体に瀉法の散鍼がよい。浮白を用いる場合も瀉法である。

②浮白に刺鍼すれば、結果として血圧が安定することがあるが、注意しないと余計に血圧が上がることがある。

③通常は切皮程度の置鍼でよい。

258 頭竅陰《あたまきょういん》

手足太陽と少陽の会／一名 枕骨

取穴

浮白と完骨の中間で、乳様突起基底の陥凹に取る。

古法の主治症と施術法

『明堂』

刺入四分、灸五壮。

鼻管疽、発厲、項痛引頸（『医心方』は項痺痛引頸、『外台』には瘻腫もある）。

『甲乙経』

十巻・陽受病、発風第二に「頭痛、引頸」とある。

十一巻・寒気客於経絡之中、発癰疽、風成、発厲、浸淫第九下「癰疽」とある。

十一巻・同に「脈風成、為厲、管疽、発厲」とある。

『千金方』

頭痛如錐刺、不可以動。鼻管疽発為癘鼻。癰疽、頭痛如錐刺不可以動、動則煩心。

『銅人』

鍼入三分、可灸七壮。

営疽、発厲、項痛引頭、目痛。

『聚英』

銅人灸七壮。甲乙灸五壮、鍼四分。素註鍼三分、灸三壮。

四肢転筋、目痛、頭項頷痛、引耳嘈嘈、耳鳴無所聞、舌本出血、骨労、癰疽発厲、手足煩熱、汗不出、舌強、脇痛、咳逆、喉痺、口中悪苦。

『図翼』

刺三分、灸三壮。

四肢転筋、目痛、頭項痛、耳鳴、癰疽、発熱、手足煩熱汗不出、咳逆、喉痺、舌強、脇痛、口苦。

『説約』

鍼三分、灸七壮。

脳痛、目眩、頭目疼痛するを治す。

意釈と解説

①頭痛がして項頸部が凝る。鼻の中に腫物ができたとき。癘病にも頭竅陰を用いる。

②『聚英』や『図翼』では四肢の転筋や目の痛みなどにも効くとあるが、これは足の竅陰と混同しているのではないかと思う。

③『素問』風論第四十二に「癘者、有栄気熱胕、其気不清、故使其鼻柱壊而色敗、皮膚瘍潰、風寒客于脈而不去、名曰癘風、或名曰寒熱」とある。これは鼻管疽のことを述べていると思われる。

現代の主治症と施術法

〈松元〉

鍼三分、留むること三呼ないし七呼、灸三壮ないし七壮。

癰疽または骨膜炎を主る。脳膜炎、脳充血、三叉神経痛、扁桃腺炎、肋膜炎、口中苦味、咳逆、四肢の神経痙攣。

〈駒井〉

灸七壮、鍼三分。

脳膜炎、脳充血、三叉神経痛、四肢痙攣、耳鳴、耳聾、胸痛、癰疸。

〈岡部〉

耳鳴り、難聴、舌の強ばり、口中悪臭、頭重。

〈本間〉

耳に効き、脳充血性の諸症状に効く。

〈竹之内・濱添〉

鍼三分、留むること三呼ないし七呼、灸三壮ないし十五壮。

耳疾患を主る。脳充血、脳膜炎、頭痛、偏頭痛、頸項部疼痛、眼疾患、口中苦味、扁桃炎、胸膜炎、咳嗽、四肢神経痙攣、下肢外側痛。

〈中医学〉

横刺0・5～0・8寸、可灸。

頭痛、眩暈、頸項の強ばりと痛み、胸部季肋部痛、口が苦い、耳鳴り、難聴、耳の痛み。

〈深谷灸〉

耳疾患に効。

〈森〉

上から下方に向けて横刺15ミリ。

偏頭痛。

まとめ

頭痛、頭を使い過ぎる人の耳鳴りなどに効く。松元や駒井は脳膜炎に効くというが、多少の疑念を抱かざるを得ない。

259・完骨《かんこつ》

足太陽と少陽の会

取穴

乳様突起の後縁にして、骨の下端より約一横指後上方で、髪際に入ること五分に取る。

古法の主治症と施術法

『明堂』

刺入二分、留七呼、灸三壮。

風頭、耳後痛、煩心、足不収失履（『外台』は足痛不收失履）、口喎僻（噼、擗、僻と混用）、頭項揺瘈、牙車急、癲疾、僵仆、狂（『外台』は狂易）、瘧、面有気、（『外台』は面虚腫）歯牙齲痛（『医心方』は歯牙痛）、小便赤黄、喉痺、項腫、不可俛仰、頬腫引耳、痎瘧（諸瘧と混用）。

『甲乙経』

七巻・陰陽相移、発三瘧第五に「痎瘧」とある。

九巻・足厥陰脈動喜怒不時、発㿗疝、遺溺、癃第十一に「小便黄赤」とある。

十巻・陽受病、発風第二に「風頭耳後痛、煩心及足不收、失履、口喎僻、頭項揺瘈、牙車急」とある。

十一巻・陽厥大驚、発狂癇第二に「癲疾、僵仆、狂、瘧、完骨及風池主之」とある。

十一巻・寒気客於経絡之中、発癰疽、風成、発厲、浸淫第九下に「項腫不可俛仰、頬腫引耳」とある。

十二巻・手太陽少陽脈動、発耳病第五に「耳鳴無聞」とある。

十二巻・手足陽明脈動、発口歯病第六に「歯牙齲痛」とある。

十二巻・手足陽明少陽脈動、発喉痺、咽痛第八に「喉痺」とある。


『千金方』

頭痛、寒熱汗出、不悪寒。項強急痛不可以顧。牙歯齲痛。喉痺、頸項腫不可俛仰、頬腫引耳後。小便赤黄。頭面気胕腫。足痿失履不収。風頭耳後痛、煩心。癲疾僵仆、狂、瘧。痎瘧熱。

『銅人』


鍼入五分、可灸七壮。

頭痛、煩心、癲疾、頭面虚腫、歯齲、偏風口眼喎斜、頸項痛不得回顧、小便赤黄、喉痺、頬腫。


『聚英』


銅人鍼三分、灸七壮。素註留七呼、灸三壮。明堂鍼二分、灸依年為壮。

足痿失履不収、牙車急、頬腫、頭面腫、頸項痛、頭風、耳後痛、煩心、小便赤黄、喉痺、歯齲、口眼喎斜、癲疾。


『図翼』


刺三分、留七呼、灸三壮。

頭痛、頭風、耳鳴、歯齲、牙車急、口眼喎斜、喉痺、頬腫、瘈疾、便赤、足痿不収。


『説約』


鍼五分、灸七壮。

偏風口喎、頸項痛、癲疾、頭痛、煩心、喉痺、頬腫を治す。

意釈と解説

①瘧病で悪寒、発熱。
②厥陰肝経の流れが悪くなったために小便が気持ちよく出ず、色が赤黄色い。
③風にあてられたために耳の後の頭痛が起こり、胸が悶え苦しく、足に力が入らないために履き物が脱げてしまい、顔面が麻痺してゆがみ、項が引きつるために頭を揺るがせ顎関節の部分も引きつる。以上のような状態のときに完骨を用いる。
④そのほか、癲癇発作で急に倒れたり、精神異常が起こったり、項の腫れ、頬の腫れ、歯痛、難聴、咽喉痛などにも完骨を用いる。
⑤『聚英』に年壮とあるが、筆者は用いたことがない。

現代の主治症と施術法

〈**松元**〉

鍼三分、留むること三呼ないし七呼、灸三壮ないし七壮。

頭項部の痙攣、顔面浮腫、口裂筋萎縮、言語不正、歯齦炎、扁桃腺炎、歩行難、癲癇、脳充血には瀉血。

〈**駒井**〉

灸七壮、鍼三分。

顔面腫瘍、歯齦炎、中風、歯痛、下肢麻痺、癲癇、不眠、偏頭痛、中耳炎。

〈柳谷〉

耳中疼痛の鍼。

患者を側臥位にして完骨から耳孔に向けて、乳様突起の下をくぐらせるように刺入する。徐々に刺していき、一寸～一・三寸くらいの深度、鍼尖がグリグリしたものに当たったところで留め、弾振して気の往来を待つ。耳中に響いたら、刺入時とは逆に、呼気にゆっくり抜鍼する。

耳中疼痛、耳中掻痒、中耳炎、外耳道炎に応用する。

鍼は二～三番鍼、寸六の銀鍼かステンレスの一番鍼、毫鍼を用いる。


〈岡部〉

頭痛、口眼喎斜、癲癇、不眠。


〈本間〉

三叉神経痛、顔面神経麻痺、神経衰弱、偏頭痛、不眠症、血圧異常による後頭部、項頸部の凝りや違和感。


〈竹之内・濱添〉

鍼三分、留むること三呼ないし七呼、灸三壮ないし七壮。一説に年壮。

脳充血、癲癇、頭痛、偏頭痛、頸肩腕症候群、寝違い、鞭打ち症、顔面浮腫、三叉神経痛、耳疼痛、耳鳴、歯痛、眼疾患、言語不能、眩暈、メニエール病、耳下腺炎。


〈代田〉

偏頭痛、目眩、脳充血、頸項強、乳様突起炎。脳出血のときは瀉血。


〈中医学〉

斜刺0・5～0・8寸、可灸。

頭痛、頸項こわばり痛み、頬の腫れ、咽の炎症と痛み、虫歯、顔面神経麻痺、癲癇、寒熱往来のある熱病。


〈深谷灸〉

鍼を斜め一寸に入れただけで頭がスッとする。

目眩、偏頭痛、脳充血、乳様突起炎、不眠症。


〈森〉

乳様突起の下縁より反対側の眼窩を目標に直刺する。深さ15～30ミリ。

難聴、耳疾患、偏頭痛、不眠症。


〈上地〉

乳様突起の裏側に沿うように上に向けて刺入する。コメカミ付近に響くとよい。

女性の左側の偏頭痛、頭の芯にある熱を抜く。不眠症。


〈首藤〉

後頭神経痛、耳疾患、頭痛、肩こり、後頭部の不快感で完骨でなければ治らないものがある。

まとめ

①難聴、不眠、頭痛、目眩、鞭打ち症、寝違い、歯痛などに効くが、特に頑固な頭痛は完骨に深く刺入する。
②首から上に病症がある場合は必ず用いるとよい。

260 本神《ほんじん》

足少陽と陽維の会

取穴

瞳子髎の直上前髪際を入ること五分、臨泣（頭）と頭維の間、前額髪際に並べて取る。

古法の主治症と施術法

『**明堂**』

刺入三分、灸五壮。

頭痛、目眩痛（『外台』は頭目眩痛）、頸項強急、胸脇相引不得傾側、癲疾不嘔沫（『外台』は癲疾嘔沫）、小児驚癇。

『**甲乙経**』

七巻・六経受病、発傷寒熱病第一中に「頭痛、目眩、頸項強急、胸脇相引、不得傾側」とある。

十一巻・陽厥大驚、発狂癇第二に「癲疾不嘔沫」とある。

十二巻・小児雑病第十一に「小児驚癇」とある。

『**千金方**』

目䀮䀮不明、悪風寒。目系急、目上挿。項如抜、不可左右顧。胸脇相引不得傾側。癲疾嘔。小児驚癇。

『**銅人**』

鍼入三分、可灸七壮。

目眩、頸項強急痛、胸脇相引不得転側、癲疾、嘔吐涎沫。

『**聚英**』

銅人鍼三分、灸七壮。

驚癇、吐涎沫、頸項強急痛、目眩、胸相引不得転側、癲疾、嘔吐涎沫、偏風。

『**図翼**』

刺三分、灸七壮。

驚癇吐沫、目眩、項強急痛、胸脇相引、不得転側、偏風癲疾。

百證賦云、兼身柱、治癲疾効。

『**説約**』

鍼三分、灸七壮。

頭痛、目眩を治す。

意釈と解説

癲癇で沫を吐く。小児の引きつけ。視力減退、目尻や目頭の引きつり痛み。胸脇部が引きつって身体をねじれない。頭痛、目眩、頸項部の引きつり痛み。以上のような病症のときに本神を用いる。

現代の主治症と施術法

〈**松元**〉

鍼三分、灸七壮。

頭痛、眩暈、頭項強硬、半身不随、癲癇で涎沫を吐するに効あり。

〈**駒井**〉

灸七壮、鍼三分。

癲癇、脳充血、頭痛、眩暈、頸項部痙攣。


〈岡部〉

頭痛、めまい、よだれ、頸項の凝り。


〈本間〉

頭痛、眩暈、後頭部の強直、癲癇、小児の引きつけ。


〈竹之内・濱添〉

鍼三分、灸七壮。

頭痛、脳充血、癲癇、眩暈、眼疾患、三叉神経痛、顔面神経麻痺、涎沫を吐する症。


〈中医学〉

横刺0・5~0・8寸、可灸。

頭痛、めまい、癲癇、小児引きつけ、頸項のこわばりと痛み、季肋部の痛み、半身不随。


〈深谷灸〉

失神、小児ひきつけ、てんかん、脳神経系病、頭痛、眩暈、後頭部の強直。


〈森〉

前方から後方へ皮下刺法10ミリ。

頭痛。

まとめ

頭痛、目眩に効く。そのほか、視力減退、三叉神経痛、顔面神経麻痺などに用いる。いずれも切皮程度の置鍼でよい。

261 陽白《ようはく》

足少陽と陽維の会

取穴

眉毛の中央髪際より上一寸に取る。正視せしめて、瞳孔の直上に取る。

古法の主治症と施術法

『明堂』

刺入三分、灸三壮。

頭目瞳子（『医心方』は頭目瞳子痛）、不可以視、侠項強急（『外台』は頭項強急）、不可以顧。


『甲乙経』

七巻・六経受病、発傷寒熱病第一中に「頭目瞳子痛、不可以視、挟項強急、不可以顧」とある。


『千金方』

目瞳子痛痒、遠視䀮䀮、昏夜無所見。目系急、目上挿。


『銅人』

可灸三壮、鍼入二分。

頭目痛、目眵、背膝寒慄、重衣不得温。

『聚英』

素註鍼三分。銅人鍼二分、灸三壮。

瞳子痒痛、目上視、遠視䀮䀮、昏夜無見、目痛目眵、背膝寒慄、重衣不得温。

『図翼』

刺二分、灸三壮。

頭痛、目昏、多眵、背寒慄、重衣不得温。

『説約』

鍼二分、灸三壮。

頭目痛を治す。

意釈と解説

熱病によって寒気がし、目やにが多く出て、頭や眼が痛くなって見えにくくなる。また、項頸部が強ばって引きつり、振り向けなくなる。あるいは眼が痒い。夜になったら見えにくいなどのときに陽白を用いる。

現代の主治症と施術法

〈松元〉

鍼三分、灸七壮。

瞳子掻痒、トラホーム、顔面および三叉神経痛、背部悪寒。

〈駒井〉

灸三壮、鍼二分。

眼疾の主治穴、夜盲症、三叉神経痛、前頭痛、嘔吐。

〈岡部〉

頭痛、とり目、悪寒戦慄。

〈本間〉

眼が腫れ痛むときに効く。夜盲症。指で強く按じると痛みが脳の内部まで快く透り、頭がはっきりする。

〈竹之内・濱添〉

鍼三分、灸七壮。

眼病を主る。トラコーマ、頭痛、不眠症、神経衰弱、顔面神経麻痺、三叉神経痛、眼精疲労。

〈代田〉

毫鍼にて皮膚鍼を施し、少しく瀉血するとよい。

眼病を主る。羞明、流涙、角膜白翳、トラホーム、パンヌス、フリクテン。三叉神経痛にも効く。

〈中医学〉

横刺0・5～0・8寸、可灸。

頭痛、めまい、目の痛み、外眼角疼痛、眼瞼痙攣、夜盲。

〈深谷灸〉

眼病、羞明、流涙症、角膜白翳、ねむ気覚ましに指頭で強く按じるとよい。

〈森〉

下方から上方に向けて皮下刺法5～10ミリ。

前頭痛。

〈上地〉

腹の冷え、胃経の変調から来た膝の冷えに知熱灸がよい。

〈**首藤**〉

超旋刺、または置鍼。

三叉神経痛で慢性のもの。眼が疲れてテレビをみているとイライラする。前頭部の痛み。急性の痛みや強い痛みには超旋刺がよい。刺入は悪化する。上眼瞼下垂。緑内障では置鍼がよい。

まとめ

①三叉神経痛と顔面神経麻痺には必ず用いる。切皮程度の置鍼でよい。頭痛、疲れ目、涙目、不眠症などにも置鍼してよい。

②上地の方法は面白い。各自追試されたい。

262 頭臨泣《あたまりんきゅう》

足少陽太陽と陽維の会

取穴

前額髪際にして、神庭と頭維の中央髪際を入ること五分に取る。正視せしめて、瞳孔の直上に取る。

古法の主治症と施術法

『**明堂**』

刺入三分、留七呼、灸三壮。

顔清（『外台』は頬清）、不得視、口沫、泣出、両目眉頭痛、小児驚癇反視。

『**甲乙経**』

七巻・六経受病、発傷寒熱病第一中に「頬清、不得視、口沫、泣出、両目眉頭痛」とある。

十二巻・小児雑病第十一に「小児反視」とある。

『**千金方**』

咳逆。狂易多言不休、目上反。小児驚癇反視。

『**銅人**』

鍼入三分、留七呼、得気即寫忌如前法。

卒中風不識人、目眩、鼻塞、目生白翳、多涙。

『**聚英**』

目眩、目生白翳、目涙、枕骨合顱痛、悪寒鼻塞、驚癇反視、大風、目外眥痛、卒中風不識人。

『**図翼**』

刺三分、留七呼、灸三壮、一曰禁灸。

鼻塞、目眩、生翳、眵䁾、冷涙、眼目諸疾、驚癇反視、卒暴中風不識人、脇下痛、瘧疾日西発。

百證賦云、兼頭維、可治目中涙出。

『説約』

鍼三分、灸五壮。

熱病面、沫朱の如く、頭痛破れるが如く、汗出でず、目眩、鼻塞、耳聾するを治す。

按ずるに膀胱の曲差、五処、承光、通天の四穴、督の神庭、上星、顋会、前頂、百会、此の穴と及び目窓、正営、承霊、脳空等、熱病を刺すの要穴なり。

意釈と解説

①顔が寒くて眼が開けていられない。口の中に唾液が出てきて、涙も出やすい。左右の攅竹のあたりが痛む。そのほか、咳き込み、目眩、鼻づまり、小児の引きつけなどにも頭臨泣を用いる。

②『甲乙経』や『外台』には「顔面が冷える」と記しているのに、『説約』では逆に「顔面が赤く熱が出て汗が出ず、猛烈な頭痛がする」とし、頭臨泣は熱病のときに刺すべき穴だとある。

③顔面が冷えて口中に唾液が多くなり涙が出やすくなるのは胃の陽虚寒証で、眉稜骨の痛みは胃内に水が多いときに現れる病症である。それを『説約』では全く逆に考えているようだが、逆もまた真なりというから、頭臨泣は陽虚のときには補い、陰虚熱証や陽実熱証のときは瀉法すればよいと考える。

現代の主治症と施術法

〈松元〉

鍼三分、灸七壮。一説に禁灸という。

発汗を当とす。熱病にて顔面朱の如く、頭痛破らるるが如きに効あり。あるいは感冒、鼻腔閉塞、耳聾、眩暈および眼病を主る。

〈駒井〉

灸五壮、鍼三分。

角膜翳、涙液過多、外眥充血、癲癇、蓄膿症、脳溢血、人事不省。

〈岡部〉

めまい、白内障、卒中人を知らず。

〈本間〉

眼の病、鼻の病（蓄膿症）、脳溢血、人事不省。

〈竹之内・濱添〉

鍼三分、灸七壮。一説に禁灸。

眼病を主る。発汗を当とする。頭痛破れるようなもの、顔面充血、眩暈、耳聾、鼻腔閉塞、風邪、神経衰弱。

〈代田〉

陽白に同じ。また熱病に鍼して効あり。

〈中医学〉

横刺0・5～0・8寸、可灸。

頭痛、めまい、眼が赤く腫れ痛む、涙が止らない、眼の感染症などで視野に膜が張ったようなもの、鼻づまり、鼻水、難聴、小児の驚くことによって起こる引きつけ、熱病。

〈深谷灸〉

眼鼻の病。

〈森〉

前方から後方へ皮下刺法10～15ミリ。

眼の疾患。

まとめ

①中医学の「小児の驚くことによって起こるひきつけ」というのは、古書にある「小児驚癇」を訳したものであろうが、「驚癇」または「驚風」だけで「引きつけ」の意味があり、驚いて起こる、というものではない。

②頭が寒くて頭痛がし、さらさらした鼻水が出て涙目になるようなときは補法。発熱して割れるような頭痛がするときは瀉法。瀉法のときは血を出してもよい。

263 目窓 もくそう

足少陽と陽維の会／一名至栄・至営

取穴

臨泣（頭）の後方一寸、髪際より一寸五分に取る。

古法の主治症と施術法

『明堂』

刺入三分、灸三壮。

頭痛、目瞑、遠視䀮䀮、上歯齲痛（『外台』は上歯齲腫）、齦腫。

『甲乙経』

九巻・大寒内薄骨髄陽逆、発頭痛第一に「頭痛」とある。

十二巻・足太陽陽明手少陽脈動、発目病第四に「青盲無所見、遠視䀮䀮、目中淫膚、白膜覆瞳子」とある。

十二巻・手足陽明脈動、発口歯病第六に「上歯齲腫」とある。

『千金方』

目眩瞑。頭痛、寒熱、汗出不悪寒。唇吻強、上歯齲痛。目瞑、遠視䀮䀮。

『銅人』

鍼入三分、可灸五壮、今附、三度刺目大明。

頭面浮腫痛、引目外眥赤痛、忽頭旋、目䀮䀮遠視不明。

『聚英』

銅人鍼三分、灸五壮、三度刺令人目大明。

目赤痛、忽頭旋、目䀮䀮遠視不明、頭面浮腫、頭痛、寒熱汗不出、悪寒。

『図翼』

刺三分、灸五壮。

頭目眩、痛引外眥、遠視不明、面腫、寒熱汗不出。

『説約』

鍼灸治前と同じ。

資生経に曰く、三度刺して目大いに明らかと。

意釈と解説

①頭痛、立ちくらみ、目眩、歯痛などに目窓を用いる。
②急性熱病で悪寒、発熱して、汗が出ないときにも効果がある。

現代の主治症と施術法

〈松元〉

鍼三分、灸七壮。

臨泣と同じ。それ以外に眼球疼痛、歯痛。

〈駒井〉

灸五壮、鍼三分。

眼球充血、眩暈、視力欠乏、顔面浮腫、頭痛、蓄膿症、悪寒、歯槽神経痛。

〈岡部〉

近視眼、眼赤し、顔面の浮腫、頭部の痙攣、悪寒。

〈本間〉

諸種眼疾、顔面浮腫、頭痛。

〈竹之内・濱添〉

鍼三分、灸七壮。

眼疾患を主る。頭痛、偏頭痛、眩暈、鼻閉塞、鼻汁分泌過多、耳聾、激烈なる歯痛、神経衰弱、とくに眼球頭痛。

〈代田〉

羞明、流涙、目痛などに効く。三叉神経第一枝の眼窠上神経の神経痛に効く。

〈中医学〉

横刺0・5〜0・8寸、可灸。

頭痛、目眩、眼が赤く腫れ痛む、遠視、近視、顔面の浮腫、上顎の歯痛腫脹、小児の驚くことによって起こるひきつけ。

〈深谷灸〉

流涙、眼痛、頭痛。

〈森〉

前方から後方へ皮下刺法10ミリ。

眼の疾患。

まとめ

目の痛みや充血、鼻づまり、三叉神経痛、頭痛などに用いるが、圧痛がないと効果がない。圧痛があれば切皮程度で置鍼する。または森が言うように皮下に刺す。透熱灸7壮ほど用いるのもよい。

264 正営《しょうえい》

足少陽と陽維の会

取穴

前頭部にして、瞳孔の通り、目窓の後一寸に取る。

古法の主治症と施術法

『**明堂**』

刺入三分、灸五壮。

上歯齲痛、悪寒。

『**甲乙経**』

十二巻・手足陽明脈動、発口歯病第六に「上歯齲痛、悪風寒」とある。

『**千金方**』

唇吻強、上歯齲痛。上牙歯痛。汗出寒熱。

『**外台**』

灸五壮。

牙歯痛、唇吻急強、歯齲痛、悪寒。

『**銅人**』

鍼入三分、灸五壮。

牙歯痛、唇吻急強、歯齲痛、頭項偏痛。

『**聚英**』

銅人灸五壮、鍼三分。

目眩瞑、頭項偏痛、牙歯痛、唇吻急強。歯齲痛。

『**図翼**』

刺三分、灸三壮。

頭痛、目眩、歯齲痛、唇吻強急。

意釈と解説

歯の部分に熱が集まるために、ほかの部分に陽気がなくなって悪寒する歯痛に効く。そのほか、唇の強ばり、偏頭痛、目眩、悪寒、発熱して汗が出るようなときにも正営を用いる。

現代の主治症と施術法

〈**松元**〉

鍼三分、灸七壮。

臨泣と同じ。それ以外に偏頭痛に効あり。

〈**駒井**〉

灸五壮、鍼三分。

眩暈、頭痛、歯槽神経痛、弱視、眼球疼痛、結膜炎。

〈**岡部**〉

めまい、偏頭痛、歯ぐきの腫れ。

〈**本間**〉

歯痛。偏頭痛。

〈**竹之内・濱添**〉

鍼三分、灸七壮。

精神神経症を主る。頭痛、偏頭痛、眩暈、眼病、鼻疾患、耳聾、歯痛、三叉神経痛。

〈**代田**〉

偏頭痛、癲癇、胃酸過多。また同側体部の圧痛を鎮めるのに効く。

〈中医学〉

横刺0・5~0・8寸、可灸。

頭痛、頭のふらつき、めまい、唇のこわばり、ひきつり、歯痛。

〈深谷灸〉

歯痛、偏頭痛。

〈森〉

前方から後方に向かって皮下刺法10ミリ。

脳充血、片麻痺。

まとめ

①偏頭痛、歯痛、三叉神経痛など、諸先生が記されている疾患に効くが、鍼よりも透熱灸がよい。正営を按圧して浮腫があり、圧痛があれば、透熱灸7壮で効く。

②頭部の経穴は透熱灸が効くことが多い。最初は少し大きめの艾を燃やして髪を焼き、次いで施灸するが、頭の中に熱さが染み込むようだと効果がある。

265 承霊《しょうれい》

足少陽と陽維の会

取穴

正営の後一寸五分、髪際より四寸、瞳孔の通りに取る。

古法の主治症と施術法

『明堂』

刺入三分、灸五壮。

脳風頭痛、悪見風寒、鼽衄、鼻窒、喘息不通。

『甲乙経』

七巻・六経受病、発傷寒熱病第一中に「脳風頭痛、悪見風寒、鼽衄、鼻窒、喘息不通」とある。

『千金方』

鼻鼽窒、喘息不通。

『銅人』

可灸三壮。

脳風頭痛、悪風寒、鼽衄、鼻塞息不利。

『聚英』

脳風頭痛、悪風寒、鼽衄鼻窒、喘息不利。

『図翼』

刺三分、灸五壮、一曰禁鍼。

脳風頭痛、悪風、鼻窒不通。

意釈と解説

①傷寒による熱病で陰虚熱が旺盛になったために頭痛がし、鼻が詰まったり鼻血が出たりする。また喘息が出て呼吸がしにくい。このようなときは風や寒を嫌うものである。

②脳風頭痛とは、「風によって脳の中に虚熱が発生して頭痛がする」という意味。別に風に当たらなくても熱が上昇して同じような状態になる。このようなときは頭眩が発生してもおかしくないのに、古書には記述がない。上焦に熱が多くなれば陽明経などの流れが悪くなって、鼻づまりなどが発生する。

現代の主治症と施術法

〈**松元**〉

鍼三分、灸七壮。

臨泣と同じ。それ以外に感冒、気管支炎に効あり。

〈**駒井**〉

灸三壮、禁鍼。

衄血、喘息、頭痛、発熱、悪寒、鼻カタル。

〈**岡部**〉

頭痛、偏頭痛、歯痛、鼻血。

〈**本間**〉

脳や脊髄の炎症からくる発熱、痙攣、眩暈、頭痛などに応用される。また鼻出血、喘息にも使われる。

〈**竹之内・濱添**〉

鍼三分、灸七壮。一説に禁鍼という。

脳疾患および精神神経症を主る。頭痛、偏頭痛、眩暈、眼病、鼻疾患、耳聾、歯痛、三叉神経痛、風邪、気管支炎。

〈**代田**〉

側頭痛、胃酸過多症、肝臓疾患。同側体部の被刺戟性過剰の鎮静に著効がある。

〈**中医学**〉

横刺0・5～0・8寸、可灸。

頭痛、眩暈、目が痛む、鼻水、鼻血、鼻づまり、鼻水が止らない。

〈**深谷灸**〉

眩暈、頭痛。

〈**森**〉

前方から後方へ皮下刺法10ミリ。

脳充血、片麻痺。

まとめ

①承霊は頭に熱感がある頭痛に効く。鍼なら切皮置鍼してよい。透熱灸も正営の項で述べたような方法で用いるが、圧痛がないと効果がない。

②代田が面白いことを述べている。追試していただきたい。

266 脳空《のうくう》

足少陽と陽維の会／一名顳顬

取穴

承霊の後一寸五分に取る。脳戸の外方二寸五分にあたる。

古法の主治症と施術法

『明堂』

刺入四分、灸五壮。

頭痛、身熱、引両頷急、脳風、目瞑、頭痛、風眩、目痛、鼻管疽、発為厲（『外台』は発為厲鼻）、癲疾、大痩。

『甲乙経』

七巻・六経受病、発傷寒熱病第一中に「頭痛、身熱、引両頷急」とある。

十巻・陽受病、発風第二に「脳風、目瞑、頭痛、風眩、目痛」とある。

十一巻・陽厥大驚、発狂癇第二に「癲疾、大痩」とある。

十二巻・血溢、発衄第七に「鼻管疽、発為厲」とある。

『千金方』

頭重痛。目眩瞑。鼻管疽発為癘鼻。癲疾、大痩、頭痛。

『銅人』

鍼入五分、得気即寫、可灸三壮。

脳風頭痛不可忍、目瞑、心悸、発即為癲風、引目眇、労疾羸痩、体熱、頸項強不得回顧。

魏公、苦患頭風、発即心悶乱、目眩、華佗、当鍼而立愈、忌如前法。

『聚英』

素註鍼四分、銅人鍼五分、得気即瀉、灸三壮。

労疾羸痩、体熱、頸項強不得回顧、頭重痛不可忍、目瞑、心悸、発即為癲風、引目眇、鼻痛。

曹操患頭風、発即心乱、目眩、華佗鍼脳空、立愈。

『図翼』

刺四分、灸五壮。

労瘵、身熱羸痩、脳風頭痛、不可忍、項強不得顧、目瞑、鼻衄、耳聾、驚悸、癲風、引目眇、鼻痛。

昔魏公、苦患頭風、発即心乱、目眩、華佗、刺此立愈。

『説約』

鍼灸治前と同じ（頭臨泣参照）。一に曰く鍼五分、気を得て即ち瀉し、微に血を出す。

脳風頭痛、忍ぶべからざるを治す。

意釈と解説

①傷寒などの熱病によって身熱となって頭痛がし、両方の頷が引きつり痛む。

②風によって頭に熱が多くなり頭痛、立ちくらみ、目眩、眼の痛みなどが起こる。

③そのほか、頭の病のために大いに痩せる、鼻に悪性の皮膚病、頸項部の強ばり、鼻出血、耳聾、過労のために痩せる、動悸などのときにも脳空を用いる。

現代の主治症と施術法

〈松元〉

鍼三分ないし五分、気を得て即ち瀉す、灸三壮ないし七壮。

主治は前者と同じと雖もまた肺結核にて体温昇降し、かつ日々羸痩に陥る者、また神経性心悸亢進症に効あり、また僧帽筋痙攣、頭項強直して回顧不能を治す。そのほか、脳充血には微に瀉血して効あり。

〈駒井〉

灸三壮、鍼四分。

肺結核、僧帽筋痙攣、頸項部痙攣および麻痺、心悸亢進、頭痛、癲癇。

〈岡部〉

結核で痩せている者、寒熱往来、頸項の凝り、めまい、頭重、鼻痛、癲癇。

〈本間〉

後頸部の強直、後頭部の劇痛、耳鳴。

〈竹之内・濱添〉

鍼三分ないし五分、気を得て後瀉す、灸三壮ないし十五壮。

脳疾患を主る。頭痛、偏頭痛、眼病、扁桃炎、心悸亢進、頸肩腕症候群、鞭打ち症、寝違い、風邪、熱症、脳充血に瀉血して効ある。

〈代田〉

頭痛または後頭神経痛に効く。

〈中医学〉

横刺0・5～0・8寸、可灸。

頭痛、頭項部のこわばりと痛み、めまい、眼が赤く腫れ痛む、鼻の痛み、難聴、癲癇、驚きによる動悸、熱病。

〈深谷灸〉

耳鳴、後頭部の痛み。

〈森〉

上方から下方へ横刺12ミリ。

脳充血、片麻痺。

まとめ

①脳空は後頭部の頭痛、つまり後頭神経痛に用いる。後頭神経痛の特徴は髪に触れても痛みを訴えるところにある。このようなときは後頭部全体に瀉の散鍼を行うとともに脳空に刺絡する。

②頭や身体全体に熱感があり、頭がふらふらするときは脳風である。このときは切皮置鍼でよい。

③そのほか、諸先生の言われている疾患に効果がある。

267 風池《ふうち》

足少陽と陽維の会

取穴

脳空の直下にして、後頭骨下際の陥凹、僧帽筋起始部と乳様突起の間に取る。

古法の主治症と施術法

『傷寒論』弁太陽病脈証併治上第五

太陽病、初服桂枝湯、反煩不解者、先刺風池、風府、却与桂枝湯則愈（第二十四条）。

『脈経』平三関病候并治宜第三、第一条

寸口脈浮、中風、発熱、頭痛、宜服桂枝湯、葛根湯、鍼風池、風府、向火灸身、摩治風膏、覆令汗出。

『明堂』

刺入三分、留三呼、灸三壮。

寒熱、癲、仆、狂、熱病汗不出、頭眩痛、頸項痛不得顧、目泣出、鼻鼽衄、目内眥赤痛、気厥、耳目不明、喉僂引項（『医心方』は喉咽僂引）、筋攣不収。

『甲乙経』

七巻・六経受病、発傷寒熱病第一中に「熱病汗不出、上星主之、先取譩譆、後天牖、風池」とある。

七巻・同に「熱病汗不出～頸痛項不得顧、目泣出多、眵䁾、鼻鼽衄、目内眥赤痛、気厥、耳目不明、咽喉僂引項筋攣不収」とある。

七巻・陰陽相移、発三瘧第五に「痎瘧～痎瘧上星主之、先取譩譆、後取天牖、風池、大杼」とある。

八巻・五蔵伝病、発寒熱第一下に「寒熱」とある。

八巻・腎風、発風水、面胕腫第五に「面胕腫、上星主之、先取譩譆、後取天牖、風池」とある。

九巻・大寒内薄骨髄陽逆、発頭痛第一に「頭痛」とある。

十巻・陽受病、発風第二に「風眩、善嘔、煩満、神庭主之、如顔青者、上星主之、取上星者、先取譩譆、後取天牖、風池」とある。

十一巻・陽厥大驚、発狂癇第二に「癲疾上星主之、先取譩譆、後取天牖、風池」とある。

十一巻・同に「癲疾、僵仆、狂瘧、完骨及風池主之」とある。

十二巻・足太陽陽明手少陽脈動、発目病第四に「目中痛、不能視、上星主之、先取譩譆、後取天牖、風池」とある。

十二巻・血溢、発衄第七に「衄而不止、衃血流、取足太陽、大衄衃血、取手太陽、不已刺完骨下、不已刺膕中出血、鼻鼽衄、上星主之、先取譩譆、後取天牖、風池」とある。

『千金方』

項如抜、不可左右顧。面赤腫。目泣出、目痛不能視、先取譩譆、後取天牖、風池。目涙出多眵䁾、内眥赤痛痒、生白膚瞖。鼻衄、窒、喘息不通。口喎僻不能言。喉咽僂引項攣不收。寒熱癲仆。煩満汗不出。痎瘧熱。喉痺。

『外台』

灸三壮。寒熱、癲疾僵仆、温熱病汗不出、頭眩痛、痎瘧、頸項痛不得顧、目泣出多、気多鼻鼽衄、目内眥赤痛、気発耳塞、目不明、喉痺、傴僂引項、筋攣不収。

『銅人』

鍼入七分、留七呼、可灸七壮。

洒淅寒熱、温病汗不出、目眩、苦頭痛、痎瘧、頸項痛不得回顧、目涙出、欠気多、鼻鼽衂、目内眥赤痛、気発耳塞、目不明、腰傴僂引項、筋無力不収。

『聚英』

素註鍼四分。甲乙鍼三分。銅人鍼七分、留三呼、灸三壮。甲乙鍼一寸二分、患大風者、先補後瀉、少可患者、以経取之、留五呼、瀉七吸、灸不及鍼、日七壮至百壮。

洒淅寒熱、傷寒温病汗不出、目眩、若偏正頭痛、痎瘧、頸項如抜痛不得回顧、目涙出、欠気多、鼻鼽衄、目内眥赤痛、気発耳塞、目不明、腰背倶疼、腰傴僂引頸筋無力不収、大風中風、気塞涎上不語、昏危、癭気。

東垣曰、少陽頭痛、風寒傷上、邪従外入、令人振寒、頭痛、身痛、悪寒、治在風池、風府。

平安公、患偏風、甄権鍼風池、肩髃、曲池、支溝、五枢、陽陵泉、巨虚下廉、即差。

仲景曰、太陽病、初服桂枝湯、反煩不解者、先刺風池、風府、却与桂枝湯則愈。

『図翼』

刺四分、灸三壮七壮、炷不用大。

中風偏正頭痛、傷寒熱病汗不出、痎瘧、頸項如抜痛、不得回、目眩、赤痛、涙出、鼽衂、耳聾。腰背倶痛、傴僂引項、筋力不収、脚弱無力。

千金云、治癭気、灸百壮。

太乙歌云、兼環跳、間使、治瘧疾。又云、兼風府取之、治傷寒。

玉龍賦云、兼絶骨、可療傴僂。

席弘賦云、尋到風府、風池、治傷寒百病。

通玄賦云、頭暈、目眩、覓風池。

捷径云、治温病、煩満、汗不出。

一伝、治中風不語、牙関緊閉、湯水不能入口。

『説約』

鍼七分、灸七壮。

洒淅悪寒、寒熱汗出でず、目眩、頭痛、頸項強痛して回顧するを得ず、耳塞がり、目明らかならざるを治す。

按ずるに『傷寒論』に曰く、太陽病、初めに桂枝湯を服し、反って煩して解せざるものは、先ず風池、風府を刺して、却って桂枝湯を与うれば則ち愈と云々、三稜鍼を以て二穴の血を瀉し、以て其の亢熱を泄す、しばしば試みてしばしば効あり。

『鍼灸則』

面赤腫。

意釈と解説

①急性熱病で発熱して汗が出ないときは風池を瀉す。『説約』に記されているように刺絡してもよい。ただし、悪寒が少なくなってか

ら行う。

②瘧病や内臓の熱で悪寒、発熱するときに用いる。

③そのほか、涙が出やすく、目やにが出る、目頭が赤くなって痛む、鼻づまり、鼻出血、頸項部のこり、風水病による顔面の浮腫、頭痛、目眩、吐き気、胸苦しい、咽喉痛、癲癇などにも風池を用いる。ただし、上星、譩譆、天牖などと併用することが多い。

現代の主治症と施術法

〈松元〉

鍼四分ないし七分、留むること五呼、瀉七吸、灸七壮ないし百壮。熱病及び間歇熱に発汗の効あり、また頭痛、眩暈、頸項筋痙攣もしくは強直して回顧不能。外聴道炎、衄血、眼病、内眥充血、視力欠乏、涙管漏、中風半身不随、気鬱症、欠伸頻発、全身強直、迷走神経および副神経麻痺を治す。

〈駒井〉

灸七壮より百壮に至る、鍼一寸二分。

間歇熱、頭痛、眩暈、衄血、視力欠乏、中風、神経衰弱、不眠、そのほか脳疾患にたいして反射および誘導穴となる。

〈岡部〉

感冒、頭痛、脳疾患、眼中の病、ノイローゼ、半身不随、肩こり、項頸痛、自律神経失調症、頭部の疼痛によく効く。

〈本間〉

脳充血、脳溢血の予防、充血性頭痛、耳鳴、肥厚性鼻炎、蓄膿症、肩から後頭部にかけての凝り。

〈竹之内・濱添〉

鍼三分ないし一寸二分、留むること五呼、瀉五吸、灸七壮ないし百壮。

風病を主る。熱病一切、頭痛、偏頭痛、脳充血、高血圧症、眩暈、癲狂病、神経衰弱、ヒステリー、ノイローゼ。そのほか、脳疾患、メニエール病、耳鳴などの耳疾患、眼充血、視力欠乏、涙管漏などの眼疾患。蓄膿症、鼻閉塞などの鼻疾患。歯痛、三叉神経痛、欠伸頻発、扁桃炎、咽喉炎、半身不随、寝違い、鞭打ち症、頸肩腕症候群、肩背部疼痛、不眠症、自律神経失調症、心悸亢進症。

〈代田〉

一寸くらい刺入するも危険はない。

頭痛、偏頭痛、感冒、脳充血、脳溢血の予防、肥厚性鼻炎、蓄膿症、視力減退、乱視。

〈中医学〉

反対の瞳孔に向かって斜刺0・5〜0・8寸、可灸。

頭痛、眩暈、頸項のこわばり痛み、目が赤く腫れ痛む、涙が止らない、鼻水、鼻血、難聴、突発性難聴、中風、顔面神経麻痺、寒熱往来のある熱病、感冒、甲状腺腫。

〈深谷灸〉

頭痛、偏頭痛、脳溢血の予防、肥厚性鼻炎、蓄膿症。

〈森〉

後から反対側の眼窩に向けて直刺10〜20ミリ。

頭痛、頭重、肩こり症、項部のいたみ、感冒などに効く。また目の疾患、不眠症などにもよい。

〈上地〉

通常言われている風池よりもやや外側に取る。
眼の奥の痛みに目を半開きにさせ、首、背すじを真っ直ぐにさせ、同側の目尻を目標に寸3全部（刺入）。こめかみ辺りがウズウズしてくればよい。普通、目の奥にジーンとくる。手を挙げさせて合図させる。しばらく留めておく。
視野狭窄。脳卒中、高血圧で顔赤く、首こりの場合、百会、天柱、風池から刺絡。1ヶ月も抜けない風邪に灸7壮ないし10壮。異感覚やシコリができやすいからやたらと刺さない。

〈首藤〉

上内方に刺鍼する。超旋刺または二〜三分の深さで置鍼する。皮内鍼も有効。
目、鼻、頭の病、肩頸の凝り、視力回復。

まとめ

①諸先生が記されているように、首から上に主訴があるときは必ず使ってよい。その熱の状態によっては、深く刺すか刺絡がよい。
②感冒によいと記されているものがあるが、風池で取れる熱は少陽経に熱が停滞して取れず、微熱が続くか午後からの発熱か、または寒熱が往来するときによい。初期の悪寒、発熱するときに用いることは少ないが、もし頸項部の凝りを訴えるときは、接触鍼して陽気を補う程度でよい。

268 肩井《けんせい》

少陽と陽維の会／一名肩解・膊井

取穴

肩の稜線で欠盆の上方に取る。すなわち、肩髃と大椎を結んだ線上の中央にあたる。

古法の主治症と施術法

『明堂』

刺入五分、灸五壮。
肩背痺痛、臂不挙、寒熱悽索、気上不得臥（『医心方』は不得眠臥）。

『甲乙経』

十巻・手太陰陽明太陽少陽脈動、発肩背痛、肩前臑皆痛、肩似抜第五に「肩背髀痛、臂不挙、寒熱悽索」とある。

『千金方』

咳逆。難産、鍼両肩井、入一寸瀉之、須臾即分娩。寒熱悽索、気上不得臥。

『銅人』

甲乙経云、只可鍼入五分、此髆井、足陽明之会、乃連入五蔵気、若刺深則令人悶倒、不識人、即速須三里下気、先補不寫、須臾平復如故、凡鍼肩井、皆以三里下其気、若婦人堕胎後、手足厥逆、鍼肩井立愈、若灸更勝鍼、可灸七壮。

五労、七傷、頸項不得回顧、背髆悶、両手不得向頭、或因撲傷腰髖疼、脚気上攻。

『聚英』

甲乙灸五壮。素註鍼五分、若刺深、令人悶倒、如悶倒、速於三里下気、補之須臾甦、凡鍼肩井、須補三里、否則防後、卒中之患。明堂鍼四分、先補先瀉、不宜灸。婦人堕胎、微煩、手足弱者、鍼肩井立差、日灸七壮止二百壮、素註三壮。

中風気塞、涎上不語、腎虚腰痛、九漏、上気、短気、逆気、風労百病、撲傷腰髖疼、頭項痛、五労七傷、頸項不得回顧、臂転痛悶、両手不得向頭、婦人産難、堕胎後手足厥逆。

『図翼』

刺五分、灸三壮。孕婦禁鍼。一曰、此足陽明之会、連五蔵気、若刺深、令人悶倒、速補三里、須臾平復、凡鍼肩井者、皆以三里下其気。一曰、此蔵気所聚之処、不宜補。

中風気塞、涎上不語、気逆、五労七傷、頭項頸痛、臂不能挙、或因撲傷腰痛、脚気上攻、若婦人難産、遂胎後、手足厥逆、鍼之立愈、若灸更勝。

千金云、凡産難鍼両肩井一寸瀉之、須臾即生。又云、臂重不挙、灸随年壮、至百壮、刺五分補之。又治卒忤、灸百壮。又治上気咳逆、短気、風労、百病灸二百壮。又灸癲疝随年壮。

席弘賦云、鍼肩井、須鍼三里、方可使気調。

百證賦云、治乳癰極効。

通玄賦云、除両臂之不勝。

標幽賦云、兼曲池、甄権、刺臂痛而復射。

天星秘訣云、兼三里、陽陵、治脚気、痠痛。

『説約』

鍼五分、灸七壮。

脚気上攻、虚労、瘰癧、頸項腫れて回顧するを得ざるを治す。一に云う、血暈の手足厥逆を治すと。

按ずるに此の穴、劇症にあらずんば則ち鍼するべからず、誤りて宗脈に中たれば人をして昏冒せしむ、もし脚気上りて心を衝き、喉痺、水粒下らず、婦人血暈など、効を瞬息に争うものは、此の穴を刺すにあらずんば、其の傾覆を救う能わざるなり。千金に云う、凡そ産難には鍼一寸、上気咳逆するは灸二百壮と。

『鍼灸則』

頭項頭痛、臂不能挙。婦人難産、堕胎後手足厥逆無力者、鍼之頓愈、又治乳癰極効。

意釈と解説

①肩背部が痛んで麻痺し、腕が挙らず、激しく悪寒、発熱するときに肩井を用いる。もし血圧が高くて肩こりを訴える場合や、半身不随になった後で肩が凝る場合は、肩井から瀉血するとよい。

②そのほか、過労、のぼせ、頭項痛、息切れなどにも効く。

③諸書に肩井に鍼すると脳貧血を起こして倒れるが、そのときは足三里に鍼するとよいとある。しかし、仰臥して刺鍼し、なお、あまり深くなければ何も問題はない。

現代の主治症と施術法

〈松元〉

鍼五分先ず補して後これを瀉す、灸七壮ないし二百壮。

鍼深ければ悶倒す。もし悶倒せば速やかに三里四穴に大補鍼を施し、もってその気を下すべし、忽ち蘇生す。およそ肩井に鍼せば先ず三里をもってべし、しからざれば房後卒中の患いあり、婦人は堕胎微損す。

難産に鍼一寸を刺入するも害なしと雖も、もし誤って棘上筋脈に刺しあたれば忽ち人事不省に陥らしむ。故に解剖生理診断などの学識経験を有する者にあらざれば迂闊に施術すべからず。

脳神経衰弱、ヒステリー、副神経麻痺、頸項筋痙攣もしくは萎縮して回顧不能、肩背疼痛、腎虚、腰痛、扁桃腺炎、咳逆または脚気衝心に効あり。そのほか、産後の脳貧血、子宮出血または堕胎後の四肢厥冷などに良効あり。

〈駒井〉

灸五壮、鍼五分。

頸項筋痙攣、前膊神経痛、半身不随、中風、神経衰弱、眩暈、肺尖カタル、脳充血、脳貧血。

〈岡部〉

肩こり、顔面の諸疾患、頸項部の凝り、鼻の病、心臓病、胃アトニー、胃下垂、肝臓の病、脳の病。

〈本間〉

筋肉精神の疲労、胃疾患、婦人科疾患、脳神経系疾患、上肢の病、歯・目・耳などの疾患、感冒から起こる肩こり。

〈竹之内・濱添〉

鍼五分、まず補し後に瀉す、灸七壮ないし三七壮または二百壮。深刺を禁ずる。鍼尖は後下方に向けて刺入する。

脳充血、高血圧、脳貧血、頭痛、癲癇、神経衰弱、ノイローゼ、眼充血、蓄膿、歯痛、頸肩腕症候群、鞭打ち症、寝違い、五十肩、早打肩、上肢神経痛、心悸亢進、喘息、咳嗽、扁桃炎、脚気衝心、産後貧血、子宮出血、胎衣下らず、堕胎後の四肢厥冷、肩背部疼痛。

〈代田〉

眩暈、頭痛、肩背疼痛、頸項強、上腕神経痛、五十肩、瘰癧。

〈中医学〉

直刺0・5～0・8寸、深部に肺尖部があり、深刺しないこと、可灸。

肩背部の痛み、上肢の上がらないもの、頸項のこわばりと痛み、乳房の炎症あるいは腫瘍、中風、頸部リンパ結核、難産、諸虚百損。

〈深谷灸〉

頭痛、眩暈、肩背疼痛、頸項痛、歯痛、上腕痛、肋膜炎。

〈森〉

肩から胸の方へ垂直に直刺する。深さは20～30ミリ。肩の先にある関係上、鍼先を前後左右に少し変えて刺鍼するとよい。

肩こり症、頭痛、不眠症など。頭部の疾患、胃疾患、高血圧症、胆嚢炎、気管支炎などに広く応用される。肩こり症の特効穴であるとともに、肩こりを伴う多くの疾患に用いる。

〈上地〉

胆経の中の名穴。肺、大腸の穴でもある。首の側屈ができないとき、できない方の反対側に刺す。風池に圧痛があるときは肩井あたりを水平刺。婦人科疾患に効く場合がある。使うなら外から斜めに浅く刺す。下手に刺すと流産させてしまうことがある。肺に病があるときは背骨向けて水平刺して背骨に響かせる。初心者は厳禁。通常は深鍼はしない。


〈首藤〉

腹臥位の場合、下肢に向かって刺入する（中略）。座位の場合は垂直に刺入する。

肩頸の凝り、頭痛、歯痛など肩から上の病、高血圧、動脈硬化、認知症、歯痛、三叉神経痛は患側に多壮灸、内臓疾患に利用すると胃の痞えが取れてくる。

まとめ

①肩井は諸先生方の記されている諸疾患に効くが、やはり証に随った治療がよい。
②肩井は胆経に属す経穴だから、肝虚陰虚熱証で胆経の流れが悪いとき、つまり高血圧、頭痛、目眩、不眠などのときに用いるとよい。血圧が高いために猛烈な肩こりを訴えるときは刺絡がよい。あるいは半身不随を発症して肩こりを訴えるときも刺絡がよい。
③肝虚陽虚寒証のときは用いることが少ないが、上焦に熱が多いために肩こりを訴えるときは用いてよい。そのときは浅く刺鍼する。
④脾虚肝実熱証、または、脾虚肝実瘀血証で下焦に問題があるときは用いてよい。もちろん瀉法である。
⑤そのほか、首から上の疾患で肩こりを訴えるときは用いてよい。

269 淵腋《えんえき》

一名泉液

取穴

上肢を挙げ、極泉の直下三寸に取る。第四肋間にして、乳頭の高さを側胸に引き、腋窩線と交わったところにあたる。

古法の主治症と施術法

『明堂』

刺入三分、禁不可灸。不幸腫蝕。

胸満、馬刀、臂不挙。


『甲乙経』

九巻・肝受病及衛気留積、発胸脇満痛第四に「胸満、馬刀、臂不得挙」とある。

十一巻・寒気客於経絡之中、発癰疽、風成、発厲、浸淫第九下に「馬刀腫瘻、淵掖、章門、支溝主之」とある。


『外台』

胸満、馬刀、臂不挙。禁不可灸、灸之不幸生腫馬瘍、内潰者死、寒熱生馬瘍可療。

『銅人』

禁不宜灸、灸之不幸令人生腫蝕、馬瘍、内潰者死、寒熱、生馬瘍、可治、鍼入三分。

胸満、無力、臂不挙。

『聚英』

銅人禁灸、灸之令人生腫蝕馬瘍、内潰者死。明堂鍼三分。

寒熱、馬瘍。

『図翼』

刺三分、禁灸、灸之不幸生腫蝕馬刀瘍、内潰者死。

寒熱馬刀瘍、胸満、無力臂不挙。

『説約』

鍼三分、禁灸。

寒熱、馬刀瘍瘡、胸脇痛を治す。

意釈と解説

①肝胆経が熱を受けたために胸が張り苦しくなり、首に馬の首飾りのように瘰癧ができて悪寒、発熱し、腕を挙げるのも苦しくなる。

②『銅人』では「胸満、馬刀」を「胸満無力」としている。

現代の主治症と施術法

〈松元〉

鍼三分、禁灸。

気管支炎、肋膜炎、肋間神経痛。

これを灸すれば人をして腫蝕馬瘍を生ぜしむ。もし内潰する者は死すと云えり。蓋し、灸瘡容易に癒えざるが故なり。

〈駒井〉

灸は禁ず、鍼五分。

気管支炎、肋間神経痛。

〈岡部〉

寒熱往来、肋間神経痛。

〈本間〉

肋膜炎、肺炎、気管支炎、腋下リンパ腺腫。

〈竹之内・濱添〉

鍼三分、灸七壮ないし十五壮。

肺炎、気管支炎、喘息、咳嗽、呼吸困難、肋間神経痛、胸膜炎、下肢外側痛。

〈中医学〉

斜刺0・5～0・8寸、禁灸。

胸満、脇の痛み、腋下の腫脹、上肢の挙上不能。

〈深谷灸〉

肋膜炎、肺炎、気管支炎、肋間神経痛。

〈森〉

外側からやや下向けて肋間内に斜刺10～15ミリ。

側胸痛、肩関節痛などにきく。

まとめ

気管支炎、喘息、胸膜炎、肋間神経痛などに効くが、寒熱が往来する少陽病すなわち脾虚肝実熱証で咳が残っているときに用いるとよい。

270 輒筋《ちょうきん》

取穴

淵腋の前一寸に取る。極泉の直下三寸から淵腋を乳頭の方へ一寸寄ったところに取る。

古法の主治症と施術法

『明堂』

刺入六分、灸三壮。

胸中暴満不得臥。喘息。

『甲乙経』

九巻・肝受病及衛気留積、発胸脇満痛第四に「胸中暴満、不得眠（一云不得喘息）」とある。

『銅人』

可灸三壮、鍼入六分。

胸中暴満、不得臥、喘息。

『図翼』

刺六分、灸三壮。

太息、多唾、善悲、言語不正、四肢不收、嘔吐宿汁、呑酸、胸中暴満不得臥。

意釈と解説

①肝経・胆経が熱を受けたために胸が張り苦しくて眠れない。あるいは喘息が起こる。そのほか、胸焼け、嘔吐、四肢の倦怠感なども輒筋で治る。

②『聚英』には「輒筋」として「日月」の取穴を記している。したがって輒筋として記されている主治症は「日月」の項に記した。

現代の主治症と施術法

〈松元〉

鍼五分、灸七壮。

嘔吐、呑酸、下腹鼓脹、四肢不随、ヒステリー。

〈駒井〉

灸五壮、鍼五分。

嘔吐、神経衰弱、唾液過多症、慢性腹膜炎。

〈岡部〉

中風、気が塞がる、涎が垂れて語らず、腎虚して腰痛、上気、逆気、撲損、臂臑が痛む、頭項が痛み回顧することができない、婦人難産、肩こり、歯・目・耳などの疾患。

〈本間〉

呼吸器、肋間神経痛に効がある。

〈竹之内・濱添〉

鍼三分、灸七壮ないし十五壮。一説に禁灸。

喘息、咳嗽、呼吸困難、肺炎、気管支炎、肋間神経痛、胸膜炎、嘔吐、呑酸、下腹鼓脹、下肢外側痛。

〈中医学〉

斜刺0・5～0・8寸、可灸。

胸脇の痛み、喘息、嘔吐、胃液が口腔へ逆流するもの、腋窩の腫脹、上肢帯痛。

〈森〉

肋間内へ斜刺10ミリ。

肋間神経痛。

まとめ

①輒筋に呼吸器症状があるときには必ず圧痛が出ている。これは肺に熱があるためで、証としては脾虚肺熱のこともあれば、肝虚肺熱のこともある。いずれの場合でも、圧痛があれば接触鍼で散鍼するとよい。知熱灸を用いてもよい。

②輒筋は脾経につながっているのではないかと思われる。故に脾虚肝実熱証のときも反応が出ているので、圧痛の程度に応じて補瀉を行う。

271 日月《じつげつ》

胆の募／一名神光

取穴

期門の直下五分に取る。

古法の主治症と施術法

『明堂』

刺入七分、灸五壮。

太息、善悲、少腹有熱欲走（『医心方』は小腸熱欲走）、多唾、言語不正、四肢不収。

『甲乙経』

十一巻・陽厥大驚、発狂癇第二に「太息、善悲、少腹有熱、欲走」とある。

『千金方』

少腹熱、欲走、太息。

『銅人』

可灸五壮、鍼入七分。

太息、善悲、小腹熱、欲走、多唾、言語不正、四肢不収。

『聚英』

銅人灸五壮、鍼五分。素註七分。

太息、善悲、小腹熱、欲走多唾。言語不正、四肢不收、嘔吐宿汁、呑酸。

『図翼』

刺七分、灸五壮。

太息善悲、小腹熱、欲走、多唾、言語不正、四肢不收。

千金云、嘔吐宿汁、呑酸、灸神光百壮、三報之。

『灸経』

灸五壮。

善悲、不楽、欲走、多唾、言語不正、及四肢不收。

『説約』

鍼七分、灸五壮。

胸腹熱悶、言語不正、太息善悲を治す。

意釈と解説

①胆経の陽気が虚して発散されないと、ため息を吐いて気分が憂鬱になる。もし下腹に熱があると、躁病的になって走りたがる。

②そのほか、四肢の倦怠感や口の中に唾液が多くなるなどのときにも日月を用いる。

現代の主治症と施術法

〈松元〉

鍼七分、灸七壮。

精神病を主る。ヒステリー、ヒポコンデリー、癲狂病、肝臓病、胆嚢炎、胃の諸病すなわち溜飲、心下苦悶、下腹鼓脹、腸疝痛、四肢の鈍痛。

〈駒井〉

灸七壮、鍼三分。

腎臓炎、ヒステリー、胃拡張、横隔膜痙攣、黄疸。

〈岡部〉

呼吸困難、胃酸過多、肝臓疾患、胆石、十二指腸疾患、胃疾患。

〈本間〉

神経衰弱、ヒステリー、ヒポコンデリー、胃疾患、肝臓疾患に用いられる。

しゃっくりが止らないときは鍼を上斜方に向けて深く刺入する。

〈竹之内・濱添〉

鍼七分、灸七壮ないし十五壮。

肝胆疾患を主る。胃疾患、腹部膨満、腹水、心下満、心悸亢進、喘息、咳嗽、肋間神経痛、吃逆、嘔吐、神経衰弱、ノイローゼ、ヒステリー、癲狂病など精神神経症、眼疾患。

〈代田〉

胆嚢および胆道疾患を主る。肋膜炎、肋間神経痛にもよい。

〈中医学〉

斜刺0・5~0・8寸、可灸。

季肋部の痛み、腸満、嘔吐、胃液が口腔へ逆流するもの、しゃっくり、黄疸。

〈深谷灸〉

胆嚢炎、胆石症、黄疸、肋膜炎、肋間神経痛。

〈森〉

やや上方、胸廓内に向けて直刺20〜30ミリ。

胆嚢炎、十二指腸潰瘍。

まとめ

①日月には、2つの使い方がある。脾虚肝実熱証で胃腸や胆嚢の病症があるときは瀉法する。鍼なら森の刺法がよい。灸は100壮くらいの多壮になることがある。多壮灸によって胆石が排出されることがある。

②肝虚陽虚寒証、つまり肝血が不足して陽気がなくなったときは気分が憂鬱になり、ため息ばかり出るようになる。患者に「落ち込みやすいですか」と問うと、「そうです」との返事が返ってくる。このようなときは補法で浅く刺入するか、切皮程度で置鍼してもよい。灸なら7壮程度でよい。

272 京門《けいもん》

腎の募／一名気府・気兪

取穴

第十二肋骨の前端の下際に取る。

古法の主治症と施術法

『素問』骨空論第六十

灸寒熱之法～両季脇之間（京門）、灸之～。

『脈経』平三関病候并治宜第三、第四十七条

尺脈沈、腰背痛、宜服腎気円、鍼京門補之。

『明堂』

刺入三分、留七呼、灸三壮。

痙、脊反折（『医心方』は引背脊反折）、腰痛不可久立俛仰、寒熱、腹䐜（医心方は腹䐜脹）、央央然不得息、溢飲、水道不通、溺黄、少腹裏急腫（『外台』は少腹裏急痛）、洞泄、髀痛引背。

『甲乙経』

七巻・太陽中風感於寒湿、発痙第四に「痙、脊強、反折」とある。

八巻・五蔵伝病、発寒熱第一下に「寒熱、腹脹䐜怏怏然、不得息」とある。

九巻・腎小腸受病、発腹脹、腰痛引背少腹控睾第八に「腰痛、不可以久立、俛仰」とある。

十巻・水漿不消、発飲第六に「溢飲、水道不通、溺黄、小腹痛裏急腫、洞泄、髀痛引背」とある。

『千金方』

腹脹満不得息。寒熱䐜脹。尿黄水道不通。溢飲、水道不通、溺黄。洞泄不化。洞泄体痛。肩背寒、痙、肩甲内廉痛。脊痙反折、腰痛脊急。

『**銅人**』

可灸三壮、鍼入三分、留七呼。

腰痛不得俛仰、寒熱䐜脹、引背不得息、水道不利、溺黄、少腹急腫、腸鳴、洞洩、髀枢引痛。

『**聚英**』

銅人灸三壮、鍼三分、留七呼。

腸鳴、小腸痛、肩背寒痓、肩胛内廉痛、不得俛仰久立。

『**図翼**』

刺三分、留七呼、灸三壮、一云刺八分。

腸鳴洞泄、水道不利、少腹急痛、寒熱䐜脹、肩背腰髀引痛、不得俛仰久立。

『**説約**』

鍼六分、灸三壮至百壮。

胸脇支満、腸鳴食化せず、嘔吐、臥するを得ず、身黄、少気、腰背に引きて痛むを治す。

『**鍼灸則**』

小腹急痛。此穴、能利腰間之気、通腹背之結、開升降之路、扶持脾腎之元気、諸書不委言、雖然日用有効、故記以伝之也。

意釈と解説

①痓病で背部が引きつり、反り返ったようになる。
②内臓の熱になって腹が張り膨れ、そのために胸が押さえられたようになって呼吸が苦しい。
③腎が病を受けたために腰痛になって長く立っておられず、前後屈もできない。
④痰飲病のなかの溢飲になって小便が出ず、出ても黄色で少なく、下腹が痛んで引きつり腫れ、下痢して身体が痛んで背部まで引きつる。以上のような病態のときに京門を用いる。
⑤『甲乙経』は「體痛」となっているが『外台』や『明堂』は「髀痛」である。髀痛だと股関節または大腿部外側痛ということになる。
⑥『金匱要略』痰飲咳嗽病脈証併治第十二に「飲水流行帰於四肢、当汗出而不汗出、身体疼重、謂之溢飲」とある。これから考えると「髀痛」ではなく、「體痛」が正しいように思える。
⑦要するに京門は、腎虚による水の停滞する病に効く。

現代の主治症と施術法

〈**松元**〉

鍼三分ないし六分、留むること十呼、灸七壮ないし百壮。

殺虫を当とす。また肝臓病および腎臓病を主る。溜飲、嘔吐、消化不良、腸疝痛、肋間神経痛、腰痛、背部悪寒。

〈**駒井**〉

灸五壮、鍼五分。

肋膜炎、腎臓疾患、腸疝痛。

〈**岡部**〉

肋膜炎、膀胱炎、腰痛、肩背の冷え、肩胛の内側が痛む。

〈**本間**〉

膀胱カタル、小便赤濁、腸カタル、腸疝痛、腰痛。

〈**竹之内・濱添**〉

鍼三分ないし六分、留むること十呼、灸七壮ないし百壮。

腎疾患を主る。肝胆疾患、嘔吐、消化不良、腸疝痛、下痢・便秘などの胃腸疾患、虫下し、肋間神経痛、腰痛。


〈代田〉

腎臓炎、腎臓結核、腎盂炎、腎虚などに必須の治穴である。肋膜炎、胆石症、坐骨神経痛においては患側に圧痛を現すことが多く、その治療にも大切な穴である。腰痛、項強、神経衰弱、胃痙攣、慢性胃腸疾患、腹膜炎、膀胱疾患、男女生殖器疾患。灸の効果顕著、鍼は灸ほど効かない。


〈中医学〉

斜刺0・5〜0・8寸、可灸。

腸鳴、下痢、腹脹、腰脇痛。


〈深谷灸〉

腎炎、腎盂炎など。灸効顕著。


〈森〉

やや内側にむけて斜刺10〜20ミリ。

腎盂炎、胸膜炎、腎石疝痛。

まとめ

①腎が虚して虚熱が発生すると、胃腸が熱を受ける。腎の陽虚になると、胃腸が寒を受ける。故に京門は腎臓疾患とともに、胃腸の状態にも効く。
②腎の脈が実の場合は腎の熱だが、脈は実でも病理は虚である。故に補って治すのだが、このような場合は多壮灸になる。ただし、腎臓疾患には脾虚が主になるものがあるので、腎の脈が強いときは通常、脾虚から治療する。
③諸先生が記されている主治症は、脾虚腎虚証のものと、胆経の経筋病としてのものがある。つまり、腎膀胱疾患と胃腸疾患は脾虚腎虚証のものだし、腰痛、坐骨神経痛、肋間神経痛などは胆経の経筋病である。

273 帯脈《たいみゃく》

取穴

側臥して、第十一肋骨下縁と上前腸骨棘上際の中央に取る。臍位と同じ高さにあり、帯を締めるところにあたる。

古法の主治症と施術法

『霊枢』癲狂第二十二
脈癲疾者、暴仆、四肢之脈皆脹而縦、脈満、尽刺之出血、不満〜灸帯脈干腰相去三寸〜。

『明堂』

刺入六分、灸五壮。

婦人少腹堅痛、月水不通。

『甲乙経』

十二巻・婦人雑病第十に「婦人少腹堅痛、月水不通」とある。

『千金方』

小腹堅痛、月水不通。

『銅人』

可灸五壮、鍼入六分。

婦人少腹堅痛、月脈不調、帯下赤白、裏急瘈瘲。

『聚英』

銅人鍼六分、灸五壮。明堂灸七壮。

腰腹縦、溶溶如嚢水之状、婦人小腹痛、裏急後重、瘈瘲、月事不調、赤白帯下。

『図翼』

刺六分、灸五壮。

腰腹縦水状、婦人小腹痛急、瘈瘲、月経不調、帯下赤白、両脇気引背痛。

玉龍賦云、合関元多灸、堪攻腎敗。

『灸経』

灸七壮。

婦人腹堅痛、月水不通、帯下赤白、両脇下気転運、背痛、不可忍。

『説約』

鍼六分、灸五壮。

腰背痛み腹に引き、行歩正しからず、腸鳴洞泄し、水道利せず、婦人少腹堅痛、月経不調を治す。

意釈と解説

婦人の下腹が硬くなって痛む。月経が少ない、または毎月ない。以上のような病症に帯脈を用いるが、腰痛、下痢、帯下、小便不利などにも効く。

現代の主治症と施術法

〈松元〉

鍼六分、灸七壮。

腰痛または腰および腹筋痙攣、腸疝痛、腸雷鳴、下痢、裏急後重、膀胱カタル、尿道狭窄、子宮諸患、赤白帯下、月経不調。

〈駒井〉

灸五壮、鍼五分。

月経不順、腸満。

〈岡部〉

腰痛、婦人科疾患、裏急後重。

〈本間〉

急性、慢性の婦人病に効く。子宮、卵巣、ラッパ管などの病に圧痛が出る。

〈竹之内・濱添〉

鍼三分ないし一寸、灸七壮ないし十五壮。

腰痛、腹筋痙攣、下腹痛、そのほか、腹痛一切、腸疝痛、腸雷鳴、下痢、裏急後重、便秘、腎炎、腎盂炎、遊走腎、腎石疝痛、膀胱炎、

尿道炎、赤白帯下、月経不順、血滞、そのほかの婦人科疾患。


〈代田〉

帯下、腰痛、下腹痛、腰腹神経痛、腰部冷感。


〈中医学〉

直刺0・5~0・8寸、可灸。

月経不順、帯下、生理痛などの下腹部痛、腰や脇の痛み。


〈深谷灸〉

婦人科疾患、腰痛、下腹部痛、腰部冷感。


〈森〉

反対側に向かって腹壁内に直刺15~25ミリ。

婦人病の特効穴、また小児の慢性胃腸障害にも用いる。悪阻にも効く。

まとめ

①帯脈は一本の紐のように考えがちだが、実際は幅広いと思われる。上は十一肋骨、下は上前腸骨棘の間に、文字通り帯のように腹を取り巻いている。

②肝胆経の熱になると帯脈から肋骨弓にかけて圧痛が出る。下は五枢、維道にも反応が出て鼠径部に連なる。つまり帯脈は上に盛り上がり、下は垂れ下がって、腹部に輪を描いたようになっている。また、裏は腸骨陵に沿って硬結、圧痛が出る。故に腰痛に効くのだが、首藤の言う腸骨点や柳谷がいう力鍼点はその中の治療点である。

274 五枢《ごすう》

取穴

帯脈の下三寸、少し斜め前にして上前腸骨棘のわずかに内下方に取る。

古法の主治症と施術法

『明堂』

刺入一寸、灸五壮。

男子陰疝、両丸上（『外台』は両丸上下）入少腹痛、婦人下赤白、裏急瘈瘲。


『甲乙経』

九巻・足厥陰脈動、喜怒不時、発癩疝、遺溺、癃第十一に「男子陰疝、両丸上下、小腹痛」とある。

十二巻・婦人雑病第十に「婦人下赤白、裏急、瘈瘲」とある。


『銅人』

鍼入一寸、可灸五壮。

男子寒疝、陰卵上、入小腹痛。


『聚英』

銅人鍼一寸、灸五壮、明下三壮。

痃癖、大腸、膀胱、腎余、小腹痛、陰疝、両睾丸、上入腹、婦人赤白帯下、裏急瘈瘲。

『**図翼**』

刺一寸、灸五壮。

痃癖、小腸、膀胱気、攻両脇小腹痛、腰腿痛、陰疝睾丸上入腹、婦人赤白帯下。

玉龍賦云、兼背縫、治肩脊痛。

『**灸経**』

灸三壮。

陰疝、小腹痛、及膀胱気、攻両脇。

『**説約**』

鍼一寸、灸五壮。

寒疝少腹痛、睾丸上りて腹に入り、腰痛忍ぶべからざるを治す。

意釈と解説

①鼠径ヘルニアのために睾丸がつり上がって下腹が痛む。婦人の赤白帯下や下腹が引きつり痛む。以上のような状態に五枢を用いる。

②『聚英』に「痃癖」とある。これは腹筋が引きつった状態を言ったものである。腹筋が引きつると肩がこるので、瀬戸内海地方では肩こりのことを「けんぺき」という。

現代の主治症と施術法

〈**松元**〉

鍼一寸、灸五壮ないし十五壮。

泌尿器疾患を主る。冷気より来たる胃痙攣、腸疝痛、腰痛、睾丸炎、鼠径および陰嚢ヘルニア、子宮疾患、赤白帯下。

〈**駒井**〉

灸五壮、鍼一寸。

肩背部および腰部神経痛、肩こり、精系神経痛、子宮内膜炎。

〈**岡部**〉

肩こり、下腹部の痛み、睾丸の疾患、婦人科疾患。

〈**本間**〉

婦人科疾患に効くが睾丸炎や副睾丸炎にも効がある。

〈**竹之内・濱添**〉

鍼一寸、灸七壮ないし十五壮。

腰痛を主る。下肢疼痛一切、胃潰瘍および胃炎などの胃疾患、腸疝痛、淋疾、睾丸炎、膣炎、赤白帯下、子宮後屈などの生殖器疾患、尿道炎、膀胱炎などの泌尿器疾患。

〈**中医学**〉

直刺0・8〜1・5寸、可灸。

子宮脱、月経不順、帯下、生理痛などの下腹部痛、少腹部から性器にかけての痛み、便秘、腰部股関節痛。

〈**深谷灸**〉

下腹がつれる。男子生殖器疾患、婦人科疾患。

〈**森**〉

内下方、鼠径部へ向かって直刺15〜30ミリ。

腰痛、生殖器疾患。

まとめ

①五枢は、胆経に属すが肝経に連なっていると考えてもよい。肝腎が虚しているとき、あるいは腎虚で肝実があるとき、鼠径上部を按圧すると圧痛が出ていることが多い。これは経穴で言えば五枢、維道である。鼠径上部に圧痛があると、その裏側の腰には痛みがある。当然生殖器に問題があるときにも圧痛が出ている。故に睾丸炎、月経痛、月経不順などに用いられる。

②単刺してもよいが切皮程度で置鍼するのがよい。瘀血の多い体質者には灸頭鍼を用いる。

275 維道《いどう》

足少陽と帯脈の会／一名外枢

取穴

五枢より腸骨前縁にそって斜め下方五分に取る。

古法の主治症と施術法

『明堂』

刺入八分、灸三壮。

咳逆不止、三焦有水気、不能食（『医心方』には嘔もある）。

『甲乙経』

九巻・邪在肺、五蔵六府受病、発咳逆上気第三に「咳逆不止、三焦有水気不能食」とある。

『千金方』

嘔逆不止。三焦有水気不能食。咳逆不止。

『銅人』

鍼入八分、可灸三壮。

嘔逆不止、三焦不調、水腫、不嗜食。

『聚英』

銅人鍼八分、留六呼、灸三壮。

嘔吐不止、水腫三焦不調、不嗜食。

『図翼』

刺八分、灸三壮。

嘔逆不止、三焦不調、不食、水腫。

『説約』

鍼八分、灸三壮。

腰痛寒疝、髀外痛痺不仁、水腫を治す。

意釈と解説

①咳き込みが止まらない。三焦の働きが悪いために全身に水が多くなって食欲がない。

②『明堂』は咳逆、『銅人』、『図翼』は嘔逆、『聚英』は嘔吐とな

っている。いずれが正しいのか。三焦の働きが悪くなれば陽気が不足する。陽気が不足すれば全身に水気が多くなる。もし、胸に水が多くなれば咳嗽し、胃腸に水が多くなれば嘔吐する。したがって、咳嗽も嘔逆も考えられるが、不能食または不嗜食とあることから考えると「嘔吐不止」が正しいかも知れない。

現代の主治症と施術法

〈松元〉

鍼八分、留むること六呼、灸七壮。

腰痛、腹筋痙攣、睾丸炎、坐骨神経痛、嘔吐不止、食を嗜まず、水腫、腎臓炎。

〈駒井〉

灸五壮、鍼八分。

食欲不振、嘔吐、腸疝痛、腸カタル、子宮病。

〈岡部〉

嘔吐が止らない、水腫。

〈本間〉

嘔吐止まず、食欲不振、腸疾患。

〈竹之内・濱添〉

鍼一寸、灸七壮ないし十五壮。

腰痛を主る。下肢疼痛一切、胃潰瘍、胃炎、腸疝痛、淋疾、睾丸炎、膣炎、赤白帯下、子宮後屈、尿道炎、膀胱炎。

〈中医学〉

前下方に向かって斜刺0・8～1・5寸、可灸。

腰部股関節痛、下腹部痛、子宮脱、生理痛などの少腹部から性器にかけての痛み、月経不順、帯下、浮腫。

〈深谷灸〉

腸疾患、男女生殖器疾患。

〈森〉

内下方、鼠径部へ向かって斜刺15～30ミリ。

下腹痛。

まとめ

①維道は、三焦の陽気を旺盛にする。その結果、大小便の排泄を盛んにする。故に諸先生は泌尿器疾患に効くという。また下焦の陽気が旺盛になれば、胃の働きも盛んになって嘔吐が止み、食欲が旺盛になる。

②五枢と同じで、肝胆経の流れを改善して腎の津液も多くする。

③咳嗽にしても嘔吐にしても、三焦の不調が原因であれば維道を治療するが、深い刺鍼はよくないであろう。接触鍼か切皮程度でよい。

276 居髎《きょりょう》

陽蹻と足の少陽の会

取穴

維道より腸骨前縁にそって内下方三寸に取る。腸骨内縁の陥凹部にあたる。

古法の主治症と施術法

『明堂』

刺入八分、灸三壮。

腰引痛少腹。


『千金方』

腰痛。


『外台』

灸三壮。

腰痛引少腹、在腋前両筋間、主肩前痛与胸相引、臂裏攣急、手不得上挙至肩、甄権、千金楊操同。


『銅人』

灸三壮、鍼入八分。


『聚英』

腰引少腹痛、肩引胸臂瘛急、手臂不得挙而至肩。

銅人鍼八分、留六呼、灸三壮。

腰引小腹痛、肩引胸臂攣急、手臂不得挙以至肩。


『図翼』

刺八分、灸三壮。

肩引胸臂攣急不得挙、腰引小腹痛。

玉龍賦云、兼環跳、委中、治腿風湿痛。

意釈と解説

①鼠径上部から腰にかけて引きつり痛む。
②『外台』に「在腋前両筋間、主肩前痛与胸相引、臂裏攣急手不得上挙至肩、甄権、千金楊操同」とある。これに倣ったためか『銅人』や『聚英』にも同様の条文があるが、果たして居髎が上肢の痛みに効くかどうか大いに疑問である。ほかの条文が紛れ込んで、それを『銅人』などが引き写したのではないかと思われる。

現代の主治症と施術法

〈松元〉

施術法と主治症は維道と同じだが、居髎は肋間神経痛に効あり。


〈駒井〉

灸三壮、鍼八分。

腰部下腹部の痙攣、腸カタル、子宮病。


〈柳谷〉

下肢前側の病の鍼。

患者の両下肢を伸ばさせて、上前腸骨棘の前下方、上前腸骨棘の前端に触れる二本の腱の間で、押さえると指が入るところ（柳谷は居髎としているが、髀関ではないか）に鍼尖を腹壁に沿わせるように下方に向けて刺入する。

ゆっくり雀啄しながら刺入していき、一〜二寸ほど刺入したところで下肢前面に響きを得られる。

用鍼は三寸の二〜五番の銀鍼または二〜三番のステンレス鍼。


〈岡部〉

五十肩、腹と腰のひきつる痛み。


〈本間〉

腰痛、少腹痛に使われ、胸と手が痙攣する場合に取穴される。


〈竹之内・濱添〉

鍼一寸ないし二寸、留むること七呼、灸七壮ないし五十壮。

腰痛、坐骨神経痛、膝関節炎、下肢外側痛、脚気、半身不随、腓腹筋痙攣、下肢麻痺、腸疝痛、子宮痙攣、胃炎、胃痙攣、痔疾、脱肛、肋間神経痛、肩背部疼痛。


〈代田〉

期門の滞りを解き鬱を開く。腸骨鼠径神経痛に効く。


〈中医学〉

直刺あるいは斜刺で1・5〜2寸、可灸。

腰腿部が痹証で痛む、癱瘓（脳血管障害、中風の後遺症）下腿に力が入らない、生理痛などの少腹部から性器にかけての痛み。


〈深谷灸〉

腰痛、腸疾患、小腸痛、手のしびれ。


〈森〉

大腿部の外側にそって下方に斜刺15〜30ミリ。

下腹痛。

まとめ

古書の記述を受けてか、実際に経験したのか、岡部、本間、竹之内なども上半身に効くように記している。確かに、五枢、維道、居髎は肝経、胆経の流れを改善し、腎の津液を多くする作用があるから、上半身の痛みに効いても不思議ではない。しかし、筆者は経験不足のためか上半身の疾患には用いたことがない。

277 環跳《かんちょう》

一名髀枢

取穴

側臥して大腿を屈し、股関節外側横紋の頭に取る。

古法の主治症と施術法

『素問』繆刺論第六十三
邪客於足少陽之絡、令人留於枢中痛、髀不可挙、刺枢中（環跳）以毫鍼、寒則久留鍼〜。

『**明堂**』

刺入一寸、留二十呼、灸五十壮。

髀樞中痛不可挙、腰脇相引急痛、髀筋瘈、脛痛不可屈伸、痺不仁。

『**甲乙経**』

十巻・陰受病、発痺第一下に「髀枢中痛不可挙、以毫鍼、寒留之、以月生死為痏数、立已、長鍼亦可、腰脇相引痛急、髀筋瘈、脛痛不可屈伸、痺不仁」とある。

『**千金方**』

胸脇痛無常処、腰脇相引急痛。髀枢中痛不可挙。脛痛不可屈伸。脛痺不仁。

『**銅人**』

灸五十壮、鍼入一寸、留十呼。忌熱麺、猪、魚、生冷物等。

冷風湿痺、風疹、偏風半身不遂、腰胯痛不得転側。

『**聚英**』

銅人灸五十壮。素註三壮、鍼一寸留三呼、灸三壮、指微云、已刺不可揺、恐傷鍼。

冷風湿痺不仁、風疹遍身、半身不遂、腰膝痛、蹇膝不得転側伸縮。仁寿官、患脚気偏風、甄権奉勅、鍼環跳、陽陵泉、陽輔、巨虚下廉而能起行。環跳穴、痛恐生附骨疽。

『**図翼**』

刺一寸、留十呼、灸三壮。甲乙経云、留二十呼、灸五十壮。

冷風湿痺不仁、胸脇相引、半身不遂、腰胯痠痛、膝不得伸、偏身風疹。

太乙歌云、兼風池、間使、能除冷風、膝痺、併瘧疾。

玉龍賦云、兼居髎、委中、治腿風湿痛。

天星秘訣云、兼陽陵、治冷風湿痺。

百證賦云、兼後谿、刺腿痛。

標幽賦云、中風宜刺此。又云、華佗兼絶骨、刺躄足而立行。

席弘賦云、兼腰兪、用焼鍼、治冷風、冷痺。

千金十一穴云、兼陽陵、治膝間併腋脇病。

馬丹陽天星十二穴云、能鍼偏廃躯、折腰、莫能顧、冷風併湿痺、身体似縄拘、腿胯連腨痛、屈転重欷吁、若人能鍼灸、頃刻病消除。

増治法云、治偏風半身不遂、胸脇相引、急痛不能屈伸。

『**灸経**』

灸三壮。

冷痺、風湿、偏風半身不遂、腰胯疼痛。岐伯曰、主、睡臥、伸縮、廻転不得也。

『**説約**』

鍼一寸、灸五壮。

脚気水腫、偏風不遂、湿痺、腰胯痠疼、遍身風疹を治す。

『**鍼灸則**』

胸脇相引、半身不遂。腰胯痠痛。

意釈と解説

股関節の中が痛んで、脚を挙げられない。このようなときは毫鍼で治療するが、もし寒があれば置鍼する。長鍼を刺すのもよい。また、肋骨弓下から側腹部を通って腰まで引きつり痛む。あるいは、大腿部の筋肉痛、下腿部が痺れて知覚麻痺を起こして、膝が屈伸できない。以上のような状態のときに環跳を用いる。

現代の主治症と施術法

〈松元〉

鍼一寸ないし一寸五分、留むること七呼、灸七壮ないし五十壮。

脚気、半身不随、腰臀および大腿部の筋炎、坐骨神経痛、膝膕関節炎、水腫病、猩紅熱、麻疹。

〈駒井〉

灸五十壮、鍼一寸。

半身不随、中風、腰部・大腿部・膝部の炎症、神経痙攣、風疹。

〈柳谷〉

下肢後側痛の鍼。

腸骨稜上縁で正中線の外方四寸にある穴（力鍼点）から四十五度内下方にむけて三十～四十度の角度で刺入する。

小野寺氏臀部圧痛点（正中線から外方八寸、裏環跳）から内上方に向けて三十～四十度の角度で刺入する。二寸くらい刺入したところで下肢に響く。響きが得られないときはゆっくり雀啄する。

用鍼は三寸の三～五番の銀鍼またはステンレス鍼を用いる。

下肢外側の病の鍼。

上前腸骨棘の外下方の環跳から皮膚と垂直に刺入する。環跳の取穴は、患者を患側を上に側臥位にし、患側の膝を腹につけるように、膝を両手で抱えさせる。上前腸骨棘の外下方の股関節横紋の外端にある筋の後縁、ゴリゴリするところにとる。指頭で圧すると大腿部外側に響く。皮膚に垂直に刺した鍼を大きくゆっくり雀啄させながら刺していき、下肢に響いたら抜鍼する。

用鍼は三寸の二番～五番のステンレス鍼を用いる。

〈岡部〉

神経痛、リウマチ、半身不随、腰と膝とが痛む、肋膜炎、肋間神経痛、偏頭痛。

〈本間〉

股関節リウマチ、股関節の神経性の痛み、中風性の屈伸不随、下腿外側の神経痛。

〈竹之内・濱添〉

鍼一寸ないし二寸、留むること七呼、灸七壮ないし五十壮。

腰痛、坐骨神経痛、膝関節炎、下肢外側痛、脚気、半身不随、腓腹筋痙攣、下肢麻痺、腸疝痛、子宮痙攣、胃炎、胃痙攣、痔疾、脱肛、肋間神経痛、肩背部疼痛、五十肩、頸肩腕症候群。

〈代田〉

坐骨神経痛、外側大腿皮神経痛、片麻痺による下肢の不随、股関節炎。

〈中医学〉

直刺2～2・5寸、可灸。

腰部と股関節痛、半身不随、下肢の痿痺症、半身の風疹、ぎっくり腰による疼痛、膝が腫脹して寝返りが打てないもの。

〈深谷灸〉

坐骨神経痛、股関節炎、下肢不随、脳溢血。

〈森〉

股関節に向かって直刺30～60ミリ。

股関節痛。

〈上地〉

リウマチ、鼠径部の痛み、坐骨神経痛、冷えからくる陰痛に2寸。婦人科疾患、子宮の故障。肝経の病で膝関節の痛みを伴う場合、寸6・3番で直刺して少なくとも膝まで響かないと効かない。

まとめ

①坐骨神経痛で胆経が痛むときに用いる。急激な痛みの時は透熱灸（年壮）を用いるもよく、3寸の5番鍼くらいを下肢に向けて刺入するのもよい。

②そのほか、諸先生の記されている疾患に用いるが、松元のいう、猩紅熱や麻疹に効くか疑問である。

278 中瀆《ちゅうとく》

足の少陰の脈気の発する所

取穴

側臥して、膝窩横紋の頭の上五寸、環跳を的に取る。

古法の主治症と施術法

『明堂』

刺入五分、留七呼、灸五壮。

寒気在分肉間痛（『外台』には攻を含む）上下者、痺不仁（『外台』は筋痹不仁）。

『甲乙経』

十巻・陰受病、発痺第一下に「寒気在分肉間痛上下、痺不仁」とある。

『千金方』

寒気在分肉間、痛苦痺不仁。

『銅人』

可灸五壮、鍼入五分、留七呼。

寒気客於分肉之間、痛攻上下、筋痺、不仁。

『聚英』

銅人灸五壮、鍼五分、留七呼。

寒気客於分肉間、攻痛上下、筋痺不仁。

『図翼』

刺五分、留七呼、灸五壮。

寒気客於分肉間、攻痛上下、筋痺不仁。

『説約』

鍼五分、灸五壮、至百壮。

寒気、分肉の間に客し、痛み上下に攻め、筋痺不仁、脚気、足脛腫痛、小便不利するを治す。

意釈と解説

寒痺のために大腿部の胆経が痛む。痛みは上下に連なり知覚麻痺もある。

現代の主治症と施術法

〈松元〉

鍼五分、留むること七呼、灸七壮。

脚気に効あり。大腿部および下腿外側の神経麻痺、神経痛、筋肉痙攣、組織炎、趾痛、半身不随、筋肉リウマチ、四肢の麻痺。

〈駒井〉

灸五壮、鍼五分。

下肢の麻痺・痙攣、中風の半身不随、大腿のリウマチ、脚気。

〈岡部〉

麻痺、冷え。

〈本間〉

脚の病、半身不随、脚気、神経痛。

〈竹之内・濱添〉

鍼五分ないし一寸、留むること七呼、灸七壮ないし十五壮。

脚気を主る。中風、半身不随、下肢外側疼痛、筋肉リウマチ、腸疝痛、胃痙攣、胆石疝痛。

〈代田〉

坐骨神経痛、外側大腿皮神経痛、半身不随、腰痛、脚気。

〈中医学〉

直刺1～1.5寸、可灸。

下肢の痿証痺証、しびれ、半身不随。

〈深谷灸〉

坐骨神経痛、半身不随、脚のしびれ、脚がだるいとき、腰痛、脚気の妙穴。

〈森〉

外側から内側に向けて斜刺10～20ミリ。

片麻痺。

〈上地〉

生理を呼ぶ。肩井、三陰交、風市を併用する。ただし、妊娠時には早産の危険性がある。

まとめ

①坐骨神経痛や腰痛、あるいは、半身不随で大腿部の胆経に圧痛が出ることは多い。特に風市の上下である。風市の一寸下が中瀆である。風市の上下を探って、圧痛があれば、風市を中心にして3カ所に施術する。急性の坐骨神経痛で自発痛が激しいときに透熱灸（年壮）を用いる。ただし、圧痛がないと効果がない。

②急性の腰痛で、動き始めると腰の筋肉が痙攣様の痛みを発して動けなくなる状態のときにも同様の方法がよい。背部の筋肉が動こうとすると痙攣して痛むという場合にも用いてよい。半身不随にもよいが、圧痛がないと効果がない。いずれの場合も患部の痛みが痙

攣様のときに用いて効果がある。

279 膝陽関《ひざようかん》

一名寒府

取穴

側臥して、陽陵泉の上三寸に取る。

古法の主治症と施術法

『明堂』
刺入七分、灸三壮（『外台』は「灸宜しからず」という）。
膝外廉痛、不可屈伸、脛痺不仁。

『甲乙経』
十巻・陰受病、発痺第一下に「膝外廉痛、不可屈伸、脛痺不仁」とある。

『千金方』
膝外廉痛、不可屈伸、脛痺不仁。筋攣、膝不得屈伸、不可以行。

『銅人』
鍼入五分、不可灸。
膝外痛不可屈伸、風痺不仁。

『聚英』
銅人鍼五分、禁灸。
風痺不仁、膝痛不可屈伸。

『図翼』
刺五分、禁灸。
風痺不仁、股膝冷痛不可屈伸。

『説約』
鍼三分、灸三壮。
膝痛みて屈伸すべからず、風痺、股膝冷痛するを治す。

意釈と解説

湿邪による痺病となり、膝の外側が痛んで屈伸できない。あるいは、下腿部のしびれや知覚麻痺がある。

現代の主治症と施術法

〈松元〉
鍼五分、留むること七呼、灸七壮。
膝関節炎、下肢外側麻痺、坐骨神経痛、半身不随、リウマチ。

〈駒井〉
禁灸、鍼五分。
下肢の麻痺、膝関節炎、大腿部麻痺、坐骨神経痛、脚気。

〈岡部〉
痺れ、不仁、膝の屈伸困難。

〈**本間**〉

膝関節炎、膝関節リウマチ。

〈**竹之内・濱添**〉

鍼五分、留むること七呼、灸七壮ないし十五壮。一説に禁鍼、禁灸。

膝関節炎、脚気、半身不随、坐骨神経痛、下肢外側疼痛、下肢冷感、リウマチ、腰部及び腹部冷感。

〈**代田**〉

膝関節炎、リウマチ、外側大腿皮神経痛。沢田流では通常の穴より二寸上に取る。

〈**中医学**〉

直刺0・8〜1寸。

膝蓋骨部の腫痛、膝の筋肉のひきつり、下腿のしびれ。

〈**深谷灸**〉

膝関節炎・リウマチ、下腹の冷え。

〈**森**〉

外側から内側に向けて直刺10〜20ミリ。

冷え症。

〈**上地**〉

関節虚弱で階段が上れない、立てない症状に灸。陽陵泉と併用する。

まとめ

禁鍼または禁灸との説があるが、両方とも差し支えない。膝関節痛や下肢の冷えには是非とも使いたい穴である。

280 陽陵泉《ようりょうせん》

合土穴／筋会

取穴

膝を曲げ外側下腿部の上端、腓骨頭の前下際に取る。

腓骨小頭の前下部にあるのが普通なれど、経気の循行によってその上または後あるいは下方にある場合があり、要するにギョロギョロを目標とすべし（柳谷）。

古法の主治症と施術法

『**素問**』**刺腰痛論第四十一**

少陽令人腰痛、如以鍼刺其皮中、循循然不可以俛仰、不可以顧、刺少陽成骨之端出血、成骨在膝外廉之骨独起者〜。

『**霊枢**』**邪気蔵府病形第四**

胆病者、善太息、口苦、嘔宿汁、心下澹澹、恐人将捕之、嗌中吤吤然、数唾、在足少陽之本末、亦視其脈之陥下者、灸之、其寒熱者取陽陵泉。

『**明堂**』

刺入六分、留十呼、灸三壮。

太息、口苦、咽中介介数唾、脇下支満、嘔吐逆、髀痺引膝股外廉痛不仁（『医心方』は膝股不仁）、筋急、胆脹（『外台』は嘔宿汁、心澹澹如人将捕之、胆脹）。

『甲乙経』

八巻・五蔵六府脹第三に「胆脹」とある。

九巻・肝受病及衛気留積、発胸脇満痛第四に「脇下榰満、嘔吐逆」とある。

九巻・邪在心胆及諸蔵府、発悲恐、太息、口苦、不楽、及驚第五に「膽病者、善太息、口苦、嘔宿水、心下澹澹善恐、如人将捕之、嗌中吤吤然、数咳唾、候在足少陽之本末、亦視其脈之陥下者灸之、其寒熱者取陽陵泉」とある。

十巻・陰受病、発痺第一下に「髀痺引膝股外廉痛、不仁、筋急」とある。

『千金方』

髀痺引膝股外廉痛、不仁、筋急。虚労尿精、灸～陽陵泉～随年壮。遺尿、灸随年壮。頭痛、寒熱、汗不悪寒。口苦、嗌中介介然。胸脇柱満。失禁、遺尿不自知。頭面腫。嘔宿汁、心下澹澹。髀枢膝骨痺不仁。心中怵惕、恐如人将捕之。

『千金翼方』

心中怵惕恐如人将補之。胆咳。

『銅人』

鍼入六分、得気即寫、又宜久留鍼為要也。又以蹲坐取之、灸亦良、日可灸七壮、至七七壮即止。

『聚英』

膝伸不得屈、冷痺、脚不仁、偏風半身不遂、脚冷無血色。

銅人鍼六分、留十呼、得気即瀉、又宜久留鍼、灸七壮至七七壮。素註三壮。明下一壮。

膝伸不得屈、髀枢膝骨冷痺、脚気、膝股内外廉不仁、偏風半身不遂、脚冷無血色苦、嗌中介然、頭面腫、足筋攣。

『図翼』

刺六分、留十呼。灸七壮至七七壮。

偏風半身不随、足膝冷痺不仁。無血色、脚気筋攣。

神応経云、治足膝冷痺不仁、屈伸不得、半身不遂、脇肋疼痛、可灸十四壮、至二十一壮。

玉龍賦云、兼陰陵、駆膝腫之難消。

席弘賦云、専治膝間疼痛、宜用鍼焼。又云、脚痛、膝腫、鍼三里、又須絶骨、二陵、三陰交、更兼太衝、以行気。

百證賦云、遠達曲池、治半身不遂。

通玄賦云、治脇下肋辺疾。

天星秘訣云、兼環跳、治冷風湿痺。又云兼肩井、三里、治脚気痠痛。

千金十一穴云、環跳与陽陵、治膝、前兼腋脇病。

馬丹陽天星十二穴云、治膝腫併麻木、冷痺及偏風、起坐腰背重、面腫、満胸中、挙足不能起、坐臥似衰翁、刺入六分止、神功妙不同。

増治法云、治筋軟筋縮筋疼、寒熱頭疼、口舌咽喉中、及頭面腫、胸脇脹満、心中怵惕、此為筋会、故治筋病。

『灸経』

灸一壮。

膝股内外廉痛、不仁、屈伸難。及喉中鳴、驚恐如人将捕之。

『**説約**』

鍼六分、灸七壮。

偏風、脚気、筋攣を治す。宜しく久しく鍼を留むるべし。

『**鍼灸則**』

足膝冷、痺不仁、脚気筋攣。難経曰、筋会陽陵泉、故凡膝胕足筋縮拘攣等皆治此。

意釈と解説

①胆脹の病で脇下が痛み脹り、口の中が苦く、よくため息をする。

②脇下が詰まって嘔吐する。

③胆が病むとため息が出やすくなり、口が苦く、胆汁を嘔吐する。心下が頼りない感じがして不安になり、人に捕らえられるのではないかと被害妄想的になる。このような精神状態になると、咽喉に痰が詰まったような感じになり、何度も痰を出そうとするが出ない。以上のような状態のときは、胆経の流れている部位をよく触診し、陥下している部分があれば透熱灸を施す。また、悪寒、発熱があれば陽陵泉を治療する。

④湿邪によって痺病となり、膝頭が動きにくくなり、それが膝の外側や大腿部まで響いて痛んだり筋肉が引きつったり、知覚が麻痺した場合も陽陵泉を用いる。

⑤そのほか、遺尿、顔面浮腫、脚の冷えなどにも陽陵泉を用いる。

現代の主治症と施術法

〈**松元**〉

鍼六分、留むること十呼、気を得て即ち瀉す、久しく鍼を停むべし、灸七壮ないし七七壮。

筋病を主る。膝関節炎、脚気、半身不随、腓骨神経痛および麻痺、腓腹筋痙攣、下肢外側痛、リウマチ、腰痛、痙攣症、胆嚢炎、胃下垂、胃痙攣。

〈**駒井**〉

灸七壮、鍼六分。

膝関節炎、半身不随、中風、常習便秘、脚気。

〈**柳谷**〉

膝関節炎、半身不随、中風、脚気、下肢痙攣、常習便秘、顔面浮腫。

〈**岡部**〉

膝の冷え、脚気、半身不随、面部の腫れ、足の痙攣、頭部の外面に病あるものを治す、胃酸過多。

〈**本間**〉

腱の弛みまたは引きつり、足の病全般。肋膜炎、高血圧症。

〈**竹之内・濱添**〉

鍼三分ないし一寸、留むること十呼、気を得て後瀉す。久しく鍼を留むること。灸七壮ないし七七壮（四十九壮のことか）。

筋病を主る。膝関節炎、脚気、中風、半身不随腓骨神経痛および麻痺、腓腹筋痙攣、下肢外側痛、リウマチ、腰痛、痙攣症、胆道炎、胃下垂、胃痙攣。

〈代田〉

坐骨神経痛、腓骨神経痛または麻痺、小児麻痺、腰痛、脚気、中風、半身不随、側脇部疼痛、内臓出血に止血作用、胃酸過多症、顔面麻痺、帯下。

〈中医学〉

直刺または下肢に向かって斜刺1～1・5寸、可灸。

半身不随、下肢の痿証・痺証・しびれ、膝の腫痛、脚気、季肋部痛、口が苦い、嘔吐、黄疸、小児の引きつけ、破傷風。

〈深谷灸〉

坐骨神経痛、腰痛、膝痛、中気、半身不随、胃潰瘍、胃酸過多、側脇部の痛み、顔面神経麻痺の必須穴、腓骨神経痛・麻痺、脚気、内臓出血の止血特効穴。

〈森〉

下腿外側より内側に向けて直刺10～15ミリ。

偏頭痛、三叉神経痛、下肢外側痛、胆嚢炎。

〈上地〉

腓骨頭の直上で腓骨頭尖から腓骨頭関節に打ち込む。寸6の3番。

坐骨神経痛がらみの腰痛、足痛。足痛は臨泣辺りに圧痛があるとき。階段を昇れない膝痛、脳卒中の後遺症。脇腹痛、側頭部、側頸部の疾患がある場合。帯状疱疹の痛み止め。三叉神経痛、顔面神経麻痺、止血、のぼせをもらす。

〈首藤〉

超旋刺。胆経の変動が強度であれば使用する。主として瀉法である。右側は胆嚢疾患。

まとめ

諸先生がすべて述べられているので、付け加えることがない。ただし、中医学では破傷風に効くとなっているが、これは痙病のことではないか。痙病なら筋肉の引きつりに効くことになる。

281 陽交《ようこう》

陽維の郄／一名別陽・足髎

取穴

下腿を伸ばして指先に力を入れ、陽陵泉の下六寸の筋溝に取る。強く圧すると腓骨に触れる。

古法の主治症と施術法

『明堂』

刺入六分、留七呼、灸三壯。

寒厥、癲疾、噤齘、瘈瘲、驚、狂、喉痺、胸満、面腫、寒熱（『医心方』は腹寒熱）、髀脛不収（『医心方』は不仁）、瘖不能言。

『**甲乙経**』

八巻・五蔵伝病、発寒熱第一下に「寒熱痺頸不収」とある。

十一巻・陽厥大驚、発狂癇第二に「寒厥、癲疾、噤吤、瘈瘲、驚狂」とある。

十二巻・寒気客於厭、発瘖不得言第二に「瘖不能言、合谷及湧泉、陽交主之」とある。

十二巻・手足陽明少陽脈動、発喉痺、咽痛第八に「喉痺」とある。

『**千金方**』

喉痺、胸満塞、寒熱。胸満腫。髀枢膝骨痺不仁。

『**銅人**』

灸三壮、鍼入六分、留七呼。

寒厥、驚狂、喉痺、胸満、面腫、寒痺、膝䯒不収。

『**聚英**』

銅人鍼六分、留七呼、灸三壮。

胸満、腫膝痛、足不収、寒厥、驚狂、喉痺、面腫。

『**図翼**』

刺六分、留七呼、灸三壮。

胸満、喉痺、膝痛足不仁、寒厥、驚狂、面腫。

『**説約**』

鍼六分、灸三壮。

足脛腫痛、寒厥足不仁するを治す。

意釈と解説

①悪寒、発熱して股関節から下が痺れて力が抜ける。
②冷えたために陽気がなくなり、精神に異常をきたして歯をくいしばり、引きつけを発する。
③寒さのために声が出なくなったり、咽喉が痛む。以上のような状態のときに陽交を用いる。そのほか、顔面の浮腫にも効く。
④『甲乙経』は「寒熱痺頸不収」とあるが、『明堂』などは「寒熱髀脛不収」とある。おそらく『甲乙経』が誤りであろう。『明堂』に従って前記のように訳した。

現代の主治症と施術法

〈**松元**〉

鍼六分、留むること七呼、灸七壮。

気管支炎および肋膜炎に誘導の効あり。顔面浮腫、下肢の水腫、脛骨および腓骨の神経痛・神経麻痺。精神病、ヒステリー。

〈**駒井**〉

灸三壮、鍼六分。

喘息、胸痛、肋膜炎、ヒステリー、顔面浮腫、その部の疾患。

〈**岡部**〉

坐骨神経痛、腰痛、側胸部の病、足の冷え、咽喉病、面部の浮腫。

〈**本間**〉

肋膜炎、面腫、扁桃腺炎、膝痛、驚、狂、神経衰弱。

〈**竹之内・濱添**〉

鍼六分、留むること七呼、灸七壮ないし十五壮。

坐骨神経痛、脚気、半身不随、膝関節炎、気管支炎、胸膜炎、肋間神経痛、胆石疝痛、偏頭痛、顔面浮腫、ノイローゼ、精神神経症。

〈**代田**〉

腓骨神経痛または麻痺。

〈**中医学**〉

直刺0・5~0・8寸、可灸。

胸部や脇の脹満疼痛、顔面の浮腫、驚き狂うもの、癲癇、小児ひきつけ、膝や股関節痛、下肢の痿証痺証。

〈**深谷灸**〉

膝の痛み、面腫、肋膜炎、側脇部の痛み、頸項強。

〈**森**〉

直刺10~20ミリ。

坐骨神経痛。

まとめ

①陽交は陽維脈の郄穴である。故に少陽病、つまり脾虚肝実熱証となって、その熱が奇経に溢れて停滞し、偏頭痛など少陽経の流れている部位の病症を発しているときに瀉法する。単刺でよい。ただし圧痛がないと効果がない。

②面部の浮腫に効くことがあるが、肝虚陽虚寒証で血圧や心臓に問題があるときに用いると効く。浅く刺して補う。

③経筋病としては、坐骨神経痛で圧痛や自発痛が出ていることがある。このときは切皮程度の置鍼がよい。

282 外丘《がいきゅう》

足少陽の郄

取穴

陽交の後五分、一筋を隔てて取る。

足の外踝の上方七寸、陽交の前方三分に当る。腓骨上で太きゴリゴリありて、長腓骨筋と覚えらるるが、しからず、筋に沿うゴリゴリを目当てとす（柳谷）。

古法の主治症と施術法

『**明堂**』

刺入三分、灸三壮。

膚痛痿痺。胸脇満。頭痛。項内寒熱。癲疾不嘔沫。

『**医心方**』

刺入三分、灸三壮。

膚痛、痿痺、脇頭痛、頂上凸寒熱（『礼記』は項内寒熱）、癲疾。

『**甲乙経**』

九巻・肝受病及衛気留積、発胸脇満痛第四に「胸脇榰満、頭痛、項内寒」とある。

十巻・陰受病、発痺第一下に「膚痛、痿痺」とある。

十一巻・陽厥大驚、発狂癇第二に「癲疾不嘔沫」とある。

『**千金方**』

頭痛、寒熱、汗出不悪寒。項如抜不可左右顧。

『**外台**』

灸三壮。

膚痛痿痺、胸脇満、頭痛、項内寒熱、癲疾嘔沫。

『**銅人**』

鍼入三分、可灸三壮。今附、猘犬（狂犬）所傷、毒不出発寒熱、速以三姓人、可灸所嚙之処、立愈。

膚痛、痿痺、胸脇脹満、頸項痛、悪風寒、癲疾。

『**聚英**』

銅人鍼三分、灸三壮。

胸脹満、膚痛痿痺、頸項痛、悪風寒、猘犬傷毒不出発寒熱、癲疾、小児亀胸。

『**図翼**』

刺三分、灸三壮。

頸項痛、胸満、痿痺、癲風、悪犬傷毒不出。

百證賦云、能収大腸。

意釈と解説

①脾虚から肝胆の実熱になって胸脇部が痞え苦しく、胆経の頭痛がして胆経の流れている項が強ばって動かしにくい。
②そのほか、皮膚の痛み、足の麻痺、癲癇などに外丘を用いる。
③外丘は『明堂』、『外台』、『医心方』、『甲乙経』などで条文が錯綜しているのですべて記した。

現代の主治症と施術法

〈**松元**〉

鍼四分、灸七壮。

皮膚病を主る。狂犬病犬に咬まれて毒出ず、発熱、悪寒するに奇効を奏す。腓腸筋痙攣、腓骨および腓骨神経痛、外踝以下趾骨にいたる組織炎、脚気、癲癇、頸項部の神経痛、小児亀胸。

〈**駒井**〉

灸三壮、鍼三分。

肋膜炎、悪寒、発熱、小児傴僂病、亀胸、癲癇。

〈**柳谷**〉

腓骨神経痙攣、悪寒、腓骨神経痛、脚気、発熱、肋膜炎、小児クル病、亀胸、癲癇、側頸部の異常感によし。

〈**岡部**〉

胸脇苦満、皮膚が痛む、坐骨神経痛の痺れ、頸部の痛み、癲癇、側胸部の痛み。

〈**本間**〉

頸項痛、犬毒、腓骨神経痛。

〈**竹之内・濱添**〉

鍼三分、灸七壮ないし十五壮。

皮膚病を主る。坐骨神経痛、脚気、半身不随、下肢外側疼痛、頭痛、癲癇、頸項部疼痛、頸肩腕症候群、鞭打ち症、寝違い、肋間神経痛、胸膜炎、胆石疝痛、胆道炎、狂犬病。

〈**代田**〉

頸項強、側脇部の疼痛を治す。よって肋膜炎に用いられる。坐骨神経痛。

〈中医学〉

直刺0・5～0・8寸、可灸。

頸項のこわばりと痛み、胸部・脇の疼痛、狂犬に咬まれて毒ので
ないもの、下肢の痿証痺証、癲癇、小児の胸骨が盛り上がった鳩胸（背部の骨が盛り上がったものを亀背、胸の盛り上がったものを亀胸という）。

〈深谷灸〉

陽交と同じ。側胸痛を治す妙穴。

〈森〉

直刺10～20ミリ。

側胸痛。

まとめ

①残念ながら圧痛を主として取穴しているので、陽交と外丘を区別して用いたことがない。ただし、古書の条文や諸先生の記述から次のように言える。

外丘は、脾虚肝実熱証のときに瀉法として用いる。頭痛、頸項痛もすべて胆経のそれである。熱はなくても、たとえば飲酒好きな人の寝違いや鞭打ち症、頸肩腕症候群などには使える。

②小児の亀胸や亀背は『傷寒論』でいう結胸証、つまり、肺の熱が旺盛になって発症する。したがって、外丘のみでは、肺の熱は取れないであろう。

③狂犬病のときに用いるとあるが、これは追試しないほうが無難である。

283 光明《こうめい》

足少陽の絡

取穴

外踝の上五寸、下腿外側の中央の陽交の下方二寸、長腓骨筋と長指伸筋の間に取る。

腓骨上にギョロギョロあるところなり（柳谷）。

古法の主治症と施術法

『霊枢』経脈第十

足少陽之別、名曰光明～実則厥、虚則痿躄、坐不能起、取之所別也。

『明堂』

刺入六分、留十呼、灸五壮。

身解㑊、寒少熱甚、瘈瘲（『医心方』は淋濼）、脛酸（『医心方』は脛痠）、狂病、虚則痿躄、坐不能起、実則厥、脛熱膝痛、身体不仁、手足偏小、齧頬、痓。

『甲乙経』

七巻・太陽中風感於寒湿、発痓第四に「痓、取顖会、百会及天柱、膈兪、上関、光明主之」とある。

十巻・熱在五蔵、発痿第四に「虚則痿躄坐不能起、実則厥脛熱時痛、身体不仁、手足偏小、善齧頬」とある。

十一巻・陽厥大驚、発狂癇第二に「狂疾」とある。

『千金方』

喜噛頬。痿躄坐不能起。膝痛、脛熱不能行、手足偏小。腹足清、寒熱汗不出。痎瘧熱。

『外台』

灸五壮。

身体寒少熱甚、悪心惕然、此与絶骨穴療病同功、主淋瀝、脛痠、熱病汗不出、狂病、虚則痿躄坐不能起、実則厥脛熱膝痛、身体不仁、手足偏小、齧頬、不能俛仰、痓。

『銅人』

可灸五壮、鍼入六分、留七呼。

身解寒、淫濼、胻痠、不能久立、与陽輔療病法同、熱病汗不出、卒狂、虚則痿痺、坐不能起、実則足胻熱、膝痛、身体不仁、善齧頬。

『聚英』

銅人鍼六分、留七呼、灸五壮。明下七壮。

淫濼、脛酸、胻疼不能久立、熱病汗不出、卒狂、虚則痿痺、坐不能起補之、実則足胻熱、膝痛、身体不仁、善噛頬瀉之。

『図翼』

刺六分、留七呼、灸五壮。

熱病汗不出、卒狂、噛頬、淫濼、脛胻痛、不能久立、虚則痿痺偏細、坐不能起、実則足胻熱、膝痛、身体不仁。

席弘賦云、睛明、治眼未効時、合谷、光明、不可欠。

標幽賦云、兼地五会、治眼痒痛。

『灸経』

灸七壮。

膝脛酸痺不仁、手足偏小、坐不能。

『説約』

鍼六分、灸五壮。

熱病汗出でず、にわかに狂す、頬を噛む、淫濼脛胻痛むを治す。

意釈と解説

①筋の津液が不足して引きつる痓病。

②少陽胆経の絡脈である光明が虚すと、脚が萎えて起き上がれなくなる。実すると脚が熱をもって痛み、身体が麻痺し、手足の片側が痩せる。また、物を食べると頬を咬んでしまう。

③要するに光明は、下腿部の引きつりや痛み、麻痺、倦怠感などに用いるが、少陽経の流れが悪くなると、食事のときに頬を咬んでしまうことがある。

現代の主治症と施術法

〈駒井〉

灸七壮、鍼六分。

脛腓部神経痛、精神病、尿淋瀝、脊髄癆。

〈柳谷〉

脛腓部の神経痛、脚気、精神病、尿淋瀝、脊髄癆、実すれば厥、虚すれば痿躄。

〈岡部〉

坐骨神経痛、長く立位ができない、痺れ、ノイローゼ。

〈本間〉

胆経に発した熱が発汗せず、熱が陰にこもり脳症状をきたしたような場合に強い瀉法を施す。また足の外側が痛んだり、あるいは麻痺の病があるときに効がある。

〈竹之内・濱添〉

鍼三分、灸七壮ないし十五壮。

眼病を主る。頭痛、片頭痛、頸肩腕症候群、肋間神経痛、胸膜炎、胆嚢炎、胆石疝痛、坐骨神経痛、脚気、半身不随、下肢外側疼痛。

〈中医学〉

直刺0・5~0・8寸、可灸。

眼の痛み、夜盲症、乳房の腫脹や痛み、膝痛、下肢の痺証痿証、頬の腫れ。

〈深谷灸〉

足外側の痛み、視力減退。

〈森〉

直刺10~20ミリ。

白内障、視力減退。

まとめ

①光明は、眼の疾患に効があるという。これは『明堂』以下の古書には記されておらず、『図翼』が引用している席弘賦と標幽賦に記されているものを参考にしたと思われるが、これらによると光明だけで眼に効くのではないようである。

②光明は胆経の流れが悪くて首が凝るとか頭痛がするというときに、最も効果がある。単刺で浅く刺し、気が至るのを確認してから抜鍼する。もし下肢の麻痺などに用いる場合は透熱灸がよい。米粒大で10壮程度でよいが、毎日施灸するのがよい。

284 陽輔《ようほ》

経火穴/一名分肉

取穴

外側下腿にして外踝の上四寸、懸鐘の直上の少し前に取る。

絶骨の上にギョロギョロあり、これを目標として穴とする(柳谷)。

古法の主治症と施術法

『素問』刺腰痛論第四十一

同陰之脈、令人腰痛、痛如小錘居其中、怫然腫、刺同陰之脈、在外踝上、絶骨之端、為三痏。

『明堂』

刺入五分、留七呼、灸三壮。

腰痛如小錘居其中、怫然腫痛、不可以咳、咳則筋縮急、諸節痛上下無常、寒熱、酸痟、四肢不挙、腋下腫、馬刀瘻、髀膝脛骨揺、酸痺不仁（『医心方』は膝脛痺不仁）、喉痺。

『甲乙経』

八巻・五蔵伝病、発寒熱第一下に「寒熱、痠痟、四肢不挙、腋下腫、馬刀瘻、喉痺、髀膝頸骨揺、痠痺不仁」とある。

九巻・腎小腸受病、発腹脹、腰痛引背、少腹控睾第八に「腰痛如小錘居其中、怫然腫痛不可以咳、咳則筋縮急、諸節痛上下無常、寒熱」とある。

『千金方』

寒熱酸痟痛、四肢不挙、腋下腫、馬刀、喉痺、髀膝脛骨揺、酸痺不仁。胸脇痛。腰痛不可以顧。腰痛如錘居中、腫痛、不可以咳、咳則筋縮急、諸節痛上下無常、寒熱。髀枢膝骨痺不仁。腋下腫。

『銅人』

可灸三壮、鍼入五分、留七呼。

腰溶溶如坐水中、膝下膚腫、筋攣、諸節尽痛、痛無常処、腋下腫瘻、馬刀喉痺、膝胻痠、風痺不仁。

『聚英』

素註鍼三分、又曰鍼七分、留十呼。銅人灸三壮、鍼五分、留七呼。腰溶溶如坐水中、膝下膚腫、筋攣、百節痠疼、実無所知、諸節盡痛、痛無常処、腋下腫痿、喉痺、馬刀侠癭、膝胻痠、風痺不仁、厥逆、口苦、太息、心脇痛、面塵、頭角頷痛、目鋭眥痛、缺盆中腫痛、汗出振寒、瘧、胸脇肋髀膝外至絶骨外踝前節痛、善潔、面青。

『図翼』

刺三分、留七呼、灸三壮。

腰溶溶如水浸、膝下膚腫、筋攣、百節痠疼、痿痺、馬刀、厥逆、頭項痛、喉痺、汗不出、及汗出振寒、痎瘧、腰胻痠痛、不能行立。

神応経云、治膝胻痠疼、偏風不随、可灸十四壮。

『説約』

鍼五分、灸三壮。

筋攣、諸節尽く痛む、風痺不仁、膝脚痠痛、腰溶溶、膚腫、痿痺、馬刀、厥逆を治す。

意釈と解説

①悪寒、発熱して激しく頭痛がし、手足に力がなくなり、腋下や頸部のリンパ腺が腫れて咽喉が痛み、大腿部から膝や下腿部にかけて力がなくなり、立つと足が振える。また、これらの部位が痺れ痛み、知覚麻痺が起こる。

②腰の中に小さな錘があるような感じがして痛む。また、急に腫れて痛む。このようなときに咳をすると、筋肉が引きつってさらに痛む。また、全身の関節が痛んで悪寒、発熱する。

③そのほか、足から冷え上がる、口が苦い、ため息が出やすい、脇腹が痛む、偏頭痛、顔面のシミ、目尻の痛みなどのときにも陽輔を用いる。

現代の主治症と施術法

〈**松元**〉

鍼三分ないし七分、留むること七呼ないし十呼、灸三壮ないし七壮。

流行感冒性関節炎、リウマチ、神経痛筋炎、顔面神経麻痺、肋間神経痛、心胸狭窄痛、腰部痙攣し冷痺してあたかも水中に座するが如く、顔色蒼然たるに効あり。下肢ことに膝膕以下の知覚神経麻痺を消剤す。そのほか、扁桃腺炎、腋下腺炎、口中苦味、鋭背充血などに誘導の効あり。

〈**駒井**〉

灸三壮、鍼三分。

腰痛、膝関節炎、下肢神経痛、腰部厥冷、下腹部骨盤部の疾患。

〈**柳谷**〉

腰神経痛、膝関節炎、腰部厥冷、全身神経痛、下肢神経痛。

〈**岡部**〉

腰足の冷え、膝下の皮膚が痛む、リウマチ、咽喉痛、口が苦い、大息ができない、心痛、面に垢つく、目痛、面の青いもの。

〈**本間**〉

扁桃炎、腋下リンパ腺腫、全身の関節痛、胆経の通りの痛み。

〈**竹之内・濱添**〉

鍼三分ないし七分、留むること七呼ないし十呼、灸三壮ないし十五壮。

脳脊髄疾患を主る。中風、半身不随、頸項痛、頸肩腕症候群、腰痛、坐骨神経痛、脚気、リウマチ、小児麻痺、眼充血、顔面神経痙攣、扁桃炎、肋間神経痛、胸膜炎、胆嚢炎、胆石疝痛。

〈**代田**〉

脚気、足背痛、足関節炎。

〈**中医学**〉

直刺0・5〜0・8寸、可灸。

偏頭痛、外眼角部痛、欠盆部痛、腋下痛、頸部リンパ結核、胸部・脇・下肢外側部痛、寒熱往来ある熱病、半身不随。

〈**深谷灸**〉

全身の関節痛、足の側背痛、足関節の捻挫、側脇痛、腋窩のぐりぐり、腋下のリンパ腺腫、扁桃腺腫、脚気。

〈**森**〉

直刺10〜15ミリ。

坐骨神経痛。

〈**上地**〉

気が実している場合の偏頭痛。

〈**首藤**〉

超旋刺。

胆実を瀉すときに使用する。

まとめ

①陽陵泉以下、次の懸鍾に至る胆経の諸穴は、経筋病であれば坐

骨神経痛、腰痛などに使われることが多く、胆経の流れが悪くなったための偏頭痛、肋間神経痛、肩こりなどにも効果がある。

②脾虚肝実熱証、または、肝虚陰虚熱証で胆経が実して、寒熱が往来するとか扁桃炎があるなどというときは瀉法する。そのときに最も使いやすく、効果があるのが陽輔である。しかし、逆に肝虚陽虚寒証で胆経の陽気が虚して目眩があるときは補わなければならない。胆の脈は常に浮いているのが普通なので、その状態によって虚実を診て、補瀉を加えるべきであろう。

③陽輔は単刺で補瀉することが多いが、経筋病に用いるときは浅く置鍼してよい。もし陽輔に圧痛があれば透熱灸がよい。3壮〜7壮で効く。

285 懸鍾《けんしょう》

足三陽の大絡／別名絶骨

取穴

外側下腿部にして外踝の上方三寸に取る。腓骨の直上にあり、三陰交と内外同位に取る。

古法の主治症と施術法

『明堂』

刺入六分、留七呼、灸五壮。

腹満、胃中有熱、不嗜食、小児腹満、不能食飲。

『甲乙経』

七巻・六経受病、発傷寒熱病第一下に「身懈寒、少気、熱甚悪人、心惕惕然、取飛揚及絶骨跗下臨泣、立已、淫濼、脛痠、熱病汗不出皆主之」とある。

九巻・脾胃大腸受病、発腹脹満、腸中鳴、短気第七に「腹満、胃中有熱、不嗜食」とある。

十巻・熱在五蔵、発痿第四に「痿厥身体不仁、手足偏小、先取京骨、後取中封、絶骨皆寫之」とある。

十二巻・小児雑病第十一に「小児腹満、不能食飲」とある。

『千金方』

小児腹満、不能飲食。腹満。五淋。病熱欲嘔。四肢不挙。風労身重。湿痺流腫、髀筋急瘈、脛痛。髀枢痛、膝脛骨揺酸痺不仁、筋縮、諸節酸折。凡身体不仁、先取京骨、後取中封、絶骨皆瀉之。瘻、馬刀腋腫。

『千金翼方』

脚気。風身重、心煩、足脛疼。身体煩熱。冷痺、脛膝疼、腰脚攣急、足冷気上不能久立、有時厭厭嗜臥、手脚沈重、日覚羸痩、此名復連病、令人極無情地常愁不楽、健忘、瞋喜、有如此候、即宜灸之。

『銅人』

可灸五壮、鍼入六分、留七呼。

心腹脹満、胃中熱、不嗜食、膝胻痛、筋瘛、足不収履、坐不能起。

『聚英』

銅人鍼六分、留七呼、灸三壮。指微云、斜入鍼二寸許、灸七壮或三壮。

心腹脹満、胃中熱、不嗜食、脚気、膝胻痛、筋骨攣痛、足不收、逆気、虚労寒損、憂恚、心中咳逆、泄注、喉痺、頸項強、腸痔瘀血、陰急、鼻衄、脳疽、大小便渋、鼻中乾、煩満、狂易、中風手足不随。

『**図翼**』

刺六分、留七呼、灸五壮。

心腹脹満、胃熱不食、喉痺、咳逆、頭疽、中風虚労、頸項痛、手足不收、腰膝痛、脚気、筋骨攣。

玉龍賦云、兼三里、陰交、治連延脚気。又云、兼風池、療傴僂。

席弘賦云、脚気、膝腫、鍼三里。又須此穴、兼二陵、三陰交、及太衝行気。

標幽賦云、兼環跳、華佗、刺躄足而立行。

天星秘訣云、兼條口、衝陽、治足緩難行。

『**灸経**』

灸三壮。

心腹脹満、胃中熱、不嗜食、膝脛連腰痛、筋攣急、足不收履、坐不能起。

灸五壮。

腹満、中焦客熱、不嗜食、并腿胯連膝脛痺麻屈伸難。

『**説約**』

鍼六分、灸五壮。

心腹満、胃熱不食、脚気足不仁を治す。

意釈と解説

①熱病で倦怠感が強くなって冷えて呼吸が浅くなる。または熱が激しくなって人に会うのを嫌い、心が不安で恐れやすくなっている。また、手足の倦怠感が強くなって下腿部が痺れ痛み、熱病なのに汗が出ない。

②胃熱が多いために腹が張って食欲がない。全身または半身が萎えて冷え、片方の手足が痩せて細くなっている。

③そのほか、小児の食欲不振、のぼせ、過労で精神が不安定、下痢、咳き込み、咽喉痛、頸項の強ばり、痔疾、鼻づまりなどにも懸鍾を用いる。

現代の主治症と施術法

〈**松元**〉

鍼六分、留むること七呼、灸七壮。指微に曰く、斜入鍼二寸ばかり。

感冒、急性鼻カタル、脳および脊髄疾患、心臓病、扁桃腺炎、吃逆、胃弱、神経衰弱、腹筋強脹、頸筋強直、脚気、四肢の運動麻痺。

〈**駒井**〉

灸七壮、鍼六分

肋膜炎、胃拡張、脚気、扁桃腺炎、下腿神経痛、衄血、骨盤部の疾患。

〈岡部〉

心下満、腹の張り、胃中熱す、脚気、疲労しやすい、痔、瘀血、鼻血、大小便の出が悪い、鼻の中が乾く。

〈本間〉

痔出血、衂血、項頸強直、高血圧症、半身不随、脚気、胃カタル。

〈竹之内・濱添〉

鍼三分、留むること七呼、灸七壮ないし十五壮。一説に百壮。

脳脊髄疾患を主る。中風、半身不随、カリエス、頸肩腕症候群、肋間神経痛、腰痛、坐骨神経痛、脚気、リウマチ、小児麻痺、下肢麻痺、扁桃炎、心臓病、吃逆、腹筋痙攣、胆石疝痛、眼充血、神経衰弱、ノイローゼ、湿気下し。

〈代田〉

足背神経の神経痛および麻痺を主る。よりて中風、半身不随、脚気、脊髄炎、小児麻痺、骨髄炎、足関節捻挫の疼痛を鎮めるに鍼して著効がある（代田は沢田流の懸鍾を用いておられると思う）。

〈中医学〉

直刺0・5〜0・8寸、可灸。

半身不随、頸項のこわばりと痛み、胸腹脹満、季肋部疼痛、膝・下腿部痛、脚気、腋下の腫痛。

〈深谷灸〉

中風、半身不随、脚気、小児麻痺、脊髄炎、足関節捻挫、高血圧に卓効、骨髄炎、尿道疾患。

〈森〉

直刺10〜15ミリ。

瘀血。

〈上地〉

頭の奥、芯が痛むようなものは髄の病であり、これを使う。

まとめ

①胆経の陽気を補う穴なので肝虚陽虚寒証のときに補う。接触鍼でよい。

②前立腺肥大や前立腺炎、尿道炎、膀胱炎などのときに三陰交と同時に透熱灸を用いる。多壮がよい。

③そのほか、下肢の倦怠感、半身不随による麻痺、足首の捻挫などに用いる。通常は切皮程度の置鍼でよい。

286 丘墟《きゅうきょ》

原穴

取穴

足を外転すると、外踝の前下端、最も陥凹するところに取る。すなわち、立方骨の直上で、第四中足骨外側の通りを指で圧上して外踝にあたるところに取る。

古法の主治症と施術法

『明堂』

刺入五分、留七呼、灸三壮。

目視不明、振寒、目瞖、瞳子不見、両脇痛（『外台』は腰脇痛）、脚酸転筋、胸脇痛、善太息、胸満膨膨然、瘧振寒、腋下腫、痿厥寒、足腕不収、躄坐不能起、髀枢脚痛、大疝腹堅、寒熱、頸腫、狂疾。

『**甲乙経**』

七巻・六経受病、発傷寒熱病第一下に「目視不明、振寒、目翳瞳子不見、腰両脇痛、脚痠転筋」とある。

七巻・陰陽相移、発三瘧第五に「瘧振寒、掖下腫」とある。

八巻・五蔵伝病、発寒熱第一下に「寒熱頸腫」とある。

八巻・経絡受病入腸胃五蔵積、発伏梁、息賁、肥気、痞気、奔豚第二に「大疝腹堅」とある。

九巻・肝受病及衛気留積、発胸脇満痛第四に「胸満、善太息、胸中膨膨然」とある。

十巻・熱在五蔵、発痿第四に「痿厥寒、足腕不収、躄坐不能起、髀枢脚痛」とある。

十一巻・陽厥大驚、発狂癇第二に「狂疾」とある。

『**千金方**』

大疝腹堅。視不精了、目翳瞳子不見。胸痛如刺。胸背急、胸中膨膨。腋下腫、寒熱頸腫。膝股腫、胻酸転筋。腕不收、坐不得起、髀枢脚痛。狂言非常。脚急腫痛、戦掉不能久立、跗筋足攣。瘧振寒。

『**銅人**』

可灸三壮、鍼入五分、留七呼。

胸脇満痛不得息、久瘧振寒、腋下腫、痿厥、坐不能起、髀枢中痛、目生翳膜、腿胻痠、転筋、卒疝、少腹堅、寒熱頸腫。

『**聚英**』

銅人灸三壮。素註鍼五分、留七呼。

胸脇満痛不得息、久瘧振寒、腋下腫、痿厥坐不能起、髀枢中痛、目生翳膜、腿胻痠、転筋、卒疝小腹堅、寒熱頸腫、腰胯疼、善太息。

『**図翼**』

刺五分、留七呼、灸三壮。

胸脇満痛不得息、寒熱、目生翳膜、頸腫、久瘧振寒、痿厥腰腿痠痛、髀枢中痛、転筋、足脛偏細、小腹堅卒疝。

神応経云、治肋下疼不得息、小腹腎痛、脚腕疼、可灸七壮。

玉龍賦云、兼商丘、解谿、堪追脚痛。

霊光賦云、髀枢疼痛、瀉丘墟。

百證賦云、兼金門能医転筋。

『**灸経**』

灸三壮。

胸脇痛、善太息、胸満膨膨然、足腕不収、足脛偏細。

『**説約**』

鍼五分、灸三壮。

痿厥して坐すれば起きること能わず、髀枢中痛み、転筋、卒疝するを治す。

意釈と解説

①傷寒などによる熱病で悪寒し、視力が減退して瞳に膜がかかって見えなくなり、腰から両脇腹にかけて痛み、脚の力が弱くなって

腓腹筋が痙攣する。
②経絡の流れが悪くなったために腹が硬くなって痛む。これは疝である。
③肝経の流れが悪くなって胸が膨れて張り苦しくなり、ため息が出る。
④臓の熱、つまり肺の熱になったために脚が萎えて冷え、手足に力がなくなり、座ると立ち上がれなくなり、股関節から脚全体が痛む。
⑤もし、体内に熱が多くなると、精神異常を発症する。
⑥以上のような状態のときに丘墟を用いるが、いずれも肝経に熱が停滞し、その熱がほかの臓腑経絡に波及したために発症する病症である。故に丘墟は瀉法することが多い。

現代の主治症と施術法

〈**松元**〉

鍼五分、留むること七呼、灸三壮。

慢性間歇熱、肺充血、呼吸困難、腋下腺炎、顔面充血、角膜白翳、急性腸カタル、腰痛、坐骨神経痛、脚気などにて座して立つこと能わざる症に良効あり。

〈**駒井**〉

灸三壮、鍼五分。

肺炎、虚労、腰痛、腸疝痛、腓腹筋痙攣、呼吸困難、脚気、角膜翳。

〈**岡部**〉

肋間神経痛、坐骨神経痛、頭痛、目の疾患、腰痛。

〈**本間**〉

目の疾患、肋膜炎で寒熱、咳嗽あるもの、疝気、胃カタルの疼痛、胃痙攣、足の痛み、足関節リウマチ、捻挫。

〈**竹之内・濱添**〉

鍼三分ないし五分、留むること七呼、灸三壮ないし十五壮。

頭痛、顔面充血、眼の充血、角膜白翳、肺充血、呼吸困難、腋下腺炎、胆嚢炎、急性腸カタル、腰痛、坐骨神経痛、脚気、半身不随、扁桃炎。

〈**代田**〉

足関節捻挫、足関節炎・リウマチ、中風にて足のまねき悪き者。

〈**中医学**〉

直刺0・5〜0・8寸、可灸。

頸項の痛み、腋窩の腫脹、胸部脇痛、下肢の痿証痺証、外踝部の腫脹疼痛、寒熱往来のある熱病、少腹部から性器にかけての痛み、目が赤く腫れ痛む、目の感染症で視野に膜が張ったようなもの、中風後遺症。

〈**深谷灸**〉

足関節炎・リウマチ、足関節捻挫、側脇部の痛み、中風、項強、足まねきの悪きものに効。

〈**森**〉

足関節内へ直刺10ミリ。

足関節痛、腰痛。

〈**上地**〉

仰臥位で膝を立てさせ内踝の下後方（水泉辺り）へ向けて刺す。入るところを見付けて寸6・3番全部刺入。全部入れなくても胆経の故障が楽になる。浅くても効くのは頭痛、胸苦しい、首が曲がらないときなど。

股関節が開かない場合、肝経を補いながらやることもある。坐骨神経痛。

捻挫で発赤、腫脹のときは三稜鍼で乱刺するとよい。捻挫で内側に曲げて痛いとき。外側に曲げて痛いときは太渓。冷やしすぎた場合は灸頭鍼を使う。

木実による頭痛、偏頭痛、首が回らない、側面の病、手・足首が朝激しく痛むとき、痛い風市側の丘墟、肋膜炎、胆実の肋間神経痛、肝虚のときは曲泉を補う。胆のうの摘出による手指の変形による痛み。寸6を用い、手の少陽を足の少陽で治療する。

胆経の流れは深くて筋張っているので寸6・3番を使う。丘墟は瀉法に使われることが多い。

〈首藤〉

超旋刺、捻挫には浅置鍼。

胆経の変動に用いる。足関節捻挫。

まとめ

①丘墟も他の経穴と同じく3種類の用い方がある。一つは脾虚肝実熱証、または肺虚肝実熱証のときに瀉法として用いる。疾患・病症としては胆嚢炎、胆石疝痛、消化不良、寒熱往来、咳嗽などがある場合である。このときは浅刺でよいが瀉法することが多い。ただし、実際には脈状に従う。

②もう一つは他の証から寒熱を受けて胆経の流れが悪くなったときに現れる病症がある。偏頭痛、半身不随、目の疾患などである。このときは脈の状態によって補瀉するが、浅い刺鍼でよい。

③最後の一つは経筋病である。肋間神経痛、坐骨神経痛、足関節の痛み、半身不随などで、これには深く刺すことが多い。

④同じ経筋病でも足首の捻挫で丘墟の部分を痛めることが多い。もし、急性で痛みや腫れが激しいときは刺絡がよい。その後で知熱灸をし、瀉法で深く散鍼する。

少し日数が経過して冷やしている場合は灸頭鍼をした後で刺絡、知熱灸、瀉法の散鍼を行う。

慢性化して外踝のあたりに水腫が残っている場合は、腫れている部分に水平刺する。

287 足臨泣《あしりんきゅう》

兪木穴

取穴

足背第四・第五中足骨の接合部の前に取る。指先から骨間を押し上げていき、指の止まるところに取る。

『脈経』平三関陰陽二十四気脈第一、第六条

左手関上、陽実者、胆実也、苦腹中実不安、身躯習習也、刺足少陽経、治陽、在足上第二指、本節後一寸（臨泣）。

『明堂』

刺入二分、留五呼、灸三壮。

厥四逆、喘気満、風身汗出而清、髖髀中痛不得行、足外皮痛、胸中満、腋下腫、馬刀瘻、善自齧頬、天牖中腫、淫濼脛酸、頭眩、枕骨頷顱痛、目渋痛、身痺洒淅振寒、季脇支満（『外台』は季脇下支満）、寒熱（『外台』は胸脇と続く）脇腰腹膝外廉痛、月水不利、見血而有身則敗、及乳腫、胸痺心痛（『外台』は心下痛）不得息、痛無常処、大風、目外眦痛、身熱、痱、缺盆中痛、瘧日西発。

『甲乙経』

七巻・六経受病、発傷寒熱病第一下に「厥四逆、喘気満、風身汗出而清、髖髀中痛不可得行、足外皮痛」とある。

七巻・同に「身懈寒、少気、熱甚悪人、心惕惕然、取飛揚及絶骨、跗下臨泣、立已、淫濼脛痠、熱病汗不出、皆主之」とある。

七巻・陰陽相移、発三瘧第五に「瘧日西発」とある。

八巻・五蔵伝病、発寒熱第一下に「胸中満、腋下腫馬刀瘻、善自齧舌頬、天牖中腫、淫濼脛痠、頭眩、枕骨、頷腮腫、目渋、身痺洒淅振寒、季脇支満、寒熱、脇腰腹膝外廉痛」とある。

九巻・寒気客於五蔵六府、発卒心痛、胸痺、心疝、三蟲第二に「胸痺、心痛、不得息、痛無常処」とある。

十巻・陽受病、発風第二に「大風、目外眦痛、身熱、痱、缺盆中痛」とある。

十二巻・婦人雑病第十に「月水不利、見血而有身則敗、及乳腫」とある。

十二巻・小児雑病第十一に「小児驚癇、本神及前頂、顖会、天柱主之、如反視臨泣主之」とある。

『千金方』

瘧日西発。月水不利、見血而有身則敗、乳腫。胸中満、腋下腫、馬刀瘻、善自齧頬、天牖中腫、寒熱、胸脇腰膝外廉痛。頭痛、寒熱、汗出不悪寒。喜噛頬。胸中満。季脇下支痛、胸痺不得息。胸痺心痛、不得反側。腋下腫、胸中満。髀中痛不得行、足外皮痛。大風目痛。身痺洗淅、振寒。

『銅人』

可灸三壮、鍼入二分。

胸中満、缺盆中及腋下腫、馬刀瘍瘻、善齧頬、天牖中腫、淫濼、䯒痠、目眩、枕骨合顱痛、洒淅振寒、婦人月事不利、季脇支満、乳癰、心痛、周痺痛無常処、厥逆、気喘不能行、痎瘧日発。

『聚英』

甲乙鍼二分、留五分、灸三壮。

胸中満、缺盆中及腋下馬刀瘍瘻、善噛頬、天牖中腫、淫濼、䯒痠、目眩、枕骨合顱痛、洒淅振寒、心痛、周身痺痛無常処、厥逆、気喘不能行、痎瘧日発、婦人月事不利、季脇支満、乳癰。

『図翼』

刺二分、留五呼、灸三壮。

胸満気喘、目眩心痛、缺盆中及腋下馬刀瘍、痺痛無常、厥逆、痎瘧、日西発者、淫濼、胻痠、洒淅振寒、婦人月経不利、季脇支満、乳癰。

一云、木有余者、宜寫此、或兼陽輔、使火虚而木自平。

千金云、頸漏腋下馬刀、灸百壮。

玉龍賦云、兼内庭、能理小腹之䐜。

捷法云、治足跗腫痛不消、手足麻痺不知痛痒、手足顫掉、不能握物行動、手足指拘攣疼痛、足心、足踝、足跗、膝胻、発熱、或為紅腫、両手発熱、臂髆痛、連肩背、腰脊腿髈疼痛、白虎歴節走注、遊風疼痛、浮風渾身掻痒、頭項紅腫強痛、腎虚挫閃、腰痛挙動艱難、諸虚百損、湿滞四肢行動無力、脇下肝積、気塊刺痛。已上諸證、先以臨泣為主、後随證分穴治之。

『灸経』

灸三壮。

胸膈満悶、腋下腫、善自嚙頬、兼主、瘧病日西発者。

『説約』

鍼二分、灸三壮。

痎瘧、目眩、月経不利、頸漏馬刀、足下熱するを治す。

『鍼灸則』

支痛、胸痺不得息。

意釈と解説

①冷えて四肢から冷え上がり、胸が張り苦しくてゼエゼエとあえぐ。これは風邪によって汗が出て身体が冷えるためである。冷えると股関節まで冷えて歩きにくくなり、下肢の胆経の流れている部位の皮膚が痛む。

②身体が怠くなって冷え、呼吸が浅くなる。もし熱が多くなると人に会うのを嫌い、おどおどする。もし、下腿部がしびれ重怠く痛み、汗が出ないときは足臨泣を用いる。

③瘧病の発作が夕方になると起こるもの。

④胸が張り苦しく、腋下から首にかけてのリンパ腺がはれる。また、胆経の流れが悪くなって肩が凝ると、食べているときに自分の頬を噛んでしまう。また天牖の部分が腫れ、手足は重怠くなり、特に下腿部が痺れ痛む。あるいは目眩がし、後頭部から前額部や顎にかけて痛み、羞明となる。また、身体は麻痺したように硬くなり、そのためにぞくぞくと悪寒し、肋骨弓下が詰まり、悪寒、発熱して脇腹から腰、膝など胆経の流れている部位が痛む。

⑤胸の中央に何か詰まった感じになり、心が痛んで呼吸がしにくくなる。ただし、痛む部位が一定しない。

⑥風邪によって目尻が痛み、身熱して半身が不随となって欠盆の中が痛む。

⑦月経が不順で数カ月も閉止していたのに急に始まるようなことがあると、体調が悪くなって乳腺炎などになる。

⑧小児の引きつけは本神、前頂、顖会、天柱などで治るが、もし目がつり上がって白眼を見せるようなときには足臨泣で治る。以上のような状態のときに足臨泣を用いる。

現代の主治症と施術法

〈松元〉

鍼二分、留ること五呼、灸三壮。一説に禁灸。

脳及び脊髄疾患より発する全身麻痺あるいは疼痛常の処ないもの。間歇熱、後頭神経痛、腺病毒や螺形瘡（いずれも頸部リンパ腺炎）を治す。婦人経閉より来たる側腹部の焮衝、乳腺炎、乳癌に効あり。

〈駒井〉

灸三壮、鍼二分。

胸痛、眩暈、瘰癧、顱頂痛、月経不順、乳腺炎。

〈岡部〉

肋間神経痛で肩まで痛む、めまい、婦人科疾患、胃痛、腋下のリンパ腺腫脹、頭痛。

〈本間〉

月経不順、月経痛、腋下リンパ腺腫、乳腺炎、心臓病の諸症、胃痛、胆石痛。

〈竹之内・濱添〉

鍼二分、留むること五呼、三壮ないし十五壮。一説に禁灸。

眼病を主る。頭痛、偏頭痛、脳脊髄疾患、腰痛、坐骨神経痛、中風、半身不随、脚気、胆石疝痛、胆嚢炎、乳腺炎、月経閉止、ノイローゼ、腺病質。

〈代田〉

坐骨神経痛および麻痺、足関節の腫脹または捻挫、側腹痛、脇痛など胆経の疼痛を治す。肋膜炎、胆石症などのときに圧痛が出る。足底痛。

〈中医学〉

直刺0・5～0・8寸、可灸。

頭痛、外眼角痛、眩暈、乳房の瘍、頸部リンパ結核、季肋部痛、寒熱往来のある熱病、中風後遺症、痺証によるしびれ。足背部腫痛。

〈深谷灸〉

腓骨神経痛・麻痺、足関節の腫脹、捻挫、側腹痛、脇痛、胆経の疼痛、肋膜炎、胆石症、足根痛、月経痛、月経不順。

〈森〉

指間にそって足の背から裏に向けて斜刺10ミリ。

めまい、船酔い、偏頭痛、胆嚢炎、胆石症、三叉神経痛。

〈上地〉

押して圧痛があれば胆経の病。関節虚弱にして立てない、または階段を上れない症状には臨泣に圧痛がある。陽陵泉を用いる。足底痛には足の裏の皮に届くまで深く刺して響かせる。ただし、皮を突き破らないこと。

まとめ

①足臨泣もほかの穴と同じで脾虚肝実熱証、脾虚肝実瘀血証、肺虚肝実証、肝虚陰虚熱証、肝虚陽虚寒証のときに適宜用いるとよい。

②脾虚肝実熱証のときは発熱していることが多いが、そのようなときの頭痛、頸項痛、頸部リンパ腺炎などに用いる。あるいは飲酒過度でも脾虚肝実熱証になるが、酒の酔いを早く覚ますときに用いる。浅い刺鍼で瀉法する。

③脾虚肝実瘀血証のときの月経痛、月経不順などの婦人科疾患に用いる。やはり瀉法する。

④肺虚肝実証で目眩、頭痛、動悸、不整脈などがあるときに用いる。これも瀉法である。

⑤肝虚陰虚熱証で胆経の虚熱となり、坐骨神経痛、肋間神経痛などの経筋病のときに用いる。このときは輸写つまり経絡の流れに逆らって刺すが、手技は補法を行う。

⑥以上のような証だと思っても、脈が弱であれば肝虚陽虚寒証なので足臨泣は補う。

諸先生が述べられている主治症はおおよそ、以上に述べた証のいずれかである。なお、体質として肝虚の傾向がある人の乗り物酔いには足臨泣に皮内鍼を入れておくとよい。

288 地五会《ちごえ》

取穴

足の指を屈し第四、第五中足骨の間、中足指節関節の後陥凹に取る。

古法の主治症と施術法

『明堂』

刺入三分。不宜灸。使人痩不出三年死。

内傷唾血不足。外無膏沢（『外台』には乳腫もある）。

『千金方』

内損唾血不足、外無膏沢。腋下腫。

『銅人』

鍼入二分、不可灸、灸則使羸痩不出三年卒。

内傷唾血、足外皮膚不澤、乳腫。

『聚英』

銅人鍼一分、禁灸、灸之令人羸痩、不出三年卒。

腋痛、内損唾血、足外無膏沢、乳癰。

『図翼』

刺一分、禁灸。甲乙経曰、灸之令人瘦、不出三年死。

腋痛、内損吐血、足外無膏脂、乳癰。

席弘賦云、兼三里、治耳内蝉鳴、腰欲折。

標幽賦云、兼光明、治眼痒眼疼。

天星秘訣、耳内蝉鳴、先五会、次鍼耳門、三里内。

『説約』

鍼二分、灸三壮。

足膚不澤、足五指用いられずを治す。

意釈と解説

①飲食の不摂生、極度の過労、精神的過労などによって内が傷められたために気血津液が不足し、痰に血が混じり、皮膚に光沢がなくなったときに地五会を用いる。

②そのほか、乳腺炎、足の指に力がないとき、耳鳴りなどに用いる。

現代の主治症と施術法

〈松元〉

鍼二分、禁灸。

リウマチ、慢性流行感冒性足跗炎、神経痛、五趾の不全、下肢に光沢無き、肋間神経痛、唾血、乳腺炎。

〈駒井〉

禁灸、鍼一分。

腋下神経痛、喀血、肺結核、乳腺炎、趾端知覚異常。

〈岡部〉

吐血、喀血、腋下が痛む、肋膜炎。

〈本間〉

胸痛、唾血、乳腺炎。

〈竹之内・濱添〉

鍼二分、灸三壮ないし十五壮。

リウマチ、足背炎、足背部の神経痛、下肢厥冷、肋間神経痛、唾血、乳腺炎。

〈中医学〉

直刺あるいは斜刺0・5〜0・8寸。禁灸。

頭痛、目が赤くなり痛む、耳鳴り、難聴、胸部膨満感、脇痛、腋窩腫脹、乳房の瘍、前脛骨部痛、足背部腫脹。

〈深谷灸〉

乳腺炎、胸の痛み。

〈森〉

足背より足底へ直刺10ミリ。

胆石疝痛、腰痛。

まとめ

勉強不足のため、筆者は地五会を用いたことがない。ただし、足臨泣に圧痛がある場合は、地五会にも圧痛が出ていることが多いので、地五会も動悸、不整脈、胸苦しさ、酒の飲み過ぎ、乗り物酔いなどに効くはずである。ただし、治療は足臨泣を用いている。

289 侠渓《きょうけい》

滎水穴

取穴

足の指を屈し、第四と第五基節骨の間にして、中足指節関節の前に取る。

古法の主治症と施術法

『素問』刺瘧篇第三十六

足少陽之瘧、令人身体解㑊、寒不甚、熱不甚、悪見人、見人心惕惕然、熱多、汗出甚、刺足少陽。

『明堂』

刺入三分、留七呼、灸三壮。

胸中支満、寒如風吹状、膝痛（『外台』は「膝痛なく寒熱」とある）、熱病汗不出、目外眦赤痛（『医心方』は目眥赤痛）、頭眩、両頷痛、逆寒汗出（『外台』は寒泣出）、多汗、耳鳴聾、目痒、胸中痛不可反側、痛無常処、痎瘧、狂疾。

『甲乙経』

七巻・六経受病、発傷寒熱病第一下に「膝外廉痛、熱病汗不出、目外眥赤痛、頭眩、両頷痛、寒逆泣出、耳鳴聾、多汗、目痒、胸中痛不可反側、痛無常処」とある。

七巻・陰陽相移、発三瘧第五に「痎瘧」とある。

九巻・肝受病及衛気留積、発胸脇満痛第四に「胸脇榰満、寒如風吹状」とある。

十一巻・陽厥大驚、発狂癇第二に「狂疾」とある。

『千金方』

目系急、眼上揷。外眥赤痛、逆寒、泣出目痒。頷痛引耳嘈嘈、耳鳴無所聞。胸脇柱満。膝外廉痛。胸中寒如風状、頭眩、両頬痛。熱病先腰脛酸、喜渇数飲、身清清則項痛而寒且酸、足熱不欲言、頭痛顛顛然、先取湧泉及太陽井滎、熱中少気、厥寒、灸之熱去、灸湧泉三壮、煩心不嗜食、灸湧泉、熱去、四逆喘気、偏風、身汗出而清、皆取侠谿。瘧、足痛。瘧寒熱。痎瘧少気。腋下腫、馬刀瘻。小腹堅痛、月水不通。乳腫癰潰。

『銅人』

可灸三壮、鍼入三分。

胸脇支満、寒熱汗不出、目外眥赤、目眩、頬頷腫、耳聾、胸中痛不可転側、痛無常処。

『聚英』

素註鍼三分、留三呼、灸三壮。

胸脇支満、寒熱傷寒、熱病汗不出、目外眥赤、目眩、頬頷腫、耳聾、胸中痛不可転側、痛無常処。

東垣曰、先師潔古、病苦頭痛、発時両頬青黄、眩運目不欲開、懶言、身体沈重、兀兀欲吐、此厥陰太陰合病、名曰風痰、灸侠谿、服局方玉壺丸愈。

『図翼』

刺三分、留三呼、灸三壮。

胸脇支満、寒熱病汗不出、目赤頷腫、胸痛、耳聾。

百證賦云、兼陽谷、治頷腫口噤。

『灸経』

灸三壮。

耳鳴聾。

『説約』

鍼三分、灸三壮。

寒熱汗出でず、耳聾、足指不仁するを治す。

意釈と解説

①急性熱病で胆経にも熱が波及したために膝の外側が痛み、汗が出ず、目尻が赤くなって痛む。目眩、両顎が痛む。寒い風に向かうと涙が出る。耳鳴り、難聴、汗が出やすい、眼が痒くなる、胸が痛んで寝返りができないが、胸の痛むところは特定できない。以上のような状態のときに侠渓を用いる。

②そのほか、瘧病で悪寒、発熱するとき。胸脇部が痞え苦しくて、風に吹かれたように悪寒がする。精神状態に異常が現れる。リンパ腺炎、月経不順、乳腺炎などのときにも侠渓を用いる。

現代の主治症と施術法

〈松元〉

鍼二分、留むること三呼、灸三壮。

発汗を当とす。脳充血、顔面浮腫、肺気腫、心胸狭窄痛、外眥の充血、下肢外側の神経麻痺。


〈駒井〉

急三壮、鍼三分。

肺充血、心臓および胸部神経痛、肋間神経痛、喀血、乳腺炎、耳聾、眩暈、下肢の麻痺。


〈岡部〉

肋間神経痛、寒熱往来して汗が出ない、めまい、難聴。


〈本間〉

肺結核、肋膜炎、発熱性疾患で汗が出ず、熱が内にこもっているときに発汗させる。


〈竹之内・濱添〉

鍼一分、留むること三呼、灸三壮ないし十五壮。

発汗を当とする。脳充血、顔面浮腫、肺気腫、心胸絞窄痛、眼充血、下肢外側神経痛。


〈代田〉

眩暈、足背痛または浮腫、坐骨神経痛、腓骨神経痛。


〈中医学〉

直刺または斜刺0・3〜0・5寸、可灸。

頭痛、眩暈、驚きやすい、すぐに動悸がする、耳鳴り、難聴、外眼角が赤く腫脹したもの、頬の腫れ、胸部脇の痛み、膝・股関節痛、前脛骨部のだるさ、足背部腫脹疼痛、寒熱往来のある熱病。


〈深谷灸〉

眼病に効く。急性胃腸カタル、肋膜炎（肺結核にはいけない）。


〈森〉

足背より足底にむけて直刺5〜10ミリ。

坐骨神経痛。

まとめ

やはり脾虚肝実熱証のときに瀉法として用いる。そのほか、諸先生の記されている病症に効くようであるが、筆者には具体的な治験がない。

290 足竅陰《あしきょういん》

井金穴

取穴

足の第四指の外側、爪甲根部の角を去ること一分に取る。

古法の主治症と施術法

『素問』繆刺論第六十三

邪客於足少陽之絡、令人脇痛不得息、咳而汗出、刺足小指次指爪甲上、与肉交者、各一痏。

『明堂』

刺入一分、留三呼、灸三壮。

脇痛、咳逆不得息、竅陰及爪甲與肉分交者、左取右、右取左、立已、不已復取、手足清、煩熱汗不止（『外台』は煩熱汗不出）、手肢転筋（『外台』は転筋のみ）、頭痛如錐刺之、循循不可以動、動益煩心、喉痺、舌巻、口乾、臂内廉痛不可及頭、耳聾鳴。

『医心方』

刺入一分、留三呼、灸三壮。

脇痛、咳逆汗出、腹足清、頭痛、舌巻、口乾。耳鳴。

『甲乙経』

七巻・六経受病、発傷寒熱病第一下に「脇痛、咳逆不得息、竅陰主之、及爪甲与肉交者、左取右、右取左、立已、不已復取、手足清、煩熱汗不出、手肢転筋、頭痛如錐刺之、循熱不可以動、動益煩心、喉痺、舌巻乾、臂内廉不可及頭、耳聾鳴、竅陰皆主之」とある。

十一巻・寒気客於経絡之中、発癰疽、風成、発厲、浸淫第九下に「癰疽」とある。

十一巻・同に「脈風成為厲管疽発厲」とある（頭の竅陰の項にも記す）。

『千金方』

頭痛如錐刺、不可以動。頷痛引耳嘈嘈、耳鳴無所聞。舌本出血。喉痺、舌巻、口乾。脇痛、咳逆。臂不及頭。四肢転筋。

『銅人』

可灸三壮、鍼入一分。

脇痛、咳逆不得息、手足煩熱、汗不出、転筋、癰疽、頭痛、心煩、喉痺、舌強、口乾、肘不可挙、卒聾不聞人語。

『聚英』

素註鍼一分、留一呼。甲乙留三呼、灸三壮。銅人灸三壮、鍼二分。脇痛、咳逆不得息、手足煩熱、汗不出、転筋、癰疽、頭痛、心煩、喉痺、舌強、口乾、肘不可挙、耳聾不聞人語、厭夢、目痛小眥痛。

『図翼』

刺一分、留三呼、灸三壮。

脇痛、咳逆不得息、手足煩熱、汗不出、癰疽、口乾、頭痛、喉痺、舌強、耳聾、転筋、肘不能挙。

『説約』

鍼一分、灸三壮。

足跗腫痛、耳聾、転筋、膝挙げる能わざるを治す。

意釈と解説

①急性熱病で脇が痛くなり、咳き込んでのぼせて呼吸が苦しくなる。このようなときは足の竅陰を取穴するが、左の脇が痛いときは右に刺鍼し、右の脇が痛いときは左に刺鍼する。すぐに治るが、治らないときはもう一度治療する。

②内に熱があるために汗が出て手足が冷え、汗のために津液が不足して手の筋が引きつる。同時に内熱のために錐で刺すような頭痛がし、頭を動かすことができない。無理に動かすと胸が苦しくなり、咽喉が腫れて痛み、舌が巻き上がって乾燥し、腕の内側が痛むため、腕を頭にまで挙げることができなくなる。また、耳鳴りや難聴もある。

③そのほか、でき物の類にも足竅陰を用いる。

④『明堂』は「手足清、煩熱汗不止、手肢転筋」とあり、『甲乙経』は「手足清、煩熱汗不出、手肢転筋」とある。ここは内に熱があるために汗が出て手足が冷え、手肢が転筋すると解釈した。『銅人』などは「手足煩熱し汗出でず」となっている。これなら理屈に合うのだが、煩熱して汗が出ないのに手足が冷えるというのは矛盾するので『明堂』に従う。

現代の主治症と施術法

〈**松元**〉

鍼二分、留むること三呼、灸三壮。

熱病四肢煩熱するに発汗の効あり。心臓肥大、肋膜炎、吃逆にて呼吸困難、頭痛、視神経痛、聴神経麻痺、扁桃腺炎、舌炎、肘上がらず、膝膕屈伸不能、足附炎、神経痙攣、局発筋肉痙攣。

〈**駒井**〉

灸三壮、鍼一分。

眼痛、肋膜炎、吃逆、咳嗽、頭痛、脳貧血。

〈**岡部**〉

肋間神経痛、手足のほてり、咽喉が腫れる、口が渇く、難聴、目が痛む、舌が強ばる、肩痛、頭痛。

〈**本間**〉

目に効き、胸痛、咳嗽、発熱を伴う呼吸器疾患に用いて効がある。また頭痛、手足の煩熱、心煩、熱によって起こる痛み、胸苦しさに効がある。

〈**竹之内・濱添**〉

鍼一分、留むること三呼、灸三壮。

耳疾患、眼痛、頭痛、熱病に発汗の効がある。扁桃炎、心肥大、胸膜炎、肋間神経痛、吃逆、呼吸困難、下肢外側神経痛、外背痛。

〈**中医学**〉

直刺0・1〜0・2寸、可灸。

偏頭痛、眩暈、目が赤く腫脹して痛む、耳鳴り、難聴、咽喉腫痛、胸脇部の痛み、足背部腫痛、夢見が多い、熱病。

〈深谷灸〉

眼痛、目のかすみ、胸痛、頭痛、発熱を伴うもの、咳嗽などの呼吸器疾患、手足の煩熱、胸苦しさ。

〈森〉

爪甲根部から足根に向けて皮下刺法5ミリ。

眼疾患、高血圧症。

まとめ

残念ながら、足竅陰も治験がない。諸先生がいろいろと記しているので、そのようなときに用いてみたいと思っている。一つ言えることは、胆経で取れる熱は脾虚肝実熱証のもので肺虚ではない。また、胆経だから外側部の経筋病（肋間神経痛など）や耳鳴りなどに用いると考えておくとよい。

12

足の厥陰肝経

291

大敦《だいとん》

井木穴／一名水泉

取穴

足の母指外側爪甲根部の角を去ること一分に取る。

足の母指爪甲根部の中央、三毛中に取るとの説がある。筆者は中央を取ることが多いが、刺絡するときは角を取る（池田）。

古法の主治症と施術法

『素問』繆刺論第六十三

邪客於五蔵之間、其病也、脈引而痛、時来時止、視其病、繆刺之於手足爪甲上、視其脈、出其血。

邪客於足厥陰之絡、令人卒疝暴痛、刺足大指爪甲上、与肉交者、各一痏。

『素問』繆刺論第六十三

人有所墮墜、悪血留内、腹中満脹、不得前後、先飲利薬、此上傷厥陰之脈、下傷少陰之絡、刺足内踝之下、然骨之前血脈出血、刺足跗上動脈、不已刺三毛上（大敦）各一痏、見血立已。

『脈経』平三関陰陽二十四気脈第一、第五条

左手関上、陽絶者、無胆脈也、苦膝疼、口中苦、眯目、善畏、如見鬼状、多驚、少力、刺足厥陰経、治陰、在足大指間（行間）、或刺三毛中（大敦）。

『明堂』

刺入三分、留十呼、灸三壮。

卒心痛、汗出、陰跳、遺溺、小便難而痛、陰上入腹中、寒疝暴痛、陰挺出偏大腫、腹臍痛、腹中邑邑不楽、小児癇瘈、遺精溺、虚則病諸瘕癩、実則閉癃、少腹中熱、善寐、尸厥（『外台』は凡厥となっているが伝写の間違いであろう）、死不知人、脈動如故（『外台』は痓も治すとある）。

『医心方』

刺入三分、留十呼、灸三壮。

卒疝暴痛、男子立已、心痛、遺溺、小便難、陰挺出、厥死、腹臍痛。

『甲乙経』

七巻・太陽中風感於寒湿、発痙第四に「痙取之、陰蹻及三毛上及血絡出血」とある。

九巻・寒気客於五蔵六府、発卒心痛、胸痺、心疝、三蟲第二に「卒心痛、汗出、大敦主之、出血立已」とある。

九巻・足厥陰脈動喜怒不時、発癩疝、遺溺、癃第十一に「陰跳、遺溺、小便難而痛、陰上下入腹中、寒疝、陰挺出偏大腫、腹臍痛、腹中悒悒不楽」とある。

十一巻・陽脈下墜陰脈上争、発尸厥第三に「尸厥死不知人、脈動如故、隠白及大敦主之」とある。

十二巻・小児雑病第十一に「小児癇瘈、遺精溺、虚則病諸癇癲、実則閉癃、小腹中熱、善寐」とある。

『千金方』

卒尸厥、死不知人、脈動如故。遺尿、大敦灸三壮、亦治尿血。狂走、癲厥如死人、灸大敦。消渇、小便数。石淋小便不得、灸水泉三十壮、足大敦是也。小便失禁、灸大敦七壮。五淋不得尿。目不欲視、太息。凡卒心痛、汗出、刺大敦出血立已。小腹痛。陰跳遺小便難。大腹腫脹、臍腹邑邑。噦噫。卒疝暴痛、陰跳上入腹、寒疝、陰挺出、偏大腫、臍腹中邑邑不楽、小便難而痛、灸刺之、立已、左取右、右取左。

『千金翼方』

心疝暴痛、汗出。尿血、灸大敦各随年壮。

『銅人』

可灸三壮、鍼入三分、留六呼。

卒疝、小便数、遺溺、陰頭中痛、心痛汗出、陰上入腹、陰偏大、腹臍中痛、悒悒不楽、病左取右、右取左、腹脹腫満、少腹痛、中熱、喜寐、尸蹷状如死、婦人血崩不止。

『聚英』

銅人鍼三分、留十呼、灸三壮。

五淋、卒疝、七疝、小便数、遺不禁、陰頭中痛、汗出、陰上入小腹、陰偏大、腹臍中痛、悒悒不楽、病左取右、病右取左、腹脹腫病、小腹痛、中熱、喜寐、尸厥状如死人、婦人血崩不止。陰挺出、陰中痛。

『図翼』

刺二分、留十呼、灸三壮。

卒心痛、汗出、腹脹腫満、中熱、喜寐、五淋、七疝、小便頻数不禁、陰痛引小腹、陰挺出、血崩、尸厥如死、病左取右、病右取左、孕婦産前産後、皆不宜灸。

一云、凡疝気、腹脹、足腫者、皆宜灸之、以泄肝木、而脾胃之土自安。

玉龍賦云、兼期門、能治堅痃疝気。

千金云、大便難、灸四壮。又治五淋灸三十壮。又失尿不禁、灸七壮、小児灸一壮。又尿血、灸随年壮。

席弘賦云、大便秘結宜焼此。

百證賦云、兼照海、善蠲寒証。

通玄賦云、能除七疝之偏墜。

天星秘訣云、兼長強、治小腸気痛。

乾坤生意云、兼三陰交、治小腸気痛。又治一切冷気、連臍腹結痛、小便遺溺。

『説約』

鍼三分、灸三壮。

卒疝、心痛汗出で、陰上りて腹に入り、陰偏大、腹臍中痛み、尸厥の状、死せるが如きを治す。又小児の失尿に灸すること一壮。

『鍼灸則』

大腹腫脹、腹痛、癇症。

意釈と解説

①瘂病のときは、陰蹻脈と同時に大敦を刺絡するとよい。

②急に心痛が起こり、冷や汗を流しているときは、大敦を刺絡する。

③睾丸の引きつり痛み。尿の失禁。小便が出にくくて排尿痛がある。睾丸が腹の中に入り込むような痛みがある。冷えて下腹が痛

む。子宮脱で片側が腫れる。臍を中心として腹痛する。腹に気が詰まったような感じがして憂鬱になる。以上のような状態のときにも、大敦を用いる。

④そのほか、人事不省になっても脈に変化がないとき、小児の引きつけ、小児の夜間排尿、脱腸、眠り過ぎる、小便が出にくい、腹痛などのときにも、大敦を用いる。

現代の主治症と施術法

〈**松元**〉

鍼三分、留むること十呼、灸三壮。

心臓病、盗汗、日射病、急性腸症痛、淋病、尿利頻数、亀頭炎、睾丸炎、陰嚢漏血、婦人陰部疾患、膣カタル、子宮出血、小児の遺尿、内外翼状筋および咬筋麻痺、腹膜炎、泌尿生殖および交接器の諸患。

〈**駒井**〉

灸三壮、鍼三分。

鼓脹、腸疝痛、腰痛、便秘、消渇、遺尿症、陰茎神経痛、淋疾、月経過多、衂血、睾丸炎。

〈**柳谷**〉

鼓脹、腸疝痛、便秘、消渇、遺尿症、淋疾、陰茎神経痛、衂血、卒疝、月経過多症、睾丸炎、心疝、子宮出血、小便不利、陰挺出、小児癇、癲癇、陰部疼痛。

〈**岡部**〉

五淋七疝、睾丸炎、陰茎の中が痛む、婦人の下血。

〈**本間**〉

側腹部から下腹部、下腿内側にかけての疝痛、子宮出血、睾丸炎、子宮脱出、陰茎神経痛、腹部の痙攣性疼痛。ヒステリー発作や人事不省、頓死などに強い施術によって救い得る。陰茎勃起不全、遺溺にも効く。眼病の場合は瀉血することもある。

〈**竹之内・濱添**〉

鍼一分、留むること十呼、灸三壮。

心臓病、盗汗、日射病、高血圧、脳充血、癲癇、肝疾患、胆石疝痛、腸疝痛、腹膜炎、尿閉、尿意頻数、生殖器疾患、眼痛、目充血、全身の痙攣症、糖尿。

〈**代田**〉

心痛、卒倒、癲癇、ショック、子供の引きつけなど、すべて痙攣性の疾患に救急療法として効く。

〈**中医学**〉

斜刺0・1～0・2寸、あるいは三稜鍼を用いて点刺瀉血、可灸。

少腹部から性器にかけての痛み、陰茎の萎縮、陰部痛、月経不順、大量の不正出血、血尿、尿閉、遺尿、尿のきれが悪い、癲癇、うつ病で精神錯乱のあるもの、少腹部の痛み。

〈**深谷灸**〉

心痛、卒倒、てんかん、子供のひきつけ、夜尿症、痙攣性疾患。鼻づまりの名灸穴、三壮。ただし、中央に取る。

〈**森**〉

足背より趾の裏に向けて斜刺5ミリ。

尿道炎、睾丸炎。

〈**上地**〉

小腹の差し込むような、引きつれるような、疼くような激しい痛みに効く。痛みが止るまで鍼を留める。

生理痛など婦人科の痛み、前立腺炎、睾丸炎などの男性の急性症状の痛みに効く。

心下満、胸脇苦満の症状の激しいもの。太渓と一緒に使うと効果がなくなる。肝臓そのものの病。


〈首藤〉

超旋刺、または置鍼。

めまい、悪心、頭痛、肝虚証で急性または心下満の症状があるときに使う。

まとめ

①大敦は、肝虚陰虚熱証のときの本治法穴である。難経では「恚怒の気下らざれば」として肝が虚したときに補うことになっている。これを正経自病という。五邪の場合は、風邪に侵されたときに用いる。顔面神経麻痺、半身不随、ジストニア、書痙などで筋肉が引きつるときに用いるとよい。鍼でもよいが、透熱灸5壮がよい。このときは中央の大敦に取る。
②諸先生が記されている病症に効くが、証に従い、虚実をわきまえて用いないと効果がない。木穴なので収斂作用があるから緩んでいるところを引き締め、結果として引きつりを緩める。出血や遺尿を止めるのも収斂作用である。
③そのほか、小児の消化不良や心下満には透熱灸か鍉鍼で補法を行う。鼻づまりには透熱灸3壮。慢性中耳炎、咽喉痛、逆子などには透熱灸5壮。

292 行間《こうかん》

滎火穴

取穴

足の第一・第二基節骨の間、中足指節関節の前に取る。

第一蹠骨側によりたるキョロキョロを目標にとる（柳谷）。

古法の主治症と施術法

『霊枢』五邪第二十
邪在肝、則両脇中痛、寒中、悪血在内、行善掣節、時脚腫、取之行間、以引脇下。
『霊枢』厥病第二十四
厥心痛、色蒼蒼如死状、終日不得太息、肝心痛也、取之行間、太衝。
『明堂』
刺入六分、留十呼、灸三壮。
咳逆上気唾沫、溺難痛白濁、卒疝少腹腫、咳逆、嘔吐、卒陰跳、腰腹痛、不可以俛仰、面黒熱（『外台』は面蒼黒熱）、腹中䐜満、身熱、厥痛、月事不利、見血而有身則敗（『外台』は見赤白而有身皮敗）、陰寒、腹痛、上槍心（『外台』は上支心）、心下満、癃、茎中痛、怒瞋、不欲視、泣出、長太息、癲疾、短気、嘔血、胸背痛、善驚、悲不楽、厥脛、足下熱、面尽熱、渇喉痺（『外台』は嗌乾）、口喎、咽痛（『外台』は喉咽）如扼状。

『外台』には「心痛、色蒼蒼如死状、終日不得太息、肝心痛也」ともある。

『甲乙経』

九巻・寒気客於五蔵六府、発卒心痛、胸痺、心疝、三蟲第二に「厥心痛、色蒼蒼如死状、終日不得大息者肝心痛也、取行間、太衝」とある。

九巻・邪在肺五蔵六府受病、発咳逆上気第三に「咳逆上気、唾沫、天容及行間主之」とある。

九巻・肝受病及衛気留積、発胸脇満痛第四に「邪在肝則病、両脇中痛、寒中、悪血在内、胻節時腫、善瘈、取行間、以引脇下、補三里、以温胃中、取血脈、以散悪血、取耳間青脈、以去其瘈」とある。

九巻・邪在心胆及諸蔵府、発悲恐、太息、口苦、不楽、及驚第五に「善驚悲不楽、厥脛、足下熱、面尽熱渇」とある。

九巻・腎小腸受病、発腹脹、腰痛引背少腹控睾第八に「腰痛不可以久立俛仰、京門及行間主之」とある。

九巻・三焦膀胱受病、発少腹腫、不得小便第九に「溺難痛白濁、卒疝、少腹腫、咳逆、嘔吐、卒陰跳、腰痛不可以俛仰、面黒熱、腹中䐜満、身熱、厥痛」とある。

九巻・足厥陰脈動喜怒不時、発癲疝、遺溺、癃第十一に「腹痛上槍心、心下満、癃、茎中痛、怒瞋不欲視、泣出、長太息」とある。

十一巻・陽厥大驚、発狂癇第二に「癲疾、短気、嘔血、胸背痛」とある。

十二巻・手足陽明少陽脈動、発喉痺、咽痛第八に「喉痺、気逆、日喎（口喎の間違いであろう）喉咽如扼状」とある。

十二巻・婦人雑病第十に「月事不利、見血而有身反敗、陰寒」とある。

『千金方』

月事不利、見赤白而有身反敗、陰寒。小児重舌、灸行間随年壮。肝心痛。消渇、小便数。小便失禁。面蒼黒。心痛、色蒼蒼然如死灰状、終日不得太息。腹痛而熱上柱心、心下満。腹䐜満。振寒、洩白、尿難痛。癃閉、茎中痛。嗌乾、善渇。短気、嘔血、胸背痛。咳逆。喜咳。腰痛不可俯仰。厥、足下熱。足不住身。驚癇、狂走、癲疾。心痛、数驚、心悲不楽。茎中痛。脛中寒熱。

『銅人』

可灸三壮、鍼入六分、留十呼。

溺難又白濁、寒疝少腹腫、咳逆嘔血、腰痛不可俛仰、腹中脹、心痛、色蒼蒼如死状、終日不得息、口喎、四肢逆冷、嗌乾、煩渇、瞑不欲視、目中涙出、太息、癲疾、短気。

『聚英』

素註鍼三分。銅人灸三壮、鍼六分、留十呼。

嘔逆、洞泄、遺溺、癃閉、消渇嗜飲、善怒、四肢満、転筋、胸脇痛、小腹腫、咳逆、嘔血、茎中痛、腰疼不可俛仰、腹中脹、小腸気、肝心痛、色蒼々如死状、終日不得息、癲疾、短気、便溺難、七疝、寒疝、中風、肝積肥気、発痎瘧、婦人小腹腫、面塵脱色、経血過多不止、崩中、小児急驚風。

東垣曰、前陰臊臭、前陰者、足厥陰脈絡循陰器出挺末、凡臭心之所主、入肝為臊、於肝経瀉行間是治本、後於心経瀉少衝是治標。

『図翼』

刺三分、留十呼、灸三壮。

嘔逆咳血、心胸痛、腹脇脹、色蒼蒼如死状、終日不得息、中風口喎、四逆、嗌乾、煩渇、瞑不欲視、目中涙出、太息、巓疾、短気、肝積肥気、痃癖、洞泄、遺尿、癃閉、崩漏白濁、寒疝少腹腫、腰痛不可俛仰、小児驚風。

一曰、主便赤、溺難白濁、胸背心腹脹痛、寫行間、火而熱自清、木気自下。

神応経云、治小腹脹、心疼寒湿肺気、可灸七壮。

千金云、小児重舌、灸行間、随年壮。又茎中痛、灸五十壮。又失尿不禁、灸七壮。

百證賦云、兼睛明、可治雀目汗気。又云、兼湧泉、療消渇。

通玄賦云、治膝腫腰疼。

捷法云、兼膻中、水分、関元、三里、三陰交、治血蠱。

『説約』

鍼灸同前。

四肢逆冷、寒疝、少腹腫を治す。

意釈と解説

①冷えたために心痛が発し、顔面が青白く、まるで死人のような感じになり、一日中、大きな呼吸ができないときは行間、太衝を取穴する。

②咳き込んでのぼせ、痰が出る。

③肝が病んだために両脇腹の中が痛み、胃の中は冷えている。これは瘀血が停滞しているためで、下腿部が時に腫れて引きつる。このようなときは行間を瀉法して脇下の痛みを取り、三里を補って胃を温める。また、下腿部や側頭部に細絡があるときは刺絡をすると引きつりが取れる。

④胆経の陽気が足りないときは驚きやすく、また悲しみやすくて気鬱になる。このようなとき、下腿部は冷えるが足裏は熱する。また、顔面はのぼせるために熱して口が渇く。

⑤腰痛があるために長く立っていられなくて屈伸もできないときは、京門と行間を取穴する。

⑥小便が気持ちよく出ず白く濁っていて、急に下腹が痛んで膨れ、咳き込んで吐き、急に陰部が蹴り上げられたように痛み、腰が痛んで屈伸ができず、顔面が赤黒くなり、腹が張り膨れ、身熱して足は冷えて痛む。

⑦肝経の流れが悪くなると腹痛が起こり、その痛みが心にまで突き上がってきて心下部が詰まり、小便が気持ちよく出ず、陰茎の中が痛み、やたらに怒って周囲を見ようとしない。また、涙が出やすくなり、大きなため息をつくようになる。

⑧肝に熱が多くなると癲癇、息切れ、吐血、胸背痛などを発する。

⑨そのほか、咽喉痛、のぼせ、顔面麻痺、咽喉の詰まり感などを発する。また、月経が少ないときに赤白い帯下が出るとか、皮膚に病変が現れるなどのときに行間を用いる。

現代の主治症と施術法

〈**松元**〉

鍼三分、留むること十呼、灸三壮。

急性流行感冒、半身不随、四肢厥冷、顔面蒼白あたかも死人の如し。肝臓病、心胸狭窄痛、呼吸困難、ジフテリア、間歇熱、局発痙攣、狂癲病、ヒステリー、神経性心悸亢進症、便秘、腰痛、腸疝痛、小便淋瀝、遺尿、陰茎痛、消渇、子宮充血、月経過多、下腹腫脹、小児の急性脳膜炎。

〈**駒井**〉

灸三壮、鍼三分。

脳貧血、神経性心悸亢進症、腰痛、便秘、遺尿症、小児搐搦、月経過多、子宮出血。

〈**柳谷**〉

腸疝痛、遺尿、便秘、陰茎痛、月経過多症、小児急性搐搦、糖尿病、脳貧血、心悸亢進、腰痛、癲狂病、腸炎、子宮出血。

〈**岡部**〉

嘔吐、はらくだり、腰痛、陰茎の痛み、淋病、月経過多。

〈**本間**〉

陰部臭、月経不順、子宮出血、遺溺、胆石疝痛、嘔吐、肋膜炎、肋間神経痛、小児引きつけ。

〈**竹之内・濱添**〉

鍼一分、留むること十呼、灸三壮。

下熱、脳充血、眼充血、顔面蒼白、癲狂病、神経衰弱、ノイローゼ、心胸絞窄症、心悸亢進、呼吸困難、肝臓病、胆嚢疾患、腸疝痛、便秘、下腹鼓脹、遺尿、淋疾、陰茎痛、子宮充血、月経過多、生殖器病、糖尿、腰痛。

〈**代田**〉

逆上を主る。この穴に灸して逆気を引き下げる。足底痛に鍼。痛風および拇趾麻痺。

〈**中医学**〉

直刺0・5～0・8寸、可灸。

月経過多、閉経、月経痛、白色の帯下が出る、陰部痛、遺尿、尿の切れが悪い、少腹部から性器にかけての痛み、胸部および脇の膨満感と痛み、しゃっくり、咳嗽、水分の多い未消化便、頭痛、眩暈、目が赤くなり痛む、視神経萎縮、中風、癲癇、小児のひきつけ、睡眠障害、顔面神経麻痺、膝関節の腫脹、下肢内側痛、足背部の腫脹疼痛。

〈**深谷灸**〉

のぼせ引き下げ、胆石疝痛、嘔吐、夜尿症、子宮不正出血、陰部臭、肋間神経痛、拇指麻痺、ひきつけ（行間から太衝まで寸3の鍼いっぱいに入れて置鍼20分）。霜焼け。

〈**森**〉

足背より趾の裏に向けて直刺10ミリ。

胆石疝痛、人事不省。

〈**上地**〉

湧泉辺りの足底痛で足が地につけないとき寸6・3番以上。胃経に向け、足の裏の皮に届くまで深く刺して響かせる。皮を突き破らないこと。

手に力が入らないとき。肺の証。肺の兪穴と脊際の置鍼を併用する。婦人科の痛みに使う。火穴の瀉法。

〈首藤〉

肝実を瀉法するときは刺入鍼がよい。

肝実証に瀉穴として使用する。頭痛、悪心、高血圧症。

まとめ

行間は、肝実証のときに瀉法に用いられるが、肝実証には数種類ある。脾虚肝実熱証、脾虚肝実瘀血証、肺虚肝実熱証、肺虚肝実瘀血証の4種類である。古書の主治症を見ていると、すべて、これら4種類の証の病症と一致する。各肝実証の病理、病症、腹証、脈証については拙著『伝統鍼灸治療法』（医道の日本社、1996年）を参照していただきたい。ただし、瘀血による病症は曲泉のほうがよく効く場合がある。

293 太衝《たいしょう》

兪土穴／原穴／一名大衝

取穴

足の母指と第二指の間を骨間に沿うて押し上げていくと、第一・第二中足骨の接合部、指の止る処に取る。前脛骨動脈の拍動部にあたる。

岐骨部にあるゴリゴリを目標とする（柳谷）。

古法の主治症と施術法

『素問』刺瘧篇第三十六

足厥陰之瘧、令人腰痛、少腹満、小便不利、如癃状、非癃也、数便、意恐懼、気不足、腹中悒悒、刺足厥陰。

肝瘧者、令人色蒼蒼然、太息、其状若死者、刺足厥陰見血。

『素問』繆刺論第六十三

人有所墮墜、悪血留内、腹中満脹、不得前後、先飲利薬、此上傷厥陰之脈、下傷少陰之絡、刺足内踝之下、然骨之前血脈出血、刺足跗上動脈（衝陽との説有るも太衝と解する）、不已刺三毛上各一痏～。

『霊枢』厥病第二十四

厥心痛、色蒼蒼如死状、終日不得太息、肝心痛也、取之行間、太衝。

『脈経』平三関病候并治宜第三、第十三条

寸口脈濡、陽気弱、自汗出、是虚損病、宜服乾地黄湯、薯蕷円、内補散、牡蛎散、并粉、鍼太衝補之。

『脈経』同、第二十六条

関脈渋、血気逆冷、脈渋為血虚、以中焦有微熱、宜服乾地黄湯、内補散、鍼足太衝上補之。

『脈経』同、第四十四条

尺脈渋、足脛逆冷、小便赤、宜服附子四逆湯、鍼足太衝補之。

『**明堂**』

刺入三分、留十呼、灸三壮。

腰痛、少腹満、小便不利如癃状、羸痩、意恐懼気不足、腹中（『医心方』は腸中）邑邑、狐疝、陰鶱両丸縮堅、不得臥、黄疸熱中善渇、丈夫癩疝、女子疝及少腹腫、溏泄、癃、遺溺、陰痛、面蒼黒、目下眦痛、暴脹、胸脇支満、足寒、大便難、面唇白、時嘔血、男子精不足、女子漏血、乳難、嘔、厥寒、時有微熱、脇下支満、喉痛、嗌乾、膝外廉痛、肝脹。

『**甲乙経**』

七巻・太陽中風感於寒湿、発痙第四に「痙、互引、善驚」とある。

八巻・五蔵伝病、発寒熱第一下に「嘔、厥寒、時有微熱、脇下支満、喉痛、嗌乾、膝外廉痛、淫濼、脛痠、腋下主之（主之は腫が正しい）、刀瘻肩痛、吻傷痛」とある。

八巻・経絡受病入腸胃五蔵積、発伏梁、息賁、肥気、痞気、奔豚第二に「環臍痛、陰鶱、両丸縮堅痛、不得臥」とある。

八巻・五蔵六府脹第三に「肝脹者、肝兪主之、亦取太衝」とある。

九巻・寒気客於五蔵六府、発卒心痛、胸痺、心疝、三蟲第二に「厥心痛、色蒼蒼如死状、終日不得大息者、肝心痛也、取行間、太衝」とある。

九巻・肝受病及衛気留積、発胸脇満痛第四に「暴脹、胸脇榰満、足寒、大便難、面唇白、時嘔血」とある。

九巻・腎小腸受病、発腹脹、腰痛引背、少腹控睾第八に「腰痛、少腹満、小便不利如癃状、羸痩、意恐懼、気不足、腹中怏怏」とある。

九巻・足厥陰脈動喜怒不時、発癩疝、遺溺、癃第十一に「狐疝」とある。

十一巻・足太陰厥脈病、発溏泄、下痢第五に「飧泄」とある。

十一巻・五気溢、発消渇、黄癉第六に「黄癉、熱中、善渇」とある。

十一巻・動作失度内外傷、発崩中瘀血、嘔血、唾血第七に「男子精不足」とある。

十二巻・婦人雑病第十に「乳癰、太衝及復溜主之」とある。

十二巻・同に「女子疝及少腹腫、溏泄、癃、遺溺、陰痛、面塵黒、目下眥痛」とある。

十二巻・同に「女子漏血」とある。

『**千金方**』

淋、不得尿、陰上痛、灸足太衝五十壮。虚労浮腫、灸太衝百壮、又灸腎兪。腋下腫、馬刀瘻、肩腫、吻傷。面塵黒。下眥痛。目急痛赤腫。口熱、口乾、口中爛。喉中鳴。嗌乾。羸痩、恐懼、気不足、腹中悒悒。大便難。溏泄、痢泄、下血。嗌乾善渇。面唇色白、時時嘔血、女子漏血。腰痛不能挙。脛酸。膝内踝前痛。黄疸、熱中、喜渇。狐疝、嘔厥。癩疝、精不足。両丸蹇縮、腹堅不得臥。女子疝及小腹腫、溏泄、癃、遺尿、陰痛、面塵黒、目下眥痛、漏血。

『**外台**』

灸三壮。

腰痛、少腹満、小便不利如癃状、羸痩、意恐懼気不足、腹中邑邑、狐疝環臍痛、陰鶱両丸縮、腹堅不得臥、黄疸熱中善渇、女子疝及少腹腫、溏泄、癃、遺溺、陰痛、面蒼黒、目下眦痛、暴脹、胸脇支満、足寒、大便難、面唇色白、時時嘔血、男子精不足、女子漏血、乳難、嘔、厥寒、時有微熱、脇下支満、喉痺痛、嗌乾、膝外廉痛、淫濼、脛酸、腋下腫、馬刀瘍瘻、唇腫、吻傷痛、肝脹、心痛色蒼蒼然如死状、終日不得太息者、肝心痛也。

『銅人』

鍼入三分、留十呼、可灸三壮。

腰引少腹痛、小便不利状如淋、㿉疝、少腹腫、溏洩、遺溺、陰痛、面目蒼色、胸脇支満、足寒、大便難、嘔血、女子漏血不止、小児卒疝、嘔逆、発寒、嗌乾、胕腫、内踝前痛、淫濼、䯒痠、腋下腫、馬刀瘍瘻、唇腫。

『聚英』

銅人鍼三分、留十呼、灸三壮。

心痛、脈弦、馬黄、瘟疫、肩腫、吻傷、虚労、浮腫、腰引少腹痛、両丸騫縮、溏泄、遺溺、陰痛、面目蒼色、胸脇支満、足寒、肝心痛、蒼然如死状、終日不休息、大便難、便血、小便淋、小腸疝気痛、㿉疝、小便不利、嘔血、嘔逆、発寒、嗌乾善渇、肘腫、内踝前痛、淫濼䯒痠、腋下馬刀瘍瘻、唇腫、女子漏下不止、小児卒疝。

『図翼』

刺三分、留十呼、灸三壮。

虚労、嘔血、恐懼気不足、嘔逆、発寒、肝瘧令人腰痛、嗌乾、胸脇支満、太息、浮腫、小腹満、腰引小腹痛、足寒、或大小便難、陰痛、遺溺、溏泄、小便淋癃、小腹疝気、腋下馬刀瘍瘻、䯒痠、踝痛、女子月水不痛、或漏血不止、小児卒疝。

神応経云、治寒湿脚気痛、行歩難、可灸三壮。

千金云、産後出汗不止、刺太衝、急補之。又云、凡上気冷発、嘔逆不食、腹中雷鳴、不限壮数、従痛灸至不痛止、炷如雀矢。又治気短下気、灸五十壮、此穴併主肺痿。又治不得尿、灸五十壮。又治虚労浮腫、灸百壮。

席弘賦云、兼合谷、治併連肩脊痛難忍。又兼百会、照海、陰交、治咽喉疾。又治脚痛、膝腫、鍼三里、懸鍾、三陰交、二陵、更向太衝引気。

標幽賦云、能除心脹、咽痛。

通玄賦云、治行歩難移最奇。

馬丹陽天星十二穴云、能治生死病、能医驚癇風、咽喉併心脹、両足不能動、七疝偏墜腫、眼目似雲朦、亦能療腰痛、鍼下有神功。

『灸経』

灸五壮。

卒疝、小腹痛、小便不通、如淋状、及月水不通也。

『説約』

鍼灸同前。

淫濼、䯒痠、足の五指用いられず、小児卒疝を治す。

意釈と解説

①痙病で引きつけて、よく驚く。

②内臓に熱が多くなって吐き気がして、冷えて微熱が出て、脇下が詰まって張り苦しくなり、咽喉が痛んで口渇がある。また、膝の外側が痛み、下腿部が痺れ重だるくて痛み、腋下が腫れ、肩や唇も腫れて痛む。

③肝積のために臍の周りが痛み、睾丸が縮み上がって痛むために

眠れない。

④脇下が張って痛み、それが下腹にまで響く肝脹。

⑤厥心痛で顔面が蒼白となり、大きく呼吸ができない。

⑥肝が病を受けたために腹が張り膨れ、胸脇部が痞え苦しく、足が冷え、便秘して顔面や唇が白くなり、時に吐血する。

⑦腰が痛み、そのために下腹が張り膨れて小便が気持ちよく出ず、やせ衰えて気持ちが畏縮している。これは肝血の不足によるもので、腹の中に何か詰まった感じになる。

⑧以上のような状態のときに太衝を用いるが、そのほか、鼠径ヘルニア、冷えての下痢、黄疸で中に熱があるために口が渇く、男性の精力不足などにも用いる。

⑨女性の以下のような病症にも用いる。乳腺炎、下腹の腫れ、下痢、小便が出にくい、尿失禁、陰部痛、顔面のシミ、下眼瞼の痛み、月経過多。

現代の主治症と施術法

〈松元〉

鍼三分、留むること十呼、灸七壮。

心痛、弦脈を呈して面目蒼然、呼吸困難なるを治す。瘰癧、口唇炎、咽渇きて渇する、吐血、腸疝痛、腸カタル、腸出血、便秘、尿閉、睾丸萎縮、陰茎痛、子宮出血、小児の遺尿および急性腹痛、腰部および下腹部の痙攣、上膊神経痛、下肢冷却、脛骨神経麻痺、五趾不随、鉛毒疝。

〈駒井〉

灸三壮、鍼三分。

眼病、腰痛、下腹部痙攣、淋疾、睾丸炎、脛骨神経麻痺、子宮出血。

〈柳谷〉

腸疝痛、腸出血、腸カタル、子宮出血、淋疾、陰茎痛、睾丸炎、腰神経痛、腰痛、眼病、脛骨神経痛、下肢冷却、下腹部痙攣。

〈岡部〉

腰痛、下腹部が引きつり痛む、婦人の帯下、眼疾患。

〈本間〉

肝経の病すべてに応用される。生殖器系では子宮病、睾丸炎。消化器系としては腸疝痛、腸カタル。呼吸器系としては肋膜炎。そのほか、肋間神経痛、眼疾、腰痛、下腹の引きつり、側腹部の引きつり、足冷えなどに効く。

〈竹之内・濱添〉

鍼三分、留むること十呼、灸三壮ないし十五壮。

狭心症、顔面蒼白、口唇炎、眼充血、呼吸困難、咽乾、吐血、腸疝痛、腸炎、便秘、肝胆疾患、尿閉、睾丸萎縮、陰茎痛、子宮出血、月経閉止、不妊症、下腹痙攣、腹痛、腰痛、坐骨神経痛、腓骨神経痛および麻痺、下肢冷却、五趾不随。

〈代田〉

肝臓疾患を主る。肝臓肥大、肝臓硬化症、母趾の麻痺、足底痛、間歇性跛行症、脱疽、関節リウマチにこの部の動脈に刺鍼して著効がある。

〈中医学〉

直刺0・5〜0・8寸、可灸。

頭痛、眩暈、少腹部から性器にかけての痛み、月経不順、尿閉、遺尿、小児のひきつけ、うつ病で精神錯乱のあるもの、癲癇、脇の痛み、腹脹、黄疸、嘔逆、咽痛、喉の奥の乾き、目が赤く腫れ痛む、股関節・膝関節の内側痛、足背部腫脹、下肢の痿証痺証。

〈深谷灸〉

肝疾患を主る。白内障、緑内障、視力減退、足の冷え、腸疝痛、しもやけ。

〈森〉

直刺10ミリ。

子宮出血、肝機能障害。のぼせ、めまい、ノイローゼ。

〈上地〉

指を押し上げて止まる所の少し手前から30～40度くらいの角度で少し胃経に向けて刺入する。原穴であるから補的にゆっくり刺し、ゆっくり抜く。寸6・3番使用。

右側の痛む胸脇苦満。太衝を補うと心が補える。鳩尾を押すとツンと痛むもの、または動悸があるときは太衝を補う。みぞおちの硬結は胃の延長かも知れないから、三里に打ってみるか、取れないときに太衝を使う。高血圧症で、めまい、そのほか、後頭部に異常があるときに灸をすることがある。側頭部は合谷の灸。しかし、太衝の灸はやたらにやらない。冷え、上実下虚を取るときは太衝、百会に置鍼する。尿道炎、睾丸炎、前立腺炎など、生殖器異常に効く。肝の邪熱を瀉す。

〈首藤〉

超旋刺、刺入の場合は斜め上方または母趾に向かって刺鍼。

肝経の変動に補瀉ともに使われる。食欲がないときに特によい。

まとめ

太衝は、肝虚陽虚寒証のときに補う。すなわち、左関上の脈が沈、細、虚つまり弱脈で、左尺中の脈が浮、細、虚つまり軟脈のときで、右関上の脈が沈、細、濇のときである。病理は血も栄気も虚している状態である。このようなときに太渓、隠白とともに補う。そうすれば諸先生の記されている病症に効く。諸先生が記されているような病症が現れていても、脈が違えば効果はない。

通常、接触鍼か1ミリ程度刺入し、押手で鍼を固定して気が至るのを待って抜鍼する方法を用いる。

294 中封《ちゅうほう》

経金穴／一名懸泉

取穴

足の内踝の前一寸、足を内転し、前脛骨筋腱の内側陥凹に取る。足の内踝の前方一寸、陥中にあるキョロキョロを目標とする（柳谷）。

『明堂』

刺入四分、留七呼、灸三壮。

色蒼蒼然、太息如将死状、振寒、小便白（『医心方』は溲白）、便難（『医心方』は溺難）、痿厥、身体不仁、手足偏小、丈夫癩疝、陰暴腫、癃（『外台』は疝癃）、臍少腹引痛、腰中痛、身黄時有微熱、不嗜食、膝内廉内踝前痛、少気、身体重（『外台』は身湿重）、女子少腹大（『医心方』は女子大腹）、乳難、嗌乾（『医心方』は大嗌乾）、嗜飲、侠臍疝。

『甲乙経』

九巻・邪在心胆及諸蔵府、発悲恐、太息、口苦、不楽及驚第五に「色蒼蒼然、太息如将死状、振寒、溲白、便難」とある。

九巻・足厥陰脈動喜怒不時、発癩疝、遺溺、癃第十一に「癩疝、陰暴痛」とある。

九巻・同に「疝、癃、臍少腹引痛、腰中痛」とある。

十巻・熱在五蔵、発痿第四に「痿厥身体不仁、手足偏小、先取京骨、後取中封、絶骨皆寫之」とある。

十一巻・五気溢、発消渇、黄癉第六に「身黄、時有微熱、不嗜食、膝内内踝前痛、少気、身体重」とある。

十二巻・婦人雑病第十に「女子少腹大、乳難、嗌乾、嗜飲～女子挟臍疝」とある。

『千金方』

身黄、時有微熱、不嗜食、少気、身体重。失精、筋攣、陰縮、灸中封五十壮。消渇、小便数。五淋、不得小便。嗌乾。小腹痛。振寒、洩白、尿難痛。咽偏腫、不可以咽。少気、身重湿、膝腫内踝前痛。瘈厥、色蒼蒼然、太息、振寒。癩疝、精不足。癃、暴痛、痿厥、身体不仁。小腹大、字難、嗌乾、嗜飲、挟臍疝、刺中封入四分、灸三壮。

『銅人』

鍼入四分、留七呼、可灸三壮。

痎瘧、色蒼瘡振寒、少腹腫、食快快繞臍痛、足逆冷、不嗜食、身体不仁、寒疝、引腰中痛、或身微熱。

『聚英』

銅人鍼四分、留七呼、灸三壮。

痎瘧色蒼、色蒼振寒、小腹腫痛食快快、繞臍痛、五淋、不得小便、足厥冷、身黄有微熱、不嗜食、身体不仁、寒疝、腰中痛、或身微熱、痿厥、失精、筋攣、陰縮入腹相引痛。

『図翼』

刺四分、留七呼、灸三壮。千金云五十壮。

痎瘧、色蒼蒼然、善太息、如将死状、振寒、溲白、大便難、小腹腫痛、五淋、足厥冷、不嗜食、身体不仁、寒疝、痿厥、筋攣、失精、陰縮入腹相引痛、或身微熱。

一云、能止汗出。

千金云、夢泄遺精、陰縮、灸五十壮。又治五淋不得尿、灸二七壮。又治鼓脹、灸二百壮。又治癭気、灸随年壮。

玉龍賦云、合三里、治行歩艱楚。

『説約』

鍼四分、灸三壮。

足逆冷、身体不仁、痎瘧、溲白、便難、五淋、寒疝を治す。

千金、鼓脹を治す、灸二百壮。

意釈と解説

①肝血が不足すると顔面が蒼白となり、まるで死人のような感じになり、ため息ばかり出て、小便の色は白くて出る量が少ない。

②鼠径ヘルニアで急に陰部が痛くなる。あるいは下腹が引きつり、小便が気持ちよく出ず、それが下腹から臍まで響き腰も痛くなる。

③冷えて足が萎え、身体が麻痺して片側の手足が痩せているときは、京骨、中封、絶骨を治療する。

④黄疸で身体が黄色くなり、時に微熱が出て食欲がない。また、膝の内側が痛み、呼吸が浅くなり、身体が重だるい。

⑤そのほか、婦人の下腹の腫れ、難産、喉が渇いて飲み物をやたらと飲む。あるいは臍の左右が痛むときにも中封を用いる。

現代の主治症と施術法

〈**松元**〉

鍼四分、留むること七呼、灸七壮。

間歇熱、蒼蒼然として振寒し、あるいは微熱するに効あり。全身麻痺、下肢冷却、淋病、腰痛、利尿困難、膀胱カタル、失精、陰嚢収縮、食欲不進、腸疝痛、便秘、腸カタル、完穀下痢、下腹痙攣、下腹鼓脹。

〈**駒井**〉

灸三壮、鍼四分。

睾丸炎、遺尿症、膀胱カタル、淋疾、精液過少、黄疸、腰腹神経痛、全身麻痺、下肢厥冷。

〈**柳谷**〉

膀胱カタル、淋疾、精液過少、睾丸炎、遺尿症、黄疸、全身麻痺、下肢冷却症、腰腹神経痛、鼓脹。

〈**岡部**〉

腰痛、陰嚢が縮み腹に入り相ひき痛む。

〈**本間**〉

睾丸炎、遺精、陰嚢縮まって腹に入る、膀胱炎、尿道炎。

〈**竹之内・濱添**〉

鍼三分、留むること七呼、灸七壮ないし十五壮。

下熱、肝臓炎、全身麻痺、急性腰痛、下肢冷却、関節リウマチ、食欲不振、腸疝痛、腸炎、便秘、完穀下痢、下腹痙攣、下腹鼓脹、淋疾、排尿困難、膀胱炎、尿道炎、遺精、陰嚢収縮。

〈**代田**〉

足関節炎またはリウマチ、痛風、突発性腰痛、胃酸過多症、胆石症、神経症、癲癇、チック。

〈**中医学**〉

直刺0・5～0・8寸、可灸。

少腹部から性器にかけての痛み、陰茎痛、遺精、排尿困難、黄疸、胸腹部の膨満感、腰痛、足の冷え、内踝の腫痛。

〈**深谷灸**〉

足関節炎・リウマチ、ぎっくり腰、睾丸炎、遺精、尿道炎、膀胱炎。ぎっくり腰には崑崙と併用。捻挫のときは中封に必ず施灸して後に周辺をみる。

〈森〉

腱間のくぼみに斜刺10ミリ。足関節があるので深くは刺入できない。置鍼することが多い。

突発性腰痛、肝臓疾患、腰痛のときに著明な圧痛があり、指圧するだけでも腰痛が軽減する。

〈上地〉

仰臥位で膝を立て、指頭で押して圧痛のあるすじを確認し、鍼先がそこへ行くように内踝を回り込むように表皮と真皮の間に刺入し、その深さのまま水平刺。寸3・2番を使用。

ぎっくり腰の名穴、寝返りができない腰痛。丘墟で股関節が開かないとき、中封と曲泉を使う。その場合は曲泉を先にする。陰の肝経を強くする。脇腹がくすぐったい人に使う。くすぐったいのは肺の証で経金穴。婦人科疾患の下腹痛、腹が温かくなる。三陰交以上の名穴。気を動かす所。咳をして胸や背中の筋肉が痛い場合、肝経の肺の穴。神経症や心因性の頭痛、妊娠時の頭痛のひどいものには液門、中封。

〈首藤〉

超旋刺。

肝経の変動で咳、喘、発熱によい。

まとめ

①諸先生の記されている主治症に効果があるのは間違いないと思うが、筆者は別の考え方で用いている。

②肝虚陰虚熱証、または肝虚陽虚寒証によって発生した熱が、肺経または肺に及んで熱を停滞させる。その熱のために発生する咳、喘息、副鼻腔炎、臭覚鈍麻などに用いる。喘息発作は中封のみで鎮まる。また、肺経に熱が及ぶと五十肩になることがある。このときにも用いる。この考え方は難経八十一難によるものである。証の名称は肝虚肺熱証または肝虚肺実証といってもよい。

③ぎっくり腰、または、きやり腰、もしくは「魔女の一撃」と言われる急性の腰痛は、中封だけで楽になるものが多い。これは肺経の発散の気が停滞するために発生するものだから浅い刺鍼で治るが、気が至るまで待つ。鍼は寸3の銀の2番を用いることが多い。方向は経の流れに随う。圧痛があれば圧痛を目当てに刺鍼し、細いスジがあれば、それに突き刺すように刺鍼する。

295 蠡溝《れいこう》

足厥陰の絡／一名交儀

取穴

内踝の上五寸、脛骨内側面の陥凹に取る。皮膚より骨にすぐ触れる。

骨面の内側、太いギョロギョロあり（柳谷）。

強く圧痛が出ている（池田）。

古法の主治症と施術法

『素問』刺腰痛論第四十一
厥陰之脈、令人腰痛、腰中如張弓弩弦、刺厥陰之脈、在腨踵魚腹之外、循之累累然、乃刺之。

『霊枢』経脈第十
足厥陰之別、名曰蠡溝〜、其病気逆則睾腫卒疝、実則挺長、虚則暴癢、取之所別也。

『明堂』

刺入二分、留三呼、灸三壮。

女子疝、少腹腫、赤白淫時多時少、陰跳、腰痛（『外台』は腰腹痛）、実則挺長、寒熱、攣、暴痛、遺溺、偏大、虚則暴痒、気逆、腫睾、卒疝、小便不利如癃状、数噫、恐悸、気不足、腹中邑邑、少腹痛（『外台』は少腹瘍）、嗌中有熱、如息肉状、如著欲出、背攣不可俛仰。


『甲乙経』

九巻・足厥陰脈動喜怒不時、発癩疝、遺溺、癃第十一に「陰跳、腰痛、実則挺長、寒熱、攣陰暴痛、遺溺、偏大、虚則暴痒、気逆、腫睾、卒疝、小便不利如癃状、数噫、恐悸気不足、腹中悒悒、少腹痛、嗌中有熱、如有息肉状、如著欲出、背攣不可俛仰」とある。

十二巻・婦人雑病第十に「女子疝、少腹腫、赤白淫時多時少」とある。


『千金方』

嗌中有気如息肉状。数噫、恐悸、気不足、腹中悒悒。小便不利、失精。腰痛、不可以顧。女子疝、赤白淫下、時多時少、暴腹痛、刺蠡溝、入三分、灸三壮。


『千金翼方』

婦人漏下赤白、月水不利。


『銅人』

鍼入二分、留三呼、可灸三壮。

卒疝、少腹腫、時少腹暴痛、小便不利如癃閉、数噫、恐悸、少気不足、腹中痛悒悒不楽、咽中悶如有瘜肉状、背拘急不可俛仰。


『聚英』

銅人鍼二分、留三呼、灸三壮。

疝痛、少腹脹満、暴痛、如癃閉、数噫、恐悸、少気不足、悒悒不楽、咽中悶、如有息肉、背拘急不可俛仰、小便不利、臍下積気如石、足脛寒痠屈伸難、女子赤白淫下、月水不調、気逆則睾丸卒痛、実則挺長、瀉之、虚則暴痒、補之。


『図翼』

刺二分、留三呼、灸三壮。

疝痛、小腹満痛、癃閉、臍下積気如石、数噫、恐悸少気、足脛寒痠、屈伸難、腰背拘急、不可俛仰、月経不調、溺下赤白。


『灸経』

灸七壮。

卒疝、小腹腫、小便不利、臍下積気、如卵石、足寒脛痠、屈伸難也。


『説約』

鍼二分、灸三壮。

小便癃閉して、臍下石の如く、婦人月経不調を治す。

意釈と解説

①肝経の流れが悪くなったために睾丸が引きつり痛み、同時に腰痛も起こる。もし肝経が実すると、陰茎がだらりと長く伸びる。また、悪寒発熱して陰部が引きつり痛む。あるいは遺尿し、睾丸の片側だけが腫れる。肝経が虚した場合は、陰部が痒くなり、のぼせて睾丸が腫れたり、急に下腹が引きつり、小便が気持ちよく出なくなる。あるいは下腹に何かが詰まった感じになって痛む。精神的には恐れて動悸が起こりやすくなり、何度も噫気が出て、咽喉に何かが詰まった感じになって出そうとするが出ない。また、背筋が痙攣して前後屈ができなくなる。

②女性の下腹の引きつり痛みや腫れ、帯下などにも蠡溝を用いる。

現代の主治症と施術法

〈松元〉

鍼三分、留むること三呼、灸三壮ないし七壮。

神経性心悸亢進、ヒステリー、ヒポコンデリー、咽喉中に瘜肉あるが如き感あるものに効あり。脊髄疾患よりくる下肢の麻痺、脛部冷却、小便閉、月経不順、子宮内膜炎。

〈駒井〉

灸七壮、鍼三分。

腸疝痛、下腹痙攣、神経性心悸亢進症、脊髄炎、下肢麻痺、尿閉、月経不順、子宮出血。

〈柳谷〉

腸疝痛、下腹痙攣、脊髄炎よりくる下肢麻痺、子宮内膜炎、月経不順、ヒステリー、神経性心悸亢進症、脊髄炎、尿閉、月経困難、子宮出血、睾腫卒疝、実すれば挺長、虚すれば暴痒。

〈岡部〉

疝気、臍の下の積気が石の如き状態、月経不順、腰痛、陰が縮まって腹に入り痛む。

〈本間〉

赤白帯下、月経不順、膀胱炎、膀胱麻痺、疝気。

〈竹之内・濱添〉

鍼一分ないし三分、留むること三呼、灸三壮ないし七壮。

肝疾患を主る。心悸亢進、眼痛、ヒステリー、ノイローゼ、腹部疼痛、腹膜炎、尿閉、子宮出血、月経不通、子宮内膜炎、下肢麻痺、下肢冷却、陰門掻痒。

〈代田〉

睾丸炎、月経不調、帯下などに用いるが常用の穴ではない。

〈中医学〉

横刺0・5~0・8寸、可灸。

月経不順、帯下、子宮脱、陰部の掻痒感、少腹部から性器にかけての痛み、排尿困難、睾丸の腫痛、少腹の膨張感、腰背部がひきつり前屈後屈ができない。前脛部のだるい痛み。

〈深谷灸〉

月経不調、睾丸炎、帯下。

〈森〉

脛骨に沿って上方または下方に皮下刺法5～10ミリ。

蕁麻疹。

〈**上地**〉
骨盤内臓の症炎作用に有効。足の親指の炎症にも有効。

まとめ

肝経は陰部を巡っているので、その流れが悪くなり、虚実寒熱状態になると膀胱炎、前立腺肥大、月経不順など下焦の病症を現す。肝経の諸穴はこれらの病に効くが、特に蠡溝は女性の膀胱炎などに効く。

296 中都《ちゅうと》

足厥陰の郄／一名中郄

取穴

内踝の上七寸、脛骨内側面の中央陥凹に取る。蠡溝の上二寸にあたる。

骨面をよく指圧すれば筋組織の分解するを指摘するが、そのうちのギョロギョロするを目当てにとる（柳谷）。

古法の主治症と施術法

『明堂』
刺入三分、留六呼、灸三壮。（『外台』は灸5壮）
癩疝、崩中、腹上下痛、腸澼不止、泄精（『外台』は腸澼亦止精）。

『甲乙経』

九巻・足厥陰脈動喜怒不時、発癩疝、遺溺、癃第十一に「癩疝」とある。

十一巻・足太陰厥脈病、発溏泄、下痢第五に「腸澼」とある。

十一巻・動作失度内外傷、発崩中、瘀血、嘔血、唾血第七に「崩中、腹上下痛」とある。


『千金方』

足下熱、脛寒不能久立、湿痺不能行。癩疝、崩中。腹上下痛、腸澼、陰暴敗痛。


『銅人』

鍼入三分、可灸五壮。

腸澼、癀疝、少腹痛、婦人崩中、因産悪露不絶。


『聚英』

銅人鍼三分、灸五壮。

腸澼、癀疝、小腹痛、不能行立、脛寒、婦人崩中、産後悪露不絶。


『図翼』

刺三分、留六呼、灸五壮。

腸澼、癀疝、小腹痛、湿痺、足熱脛寒、不能行立、婦人崩中、産後悪露不絶。

『説約』

鍼二分、灸五壮。

腸癖、㿗疝、産後悪露絶えざるを治す。

意釈と解説

①中都は、鼠径ヘルニア、下血、腹痛、慢性下痢、遺精などに用いられる。

②そのほか、産後の悪露がとまらない場合や、下腿、脛骨部分が冷えて痺れ、歩きにくいときなどにも用いられる。

現代の主治症と施術法

〈松元〉

鍼三分、留むること三呼、灸三壮ないし七壮。

鉛毒疝、腸疝痛、腓腹部の厥冷、子宮出血、産後の排出物の止らないもの。

〈駒井〉

灸五壮、鍼五分。

赤痢、腸潰瘍、帯下過多、産後子宮出血、不正悪露、下肢麻痺。

〈柳谷〉

腸疝痛、下腹痙攣、脊髄炎よりくる下肢の麻痺、赤痢、胃潰瘍、帯下過多、産後子宮出血、悪露、下焦の出血時に応用する。

〈岡部〉

腹下り、疝気、婦人の下血。

〈本間〉

産後の出血など子宮の大出血に止血作用がある。陰嚢水腫、疝気の痛み止め。

〈竹之内・濱添〉

鍼一分ないし三分、留むること三呼、灸三壮ないし七壮。

疝気、肝胆疾患、腸疝痛、腹部急痛、尿閉、子宮出血、月経過多、帯下過多、産後排泄物止らず、陰嚢水腫、腓腹筋部厥冷、破傷風。

〈中医学〉

横刺0・5~0・8寸、可灸。

脇の痛み、腹脹、下痢、少腹部から性器にかけての痛み、少腹部痛、月経が止らないもの、大量の不正出血。

〈深谷灸〉

産後の出血、不正出血、冷えて腰が痛むとき。

〈森〉

脛骨に沿って上方または下方に皮下刺法5~10ミリ。

子宮出血、帯下。

〈上地〉

婦人科の痛み、生理出血が長引くものに使う。痛みのある場合は鍼、そうでないものは灸がよい。

まとめ

中都は郄穴なので、子宮出血や冷えによる腹痛などで急性または症状が激しいときに用いる。鍼で斜刺するが、脈によって補瀉を考える。

297 膝関《しつかん》

取穴

足を伸ばし、膝関節の内側、曲泉の直下で、脛骨内側顆の下縁に取る。

古法の主治症と施術法

『明堂』

刺入四分、灸五壮。

膝内廉痛引髕不可屈伸、連腹引喉咽痛。

『甲乙経』

十巻・陰受病、発痺第一下に「膝内廉痛、引髕不可屈伸、連腹引咽喉痛」とある。

『千金方』

膝内廉痛引髕不可屈伸、連腹引喉咽痛。

『銅人』

鍼入四分、可灸五壮。

風痺、膝内痛、引臏不可屈伸、喉咽中痛。

『聚英』

銅人鍼四分、灸五壮。

風痺、膝内廉痛、引臏不可屈伸、咽喉中痛。

『図翼』

刺四分、灸五壮。

風痺、膝内腫痛、引臏不可屈伸、及寒湿走注、白虎歴節風痛、不能挙動、咽喉中痛。

『説約』

鍼四分、灸五壮。

寒湿走注、白虎歴節風を治す。

意釈と解説

膝の内側が痛み、屈伸すると膝蓋骨に響いて痛む。腹部の引きつりが咽喉まで響いて痛む。

現代の主治症と施術法

〈松元〉

鍼四分、灸七壮。

関節リウマチ、膝関節炎、頭痛、咽喉カタル。

〈駒井〉

灸五壮、鍼四分。

半身不随、喉頭炎、膝関節リウマチ、膝関節内側疼痛。

〈岡部〉

膝関節炎、膝関節リウマチ、咽の痛み、便が出にくい、房事過度、婦人陰部のかゆみ。

〈本間〉

咽喉の腫脹、膝関節炎、膝関節リウマチ。

〈竹之内・濱添〉

鍼四分、灸七壮ないし十五壮。

膝関節疾患を主る。腓腹筋痙攣、下肢内側疼痛、頭痛、咽喉炎。

〈代田〉

膝関節リウマチ、膝関節炎。

〈中医学〉

直刺0・8～1寸、可灸。

膝蓋の腫脹疼痛、寒湿の邪に侵されたもの、リウマチ様の全身の部位不定の痛み、下肢の痿証痺証。

〈深谷灸〉

のどの腫れ、膝関節リウマチ、膝関節炎。

〈森〉

膝の内側より関節内に向けて斜刺10ミリ。

膝関節炎。

〈上地〉

内股の上方に引きつれるような状態には鍼。膝内側の痛み。

まとめ

①膝関が膝関節の痛みに効くのは誰でも知っていることだが、岡部は房事過度や陰部の痒みに効くという。房事過度になると肝経が引きつり、睾丸が引きつるようになる。このようなときに用いるが、多くは曲泉で効く。女性の房事過度は子宮が痛む。あるいは虚したために陰部が痒くなる。このようなときに用いるが、蠡溝でも効く。
②膝関は変形性膝関節症に用いるが、膝が変形するのは太陰経の熱になって皮毛から肌肉にかけての津液が不足すると同時に、四肢や関節を主る脾胃にも津液が不足するためである。膝痛の初期には脾虚陽明経の熱から肺経の熱になっているが、変形してしまってからは肝虚肺熱証に変わる。
③膝関には、置鍼、灸頭鍼などがよいが、熱があるときは瀉法の散鍼や知熱灸がよい。

298 曲泉《きょくせん》

合水穴

取穴

膝を深く屈し、膝窩横紋の頭に取る。

横紋の頭にあるキョロキョロを目標とする（柳谷）。

古法の主治症と施術法

『霊枢』癲狂第二十二
狂而新発、未応如此者、先取曲泉～。

『**明堂**』

刺入六分、留十呼、灸三壮。

女子疝、按之如湯沃両股中、少腹腫、陰挺痛、陰中腫或痒、瀝青汁若葵、血閉、四肢不挙、膝不可屈伸、病泄注、下血。

『**甲乙経**』

十一巻・陽厥大驚、発狂癇第二に「狂而新発未応、如此者、先取曲泉～」とある。

十一巻・足太陰厥脈病、発溏泄下痢第五に「病注下血」とある。

十二巻・婦人雑病第十に「女子疝瘕、按之如以湯沃両股中、少腹腫、陰挺出痛、経水来下、陰中腫或痒、漉青汁若葵羹、血閉、無子、不嗜食」とある。

十二巻・同に「女子疝瘕、按之以湯沃其股内至膝、飧泄」とある。

『**千金方**』

目䀮䀮不明、悪風寒。目系急目上挿。頭眩痛。目赤腫痛。胸脇支満。腹脹満、不得息。腹䐜満。癃閉、陰痿。溏泄、痢泄、下血。腹腫。咳逆。膝不可屈伸、筋攣膝不得屈伸、不可以行。四肢不挙。卒痺病引賓下節。身熱、頭痛、汗不出。癩疝、陰跳痛引臍中、不尿、陰痿。癩疝、陰跳痛引茎中、不得尿。女子疝瘕、按之如以湯沃両股中、少腹腫、陰挺出痛、経水来下、陰中腫或痒、漉青汁若葵羹、血閉、無子、不嗜食。

『**外台**』

灸三壮。

女子疝、按之如湯沃両股中、少腹腫、陰挺痛、歴背来下血、陰中腫或痒、瀝青汁若葵、血閉、癩疝、陰跳痛引臍中、不得尿、陰萎、腹脇下支満、癃閉後時少泄、四肢不挙、実則身熱、頭眩痛、汗不出、眼䀮䀮、筋攣膝不可屈伸、発狂、衄血、喘呼、少腹痛、引喉咽、病泄下血。

『**銅人**』

鍼入六分、灸三壮。

女子血瘕、按之如湯沃股内、少腹腫、陰挺出、丈夫癩疝、陰股痛、小便難、腹脇支満、癃閉、少気、洩利、四肢不挙、実即身熱、目眩痛、汗不出、眼䀮䀮、膝痛、筋瘈不可屈伸、発狂、衄血、喘呼、少腹痛、引喉咽。

又云、正膝屈、内外両筋間、宛宛中、又在膝曲横文頭。風労、失精、身体極痛、洩水、下利膿血、陰腫、䯒痛。可灸三壮、鍼入六分留十呼。

『**聚英**』

銅人鍼六分、留十呼、灸三壮。

癩疝、陰股痛、小便難、腹脇支満、癃閉、少気、洩利、四肢不挙、実則身目眩痛、汗不出、目䀮䀮、膝関痛、筋攣不可屈伸、発狂、衄血、下血、喘呼、小腹痛引咽喉、房労失精、身体極痛、洩水、下痢膿血、陰腫、陰茎痛、䯒腫、膝脛冷疼、女子血瘕、按之如湯浸股内、小腹腫、陰挺出、陰痒。

『**図翼**』

刺六分、留七呼、灸三壮。

癩疝、陰股痛、小便難、少気、泄痢膿血、腹脇支満、膝痛筋攣、四肢不挙、不可屈伸、風労、失精、身体極痛、膝脛冷、陰茎痛、実則身熱、目痛、汗不出、目䀮䀮、発狂、衄血、喘呼、痛引咽喉、女子陰挺出、少腹痛、陰痒、血瘕。

千金云、男子失精、膝脛冷疼、灸百壮。

席弘賦云、兼照海、陰交、更求気海、関元、同寫、治七疝、小腹痛、神効。


『**説約**』


鍼六分、灸三壮。

泄痢膿血、発狂、衄血、女子血瘕、これを按ずれば湯沃の如く、股内少腹腫れ、丈夫は㿗疝、陰股痛む、風労、失精、陰腫、䯒痛を治す。

意釈と解説

①精神錯乱状態が初期の場合は、曲泉を瀉法する。
②下痢や下血を病む。
③女性で下腹に瘀血がある人が冷えて腹筋が引きつるとき、曲泉を按圧すると大腿部内側が湯を流したように温かくなる。このような人は下腹が膨れたり、子宮脱になったりして痛む。また、月経時に陰部が腫れたり痒くなったりする。あるいは青色の帯下がある。逆に月経が来ない場合もある。このような人は不妊症で食欲がない。
④そのほか、小便が気持ちよく出ない、大腿部内側の肝経が引きつり痛む、目眩、膝関節痛、左右の脇下が引きつり痛む、鼻出血、精力減退、咽喉痛などにも曲泉を用いる。

現代の主治症と施術法

〈松元〉

鍼六分、留むること十呼、灸七壮。

流行性感冒に発汗の効あり。発狂、神経性心悸亢進症、大腿部内側の神経痛および痙攣麻痺、膝関節炎あるいは屈伸不能。赤痢、腸疝痛、痔疾、遺精、陰門掻痒、子宮充血、下腹腫脹し、これを按ずれば熱湯を以て股の内面を浸すが如きに効あり。


〈駒井〉

灸三壮、鍼六分。

腸潰瘍、眩暈、衄血、陰部股神経痛、痙攣、婦人陰部掻痒症、胸膜部痙攣、下肢神経痛、尿閉。


〈柳谷〉

内側大腿部の神経痛および痙攣、麻痺、膝関節炎、神経性心悸亢進症、腸疝痛、痔疾、遺精、腸神経痛、腸潰瘍、眩暈、衄血、陰部股神経痛、胸腹痙攣、尿閉、過房、淋疾。


〈岡部〉

膝関節炎、膝関節リウマチ、房事過度、下痢、血塊。


〈本間〉

子宮脱、陰嚢水腫、尿道炎、淋疾、視力減退、眩暈、神経衰弱、遺精、膝関節リウマチ、膝関節炎。


〈竹之内・濱添〉

鍼四分、灸七壮ないし十五壮。

肝疾患を主る。風邪に発汗の効あり。発狂、神経性心悸亢進症、腸疝痛、痔疾、遺精、陰門掻痒、月経不順、子宮充血、下腹部腫脹し圧せば下肢内側に響くものに効あり、膀胱炎、淋疾、腹膜炎、下肢内側疼痛、膝関節症。

〈代田〉

膝関節炎およびリウマチ。尿道炎、淋疾、膀胱炎、尿意頻数、尿道痛、腹膜炎、子宮内膜症。

〈中医学〉

直刺1～1・5寸、可灸。

月経不順、月経痛、白帯下、子宮脱、陰部掻痒症、産後の腹痛、遺精、インポテンツ、少腹部から性器にかけての痛み、排尿困難、頭痛、眩暈、うつ病で精神錯乱のあるもの、膝蓋の腫痛、下肢の痿証痺証。

〈深谷灸〉

陰嚢水腫、遺精の名穴（透熱灸十壮）、子宮脱、尿道炎、腰痛に透熱灸三壮。

〈森〉

足または大腿の方に向けて直刺10ミリ。

膝関節炎、婦人科疾患、肝機能障害、虫垂炎、膀胱炎、尿道炎、腹膜炎。

〈上地〉

膝の内側の一番高いところの真下から鼠径部に向けて皮下に沿わせて水平刺。

肝虚証は曲泉ではなかなか補いきれない。少し元気をつけるというような場合に使う。強力に補う場合は腎兪、大腸兪、小腸兪に深鍼の置鍼。

下腹が冷えて、腹が張ってゲップやオナラが出て苦しいのは、曲泉を下から上に向けて2～3ミリ刺入して鍼を留める。これを深鍼すると下腹の張り、子宮異常に効く。

丘墟でも股関節が開かないとき、中封と曲泉を使う。その場合は曲泉を先にする。陰の肝経を強くする。

鼠径部痛。婦人科からきた腰痛。風市あたりの痛み。

左の天枢の下のシコリのある女性は、腎か肝の瘀血。曲泉または水泉を使う。曲がり角の穴（四関）は内臓を支配する。血海あたりを押して痛い膝痛に、関節の中に寸6を打ち込む。膝痛ですべての治療して効果が出ない時は垂直に刺す。冷えのぼせて顔がカッカするとき。女性に多い。

〈首藤〉

超旋刺。

肝虚証に使用する。めまい、下腹痛、悪心、頭痛、腰痛、膝痛など応用は広い。

まとめ

①曲泉は、諸先生が記されているようにいろいろな疾患に効果があるが、証を間違えると逆効果になる。

②六十九難型で正邪つまり風邪によって肝虚になった場合は曲泉を補う。経の流れに従って5ミリ程度刺入し、気が至ればよしとする。

③六十九難型の虚邪つまり後から湿邪の場合は脈が沈、軟で涙が出やすい。このときは浅く補う。1ミリ程度刺入して気が至るまで待つ。

④七十五難型の肺虚肝実証は、通常は行間を瀉法するが、瘀血が多い場合は曲泉を用いる。瀉法は直刺または経の流れに逆らって10ミリほど刺す。鍼孔は閉じない。

⑤七十五難型の腎虚心実証は、大陵を瀉法してから曲泉を補う。刺入10ミリ。高血圧症に効く。

⑥八十一難型の脾虚肝実瘀血証のとき、大陵、太白を補った後で瀉法する。これは瘀血を目標としたもので、この治療がうまくできれば尿管結石、痔疾、瘀血による鬱、鼻出血、閉経、膀胱炎、尿道炎、淋疾、虫垂炎、慢性肝炎などに効く。瘀血があるから便秘がちであることを確かめる。

⑦八十一難型の心虚腎実証のときは、曲沢とともに曲泉を補う。慢性腎炎、ネフローゼ、慢性の膀胱炎などに効く。

⑧曲泉が膝関節痛に効くのは諸先生も記されているが、熱がある場合は刺絡してもよく、その後で知熱灸を用いる。

⑨曲泉に置鍼するのは肺積つまり慢性の肝実があるときのみで、それ以外だと逆効果になることがある。

⑩曲泉は一般に肝虚証の補穴として用いられるが、肝虚でも陰虚熱証のときに用いる。また、陰谷と同時に用いることがあるが、曲泉のみで腎の脈が出てくることがある。

⑪左関上の脈は軽按して感じるのがよいが、沈んで感じないことがある。このときは肝虚陽虚寒証か肝実瘀血証である。曲泉に刺鍼して脈が感じられるようになれば成功である。

299 陰包《いんぽう》

取穴

曲泉の直上にして、大腿骨内側踝の上四寸、縫工筋と薄筋の間に取る。

古法の主治症と施術法

『明堂』

刺入六分、灸三壮。

腰痛、少腹痛。

『甲乙経』

九巻・腎小腸受病、発腹脹、腰痛、引背少腹控睾第八に「腰痛、少腹痛」とある。

『千金方』

小腹痛。

『銅人』

鍼入六分、可灸三壮。

腰尻引少腹痛、遺溺不禁。

『聚英』

銅人鍼六分、灸三壮。下経七分。

腰尻引小腹痛、小便難、遺溺、婦人月水不調。

『図翼』

刺六分、灸三壮七壮。

腰尻引小腹痛、小便難、遺尿、月水不調。

『灸経』

灸七壮。

腰痛連小腹腫、小便不利、及月水不調也。

『説約』

鍼六分、灸三壮。

腰尻股内に引き、少腹痛むを治す。

意釈と解説

①陰包は、肝経の引きつりによる腰痛や下腹の痛みに用いる。この下腹の引きつりは冷えによる疝、つまり筋肉の引きつりである。
②そのほか、小便が出にくい、月経不順などにも用いる。

現代の主治症と施術法

〈松元〉

鍼七分、灸七壮。

便秘、遺尿、月経不順、下腹および腰臀部の痙攣、内股神経痛。

〈駒井〉

灸三壮、鍼六分。

腰臀部痙攣、腰神経痛、閉鎖神経痛、尿閉、月経不順。

〈岡部〉

婦人病、下腹部の冷え。

〈本間〉

月経不順、小便難、遺溺、腰や足の痛み、少腹痛、閉鎖神経痛。

〈竹之内・濱添〉

鍼七分ないし一寸、灸七壮ないし十五壮。

生殖器疾患を主る。月経不順、不妊症、子宮出血、卵巣炎、遺尿、下腹冷感症、下腹部疼痛、腹直筋痙攣、腰痛、腰部より腹部下肢にくる牽引疼痛、大腿部内側疼痛。

〈代田〉

膝関節痛、閉鎖神経痛。

〈中医学〉

直刺0・8～1寸、可灸。

月経不順、遺尿、排尿困難、腰部から仙骨にかけての痛みが少腹部に響く。

〈深谷灸〉

月経不順、尿閉、遺尿、夜尿症、下腹痛、閉鎖神経痛。

〈森〉

直刺10～20ミリ。

婦人科疾患。

〈上地〉

早産、流産の防止に効く。不妊症にも効く。重症には灸。

まとめ

肝虚、または、肝実で曲泉から上に触診していき、圧痛があれば用いる。曲泉の補助穴と考えればよい。鍼を用いるが、虚実に従い経の流れを考えて横刺する。

300 足五里《あしごり》

取穴

衝門の下三寸に取る。

古法の主治症と施術法

『明堂』

刺入六分、灸三壮（『医心方』は灸5壮、『外台』は2壮）。

少腹中満。熱閉不得溺。

『甲乙経』

九巻・三焦膀胱受病、発少腹腫、不得小便第九に「少腹中満、熱閉不得溺」とある。

十一巻・足太陰厥脈病、発溏泄、下痢第五に「病注下血」とある。

『千金方』

心下脹満而痛、上気。嗜臥、四肢不欲動揺。不嗜食、膝内廉内踝前痛、少気、身体重。

『銅人』

可灸五壮、鍼入六分。

腸中満、熱閉不得溺。

『聚英』

銅人鍼六分、灸五壮。

腸中満、熱閉不得溺、風労、嗜臥。

『図翼』

刺六分、灸五壮。

腸風熱閉不得溺、風労嗜臥、四肢不能挙。

『説約』

鍼六分、灸五壮。

風労嗜臥、腸中満、熱閉して溺するを得ざるを治す。

意釈と解説

下腹が張って熱をもって小便が気持ちよく出ない。また下痢して血便が出る。そのほか、過労によって四肢に力が入らなくなり、寝てばかりいるようなときにも足五里を用いる。

現代の主治症と施術法

〈松元〉

鍼五分、灸五壮。

発汗または催眠穴とす。慢性感冒、腸管閉塞に効あり。

〈駒井〉

灸五壮、鍼五分。

感冒、鼠径腺炎、膀胱麻痺、鼓脹、嗜眠、発汗。

〈岡部〉

小便不利、膀胱炎。

〈本間〉

膀胱炎、腎炎、腎臓結核。閉鎖神経痛、半身不随の筋硬直。

〈竹之内・濱添〉

鍼五分ないし一寸、灸五壮ないし十五壮。

発汗または催眠穴とする。月経不順、子宮出血、卵巣炎、遺尿、睾丸炎、陰茎痛、膣炎より腹部にくる牽引痛、腹部冷感、腹直筋痙攣、大腿内側疼痛、腸疝痛、胃痙攣。

〈代田〉

沢田流では大腿内側の中央部の動脈中に取るが、これで緑内障、網膜炎、動脈硬化症に効く。

〈中医学〉

直刺0・5~1寸、可灸。

少腹の張り痛み、尿閉、子宮脱、睾丸腫痛、すぐ横になりたがるもの、四肢の倦怠感、頸部の諸証。

〈深谷灸〉

尿閉。緑内障、黒内障の圧痛がでるところ。

〈森〉

直刺20ミリ。

膀胱炎。

まとめ

肝経が緊張（虚実ともにある）しているときに五里を用いると緩むが、部位が陰部に近いために遠慮する治療家が多いようである。しかし、肝虚証または肝実証で曲泉を用いても効果がないときはぜひとも使っていただきたい。

301 陰廉《いんれん》

取穴

衝門の下二寸に取る。足五里の上一寸にあたる。

古法の主治症と施術法

『明堂』

刺入八分、灸三壮。

婦人絶産、若未曾産。

『甲乙経』

十二巻・婦人雑病第十に「婦人絶産、若不曾生産」とある。

『千金方』

婦人絶産、若未曾生産。

『銅人』

可灸三壮、即有子。鍼入八分、留七呼。

婦人絶産、若未経生産者。

『聚英』

銅人鍼八分、留七呼、灸三壮。

婦人絶産、若未経生産者、灸三壮、即有子。

『図翼』

刺八分、留三呼、灸三壮。

婦人不妊、若経不調、未有孕者、灸三壮即有子。

『説約』

鍼八分、灸三壮。

婦人不妊を治す。

按ずるに入門に云う、羊矢二穴は気衝の外一寸に在り、又附す、素問、気府論に曰く、厥陰毛中の急脈各一。王冰註に云く、陰上両傍、相去ること二寸半、これを按じて指を隠すごとくにすれば堅然たり、甚だ按ずれば則ち痛み上下に引く、これ厥陰之大絡、即ち睾の系なり、灸すべし、鍼するべからず。疝瘕、小腹痛むを治す。

意釈と解説

不妊症に用いる。「灸三壮がよい」とあるが、単刺で深く刺して、肝経の引きつりを緩めるとよい。

現代の主治症と施術法

〈松元〉

鍼八分、留むること七呼、灸七壮。

下腹強張して大腿内側に牽引性疼痛を誘起するに効あり。不妊症。

〈駒井〉

灸三壮、鍼八分。

下腹疝痛、下腹緊張、不妊症、婦人病。

〈岡部〉

一切の婦人病、不妊症、流産しやすい人。

〈本間〉

婦人病、閉鎖神経痛、精系神経痛。

〈竹之内・濱添〉

鍼八分、留むること七呼、灸七壮ないし十五壮。

生殖器疾患を主る。不妊症には灸三壮で効ある。膀胱炎、腹部冷感、腹直筋痙攣、腸疝痛、胃痙攣、腰部より腹部にくる牽引痛、大腿内側疼痛。

〈代田〉

睾丸炎、精系神経痛、閉鎖神経痛。

〈中医学〉

直刺0・8～1寸、可灸。

月経不順、赤白帯下、少腹疼痛、股関節内側痛、下肢の痙攣・ひきつり。

〈深谷灸〉

婦人病、流産癖の妙穴（米粒大の灸三壮）、疝気、腰痛、睾丸炎（陽池と併用）、内鎖神経痛。陰廉、曲骨、気衝、横骨は婦人病四穴という。

〈森〉

直刺20ミリ。

膀胱炎。

まとめ

不妊症に効くというが、残念ながら経験がない。内股の付け根の肝経が痛むときに上に向けて少し深く単刺すると治る。

302 章門《しょうもん》

脾の募／一名長平／一名脇髎

取穴

側臥して下腿を屈し、上腕を挙げて、下肋部第十一肋骨前端の下際に取る。

浅部または深部にギョロギョロあり（柳谷）。

古法の主治症と施術法

『脈経』平三関病候并治宜第三、第十七条

寸口脈洪大、胸脇満、宜服生姜湯、白薇円、亦可紫菀湯下之、鍼上管、期門、章門。

『脈経』同、第二十二条

関脈緩、其人不欲食、此胃気不調、脾気不足、宜服平胃円、補脾湯、鍼章門補之。

『明堂』

刺入八分、留六呼、灸三壮。

腹中鳴盈然、食不化、脇痛不得臥、煩熱、口乾（『外台』は口乾燥）、不嗜食、胸脇支満、喘息而衝、膈嘔、心痛及傷飽、羸痩、腰痛不得反側、賁豚、腹腫、腰清脊強、四肢懈堕、善怒、咳、少気、鬱然不得息、厥逆、肩不挙、馬刀腫、身瞤、石水、胃脹（『医心方』にも『外台』にも身黄とある）。

『甲乙経』

七巻・六経受病、発傷寒熱病第一下に「熱病、先頭重額痛、煩悶、身熱、熱争則腰痛、不可以俛仰、胸満、両頷痛、甚善泄、飢不欲食、善噫、熱中、足清、腹脹、食不化、善嘔、泄有膿血、若嘔無所出、先取三里、後取太白、章門主之」とある。

八巻・経絡受病入腸胃五蔵積、発伏梁、息賁、肥気、痞気、奔豚第二に「奔豚、腹脹腫」とある。

八巻・五蔵六府脹第三に「胃脹者、中脘主之、亦取章門」とある。

八巻・水膚脹、鼓脹、腸覃、石瘕第四に「石水、章門及然谷主之」とある。

九巻・脾胃大腸受病、発腹脹満、腸中鳴、短気第七に「腹中腸鳴盈盈然、食不化、脇痛不得臥、煩熱中不嗜食、胸脇榰満、喘息而衝膈、嘔、心痛及傷飽、身黄、疾骨、羸痩」とある。

九巻・腎小腸受病、発腹脹、腰痛引背、少腹控睾第八に「腰痛、不得転側」とある。

十巻・水漿不消、発飲第六に「腰清脊強、四肢懈堕、善怒、咳少気、鬱然不得息、厥逆、肩不可挙、馬刀瘻、身瞤」とある。

十一巻・寒気客於経絡之中、発癰疽、風成、発厲、浸淫第九下に「馬刀腫瘻、掖門、章門、支溝主之」とある。

『千金方』

胸中満。口乾。脇痛不得臥、胸脇支満。胸満、嘔無所出。心痛而嘔。腹脹満不得息。腸鳴盈盈然。寒中洞泄不化。腸鳴、臚脹、泄注。身瞤、石水、身腫。食飲不化、入腹還出、熱中、不嗜食、苦呑而聞食臭、傷飽、身黄酸疼、羸痩。吐食。奔豚上気。四肢懈堕、喜怒。馬刀腫瘻。漏。咳逆。

『千金翼方』

積聚満痛、灸脾募百壮。吐変不下食。奔豚、腹腫。虚労尿血。

『銅人』

可灸百壮、鍼入六分、忌如常法。

腸鳴盈盈然、食不化、脇痛不得臥、煩熱、口乾、不嗜食、胸脇支満、喘息、心痛、腰痛不得転側、傷飽、身黄、羸痩、賁豚、腹腫、脊強、四肢懈堕、善恐、少気、厥逆、肩臂不挙。

『聚英』

銅人鍼六分、灸百壮。明堂日七壮、止五百壮。素註鍼八分、留六呼、灸三壮。

腸鳴盈盈然、食不化、脇痛不得臥、煩熱、口乾、不嗜食、胸脇痛支満、喘息、心痛而嘔吐逆、飲食却出、腰痛不得転側、腰脊冷疼、溺多白濁、傷飽、身黄痩、賁豚、積聚、腹腫如鼓、脊強、四肢懈堕、善恐、少気、厥逆、肩臂不挙。

東垣曰、気在於腸胃者、取之太陰陽明、不下取三里、章門、中脘。

魏士珪妻徐、病疝、自臍下上至於心背、脹満、嘔吐、煩悶、不進飲食、

滑伯仁曰、此寒在下焦、為灸章門、気海。

『図翼』

刺六分、留六呼、灸三壮。一云百壮。

両脇積気如卵石、膨脹腸鳴、食不化、胸脇痛、煩熱支満、嘔吐、咳喘不得臥、腰脊冷痛、不得転側、肩臂不挙、傷飽、身黄痩弱、泄瀉、四肢懈堕、善恐、少気、厥逆。

難疏曰、蔵会季肋、蔵病治此。

千金云、奔豚、積聚、堅満脹痛、吐逆不下食、腰脊冷疼、小便白濁、灸脾募百壮、三報之。又治狂走、癲癇、灸三十壮。又尿血灸百壮。又治石水、灸然谷、気衝、四満、章門。

百證賦云、治胸脇支満。一伝、治久瀉不止、痞塊脹疼。

『灸経』

灸七壮。

腸鳴盈盈然、食飲不化、脇痛不得臥、煩熱、口乾、不嗜食、胸脇支満、腰背脇間痛、不可転側、身黄、羸痩、四肢怠倦、腹中膨脹、両脇積気、如卵石也。

『**説約**』

鍼六分、灸三壮。百壮に至る。

胸脇支満、腸鳴食化せず、嘔吐して臥するを得ず、厥逆、脊強り、四肢懈惰、身黄、少気、洞泄、狐疝、小児癇瘈、吐乳を治す。千金に尿血に灸すること百壮、効あり。

『**鍼灸則**』

胸脇支満、痞気、食積、瘧疾、泄痢、疝痛。

意釈と解説

①傷寒による熱病で最初に頭が重くなり、額が痛んで悶え苦しむ。この熱が心熱になると、陰気と熱がせめぎ合うために腰が痛んで前後屈ができず、胸が満ち張り、両頷が痛くなって、よく下痢する。また、空腹になっても食欲がなく、噫気が出て、脚が冷え、腹が張り、食べた物が消化せず、吐き気がして、膿血便を下痢する。

②腎積である奔豚気によって下腹が張り、膨れる。

③脾胃と大腸の働きが弱くなったために腹がいっぱいに膨れて張り、腸鳴して食欲がなく、脇腹が痛んで横に寝られない。また、腹の中には熱があるために胸脇部が張り苦しく、ゼエゼエと喘いで気が膈にまで突き上がる。そのために吐き気、心痛などが起こる。これはもともと食べ過ぎたためで黄疸が出て、深い部分にまで熱がこもるために痩せてくる。

④腰痛で寝返りできない。

⑤水分の消化吸収が悪いために痰飲病になり、腰が冷えて背部が強ばり、手足が重だるくて力が入らなくなり、よく怒る。また、痰飲が多いと咳が出て呼吸が浅くなり、気分は憂鬱になり呼吸も苦しくなる。また、足から冷え上がり、肩が痛くて挙げにくくなったり、頸部のリンパ腺が腫れたり、身体がブルブル震える。

そのほかに血尿、下痢、小児の引きつけや吐乳などにも用いる。さらに、次のように組み合わせても使う。

⑥頸部のリンパ腺が腫れた場合は、液門、章門、支溝を用いる。

⑦胃脹病で腹満、胃脘痛、焦臭を嗅いで食欲がなくなり、便秘するときは、中脘と章門を用いる。

⑧石水病で脈が沈んで腹満があるときは、章門と然谷を用いる。

現代の主治症と施術法

〈**松元**〉

鍼六分ないし八分、留むること六呼、灸七壮ないし百壮。

肺結核に灸すること五百壮という。肋膜炎、気管支炎、神経性心悸亢進症、嘔吐不食、消化不良、腸疝痛、腸雷鳴、鼓脹、腸カタル、膀胱カタル、血尿に灸百壮、腹直筋痙攣、肋間神経痛、腰痛、四肢不随、背部悪寒、神経衰弱、舞踏病、人事不省。小児の発育不全、吐乳、清便に灸して効あり、角弓反張に鍼して妙なり。

〈**駒井**〉

灸五壮、鍼三分。

〈**柳谷**〉

胃痛、胆石痛、黄疸、腰痛。

肺結核、肋膜炎、気管支炎、神経性心悸亢進、喘息、消化不良、嘔吐、腸疝痛、腸カタル、腸雷鳴、直腹筋痙攣、腹膜炎、鼓脹、子宮痙攣、胸腹筋痙攣、肋間神経痛、腰椎神経痛、脊背神経痛、黄疸、血尿、膀胱カタル。

〈岡部〉

腹鳴、食化せず、胸腹痛み臥すことを得ない、煩熱、口が渇き不食、喘息、心痛、食傷、嘔吐、腰背が冷えて痛む、腹腫、背が強ばる、肩臂が上がらない、手足倦怠、足冷え逆上する。

〈本間〉

子宮痙攣、肋間神経痛、胃痙攣、腸疝痛、腸雷鳴、腹膜炎、食欲不振、四肢倦怠感、半身不随。

〈竹之内・濱添〉

鍼六分ないし八分、留むること六呼、灸七壮ないし百壮。

消化器疾患を主る。胃腸疾患、肝胆疾患、腎疾患、腹水、黄疸、膵臓疾患、腹痛、腹直筋痙攣、吐乳、清便、全身性貧血、血液疾患、心悸亢進、喘息、胸膜炎、肋間神経痛、神経衰弱、人事不省、角弓反張、慢性病、五臓の病。

〈代田〉

脾臓疾患を主る。胃下垂症、胃痛、肝臓肥大、脾臓肥大、腹水を治するに特効がある。腹膜炎、脇痛、肋間神経痛。

〈中医学〉

直刺0・5～0・8寸、可灸。

腹痛、腹脹、腸鳴、下痢、嘔吐、神経疲労、四肢の脱力感、体の痙攣、胸部と脇の痛み、黄疸、腹部腫塊、小児の消化不良、腰部脊柱痛。

〈深谷灸〉

子宮痙攣、肋間神経痛、胸痛、胃痙攣、食欲不振、四肢倦怠、腹膜炎、中風に必要穴。寝言に灸七壮。神経性嘔吐、消化不良。

〈森〉

やや上方、胸廓内に向けて15～25ミリ。

膵臓炎、糖尿病。

〈上地〉

慢性の下痢に灸。

〈首藤〉

超旋刺。

右は肝、胆、左は胃、膵など。脾経の変動があって上腹部痛があれば、これをとることがある。

まとめ

脾が虚しても、通常は胃腸の病症が主である。しかし、脾が虚して胃腸も虚し、なお、痰飲が停滞している状態になると章門を使わないと効果がない。言い換えると、脾虚陽虚寒証で痰飲の停滞がある状態である。このようなときの必須病症は、四肢や全身の倦怠感、慢性的な下痢、慢性的な食欲不振、食後に眠くなる、などである。脈は弱になる。あるいは大で虚になる。このような状態のときに章門を用いると、諸先生が記されているような病症に効果がある。章門の透熱灸は証が合わないと熱く感じるが、脾胃が虚して衰弱しているとあまり熱くない。

303 期門《きもん》

肝の募

取穴

第九肋軟骨付着部の下際にして、乳頭線上に取る。

古法の主治症と施術法

『傷寒論』弁太陽病脈証併治中第六

傷寒、腹満、譫語、寸口脈浮而緊、此肝乗脾也、名曰縦、刺期門(八十三条)。

傷寒発熱、濇濇悪寒、大渇欲飲水、其腹必満、自汗出、小便利、其病欲解、此肝乗肺也、名曰横、刺期門(八十四条)。

『傷寒論』弁太陽病脈証併治下第七

太陽与少陽併病、頭項強痛、或眩冒、時如結胸、心下痞硬者、当刺大椎第一間、肺兪、肝兪、慎不可発汗、発汗則譫語、脈弦五六日、譫語不止当刺期門(十五条)。

婦人中風、発熱悪寒、経水適来、得之七八日、熱除而脈遅身涼、胸脇下満、如結胸状譫語者、此為熱入血室也、当刺期門、随其実而寫之(十六条)。

『傷寒論』弁陽明病脈証併治第八

陽明病、下血譫語者、此為熱入血室、但頭汗出者、刺期門、随其実而寫之、濈然汗出則愈(四十条)。

『脈経』平三関病候并治宜第三、第七条

寸口脈弦、心下愊愊、微頭痛、心下有水気、宜服甘遂円、鍼期門瀉之。

『脈経』同、第十七条

寸口脈洪大、胸脇満、宜服生姜湯、白薇円、亦可紫菀湯下之、鍼上管、期門、章門。

『明堂』

刺入四分、灸五壮。

婦人産餘疾、食飲不下、胸脇支満、目眩、足寒(『外台』は小便難と続く)、心切痛、善噫、聞酸臭、脹痺(『外台』は痿痺)、腹満、少腹尤大、息賁、脇下気上下、胸中有熱、目青而嘔、霍乱、泄痢、瘧、腹大堅下得息(校正ミス、不得息が正しい)、咳、脇下積聚、喘逆、臥不安席、時寒熱、心下大堅、賁豚上下、瘖不能言、(『外台』は別に癃遺溺、鼠鼷痛、小便難而白とある)。

『甲乙経』

七巻・太陽中風感於寒湿、発痓第四に「痓、腹大堅、不得息」とある。

八巻・五蔵伝病、発寒熱第一下に「咳、脇下積聚、喘逆、臥不安席、時寒熱」とある。

八巻・経絡受病入腸胃五蔵積、発伏梁、息賁、肥気、痞気、奔豚第二に「心下大堅、肓兪、期門及中脘主之」とある。

八巻・同に「奔豚上下」とある。

九巻・肝受病及衛気留積、発胸脇満痛第四に「傷食、脇下満、不能転展反側、目青而嘔」とある。

十一巻・気乱於腸胃、発霍乱吐下第四に「霍乱、泄注」とある。

十二巻・寒気客於厭、発瘖不得言第二に「瘖不能言」とある。

十二巻・婦人雑病第十に「婦人産余疾、食飲不下、胸脇楮満、眩目、足寒、心切痛、善噫、聞酸臭、脹痺、腹満、少腹尤大」とある。


『千金方』

霍乱泄注。胸脇支満。目青而嘔。脇中熱、息賁、脇下気上。胸中痛。心痛短気。噫酸。腹大堅、不得息、脹痺満、小腹尤大。小腹満、小便難、陰下縦。咳逆上気、喘逆、臥不安席、咳、脇下積聚。産余疾、食飲不下、奔豚上下、傷食、腹満。脇下脹、心切痛、喜噫酸。

『千金翼方』

心煩、短気。心痛、驚狂満。

『銅人』


鍼入四分、可灸五壮。

胸中煩熱、賁豚上下、目青而嘔、霍乱洩利、腹堅硬大、喘不得安臥、脇下積気、女子産余疾、食飲不下、胸脇支満、心中切痛、善噫、若傷寒過経不解、当鍼期門、使経不伝。


『聚英』


銅人鍼四分、灸五壮。

胸中煩熱、賁豚上下、目青而嘔、霍乱洩利、腹堅硬大、喘不得安臥、脇下積気、傷寒心切痛、喜嘔酸、食飲不下、食後吐水、胸脇痛支満、男子婦人、血結胸満、面赤、大燥口乾、消渇、胸中痛不可忍、傷寒過経不解、熱入血室、男子則由陽明、而傷下血、譫語、婦人月水適来、邪乗虚而入、及産後余疾。


『図翼』


刺四分、灸五壮、七壮。

傷寒胸中煩熱、奔豚上下、目青而嘔、霍乱瀉痢、腹鞕、胸脇積痛支満、嘔酸、善噫、食不下、喘不得臥。

一婦人患傷寒、熱入血室、医者不識、許学士曰、小柴胡湯已遅、当刺期門、予不能鍼、謂善鍼者、鍼之如言而愈。

千金云、主奔豚、灸百壮、上気咳逆、胸満痛徹胸背、灸巨闕、期門、各五十壮。

玉龍賦云、兼大敦、能治堅痃、疝気。

席弘賦云、期門穴、主傷寒患六日、過経、猶未汗、但向乳根二肋間、又治婦人、坐産難。

百證賦云、兼温溜、治傷寒項強。

通玄賦云、期門、退胸満、血膨而可止。

天星秘訣云、兼三里、治傷寒過経不出汗。

捷径云、治産後噎。


『説約』


鍼四分、灸五壮。

婦人、傷寒、経を過ぎて解せざれば、期門に針して経をして伝えざらしむべし。

胸中煩熱、奔豚上下、霍乱泄利、腹堅硬、喘して臥するを得ず、脇下積気、産後の余疾、飲食下らず、胸脇支満、心中切痛を治す。

意釈と解説

①月経中に発熱したり、発熱しているときに急に月経が始まったりすると、熱が血室、つまり、肝経から子宮にかけて内攻する。熱

が血室に入ると腹が張り、頭項強痛し、心下が硬くなって胸が苦しくなり、便秘して食欲がなくなり、とりとめもないことをしゃべったりする。このようなときは、脾虚肝実熱証だから、期門を瀉法する。湯液では小柴胡湯証である。

②痙病で腹が膨れて硬くなり息苦しい。

③肝経に熱が入ると、肺が熱を受けるので、咳が出て脇下が硬くなり、のぼせてゼエゼエ喘いで寝ていられなくなる。もちろん、寒熱の往来がある。

④奔豚気病になると、下腹から心下に気が突き上がってきて、動悸がする。

⑤食べ過ぎたために脇下が張り苦しくなり、寝返りもできず、目が青くなって吐き気がする。

⑥胃腸が弱ると、嘔吐下痢して、頭痛がすると霍乱病になる。

⑦冷えて急に声が出なくなる。

⑧産後に食欲がなくなり、胸脇部が詰まって張り、目眩がし、足が冷え、胸が痛み、下腹が張るようになる。

以上のような状態のときに期門を用いる。

現代の主治症と施術法

〈松元〉

鍼四分、灸七壮。

肝臓病を主る。胆嚢炎、黄疸、喘息、心外膜炎、肋間神経痛、嚥下困難、胃酸過多症、アジアコレラ、直腹筋硬直、腸チフスの解熱作用、婦人の消渇（膀胱炎のこと）、子宮内膜炎、月経不順、産後の余病、産褥熱。

〈駒井〉

灸五壮、鍼四分。

肺炎、肋膜炎、腎臓炎、喘息、胃弱、吐瀉、慢性腹膜炎、肝臓疾患。

〈岡部〉

煩熱、肝疾患、胃疾患、泄痢、喘して坐臥することができない、傷寒、心切痛、婦人の血の道症、発熱悪寒し口が大いに渇き腹満ち自汗するもの。

〈本間〉

月経不順、子宮内膜症、肝臓病、胆嚢炎、胆石疝痛、糖尿病、肋膜炎、神経衰弱。しゃっくりのときは上方に向けて刺鍼。

〈竹之内・濱添〉

鍼三分、灸七壮。

肝疾患を主る。胆嚢疾患、黄疸、嚥下困難、胃酸過多症、胃弱、便秘、下痢、腸疝痛、喘息、気管支炎、心悸亢進、狭心症、胸膜炎、肋間神経痛、腹直筋痙攣、糖尿病、子宮内膜症、月経不順、解熱、神経衰弱、ノイローゼ。

〈代田〉

肝臓疾患を主る。肝肥大症、肝硬変症、肝炎、肝機能障害、胆石症、肋膜炎、肋間神経痛。

〈中医学〉

斜刺0・5〜0・8寸、可灸。

胸部・脇の膨満感と疼痛、嘔吐、しゃっくり、胃液胆汁の食道・口腔内への逆流、腹脹、下痢、飢餓感はあるが食べられない、胸中の熱、喘咳、下腹が咽喉にかけて気が突き上がるもの、寒熱往来のある熱病、傷寒の病が血室に入ったもの。

〈深谷灸〉

胆石疝痛、胆嚢炎、月経不順、子宮内膜炎。

〈森〉

肋骨の下縁から胸廓内に向けて斜刺をする。深さは20～30ミリ。表面に圧痛があるときは皮下刺法とする。

肝臓肥大、肝機能障害、胆嚢炎、胆石疝痛、十二指腸潰瘍。

〈上地〉

ある種の肝に効く。肝臓の病には手足の穴と兪穴を使って治療する。

〈首藤〉

超旋刺。

右側は肝臓疾患。肝経の変動あるときに使用する。しかも内臓疾患のある場所は特によい。

まとめ

①期門は、脾虚肝実熱証、脾虚肝実瘀血証、肺虚肝実熱証、肺虚肝実瘀血証などに瀉法として用いられる。

②先に記したように、月経と絡んで発熱しているときは、期門を瀉法する。

③胸脇部、つまり、肝経に熱がこもったときは肺も熱を受けるので咳や喘息になりやすい。そのときも期門を瀉法する。

④右の脇下硬は肺積というが、これは瘀血である。脇下硬ができる原因は肝胆疾患、交通事故、飲酒過多、腹が立っても我慢するなどである。このとき熱はないが瀉法する。

⑤慢性の肝臓疾患や胆嚢疾患（主に胆石）に透熱灸を用いることもあるが、このときは100壮以上になる。

⑥産後に精神錯乱したときに用いる。もちろん、瀉法である。

13
督脈

304 長強《ちょうきょう》

督脈の別絡／一名橛骨・窮骨・骶骨

取穴

側臥して、尾骨下端と肛門の間に取る。

尾閭骨尖端、回気穴に至る後にギョロギョロあり（柳谷）。

古法の主治症と施術法

『素問』骨空論第六十

灸寒熱之法、先灸項大椎、以年為壮数、次灸橛骨、以年為壮数。

『霊枢』経脈第十

督脈之別、名曰長強～実則脊強、虚則頭重、高揺之、挟脊之有過者、取之所別也。

『霊枢』癲狂第二十二

癲疾～灸窮骨二十壮、窮骨者骶骨（長強）也。

『明堂』

刺入三分、留七呼、灸三壮。

腰痛上実則脊急強、癲疾発如狂者、面皮敦敦厚不治、虚則頭重、洞泄、癃、痔、大小便難、腰尻重、難起居、寒熱、痓（『外台』は反折と続く）、心痛、形気短（『外台』は心痛気短）、尻脽清、小便黄閉、小児癇、瘈瘲、脊強、互相引。

『医心方』

刺入二分、留七呼、灸三壮。

腰痛上寒、実則脊急強、癲疾、頭重、洞洩、癃、痔、大小便難、心痛、短気、尻脽清、痓。

『甲乙経』

七巻・太陽中風感於寒湿、発痓第四に「痓、反折、心痛、形気短、尻脽濇、小便黄閉」とある。

八巻・五蔵伝病、発寒熱第一下に「寒熱」とある。

九巻・腎小腸受病、発腹脹、腰痛引背少腹控睾第八に「腰痛、上寒取足太陽陽明、痛上熱取足厥陰、不可以俛仰取足少陽、中熱而喘取足少陰、郄中血絡、腰痛上寒、実則脊急強、長強主之」とある。

九巻・同に「腰痛怏怏不可以俛仰、腰以下至足不仁、入脊腰背寒、次髎主之、先取缺盆、後取、尾骶与八髎」とある。

十一巻・陽厥大驚、発狂癇第二に「狂而新発、未応如此者、先取曲泉左右動脈、及盛者、見血立頃已、不已以法取之、灸骶骨二十壮、骶骨者尾屈也」とある。

十一巻・同に「癲疾者、常与之居、察其所当之処、病至視之、有過者即寫之、置其血於瓢壷之中、至其発時、血独動矣、不動灸窮骨三十壮（『霊枢』は20壮）窮骨者尾骶也」とある。

十一巻・同に「癲疾発如狂走者、面赤厚敦敦不治、虚則頭重、洞泄、淋癃、大小便難、腰尻重、難起居」とある。

十二巻・小児雑病第十一に「小児癇痓、嘔吐、泄注、驚恐、失精、瞻視不明、眵矒、瘈脈及長強主之」とある。

十二巻・同に「小児驚癇、瘈瘲、脊強、互相引」とある。

『千金方』

狂而新発、未応如此者、先取曲泉左右動脈、及盛者、見血立頃、不已以法取之、灸骶骨二十壮。小児驚癇、瘈瘲、多吐、泄注、驚恐、失精、視瞻不明、眵䁾。心痛、短気。大小便難、淋癃。腰脊急強。腰痛。癲疾発如狂、面皮敦敦者不治。赤白下痢。五痔便血失屎。病寒冷脱肛。頭重洞泄。寒熱痙反折。

『銅人』

鍼入三分、揷鍼、以大痛為度、其穴、趺地取之乃得、灸亦得、然不及鍼、日灸三十壮、至二百壮止、此痔根本是冷、慎冷食、房労。

甲乙経云、鍼入二寸、留七呼。

腸風下血、五種痔疳、蝕下部匿。

『聚英』

銅人鍼三分、転鍼、以大痛為度、灸不及鍼、日灸三十壮、止二百壮。此痔根本、甲乙鍼二分、留七呼。明堂灸五壮。

腸風下血、久痔瘻、腰脊痛、狂病、大小便難、頭重、洞泄、五淋、疳蝕下部慝、小児顖陥、驚癇瘈瘲、嘔血、驚恐失精、瞻視不正、実則脊強瀉之、虚則頭腫補之。

『図翼』

刺二分、留七呼、灸三壮。甲乙経曰、刺三分。一云、日灸三十壮、至二百壮止。忌冷食、房労。

腰脊強急、不可俛仰、狂病、大小便難、腸風下血、五痔、五淋、下部疳蝕、洞泄、失精、嘔血、小児顖陥、驚癇瘈瘲、脱肛、瀉血、此穴為五痔之本。

一経験、治少年注、夏羸痩、灸此最効。

千金翼云、赤白下痢、灸窮骨頭百壮、多多惟佳。又下漏五痔、疳蟲食下部、刺三分、伏地取之、以大痛為度。灸亦良、日三十壮、至七日止、但不及鍼。又灸尾翠骨七壮、治脱肛、神良。千金作亀尾、即窮骨也。

玉龍賦云、兼承山、灸痔最妙。

席弘賦云、連大杼行鍼、治小腸気痛。又云、小児脱肛、患多時、先灸百会、後長強。

百證賦云、兼百会穴、専治脱肛。又云、刺長強与承山、善主腸風新下血。

霊光賦云、百会、亀尾、治痢疾。

天星秘訣云、兼大敦、治小腸疝気。

『灸経』

灸五壮。

腰脊急強、不可俛仰、癲狂病、大小便難、洞泄不禁、五淋、久痔、小児驚癇病。

『説約』

鍼三分、灸三壮より百壮に至る。

脊強ばり、便難く、五痔、五淋、疳蝕、洞泄、小児顖陥、脱肛、驚癇を治す。

意釈と解説

①痙病で引きつけ、心痛が発して呼吸が促迫し、殿部が腫れて冷えて、小便が黄色で少ない。

②内臓の病で悪寒、発熱する。

③腰痛で上半身が冷える場合は、足の太陽経と陽明経を治療す

る。痛みがあって上半身が熱する場合は、足の厥陰経を治療する。前屈や後屈ができないときは、足の少陽経を治療する。中焦に熱があるためにゼエゼエと喘ぐ場合は、足の少陰経を治療するとともに郄穴を刺絡する。腰が痛んで督脈が冷えて強ばり引きつる場合は、長強を治療する。

④腰が痛み、押さえつけられたように感じ、腰から足まで知覚麻痺を発し、腰から背部全体が冷えるときは、次髎を治療する。先に欠盆を用い、その後で長強や八髎を用いる。

⑤精神錯乱が初期の場合は曲泉を用いるが、長強に灸20壮を用いるのもよい。

⑥癲癇を治療する医師は、常に患者と起居をともにし、いずれの穴を治療するか観察しなければならない。発作を起こしたら病んでいる経脈を瀉法して出血させ、その血を瓢箪の中に入れて観察する。もし病が発すると、瓢箪に入れた血が動く。もし動かなければ、長強に灸をするのがよい。

⑦癲癇発作を起こして精神に異常がある者で、顔面の皮膚が分厚い者は治らない。もし虚して、頭重、下痢、小便が淋瀝したり、大小便が出にくく、腰から殿部にかけて重だるくて寝起きが不自由な場合は、長強を用いる。

⑧小児が引きつけて嘔吐、下痢して驚き恐れ、精を漏らし、目をしっかり開けて人を見ることができず、目やにが出る場合は、瘈脈と長強を用いる。また、小児が引きつけて背筋が強ばる場合も、長強を用いる。

⑨そのほか、痔疾、下血などにも長強を用いる。

現代の主治症と施術法

〈**松元**〉

鍼三分、留むること七呼、鍼を転じて大いに痛むを以て度となす。灸三十壮ないし二百壮、痔の根本なり。

慢性淋病、痔疾、痔瘻、痔血、脱肛、腰痛、肝の分泌増進により胆汁を下痢し、あるいは俄然発狂し、高木に登りて歌い衣を棄てて走るなどの症に効あり。そのほか、小児の慢性搐搦および顖門陥没を治すという。

〈**駒井**〉

灸五壮、鍼三分。

痔の主治穴。そのほか、腰部神経痛、腸出血、生殖器病。

〈**柳谷**〉

慢性淋疾および痔疾、小児の搐搦、驚癇、癲狂病、腸出血、小児夜尿、顖陥、腰神経痛、勃起不全、肩甲間部の異常、腰部強急して俛仰可ならざるによし、大小便難、下痢、脱肛、実すれば脊強、虚すれば頭重高揺。

〈**岡部**〉

痔疾、頭重、便秘、下血。

〈**本間**〉

急性慢性の淋病、遺精、痔痛、脱肛。脳出血、腰痛、小児引きつけ。大便や小便の失禁。

〈**竹之内・濱添**〉

鍼三分、留むること七呼、鍼を転じ、大いに痛むをもって度とする。灸三壮ないし二百壮。一説に禁灸。

痔疾患を主る。脱肛、便秘、淋疾、膀胱炎、生殖器疾患、子宮後屈、腰痛、坐骨神経痛、脊髄疾患、全身痙攣、角弓反張、頭痛、脳充血、脳貧血、癲癇、狂疾、頸項部疼痛、顖門陥没。

〈代田〉

痔核、痔瘻、脱肛、精神病の発作時、癲癇。

〈中医学〉

斜刺。鍼先を上に向けて、仙骨に平行に0・5～1寸刺入する。感染を防ぐために直腸を穿刺してはならない。不灸。

下痢、赤白痢、便秘、血便、痔疾、うつ病で精神錯乱するもの、癲癇、小児のひきつけ、角弓反張、尿閉および淋症、陰部が湿り掻痒感があるもの、腰部脊柱、仙骨部の疼痛。

〈深谷灸〉

痔核、痔瘻、脱肛、てんかん、小児のひきつけ。遺精には灸五壮。

〈森〉

尾骨端より尾骨の内側に向けて斜刺15～30ミリ。

痔疾、遺精。

〈上地〉

腰痛。曲げるとある角度で痛い腰痛は尻、仙骨の故障。長強の脇から仙骨部を刺し上げる。背骨の故障は督脈でとるが、長強で背骨が治ったり、鬱血が取れたりする。背中を刺し下ろしと長強の刺し上げと両方必要。必要に応じて大椎、膻中の灸もよい。

任脈の故障。衝脈（長強）は任脈と同じ子宮から出ているので、婦人科疾患に威力を発揮する。痔は両側を刺し上げる。背骨の下端にあるので井穴と同じ使い方がある。下から上向けて刺す。

まとめ

諸先生が記されている主治症以外に、前立腺肥大や前立腺炎に効く。灸頭鍼がよい。

305 腰兪 ようゆ

一名背解・髄孔・髄空・腰柱・腰戸

取穴

伏臥して、尾骨先端から上に押していくと、仙骨管裂孔の陥凹に触れる。その中央に取る。

古法の主治症と施術法

『素問』刺腰痛論第四十一

腰痛、引少腹控眇、不可以仰、刺腰尻交者、両髁胂上、以月生死為痏数、発鍼立已、左取右、右取左。

『素問』水熱穴論第六十一

雲門、髃骨、委中、髄空、此八者、以寫四肢之熱也。

『素問』繆刺論第六十三

邪客於足太陰之絡、令人腰痛、引少腹控眇、不可以仰息、刺腰尻之解、両胂之上、是腰俞。

『**明堂**』

刺入三分、留七呼、灸三壮。

腰痛引少腹控眇、腰以下至足清不仁、不可以坐起、尻不挙、寒熱、脊強、汗不出、乳子下赤白。

『**甲乙経**』

八巻・五蔵伝病、発寒熱第一下に「寒熱」とある。

十巻・陰受病、発痺第一下に「腰已下至足清不仁、不可以起坐、尻不挙」とある。

十二巻・婦人雑病第十に「乳子下赤白」とある。

『**千金方**』

腰脊急強。腰痛。足不仁。月閉、溺赤、脊強互引反折、汗不出。

『**外台**』

灸三壮。

腰痛引少腹控眇、不可俛仰、以月死生、数発鍼、在左取右、右取左、立已。腰以下至足清不仁、不可以坐起、尻不挙、寒熱、女子閉溺、脊強互引反折、汗不出、乳子下赤白。

『**銅人**』

鍼入八分、留三呼、寫五吸、可灸七壮、至七七壮、慎房労、挙重強力、甲乙経云、鍼入二寸、留七呼、可灸七七壮。

腰髖疼、腰脊強、不得廻転、温瘧、痎瘧。

『**聚英**』

銅人鍼八分、留三呼、瀉五吸、灸七壮、至七七壮。甲乙鍼二分、留七呼、灸七壮、忌房労、挙重強力。明堂灸三壮。下経灸五壮。素註鍼一分又云二寸。

腰髖腰脊痛、不得俛仰、温瘧汗不出、足清不仁、傷寒四肢熱不已、婦人月水閉、溺赤。

『**図翼**』

刺二分、留七呼、灸五壮。一曰刺五分、灸七七壮。

腰脊重痛、不得俛仰挙動、腰以下至足、冷痺不仁、強急不能坐臥、灸随年壮。温瘧汗不出、婦人経閉、溺赤、灸後、忌房労強力。

千金云、腰卒痛、去窮骨上一寸、灸七壮者即此。

席弘賦云、兼環跳、焼鍼、治冷風、冷痺。

『**灸経**』

灸五壮。

腰疼不能久立、腰已下至足冷不仁、坐臥難、腰脊強急、不可俛仰、腰重如石、難挙動。

『**説約**』

鍼五分、灸五壮。

腰痛、婦人経閉を治す。

意釈と解説

①瘧病で悪寒、発熱する。

②腰から足まで冷えて起き伏しが自由にできない。お尻が上がらない。つまり腰痛があり、腰が重い。

③乳児の下痢。

④腰俞は、以上のような状態のときに用いるが、これ以外に閉経にも用いる。

現代の主治症と施術法

〈松元〉

鍼三分ないし八分、留むること二呼ないし七呼、瀉五吸、灸七壮ないし七七壮。

熱病四肢熱し、また間歇熱に発汗の効あり。腰痛、淋病、痔疾、下肢冷却、閉経、子宮疾患。

〈駒井〉

灸七壮、鍼八分。

腰背神経痛、下肢麻痺、月経閉止、膀胱・子宮病、淋疾、痔疾。

〈岡部〉

腰背部の痛み、婦人科疾患、足の痺れ。

〈本間〉

婦人病、月経閉止、痔疾、膀胱炎、足腰の神経痛、腰の筋肉弛緩。

〈竹之内・濱添〉

鍼三分ないし八分、留むること三呼ないし七呼、瀉五吸、灸七壮ないし七七壮。

腰痛を主る。痔疾患、月経閉止、子宮疾患、膀胱疾患、頸項部疼痛、脳充血、癲癇、頭痛、脊髄疾患、角弓反張。

〈代田〉

腰痛、腰部諸筋の強直、腰部冷感、夜尿症、痔疾、膀胱麻痺。

〈中医学〉

鍼尖を上に向けて斜刺0・5～1寸、可灸。

腰部・脊柱のこわばり痛み、下痢、便秘、痔疾、脱肛、血便、癲癇、尿が渋り濁るもの、月経不順、下肢の痺証痿証。

〈深谷灸〉

腰痛、腰の強ばり、膀胱麻痺、腰部冷感、腰部諸筋の強直、痔疾。

〈森〉

尾骨端より上方に向けて斜刺15ミリ。

痔、直腸カタル。

〈上地〉

腰痛。骨がらみの腰痛で、座っているとウズウズして背伸びができず、後に反れない。仙骨部に深鍼をする。圧痛のある場合に多壮灸もよい。下肢の冷え。灸がよい。しかし、次髎、中髎の方が効くことが多い。坐骨神経痛、脱肛のときに効くことがある。横から打つ。くぼみを指頭で押さないと圧痛がわからない穴。

〈首藤〉

超旋刺。灸もよい。

痔疾、尾骨痛。

まとめ

①腰痛も痔疾も透熱灸か灸頭鍼がよい。腰兪は何病に対しても浅い置鍼や単刺では効果が出にくいようである。透熱灸は5壮以上になる。

②痔疾の場合は、孔最や百会で効かない場合に用いる。併用してもよい。

③そのほか、諸先生が記されている疾患に効くが、前立腺肥大や前立腺炎のときは灸頭鍼がよく効く。

306 腰陽関《こしようかん》

取穴

正座して、第四腰椎棘突起の下に取る。

古法の主治症と施術法

『聚英』

銅人鍼五分、灸三壮。

膝外不可屈伸、風痺不仁、筋攣不行。

『図翼』

刺五分、灸三壮。

膝痛、不可屈伸、風痺不仁、筋攣不行。

『説約』

鍼五分、灸三壮。

疝瘕腰痛を治す。

意釈と解説

腰痛、膝関節痛、下肢の麻痺、筋肉の引きつりなどに腰陽関を用いる。

現代の主治症と施術法

〈松元〉

鍼五分、灸七壮ないし十五壮。

脊髄炎、腰椎神経痛、膝関節炎にて屈伸不能、急性慢性の腸カタル。

〈駒井〉

灸三壮、鍼八分。

腰椎神経痛、坐骨神経痛。

〈岡部〉

リウマチ、膝関節痛、膝関節の屈伸不能、腰痛、冷え症、下肢の麻痺。

〈本間〉

腸の疝痛、腰膝の痛み、中風性運動筋麻痺、坐骨神経痛。

〈竹之内・濱添〉

鍼五分、灸七壮ないし十五壮。

腰痛を主る。坐骨神経痛、膝関節痛、リウマチ、下肢麻痺、下痢、便秘、腸疝痛、疝気、下腹冷感、遺尿、尿意頻数、膀胱炎、膀胱麻痺、前立腺炎、淋疾、子宮後屈、月経不順、子宮出血、そのほか、

骨盤内臓器疾患、脊髄疾患、頸項部疼痛、頭痛、脳充血。

〈代田〉

下肢の疾患、即ち神経痛・リウマチ・関節炎。下肢麻痺などに効く。また椎間板ヘルニア、腰痛および腰髄麻痺にも効く。腰部および下腹部の冷感、遺尿症、尿意頻数、膀胱炎、前立腺炎、淋疾、膀胱麻痺。

ただし、代田の取穴は、通常の陽関よりも一つ上に取る。

〈中医学〉

直刺0・5～1寸、可灸。

腰部・仙骨部の疼痛、下肢の痺証と痿証、月経不順、帯下、遺精、インポテンツ、血便。

〈深谷灸〉

主に下肢の疾患に用いる。神経痛、リウマチ、関節炎、膝痛、腰痛、遺尿症、尿意頻数、膀胱麻痺、膀胱炎、淋疾、前立腺炎（股門と併用）。

〈森〉

棘突起間に直刺10ミリ。

腰痛、膀胱疾患。

〈上地〉

腰痛。腰が折れる所で支点になる所。伸ばしも曲げもできないときは、この陽関の両脊際を挟むように骨ギリギリに刺入する。膝関節炎、骨粗鬆症（灸）。治効からいうと膀胱経の大杼のようである。膝の痛み。

〈首藤〉

超旋刺。施灸または皮内鍼。

腰痛、坐骨神経痛。

まとめ

①腰陽関を腰痛に用いる場合は、10番以上の鍼を5ミリ程度刺し、瀉法で抜く。出血することもあるが、それはそれで効果がある。急性のときに用いてよい。ただし、瘀血証に適した方法だから、証を間違うと悪化する。無難なのは透熱灸である。5壮程度で効く。

②筆者は55歳のときに虫垂炎に罹り、手術を受けた。まだ傷も癒えていないのにコーヒーを飲んで喫煙した。それによって項頸部が凝って引きつり、血圧が200以上になった。婦長には叱られるしさんざんであったが、早々に退院（強制退院に近い状態）し、帰宅してから腰陽関に透熱灸を5壮行った。これによって項頸部の凝りや引きつりが治り、血圧も安定した。竹之内が項頸部疼痛を主治症に挙げている。

③腰兪から腰陽関にかけて按圧し、圧痛がある部位を用いてもよい。これは痔疾にも効く。

307 命門《めいもん》

一名属累

取穴

正座して第二腰椎棘突起の下に取る。

古法の主治症と施術法

『明堂』

刺入五分、灸三壮。

頭痛如破、身熱如火、汗不出、瘈瘲、裏急、腰腹相引痛。

『甲乙経』

七巻・六経受病、発傷寒熱病第一中に「頭痛如破、身熱如火、汗不出、瘈瘲（千金作頭痛）、寒熱汗不出、悪寒、裏急、腰腹相引痛」とある。

『千金方』

頭痛、寒熱、汗出、不悪寒。瘈瘲裏急、腰腹相引。丈夫痔漏下血、脱肛、不食、長泄痢、婦人崩中出血、帯下淋濁赤白、皆灸之。煩満、汗不出。

『銅人』

鍼入五分、可灸三壮。

『聚英』

頭痛不可忍、身熱如火、汗不出、瘈瘲、裏急、腰腹相引痛。

銅人鍼五分、灸二壮。

頭痛如破、身熱如火、汗不出、寒熱痎瘧、腰腹相引、骨蒸五蔵熱、小児発癇、張口揺頭、身反折角弓。

『図翼』

刺五分、灸三壮。一曰刺三分、灸二十七壮、若年二十以上者、灸恐絶子。

腎虚腰痛、赤白帯下、男子泄精、耳鳴、手足冷痺、攣疝、驚恐、頭眩、頭痛如破、身熱如火、骨蒸汗不出、痎瘧、瘈瘲、裏急腹痛。

千金云、腰痛不得動者、令病人正立、以竹杖拄地、度至臍、乃取杖度背脊、灸杖頭尽処、随年壮良。丈夫痔漏下血、脱肛不食、長洩痢、婦人崩中去血、帯下淋濁赤白、皆灸之、此挟両傍各一寸、横三間寸、灸之。

神応経云、治腰痛、可灸七壮。

玉龍賦云、治老人便多、兼腎兪著艾。

標幽賦云、兼肝兪、能使瞽士、視秋毫之末。

一俗伝、以此穴、灸寒熱、多効。

『灸経』

灸三壮。

身熱如火、頭痛如破、寒熱痎瘧、腰腹相引痛。

『説約』

鍼三分、灸三壮。

腎虚腰痛、泄精、耳鳴、頭痛、骨蒸、婦人帯下を治す。

意釈と解説

①熱病で汗が出ないために身熱となって火のように煩熱し、熱のために割れるような頭痛がして引きつける。あるいは悪寒、発熱して汗が出ない。あるいは悪寒して腹痛下痢し、腹の痛みが腰にまで響いて痛む。

②命門は以上のような状態のときに用いるが、慢性的な下痢、婦人の不正出血、小児の引きつけなどにも用いる。

現代の主治症と施術法

〈松元〉

鍼五分、灸七壮ないし十五壮。

発汗を当とす。間歇熱および内臓諸熱を消渫す。腎臓病を主る。耳鳴、腰痛、骨膜炎、腎虚より来たる精液欠乏、子宮疾患ことに白帯下。脳及び脊髄疾患、泌尿生殖器疾患、小児癇症および角弓反張。

〈駒井〉

灸三壮、鍼三分。

頭痛、悪寒、小児脳膜炎、脊髄疾患、腸結核、腸疝痛、腰背神経痛、痔疾。

〈岡部〉

激しい頭痛、熱があって汗が出ない、腰痛。

〈本間〉

精力減退。子宮出血、帯下、腸出血、痔出血、鼻出血などに灸を用いる。腰痛。

〈竹之内・濱添〉

鍼五分、灸七壮ないし十五壮。

腎疾患を主る。腸炎、腸捻転、腸出血、腸疝痛、下痢、便秘、遺尿、淋疾、夜尿症、そのほか、泌尿器疾患、子宮後屈、子宮出血、白帯下、陰痿、そのほか、生殖器疾患、下腹冷感、腹痛、腰痛、坐骨神経痛、脊髄疾患、頸項部疼痛、耳鳴、頭痛、高血圧、脳疾患、小児の腹部以下の疾患。

〈代田〉

救急療法に用いられる。即ち激しい頭痛、腹部の急性激甚の疼痛、腸捻転、腸出血、激しい嘔吐、腎臓炎、腎盂炎、遺尿症。小児病一切、腺病質児の強壮法。ただし、以上は沢田流命門の主治。一般の命門はリウマチ、肝斑、副腎機能低下、腰痛、腰椎カリエス、腹膜炎、下肢麻痺、淋疾、帯下、痔出血。

〈中医学〉

直刺0・5~1寸、可灸。

虚証の腰痛、角弓反張、遺尿、頻尿、下痢、遺精、尿が白濁するもの、インポテンツ、早漏、帯下、習慣性の流産、疲労や生活の不摂生による元気の損傷、頭のふらつきや耳鳴り、癲癇、よく驚き恐れるもの、手足の冷え。

〈深谷灸〉

子宮、痔、腸、鼻などからの出血を止める名灸。精力減退、崩漏帯下、消化不良、下痢、脱肛。腰痛、腰背痛。

〈森〉

棘突起間に直刺10ミリ。

精力減退、小児引きつけ。

〈上地〉

腰の重要な穴で、灸をすると腰の痛みやだるさはほとんど取れる。押してのけ反るような痛みは督脈の病である。下半身の出血、生理による出血が多いものや、いつまでも長く続くものには両側骨際スレスレに刺入して置鍼するか、多壮灸をすると止る。

まとめ

主治症は諸先生の記されている通りだが、命門も鍼よりも透熱灸がよい。たとえば各種出血には透熱灸10壮、腎虚陽虚寒証による下痢には3壮でも効く。過労からくる精力減退には年壮がよい。ただし、発熱して身熱があるための頭痛や小児の引きつけには、鍼で浅く刺して瀉法する。

308 懸枢《けんすう》

取穴

正座して、第一腰椎棘突起の下に取る。

古法の主治症と施術法

『明堂』

刺入三分、灸三壮。

腹中積気上下行、不仁。

『甲乙経』

八巻・経絡受病入腸胃五蔵積、発伏梁、息賁、肥気、痞気、奔豚第二に「腹中積上下行」とある。

『千金方』

腹中積上下行。

『外台』

灸三壮。

腹中積上下行、水穀不化、下利、腰脊強。

『銅人』

鍼入三分、可灸三壮。

積気上下行、水穀不化、下利、腰脊強、不得屈伸、腹中留積。

『聚英』

銅人鍼三分、灸三壮。

腰背強不得屈伸、積気上下行、水穀不化、下痢、腹中留疾。

『図翼』

刺三分、灸三壮五壮。

腰脊強、不得屈伸、腹中積気、上下疼痛、水穀不化、瀉痢不止。

『灸経』

灸三壮。

腹中積気、上下行、腠中尽痛。

『説約』

鍼三分、灸三壮

脊強、腹中留積、水穀化せざるを治す。

意釈と解説

腹中にできた積（おそらくは腎積）が咽喉まで昇ってきたり下腹に下がったりし、そのために下痢したり腰背が強ばり痛んで前屈や後屈ができないときに懸枢を用いる。

現代の主治症と施術法

〈松元〉

鍼五分、灸七壮ないし十五壮。

仙骨脊柱筋および背部諸筋の強直もしくは萎縮するを治す。あるいは急性腸カタル、積気、臍下より胃部に上衝して腹痛するに良効あり。

〈駒井〉

灸三壮、鍼三分。

腰部神経痛、腰背神経痙攣、急性胃腸カタル、胃腸神経痛。

〈岡部〉

腰背部の凝り、痛み、腹中が鳴る、消化不良。

〈本間〉

消化不良、下痢などの胃腸病、腰背痛。

〈竹之内・濱添〉

鍼五分、灸七壮ないし十五壮。

腰痛、脊髄カリエス、腸カタル、腸疝痛、腹痛、胃痙攣、腎疾患。

〈代田〉

腰痛、脊髄カリエス。

〈中医学〉

直刺0・5～1寸、可灸。

腰部脊柱の強ばり痛み、腹脹、腹痛、未消化便、下痢、赤白痢。

〈深谷灸〉

出血止めの妙穴（子宮、痔、鼻、腸などの）、胃腸病、食欲不振。

〈森〉

棘突起間に直刺10ミリ。

消化不良、下痢。

〈上地〉

背骨の痛み。

まとめ

懸枢は、命門と同じく、三焦の陽気つまり腎の陽気を補う。下痢などの消化器疾患の場合は透熱灸がよい。基本的に脾虚腎虚陽虚寒証のときに用いる。

309 脊中《せきちゅう》

一名神宗・脊兪

取穴

正座して第十一胸椎棘突起の下に取る。

古法の主治症と施術法

『**明堂**』

刺入五分、不可灸之、令人僂也。

腹満不能食、腰脊強不得俛仰、黄癉。

『**甲乙経**』

九巻・脾胃大腸受病、発腹脹満、腸中鳴、短気第七に「腹満不能食」とある。

十巻・陽受病、発風第二に「腰脊強、不得俛仰」とある。

十一巻・五気溢、発消渇、黄疸第六に「黄癉」とある。

『**千金方**』

眼暗。黄疸、腹満不能食。

『**銅人**』

鍼入五分、得気即寫。

風癇癲邪、温病、積聚、下利。禁不可灸、灸則令人腰背傴僂。

『**聚英**』

銅人鍼五分、得気即瀉、禁灸、灸之令人腰傴僂。

風癇、癲邪、黄疸、腹満、不嗜食、五痔、便血、温病、積聚、下利、小児脱肛。

素問、刺中髄、為傴、行鍼宜慎之。

『**図翼**』

刺五分、禁灸、灸則令人僂。

風癇癲邪、腹満不食、五痔、積聚、下痢、小児痢下赤白、秋末脱肛、毎厠則肛痛、不可忍者、灸之亦無妨。

『**説約**』

鍼三分、灸三壮。

風癇癲疾、積聚、下利を治す。

意釈と解説

①脾胃や大腸が病んだために腹が張って食欲がない。

②風邪によって腰背部が強ばり前屈や後屈ができない。

③内に熱が多くなって小便が少ないと黄疸になる。

④脊中は以上のような状態のときに用いるが、そのほかに痔疾、脱肛、下痢などにも用いられる。

現代の主治症と施術法

〈**松元**〉

鍼五分、気を得て即ち瀉す。禁灸。

感冒、癲癇、積聚、痔疾、腸出血、腸カタル、小児脱肛を治す。

〈**駒井**〉

禁灸、鍼五分。

〈岡部〉

黄疸、腸出血、痔疾、胃痙攣。

〈本間〉

癲癇、糖尿病、脊髄の病、痔疾患。

痔疾、腸出血、黄疸、積聚。

〈竹之内・濱添〉

鍼五分、気を得て後に瀉す、禁灸。

糖尿を治す。脊髄疾患、癲癇、風邪、痔疾、脱肛、腸出血、腸カタル。

〈代田〉

脊髄炎、脊髄カリエス。

〈中医学〉

斜刺0・5~1寸。

腰部脊柱のこわばり痛み、黄疸、下痢、赤白痢、小児の消化不良、痔疾、脱肛、血便、癲癇。

〈深谷灸〉

糖尿病、積聚、黄疸、腸出血、痔。

〈森〉

棘突起間に直刺10ミリ。

黄疸。

〈上地〉

脱肛のとき脊中、命門に灸をし、承山で大腸の熱を瀉す。腰痛。

〈首藤〉

糖尿病。

まとめ

①腎が虚して、虚熱が発生すると、脾胃が熱を受ける。脾は熱を胃に返すので腎虚脾虚胃熱状態になる。これが糖尿病の病理である。重症になると脾が胃に熱を返さなくなり、脾そのものの熱になる。こうなると重症で痩せてくる。

②黄疸は脾虚で胃腸に熱が多くなり、肝胆が熱を受けると、発症する。しかし、その熱が脾に逆流して脾の津液を滅ぼすと、重症の黄疸になる。

③このような重症の糖尿病や黄疸のときに不用意に脊中に施灸すると、さらに脾に熱を多くして痩せる。それで脊中は禁灸となっている。しかし、糖尿病や黄疸で痩せるところまで重くなければ施灸してよい。深谷は脊中の施灸で糖尿病を治療している。そのほかの疾患も、脾胃の熱が旺盛な場合に効く。

④脊中は脾胃に熱が旺盛なときに用いるから、鍼治療だと瀉法が中心になる。脾胃の熱が旺盛な脈とは、弦脈で力があり、右関上の脈が軽按してよく分かり、重按して虚している状態である。もし重按して弦で力があるときは、灸はよくない。

310 筋縮《きんしゅく》

取穴

正座して、第九胸椎棘突起の下に取る。

古法の主治症と施術法

『明堂』
刺入五分、灸三壮。
小児驚癇、瘈瘲、狂走、癲疾、脊急強、目転上挿。

『甲乙経』
十一巻・陽厥大驚、発狂癇第二に「狂走、癲疾、脊急強、目転上挿」とある。
十二巻・小児雑病第十一に「小児驚癇、加瘈瘲、脊急強、目転上挿」とある。

『千金方』
驚癇、狂走、癲疾。

『銅人』
可灸三壮、鍼入五分。
驚癇、狂走、癲疾、脊急強、目転上垂（挿）。

『聚英』
銅人鍼五分、灸三壮。明下灸七壮。
癲疾、狂走、脊急強、目転反戴上視、目瞪、癇病多言、心痛。

『図翼』
刺五分、灸三壮五壮。
癲疾、驚狂、脊強風癇、目上視。
百證賦云、兼水道、専治脊強。

『灸経』
灸五壮。
驚癇、狂走、癲病、多言、脊急強、両目転上、及目瞪。

『説約』
鍼三分、灸三壮。
風癇、上視するを治す。

意釈と解説

①陽気が旺盛になったために、癲癇などの頭の病になり、狂ったように走り、背中が引きつり強ばり、眼が上瞼の中に押し上げられたように隠れて白眼になる。
②小児が引きつけて、背中が引きつり強ばり白眼になる。
③そのほか、心痛、多言なども筋縮が治す。

現代の主治症と施術法

〈松元〉
鍼五分、灸七壮。
ヒステリー、ヒポコンデリー、強直性痙攣、癲癇、狂走、言語不正、上視、腰背疼痛、下腹痙攣。

〈駒井〉

灸五壮、鍼五分。

胃痙攣、背椎神経痛。

〈岡部〉

目まい、癲癇、ノイローゼ。

〈本間〉

癲癇、ヒステリー、脳脊髄疾患による強直性痙攣。

〈竹之内・濱添〉

鍼五分、灸七壮。

筋病を主る。痙攣・麻痺・痛など筋および神経疾患、脊髄および脳疾患、狂走、ヒステリー、ノイローゼ、不眠症、言語不正、半身不随、小児麻痺、胸膜炎、肋間神経痛、肝胆疾患。

〈代田〉

筋病を主る。即ち筋肉の弛緩するもの・麻痺性の疾患・中風・小児麻痺・顔面神経麻痺など。不眠症、神経衰弱、精神病、肋膜炎、脊椎カリエス。

〈中医学〉

斜刺0・5~1寸、可灸。

うつ病で精神錯乱するもの、驚きにより誘発する癲癇、筋の引きつりや痙攣、脊柱のひきつり、背部痛、胃痛、黄疸、四肢の運動障害、筋の痙攣拘縮。

〈深谷灸〉

痙攣性疾患、癲癇、自律神経失調症。

〈森〉

棘突起間へ直刺10ミリ。

顔面麻痺、片麻痺。

まとめ

筋縮は、肝兪の補助穴と考えて用いてよい。要するに、筋の痙攣や麻痺に効く。ただし、肝臓疾患で熱があるときは瀉法する。通常は切皮程度の置鍼でよい。

311 至陽《しよう》

取穴

正座して、第七胸椎棘突起の下に取る。

古法の主治症と施術法

『素問』刺熱論第三十二

熱病気穴~七椎下間、主腎熱。

『明堂』

刺入五分、灸三壮。

寒熱、解爛、淫濼脛酸、四肢重痛、少気難言。

『甲乙経』

八巻・五蔵伝病、発寒熱第一下に「寒熱、解爛（一本作懶）、淫濼脛痠、四肢重痛、少気難言」とある。

『千金方』

卒疰忤攻心胸、灸第七椎、随年壮。脛疼、四肢重、少気難言。

『銅人』

可灸三壮、鍼入五分。

寒熱解散、淫濼、脛痠、四肢重痛、少気難言。

『聚英』

銅人鍼五分、灸三壮。明下灸七壮。

腰脊痛、胃中寒気不能食、胸脇支満、身羸痩、背中気上下行、腹中鳴、寒熱解㑊、淫濼、脛痠、四肢重痛、少気難言、卒疰忤攻心胸。

『図翼』

刺五分、灸三壮。

腰脊強痛、胃中寒不食、少気難言、胸脇支満、羸痩身黄、淫濼脛痠、四肢重痛、寒熱解㑊。

一云灸三壮、治喘気立已。

神応経云、治寒熱脛痠、四肢重痛、咳嗽、可灸三壮至七壮。

玉龍賦云、却疸治神疲。

『灸経』

灸七壮。

四肢重、少気難言、脊急強。

『説約』

鍼三分、灸三壮。

胸腹背脊に引きて痛むを治す。

意釈と解説

①内臓の熱になって悪寒、発熱し、腫物ができている場合は崩れ、下腿部が痺れ重だるくて痛む、あるいは四肢が重だるくて痛む。呼吸は浅く、言葉が出にくい。

②そのほか、腰痛、胃が冷えて食欲がない、胸脇部が痞え苦しく、これが慢性化すると痩せてくる。腸鳴、咳嗽などにも用いられる。

現代の主治症と施術法

〈松元〉

鍼五分、灸七壮。

腎臓炎、肋膜炎、肋間神経痛、胃の諸病よりきたる食欲不振、四肢倦怠、神経衰弱、羸痩。

〈駒井〉

灸五壮、鍼五分。

胃部の厥冷、黄疸、食欲不振、腸雷鳴。

〈岡部〉

腰背の痛み、胸やけ、胃アトニー、頭痛、頭重、手足の倦怠感。

〈本間〉

呼吸器疾患によって次第に羸痩するもの。食欲不振、消化不良。脊髄性麻痺。四花患門の主治症に似ている。

〈竹之内・濱添〉

鍼五分、灸七壮。

肝胆疾患を主る。腎臓炎、胃疾患、喘息、気管支炎、心臓病、脊髄疾患、頸項部疼痛、頭痛、胸膜炎、肋間神経痛、心胸狭窄痛、腰痛、坐骨神経痛、横隔膜痙攣、黄疸、蕁麻疹。

〈代田〉

腎熱を主る。頭重、頭痛、ヒステリー、神経症状を鎮める、胃酸過多症、胃アトニー、食道狭窄、食欲不進、肋膜炎、肋間神経痛、肺結核、気管支炎、肺門腺結核。

〈中医学〉

斜刺0・5～1寸、可灸。

胸部、脇の張り痛み、腹痛、黄疸、咳嗽、喘息、腰背疼痛、脊柱の痛み、微熱。

〈深谷灸〉

呼吸器疾患、消化器疾患、手掌・指端の麻痺、自律神経失調症。咳嗽で圧痛があれば透熱灸十壮。

〈森〉

棘突起間に斜刺10ミリ。

アトニー性胃疾患。

〈上地〉

胸に故障がある人や肺虚証の人の治療穴。心臓性の咳に灸をすると心臓も強くなる。食欲に変化はないが、味がしないときは灸、大都も補う。舌が乾いて唾がよく出ない人は至陽に圧痛がある人が多い、治療点は大都。膻中に圧痛があって、のぼせ、上気、喉の腫れがあり脈が速いものは至陽の灸。喉のつかえ、嚥下困難は膻中と至陽の灸。至陽は指圧でも効く。

〈首藤〉

超旋刺または施灸。

心の病、消化器疾患、外方にある膈兪と並んで食物が痞える感じ、停滞感のあるものに効く。

まとめ

①身柱から至陽くらいまで、あるいは少し下まで圧痛が出ている人が多い。これはストレスによるもので、その中には神経症や不眠などの人もいる。棘突起の上に圧痛が出ていたり、夾脊に圧痛が出ている人も多い。やはり原因はストレスである。棘突起間か棘突起の上か、はたまた夾脊か。いずれを用いるかであるが、圧痛が強く出ているほうを優先する。故・井村宏次の話では、いずれを用いてもよいとのことであった。井村は神経症はもちろんのこと、統合失調症なども治した方なので信用してよい。

②至陽は陽気を補う作用があるので、10壮くらい透熱灸をすると元気になる。切皮程度の置鍼は、人によっては瀉法になるので長時間は駄目である。

③腎経の瀉穴（急性腎炎）に用いる。そのほか、諸先生の記されている疾患に効果がある。

312 霊台《れいだい》

取穴

正座して、第六胸椎棘突起の下に取る。

古法の主治症と施術法

『素問』刺熱論第三十二

熱病気穴〜六椎下間、主脾熱。

『図翼』

刺三分、灸三壮。

今俗、以灸気喘不能臥、及風冷、久嗽、火到便愈。

『説約』

鍼三分、灸三壮。

気喘風冷を治す。

意釈と解説

脾の熱を取る。また冷えたための慢性の咳や喘息に効く。

現代の主治症と施術法

〈松元〉

鍼三分、灸三壮ないし十五壮。

枢熱を当とす。振々として悪寒するに効あり。また気管支カタル、肺壊疽、瘰疽、疔瘡を主る。

〈駒井〉

灸五壮、禁鍼。

気管支カタル、肺結核。

〈岡部〉

喘息、気管支炎、そのほか、至陽と同じ。

〈本間〉

喘息。

〈竹之内・濱添〉

鍼三分、灸三壮ないし十五壮。

脾熱、喘息、気管支炎、胸膜炎、肋間神経痛、心臓の強心法に応用、精神神経症、脊髄疾患、瘰疽、疔瘡。

〈代田〉

脾熱を主る。喘息・気管支炎などの久咳を治する。肋膜炎、肺門腺結核、肋間神経痛、胸痛、胸椎カリエス、小児喘息に著効がある。

〈中医学〉

斜刺0・5〜1寸、可灸。

咳嗽、喘息、項のひきつり、微熱、疔瘡。

〈深谷灸〉

呼吸器疾患、自律神経失調症の要穴・膻中と併用、咳嗽に特効。

〈森〉

棘突起間に斜刺10ミリ。

喘息、気管支炎。

〈上地〉

胸部疾患。

〈首藤〉

超旋刺または施灸。

神経性疾患、心の病、喘咳、胸痛。

まとめ

①慢性的な咳や喘息に効くが、透熱灸3壮程度でよい。

②脾熱を主るというが、古典で脾熱と言った場合は脾胃を含めての話で、実際には胃熱ではないかと思われる。しかし、霊台が胃熱に効くとは考えられないので、もしかすると心熱に効くのではないかと思われる。あるいは、脾が熱を持って肺熱になるとも考えられる。いずれにしても脾そのものの熱ではない。もし脾の熱であれば、右関上脈を重按して弦・実で病気としては糖尿病が考えられるし、痩せてくるはずである。

313 神道《しんどう》

一名蔵輸

取穴

正座して第五胸椎の下に取る。

古法の主治症と施術法

『素問』刺熱論第三十二

熱病気穴～五椎下間、主肝熱。

『明堂』

刺入五分、留五呼、灸三壮。

身熱（『医心方』は身熱痛）、頭痛、進退往来、痎瘧、恍惚悲愁、肩痛、腹満、背急強。

『甲乙経』

七巻・六経受病、発傷寒熱病第一中に「身熱、頭痛、進退往来」とある。

『千金方』

身熱、頭痛、進退往来。胸中満。肩背痛。腰脊急強。痎瘧熱。悲愁、恍惚、悲傷、不楽。

『銅人』

可灸七七壮、至百壮止。小児風癇瘈瘲、可灸七壮。

寒熱頭痛、進退往来、痎瘧、恍惚、悲愁、健忘、驚悸。

『聚英』

銅人灸七七壮、止百壮。明下灸三壮、鍼五分。千金灸五壮。

傷寒発熱、頭痛、進退往来、痎瘧、恍惚、悲愁、健忘、驚悸、失欠牙車蹉、張口不合、小児風癇。

『図翼』

刺五分、留五呼、灸五壮、一曰、可灸七七壮、至百壮。禁鍼。

傷寒、頭痛、寒熱往来、痎瘧、悲愁、健忘、驚悸、牙車急張口不合、小児風癇、瘈瘲、可灸七壮。

百證賦云、兼、心兪、治風癇常発自寧。

『灸経』

灸五壮。

身熱、頭痛、進退往来、痎瘧、恍惚、悲愁。

『説約』

鍼三分、灸三壮。

胸背痛、驚悸、牙車緊急を治す。

意釈と解説

①傷寒による熱病で身熱が発生して頭痛がし、寒熱が往来する。

②そのほか、胸や腹が張り苦しい、腰から背部にかけて強ばる、憂鬱になる、顎関節が痛む、健忘症、瘧病による悪寒、発熱などにも神道が用いられる。

③『明堂』『甲乙経』『千金方』『銅人』『聚英』はともに「進退往来」としているが、『図翼』と『医学入門』では「寒熱往来」となっているので、それに従った。

現代の主治症と施術法

〈松元〉

鍼三分、灸三壮ないし十五壮。一説に灸七七壮という。

熱病および間歇熱、頭痛、寒熱往来、驚悸、健忘、精神恍惚として常に楽しまず、即ちヒステリーの如きに効あり。ガス中毒、ジフテリア、脳溢血にて全身麻痺、人事不省などに陥りたるとき。そのほか、肋間神経痛、小児の風癇。

〈駒井〉

灸七壮、鍼五分。

頭痛、脳神経衰弱、心悸亢進。

〈岡部〉

健忘症、精神病、神経症、傷寒発熱、頭痛、小児疾患。

〈本間〉

頭痛、脳神経衰弱、ヒステリー、小児引きつけ、心悸亢進、健忘症。

〈竹之内・濱添〉

鍼三分、灸三壮ないし七七壮。

心疾患を主る。熱病、寒熱往来、頭痛、驚悸、健忘、恍惚、怔忡、ノイローゼ、神経衰弱、脳溢血、全身の麻痺、人事不省、肋間神経痛、風癇。

〈代田〉

肝熱を主る。神経性諸疾患の治穴であって恍惚・悲愁・健忘・驚悸などを治す。脳溢血、肋間神経痛。

〈**中医学**〉

斜刺0・5〜1寸、可灸。

心痛、驚くと心悸があるもの、下腹部から窩部へ気が突き上げてくるもの、不眠健忘、中風の言語障害、癲癇、小児のひきつけ、腰部脊中の引きつけ、肩背痛、咳嗽、喘息。

〈**深谷灸**〉

脳の疾患、不眠症、恐怖症、頭痛、自律神経失調症。

〈**森**〉

棘突起間に斜刺10ミリ。

ノイローゼ、ヒステリー。

〈**上地**〉

胸部疾患に使う。膻中付近がモヤモヤして咳が出て、朝も咳払いをして痰を出さないとスッキリしないときなど。健忘症に灸。

〈**首藤**〉

超旋刺または施灸。

こころの病、自律神経失調症、心臓疾患。

まとめ

①前に記したように、自律神経失調症でもノイローゼでもよいが、要するに精神神経系に問題があると思われる場合には、神道を用いる。3壮程度の透熱灸がよいが、切皮置鍼してもよい。知熱灸も使ってよい。要するに停滞している気を発散すればよい。

②そのほかの疾患、たとえば、心臓病や動悸、脳溢血などのとき、筆者は背部の経穴は使わないようにしている。治療がまずいと悪化する可能性があるからだ。やはり経絡を考えて、手足の経穴で治すのがよい。

③督脈の諸穴は、その左右にある兪穴の治効を助けると思われる。また督脈は、左右の兪穴に関係する臓腑に熱を持ったときに用いるとよい。前者は補法、後者は瀉法として用いる。

314 身柱《しんちゅう》

取穴

正座して、第三胸椎棘突起の下に取る。

古法の主治症と施術法

『**素問**』**刺熱論第三十二**

熱病気穴、三椎下間、主胸中熱。

『**明堂**』

刺入五分、留五呼、灸五壮。

癲疾、怒欲殺人、身熱、狂走、譫言、見鬼、瘈瘲。

『**甲乙経**』

七巻・足陽明脈病、発熱狂走第二に「身熱、狂走、譫語、見鬼、瘈瘲」とある。

十一巻・陽厥大驚、発狂癇第二に「癲疾、怒欲殺人」とある。

『千金方』

癲疾、瘈瘲、怒欲殺人、身熱、狂走、譫語、見鬼。脊強反折、瘈瘲、癲疾、頭痛。狂走、瘈瘲、恍惚不楽。

『銅人』

鍼入五分、灸七七壮。

癲疾、瘈瘲、怒欲殺人、身熱、狂走、譫言、見鬼。

『聚英』

銅人鍼五分、灸七七壮、止百壮。明堂灸五壮、下経三壮。

腰脊痛、癲病、狂走、瘈瘲、怒欲殺人、身熱、妄言、見鬼、小児驚癇。

難知云、治洪長伏三脈、風癇、驚癇、発狂、悪人与火、灸三椎九椎。

『図翼』

刺五分、留五呼、灸五壮。一曰灸七七壮。

腰脊痛、癲癇、狂走、怒欲殺人、瘈瘲、身熱、妄言、見鬼、小児驚癇。

神応経云、治咳嗽、可灸十四壮。

玉龍賦云、能蠲嗽、除膂痛。

百證賦云、兼本神穴、治癲疾妙。

乾坤生意云、同陶道、肺兪、膏肓、治虚損、五労、七傷、緊要法。

『灸経』

一伝治、四時傷寒。

灸三壮。

癲狂、瘈瘲、怒欲殺人、狂走、見鬼。

『説約』

鍼三分、灸三壮。

頭項頸背、肩胛の痛み、癲癇瘈瘲、身熱妄言、小児癇症を治す。

意釈と解説

①急性熱病から胃腸の熱になって身熱し、熱のために狂ったように走り、譫言をいい、亡霊を見て引きつける。

②頭に熱が多くなったために頭の病になり、人を殺したくなる。

③そのほか、頭痛、背筋の痛み、癲癇、躁鬱病などにも身柱を用いる。

現代の主治症と施術法

〈**松元**〉

鍼五分、留むること三呼、灸三壮ないし十五壮、一説に七七壮ないし百壮という。

精神病を主る。脳および脊椎疾患、癲癇、狂走、言語不正、角弓反張、ヒステリー、ヒポコンデリー、小児の脳膜炎、頸項肩背部諸筋痙攣。神経病および熱には特効ありとなせり、而して神経性患者においては第三椎棘状突起を以て著効ありとす。

〈**駒井**〉

灸七壮、鍼五分。

一切の小児病。特に癲癇、精神病、脳神経衰弱、気管支炎、衄血。あるいは諸病の予防。

〈**岡部**〉

小児科疾患およびその予防、精神の異常興奮。

〈**本間**〉

脳脊髄疾患一般に用いられる。特にヒステリー、癲癇。

〈**竹之内・濱添**〉

鍼五分、留むること三呼、灸三壮ないし七七壮。一説に百壮という。

神経系の疾病があり、甚だしいものは、灸三壮ずつ二〜三回で眩暈する者がある。また五壮ないし十一壮で頭痛、発熱また気塞がりを発して後全治する。もし神経症状がない場合は、灸百壮でもその害がないとある。神経系疾患の特効穴である。

精神病を主る。脳充血、高血圧、脳軟化、癲癇、鞭打ち症、頸肩腕症候群、脊髄炎、脊髄過敏症、脊髄カリエス、肋間神経痛、喘息、肺炎、気管支炎、肺疾患、心悸亢進、狭心症、そのほか、心臓病、胸膜炎。

〈**代田**〉

神経系疾患を主る。即ち神経衰弱、神経症、ヒステリー、癲癇、精神病、脊髄炎、脳溢血、脳軟化症、顔面神経麻痺、舞踏病。

呼吸器疾患を主る。肺結核、肋膜炎、気管支炎、肺門腺結核、風邪、咳嗽、喘息。咽喉炎。

小児病を主る。小児狂癇、百日咳、腺病質、乳児の吐乳、消化不良、下痢、ノイローゼ、疳眼、小児麻痺。

疲労時に身柱に灸をすると疲労が早く回復する。

〈**中医学**〉

斜刺0・5〜1寸、可灸。

微熱があり頭痛があるもの、咳嗽、喘息、小児の癲癇で気を失うもの、うつ病で精神錯乱するもの。癲癇、腰部脊中のひきつり痛み、背部の疔瘡。

〈**深谷灸**〉

小児病の主穴、ちりげの灸、脳疾患、呼吸器疾患、自律神経異常の必須穴。

〈**森**〉

棘突起間に斜刺5〜10ミリ。

小児神経症、百日咳、消化不良、大人の不眠症、神経症。

〈**上地**〉

小児の万病によい。風邪、喘息、鼻血（虚弱体質の脾虚証）、ヘルニア、寝小便、夏バテの下痢など。知熱灸。

風邪の穴、少し咳、鼻水、寒けがするようなときに効く。まだ熱は出ず、皮毛に風邪が入ったときである。長引いた風邪には効かない。喘息の名灸。鼻がいつもつまっているときは身柱の知熱灸プラス風門、上星、百会。腋臭には小さな灸。

〈**首藤**〉

超旋刺。灸もまたよい。

上気道疾患、神経疾患（こころの病）。

まとめ

①現代人はストレスが多いため、肩背部の督脈に圧痛が出ていることが多い。したがって、精神疾患で身柱に圧痛があれば用いるが、大人の場合は灸3壮か、切皮置鍼くらいがよい。多壮をするとのぼせて血圧が高くなることがある。

②小児の場合は、いかなる疾患であっても、身柱に透熱灸を用いるのがよい。少なくても40壮、気持ちが良いと言えば100壮してもよい。2歳児くらいから施灸できる。風邪の予防にもなるし、下痢、便秘、食欲不振、夜泣き、イライラ、チック症などにもよい。子供のチック症はいろいろな症状を現す。以前に「死ね、死ね」と口癖のように言っていた6歳児がいたが、これも身柱の灸で治った。そのほか、目をぱちぱちする者や舌を鳴らす者までさまざまだが、子供の体調不良は何でも治すのが身柱である。1カ月に一度の割合で、施灸するとよい。そうすれば心身とも元気に育つ。最近は透熱灸を嫌がるが、鍼よりも灸のほうがよく効く。

大人の場合は、肺虚体質で呼吸器系が弱い者によい。これは1年に2回くらい、1回に100壮あまり施灸すると元気に仕事ができる。

315 陶道《とうどう》

督脈と足太陽の会

取穴

正座して、第一胸椎棘突起の下に取る。

古法の主治症と施術法

『明堂』

刺入五分、留五呼、灸五壮。

頭重、目瞑、悽厥、寒熱、項強難以(『外台』は反顧)顧、汗不出。

『甲乙経』

七巻・六経受病、発傷寒熱病第一中に「頭重、目瞑、悽厥、寒熱、汗不出」とある。

『千金方』

頭痛。項如抜、不可左右顧。目眩又目不明、目如脱。煩満汗不出。汗不出、凄厥悪寒。

『銅人』

可灸五壮、鍼入五分。

頭重、目瞑、洒淅寒熱、脊強汗不出。

『聚英』

銅人灸五壮、鍼五分。

痎瘧、寒熱洒淅、脊強、煩満、汗不出、頭重、目瞑、瘈瘲、恍惚不楽。

『**図翼**』

刺五分、留五呼、灸五壮。一日刺三分。

痎瘧、寒熱洒淅、脊強、煩満、汗不出、頭重、目瞑、瘈瘲、恍惚不楽。

乾坤生意云、兼身柱、肺兪、膏肓、治虚損、五労、七傷。

百證賦云、兼中膂兪、治歳熱時行。

一伝、此穴善退骨蒸之熱。

『**灸経**』

灸五壮。

頭目眩重、痎瘧寒熱洒淅。

『**説約**』

鍼灸治同前。

能く逆気を下す。

意釈と解説

①傷寒や瘧病などの熱病で頭重、立ちくらみがあり、猛烈な悪寒や、発熱して汗が出ないときに陶道を用いる。

②そのほか、頸部の凝り、背部の強ばり、目の痛み、疲労などにも用いる。

現代の主治症と施術法

〈**駒井**〉

灸五壮、鍼五分。

頸項部および肩甲部痙攣、眩暈、頭痛。

〈**岡部**〉

目まい、頭痛、蓄膿症、肩背の凝り。

〈**本間**〉

脳神経系の病で頭重く、眩暈、項強ばる、といった症状で熱性病からきた場合、または脳充血性、高血圧症に基づく場合に用いる。

〈**竹之内・濱添**〉

鍼五分、灸七壮。

脳脊髄疾患を主る。頸肩腕症候群、鞭打ち症、五十肩、上肢神経痛、肋間神経痛、胸膜炎、呼吸器疾患、大椎と併せて八曜、九曜の灸として皮膚病に応用する。大椎の代用として応用する。

〈**代田**〉

風邪・感冒に鍼して効あり。また頭重、眩暈を治す。

〈**中医学**〉

斜刺0・5~1寸、可灸。

頭痛と項部の張り、悪寒発熱、咳嗽、喘息、慢性消耗性疾患の潮熱、胸部痛、背部脊中のだるい痛み、寒熱往来のある熱病、鬱病で精神錯乱するもの、角弓反張。

〈**深谷灸**〉

心臓疾患、脳疾患、痔疾の痛み止めに卓効。

〈森〉

棘突起間に斜刺10ミリ。

感冒、頭重、眩暈。

〈上地〉

鍼の場合は陶道の横からのどぼとけ向けて打つ、寸3全部、熟練を要する。声がれのときに灸。喉や気管支の故障、喉の使い過ぎ。

まとめ

頸肩腕症候群や鞭打ち症などで頭項強痛があるときに切皮程度の置鍼をする。悪寒があるときは透熱灸3～10壮。

316 大椎《だいつい》

三陽と督脈の会／一名百労

取穴

正座して、第七頸椎棘突起の下に取る。

古法の主治症と施術法

『素問』骨空論第六十

灸寒熱之法、先灸項大椎、以年為壮数。

『傷寒論』弁太陽病脈証併治下第七

太陽与少陽併病、頭項強痛、或眩冒、時如結胸心下痞硬者、当刺大椎第一間～（第十五条）。

『傷寒論』便太陽病脈証併治下第七

太陽、少陽併病、心下硬、頸項強而眩者、当刺大椎、肺兪、肝兪、慎勿下之（四十二条）。

『明堂』

刺入五分、灸九壮（『外台』は以年為壮数）。

寒熱、傷寒熱盛、煩嘔。

『甲乙経』

七巻・六経受病、発傷寒熱病第一中に「傷寒熱盛、煩嘔」とある。

七巻・太陽中風感於寒湿、発痙第四に「痙、脊強互引、悪風時振慄、喉痺、大気満喘、胸中鬱鬱、気熱䀮䀮、項強寒熱、僵仆不能久立、煩満、裏急、身不安席」とある。

八巻・五蔵伝病、発寒熱第一上に「灸寒熱之法、先取項大椎、以年為壮数」とある。

『千金方』

傷寒熱盛、煩嘔。

『千金翼方』

凡瘧有不可瘥者、従未発前、灸大椎、至発時満百壮、無不瘥。

諸煩熱、時気温病、灸大椎百壮、鍼入三分、瀉之。気短不語、灸大椎随年壮。冷痺、脛膝疼、灸大椎可三百壮。

『銅人』

鍼入五分、留三呼、寫五吸、若灸、以年為壮。

五労、七傷、温瘧、痎瘧、気疰、背髆痾急、頸項強不得回顧、風労、食気。

『聚英』

銅人鍼五分、留三呼、瀉五吸、灸以年為壮。

肺脹、腸満、嘔吐、上気、五労、七傷、乏力、温瘧、痎瘧、気注、背膊拘急、頸項強不得回顧、風労、食気、骨蒸、前板歯燥。

『図翼』

刺五分、留五呼、灸五壮。一云、以年為壮。大椎為骨会、骨病者可灸之。

五労、七傷、乏力、風労、食気、痎瘧久不愈、肺脹脇満、嘔吐、上気、背膊拘急、項頸強不得回顧。

一云、能瀉胸中之熱、及諸熱気、若灸寒熱之法、先大椎、次長強、以年為壮数。

一云、治身痛、寒熱、風気痛。

一云、治衄血不止、灸二三十壮、断根不発。

千金云、凡瘧有不可瘥者、従未発前、灸大椎、至発時満百壮、無不瘥。又云、諸煩熱、時気、温病、灸大椎百壮、刺三分瀉之。又治気短、不語、灸随年壮。又治頸癭、灸百壮、及大椎両辺相去各一寸半、少垂下、各三十壮。

玉龍賦云、百労止虚汗。

神応経云、治小児急慢驚風。

竇太師、治諸虚寒熱灸此。

捷径云、治熱不至肩。時伝以此治百病。

『灸経』

灸七壮。

五労、虚損、七傷、乏力、疰気、背膊間悶、項強不得顧、及痎瘧久不愈。

『説約』

鍼灸同前。

骨蒸労熱、嘔吐、頸項強急、衄血止まざるを治す。

按ずるに項椎七、脊椎十二、腰椎五、假椎五、其節の下、及び両傍各五分の地、皆鍼すべし灸すべし。骨蒸、労熱、諸般の鬱症、諸の胸腹、頭頸項背の病、失心、癲癇、久年の積聚、婦人子宮の病、小児癇瘈、痞癖、及び肩背、偏傾脊椎枉曲なるものを治す。しばしば試みてしばしば効く。

『鍼灸則』

痎瘧、久不愈、従未発前、至巳発時、灸之数十壮、衄血不止者、数十壮果止。

意釈と解説

①傷寒で少陽病（脾虚肝実熱証）になったために胸が苦しくて吐き気がする。

②痙病で背部の筋が強ばりひきつり、悪風して時に悪寒し、咽喉が痛み、胸が張り苦しくなって気分が憂鬱になり、熱のために頭がぼんやりし、項が強ばり悪寒、発熱する。このような病症があると、立っていることができず、胸が悶え苦しく、ときに痛んだり動悸がしたりする。そうして静かに寝ていられなくなる。

③悪寒、発熱したときに大椎に透熱灸をしてよいが、年壮すなわ

ち年齢ほどの壮数を施灸してよいことがある。

④『傷寒論』の小柴胡湯条文に「傷寒五六日中風、往来寒熱、胸脇苦満、黙黙不欲飲食、心煩喜嘔」とあるので、①は少陽病とした。

⑤痙病の病症に「裏急」とある。裏急は裏が引きつるという意味なので、腹痛だけでなく、胸の痛みや動悸も含まれる。②では「煩満、裏急」とあるので、胸の痛みと動悸と訳した。

⑥そのほか、大椎は過労による肩こり、頸項部の引きつり、鼻出血などにも用いられる。

現代の主治症と施術法

〈松元〉

鍼五分、留むること三呼、瀉五呼、灸年壮。

慢性感冒を主る。五臓の虚弱より来たる七傷、即ち神経衰弱、ヒステリー、ヒポコンデリー、骨膜炎、脳および脊髄疾患、肺炎、肺気腫、中毒性胃炎、嘔吐、衄血、間歇熱、頸項筋痙攣。

〈駒井〉

灸適宜、鍼五分。

肺気腫、肺結核、衄血、嘔吐、黄疸、ヒステリー、頸項部痙攣。

〈岡部〉

慢性および急性の鼻カタル、呼吸困難、頸項の凝りおよび痛み、痔疾患。

〈本間〉

肺結核、結核性疾患。嘔吐や鼻出血を止める。急性鼻カタルには透熱灸30壮。マラリア（悪寒、発熱をくり返す瘧病）に五十～六十壮の透熱灸がよい。

〈竹之内・濱添〉

鍼五分、留むること三呼、瀉五吸、灸七壮ないし三七壮、または年壮。

骨および脳脊髄疾患を主る。脳充血、脳貧血、高血圧、癲癇、頭痛、発熱、衄血、蓄膿症、鼻塞がり、眼充血、眼痛、歯痛、耳疾患、三叉神経痛、顔面神経麻痺、舌炎、扁桃炎、頸肩腕症候群、鞭打ち症、上肢神経痛、腰痛、肋間神経痛、胸膜炎、風邪、喘息、気管支炎、肺炎、嘔吐、胃炎、不眠症、ノイローゼ、神経衰弱。

〈代田〉

頸項強、衄血、咽頭痛、扁桃腺炎、頭痛、脳溢血、脳膜炎、精神病。

〈中医学〉

斜刺0・5～1寸、可灸。

熱病、寒熱往来のある熱病、咳嗽、慢性消耗性疾患の潮熱、喘息、項部のこわばり、小児のひきつけ、癲癇、うつ病で精神錯乱するもの、慢性消耗性疾患により元気が損傷したもの、生活の不摂生による無力感、暑気あたり、高熱で吐瀉を伴う伝染性疾患、嘔吐、黄疸、風疹。

〈深谷灸〉

呼吸器疾患、鼻カタル（アレルギー性鼻炎も含む）、瘧に灸六十壮。風邪の予防、感冒発熱の名灸。

〈森〉

棘突起間に斜刺10ミリ。首こり、小児麻痺。

〈上地〉

灸をすると寒さも取れるが熱も取れる。マラリアには多壮灸で熱が取れる。大杼の代わりに骨の病に使う。尾骨の打撲（百会併用）、首が据わらない、指先にしびれ。脊髄の病（カリエス）に灸。半身不随には灸を毎日。


〈首藤〉

風邪の初期または上気道の炎症に灸をすえる。15～50と多壮灸が有効である。鼻炎にもよい。鍼は風邪の場合、大椎を中心に接触鍼がよい。頸椎疾患では圧痛または叩打痛のある場合、棘間または骨際に求める。

まとめ

①肩背部の凝り、寝違いなどのときに切皮程度で置鍼する。
②風邪などで鼻水が出て背部が寒いというときに透熱灸を用いる。背部が温まるまで施灸する。
③脾虚肝実熱証など内熱が多くなっているときは多壮灸になるが、人によってはのぼせることがあるので、要注意である。

317 瘂門《あもん》

督脈と陽維の会／一名舌横・舌厭・瘖門

取穴

項窩の正中。後頭骨下際の陥凹に取る。

古法の主治症と施術法

『明堂』

刺入四分、禁不可灸、令人瘖。

項強、舌緩、瘖不能言。


『甲乙経』

七巻・六経受病、発傷寒熱病第一中に「項強」とある。

十二巻・寒気客於厭、発瘖不得言第二に「舌緩、瘖不能言」とある。


『千金方』

項如抜、不可左右顧。


『外台』

不可灸、令人瘖。

項強、舌緩瘖不能言。脈傍去上星一寸五分、灸三壮。此以寫、諸陽気熱衂、善噫、風頭痛、汗不出、寒熱痓、脊強反折、瘈瘲、癲疾、頭重。

『銅人』

鍼入二分、禁不可灸、灸之令人瘂。

頸項強、舌緩不能言、諸陽熱気盛、鼻衂血不止、頭痛風汗不出、寒熱風、瘂、脊強反折、瘈瘲、癲疾、頭重。

『聚英』

素註鍼四分。銅人鍼三分可繞、鍼八分、留三呼、瀉五吸、瀉尽、更留鍼取之。禁灸、灸之令人瘂。

舌急不語、重舌、諸陽熱気盛、衂血不止、寒熱風痓、脊強反折、瘈瘲、癲疾、頭重風汗不出。

『図翼』

刺二分、不可深、禁灸、灸之令人啞。

頸項強急、不語、諸陽熱盛、衂血不止、脊強反折、瘈瘲癲疾、頭風疼痛、汗不出、寒熱風痓、中風尸厥、暴死不省人事。

百證賦云、兼関衝、治舌緩不語、為緊要。

『説約』

鍼三分、灸三壮。

諸陽熱亢、衄血、脊強、中風暴死を治す。

『鍼灸則』

瘖不能言、舌急語難。

意釈と解説

①傷寒などによる熱病で項が強ばっている。

②寒気によって喉が詰まったようになって声が出ない。あるいは半身不随などで舌が緩んでしゃべれない。

③そのほか、背部の筋肉痛、頭痛、頭重、鼻出血、半身不随、人事不省などにも瘂門を用いる。

現代の主治症と施術法

〈松元〉

鍼三分ないし八分、繞すべし留むること三呼、瀉五吸、瀉尽きて更にまたこれを停め而して後、徐々に鍼を出すべし。

禁灸また深刺を禁ず。

発汗を当とす。常習性頭痛には鍼術の効あり、頭蓋の廻転筋疾病、僧帽筋痙攣、舌骨筋麻痺、咽喉カタル、脳溢血、人事不省、半身不随、歩行困難、感冒、衂血、精神病に応用す。

〈駒井〉

禁灸、鍼四分。

言語渋滞、咽喉炎、後頭痛、頭痛、脳充血、脳膜炎、衂血、脊髄炎。

〈岡部〉

言語障害、重舌、衂血。

〈本間〉

脳脊髄疾患から来る頭痛、背や項が強ばる、反折、鼻出血、後頭痛、頭重などに効く。言語障害、舌炎などにも効くとされている。

〈竹之内・濱添〉

鍼三分ないし八分、留むること三呼、瀉五吸、瀉が済んだら、さらにこれを停めて、後徐々に鍼を抜くこと。

発汗を当とす。頭痛、眩暈、脳軟化症、脳溢血、半身不随、人事

不省、精神病、高血圧症、衄血、言語障害、舌骨筋麻痺、咽頭炎、扁桃炎、頸部疼痛。

〈代田〉

言語障害を主る。即ち嗜眠性脳炎または脳出血、あるいは動脈硬化症による言語障害、そのほか、舌の動きに障碍あるを治する特効穴である。この部の血絡から瀉血すると脳軟化症、高血圧症などに著効がある。

〈中医学〉

机に俯せになって座り、頭をわずかに前傾させ、項部の筋肉を緩め、下顎角に向かってゆっくり0・5〜1寸刺入する。

舌筋が弛緩してしゃべれないもの、声が出ないもの、頭の重だるいもの、頭痛、頸項部の張りや凝り、角弓反張、中風による意識不明、うつ病で精神錯乱するもの、癲癇、ヒステリー、心因性疾患、鼻血、舌が重い、嘔吐。

〈深谷灸〉

言語障害を主る（重舌、舌急不語）、項強、前頭痛、衄血、神経症。

〈森〉

後から前頭部正中に向けて直刺10〜20ミリ。

言語障害の特効穴である。そのほか嗄声、頭痛などにもきく。

〈上地〉

鍼先は必ず下に向け、1センチくらい刺す。心因性言語障害。灸はしない。

〈首藤〉

座位または腹臥位で直刺。

言語障害、激しい頭痛、顔面痛。

まとめ

諸先生が記されているとおりだが、声がれや舌炎にも効く。高血圧症のときに瀉血すると、頭が重いのが取れる。通常は下方に向けて単刺するとよい。

318 風府《ふうふ》

督脈と陽維の会／一名舌本・鬼枕

取穴

外後頭隆起の下際陥凹の正中に取る。

古法の主治症と施術法

『素問』骨空論第六十

風従外入、令人振寒、汗出、頭痛、身重、悪寒、治在風府。

『傷寒論』弁太陽病脈証併治上第五

太陽病初服桂枝湯、反煩不解者、先刺風池風府、却与桂枝湯則癒（第二十四条）。

『脈経』平三関病候并治宜第三、第一条

寸口脈浮、中風、発熱、頭痛、宜服桂枝湯、葛根湯、鍼風池、風府、向火炙身、摩治風膏、覆令汗出。

『**明堂**』

刺入四分、留三呼、禁不可灸、令人瘖。

頭痛、項急不得顧倒、目眩（『外台』は目眩暈）、鼻不得喘息（『外台』は不得喘息）、舌急難言、狂易、多言不休、狂走欲自殺、目反妄見、暴瘖不得言、喉嗌痛、足不仁。

『**甲乙経**』

十巻・陰受病、発痺第一下に「足不仁」とある。

十巻・陽受病、発風第二に「頭痛、項急不得傾倒、目眩、鼻不得喘息、舌急難言」とある。

十一巻・陽厥大驚、発狂癎第二に「狂易、多言不休及狂走、欲自殺及目妄見」とある。

十二巻・寒気客於厭、発瘖不得言第二に「暴瘖不能言、喉嗌痛」とある。

『**千金方**』

足不仁。目痛不能視。鼻窒、喘息不利、鼻喎僻、多涕、鼽衄、有瘡。骨痠、眩、狂、瘈瘲、口噤、喉鳴沫出、瘖不能言。舌緩、瘖不能言、舌急語難。狂易、多言不休。狂走、欲自殺。項如抜不可左右顧。

『**銅人**』

鍼入三分。禁不可灸、不幸使人失瘖。

頭痛、頸項急、不得回顧、目眩、鼻衄、喉咽痛、狂走、目妄視。

『**聚英**』

銅人鍼三分、禁灸、灸之使人失音。明堂鍼四分、留三呼。素註鍼四分。

中風、舌緩不語、振寒汗出、身重、悪寒、頭痛、項急不得回顧、偏風半身不遂、鼻衄、咽喉腫痛、傷寒狂走欲自殺、目妄視、頭中百病、馬黄黄疸。

『**図翼**』

刺三分、留三呼、禁灸、灸則令人瘖。

中風舌緩、暴瘖不語、振寒汗出、身重、偏風、半身不遂、傷風、頭痛、項急、不得回顧、目眩、反視、鼻衄、咽痛、狂走、悲恐、驚悸、欲自殺。

一云、主寫胸中之熱、与大杼、缺盆、中府同。

席弘賦云、風府、風池、尋得到、傷寒百病一時消。又云、陽明二日、尋風府。又云、従来風府、最難尋、須用功夫、度浅深、倘若膀胱気未散、更宜三里穴中尋。

通玄賦云、風傷、項急、求風府。

一伝、治感冒、風寒、嘔吐不止。

千金云、邪病臥、冥冥不自知、風府主之。

又十三鬼穴云、此名鬼枕、治百邪癲狂、当在第六次下鍼。

『**灸経**』

禁不可灸。

頭痛、項急不得顧、暴瘖不得言、多悲恐、驚悸、狂走、欲自殺、目反視。

『**説約**』

鍼三分、灸三壮。

頭痛、失瘖、頸項急して回顧するを得ず、目眩、鼻衄、喉咽痛、狂走、目妄りに視るを治す。

意釈と解説

①風痺などによって足が麻痺する。

②風邪によって頭痛がし、項が引きつって頸が動かせられないし目まいもする。あるいは鼻が塞がって呼吸がしにくい。舌が引きつって言葉が出にくい。

③精神に異常をきたし、訳の分らないことをしゃべり続け、走り出したりする。あるいは自殺しようとしたり、幻覚がある。

④寒気のために声が出にくくなって咽喉が痛む。

⑤以上のような状態のときに風府を用いるが、そのほか、鼻出血、目の痛みなどにも用いる。

現代の主治症と施術法

〈松元〉

禁灸。『素問』に曰く「これに灸すれば人をして失声せしむ」。

感冒または熱病に解熱の効あり。あるいは全身硬直、発狂、中風を治す。そのほか瘂門と同じ。

〈駒井〉

禁灸、鍼三分。

頭痛、頭重、頸項部神経痛、衄血、咽喉カタル、癲狂病、中風、黄疸。

〈岡部〉

半身不随、感冒、鼻カタル、咽喉炎、頭中の諸病、項頸の凝り痛み。

〈本間〉

感冒、偏頭痛、各種急性運動神経麻痺、言語障害、卒中風、半身不随、人事不省、咽喉カタル、頸の引きつり。

〈竹之内・濱添〉

鍼三分、留むること三呼、禁灸。

風邪または熱病に解熱の効がある。中風、癲癇、発狂、全身強直、頭痛、脳充血、高血圧、脳溢血、半身不随、人事不省、眩暈、衄血、言語障害、咽頭炎、扁桃炎、頸部疼痛、そのほか、風病一切。

〈代田〉

風邪を主る。また衄血、蓄膿症、肥厚性鼻炎、慢性鼻炎。脳充血、脳出血、血圧亢進。頭痛、神経衰弱、言語障害。

〈中医学〉

机に俯せになって座り、頭をわずかに前傾させ、項部の筋肉をゆるめる。下顎角に向かって（鍼尖を上に向けてはならない、つまり間違って大後頭口へ刺入してしまい、延髄を傷つけるのを避けるためである）、ゆっくり0・5～1寸刺入する。灸は不可。

うつ病で精神錯乱するもの、癲癇、ヒステリーや心因性疾患、中風の言語障害、よく悲しみ恐れ、驚くと心悸亢進するもの、半身不随、眩暈、頸項部が引きつり痛む、咽喉部の腫脹疼痛、目の痛み、鼻血。

〈深谷灸〉

首すじの痛むとき、中風、頸急。

〈森〉

後から顔の方へ斜刺10～20ミリ。

高血圧症、脳出血。

〈上地〉

風邪が進んだ状態で眼がつらく、無汗、洪脈で頭項が凝っているとき、風府から上に向けて刺入して汗を出す。

蓄膿症の名灸穴、風府の両側、上天柱に10～20壮の灸。上部の血止めの穴、鼻血など。

〈首藤〉

斜め上方に向ける。

鼻血、鼻づまり。

まとめ

風府は、発熱したときに用いることになっているが、熱が上昇して頭部に多くなっているときに瀉法するとよい。熱がなくても頭に陽気が多くなっている頭痛にも用いてよい。同じ病理から鼻出血、鼻炎などにも効く。

319 脳戸《のうこ》

督脈と足太陽の会／一名匝風・会顱

取穴

外後頭隆起の上際の陥凹正中に取る。

古法の主治症と施術法

『明堂』

刺入三分、留三呼、禁不可灸、令人瘖。

頭重、項痛、目不明、風則脳中寒、重衣不熱、汗出、頭中悪風、癲疾、骨酸、眩、狂、瘈瘲、口噤、羊鳴、瘖不能言、痓、目不眴、寒熱。

『甲乙経』

七巻・太陽中風感於寒湿、発痓第四「痓、目不眴、刺脳戸」とある。

八巻・五蔵伝病、発寒熱第一上に「寒熱」とある。

十巻・陽受病、発風第二に「頭重、項痛、目不明、風到脳中、寒重衣不熱、汗出、頭中悪風」とある。

十一巻・陽厥大驚、発狂癇第二に「癲疾、骨瘦、眩、狂、瘈瘲、口噤（千金作喉噤）、羊鳴」とある。

十二巻・寒気客於厭、発瘖不得言第二に「瘖不能言」とある。

『千金方』

狂癲驚走風、恍惚、嗔喜、罵笑、歌哭鬼語。頭重痛。面赤腫。目痛不能視。癲疾嘔。骨痠、眩、狂、瘈瘲、口噤、喉鳴沫出、喑不能言。頸有大気。

『千金翼方』

頭重、風労。狂癲驚走風、恍惚、嗔喜、罵笑、歌哭鬼語、吐舌。

『外台』

不可灸。

目赤痛不可視、面赤腫、頭重、項痛、目不明、風眩、脳中寒、重衣不熱、汗出、頭中悪風、癲疾、骨痠、眩、狂、瘈瘲、口噤、羊鳴、舌本出血、瘖不能言、痓目不眴寒熱。

『銅人』

禁不可鍼、鍼之令人瘂、不能言。

目睛痛、不能遠視、面赤、目黄、頭腫。可灸七壮、亦不可妄灸、令人失瘖。

『聚英』

銅人禁灸、灸之令人瘂、或灸七壮、妄灸令人瘖。明堂鍼三分。素註鍼四分。素問、刺脳戸、入脳立死。

面赤、目黄、面痛、頭重、腫痛、癭瘤。

『図翼』

禁刺灸、刺中脳戸、入脳立死、亦不可灸、令人瘖。

『説約』

鍼二分、灸三壮。

暴瘖して言う能わず、目睛痛みて忍ぶべからず、頭腫、脳痛破らるるが如きを治す。

意釈と解説

①痓病で瞬きができないほど筋が凝っている。

②内臓の熱になって悪寒、発熱する。

③風邪によって頭重、項痛、視力減退、悪寒して重ね着をしても温まらない、汗は出るが頭の中まで悪風する。

④癲癇で関節の痛み、目眩、精神錯乱、引きつけなどがあり、口を食いしばった状態で、羊が鳴くような声を出す。

⑤寒のために咽喉が詰まったようになって声が出ない。

⑥以上のような状態のときに脳戸を用いるが、そのほかに眼の痛み、眼が黄色い、顔面が赤いときなどにも脳戸を用いる。

⑦「風到脳中」とは、風邪によって虚熱が発生し、それによって頭痛がするということ。「頭中悪風」とは、冷えたために頭の中まで寒く感じるということ。それほど寒ければ汗は出ないと思われるが、熱病のときは汗が出るために冷えるとも考えられる。

現代の主治症と施術法

〈**松元**〉

鍼三分ないし四分、灸三壮ないし七壮。

脳充血、三叉神経痛、顔面神経麻痺、視神経痛、中耳炎、舌骨筋麻痺、癭瘤。

〈**駒井**〉

禁灸、禁鍼。

脳充血、中耳炎、頭痛、瘤腫。

〈岡部〉

のぼせ症、三叉神経痛、頭重。

〈本間〉

面赤く、頸部腫れ、または面や頭が痛む場合というので、脳充血や三叉神経痛により顔面部の痛む場合に効がある。

〈竹之内・濱添〉

鍼三分ないし四分、灸三壮ないし七壮。

脳充血、高血圧、眩暈、頭痛、三叉神経痛、顔面神経麻痺、眼充血、眼痛、中耳炎、扁桃炎、咽喉痛、言語障害、頸部疼痛、そのほか、脳疾患を主る。

〈中医学〉

横刺0・5～0・8寸、可灸。

頭が重い、頭痛、顔面紅潮、眼の黄疸、眩暈、顔面部痛、声が出ない者、項部の引きつり、うつ病で精神錯乱するもの、癲癇、舌本部の出血、甲状腺腫。

〈深谷灸〉

三叉神経痛の圧痛、頭のおでき、脳充血、後頭痛に卓効。

〈森〉

上から下方へ斜刺10ミリ。

後頭痛。

まとめ

頭痛はもちろん、首から上の疾患（扁桃炎、中耳炎、眼の痛み、鼻炎など）に用いてよい。通常は切皮置鍼する。透熱灸なら5壮前後。

320 強間《きょうかん》

一名大羽

取穴

後頭部正中にして、脳戸の上一寸五分、百会を的に取る。

古法の主治症と施術法

『明堂』

刺入三分、灸五壮。

癲、酸疾、狂走、瘈瘲揺頭、口喎戻涙出、頸強。

『医心方』

刺入三分、灸五壮。

癲疾、狂走、瘈瘲揺頭、口喎、涙出、頸強也。

『甲乙経』

十一巻・陽厥大驚、発狂癇第二に「癲疾狂走、瘈瘲揺頭、口喎、戻頸強也」とある。

『**千金方**』

頭痛如錐刺不可以動。項如抜、不可左右顧。口喎僻不能言。癲疾嘔。癇発瘈瘲、狂走不得臥、心中煩。

『**外台**』

灸五壯。

頭痛如針刺不可以動、項如抜不可左右顧、癲疾、狂走、瘈瘲搖頭、口喎、戻頸強。

『**銅人**』

可灸七壯、鍼入二分。

脳旋目運、頭痛不可忍、煩心、嘔吐、涎沫、発即無時、頸項強、左右不得回顧。

『**聚英**』

銅人鍼二分、灸七壯。明堂灸五壯。

頭痛、目眩、脳旋、煩心、嘔吐、涎沫、項強、狂走不臥。

『**図翼**』

刺二分、灸五壯。一曰禁灸。

頭痛、項強、目眩、脳旋、煩心、嘔吐、涎沫、狂走。

百證賦云、兼豊隆、治頭痛難禁。

『**灸経**』

灸三壯。

頭痛如鍼刺不可動、項如抜左右不得顧。岐伯云、兼治風癇病。

『**説約**』

鍼灸同前。

頭痛、脳旋、目運、吐沫を治す。

意釈と解説

①頭の病のために狂ったように走り回り、引きつけて頭を揺るがす。顔面が麻痺したために涙が出やすくなる。寝違い。そのほか、目眩、頭痛などにも強間を用いる。

②『明堂』の条文が少しおかしいので、比較してもらうために『医心方』と『外台』の条文も入れた。

現代の主治症と施術法

〈**松元**〉

鍼三分ないし四分、灸三壯ないし七壯。

感冒または脳充血、脳水腫、頭痛、眩暈、嘔吐、涎沫、小児の驚癇。

〈**駒井**〉

灸七壯、鍼二分。

頭痛、頭重、頸項神経痛、眩暈、不眠、嘔吐、小児痙攣、神経衰弱、ヒステリー。

〈**岡部**〉

頭痛、目まい、心下満、不眠。

〈**本間**〉

癲癇や狂、高血圧、低血圧などに起こる諸症、即ち項強ばり、嘔吐、涎沫、頭痛、眩暈に効く。

〈竹之内・濱添〉

鍼三分ないし四分、灸三壮ないし七壮。

風邪、脳充血、脳水腫、頭痛、眩暈、嘔吐、涎沫を治す。小児驚癇。


〈中医学〉

横刺0・5～0・8寸、可灸。

頭痛、目眩、頸項部の引きつり痛み、うつ病で精神錯乱するもの、癲癇、心悸、不眠、顔面神経麻痺。


〈深谷灸〉

頭痛、首の痛み（項急）。


〈森〉

前から後方へ皮下刺法5～10ミリ。

後頭痛。

まとめ

強間が顔面神経麻痺に効くとは知らなかった。追試してみる必要がある。頭痛、項頸部の凝りや痛みには効く。切皮程度の置鍼か、森の刺法を用いるとよい。

321 後頂《ごちょう》

一名交衝

取穴

後頭部正中にして、百会の後一寸五分に取る。脳戸の上三寸にあたる。

古法の主治症と施術法

『明堂』

刺入四分、灸五壮。

風眩、目眩、顱上痛、目䀮䀮（『外台』に䀮䀮不明、悪風寒、眩、偏頭痛とある）、癲疾、瘈瘲、狂走、項直頸痛。


『甲乙経』

十巻・陽受病、発風第二に「風眩、目眩、顱上痛」とある。

十一巻・陽厥大驚、発狂癇第二に「癲疾不嘔沫～癲疾、瘈瘲、狂走、頸項痛」とある。


『千金方』

風眩、偏頭痛。頸項疼痛、歴節汗出。目䀮䀮不明、悪風寒。癲疾嘔。狂走癲疾、灸後頂十二壮。癇発瘈瘲、狂走不得臥、心中煩。


『銅人』

可灸五壮、鍼入二分。

目䀮䀮、頸項悪風寒、目眩、頭偏痛。

『聚英』

銅人灸五壮、鍼二分。明堂鍼四分。素註三分。

頭項強急、悪風寒、風眩、目䀮䀮、額顱上痛、歴節汗出、狂走、癲夜不臥、癇発瘈瘲、頭偏痛。

『図翼』

刺二分、灸五壮。

『灸経』

頸項強急、額顱上痛、偏頭痛、悪風、目眩不明。

灸三壮。

目不明、悪風寒、頭目眩重。

『説約』

鍼灸同前。

額顱上痛、悪風、目眩を治す。

意釈と解説

①風邪によって目眩がしたり、頭頂部が痛んだりする。

②癲癇で引きつけたり、狂ったように走ったりする。頸項部が痛む。

③そのほか、視力の減退にも後頂を用いる。

現代の主治症と施術法

〈松元〉

鍼三分ないし四分、灸三壮ないし七壮。

感冒、偏頭痛、前頭部および顱頂部の神経痛、眩暈、不眠症、中風、癲癇、狂疾。

〈駒井〉

灸五壮、鍼二分。

項部硬直、脳充血、眩暈、不眠、痙攣、偏頭痛、頸項部痙攣、癲癇。

〈竹之内・濱添〉

鍼三分ないし四分、灸三壮ないし七壮。

風邪、頭痛、脳充血、眩暈、中風、癲癇、狂疾、そのほか、脳疾患。

〈中医学〉

横刺0・5〜0・8寸、可灸。

頭痛、目眩、項部の引きつり、うつ病で精神錯乱するもの、癲癇、心悸、不眠。

〈深谷灸〉

頭痛、偏頭痛、項の強ばり。

〈森〉

前から後方へ皮下刺法5〜10ミリ。

後頭痛。

〈上地〉

前から後に刺し留める。百会と似た治効がある。首の凝り。

まとめ

①目眩や頭痛に使われる。これは頭部に熱が多くなったためのもので、腎虚陰虚熱証により発症することが多い。その意味から高血圧症にも効く。

②通常は切皮置鍼でよいが、症状が激しい場合は、森が言うような刺法を用いる。

322 百会《ひゃくえ》

一名三陽五会・巓上・天満

取穴

前髪際を入ること五寸に取る。左右の耳介を前方に折り、その上角を結ぶ線と正中線が交わるところに取る。

古法の主治症と施術法

『明堂』

刺入三分、灸五壮。

痎瘧、癲疾不嘔沫、耳鳴、瘂、頂上痛、風頭重、目如脱、不可左右顧、熱病汗出而善嘔、小児癇。

『甲乙経』

七巻・太陽中風感於寒湿、発瘂第四に「瘂取、顖会、百会及天柱、膈兪、上関、光明主之」とある。

七巻・陰陽相移、発三瘧第五に「痎瘧、神庭及百会主之」とある。

十巻・陽受病、発風第二に「頂上痛、風頭重、目如脱、不可左右顧」とある。

十一巻・陽厥大驚、発狂癇第二に「癲疾不嘔沫」とある。

十二巻・手太陽少陽脈動、発耳病第五に「耳鳴」とある。

『千金方』

目睆睆不明、悪風寒。目泣出。耳痛鳴聾。悪風邪気泣出、喜忘。癲疾嘔。痎瘧熱。卒起僵仆、悪見風寒。汗出而嘔瘂。

『銅人』

可鍼入二分、得気即寫、可灸七壮、至七七壮、即止。

唐秦鳴鶴、刺微出血、頭痛立愈、凡灸頭頂、不得過七七壮、縁頭頂皮膚浅薄、灸不宜多。

小児脱肛、久不差、風癇、中風、角弓反張、或多哭、言語不択、発即無時、盛即吐沫、心煩、驚悸、健忘、痎瘧、耳鳴、耳聾、鼻塞、不聞香臭。

『聚英』

素註鍼二分。銅人灸七壮、止七七壮。凡灸頭頂、不得過七壮、縁頭頂皮薄、灸不宜多、鍼二分得気即瀉、又素註刺四分。

頭風、中風、言語蹇渋、口噤不開、偏風、半身不遂、心煩悶、驚悸、健忘、忘前失後、心神恍惚、無心力、痎瘧、脱肛、風癇、青風、心風、角弓反張、羊鳴、多哭、語言不擇、発時即死、吐沫、汗出而嘔、飲酒面赤、脳重鼻塞、頭痛、目眩、食無味、百病皆治。

『図翼』

刺二分、灸五壮。甲乙経曰、刺三分、灸三壮。一曰、灸頭頂、不得過七七壮。

頭風、頭痛、耳聾、鼻塞、鼻衄、中風言語蹇滞、口噤不開、或多悲哭、偏風半身不遂、風癇卒厥、角弓反張、吐沫、心神恍惚、驚悸、健忘、痎瘧、女人血風、胎前、産後、風疾、小児風癇、驚風、脱肛久不瘥。

一曰、百病皆治、宜刺此二分、得気即寫、若灸至百壮、停三五日後、遶四畔、用三稜鍼出血、以井花水淋之、令気宣通、否則恐火気上壅、令人目暗。

一曰、治悲笑欲死、四肢冷気欲絶、身口温、可鍼人中三分、灸百会三壮、即甦。

史記載、扁鵲、治虢太子尸蹷、鍼取三陽五会而甦。

神応経云、治頭風、可灸三壮、小児脱肛、可灸三壮、至五壮、艾炷如小麦。

玉龍賦云、兼顖会、治卒暴中風。

霊光賦云、兼亀尾、治痢疾。

席弘賦云、小児脱肛、患多時、先灸百会、後尾骶。又云、兼太衝、照海、陰交、治咽喉疾。

『灸経』

灸七壮。

脳重、鼻塞、頭疼、目眩、少心力、忘前失後、心神恍惚、及大人、小児脱肛等疾。

小児脱肛、瀉血、毎厠臟腑撮痛、不可忍者、灸百会一穴三壮、在頭中心、陥者是也、炷如小麦大。

『説約』

鍼三分、灸三壮。

心煩、驚悸、健忘、痎瘧、頭痛、頭風、耳聾、鼻塞、小児脱肛、風癇、角弓反張を治す。

『鍼灸則』

卒中悪、卒起僵仆、悪見風寒。

意釈と解説

①痙病で筋が引きつるとき。瘧病。頭頂痛、頭重痛、眼が飛び出しそうなほど痛む。首が左右に振り向けられない。癲癇などの頭の病、耳鳴りなどのときに百会を用いる。

②そのほか、半身不随、健忘、鼻閉、脱肛などにも百会が用いられる。

現代の主治症と施術法

〈松元〉

鍼二分ないし四分、気を得て即ち瀉す、灸七壮ないし三七壮（21壮のことか）。

脳充血、頭痛、眩暈、耳鳴、感冒、鼻腔閉塞、嗅能減退、脳溢血、人事不省、半身不随、言語蹇渋、口眼喎斜、角弓反張、驚悸、健忘。前を忘れ後を失い、心神恍惚として心力なき症、いわゆる脳神経衰弱症の如きに効あり。悪寒、発熱、味覚消失、聴覚器麻痺、心臓肥大、痔疾、脱肛、小児の流行性感冒、百日咳、急性および慢性脳膜炎。

〈駒井〉

灸五壮、鍼二分。

項部硬直、脳充血、眩暈、不眠、痙攣、偏頭痛、頸項部痙攣、癲癇。

〈岡部〉

痔疾患の特効穴、言語障害、半身不随、健忘症、鼻カタル、頭痛、目まい、ノイローゼ、癲癇。

〈本間〉

脳脊髄疾患、痔痛、脱肛、目や鼻の病、心臓疾患。

〈竹之内・濱添〉

鍼二分ないし四分、気を得て後瀉す。灸三壮ないし三七壮。

脳充血、高血圧、脳溢血などに瀉血が効ある。人事不省、頭痛、眩暈、耳鳴、半身不随、脳貧血などの脳疾患。癲癇、神経衰弱、ノイローゼ、狂疾、不眠症などの精神神経症。メニエール病、難聴、耳痛などの耳疾患。蓄膿症、鼻閉塞、嗅覚減退などの鼻疾患。眼充血、視力減退などの眼疾患。頸項部疼痛、鞭打ち症、腰痛、坐骨神経痛などの脊髄疾患。痔疾、脱肛、心肥大、心悸亢進、自律神経失調症。

〈代田〉

脳充血、脳出血、血圧亢進、耳鳴り、眩暈。神経症、神経衰弱、不眠症、健忘、心煩、驚悸、常習頭痛。鼻疾患、肥厚性鼻炎、蓄膿症。脱肛、痔疾。中枢神経の興奮の鎮静。

〈中医学〉

横刺0・5~0・8寸、可灸。

頭痛、眩暈、動悸がして驚きやすい、健忘症、仮死状態、中風による言語障害、うつ病で精神錯乱するもの、癲癇、ヒステリーもしくは心因性疾患、小児の癲癇、耳鳴り、鼻づまり、脱肛、痔疾、子宮脱、下痢。

〈深谷灸〉

痔・脱肛。脳病一般、頭痛、高血圧、中風など用途多し。

〈森〉

頭の中心にあるから、前後左右どの方向に刺鍼してもよい。すぐに骨があるから皮下刺法する。約10ミリ。

頭痛、脳充血、脳貧血、高血圧症、不眠症、眼疾患、自律神経失調症、脊髄過敏症。

〈上地〉

灸は7~10壮、気持ちよく感じる場合は適応症と考えてよい。熱いと感じなければ多壮しても問題ない。頭が尖っている人には、その両側に灸をする。顔が赤らむほどやらないこと。

耳を前に折り曲げ、上方尖端の直上で正中線と交わる点を含め、その前後に取穴。刺鍼は普通、前から後に斜刺する。

立ちくらみがして百会辺りがぶよぶよの場合は散鍼。のぼせ症状(頭重、首のこり、赤ら顔、目の奥がはっきりせずぼんやり、実証の肩こり)に刺絡、場合によっては乱刺。脈が浮・大・数の場合は刺絡。血が出るにまかせる。出が悪ければ搾ってみる。高血圧に灸。湧泉、然谷を併用する。百会を熱がるようであれば湧泉、失眠を使ってみる。腎性の高血圧、多尿で腰が痛い場合、腰に灸頭鍼、百会に灸。眼も開けられない頭痛、脳溢血の前駆症状に血を一滴出す。低血圧で耳鳴りがするものに灸をする。

痔の名灸穴。痔が腫れて熱を持っている場合、刺絡して熱を出し、中極に灸を続ける。脱肛、切れ痔によく、イボ痔には効かない。

虚証で初期の風邪。鼻水が出て、うすら寒い。風邪で頭が割れるように痛い。

女性の肩こりで百会を押して気持ちいいのは灸。心臓が悪い場合もある。頭が痒くてフケが出ない場合。物の味がしない、匂いがしないとき。

鼻水が出る。鼻水が喉に下りてくる。毎日5〜10壮、二週間続ける。鞭打ち症で手の指がしびれるものに灸。


〈首藤〉

超旋刺、置鍼もよい。

めまい、頭痛。痔疾患には灸がよい。

まとめ

①諸先生が記されているようにいろいろな疾患に効くが、筆者が用いるのは猛烈な頭痛のときで、治法は刺絡。刺絡の後で透熱灸を用いる。
②不眠症には切皮程度の置鍼でよい。
③脱肛、痔疾、頭重などは透熱灸7壮。排便したいのに出ないために肛門が痛むときや膣痙攣にも効く。膣痙攣の場合は治療できるような状態ではないので、患者に「頭頂部を強く叩け」と教える。あるいは、強く押してもよい。

323 前頂《ぜんちょう》

取穴

百会の前一寸五分、前髪際を入ること三寸五分に取る。

古法の主治症と施術法

『明堂』

刺入四分、灸五壮。

風眩、目瞑（『医心方』は目瞑痛）、悪風寒、面赤腫、小児驚癇。


『甲乙経』

十巻・陽受病、発風第二に「風眩、目瞑、悪風寒、面赤腫」とある。

十二巻・小児雑病第十一に「小児驚癇」とある。


『千金方』

小児驚癇。風眩、偏頭痛。面赤腫。目眩瞑。目上揷、憎風寒。


『銅人』

鍼入一分、可灸三壮、至七七壮即止、忌如前法。

攷甄権鍼経云、是一寸、今即攷素問一寸五分為定。

頭風、目眩、面赤腫、小児驚癇、風癇、瘈瘲、発即無時、鼻多清涕、頂腫痛。

『**聚英**』

銅人鍼一分、灸三壮、止七七壮。素註刺四分。

頭風、目眩、面赤腫、水腫、小児驚癇、瘈瘲、腫痛。

『**図翼**』

刺二分、灸五壮、一日灸七七壮。

頭風、目眩、面赤腫、小児驚癇、瘈瘲、鼻多清涕、頸項腫痛。

神応経云、治小児急慢驚風、可灸三壮、艾炷如小麦。

百證賦云、兼水溝、治面腫虚浮。

『**灸経**』

灸三壮。

頭風、目眩、頭皮腫、小児驚癇病。

『**説約**』

鍼二分、灸三壮。銅人経云、灸七七壮。

頭風、目眩、面腫の諸症を治す。

意釈と解説

①風邪による頭痛、目眩、立ちくらみ、悪風、悪寒などがあり、顔面が赤くなって浮腫しているときに前頂を用いる。

②そのほか、小児の引きつけ、鼻炎症状で鼻づまりや鼻汁が多いときなどにも前頂を用いる。

現代の主治症と施術法

〈**松元**〉

鍼二分ないし四分、灸七壮ないし二七壮。

脳充血および脳貧血、頭痛、眩暈、耳鳴、顔面浮腫、水腫病、小児の慢性脳膜炎。

〈**駒井**〉

灸三壮ないし七七壮、鍼一分。

頭重、頭痛、脳充血、脳貧血、顔面充血、水腫、小児急癇、鼻茸。

〈**本間**〉

風邪による頭痛、眩暈、小児の引きつけ、顔面の充血や腫れ。

〈**竹之内・濱添**〉

鍼二分ないし四分、灸三壮ないし二七壮。

脳充血、高血圧、脳貧血、頭痛、眩暈、耳鳴、蓄膿症、眼充血、顔面浮腫。

〈**中医学**〉

横刺0・3〜0・5寸、可灸。

癲癇、頭のふらつき、めまい、頭頂部痛、鼻水が止らないものや副鼻腔炎など、眼球の炎症腫れ痛み、小児のひきつけ。

〈**深谷灸**〉

頭部の浮腫、頭痛、眩暈、のぼせ、小児のひきつけ。

〈**森**〉

前から後方へ皮下刺法3ミリ。

前頭痛。

〈**上地**〉

鼻の故障。

まとめ

アレルギー性鼻炎や副鼻腔炎で鼻が詰まったために頭が重いときに用いる。切皮程度の置鍼か透熱灸7壮。単刺してもよい。

324 顖会《しんえ》

一名顖中・鬼門・天窓・亜会

取穴

前頭部正中にして、百会の前三寸、前髪際を入ること二寸に取る。

古法の主治症と施術法

『明堂』

刺入四分、灸五壮（『明堂』にはなし『医心方』より転載）。

痓、寒熱、喘、目不能視、風眩、煩心、頭痛、顔青、目泣出、癲疾嘔沫、暫起僵仆、悪見風寒、面赤腫（『医心方』には瘧も含む）。

『甲乙経』

七巻・太陽中風感於寒湿、発痓第四に「痓取、顖会、百会及天柱、膈兪、上関、光明主之」とある。

十巻・陽受病、発風第二に「頭痛、顔青者」とある。

十一巻・陽厥大驚、発狂癇第二に「癲疾嘔沫、暫起僵僕（仆と同意）、悪見風寒、面赤腫」とある。

十二巻・小児雑病第十一に「小児驚癇」とある。

『千金方』

風頭眩、頭痛、顔清。面赤腫。癲疾、嘔沫、寒熱、痓互引。小児驚癇。

『外台』

灸五壮。

痓、風眩、善嘔、煩満、頭痛、顔青、癲疾、嘔沫、暫起僵仆、悪見風寒、面赤腫。

『銅人』

可灸二七壮、至七七壮、初灸即不痛、病去即痛、痛即罷灸。若是鼻塞灸至四日漸退、七日頓愈。鍼入二分、留三呼、得気即寫。頭風、生白屑、多睡、鍼之弥佳、鍼訖、以末塩、生麻油相和、揩髪根下、頭風即永除、若八歳已下、即不得鍼、蓋縁顖門未合、刺之不幸、令人夭、忌熱麺猪魚物等。

『聚英』

目眩、面腫、鼻塞、不聞香臭、驚癇、載目上、不識人。

銅人灸二七壮、至七七壮、初灸不痛、病去即痛、痛止灸、鍼二分、留三呼、得気即瀉。八歳已下不得鍼、縁顖門未合、刺之恐傷其骨、令人夭。素註鍼四分。

『図翼』

脳虚冷、或飲食酒過多、脳疼如破、衄血、面赤暴腫、頭皮腫、生白屑、風頭眩、顔青、目眩、鼻塞不聞香臭、驚悸、目戴上不識人。

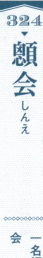

刺二分、灸五壮。一曰灸二七至七七壮。小児八歳以前禁鍼、蓋其顖門未合、刺之不幸令人夭。

脳虚冷痛、頭風腫痛、項痛、飲酒過多、頭皮腫、風癇清涕。

一云、治目眩、面腫、鼻塞不聞香臭、驚癇、載目、昏不識人、可灸二七壮、至七七壮。初灸即不痛、病去即痛、痛即罷灸、若是鼻塞灸至四日、漸退、七日頓愈。鍼入二分、留三呼、得気即寫、頭風生白屑多睡、鍼之彌佳、鍼訖、以末塩、生麻油相和、揩髪根下、即頭風永除。

神応経云、治頭風疼痛、可灸三壮、小児急慢驚風、灸三壮、炷如小麦。

千金云、邪病鬼癲、囟上主之、一名鬼門。

玉龍賦云、兼百会、治卒暴中風。

百證賦云、連玉枕、療頭風。

『灸経』

灸三壮。

頭目眩、頭皮腫、生白屑、兼主面赤暴腫。

『説約』

鍼二分、灸二七壮。小児八歳以前禁鍼。

目眩、面腫、鼻塞不聞香臭、頭風、生白屑、多睡、小児驚癇。

意釈と解説

①痙病で筋が引きつる。

②風邪によって頭痛がし、顔面が青くなる。

③頭の病で唾液を吐き、起き上がっても倒れ、風や寒さを嫌い、顔面が赤くなる。

④以上のような状態のときに顖会を用いるが、そのほか、小児の引きつけ、目眩、鼻づまりで匂いが分らない、視力減退などにも用いる。

⑤顔青は肝風によるものと考えられるが、『千金方』では「顔清」となっている。これだと顔が冷えるという意味。肝風だと顔が青くなり、心風だと顔が赤くなる。いずれにしても顖会は風による病に効くようである。『聚英』に記されているように、飲酒過多の後で風に当たると頭痛がして、人によっては顔が青くなり、別の人では赤くなる。これは体質ではあるが、もともと肝虚か腎虚で心熱になるかの違いであろう。

現代の主治症と施術法

〈松元〉

鍼二分、留むること三呼、気を得て即ち瀉す、灸二七壮ないし七七壮。はじめ灸痛を感ぜず、病去りて漸く痛む、痛まば灸を止むべし。

脳病を主る。ことに脳貧血、人事不省、頭痛、眩暈、顔面蒼白となるに灸す。鼻腔閉塞、嗅能減退、衄血にもまた灸して効あり。そのほか、顔面浮腫、ヒステリー、嗜眠、アルコール中毒。

〈駒井〉

灸二七壮より七七壮、禁鍼。

脳貧血、頭痛、眩暈、顔面蒼白、衄血、顔面充血、不眠症、小児過敏症。そのほか百病によいと言われる。

〈岡部〉

臭覚なし、蓄膿症、白禿。

〈本間〉

脳貧血、飲酒過多による頭痛、鼻塞、顔面充血、鼻出血、のぼせ下げ。

〈竹之内・濱添〉

鍼二分、留むること三呼、気を得て後瀉す、灸三壮ないし七七壮。脳疾患を主る。脳貧血、人事不省、頭痛、眩暈、顔面蒼白、ヒステリー、嗜眠病、鼻茸、鼻腔閉塞、臭覚減退、衄血、蓄膿症、眼痛、眼充血。

〈代田〉

迷走神経の過緊張を主る。故に激しき嘔吐・胃酸過多症に効く。神経衰弱・嗜眠症、頭重、低血圧症、肥厚性鼻炎、蓄膿症、涙嚢炎。

〈中医学〉

横刺0・3〜0・5寸、小児禁鍼。可灸。

頭痛、めまい、突然顔面が赤く腫脹するもの、鼻水が止らないもの、副鼻腔炎など、鼻血、鼻の瘍、癲癇、よく眠りたがるもの、小児の引きつけ。

〈深谷灸〉

低血圧で貧血の人、鼻塞。

〈森〉

前から後方へ皮下刺法10ミリ。

前頭痛。

〈上地〉

百会と同じ治効の穴。蓄膿症でにおいを感じないときによく効く。しかし百会ほど期待できない。百会ほど灸はできない。

〈首藤〉

鍼尖を身体の前方に向ける。超旋刺のあと気を得て置鍼。

頭痛、悪心、嘔吐、めまいの激しいときは鍼の回旋をくり返す。また毫鍼の一日置鍼もよい。鍼が太いとめまい、脳貧血を起こすことがある。

まとめ

副鼻腔炎で鼻が詰まり、匂いが分からず、頭重感があり、後頭部が凝るときに透熱灸7壮。急性であれば濃い鼻汁が出て短期間で治る。

325 上星《じょうせい》

一名鬼堂・明堂・神堂

取穴

前頭部正中にして、前髪際を入ること一寸に取る。

古法の主治症と施術法

『明堂』

刺入三分、留六呼、灸五壮。

風眩、煩嘔、癲疾、顔青（『医心方』は顔清）、痎瘧、鼻衄、頭痛引頷、熱病汗不出、目中痛不能視、面胕腫、凡云上星者、皆先取譩譆、後取天牖、風池。

『甲乙経』

七巻・六経受病、発傷寒熱病第一中に「熱病汗不出、上星主之、先取譩譆、後取天牖、風池」とある。

七巻・陰陽相移、発三瘧第五に「痎瘧、上星主之、先取譩譆、後取天牖、風池、大杼」とある。

八巻・腎風、発風水面胕腫第五に「面胕腫、上星主之、先取譩譆、後取天牖、風池」とある。

十巻・陽受病、発風第二に「風眩、善嘔、煩満、神庭主之、如顔青者上星主之、取上星者、先取譩譆、後取天牖、風池」とある。

十巻・同に「風眩、引頷痛、上星主之、取上星亦如上法」とある。

十一巻・陽厥大驚、発狂癇第二に「癲疾上星主之、先取譩譆、後取天牖、風池」とある。

十二巻・足太陽明手少陽脈動、発目病第四に「目中痛不能視、上星主之、先取譩譆、後取天牖、風池」とある。

十二巻・血溢、発衄第七に「鼻鼽衄上星主之、先取譩譆、後取天牖、風池」とある。

『千金方』

痎瘧熱。目痛不能視、先取譩譆、後取、天牖、風池。風頭眩、顔清。面赤腫。目涙出、多眵矇、内眥赤痛痒、生白膚翳。目系急、目上插。鼻窒、喘息不利、鼻喎僻、多涎、鼽衄、有瘡。癲疾嘔。煩満汗不出。風頭引頷痛。

『千金翼方』

鼻中息肉、灸上星二百壮。凡口鼻出血者、名曰脳衄、灸上星五十壮。

『外台』

灸五壮。

風眩、善嘔、煩満、顔青、痎瘧、鼻鼽衄、熱病汗不出、目睛痛、不能視、面胕腫、癲疾。凡云、上星主之者、皆先取譩譆、後取天牖、風池。

甄権云、不宜多灸。

『銅人』

可灸七壮、不宜多灸、若頻灸即抜気上、令人目不明、忌如前法。

頭風、面虚腫、鼻塞不聞香臭、目眩、痰瘧、振寒、熱病汗不出、目睛痛不能遠視。以細三稜鍼刺之、即宣洩諸陽熱気、無令上衝頭目。

『聚英』

素問鍼三分、留六呼、灸五壮。銅人鍼四分、以細三稜鍼、宜泄諸陽熱気、無令上衝頭目。

面赤腫、頭風、頭腫、皮腫、面虚、鼻中息肉、鼻塞、頭痛、痎瘧振寒熱汗不出、目眩、目睛痛、不能遠視、口鼻出血不止。

『図翼』

刺三分、留六呼、灸五壮、一云、宜三稜鍼出血、以寫諸陽熱氣。

頭風、頭痛、頭皮腫、面虚、悪寒、痎瘧寒熱汗不出、鼻血臭涕、鼻塞不聞香臭、目眩、睛痛、不能遠視、以細三稜鍼刺之、即宣泄、諸陽熱気、無令上衝頭目。

千金云、鼻中息肉、灸二百壮。又云、兼大椎、灸瘧至発時、令満百壮、炷如黍米。又治鬼魅、灸百壮。

又十三鬼穴、此名鬼堂、主百邪癲狂、当在第十次下鍼。

玉龍賦云、治頭風、鼻淵。

『灸経』

灸七壮。

頭風、目眩、鼻塞不聞香臭。

『説約』

鍼灸治同前。細き三稜鍼を以て血を出す、以て諸陽の熱気を瀉す。

意釈と解説

①傷寒で悪寒、発熱して汗が出ない。

②瘧病、顔面の浮腫、目眩がして気分が悪くなって吐き気がし、胸が悶え苦しい。このようなときは顔面が蒼白になる。あるいは目眩がして顎が痛くなる。

③そのほか、癲癇、目の痛み、視力減退、鼻出血、鼻づまり、鼻茸、匂いが分からない、頭痛などにも上星を用いる。

④風邪に当たるとは、津液が不足して虚熱が発生した状態をいう。その熱が上昇して頭に多くなって目眩がしたり、頭痛がしたりする状態を風眩とか脳風という。あるいは脳出血や脳梗塞も虚熱によって発生する。だから中風病という。

上部に熱が多くなると、目や鼻の状態が悪くなるのも道理である。

現代の主治症と施術法

〈松元〉

鍼四分、留むること六呼、灸七壮。

間歇熱汗出でざるに効あり。眼神経痛、視力欠乏、脳充血。そのほか前者と同じ。

〈駒井〉

灸五壮、鍼三分。

顔面充血、前頭神経痛、眩暈、鼻茸、鼻孔閉塞、衄血、眼球充血、角膜翳、間歇熱。

〈岡部〉

癲癇、目まい、動悸、頭痛、蓄膿症。

〈本間〉

脳貧血性、充血性、発熱性の諸症からくる頭痛、眩暈。眼疾、鼻疾、頭風と言われる頭の劇痛。

〈竹之内・濱添〉

鍼四分、留むること六呼、灸七壮。

眼痛、眼充血、視力欠乏、蓄膿症、鼻塞がり、臭覚減退、頭痛、脳充血、高血圧、癲癇、狂疾、そのほか精神神経症、熱病。

〈代田〉

肥厚性鼻炎、鼻茸、眼窠上神経痛、精神病。

〈中医学〉

横刺0・5～0・8寸、可灸。

頭痛、眩暈、眼球の炎症腫れ痛み、風に当たると涙が流れるもの、顔面が赤く腫脹するもの、鼻水が止らないもの、副鼻腔炎など、鼻血、鼻のポリープ、うつ病で精神錯乱するもの、癲癇、小児の引きつけ、寒熱往来のある熱病、熱病。

〈深谷灸〉

鼻蓄膿症、鼻たけ、鼻塞、頭痛、低血圧症のめまい。

〈森〉

髪際から後の方に向かい、鍼体を水平にして皮下刺法する。置鍼することが多い。深さは約10ミリ。

蓄膿症、前頭痛、めまい、のぼせ。

〈上地〉

鼻づまりの名穴、灸5～7壮で通る。鼻づまりは熱、鼻水は冷え。髪の生え際から上に爪を立てて押していくとツーンとする所。

〈首藤〉

超旋刺。置鍼もよい。

鼻疾患。灸五～七壮。急性では多壮灸、十～三十壮。めまいにもよい。

まとめ

諸先生が述べられているように、上星は鼻疾患によく効く。鍼よりも灸がよく効く。

326 神庭《しんてい》

督脈と足太陽、陽明の会

取穴

前頭部正中、前髪際を入ること五分に取る。髪際不明の者は、眉間の直上三寸五分を髪際と定める。

古法の主治症と施術法

『明堂』

禁不可刺、令人癲疾目失精、灸三壮。

頭脳中寒、鼻鼽、目泣出、癲疾嘔沫、風眩、善嘔、煩満（『外台』は善嘔煩）、痎瘧寒熱、頭痛、喘喝（『医心方』は喘鳴）、目痛不能視。

『甲乙経』

七巻・六経受病、発傷寒熱病第一中に「頭脳中寒、鼻衄、目泣出」とある。

七巻・陰陽相移、発三瘧第五に「痎瘧、神庭及百会主之」とある。

八巻・五蔵伝病、発寒熱第一上に「寒熱頭痛、喘喝、目不能視」とある。

十巻・陽受病、発風第二に「風眩、善嘔、煩満、神庭主之」とある。

十一巻・陽厥大驚、発狂癇第二に「癲疾嘔沫」とある。

『千金方』

寒熱頭痛、喘喝、目不能視。頭風眩、善嘔、煩満。目泣出。鼻鼽、清涕出。癲疾嘔。

『銅人』

可灸二七壮、至七七壮止。

癲疾、風癇、載目上不識人、頭風、目眩、鼻出清涕不止、目涙出、驚悸不得安寝。

岐伯曰、凡欲療風、勿令灸多、縁風性軽、多即傷、惟宜灸七壮至三七壮止、禁不可鍼、鍼即発狂、忌生冷鶏猪酒麵動風物等。

『聚英』

素註三壮。銅人灸二七壮、止七七壮。禁鍼、鍼発発狂、目失睛。

登高而歌、棄衣而走、角弓反張、吐舌、癲癇、風癇、戴目上視不識人、頭風、目眩、鼻出清涕不止、目涙出、驚悸、不得安寝、嘔吐、煩満、寒熱頭痛、喘喝。

『図翼』

灸三壮、禁刺、刺之令人癲狂、目失明、一曰、灸七壮至三七壮止。

発狂、登高妄走、風癇癲疾、角弓反張、目上視不識人、頭風、鼻淵、流涕不止、頭痛目涙、煩満、喘喝、驚悸、不得安寝。

玉龍賦云、専理頭風。

『灸経』

灸三壮。

登高而歌、棄衣而走、角弓反張、羊癇吐舌。

『説約』

鍼二分、灸三壮。

癲疾、風癇、角弓上視、鼻淵、目眩を治す。

意釈と解説

①瘧病で悪寒、発熱する。

②悪寒、発熱して頭痛がし、ゼェゼェと喘いで声が嗄れ、目が見えにくくなる。

③上部に熱が多くなったために目眩、吐き気、胸苦しいなどの病症が現れる。

④以上のような状態に神庭を用いるが、そのほか、癲癇、引きつけ、鼻出血、鼻づまり、鼻水、涙目、不眠などにも用いられる。

現代の主治症と施術法

〈松元〉

禁鍼。灸三壮ないし七壮。

感冒、鼻カタル、前頭神経痛、眩暈、涙管漏、不眠症、角弓反張、癲癇、吐舌、嘔吐、煩満、喘喝。

〈駒井〉

灸三壮、禁鍼。

前頭神経痛、眩暈、癲癇、急癇、心悸亢進、急性鼻カタル、涙腺炎、嘔吐。

〈本間〉

癲癇、人事不省、鼻カタル、蓄膿症。

〈竹之内・濱添〉

灸三壮ないし七壮、一説に二七壮ないし七七壮。禁鍼。

頭痛、眩暈、脳貧血、不眠症、角弓反張、癲癇、嘔吐、眼充血、眼痛、視力減退、涙管漏、蓄膿症、鼻閉塞、風邪、三叉神経痛、顔面神経麻痺。

〈中医学〉

横刺0・3~0・5寸、可灸。

頭痛、眩暈、眼球の炎症腫れ痛み、涙が流れるもの、目の感染症で視野に膜が張ったようなもの、夜盲症、鼻水が止らないもの、副鼻腔炎、鼻血、うつ病で精神錯乱するもの、癲癇、角弓反張。

〈深谷灸〉

神経症、頭痛、鼻塞。

〈森〉

前から後方へ皮下刺法5~10ミリ。

鼻カタル、前頭痛。

〈上地〉

前頭部痛（食べ過ぎに多い。目が開けられないほどの痛さ、胃から来た頭痛）に鍼。角弓反張ー白目をむきだしてひっくり返る（癲癇）に神庭をグッと押す。

まとめ

前頭部の痛みに効く。故に三叉神経痛や頭痛に用いられる。そのほか、上星と同じような病症に用いられる。切皮置鍼がよい。鼻の病症があるときは透熱灸がよい。

327 素髎《そりょう》

一名面王・面正・面玉

取穴

鼻背の先端の陥凹に取る。

古法の主治症と施術法

『明堂』

刺入三分。禁不宜灸。

鼽衄、洟出、中有懸癰宿肉、窒洞不通、不知香臭。

『甲乙経』

十二巻・血溢、発衄第七に「鼽衄、洟出、中有懸癰宿肉、窒洞不通、不知香臭」とある。

『千金方』

鼻窒、喘息不利、鼻喎僻、多涕、鼽衄有瘡。

『銅人』

鍼入一分。外台云、不宜灸。

千金、治鼻塞、瘜肉不消、多涕、生瘡。

『聚英』

外台不宜灸、鍼一分。素註三分。

鼻中息肉不消、多涕、生瘡、鼻窒、喘息不利、鼻喎僻、鼽衄。

『図翼』

刺一分、禁灸。
鼻中瘜肉不消、喘息不利、多涕、喎僻、衄血。
一曰治酒酢風、用三稜鍼出血。

『**説約**』

三稜鍼を用いて血を出す。
按ずるに酒酢風を治す。

意釈と解説

鼻出血、鼻水が止まらない、口臭が分からない、鼻の中のできもの、酒皶鼻、顔面神経麻痺により鼻がゆがむ。以上のようなときに素髎を用いる。

現代の主治症と施術法

〈**松元**〉

鍼一分ないし三分、禁灸。
鼻腔疾患を主る。鼻カタル、鼻腔閉塞、鼻茸、鼻瘡。アルコール中毒、醋酸中毒に瀉血して効あり。

〈**駒井**〉

禁灸、鍼一分。
鼻瘡、涙液過多、鼻孔閉塞、衄血、喘息。

〈**岡部**〉

鼻カタル。

〈**本間**〉

鼻茸、鼻瘡、肥厚性鼻炎のときに鍼を1分くらい入れる。または知熱灸で効く。顔面神経麻痺からきた鼻曲がりによい。

〈**竹之内・濱添**〉

鍼一分ないし三分。禁灸。
鼻疾患を主る。アルコール中毒・醋酸中毒に瀉血が効がある。

〈**中医学**〉

上に向かって斜刺0・3〜0・5寸、あるいは点刺瀉血、不灸。
鼻づまり、鼻血、透明な鼻水が止らない、鼻たけ、酒皶鼻、驚き気を失ったもの、意識昏迷、新生児の窒息。

〈**深谷灸**〉

鼻カタル。

〈**森**〉

鼻尖から鼻腔へ直刺5ミリ。
鼻疾患。

〈**上地**〉

酒皶鼻。酒で赤鼻になった人に刺絡して脳卒中を防ぐ、鼻がスッとして首の凝りが一度でとれる。即効性がある。

まとめ

素髎に対する治療は、本間と上地の方法を知っていれば十分であろう。

328 水溝《すいこう》

督脈と手足の陽明脈の会／一名人中

取穴

鼻中隔の直下、人中の中央に取る。

古法の主治症と施術法

『明堂』

刺入三分、留六呼、灸三壮。

寒熱頭痛、癲疾互引、水腫人中盡満、唇反者死、手捲、鼻鼽不能息、不收洟、不知香臭、衄不止、口不禁水漿、喎僻、瞤目、目不利。

『甲乙経』

八巻・五蔵伝病、発寒熱第一下に「寒熱頭痛」とある。

八巻・水膚脹、鼓脹、腸覃、石瘕第四に「水腫、人中尽満、唇反者死、水溝主之」とある。

十巻・陽受病、発風第二に「口不能水漿、喎僻」とある。

十一巻・陽厥大驚、発狂癇第二に「癲疾互引」とある。

十二巻・足太陽陽明手少陽脈動、発目病第四に「眴目」とある。

十二巻・血溢、発衄第七に「鼻鼽不得息、不收洟、不知香臭及衄不止」とある。

『千金方』

寒熱頭痛、喘喝、目不可視。鼻窒、喘息不利。鼻喎僻、多涕、鼽衄有瘡。鼻不收涕、不知香臭。口喎僻不能言。口不能禁水漿喎僻。唇吻不收、瘖不能言、口噤不開。水腫人中満。

『外台』

灸三壮。

寒熱、頭痛、癲疾、互引、水腫人中尽満、唇反者死、振寒、手捲、前僵、鼻鼽不能息、不知香臭、衄不止、口噤、喎僻、瞤目。

『銅人』

鍼入四分、留五呼、得気即寫、灸亦得、然不及鍼、若灸、可小雀糞大為艾炷、日可灸三壮、至七壮、即罷風水面腫、鍼此一穴、出水尽即頓愈、忌如前法。

消渇、飲水無度、水気遍身腫、失笑無時、癲癇語不識尊卑、乍喜乍哭、牙関不開、面腫、唇動状如蟲行、卒中悪。

『聚英』

素註鍼三分、留六呼、灸三壮。銅人鍼四分、留五呼、得気即瀉、灸不及鍼、日灸三壮。明堂曰、灸三壮、至二百壮。下経灸五壮。

消渇、飲水無度、水気遍身腫、失笑無時、癲癇、語不識尊卑、乍哭乍喜、中風、口噤、牙関不開、面腫、唇動状如虫行、卒中悪、鬼撃、喘喝、目不可視、黄疸馬黄、瘟疫、通身黄、口喎僻。

『図翼』

刺三分、留六呼、得気即寫、灸三壮至七壮、炷如小麦、然灸不及鍼。

中風、口噤、牙関不開、卒中悪、邪鬼撃、不省人事、癲癇卒倒、消渇多飲、水気偏身浮腫、瘟疫、口眼喎僻、倶宜刺之、若風水面腫、鍼此一穴、出水尽、即頓愈。

一云、水気腫病、但宜鍼此三分、徐徐出之、以泄水気、若鍼他穴、水尽則死。

神応経云、治小児急慢驚風、可灸三壮、炷如小麦。

玉龍賦云、兼曲池穴、治痿仆。又云、兼委中穴、治腰脊閃痛。又云、合大陵、頻瀉之、全除口気。

席弘賦云、人中治癲、功最高、十三鬼穴、不須饒。

千金云、此穴為鬼市、治百邪、癲狂、此当在第一、次下鍼、凡人中悪、先掐鼻下是也。鬼撃卒死者、須即灸之。

百證賦云、兼前頂、治面腫虚浮。

霊光賦云、水溝、兼間使、治邪癲。

『灸経』

灸五壮。

消渇、飲水無休、水気偏身腫、笑無時節、癲癇病、語不識尊卑、及口噤、牙関不開也。

『説約』

鍼三分、灸三壮。

癲癇、水気、温疫、口眼喎僻を治す。

意釈と解説

①内臓の熱になって悪寒、発熱して頭痛がする。

②全身が浮腫して人中の部分が腫れ、唇が反り返ったようになっているときは予後が悪いが、水溝を治療すると治る事がある。

③顔面神経麻痺になって口がゆがんだために水分が上手に飲めない。

④そのほか、癲癇、眼を開けていられない、鼻づまりになって息がしにくい、鼻水が止まらない、香臭が分らない、鼻出血が止まらないなどのときにも、水溝を用いる。

現代の主治症と施術法

〈松元〉

鍼三分、留むること五呼、気を得て即ち瀉す、灸三壮ないし五壮。

卒中人事不省に回生の効あり。水腫病を治す、即ち腎臓炎、顔面あるいは四肢浮腫、消渇、飲水過度、鼻腔疾患、口眼喎斜。

〈駒井〉

灸五壮、鍼三分。

糖尿病、煩渇、水腫、癲癇、脳充血、鼻カタル、口眼諸筋の収縮痙攣。

〈岡部〉

人事不省、気付けのつぼである。

〈本間〉

脳充血、脳溢血、脳エンボリー、ヒステリー、癲癇、精神衝撃、溺死などの人事不省、仮死に試みるべき穴である。施術は10番鍼を用いる。灸は多壮。顔面神経麻痺、糖尿病にも効く。

〈竹之内・濱添〉

鍼二分ないし三分、留むること五呼、気を得て後瀉す、灸三壮ないし五壮、一説に二百壮。

気付けを主る。卒中・人事不省に回生の効ある。脳貧血、顔面浮腫、四肢浮腫、そのほかの水腫病、糖尿病、鼻疾患、顔面神経麻痺、三叉神経痛、上歯痛。

〈代田〉

癲癇、発狂、顔面神経麻痺。

〈中医学〉

上に向けて斜刺0・3〜0・5寸、また指の爪甲にて按圧する。

不灸。

意識不明、眩暈がして意識が不明になったもの、日射病、うつ病で精神錯乱するもの、癲癇、急慢性の小児癲癇、鼻づまり、鼻血、顔面浮腫、顔面神経麻痺、歯痛、口噤、黄疸、消渇、高熱を発し吐瀉する伝染性疾患、瘟疫、脊柱や仙骨部が引きつり痛むもの、ぎっくり腰。

〈深谷灸〉

気付けの鍼。

〈森〉

やや上方に向けて斜刺をする。深さは5〜10ミリ。

上歯痛、小児のひきつけや脳貧血などで失神時にきく。

〈上地〉

気付けの鍼、5番以上（高い所から落ちたり、癲癇でどすんと倒れたとき）。人に抱えられて来るような骨の故障による腰痛。督脈の病最たるとき。背骨を押して、全部痛いときの腰痛、上前歯の痛み、グラッキ。

まとめ

諸先生の記されているとおりだが、糖尿病や浮腫や腰痛に効くとは知らなかった。勉強不足を恥じるだけである。追試してみたい。

329 兌端《だたん》

手陽明の脈気発する所／一名兌骨

取穴

上唇の中央、外皮と粘膜の間に取る。

古法の主治症と施術法

『明堂』

刺入二分、留六呼、灸三壮。

癲疾嘔沫、寒熱痓、互引、唇吻強、上歯齲痛。

『医心方』

刺入二分、留六呼、灸三壮。

寒熱、悽厥鼓頷、癲疾、沫嘔、痓、口噤、小便赤黄、消渇、目瞑、汗出、衄不止。

『甲乙経』

七巻・太陽中風感於寒湿、発痓第四に「痓、互引、唇吻強」とある。

十一巻・陽厥大驚、発狂癇第二に「癲疾嘔沫」とある。

十二巻・手足陽明脈動、発口歯病第六に「上歯齲」とある。

『千金方』

癲疾嘔沫、寒熱痙互引。唇吻強、上歯齲痛。

『外台』

灸三壮。

寒熱、皷頷、口噤、癲疾吐沫、寒熱痙、互引、唇吻強、上歯齲、渋渇嗜飲、目瞑、身汗出、衄血不止。

『銅人』

鍼入二分、可灸三壮、炷如大麦。出千金、外台、甲乙経。

癲疾、吐沫、小便黄、舌乾、消渇、衂血不止、唇吻強、歯齦痛。

『聚英』

銅人鍼二分、灸三壮。

癲疾吐沫、小便黄、舌乾、消渇、衄血不止、唇吻強、歯齦痛、鼻塞、痰涎口噤、皷頷。

『図翼』

刺二分、留六呼、灸三壮、炷如大麦。

癲癎吐沫、歯齦痛、消渇、衄血、口噤、口瘡臭穢、不可近。

百證賦云、小便赤渋、兌端独、寫太陽経。

『灸経』

灸三壮。

口噤、皷頷、癲疾及吐沫、衂血不止。

『説約』

鍼二分、灸三壮。

癲癎吐沫、口瘡臭穢近づくべからざるを治す。

意釈と解説

①痙病で筋が引きつり、唇が強ばる。癲癎で発作のときに沫を吐く。上歯痛。以上のようなときに兌端を用いる。

②そのほか、糖尿病、小便が黄色い、立ちくらみ、鼻出血、口臭などのときにも兌端を用いる。

現代の主治症と施術法

〈松元〉

鍼二分、灸三壮。

上列歯齦膜炎、口蒼、癲癎の泡沫を吐す。そのほか、水溝と同じ。

〈駒井〉

灸三壮、鍼二分。

癲癎、黄疸、乾舌、衂血、鬪牙、歯齦炎、消渇。

〈岡部〉

三叉神経痛。

〈本間〉

歯齦炎、黄疸、糖尿病。

〈竹之内・濱添〉

鍼二分、灸三壮。

卒中、人事不省、顔面浮腫、四肢浮腫、糖尿病、鼻疾患、顔面神経麻痺、三叉神経痛、上歯痛、口蒼、癲癎で泡沫を吐するに効ある。

〈中医学〉

斜刺0・2～0・3寸、不灸。

意識不明、眩暈がして意識不明になったもの、うつ病で精神錯乱するもの、癲癇、ヒステリーや心因性疾患、顔面神経麻痺で唇がふるえるもの、消渇で水をよく飲みたがる。口腔にアフタがあり口臭があるもの、歯痛、口噤、鼻づまり。

〈深谷灸〉

歯齦炎。

〈森〉

上方に向けて斜刺5～10ミリ。

鼻出血。

まとめ

鼻出血、鼻炎、歯齦炎、黄疸、三叉神経痛、糖尿病などに効くというが、残念ながら筆者には経験がない。

330 ▾ 齦交《ぎんこう》

取穴

上唇をめくり、歯齦の上際で上唇小帯の直下に取る。

古法の主治症と施術法

『明堂』

刺入三分、灸三壮。

痓、煩満、寒熱、口僻、癲疾互引、目不明、歯間出血者、有傷酸、歯尖落痛、口不可開、引鼻中、鼻中息肉不利、鼻頭額頞中痛、鼻中有蝕瘡。

『医心方』

刺入三分、灸三壮。

風寒、癲疾、歯間血出、歯酸痛、口不可開、鼻中息肉、目不明。

『甲乙経』

七巻・太陽中風感於寒湿、発痓第四に「痓、煩満」とある。

八巻・五蔵伝病、発寒熱第一下に「寒熱」とある。

十巻・陽受病、発風第二に「口僻」とある。

十一巻・陽厥大驚、発狂癇第二に「癲疾互引」とある。

十二巻・足太陽陽明手少陽脈動、発目病第四に「目痛不明」とある。

十二巻・手足陽明脈動、発口歯病第六に「歯間出血者、有傷酸、歯牀落痛、口不可開、引鼻中」とある。

十二巻・血溢、発衄第七に「鼻中息肉不利、鼻頭額頞中痛、鼻中有蝕瘡」とある。

『千金方』

目痛不明。面赤、頬中痛。鼻中息肉不利、鼻頭額頞中痛、鼻中有蝕瘡。項如抜、不可左右顧。目涙出、多眵䁾、内眥赤痛痒、生白膚瞖。鼻窒、喘息不利、鼻喎僻、多涕、鼽衄有瘡。口不能禁水漿、喎僻。口噤不開、引鼻中。癲疾嘔沫、寒熱痙互引。

『外台』

灸三壯。

痙、煩満、寒熱、口僻、癲疾、互引、目痛不明、歯間出血者、有傷酸、歯尖落痛、口不可開、引鼻中、鼻中息肉不利。鼻頭頷頗中痛、鼻中有蝕瘡。

『銅人』

鍼入三分、可灸三壯。

面赤、心煩痛、頸項急不得回顧。新附、治小児面蒼癬、久不除點烙、亦佳、鼻塞不利、目涙眵汁、内眥赤痒痛、生白膚翳、鼻中瘜肉蝕瘡。

『聚英』

銅人鍼三分、灸三壯。

鼻中息肉、蝕瘡、鼻塞不利、額頞中痛、頸項強、目涙眵汁、内眥赤癢痛、生白翳、面赤心煩、馬黄黄疸、寒暑温疫。

『図翼』

刺三分、逆刺之、灸三壯。

面赤、心煩痛、鼻生瘜肉不消、頭額中痛、頸項強、目涙多眵赤痛、牙疳腫痛、小児面蒼、久癬不除、點烙亦佳。

百證賦云、専治鼻痔。

『説約』

鍼三分、灸三壯。

小児臍風、口を撮するを治す。

意釈と解説

①痙病で発熱して胸が張り苦しくなる。
②内臓の熱になって、悪寒発熱する。
③風邪によって顔面がゆがむ。
④癲癇で引きつける。
⑤眼が痛んで見えにくくなる。
⑥歯の間から出血したり、歯が抜け落ちて痛んで口が開けられず、無理に開こうとすると鼻に響いて痛む。
⑦鼻茸ができて詰まる。鼻中にできものができて、前額部から鼻の中まで痛む。

以上のような病症に齦交を用いる。

現代の主治症と施術法

〈松元〉

鍼二分、灸三壯。巧手にあらざれば施術することを得ず。

鼻茸、蓄膿、口腔炎、口角痙攣、角膜炎、涙管漏、黄疸、小児の臍肥大。

〈駒井〉

灸三壮、鍼三分。

〈竹之内・濱添〉

鼻茸、鼻孔閉塞、頸項神経痛、涙液過多、内眥充血、角膜翳。

鍼二分、灸三壮。

鼻茸、蓄膿症、口腔炎、顔面神経痙攣、角膜炎、涙管漏、歯齦炎、黄疸、小児臍肥大。

〈**中医学**〉

上に向けて斜刺0・2〜0・3寸、不灸。

歯齦腫痛、顔面神経麻痺、口噤、口臭、虫歯、鼻水が止らない、顔が赤く頬が腫脹するもの、口唇のひきつれや痙攣、顔面部の皮膚病、両頬の瘡、うつ病で精神錯乱のもの、項部のひきつり。

〈**深谷灸**〉

鼻カタル、眼疾患。

〈**森**〉

上に向けて直刺3〜10ミリ。

鼻つまり、角膜翳。

まとめ

右記のように、齦交はいろいろな病に効くが、残念ながら筆者は用いたことがない。

14
任脈

331 会陰《えいん》

任脈別絡／衝脈の会／一名 屏翳

取穴

男子は陰嚢後端と肛門の間、女子は後陰唇交連と肛門の間に取る。会陰部を静かに按ずれば縦線に沿うて細きギョロギョロあり（柳谷）。

古法の主治症と施術法

『明堂』

刺入二寸、留七呼、灸三壮。

痺、小便難、竅中熱、実則腹皮痛、虚則痒掻、痔与陰相通者死、陰中諸病、前後相引痛、不得大小便、女子血不通、男子陰端寒、上衝心中很很。

『甲乙経』

九巻・足厥陰脈動喜怒不時、発癲疝、遺溺、癃第十一に「小便難、竅中熱、実則腹皮痛、虚則痒掻」とある。

九巻・足太陽脈動、発下部、痔、脱肛第十二に「痔、会陰主之、凡痔与陰相通者死、陰中諸病、前後相引痛、不得大小便、皆主之」とある。

十巻・陰受病、発痺第一下に「痺、会陰及太淵、消濼、照海主之」とある。

十一巻・動作失度内外傷、発崩中、瘀血、嘔血、唾血第七に「男子陰端寒、上衝心中很很」とある。

十二巻・目不得眠、不得視、及多臥、臥不安、不得偃臥、肉苛、諸息有音及喘第三に「身腫、皮膚不可近衣、淫濼苛獲、久則不仁」とある。

十二巻・婦人雑病第十に「女子血不通」とある。

『千金方』

女子血不通。陰中諸病、前後相引痛、不得大小便。小便難、竅中熱。痔与陰、相通者死。陰頭寒。

『銅人』

可灸三壮。

小便難、竅中熱、皮痛、穀道搔痒、久痔相通者死、陰中諸病、前後相引痛、不得大小便、女子経不通、男子陰端寒、衝心很很。

『聚英』

銅人灸三壮、指微禁鍼。

陰汗、陰頭疼、陰中諸病、前後相引、不得大小便、陰端寒、衝心、竅中熱、皮疼痛、穀道搔癢、久痔相通、女子経水不通、陰門腫痛。卒死者、鍼一寸補之、溺死者、令人倒駄出水、鍼補、尿屎出則活、余不可鍼。

『図翼』

刺二寸、留三呼、灸三壮。一曰禁刺、惟卒死者鍼一寸補之。溺死者、令人倒駄出水、用鍼補之、尿屎出則活、余不可鍼。

陰汗、陰中諸病、前後相引痛、不得大小便、穀道病、久痔相通、男子陰寒衝心、女子陰門痛、経不通。

一伝、治婦人産後昏迷、不省人事。

『**説約**』

鍼一寸、灸三壮。

又溺死者、急に人をして倒駄せしめ、水を出して此の穴を刺す、尿屎出れば則ち活く、又婦人陰痛忍ぶべからず、絶せんと欲する者に灸すること二七壮。

意釈と解説

①小便が気持ちよく出ない。子宮や肛門や尿道などに熱がある。任脈が実すると腹の皮膚が痛み、虚すと皮膚が痒くなる。

②会陰は痔疾に効くが、肛門と膣がつながると死亡する。会陰は膣のいろいろな病に効くが、大便や小便が出ず、子宮に響くようなものにもよい。

③会陰はあらゆる痺病に効く。そのほか、癲癇で沫を吐かないもの。陰茎の先が冷える。常に胸に気が突き上がってくる。全身が浮腫して衣類を身に付けられない。しびれや重だるさの激しい状態が慢性化すると知覚麻痺が起こる。月経閉止などにも会陰を用いる。

現代の主治症と施術法

〈**松元**〉

鍼一寸、灸三壮。

気付けを当とす。殊に溺死者の如き急卒の場合にありては鍼刺一寸にしてこれを補えば神効あり。婦人の膣内炎、陰門腫痛および掻痒または月経閉止には灸すること十四壮にして奇効を奏す。そのほか、慢性痔疾、肛門周囲炎。両陰相引き、二便利し難き症、則ち淋病の如きに効あり。

〈**駒井**〉

灸三壮、禁鍼。

陰部多汗症、膣神経痛、膣カタル、尿閉、便秘、月経不順、痔疾。

〈**柳谷**〉

陰部多汗症、膣神経痛、膣カタル、尿閉、便秘、月経不順、痔疾、気付け鍼として用いる。溺死者甦りの奇穴なり。実すれば腹皮痛、虚すれば掻痒す。

〈**岡部**〉

前陰の病、婦人科疾患、肛門のかゆみ、大便不通。

〈**本間**〉

陰部神経痛、陰部多汗症、陰部掻痒、月経痛、痔疾、気付け鍼、尿道炎、前立腺炎、男子の急性大腸カタルで裏急後重し、下腹部から直腸、肛門、尿道まで不快感があるときに知熱灸十壮。

〈**竹之内・濱添**〉

鍼一寸、灸三壮。

気付けを当とす。溺死者は一寸刺してこれを補う。膣炎、陰門腫痛、陰部掻痒、月経閉止などには灸十四壮で奇効がある。痔疾、脱肛、肛門周囲炎、淋疾。

〈**代田**〉

慢性痔疾、肛門周囲炎、陰痛。

〈**中医学**〉

直刺0・5～1寸、妊婦には慎重に用いること。可灸。

水におぼれて窒息したもの、昏睡、うつ病で精神錯乱を起こすもの、驚くことによって誘発される癲癇、排尿困難、遺尿、陰部痛と掻痒感、陰部の多汗、脱肛、子宮脱、少腹部から性器にかけての痛み、痔疾、遺精、月経不順。

〈深谷灸〉

慢性痔疾、肛門周囲炎、陰痛、陰部多汗、陰部掻痒、気付け鍼、月経痛、尿道炎、前立腺炎、裏急後重に知熱灸10壮。

〈森〉

直刺15～30ミリ。

人事不省。

〈上地〉

生理痛、蘇生の鍼。

まとめ

残念ながらあまり経験がないが、瘀血のある女性の不妊症に効いた例がある。

前立腺肥大や前立腺炎で肛門から尿道にかけて痛むときに鍼をするとよい。いずれも1寸は刺入する。

332 曲骨《きょっこつ》

任脈と足の厥陰の会／一名 尿胞・屈骨端

取穴

仰臥して、恥骨部の正中、恥骨軟骨結合部の上際に取る。

古法の主治症と施術法

『明堂』

刺入一寸半、灸三壮。

少腹脹而癃（『医心方』は血癃）、小便難（『医心方』には水脹とある、『外台』は膀胱小便難、脚屈とある）、転胞不得溺（『医心方』に溺出少）、婦人赤白淫、絶子（『医心方』は絶嗣）、陰中乾痛、悪合陰陽、水脹満、溺渋、癲疾不嘔沫。

『甲乙経』

八巻・五蔵六府脹第三に「膀胱脹者」とある。

九巻・三焦膀胱受病、発少腹腫、不得小便第九に「小便難、水脹満出少、胞転不得溺」とある。

十一巻・陽厥大驚、発狂癇第二に「癲疾不嘔沫」とある。

十二巻・婦人雑病第十に「婦人下赤白沃、後陰中乾痛、悪合陰陽、少腹䐜堅、小便閉」とある。

『千金方』

小便不利、大便泄数。小腹張、血癃、小便難。驚癇、狂走、癲疾。

赤白沃、陰中乾痛、悪合陰陽、小腹䐜堅、小便閉、刺屈骨、入一寸半、灸三壮。

『千金翼方』

水腫張、灸曲骨百壮。

『銅人』

可灸七壮、至七七壮、鍼入二寸。

少腹脹満、小便淋渋不通、㿗疝、少腹痛、婦人赤白帯下、悪合。

『聚英』

銅人灸七壮、至七七壮、鍼二寸。素註鍼六分、留七呼、又云鍼一寸。

失精、五蔵虚弱、虚乏冷極、小腹脹満、小便淋瀝不通、㿗疝、小腹痛、婦人赤白帯下。

『図翼』

刺一寸五分、留七呼、灸三壮。一曰刺八分、灸七壮、至七七壮。

小腹脹満、水腫、小便淋渋、血癃、㿗疝、小腹痛、失精虚冷、婦人赤白帯下。

千金云、水腫脹、灸百壮。

『灸経』

灸七壮。

五淋、小便黄、水病、脹満、婦人帯下赤白、悪合陰陽、小便閉渋不通、但是虚乏、冷極者、皆宜灸之。

『説約』

鍼二分、灸七七壮。

少腹脹満、小便通ぜず、産後悪露下らず、帯下赤白なるを治す。

意釈と解説

①膀胱脹のときに曲骨を用いるが、膀胱脹になると下腹が張り膨れて、小便が気持ちよく出ない。

②胞転という病になると、小便が出にくくなり浮腫が発生する。

③婦人で帯下が多くて陰部が乾き、性交渉を嫌い、下腹が張って硬くなり、小便が少ない。

④以上のような状態のときに曲骨を用いるが、内臓全体が虚弱で疲れやすい、遺精、虚して冷える、鼠径ヘルニア、癲癇などにも曲骨を用いる。

⑤『甲乙経』では「胞転」となっているが、『明堂』や『外台』では「転胞」となっている。意味は同じ。

『金匱要略』の婦人雑病脈証併治第二十二に「問曰、婦人病、飲食如故、煩熱、不得臥而反倚息者何也、師曰、此名転胞、不得溺也、以胞系了戻故致此病、但利小便則癒、宜腎気丸主之」（第十九条）とある。また、『格致余論』の胎婦転包病論に「婦人産前に小便閉する病」（意釈）とある。察するに、これは妊娠中に尿管が圧迫されて小便が少なくなる病ではないかと思う。腎経を補えば治る。

現代の主治症と施術法

〈**松元**〉

鍼六分ないし二寸、留むること七呼、灸七壮ないし七七壮。

淋病より来たる膀胱麻痺、膀胱カタル、陰部の諸患を治す。あるいは子宮内膜炎、子宮潰瘍、子宮出血、産後の産褥排泄物止まざるに効あり。そのほか内臓の虚弱を主るという。

〈駒井〉

灸七壮、鍼二寸。

遺精、水腫、尿意頻数、膀胱麻痺、不妊症、子宮出血、膀胱カタル、淋疾、子宮内膜炎、帯下異常。

〈岡部〉

精が漏れる、小便がしぶり不通、婦人科疾患。

〈本間〉

婦人病、膀胱炎、膀胱麻痺、尿道炎、内臓虚弱体質。

〈竹之内・濱添〉

鍼六分ないし二寸、留むること七呼、灸七壮ないし七七壮。

尿道炎、陰茎痛、陰痿、淋疾、膀胱炎、膀胱麻痺、尿閉、尿失禁、夜尿、子宮内膜炎、子宮出血、月経過多および不順。

〈代田〉

淋疾、尿道炎、膀胱炎、膀胱麻痺、前立腺肥大症、夜尿症。

〈中医学〉

直刺0・5〜1寸、内部は膀胱なので必ず排尿後に刺鍼する、可灸。

少腹脹満、淋証、遺尿、少腹部から性器にかけての痛み、遺精、インポテンツ、陰嚢に湿気があり痒みのあるもの、月経不順、赤白帯下、月経痛。

〈深谷灸〉

婦人病必須（婦人科手術後などのホルモンのアンバランスに）、内臓虚弱体質、膀胱炎、膀胱麻痺、尿道炎。

〈森〉

恥骨上際より下方に向けて腹腔内に直刺15〜30ミリ。

膀胱炎、夜尿症。

〈上地〉

腎虚の冷えに灸、三陰交と腎兪の灸頭鍼を併用する。膀胱炎。尿閉に鍼、恥骨の下に刺入する。婦人科関係。刺して膏肓に響かせる打ち方がある。

〈首藤〉

超旋刺、刺入鍼は斜め下方に向ける。

主治症は中極と同じ、圧痛、硬結の強い方を取る。

まとめ

①諸先生の記されているとおりだが、前立腺肥大や前立腺炎で急に痛む場合に少し深く刺鍼すると治る。

②恥骨上部に縦に硬結が出ているときは、子宮筋腫、子宮癌などの疾患がある。

③いずれの病でも、曲骨に刺鍼すると小便が気持ちよく出る。

333 中極《ちゅうきょく》

膀胱の募／一名気原・玉泉

取穴

恥骨部白線中にして、曲骨の上一寸に取る。

古法の主治症と施術法

『脈経』平三関病候并治宜第三、第五十一条

尺脈牢、腹満、陰中急、宜服葶藶子茱萸円、鍼丹田、関元、中極。

『明堂』

刺入三寸、留七呼、灸三壮。

女子禁中、腹熱痛（『外台』は夾腹熱痛）、婦人子門不端、少腹苦寒、陰痒痛、乳餘疾、絶子、内不足、賁豚上搶心、甚則不能息、忽忽少気、尸厥、心煩痛、飢不能食、善寒中、腹脹引䐜而痛、少腹与脊相控暴痛、時窘之後、経閉不通（『外台』に小便不利とある）、丈夫失精（『外台』に孕婦不可灸とある）。

『甲乙経』

八巻・経絡受病入腸胃五蔵積、発伏梁、息賁、肥気、痞気、奔豚第二に「臍下疝、繞臍痛、衝胸不得息」とある。

八巻・同に「奔豚上搶心、甚則不得息、忽忽少気、尸厥、心煩痛、飢不能食、善寒中、腹脹引䐜而痛、少腹与脊相控暴痛、時窘之後」とある。

十一巻・陽脈下墜陰脈上争、発尸厥第三に「恍惚尸厥、頭痛」とある。

十一巻・動作失度内外傷、発崩中、瘀血、嘔血、唾血第七に「丈夫失精」とある。

十二巻・婦人雑病第十に「女子陰中痒、腹熱痛、乳余疾、絶不足、子門不端、少腹苦寒、陰痒及痛、経閉不通」とある。

『千金方』

小便不利、失精。腰痛、小便不利、苦転胞。尺脈牢、腹満陰中急。腹中熱痛、少腹積聚、堅如石、小腹満。寒中腹脹。奔豚上搶心、甚則不得息。恍惚、尸厥、煩痛。子門不端、小腹苦寒、陰痒及痛、賁豚搶心、飢不能食、腹脹経閉不通、小便不利、乳余疾、絶子内不足、刺中極入二寸、留十呼、灸三壮。拘攣、腹疝、月水不下、乳余疾、絶子、陰痒。

『銅人』

鍼入八分、留十呼、得気即瀉、可灸百壮、至三百壮止。

五淋、小便赤渋、失精、臍下結如覆杯、陽気虚憊、疝瘕、水腫、賁豚、搶心甚則不得息、恍惚、尸蹷、婦人断緒、四度鍼、鍼即有子、故却時任鍼也、因産悪露不止、月事不調、血結成塊。

『聚英』

銅人鍼六分、留十呼、得気即瀉、灸百壮。明堂灸不及鍼、日三七壮。下経灸五壮。

冷気積聚時上衝心、腹中熱、臍下結塊、賁豚搶心、陰汗水腫、陽気虚憊、小便頻数、失精絶子、疝瘕、婦人産後悪露不行、胎衣不下、月事不調、血結成塊、子門腫痛不端、小腹苦寒、陰痒而痛（別本は熱）、陰痛、恍惚、尸厥、飢不能食、臨経行房、羸痩寒熱、転脬不得尿、婦人断結、四度鍼即有子。

『**図翼**』

刺八分、留十呼、灸三壯。一曰可灸百壯、至三百壯。孕婦不可灸。陽気虚憊、冷気時上衝心、尸厥、恍惚、失精無子、腹中臍下結塊、水腫、奔豚、疝瘕、五淋、小便赤渋不利、婦人下元虚冷、血崩、白濁、因産悪露不行、胎衣不下、経閉不通、血積成塊、子門腫痛、転脬不得小便。

神応経云、治血結成塊、月水不調、産後悪露不止、臍下積聚疼痛、血崩不止、可灸十四壯。

太乙歌云、兼気海、中極、三里、刺治小腹便澼。

千金云、妊不成、数堕落、灸玉泉五十壮、三報之。又云、為婦人断緒、最要穴。又云腹脹、水腫、堅満、灸百壯。又云、腰痛小便不利、転胞灸七壯。

『**灸経**』

灸五壯。

尸厥不知人、冷気積聚、時上衝心、飢不能食、小腹痛、積聚堅如石、小便不利、失精、絶子、面黚也。

『**説約**』

鍼八分、灸三壯。甲乙に云う、鍼二寸、灸百壮より三百壮に至る。五淋、小便閉を治す。按ずるに此の穴、外陵、大巨を兼ねて、男子の無嗣、婦人の断緒を主治す。

銅人に云う、四度鍼して即ち子有りと。又云う、産に因って悪露止まず、月事不調、血結して塊を成し、尿血、転胞、少腹疝瘕を治す。

『**鍼灸則**』

産時悪露不行、胎衣不下。

意釈と解説

①臍の下に疝や積が発生すると、臍が搾られるように痛み、下腹から気が胸に突き上がってきて呼吸がしにくくなる。

②腎の積である奔豚気が発生すると、気が胸に突き上がってきて動悸がし、甚だしいときは呼吸も苦しくなる。あるいは呼吸が浅くなり、意識が朦朧とする。腎の積があると、常に胸が悶えて痛み、空腹になっても食べられない。これは心の熱で胃が熱せられて空腹になるだけで、正常な胃熱のための空腹ではないからである。このような人は胃腸がよく冷え、腹が張り痛み、急に下腹と腎が引き合うように痛む。このような病症が現れた後では、女性は閉経し、男性は遺精する。

③頭がぼんやりして意識が朦朧とし、まるで死人のような状態になり頭痛がする。

④女性は陰部の中が痒くなったり痛んだりし、下腹が熱をもって痛み、産後にはいろいろな病症が現れる。あるいは不妊症になる。下腹が冷えて月経が閉止する。このような女性は性交渉を嫌う。

⑤『医心方』に「禁中、謂不得合陰陽也」との注がある。

現代の主治症と施術法

〈松元〉

鍼六分、留むること十呼、気を得て即ち瀉す、灸三七壮ないし百壮。

腎臓炎、腹膜炎、水腫、腹水、淋病、血尿、排尿頻数、膀胱括約筋麻痺、子宮充血、子宮痙攣、子宮および卵巣炎、ラッパ管炎、骨盤内膿腫、膣内炎、月経不調、産後の悪露止まず、胞衣下らず。

月経時の情欲亢進により疲労し、遂に羸痩するが如きは、中極と気海および三陰交の三穴を取りて、これを施術するときは著大の効を奏す。また不妊症、陰痿もしくは精液欠乏するには内調鍼を四回ないし七回にして、その精を増し、かつ婦人をして受胎せしむるの妙穴なりと。

〈駒井〉

灸七壮、鍼八分。

遺精、水腫、尿意頻数、膀胱麻痺、不妊症、子宮出血、膀胱カタル、淋疾、子宮内膜炎、帯下異常。

〈柳谷〉

急性淋病の一本鍼。

臍下白条の部を指頭で軽くナデ下ろすようにすれば、指頭にムラを感ずる処がある。おおよそ中極または関元にあたるところである。患者を仰臥させて両足を伸展せしめる。身体に力を入れさせ、口を閉じ、鼻で息するようにさせて拳を握らせて伸展した足に力を入れさせる（身体や足に力を入れさせなくても通常の状態で刺しても膀胱炎に効く）。

下方に向けて斜刺する。鍼を静に進退させて緩慢におこなう。そのとき患者には息を吸い込ませ、少しの間息を留めさせる。その後、徐々に息を吐かせる。尿道に響いたら直ちに鍼を抜く。長く響かせると陰痿になる。

用鍼は寸六または二寸の二番の銀鍼でよい。

〈岡部〉

尿不通、夜尿症、下腹部の張り、前陰が腫れ痛む、産後の病気、不妊症。

〈本間〉

淋疾、産後の悪露、胎盤下らず、月経不順、子宮筋腫、子宮痙攣、男子淋疾、睾丸炎、尿道炎、陰痿、精力減退、膀胱炎、腎炎。

〈竹之内・濱添〉

鍼六分ないし二寸、留むること十呼、気を得て後瀉す、灸三壮ないし三七壮、また百壮という。

膀胱疾患を主る。尿閉、血尿、尿意頻数、陰痿、陰茎痛、尿道炎、淋疾、子宮出血、子宮痙攣、卵巣炎、膣炎、月経不順、不妊症、産後胞衣下らず、腎疾患、腹水、腰痛。

〈代田〉

膀胱および生殖器疾患を主る。即ち膀胱炎、膀胱結核、膀胱麻痺、尿道炎、淋疾、前立腺肥大などに効く。陰痿、遺精にもよい。

婦人科疾患の総てに効く。子宮内膜炎、附属器炎、帯下、月経不調、不妊症、月経痛を止め、下腹冷感や緊張感を治する。子宮筋腫にも効くが手拳大以上のものは手術の適応。腎臓炎に灸して利尿作用がある。坐骨神経痛、下肢のリウマチ、頭重、腹膜炎、小児夜尿症。

〈中医学〉

直刺0・5〜1寸、可灸。

排尿困難、遺尿、インポテンツ、早漏、遺精、淋症、睾丸の炎症、陰嚢ヘルニアにより下垂痛、積聚の痛み、月経不順、陰部痛、陰部掻痒感、帯下、月経痛、不正出血、子宮脱、産後の子宮からの出血が二三週間止らないもの、胎盤が子宮から排出されないもの、水腫。

〈深谷灸〉

泌尿器疾患、生殖器疾患（精力減退、インポ）。

〈森〉

やや下方に向けて直刺する。深さは15〜40ミリ。

膀胱炎、尿道炎、子宮疾患。

〈上地〉

不妊症によく効く。灸1〜3ヶ月毎日。不妊の人は脈が細、遅、消え入るような脈。唇が乾きやすく、顔がほてり、腰から足先が冷える。足の裏・甲のむくみに灸。失眠の灸や腎兪の深い灸頭鍼を併用。尿がよく出ないとき、灸を10壮から15壮。鍼は斜めに刺し下す。寸3−2番、響いたら抜かないと男性はインポテンツになる。関元も同様。不感症に関元を併用。尿漏れに中極の灸、膀胱の筋肉を締める。

10歩歩いて休むような人は腎虚。中極に灸10〜20壮。次髎、大杼、百会を併用する。背筋が湾曲しているような人や胃腸の弱い人に多い。特に若い頃から胃腸が弱いと腎虚になる傾向あり。

〈首藤〉

超旋刺。細鍼を静に回旋しながら浅く刺入すると、五分くらいで尿道に響きが達する。

膀胱炎、尿道炎で小便が近く、放尿時またはその後の痛み、不快感によい。最近、高齢者、特にご婦人で、力を入れたり咳をした際に尿漏れを訴える人が多く、有効である。他に帯下。

まとめ

①諸先生の記述を読んでいると、中極さえ治療すれば下半身の疾患はすべて治るのではないかと錯覚するほどである。確かに効くものには効くが、証に合わせた本治法も重要である。中極は、腎虚または脾虚で膀胱の熱や瘀血があるときや、肺虚肝実証の病症に用いることが多い。

②これは筆者の経験だが、膀胱結石を取り除いた後、排尿に勢いがなく、血尿、排尿痛があったが、中極に100壮ほど透熱灸を行うと、直後に完治した。これは前立腺の手術後にも応用できると思われる。

334 関元《かんげん》

小腸の募／一名下紀・次門・三結交・丹田

取穴

恥骨部白線中にして、曲骨の上二寸に取る。臍下三寸にあたる。

『霊枢』寒熱病第二十一

身有所傷、血出多、及中風寒、若有所墮墜、四肢懈惰不收、名曰体惰、取其小腹臍下三結交。

『脈経』平三関病候并治宜第三、第二十七条

関脈芤、大便去血数斗者、以膈兪傷故也、宜服生地黄、并生竹皮湯、灸膈兪、若重下去血者、鍼関元、甚者、宜服竜骨円、必愈。

『脈経』同、第二十八条

関脈伏、中焦有水気、溏泄、宜服水銀円、鍼関元、利小便、溏泄便止。

『脈経』同、第三十条

関脈濡、苦虚冷、脾気弱、重下病、宜服赤石脂湯、女萎円、鍼関元補之。

『脈経』同、第三十六条

尺脈浮、下熱風、小便難、宜服瞿麦湯、滑石散、鍼横骨、関元瀉之。

『脈経』同、第三十七条

尺脈緊、臍下痛、宜服当帰湯、灸天枢、鍼関元補之。

『脈経』同、第四十一条

尺脈滑、血気実、婦人経脈不利、男子尿血、宜服朴消煎、大黄湯、下去経血鍼関元瀉之。

『脈経』同、第四十三条

尺脈弱、陽気少、発熱、骨煩、宜服前胡湯、乾地黄湯、茯苓湯、鍼関元補之。

『脈経』同、第四十五条

尺脈芤、下焦虚、小便去血、宜服竹皮生地黄湯、灸丹田、関元亦鍼補之。

『脈経』同、第四十六条

尺脈伏、少腹痛、癥疝、水穀不化、宜服大平胃円、桔梗円、鍼関元補之。

『脈経』同、第四十八条

尺脈濡、苦小便難、宜服瞿麦湯、白魚散、鍼関元瀉之。

『脈経』同、第四十九条

尺脈遅、下焦有寒、宜服桂枝円、鍼気海、関元補之。

『脈経』同、第五十条

尺脈実、少腹痛、小便不禁、宜服当帰湯加大黄一両、以利大便、鍼関元補之、止小便。

『脈経』同、第五十一条

尺脈牢、腹満、陰中急、宜服蒂藶子茱萸円、鍼丹田、関元、中極。

『明堂』

刺入二寸、留七呼、灸三壮。

寒熱、石水、痛引脇下脹、頭眩痛、身尽熱、気癃、溺黄、女子絶孕、衃血在内不下、転胞不得溺、少腹満、賁豚、寒気入少腹、時欲嘔、溺血、小便数、腰背痛、暴疝痛。

『甲乙経』

八巻・五蔵伝病、発寒熱第一下に「寒熱」とある。

八巻・経絡受病入腸胃五蔵積、発伏梁、息賁、肥気、痞気、奔豚第二に「奔豚、寒気入小腹、時欲嘔、傷中、溺血、小便数、背臍痛引陰、腹中窘急、欲湊後泄不止」とある。

八巻・水膚脹、鼓脹、腸覃、石瘕第四に「石水、痛引脇下脹、頭眩痛、身尽熱」とある。

九巻・三焦膀胱受病、発少腹腫、不得小便第九に「胞転不得溺、少腹満」とある。

九巻・足厥陰脈動喜怒不時、発癲疝、遺溺、癃第十一に「暴疝、少腹大熱」とある。

九巻・同に「気癃、溺黄」とある。

十巻・陽受病、発風第二に「身有所傷、出血多、及中風寒、若有所墜墮、四肢解㑊不収、名曰体解、取其少腹臍下三結交、三結交者、陽明太陰（一本作陽）臍下三寸関元也」とある。

十二巻・婦人雑病第十に「女子絶子、衃血在内不下」とある。その条文の下に以下の「千金云、胞転不得尿、少腹満、石水痛、刺関元亦宜矣」と割注がある。

『千金方』

石淋、臍下三十六種病、不得小便、灸関元三十壮。血淋、灸丹田随年壮。男陰卵偏大、癩病、灸関元百壮。尺脈浮、下熱風、小便難、鍼関元瀉之。尺脈緊、臍下痛、灸天枢、鍼関元補之。尺脈芤、下焦虚、小便去血、灸丹田関元。尺脈牢、腹満、陰中急、鍼丹田関元。尺脈遅、下焦有寒、鍼気海、関元瀉之。風眩頭痛。脇下脹。小腹熱而偏痛。寒気入腹。胞閉塞、小便不通、労熱、石淋。石淋、臍下三十六疾、不得小便。傷中尿血。胞転気淋、小便数。寒熱不節、腎病不可以俛仰、気癃尿黄。泄痢不止。小腹満、石水。賁豚寒気入小腹。身熱、頭痛、進退往来。癲疝。暴疝痛。絶子、衃血在内不下、胞転不得尿、小腹満、石水痛。引脇下張、頭痛、身背熱、賁豚寒、小便数、泄不止。

『千金翼方』

臍下結痛、流入陰中、発作無時、此冷気、灸関元百壮。

『外台』

灸七壮。

寒熱、石水、痛引脇下脹、頭眩痛、身尽熱、気癃、尿黄。

甄権云、主、小便処痛、状如散火、転胞不得尿、少腹満、引脇下脹、頭眩痛、身尽熱、賁豚、寒熱入少腹、時欲嘔、傷中溺血、小便数、腰背臍痛、下引陰、腹中窘急、欲湊後泄不止、癲暴疝痛、少腹大熱、身所傷血出多、反中風寒、若有所墜堕、四肢解㑊不収、名曰体解、女子絶子、衃血在内不下。

『銅人』

鍼入八分、留三呼、寫五吸、灸亦良、可灸百壮、至三百壮止、慎如常法。

臍下疞痛、小便赤渋、不覚遺瀝小便、処痛状如散火、溺血、暴疝痛、臍下結血、状如覆杯、転胞、不得尿、婦人帯下、瘕聚、因産悪露不止、月脈断絶、下経冷。

『聚英』

素註刺一寸二分、留七呼、灸七壮。又云鍼二寸。銅人鍼八分、留三呼、瀉五吸、灸百壮、止三百壮。明堂娘婦禁鍼、若鍼而落胎、胎多不出、鍼外崑崙、立出。

積冷虚乏、臍下絞痛、流入陰中、発作無時、冷気結塊痛、寒気入腹痛、失精白濁、溺血、暴疝、風眩頭痛、転胞閉塞、小便不通黄赤、労熱、石淋、五淋、洩利、奔豚搶心、婦人帯下、月経不通、絶嗣不生、胞門閉塞、胎漏下血、産後悪露不止。

『図翼』

刺八分、留七呼、灸七壮、甲乙経云、刺二寸。気府論註曰、刺一寸二分。一曰可灸百壮、至三百壮。千金曰、婦人刺之則無子。

積冷諸虚百損、臍下絞痛、漸入陰中、冷気入腹、少腹奔豚、夜夢遺精白濁、五淋七疝、溲血、小便赤渋、遺瀝、転胞不得溺、婦人帯下、瘕聚、経水不通、不妊、或妊娠下血、或産後悪露不止、或血冷月経断絶。

一云、但是、積冷虚乏、皆宜灸、孕婦不可鍼、鍼之則落胎、如不落、更鍼崑崙則立墜。

一云、治陰證傷寒、及小便多、婦人赤白帯下、倶当灸此、多者千余壮、少亦不下二三百壮、活人多矣、然須頻次灸之、仍下兼三里、故曰、若要丹田安、三里不曾乾。

神応経曰、治痃癖、気痛、可灸二十一壮。

千金云、治瘕癖、灸五十壮。又久痢百治、不瘥灸三百壮、分十日灸之。併治冷痢、腹痛、及臍下結痛、流入陰中、発作無時、仍灸天井百壮。又治霍乱、灸三七壮、又治気淋、石淋、癩疝、及臍下三十六種疾、灸五十壮至百壮。又云、胞門閉塞絶子、灸関元三十壮報之。

玉龍賦云、合湧泉、豊隆、為治尸労之例。又云、兼帯脈、多灸、堪攻腎敗。

席弘賦云、治小便不禁。又云、兼照海、陰交、曲泉、気海、同寫、治七疝痛如神。

百證賦云、無子、収陰交、石関之郷。一伝、治婦人産後、血気痛、子宮不成胎。

『灸経』

灸五壮。

賁豚、寒気入小腹、時欲嘔、溺血、小便黄、腹泄不止、卒疝、小腹痛、転胞不得小便。岐伯曰、但是、積冷虚乏、病皆宜灸之。

『説約』

鍼灸治同前。

按ずるに銅人云う、中極は婦人の断緒を治すと、千金に云う、関元は婦人これを刺せば則ち子無しと。中極、関元相去ることわずかに一寸、一は断緒を主治し、一はこれを刺せば子無しと、殆ど疑うべし。

嘗て一商賈有り、家貧しきに歳に一子を産む、五六年の間、荐に五六児を挙ぐ、人、螽斯の振振を嘉すと雖も、夫妻、薪炊くの給せざるを患う。来たりて絶嗣の法を請う、婦もまた頗る健やか、因って試みに関元を刺すこと二寸或は三寸、石門に灸すること二七壮、鍼灸七日にして止む、其の婦また妊む、来たりて鍼刺の験あらざるを嗤う。乃ち待ちて五月に至り、又関元、合谷、三陰交の三穴に刺すこと七日にして止む、その妊自若、期に至りて一男子を産むも易し、予ここにおいて始めて古人の善誕することを識る。

『鍼灸則』

臍下絞痛、遺精、淋濁、月経不調、張介賓曰、此穴当人身上下四旁之中、故名大中極、乃男子蔵精、女子畜血之処。

意釈と解説

①内臓の熱で悪寒、発熱する。
②奔豚気病で、下腹が冷えて時に吐き気がする。これは中が傷ついたためで、血尿が出て小便回数が多い。また、背部と臍の部分が痛み、それが陰部にまで響く。腹の中が痛み、下痢が止まらない。
③石水病で脇腹が腫れて引きつり痛み、目眩や頭痛がして全身に熱感がある。
④転胞で小便が出ないために下腹が張り膨れる。
⑤急に腹筋が引きつり、下腹の皮膚に熱感がある。
⑥気の流れが悪いために小便が気持ちよく出ず、色が黄色い。
⑦身体に傷を受けたり、墜落事故などに遭うと、身体がバラバラになったような倦怠感が発生する。そのようなときに関元に灸をする。
⑧瘀血があるために不妊。
⑨以上のような状態のときに関元を用いるが、産後の悪露が止まらないときや淋病、妊娠中の下血、帯下、遺精、月経閉止などにも関元を用いる。

現代の主治症と施術法

〈**松元**〉

鍼八分ないし二寸、留むること三呼ないし七呼、瀉五吸、灸七壮ないし百壮、一説に三百壮。

神経疾患および精神病を主る。而して内臓の虚弱より来たる羸痩および神経衰弱には補法を用いるべし。婦人の慢性子宮病、産後のヒステリー、泌尿生殖器病、殊に子宮充血（腹中に塊結あるもの）、小児の発育不全、遺尿。熱病にて飲水過度により、腹部腫脹し、便秘、四肢倦怠し、腹膜炎を誘起せんとするが如きに良効あり。淋病、睾丸炎、摂護腺炎（前立腺炎）、膀胱麻痺、蛋白尿。

〈**駒井**〉

灸七壮、鍼八分。

消化不良、腸カタル、腸出血、下腹痙攣、水腫、腎臓炎、睾丸炎、摂護腺炎、淋疾、尿閉、慢性子宮疾患。

〈**岡部**〉

腹中の冷気、積聚が臍下にあるもの、産後の疾患、不妊症、前陰の腫れ痛み、リウマチ、消化不良。

〈**本間**〉

婦人病、男子生殖器病、泌尿器疾患に卓効がある。特に下腹部に常に冷感があり、小便が白く濁っていたり、小便淋瀝、遺精があるとき。痔の病、精力減退にも効く。

〈**竹之内・濱添**〉

鍼六分ないし二寸、留むること三呼ないし七呼、瀉五吸、灸七壮ないし百壮、一説に三百壮。

子宮疾患を主る。膀胱炎、尿道炎、尿意頻数、陰茎痛、睾丸炎、淋疾、小腸疾患、便秘、下痢、腹水、下腹痛、神経衰弱、ノイローゼ、内臓の慢性病よりきたる衰弱。

〈**代田**〉

小腸疾患を主る。尿意頻数、下腹膨張感、子宮筋腫、月経痛、月

経不順、子宮内膜炎、子宮痙攣、腹膜炎、急性関節リウマチに小腸兪とともに鍼して効がある。

〈中医学〉

直刺0・5～1寸、可灸。

中風の脱証、慢性疾患による疲れと冷え、体力の衰えと痩せ無力感、少腹部の疼痛、ジフテリアなどの熱性病の嘔吐や下痢、赤白痢、脱肛、少腹部から性器にかけての痛み、血便、血尿、排尿困難、頻尿、尿閉、インポテンツ、遺精、淋症、早漏、月経不順、閉経、月経痛、赤白帯下、子宮脱、大量の不正出血、陰部掻痒症、子宮からの出血が二～三週間止らないもの、胎盤が子宮から排出されないもの、消渇、眩暈。

〈深谷灸〉

婦人病、男子生殖器疾患、小腸疾患。

〈森〉

直刺15～40ミリ。

腸カタル、冷え症。

〈上地〉

関元は肝、脾、腎の三陰が交わり、先天の気、後天の気を養うので、多壮灸すると下痢や便秘によい。下痢は腸からだけでなく肺、胃からも来る。水様便に超多壮灸。これにまさるものなし。不妊。婦人科疾患専用の穴と思ってよい。婦人科なら何でも効く。予防にも使える。妊娠中は控える。インポテンツの治療穴、腎虚を多壮灸で補う。

〈首藤〉

斜め下方に向けて刺入する。浅く刺入して性器に響くことがある。下腹の張り、泌尿器疾患、気鬱。

まとめ

①関元とその左右、大巨あたりの圧痛を診て灸頭鍼をする。同時に三陰交、志室または腎兪、八髎穴のいずれかに灸頭鍼。以上の方法で妊娠する女性が多い。

②何らかの原因によって過労になり、気力、体力とも消耗して動けないようなときに透熱灸をする。１００壮以上、３００壮になってもよい。

③腎が虚しているときは関元に単刺する。少し深く入れて押手で固定しておくと腎の脈が出てくる。それから本治法を始める。単なる置鍼では逆効果になることがある。寒証であれば接触鍼でよい。

④主治症は各先生の記されているとおりであるが、いずれの疾患でも寒熱を考えて補う。寒証であれば透熱灸がよく、熱証であれば単刺で少し深く入れる。

335 石門《せきもん》

三焦の募／一名利機・精露・丹田・命門

取穴

臍部白線中にして、臍の下二寸に取る。曲骨の上三寸にあたる。

古法の主治症と施術法

『脈経』平三関病候并治宜第三、第四十五条

尺脈芤、下焦虚、小便去血、宜服竹皮生地黄湯、灸丹田、関元亦鍼補之。

『脈経』同、第五十一条

尺脈牢、腹満、陰中急、宜服葶藶子茱萸円、鍼丹田、関元、中極。

『明堂』

刺入五分、留十呼、灸三壮。女子禁不可刺灸。不幸使人絶子。臍疝、繞臍腹中切痛（『外台』は臍疝繞臍痛）、三焦脹、水腹大（『医心』方は水腹脹）、水気行皮中、心腹中卒痛而汗出、気癃、小便黄、気満、虚則遺溺、身寒熱、吐逆、溺難、腹満、疝積、乳餘疾、絶子、陰痒、賁豚、気上䐜腹痛、口強不能言、茎腫先引腰、後引少腹、腰髖堅痛（『外台』は腰髖少腹堅痛）、下引陰中、不得小便、両丸騫（『外台』は末尾に「甄権云、主婦人因産悪露不止」とある）。

『甲乙経』

八巻・経絡受病入腸胃五蔵積、発伏梁、息賁、肥気、痞気、奔豚第二に「臍下疝、繞臍痛」とある。

八巻・同に「奔豚、気上䐜痛、強不能言、茎腫前引腰、後引小腹、腰髖堅痛、下引陰中、不得小便、両丸騫」とある。

八巻・五蔵六府脹第三に「三焦脹」とある。

八巻・水膚脹、鼓脹、腸覃、石瘕第四に「水腫、腹大、水脹、水気行皮中」とある。

九巻・寒気客於五蔵六府、発卒心痛、胸痺、心疝、三蟲第二に「心腹中卒痛而汗出」とある。

九巻・足厥陰脈動喜怒不時、発㿗疝、遺溺、癃第十一に「気痛癃、小便黄、気満塞、虚則遺溺、身時寒熱、吐逆、溺難、腹満とある。

九巻・同に「気癃、小便黄、気満、虚則遺溺」とある。

十二巻・婦人雑病第十に「腹満、疝積、乳余疾、絶子、陰痒」とある。

『千金方』

心腹中卒痛。大便閉塞、気結、心堅痛、灸石門百壮。胸脇支満。小腹堅痛、下引陰中。少腹中拘急痛。腹中満暴痛、汗出。大便難。水脹、水気行皮中、小腹皮敦敦然、小便黄、気満。不欲食、穀入不化。嘔吐。咳逆上気、涎出多唾。奔豚上気。少腹疝気、遊行五蔵、疝繞臍。衝胸不得息。腹満、疝積、乳余疾、絶子、陰癢、賁豚上䐜、少腹堅痛、下引陰中、不得小便。両丸騫。

『銅人』

灸亦良、可灸二七壮、至一百壮止、婦人不可鍼、鍼之終身絶子。腹脹堅硬、水腫支満、婦人因産、悪露不止、遂結成塊、崩中漏下。

『聚英』

銅人灸二七壮、止二百壮。甲乙鍼八分、留三呼、得気即瀉、千金鍼五分。下経灸七壮。素註刺六分、留七呼。婦人禁鍼、禁灸犯之、終身絶子。

傷寒、小便不利、泄利不禁、小腹絞痛、陰嚢入小腹、賁豚搶心、腹痛堅硬、卒疝繞臍、気淋、血淋、小便黄、嘔吐血、不食穀、穀不化、水腫、水気行皮膚、小腹皮敦敦然、気満、婦人因産悪露不止、結成塊、崩中漏下。

『図翼』

刺六分、留七呼、灸五壮。一曰灸二七壮、至百壮。一云、不宜多灸、令人敗傷。婦人禁刺灸、犯之終身絶孕。

腹脹堅鞕、水腫支満、気淋、小便黄赤不利、小腹痛、泄瀉不止、身寒熱、咳逆上気、嘔血、卒疝疼痛、婦人因産、悪露不止、遂結成塊、崩中漏下、血淋。

千金云、大腸閉塞、気結心下堅満、灸百壮。又治少腹絞痛、洩痢不止、灸丹田百壮、三報之。又治血淋、灸随年壮。又治水腫、人中満、灸百壮。

一伝、欲絶産、灸臍下二寸三分、陰動脈中三壮。

『灸経』

灸七壮。

腹大堅、気淋小便黄、身寒熱、咳逆上気、嘔血、卒疝、繞臍痛、賁豚、気上衝。

甄権曰、主、婦人因産悪露不止也。

『鍼灸則』

小腹疝痛、淋閉。

意釈と解説

①下腹に疝が発生すると、臍を中心として腹痛する。
②下腹に積ができて奔豚気病になると、気が上に昇るために腹が張って痛む。奔豚気の発作が起こると、口が強ばって言葉が出ない。奔豚気病、つまり、腎積ができると陰茎が腫れ、最初は腰に響き、後に下腹に響いて痛む。また、骨盤や腰が硬くなって痛む。それがまた陰部に響き、小便が出にくく、睾丸が引きつり痛む。
③三焦脹になると、陽気が発散できないため皮膚の部分に停滞して腫れ、押すとブョブョしている。
④三焦の陽気が少なくなると全身に水滞が発生する。もちろん、腹も膨れる。
⑤急に胸から腹にかけて痛んで冷や汗が出る。
⑥気の循環が悪くなると、小便が気持ちよく出ず、出るときに痛み黄色である。小便は気が停滞すると出にくくなり、気が虚すと遺溺する。小便が出にくいときに悪寒、発熱し、吐き気がして腹が張る。
⑦下腹に積や疝ができると、腹が張り、妊娠しにくい。あるいは、陰部が痒くなる。たとえ妊娠して出産しても、産後にいろいろな病症が出てくる。

現代の主治症と施術法

〈松元〉

鍼五分ないし八分、留むること三呼ないし七呼、気を得て即ち瀉す、灸七壮ないし二百壮。

関元と同じ主治症。而して急性胃カタル、消化不良、慢性腸カタル、腸疝痛、急性睾丸炎、陰嚢収縮また水腫、熱病、淋病、小児の遺尿、尿閉、産後の悪露止まざるに効ありと雖も可及的婦人には手術（鍼治療のこと）を避けるをよしとす。

〈駒井〉

灸七壮、鍼八分。

慢性腸カタル、消化不良、子宮痙攣、水腫、吐血、慢性盲腸炎、腸間膜炎、淋疾。

〈本間〉

腸疝痛、消化不良、腸カタル、下痢、腹膜炎、腎臓炎の水腫。

〈竹之内・濱添〉

鍼六分ないし一寸、留むること三呼ないし七呼、気を得て後瀉す、灸七壮ないし二百壮。

胃カタル、腸疝痛、消化不良、膀胱炎、遺尿、尿閉、夜尿症、尿道炎、陰茎痛、睾丸炎、淋疾、産後悪露止らず、子宮疾患。

〈中医学〉

直刺0・5～1寸、可灸。妊婦には慎重に用いる。

腹脹、下痢、臍の周囲が絞るような痛み、下腹部から上に気が突き上げるもの、水腫、排尿困難、遺精、インポテンツ、閉経、赤白帯下、大量の不正出血、産後に子宮からの出血が二三週間止らないもの。

〈深谷灸〉

下腹が冷えるとき、腸疝痛、大腸カタル、消化不良（置鍼も可）。

〈森〉

直刺15～30ミリ。

腸カタル、冷え症。

まとめ

①婦人には禁鍼とか禁灸だとの説がある。妊娠中はもちろん用いないが、それ以外のときは治療に用いてよい。瘀血が石門あたりまで広がっている人もいるから、そのようなときは深く刺すか、灸頭鍼を用いても問題ない。むしろ妊娠しやすくなる。ただし、太い鍼で瀉法はよくない。

②肥満している婦人（水が多くて汗が出やすい人）で小便量が少ない人には灸頭鍼を用いる。

③腸の疾患には透熱灸がよい。膀胱炎、尿道炎のたぐいは寒熱を診て補瀉する。

336 気海《きかい》

一名脖胦・肓之原・下肓・丹田

取穴

臍部白線中にして臍の下一寸五分に取る。

古法の主治症と施術法

『霊枢』四時気第十九

腹中常鳴、気上衝胸、喘不能久立、邪在大腸、刺肓之原、巨虚上廉、三里。

『脈経』平三関病候并治宜第三、第三十八条

尺脈微、厥逆、少腹中拘急、有寒気、宜服小建中湯、鍼気海。

『脈経』同、第四十二条

尺脈弦、少腹疼、少腹及脚中拘急、宜服建中湯、当帰湯、鍼気海瀉之。

『脈経』同、第四十九条

尺脈遅、下焦有寒、宜服桂枝円、鍼気海、関元補之。

『明堂』

刺入一寸二分、灸五壮。

少腹疝、気遊行五蔵、腹中切痛、臥善驚。

『甲乙経』

九巻・足厥陰脈動喜怒不時、発癲疝、遺溺、癃第十一に「少腹疝、臥善驚」とある。

『千金方』

婦人水泄痢、灸気海百壮、三報。遺尿、灸臍下一寸半、随年壮。癥瘕、灸気海百壮。少腹疝気、遊行五蔵、疝繞臍、衝胸不得息。腹中切痛。驚、不得臥。

『千金翼方』

奔豚上気、又灸気海百壮。脹満、瘕聚帯下疼、灸気海百壮。小児遺尿、随年壮。

『外台』

灸五壮。

少腹疝、臥善驚。

甄権云、主下熱、小便赤、気痛状如刀攪。孕婦不可灸。

『銅人』

鍼入八分、得気即寫、寫後宜補之、可灸百壮、今附、気海者、是男子生気之海也、治蔵気虚憊、真気不足。一切気疾、久不瘥悉皆灸之、慎如常法。

臍下冷、気上衝、心下気結、成塊状如覆杯、小便赤渋、婦人月事不調、帯下崩中、因産悪露不止、繞臍疠痛。

『聚英』

銅人鍼八分、得気即瀉、瀉後宜補之。明下灸七壮。

傷寒飲水過多、腹腫脹、気喘、心下痛、冷病、面赤、蔵虚気憊、真気不足、一切気疾久不瘥、肌体羸痩、四肢力弱、賁豚、七疝、小腸膀胱腎余癥瘕結塊、状如覆杯、腹暴脹按之不下、臍下冷気痛、中悪、脱陽欲死、大便不通、小便赤、卒心痛、婦人臨経行房、羸痩、崩中、赤白帯下、月事不調、産後悪露不止、繞臍疞痛、閃著腰疼、小児遺尿。

浦江、鄭義宗患帯下、昏仆、目上視、溲注汗泄、脈大、此陰虚陽暴絶、得之病後酒色、丹渓為灸気海、漸甦、服人参膏数斤愈。

『図翼』

刺八分、灸五壮。甲乙経曰、刺一寸三分、一曰、灸百壮。孕婦不可灸。

下焦虚冷、上衝心腹、或為嘔吐不止、或陽虚不足、驚恐不臥、奔豚七疝、小腸、膀胱癥瘕結塊、状為覆杯、臍下冷気、陽脱欲死、陰證傷寒、卵縮、四肢厥冷、小便赤渋、羸痩、白濁、婦人赤白帯下、月事不調、産後悪露不止、繞臍疞痛、小児遺尿。

一云、治卒厥、厥気上攻両脇、心下痛、奄奄欲絶、此名奔豚、先以熱湯洗両足、浸良久、灸百壮。此気海也、凡蔵気憊、一切真気不足、久疾不瘥者、悉皆灸之。

千金云、治水洩痢、及小腹癥積、腹脹、婦人癥聚、瘠痩、灸気海百壮三報之。

玉龍賦云、兼璇璣、治尫羸喘促。

席弘賦云、治五淋、須更鍼三里。又兼水分、治水腫。又兼照海、陰交、曲泉、関元同瀉、治七疝、小腹痛如神。

百證賦云、鍼三陰与気海、専司白濁久遺精。

霊光賦云、兼血海、療五淋。

一伝、治小腸気痛、傷寒腹痛、気脹、水鼓、黄腫、四時宜多灸。

『灸経』

灸七壮。

冷病、面黒肌、体羸痩、四肢力弱、小腹気、積聚、賁豚、腹堅、脱陽欲死不知人、五蔵気逆、上攻也。

『説約』

鍼八分、灸五壮。

蔵気虚憊、真気不足、陽脱冷気、傷寒舌巻、卵縮、尿渋り、羸痩、婦人の帯下、小児の遺尿、諸疾を治す。一に曰く、一切の気疾、久しく瘥えざる者、これに灸して効あり。

『鍼灸則』

温補下元不足、盛精気、夢遺精、滑白濁。

意釈と解説

①下腹の胃経を中心として筋が引きつり痛み、それがほかの臓腑にまで響いて寝ていられない。

②そのほか、下腹の冷え、気が胸にまで突き上がってくる奔豚気病、小便が気持ちよく出ない、月経不順、帯下、不正出血、産後の悪露が止まらない、臍の周りが痛む、四肢に力がない、便秘などにも気海が用いられる。

現代の主治症と施術法

〈松元〉

施術法は関元、石門と同じ。

主治症も関元、石門と同じだが、特に神経衰弱、ヒステリー、小児の発育不全、泌尿および生殖器病、腸疾患。

〈駒井〉

灸七壮、鍼八分。

慢性盲腸炎、慢性腹膜炎、腹神経痛、腸出血、子宮出血、膀胱カタル、月経不順、小児遺尿症、膀胱麻痺。

〈岡部〉

下腹部の疾患、虫垂炎、婦人科疾患、腰痛、全身発育不全、腹膜炎。

〈本間〉

神経過敏、神経衰弱、ヒステリー、躁病、鬱症、婦人病、膀胱や腎臓の病。胃痙攣、腸疝痛、急性盲腸炎などの劇痛を頓挫せしめる卓効がある。いずれも数十壮の多壮灸か置鍼。

〈竹之内・濱添〉

鍼六分ないし二寸、留むること三呼ないし七呼、気を得て後瀉す、灸七壮ないし二百壮。

膀胱炎、遺尿、尿閉、夜尿症、尿道炎、子宮疾患、月経不順、下痢、便秘、腸疝痛、消化不良、腹水、下腹部冷感、内臓の慢性病よりくる衰弱、ノイローゼ、神経衰弱、そのほか、虚症に応用する。

〈代田〉

下焦の原気を満たしめることを主る。腸疾患、虫垂炎、慢性腹膜炎、腎臓疾患、膀胱疾患、神経衰弱、夢精、陰痿、淋疾、夜尿、男女生殖器病、不妊症、子宮筋腫、腰痛、脚部冷感。

虫垂炎の場合は気海に二十壮ないし五十壮すると激痛を頓挫せしめ、軽症ならそれで治ってしまう。急性腸炎の時も灸二十壮くらいで下痢が早くとまる。

〈中医学〉

直刺0・5～1寸、可灸。

臍の周囲の絞るような腹部の痛み、腹水で腹脹するもの、腹部の膨満感、消化不良、排便不能、下痢が止らないもの、閉尿、頻尿、遺尿、遺精、インポテンツ、性器から下腹部の痛み、月経不順、月経痛、閉経、突然の大量不正出血、赤白帯下、子宮脱、産後に子宮からの出血が二～三週間止らないもの、産後に胎盤が残るもの、五臓の虚、体がやせ衰えるもの、四肢の無力感。

〈深谷灸〉

虫垂炎の特効穴（多壮）、ヒステリー、躁鬱病、ノイローゼ、腹膜炎、腎炎の水腫。

〈森〉

直刺20～30ミリ。

虫垂炎、冷え症、陰痿症、内臓下垂、精力減退、婦人科疾患。

〈首藤〉

超旋刺。

下腹痛、特に回盲痛、虫垂炎など右下腹部の病変の反応が現れる。神経症、自律神経失調症。

まとめ

①下腹部のすべての疾患に用いてよい。

②虫垂炎の特効穴のように言われているが、必ず効くというものでもない。もし用いるときは、中脘、天枢とともに透熱灸をする。

200壮以上になる覚悟で施灸すること。しゃっくりも気海の透熱灸で治る。
③そのほか、諸先生が記されているとおりだが、腰痛、肩こり、頭痛、神経症、気鬱、統合失調症にもよいと言われている。ただし、陽虚寒証の人には接触鍼で気が至るのを確認するような治療がよい。

337 陰交《いんこう》

任脈と衝脈と少陰の会／一名少関・横戸

取穴

臍部白線中にして臍の下一寸に取る。曲骨の上四寸にあたる。

古法の主治症と施術法

『明堂』

刺入五分、灸五壮。

驚不得眠、善齘、水気上下、五蔵遊気、手足拘攣、陰疝、女子月水不下、上気、腹瞋堅痛、男子両丸騫、水脹、水気行皮中。


『甲乙経』

八巻・経絡受病入腸胃五蔵積、発伏梁、息賁、肥気、痞気、奔豚第二に「賁豚、上腹瞋堅、痛引陰中不得小便、両丸騫」とある。

八巻・水膚脹、鼓脹、腸覃、石瘕第四に「水腫、水気行皮中」とある。

九巻・足厥陰脈動喜怒不時、発癲疝、遺溺、癃第十一に「陰疝、引睾」とある。

十二巻・手足陽明脈動、発口歯病第六に「舌縦、羨下、煩悶」とある。

十二巻・婦人雑病第十に「女子手脚拘攣、腹満疝、月水不通、乳余疾、絶子、陰痒」とある。後の割注に「千金云、奔豚上腹堅痛、下引陰中、不得小便、刺陰交入八分」とある。


『千金方』

五蔵遊気。腸鳴濯濯如有水声。少腹堅、痛引陰中、不得小便。水脹、水気行皮中、小腹皮敦敦然、小便黄、気満。奔豚上気。手脚拘攣。髀枢中痛不可挙。驚不得臥。睾丸騫。拘攣腹満疝、月水不下、乳余疾、絶子、陰痒、賁豚、上瞋、腹堅痛、下引陰中、不得小便、刺陰交入八分、灸五壮。水腫気上下、灸陰交百壮。


『銅人』

鍼入八分、得気即寫、可灸百壮止。

臍下疞痛、寒疝引少腹痛、腰膝拘攣、腹満、女子月事不絶、帯下、産後悪露不止、繞臍冷痛。


『聚英』

銅人鍼八分、得気即瀉、瀉後宜補、灸百壮。明堂灸不及鍼、日三七壮、止百壮。

気痛如刀攪、腹填堅痛、下引陰中、不得小便、両丸騫、疝痛、陰汗湿痒、腰膝拘攣、臍下熱、鬼撃、鼻出血、婦人血崩、月事不絶、帯下、産後悪露不止、繞臍冷痛、絶子、陰痒、賁豚上瞋、小児陥顖。


『図翼』

刺八分、灸五壮。一曰灸百壮、孕婦不可灸。

衝脈生病、従少腹衝心而痛、不得小便、疝痛陰汗、湿痒、奔豚、腰膝拘攣、婦人月事不調、崩中帯下、陰痒、産後悪露不止、繞臍冷痛。

神応経云、治臍下冷疼、可灸二十一壮。

千金云、大小便不通、灸三壮、転胞灸随年壮。又治水腫気上下、灸百壮。

玉龍賦云、兼三里、水分、治鼓脹。

席弘賦云、兼照海、曲泉、関元、気海同寫、治七疝、小腹痛如神。又云、治小腸気撮痛連臍、急寫此穴、更於湧泉、取気甚妙。又云、兼百会、太衝、照海、治咽喉疾。

標幽賦云、陰交、陽別定血暈。

百證賦云、兼三里、治中邪霍乱。又云、無子取陰交、石関之郷。

一伝、治腹内、風寒、走痛脹疼。

『説約』

鍼八分、灸五壮。

寒疝少腹に引きて痛む、陰汗、鼓脹、婦人の陰痒、産後の悪露止まざるを治す。

『鍼灸則』

小腹冷痛、陰嚢痒湿。

意釈と解説

①腎積の奔豚が発生し、発作が起こると上腹部が張って硬くなり、その痛みが陰部にまで響き、小便が気持ちよく出ず、睾丸が引きつる。

②皮膚の内側に水が停滞してブヨブヨした感じがある。

③鼠径ヘルニアになると、睾丸が引きつる。

④陽明経の流れが悪くなると、舌が緩んで涎が出て悶える。

⑤女性が疝のために手足が引きつり、腹が膨れて月経が通じず、不妊になり、陰部が痒い。また、妊娠しても産後にいろいろな病になる。

⑥そのほか、睾丸が湿ってかゆい、不眠、鼻出血などにも陰交を用いる。

⑦「羨」は、うらやましい、という意味だが、「よだれ」の意味がある。

現代の主治症と施術法

〈松元〉

鍼八分、留むること七呼、気を得て即ち瀉し、後にこれを補う。灸三七壮ないし百壮。

生殖器病を主る。睾丸炎、陰痿、陰嚢収縮、子宮痙攣、膣内炎、産後の悪露止まざるなどを治す。また不妊症、寒冷より来たる腹筋痙攣、下腹部の焮衝奔豚、小児の顖門陥没。

〈駒井〉

灸七壮、鍼八分。

腰膝部痙攣、婦人尿道カタル、子宮内膜炎、月経不順、悪露不正、小児疳。

〈本間〉

下腹が冷えて睾丸に引いて痛む。月経不順、帯下、産後悪露。坐骨神経痛にも併用。


〈竹之内・濱添〉

鍼六分ないし一寸、留むること七呼、気を得て後瀉す、また後補う。灸七壮ないし百壮。

生殖器疾患を主る。膀胱炎、腎臓炎、腹水、腹部冷感、下痢、便秘、腸疝痛、胃カタル、消化不良、不妊症、ノイローゼ、神経衰弱、そのほか、神闕の代用に応用する。


〈代田〉

腎臓炎、腹膜炎、腸疝痛、慢性下痢、腎炎。そのほか、だいたい気海と同効。


〈中医学〉

直刺0・5～1寸、可灸。

臍の周囲の絞るような腹痛、腹水による腹脹、下痢、少腹部から性器にかけての痛み、陰部掻痒感、排尿困難、下腹部から上に気が突き上げるもの、突然大量の不正出血、帯下、産後に出血が二三週間止らないもの、小児の泉門が閉鎖しないもの、腰膝が引きつり痙攣するもの。


〈深谷灸〉

坐骨神経痛の鎮痛穴、生理不順、帯下、産後の悪露を下す。男子の下腹の冷え、睾丸の痛み。


〈森〉

直刺15～30ミリ。

腰痛、腹膜炎。


〈上地〉

老人性の腎虚からくる腰痛。多壮灸。腰に鍼を打っても治らないとき、灸を5～10壮。


〈首藤〉

超旋刺。

腰痛、下痢、下腹が張る場合。

まとめ

①松元の施術法には、下腹部任脈の諸穴を瀉法することがあると記されているが、これは瘀血があるか、よほど下焦に熱があるときでないと用いられない。熱証でも基本的には補法で取る。
②下腹部任脈の諸穴は、妊婦には用いないとか慎重に用いるとの記述があるが、通常は禁忌である。
③陰交は、臍の周囲に瘀血があって痛むときに灸頭鍼を用いる。慢性の水滞（腹水など）があるときは透熱灸がよい。

338 神闕《しんけつ》

一名臍一穴・気舎・臍中

取穴

臍の正中に取る。

古法の主治症と施術法

『明堂』

禁不可刺、使人臍中悪瘍潰矢出者死、灸三壮。

水腹大満、腹中常鳴、時上衝心、臍平無分理不治、絶子、灸令有子、疝、繞臍痛、衝胸不得息。

『甲乙経』

八巻・水膚脹、鼓脹、腸覃、石瘕第四に「水腫大、臍平灸臍中、無理不治」とある。

九巻・脾胃大腸受病、発腹脹満、腸中鳴、短気第七に「腸中常鳴、時上衝心、灸臍中」とある。

十二巻・婦人雑病第十に「絶子、灸臍中令有子」とある。

『千金方』

腸中常鳴、上衝於心。少腹疝気、遊行五臓、疝繞臍、衝胸不得息。婦人胞絡癲、灸臍中、二百壮。脱肛、灸臍中、随年壮。

『外台』

灸三壮。

水腹大臍平、腹無理不治、絶子灸令人有子、臍疝繞臍痛、衝胸不得息。

甄権云、主水腫皷脹、腸鳴状如雷声、時上衝心口、灸七壮至四百壮。

『銅人』

可灸百壮、禁不可鍼、慎如常法。

洩利不止、小児嬭利不絶、腹大繞臍痛、水腫鼓脹、腸中鳴、状如流水声、久冷傷憊。

『聚英』

素註禁鍼、鍼之使人臍中悪瘍潰、矢出者死不治、灸三壮。銅人灸百壮。

中風不甦、久冷傷敗蔵府、洩利不止、水腫鼓脹、腸鳴、腹痛繞臍、小児奶利不絶、脱肛、風癇、角弓反張。徐平仲、中風不甦、桃源簿為灸臍中、百壮始甦、不起再灸百壮。

『図翼』

灸三壮、禁刺、刺之令人悪瘍潰、矢死不治。一曰、納炒乾浄鹽満臍、上加厚姜一片蓋定、灸百壮、或以川椒代鹽亦妙。

陰證傷寒、中風不省人事、腹中虚冷、傷憊、腸鳴泄瀉不止、水腫鼓脹、小児乳痢不止、腹大風癇、角弓反張、脱肛、婦人血冷不受胎者、灸此永不脱胎。

此穴在諸家、倶不言灸、只云禁鍼、銅人云、宜灸百壮、有徐平者、卒中不省、得桃源、為灸臍中百壮、始甦、更数月、復不起。

鄭糾云、有一親、卒中風、医者為灸五百壮而甦、後年逾八十、向使徐平、灸至三五百壮、安知其不永年耶、故神闕之灸、須填細鹽、然後灸之、以多為良、若灸至三五百壮、不惟愈疾、亦且延年、若灸少、則時或暫愈、後恐復発、必難求矣、但夏月人神在臍、乃不宜灸。

千金云、納鹽臍中、灸三壮、治淋病。又云、凡霍乱、納鹽臍中、灸二七壮、併治脹満。

『説約』

鍼五分。

卒中風、小便閉、霍乱、食傷、一切の急症を治す。灸五壮、百壮に至る、暴泄、赤白痢、五淋、脱肛、中寒、中暑、婦人下冷不孕、小児乳糜利を治す。一に云く、浄塩一撮を以て臍中に満たし上に厚姜片を加え、蓋定し灸百壮す、川椒を以て塩に代えるもまた佳しなり。

『鍼灸則』

卒中不省者、卒霍乱、転筋入腹、四肢厥冷、欲絶者。

意釈と解説

①腎臓病などで腹が膨れているときは、臍の中に灸をするとよい。ただし、腫れが激しいために臍の紋理が分からないようだと治らない。

②胃腸の働きが悪くなったために常に腸鳴し、気が心に突き上がってくるようなときには臍の中に灸をする。

③不妊症の女性に臍に灸をすると妊娠する。

④そのほか、下痢が止まらないとき、嘔吐下痢症、脱肛などのときにも臍に灸をするとよい。

現代の主治症と施術法

〈松元〉

禁鍼、灸三壮ないし百壮、食塩を敷きて、その上に艾灸すべし、また川椒（山椒の果皮）を代用するも可なり。

水腫、下腹鼓脹、腸雷鳴、腸疝痛、急性腸カタル、淋病、小便閉、諸急性病を治す。あるいは脳病殊に脳溢血にて人事不省に陥りたる者には灸百壮。不妊症。小児の角弓反張、吐乳、下痢、脱肛。

〈駒井〉

灸三壮、禁鍼。

脳溢血、慢性腸カタル、下痢、水腫、腹部鼓脹、腸雷鳴、脱肛。

〈岡部〉

塩灸がよい。

慢性胃腸カタル、胃アトニー、内臓下垂、便秘、食欲不振、全身倦怠。

〈本間〉

施灸も刺鍼もできない所であるが、暑気霍乱、脳貧血、脳充血、精神上の衝撃などで人事不省になったときに施術することがある。

また急性、慢性腸カタル、内臓下垂症、胃アトニーなどに臍に塩、味噌、ニンニク、ショウガなどを載せ、その上から灸を数十壮すると著しい効果がある。ただし、十二指腸カタルや胃潰瘍では却って病状が悪化して出血するようなことがあるので気をつける。

臍の間接灸は脱肛、子宮脱、夏まけや寒さまけで微熱が出て、食欲が減退し、全身倦怠感があるときにもよい。

〈竹之内・濱添〉

灸三壮ないし百壮、塩を敷いて灸すること。ショウガ、ニンニク、味噌などを代用してもよい。

水腫病、腹水、下腹鼓脹、腸疝痛、腸カタル、胃痙攣、胃弱、消化不良、下痢、便秘、脱肛、吐乳、嘔吐、尿閉、不妊症、角弓反張、人事不省、ノイローゼ、神経衰弱、腎疾患、膀胱疾患。

〈中医学〉

禁鍼、可灸。

中風の脱証、四肢の冷え上がるもの、突然の意識不明、癲癇、体が弱く疲労しやすいもの、臍の周囲の絞るような腹痛、水腫による鼓脹、脱肛、下痢、便秘、遺尿、淋症、不妊症。

〈深谷灸〉

間接灸は脱肛、子宮脱に効く。

〈上地〉

冷えがひどいときに塩灸、ぬるい程度で止める。

まとめ

①嘔吐下痢症のときに塩を載せて、握り拳大くらいの艾を載せて燃やす。臍のあたりが赤くなればよしとする。

②臍を中心とした腹痛（子供に多い）にも、塩灸を用いる。

③『東医宝鑑』に資生経からの引用として次のように記してある。

「人、年老いて顔、童子の如き者あり、蓋し、歳ごとに鼠糞灸を臍中に一壮するを以っての故なり」

この方法を用いてみるに、臍の中の直接灸はさほど熱さを感じない。

339 ▾ 水分《すいぶん》

一名中守・中管・分水

取穴

臍部白線中にして、臍の上一寸に取る。

古法の主治症と施術法

『明堂』

刺入一寸、灸五壮。

痓、脊強、裏急、腹中拘痛。

『甲乙経』

七巻・太陽中風感於寒湿、発痓第四に「痓、脊強、裏緊、腹中拘痛」とある。

『千金方』

腹脹、転筋、灸臍上一寸二十壮。少腹中拘急痛。腰脊急強。身重、灸水分百壮、鍼入一寸補之。

『千金翼方』

脹満、繞臍結痛堅、不能食、灸中守百壮。水腫、脹満、不能食、堅硬、灸日七壮、至四百壮即止、忌鍼、鍼水出尽即死、水病灸至瘥止。

『外台』

灸三壮。

痙、脊強、裏急、腹中拘急痛。

甄権云、主水病、腹腫、孕婦不可灸。

『銅人』

鍼入八分、留三呼、寫五吸、若水病、灸之大良、可灸七壮、至百壮止、禁不可鍼、鍼水尽即斃。

腹堅如鼓、水腫、腸鳴、胃虚脹、不嗜食、繞臍痛、衝胸不得息。

『聚英』

素註鍼一寸。銅人鍼八分、留三呼、瀉五吸。水病灸大良、又云、禁鍼、鍼之水尽、即死。明堂水病灸七七壮、止四百壮、鍼五分、留三呼、資生云、不鍼為是。

水病、腹堅腫如鼓、転筋不嗜食、腸胃虚脹、繞臍痛衝心、腰脊急強、腸鳴状如雷声、上衝心、鬼撃、鼻出血、小児陥顖。

『図翼』

禁刺、灸五壮。甲乙経曰、刺一寸。孕婦不可灸。

水病腹堅、黄腫如鼓、衝胸不得息、繞臍痛、腸鳴泄瀉、小便不通、小児陥顖。若水病脹満、堅鞕不能食、灸之大良、日七壮、至四百壮止、但不可刺、刺而水尽即死。

神応経云、腹脹水腫、可灸十四壮、至二十一壮。

千金云、治反胃吐食、灸二十壮。又治腹脹、繞臍結痛、堅、不能食、灸百壮。又霍乱転筋、入腹欲死、用四人持其手足、灸四五壮、自不動即勿持之、灸至十四壮。

太乙歌云、腹脹、寫此兼三里、陰谷、利水消腫。

玉龍賦云、兼陰交、三里、治鼓脹。

百證賦云、兼陰陵、能去水腫盈臍。

席弘賦云、兼気海、治水腫。

天星秘訣云、兼建里、治肚腹浮腫、脹膨膨。

『灸経』

灸七壮。

水病腹腫、繞臍痛、衝胸中、不得息。

甄権曰、主、水気、浮腫、鼓脹、腸鳴状如雷声、時上衝心、日灸七壮、四百罷。

『説約』

鍼八分、灸七壮より百壮に至る。

腹堅きこと鼓の如く、水腫、腸鳴、臍を繞りて疞痛し、胸を衝き息するを得ざるを治す。

按ずるに此の穴、水病に鍼を禁ず、世人多くこれを識る、微鍼をこれに刺して害無し。謂う所の水尽きれば即ち死すとは、箭鍼を以てこれを刺す、以て一身の水を瀉す、水尽きれば即ち死する者あるに因って誤るか、今これを験するに、水を瀉すること三四次にして全く愈ゆる者あり、愈えざるもの有り、世に瀉水術の善き者あり、善く一時の苦悶を救う、諸を城守、糧尽きて救兵到らず、居て守れば、出でて戦う如かざるに譬う、同じくこれ死すべきなり。又按ずるに霊枢に曰く、徒㽷は先ず環谷（環跳）の下三寸を取り、鈹針を以てこれに鍼す、已に刺してこれを筩し、以てその㽷を尽くす、㽷来ること緩きときは則ち煩悗す、来ること急なるときは則ち安静にし、日をあけてひとたびこれを刺す、㽷尽きれば則ち止むと云々。瀉水の法、今臍の上下、及び髀外においてこれを刺す、必ずしも水分、環谷のみならずなり。

『鍼灸則』

水腫、脹満、水穀不分、小便不通。灸功尤勝於鍼矣。

意釈と解説

①痙病で背部が強ばり、裏も引きつり、緊張した状態になり、痛む場合は水分を用いる。

②そのほか、水腫によって腹が膨れた状態のときに灸をする。

③『明堂』では「裏急」、『甲乙経』では「裏緊」となっているが、同じ意味。裏とは簡単に言えば、内臓のある部位のことで、ここが急、つまり引きつるということは、動悸、息切れ、胃痛、食欲不振、腹痛、下痢、便秘などの病症があるということ。したがって、水分はこれらの病症にも用いてよいということである。

④水分は禁鍼だというが、その理由は『説約』で記されているとおりである。日本式の細い鍼を置鍼する程度であれば何も問題ない。ただし、それでは水腫には効果がない。

現代の主治症と施術法

〈**松元**〉

鍼五分ないし八分、留むること三呼、瀉五吸、灸三七壮ないし四百壮。

利水を当とす。水病に灸すること七七壮ないし四百壮にして良効あり。また急性および慢性の腸カタル、腸雷鳴、腸疝痛あるいは胃弱、消化不良症、淋病、腰背筋強直、小児の顖門陥没。

〈**駒井**〉

禁鍼。

浮腫、鼓脹、腸疝痛、局所痙攣、腸雷鳴、慢性腸カタル、胃弱、そのほか、特に利尿の要穴と称せられている。

〈**岡部**〉

腹水、下痢、胃内停水、浮腫。

〈**本間**〉

腎臓病や腹膜炎で溜まった腹水に効く。腎臓炎の場合は数十壮あるいは100壮。多壮のほうがよく効く。大腸カタルに施灸して利尿すると下痢が止る。

〈**竹之内・濱添**〉

鍼五分ないし一寸、留むること三呼、瀉五吸、灸三七壮ないし四百壮。

水病を主る。腹水、胃内停水、下痢、遺尿、尿閉、淋疾、腎臓炎、浮腫、水腫、胃腸疾患、驚風。

〈**代田**〉

利尿を主る。即ち胃内停水、胃下垂症、小便不利、腎臓炎、下痢、水瀉性下痢、腹膜炎、腹水、遺尿。

〈**中医学**〉

直刺0.5~1寸、可灸。

腹痛、腹脹、腸鳴、下痢、夜食べた物が一定時間たって逆流し戻るもの、水腫、小児の泉門の閉鎖していないもの、腰部、脊柱がこわばり引きつるもの。

〈**深谷灸**〉

水腫（腎炎など灸百壮）、急性大腸カタル。小便が出て下痢が止る。

〈森〉

直刺15～30ミリ。

腹水、浮腫。

〈首藤〉

超旋刺。

水はけをよくする経穴（消化器官内の水）。

まとめ

①水分が禁鍼になっているのは、注射針のような鍼（よう鍼）を刺して腹水を抜き、抜き過ぎて死亡する例が多かったためであろう。水分が水を処理するのは間違いないようだが、そのときは透熱灸がよい。浅く置鍼した程度では効かない。

②しかし、『甲乙経』などは痙病に効くという。痙病は水病とは逆で、筋にうるおいがなくなって引きつる病気である。どちらが正しいかは、追試してみる必要がある。

340 下脘《げかん》

足太陰と任脈の会／一名下管

取穴

臍部白線中にして、臍の上二寸に取る。

古法の主治症と施術法

『脈経』平三関病候并治宜第三、第十九条

関脈緊、心下苦満急痛、脈緊者為実、宜服茱萸当帰湯、又大黄湯、両治之、良鍼巨闕、下管瀉之。

『脈経』同、第三十四条

関脈細、虚腹満、宜服生姜茱萸蜀椒湯、白薇円、鍼灸三管。

『明堂』

刺入五分、灸五壮。

飲食不化、入腹還出。

『甲乙経』

九巻・脾胃大腸受病、発腹脹満、腸中鳴、短気第七に「飲食不下、膈塞不通、邪在胃脘、在上脘則抑而下之、在下脘則散而去之」とある。

『千金方』

九巻・同に「食飲不化、入腹還出」とある。

凡食飲不化、入腹還出、先取下管。

『外台』

灸五壮。

飲食不化、入腹還出、六府之穀気不転。

甄権云、主小便赤、腹堅硬。孕婦不可灸。

『銅人』

鍼入八分、留三呼、寫五吸、灸亦良、可灸二七壮、至二百壮止。

腹痛、六府之気寒、穀不転、不嗜食、小便赤、腹堅硬、癖塊臍上、厥気動、日漸羸痩。

『**聚英**』

銅人鍼八分、留三呼、瀉五吸。灸二七壮、止二百壮。

臍下厥気動、腹堅硬、胃脹羸痩、腹痛、六府気寒、穀不転化、不嗜食、小便赤、癖塊連臍上、厥気動、日漸痩、脈厥動、翻胃。

『**図翼**』

刺八分、灸五壮。一曰、二七壮、至百壮。孕婦不可灸。

臍上厥気、堅痛、腹脹満、寒穀不化、虚腫、癖塊連臍、痩弱、少食、反胃、小便赤。

霊光賦云、兼中脘、治腹堅。

百證賦云、兼陥谷、能平腹内腸鳴。

『**説約**』

鍼八分、灸五壮。

腹脹、腹痛の諸症、小児胎毒痛を治す。

『**鍼灸則**』

泄利、腹内腸鳴。

意釈と解説

①食べた物が消化されないで心下の上部に停滞して詰まった感じになるのは、胃に寒や熱が停滞しているためである。もし上脘に反応があれば下るように治療し、下脘に反応が出ていれば発散して取る。または食べた物が消化されないで嘔吐する場合も下脘を用いる。

②そのほか、胃腸が冷えて食欲がない、日々痩せてくる、朝食べた物を夕方に嘔吐し、夜食べた物を朝に嘔吐する反胃などのときに下脘を用いる。

現代の主治症と施術法

〈**松元**〉

鍼五分ないし八分、留むること三呼、瀉五吸、灸三七壮ないし四百壮。

胃の諸患を主る。殊に胃拡張、食欲不振、消化不良、慢性胃カタルなどに灸して効あり。また腹膜炎、神経衰弱、羸痩、小児胎毒より来たる腹痛に神効あり。

〈**駒井**〉

灸二七壮、鍼八分。

胃の主治穴である。腸カタル、胃拡張、慢性腹膜炎。

〈**本間**〉

胃下垂症。

〈**竹之内・濱添**〉

鍼五分ないし一寸、留むること三呼、瀉五吸、灸三七壮ないし四百壮。

胃疾患を主る。殊に幽門部痙攣、消化不良、食欲不振、下痢、腸炎、腹水、腹痛、神経衰弱。

〈**代田**〉

腎臓病、男女生殖器病、腸疾患、下肢の病、胃下垂症、腰痛。

〈**中医学**〉

直刺0・5〜1寸、可灸。

胃脘部痛、腹脹、嘔吐、しゃっくり、消化不良、腸鳴、下痢、腹腔内の塊、虚症の水腫。

〈深谷灸〉

胃疾患。

〈森〉

直刺20〜40ミリ。

胃下垂症、消化不良。

まとめ

①代田は下焦の病に効くという。追試していないので何とも言えないが、もしそうだとすれば大いに利用する必要がある。

②下脘の主治は主に胃腸の働きが低下した状態である。故に食欲なく下痢して痩せる。病名でいえば胃潰瘍、十二指腸潰瘍、胃癌などである。もちろん下脘で治るかどうかは不明である。もし鍼灸治療で好転しない場合は、早めに専門医に紹介するべきである。

341・建里《けんり》

取穴

上胃部白線中にして、臍の上三寸に取る。

古法の主治症と施術法

『明堂』

刺入五分、留十呼、灸五壮。

心痛上搶心、不欲食、肢痛斥膈。

『甲乙経』

九巻・寒気客於五蔵六府、発卒心痛、胸痺、心疝、三蟲第二に「心痛、上槍心、不欲食、支痛引膈」とある。

『千金方』

心痛、上槍心、不欲食。

『千金翼方』

中管、建里二穴、皆主霍乱、腸鳴、腹痛、脹満、弦急上気、鍼入八分、留七呼、瀉五吸、急出鍼、可灸百壮、日二七壮。

『外台』

甄権云、主腹脹、逆気上併霍乱。

『銅人』

鍼入五分、留十呼、可灸五壮。

心下痛、不欲食、嘔逆、上気、腹脹、身腫。

『聚英』

銅人鍼五分、留十呼、灸五壮。明堂鍼一寸二分。

腹脹、身腫、心痛、上気、腸中疼、嘔逆、不嗜食。

『図翼』

刺五分、留十呼、灸五壮。一云、宜鍼不宜灸、孕婦尤忌之。

腹脹、身腫、心痛、上気、腸鳴、嘔逆、不食。

千金云、主霍乱、腸鳴、腹脹、可刺八分、寫五吸、疾出鍼、日灸二七壮至百壮。
百證賦云、兼内関、掃尽胸中之苦悶。
天星秘訣云、兼水分、治肚腹腫脹。

『説約』
鍼八分、灸五壮。
腹脹痛の諸症、嘔逆、食を欲せざるを治す。

『鍼灸則』
宿食、嘔吐。

意釈と解説

①心下から胸に気が突き上がってきて心痛して食欲がない。あるいは、心下が詰まって痛んで膈の部分に響く。
②そのほか、霍乱で嘔吐下痢するものや腸鳴、腹痛、腹の張り、のぼせなどにも用いられる。

現代の主治症と施術法

〈松元〉
鍼五分ないし一寸二分、留むること十呼吸、灸七壮ないし三七壮。
神経衰弱および水腫病を主る。また十二指腸虫、胃カタル、腹膜炎などに効あり。

〈駒井〉
灸五壮、鍼五分。
水腫、嘔吐、消化不良、鼓脹、胃痙攣、横隔膜痙攣。

〈岡部〉
食欲不振、胃アトニー。

〈本間〉
胃拡張、胃痙攣、食欲不振。

〈竹之内・濱添〉
鍼五分ないし一寸、留むること十呼、灸七壮ないし三七壮。
胃疾患を主る。消化不良、腹部膨満、腹水、神経衰弱。

〈代田〉
胃潰瘍、胃下垂症。

〈中医学〉
直刺0・5～1寸、可灸。
胃脘部疼痛、腹脹、嘔吐、食欲不振、腸が切られるような痛み、水腫。

〈深谷灸〉
胃痙攣、食欲不振。

〈森〉
直刺15～30ミリ。
胃下垂症、消化不良。

まとめ

筆者は意識して建里を用いたことがない。おそらく「里（裏）」を建て直す穴」という意味だから胃腸を丈夫にすると思われるが、建里を使いたいような状態のときは中脘に抵抗があることが多いので、そちらを使ってしまうのである。

342 中脘《ちゅうかん》

一名上紀・胃脘・太倉・胃募・胃管・中管

取穴

上胃部の中央にして、臍の上四寸、鳩尾の下三寸に取る。

古法の主治症と施術法

『素問』気穴論第五十八

背与心相控而痛、所治天突、与十椎及上紀、上紀者胃脘也。

『脈経』平三関病候并治宜第三、第四条

寸口脈数、即為吐以有熱在胃管、熏胸中、宜服薬吐之、及鍼胃管、服除熱湯、若是傷寒七八日、至十日、熱在中、煩満渇者、宜服知母湯。

『脈経』同、第八条

寸口脈弱、陽気虚、自汗出而短気、宜服茯苓湯、内補散、適飲食消息、勿極労、鍼胃管捕之。

『脈経』同、第十八条

関脈浮、腹満、不欲食、浮為虚満、宜服平胃円、茯苓湯、生姜前胡湯、鍼胃管、先瀉後捕之。

『脈経』同、第二十三条

関脈滑、胃中有熱、滑為熱実、以気満、故不欲食、食即吐逆、宜服紫菀湯下之、大平胃円、鍼胃管瀉之。

『脈経』同、第二十四条

関脈弦、胃中有寒、心下厥逆、此以胃気虚故爾、宜服茱萸湯、温調飲食、鍼胃管捕之。

『脈経』同、第二十五条

関脈弱、胃気虚、胃中有客熱、脈弱為虚熱作病、其説云、有熱不可大攻之、熱去則寒起止、宜服竹葉湯、鍼胃管捕之。

『脈経』同、第二十九条

関脈沈、心下有冷気、苦満、呑酸、宜服白薇茯苓円、附子湯、鍼胃管捕之。

『脈経』同、第三十一条

関脈遅、胃中寒、宜服桂枝円、茱萸湯、鍼胃管捕之。

『脈経』同、第三十二条

関脈実、胃中痛、宜服梔子湯、茱萸烏頭円、鍼胃管捕之。

『脈経』同、第三十三条

関脈牢、脾胃気塞、盛熱即腹満響響、宜服紫菀円、瀉脾円、鍼灸胃管瀉之。

『脈経』同、第三十四条

関脈細、虚腹満、宜服生姜茱萸蜀椒湯、白薇円、鍼灸三管。

『脈経』同、第三十五条

関脈洪、胃中熱、必煩満、宜服平胃円、鍼胃管、先瀉後補之。

『明堂』

刺入一寸二分、灸七壮。

心下大堅、胃脹、霍乱、出泄不自知、先取太谿、後取太倉之原、溢飲、脇下堅痛、腹脹不通、寒中、傷飽、食飲不化、頭熱、血衄、目黄、振寒、噫、煩満、傷憂損思、気積聚、痓、心痛、衝疝、死不知人、心腹痛、聚往来上下行痛有休止、大便難、溺黄赤病。


『医心方』


刺入一寸二分、灸七壮。

脹不通、痓、大堅、霍乱、出洩不能自知、脇下痛、食不化、頭熱、衄、目黄、振寒、噫、煩満、積聚、腹脹、心痛、衝疝胃是死不知人、心腹痛、上下行痛、大便難、溺黄赤病。


『甲乙経』


七巻・太陽中風感於寒湿、発痓第四に「痓、先取太谿、後取太倉之原」とある。

八巻・経絡受病入腸胃五蔵積、発伏梁、息賁、肥気、痞気、奔豚第二に「心下大堅、肓兪、期門及中脘主之」とある。

八巻・五蔵六府脹第三に「胃脹者、中脘主之、亦取章門」とある。

九巻・寒気客於五蔵六府、発卒心痛、胸痺、心疝、三蟲第二に「心痛有寒、難以俛仰、心疝気衝冒、死不知人」とある。

九巻・肝受病及衛気留積、発胸脇満痛第四に「傷憂悁思気積」とある。

九巻・脾胃大腸受病、発腹脹満、腸中鳴、短気第七に「腹脹不通、寒中傷飽、食飲不化」とある。

九巻・三焦膀胱受病、発少腹腫、不得小便第九に「少腹腫痛、不得小便、邪在三焦約、取之足太陽大絡、視其結絡脈与厥陰、小結絡而血者、腫上及胃脘取三里」とある。

九巻・足厥陰脈動喜怒不時、発㿗疝、遺溺、癃第十一に「小腸有熱、溺赤黄」とある。

十巻・水漿不消、発飲第六に「溢飲、脇下堅痛」とある。

十一巻・気乱於腸胃、発霍乱吐下第四に「霍乱、泄出不知、知先取太谿後取太倉之原」とある。


『千金方』

心痛、身寒難以俛仰、心疝衝、昌死不知人。小腸有熱、尿黄。霍乱、泄出不知、知先取太谿後取太倉之原。脾癇之為病、面黄腹大、喜痢、灸胃管三壮。腹満、短気、転鳴。初得病、或先頭痛、身寒熱、或渋渋欲守火、或腰背強直面目如飲酒状、此傷寒初得、但烈火灸心下三処、巨闕、上管、胃管各灸五十壮。五毒疰、不能飲食、百病、灸心下三寸胃管十壮。消渇、咽喉乾。中悪。鼻聞焦臭。頭熱、鼻鼽衄。脇下堅痛。少腹積聚、堅大如盤、胃脹、食飲不消。腹脹不通、疰、大便堅、憂思損傷、気積聚、腹中甚痛、作膿腫往来上下。大便難。寒中傷飽、食飲不化。吐食。唾血、吐血。目黄、振寒。黄疸。衝疝冒、死不知人。

『千金翼方』

心痛、堅煩、気結、灸太倉百壮。狂癲、風癇吐舌、灸胃管百壮、不鍼。身体痿黄。黄疸。凡身重不能食、心下虚満、時時欲下喜臥者。食多飽、及多睡百病。卒噦。吐変不下食。腹中雷鳴相逐、食不化、逆気。奔豚冷気、心間伏梁状如覆杯、冷結諸気。心腹諸病、堅満煩痛、憂思結気、寒冷霍乱、心痛、吐下、食飲不消、腸鳴、泄痢、灸百壮。五毒疰、不能食飲百病、灸至千壮。諸結積、留飲、澼嚢、胸満、飲食不消。若転筋入腹欲死。

『外台』

灸七壮。

腹脹不通、心大堅、胃脹、霍乱、出泄不自知、先取太谿。後取太倉之原。溢飲、脇下堅痛、腹脹不通、寒中、傷飽、食飲不化、頭熱、衄血、目黄、振寒、噫、煩満、膈嘔、傷憂損思、気積、疰。

甄権云、主因読書、得賁豚、気積聚、腹中脹暴満、心痛、身寒、難以俛仰、衝疝胃、死不知人、心腹痛、発作腫、聚往来上下行痛有休止、腹中熱、善涎出、是蛕咬也、鼻聞焦臭、大便難、小腸有熱、尿赤黄、病温汗不出、有血溢水。

『銅人』

鍼入八分、留七呼、寫五吸、疾出鍼、灸亦良、可灸二七壮、至百壮止、忌猪魚生冷酒麺物等。

心下脹満、傷飽、食不化、霍乱、出洩不自知、心痛、温瘧、傷寒、飲水過多、腹脹、気喘、因読書、得賁豚、気上攻、伏梁、心下状如覆杯、寒癖、結気。

『聚英』

銅人鍼八分、留七呼、瀉五吸、疾出鍼、灸二七壮、止二百壮。明堂日灸二七壮、止四百壮。素註鍼一寸二分、灸七壮。

五膈、喘息不止、腹暴脹、中悪、脾疼、飲食不進、翻胃、赤白痢、寒癖、気疝心、伏梁、心下如覆杯、心膨脹、面色痿黄、天行傷寒、熱不已、温瘧先腹痛、先瀉、霍乱、洩出不知、食飲不化、心痛、身寒、不可俛仰、気発噎。

東垣曰、気在於腸胃者、取之足太陰、陽明、不下取三里、章門、中脘、又曰、胃虚而致太陰無所稟者、於足陽明募穴中、導引之。

『図翼』

刺八分、灸七壮。一云二七壮、至百壮、孕婦不可灸。

心下脹満、傷飽食不化、五膈五噎、反胃不食、心脾煩熱疼痛、積聚、痰飲、面黄、傷寒飲水過多、腹脹気喘、温瘧、霍乱吐瀉、寒熱不已、或因読書、得奔豚、気上攻、伏梁、心下寒癖、結気、凡脾冷不可忍、心下脹満、飲食不進不化、気結疼痛雷鳴者、皆宜灸之。此為府会、故凡府病者当治之。

千金云、虚労、吐血、嘔逆不下食、多飽、多睡、百病灸三百壮。又治、脹満水腫、気聚寒冷、灸百壮、三報之。又治奔豚、伏梁、冷気、刺八分、留七呼、寫五吸、仍日灸二七至四百壮。又主五毒注、不能食飲、灸至千壮。又治霍乱、先腹痛、灸二七壮、不瘥更二七壮。又治中悪、灸五十壮。

玉龍賦云、兼腕骨、療脾虚黄疸。又云、合上脘、治九種心疼。

百證賦云、主治積痢。

霊光賦云、兼下脘、治腹堅。

捷径云、治食噎。

『説約』

鍼八分、灸七壮。

腹部の諸病を治す。

『鍼灸則』

諸病有伝。

意釈と解説

①瘂病。

②心下部が大きくなって硬い。
③胃脹病になって腹部が膨満し、心下部が痛み、焦げ臭い匂いが鼻について食欲がなくなり、便秘する。
④冷えたために心痛が起こり、俯いたり仰向けになったりできない。これは心疝のためで、気が胃に突き上がってきて人事不省になることがある。
⑤憂い悲しみ、考え過ぎたりすると、気が積もって積になる。
⑥胃が冷えているのに食べ過ぎて、食べた物が消化しないために腹が張る。
⑦下腹が腫れて痛み、小便が出ないのは、三焦の働きが悪いためである。
⑧小腸に熱があると、小便が赤黄色くなる。
⑨溢飲病になると脇下が硬くなって痛む。霍乱病になって嘔吐下痢し、大便が出ても分からないことがある。
⑩以上のような状態のときに中脘を用いる。

現代の主治症と施術法

〈松元〉

鍼八分ないし一寸二分、留むること七呼、瀉五吸、疾くに鍼を出すべし、灸三七壮ないし四百壮。

胃の諸病を主る。胃弱の人、急性および慢性胃カタル、胃拡張、胃痙攣、嚥下困難、嘔吐、食欲不進、消化不良、積聚、黄疸、霍乱、間歇熱、流行性感冒に解熱の効あり、神経性心悸亢進、ヒステリー、婦人病。


〈駒井〉

灸七壮、鍼一寸二分。

胃拡張、腸疝痛、胃出血、慢性腹膜炎、食欲不振、消化不良、吐瀉、急性慢性胃カタル、胃拡張、胃痙攣、食欲不振、消化不良、胃出血、慢性腸カタル、腸疝痛、吐瀉、慢性腹膜炎、腎臓炎、霍乱、子宮病。


〈岡部〉

腹部に刺鍼または灸をする場合は、必ず中脘を用いる。

腹中全体の疾患、胃潰瘍、急性胃カタル、胃の痛み、胃酸過多、胆石症、十二指腸潰瘍、肝炎。


〈本間〉

消化器系疾患の虚症、実症のいずれにも用いる。そのほか、肺虚証で呼吸器疾患の場合に消化吸収力を高める。腎虚証で婦人病を患っている者に胃経を瀉法する場合に用いる。神経衰弱、不眠症で肝経の虚あるいは実証の場合に用いる。

蛔虫による胃痛に中脘に1寸5分ほど刺鍼して口から蛔虫が出て治った例がある。


〈竹之内・濱添〉

鍼五分ないし一寸二分、留むること七呼、瀉五吸、速刺速抜すること。灸三七壮ないし百壮。

胃疾患を主る。嚥下困難、嘔吐、食欲不振、消化不良、黄疸、肝胆疾患、心悸亢進、ヒステリー、ノイローゼ、自律神経失調症、腹痛。

〈代田〉

中焦の諸病を主る。胃痛、胃痙攣、胃潰瘍、胃炎、胃酸過多、胃アトニー、胃下垂症、胃内停水、食欲不振、消化不良、胃癌、糖尿病。子宮後屈などの子宮の位置異常。内臓の位置異常を治し、下焦に力を満たしめる。悪阻。肝臓・胆嚢などの諸疾患。

〈中医学〉

直刺0・5～1寸、可灸。

胃脘痛、腹脹、嘔吐、しゃっくり、夜食べた食物が朝や一定時間内に食道に逆流するもの。胃液が食道へ逆流、食欲不振、消化不良、小児の消化不良、黄疸、腸鳴、下痢、便秘、血便、脇の下の痛み、癌や結核などの慢性消耗性疾患による吐血、喘息、頭痛、不眠。驚きやすくそのとき動悸があるもの、下腹から心窩部へ気が突き上げるもの。うつ病で精神錯乱するもの、癲癇、仮死状態、ひきつけ、手足の痙攣発作、意識不明、産後の血虚による眩暈。

〈深谷灸〉

胃病一切、回虫症。

〈森〉

直刺20～60ミリ。

胃潰瘍、胃炎、胃痛、肝臓疾患、胆石疝痛。

〈上地〉

灸がよい。まず間違いなく効く。胃が悪いときに灸をする。胃が不調による下痢。腸の場合は関元。腑会であるから六腑の変調に用いる。

〈首藤〉

白線に直刺。消化器疾患、不眠症。

まとめ

①中脘の部を按圧して硬く抵抗がある者は、食積、つまり食べ過ぎである。少し深い刺鍼が必要である。逆に食欲不振などがある者で、中脘を按圧して虚している場合は、補法の刺鍼を行う。胃部を触診して冷えている場合にも補法である。

②諸先生方は病名を挙げておられるが、病名に関係なく、中脘周辺の虚実寒熱を診て治療するのがよい。いずれの証でも中脘に反応が出ていることがある。

③脈診する前に腹部の経絡、経穴を按圧して、虚実、寒熱を診るとよい。そうすると最初に脈診して脾虚のように思えても、腹診した後は証が変わっていることがある。変わった状態が本当の証である。

④岡部は必ず中脘に置鍼したと聞いている。切皮程度の深さである。ある先生は胃痛の人に5番鍼を深く置鍼していたが、寒証だったために反って胃痛が激しくなったのを見たことがある。

343 上脘《じょうかん》

足陽明手太陽任脈の会／一名上管・胃脘

取穴

上胃部、白線中にして鳩尾の下二寸に取る。

古法の主治症と施術法

『脈経』平三関病候并治宜第三、第十一条

寸口脈伏、胸中逆気、噎塞不通、是胃中冷、気上衝心胸、宜服前胡湯、大三建円、鍼巨闕、上管、灸膻中。

『脈経』同、第十七条

寸口脈洪大、胸脇満、宜服生姜湯、白薇円、亦可紫菀湯下之、鍼上管、期門、章門。

『脈経』同、第二十一条

関脈数、胃中有客熱、宜服知母円、除熱湯、鍼巨闕、上管、瀉之。

『脈経』同、第三十四条

関脈細、虚腹満、宜服生姜茱萸蜀椒湯、白薇円、鍼灸三管。

『明堂』

刺入八分、灸五壮。

寒中、傷飽、食飲不化、五蔵腹脹、心腹満、胸脇支満、盛則生百病、嘔血、頭眩痛、身熱汗不出、心痛有三虫、多涎、不得反側。

『医心方』

刺入八分、灸五壮。

胃管中傷、飽食不化、五蔵腸脹、心腹満、胸脇榰満、嘔血、頭眩痛、身熱汗不出、心痛、有三虫多羨、王次、不得反側。

『甲乙経』

七巻・六経受病、発傷寒熱病第一中に「頭眩病、身熱、汗不出」とある。

九巻・寒気客於五蔵六府、発卒心痛、胸痺、心疝、三蟲第二に「心痛、有三蟲多羨、不得反側」とある。

九巻・脾胃大腸受病、発腹脹満、腸中鳴、短気第七に「寒中、傷飽、食飲不化、五蔵䐜満脹心腹、胸脇榰満、脹則生百病」とある。

十一巻・動作失度内外傷、発崩中、瘀血、嘔血、唾血第七に「心下有膈、嘔血」とある。

『千金方』

心痛有三虫、多涎不得反側。寸口脈洪大、胸脇満。関上数脈、胃中有客熱。関上脈細虚腹満。胸脇柱満。腹中満、暴痛汗出。心下堅積聚冷脹。腹脹、五蔵脹、心腹満。寒中傷飽、食飲不化。嘔血。煩満汗不出。汗出寒熱。

『外台』

灸五壮。

寒中、傷飽、食飲不化、䐜脹心腹、胸脇支満。脈虚則生百病。

甄権云、主心風、驚悸、不能食、心下有膈、嘔血、目眩、頭懸眩痛、身熱汗不出、心痛有三蟲、多涎、不得反側、腹中満、暴痛汗出。

『銅人』

鍼入八分、先補後瀉、之神験如風、癇熱病、宜先瀉後補、其疾立愈、灸亦良、日可灸二七壮、至一百壮、未愈更倍之。忌如常法。

心中煩熱、賁豚、気脹、不能食、霍乱吐利、身熱汗不出、三蟲多涎、心風驚悸、心痛不可忍、伏梁気、状如覆杯。

『聚英』

素問、銅人、鍼八分、先補後瀉、風癇熱病、先瀉後補、立愈。日灸二七壮、至百壮、未愈倍之、明下三壮。

腹中雷鳴相逐、食不化、腹疞刺痛、霍乱、吐痢、腹痛、身熱汗不出、反胃嘔吐、食不下、腹脹気満、心忪驚悸、時嘔血、痰多吐涎、奔豚、伏梁、三虫、卒心痛、風癇、熱病、馬黄黄疸、積聚堅大如盤、虚労吐血、五毒疰不能食。

『図翼』

刺八分、留七呼、灸五壮。千金云、日灸二七壮、至百壮。三報之。孕婦不可灸。

心中煩熱、痛不可忍、腹中雷鳴、飲食不化、霍乱、反胃、嘔吐。三焦多涎、奔豚、伏梁、気脹、積聚、黄疸、心風、驚悸、嘔血、身熱汗不出。

神応経云、治心疼、積塊、嘔吐、可灸十四壮。

玉龍賦云、合中脘、治九種之心疼。

太乙歌云、兼豊隆、刺治心疼嘔吐、傷寒吐蚘。

百證賦云、合神門、治発狂、奔走。

捷径云、治風癇、熱病、蚘蟲、心痛。

『灸経』

灸三壮。

嘔吐、食飲不下、腹脹、気満、心忪驚悸、時吐嘔血、腹疞刺痛、痰多吐涎也。

『鍼灸則』

反胃嘔吐、食不下。

意釈と解説

①傷寒などの熱病で頭がくらくらし、汗が出ないために身熱が除かれない。

②心下が詰まって胸が痛む。あるいは蛔虫が居るために涎が出て胸が痛む。痛みのために屈まって寝返りなどできない。

③胃腸が冷えているのに食べ過ぎたために食欲なく、腹が張り膨れ、胸脇部も痞え苦しい。このような腹が張った状態が続くといろいろな病気を発症する。

④膈噎の病気になって心窩部が詰まると、血を吐く。以上のような状態のときに上脘を用いる。

⑤『医心方』に「王次」とあるのは衍字、つまり間違って混入した文字であろうというのが『医心方』の訳者、槇佐知子の解説にある。

⑥『明堂』では「盛則生百病」、『甲乙経』では「脹則生百病」、『外台』では「脈虚則生百病」とある。おそらく腹が張っている状態を『明堂』では「盛」としたのではないか。そうして、それは虚しているのだ、というのが『外台』の考えであろう。

現代の主治症と施術法

〈**松元**〉

鍼八分、先ず補し、而して後これを瀉す（ただし、風癇熱病はこれに反す）。灸二七壮ないし百壮、未だ癒えずんばこれを倍す。

中脘に同じにして風癇熱病、マラリア熱、特発コレラまた肝臓病を治す。


〈**駒井**〉

灸二七壮～百壮、鍼六分。

心外膜炎、心臓神経痛、気管支カタル、腸間膜炎、心悸亢進、小児脾癇。

〈**本間**〉
中脘同様、諸胃疾患に用いられる。胃の実症、即ち急性胃カタルや胃痙攣、胃アトニー、胃下垂、胃潰瘍などに至る虚症のものまで効がある。ただし、胃潰瘍で胃出血して間が無いものには、腹の胃の部分たる穴には直接鍼や灸はしないほうがよい。鍉鍼が最も効がある。あるいは接触鍼すなわち小児鍼程度で止むべきである。各種胃の劇痛、霍乱に効き、催嘔に効き、反対に嘔吐を止める場合も鍼あるいは灸を用いると効がある。

〈**竹之内・濱添**〉

鍼五分ないし一寸、まず補し後瀉す。「風癇熱病これに反す」。灸二七壮ないし百壮。

胃疾患を主る。食道疾患、嘔吐、嚥下困難、消化不良、肝胆疾患、心下満、胸脇苦悶、胸痛、心悸亢進、風癇、熱病、自律神経失調症。

〈**代田**〉
上焦の病を主る。胃痛・胃痙攣・胃酸過多症・胃潰瘍・胃炎に効く。また神経性心悸亢進症、喘息、眩暈、肋膜炎、肋間神経痛などに効く。

〈**中医学**〉

直刺0・5～1寸、可灸。

胃脘疼痛、腹脹、嘔吐、しゃっくり、食欲不振、消化不良、黄疸、下痢、虚労の吐血、咳嗽で痰の多いもの、癲癇。

〈**深谷灸**〉
消化器病一切、催嘔、止嘔。

〈**森**〉

直刺20～50ミリ。

胃潰瘍、胃炎、胃痛。

まとめ

①中脘と同じ主治症だと考えて間違いはないが、少し違いがある。嘔吐下痢症のとき、上脘に刺鍼すると嘔吐が盛んになり、吐くだけ吐いてしまうと楽になる場合と、心下に停滞していたものが下がって楽になる場合とがある。
②心下が詰まって胸まで苦しいときは上脘を用いる。通常は切皮程度の置鍼でよい。
③胆石疝痛のときに日月や期門と同時に上脘へ、透熱灸100壮

くらい用いると、石が出ることがある。

344 巨闕《こけつ》

心の募／一名巨缺

取穴

上胃部にして、鳩尾の下一寸、白線中に取る。臍上六寸にあたる。

古法の主治症と施術法

『脈経』平三関病候并治宜第三、第六条

寸口脈滑、陽実、胸中壅満、吐逆、宜服前胡湯、鍼太陽、巨闕瀉之。

『脈経』同、第十一条

寸口脈伏、胸中逆気、噎塞不通、是胃中冷、気上衝心胸、宜服前胡湯、大三建円、鍼巨闕、上管、灸膻中。

『脈経』同、第十二条

寸口脈沈、胸中引脇痛、胸中有水気、宜服沢漆湯、鍼巨闕瀉之。

『脈経』同、第十九条

関脈緊、心下苦満急痛、脈緊者為実、宜服茱萸当帰湯、又大黄湯、両治之、良鍼巨闕、下管瀉之。

『脈経』同、第二十条

関脈微、胃中冷、心下拘急、宜服附子湯、生姜湯、附子円、鍼巨闕捕之。

『脈経』同、第二十一条

関脈数、胃中有客熱、宜服知母円、除熱湯、鍼巨闕、上管、瀉之。

『明堂』

刺入六分、留七呼、灸五壮。

心痛、煩心、熱病、胸中澹澹（『医心方』は胸痛）、腹満、暴痛、恍惚不知人、手清、少腹満、心痛、気満不得息、息賁、時唾血、霍乱、狂、妄言、怒恐、悪火、善罵言、狐疝、驚悸、少気、胸脇支満、瘈瘲引少腹痛、短気、煩満、嘔吐。

『甲乙経』

七巻・六経受病、発傷寒熱病第一中に「熱病、胸中澹澹、腹満暴痛、恍惚不知人、手清、少腹満、瘈瘲、心痛、気満、不得息」とある。

七巻・足陽明脈病、発熱、狂走第二に「狂、妄言、怒、悪火、善罵言」とある。

八巻・経絡受病入腸胃五蔵積、発伏梁、息賁、肥気、痞気、奔豚第二に「息賁、時唾血」とある。

九巻・肝受病及衛気留積、発胸脇満痛第四に「胸脇榰満、瘈瘲、引臍腹痛、短気、煩満」とある。

九巻・足厥陰脈動喜怒不時、発㿗疝、遺溺、癃第十一に「狐疝、恐悸、少気」とある。

十一巻・気乱於腸胃、発霍乱吐下第四に「霍乱」とある。

『千金方』

胸中澹澹。心痛。腹中満、暴痛、汗出。腹脹、五蔵脹、心腹満。膈中不利。嘔吐、胸満。吐食。咳嗽。咳唾血。手清。瘈瘲引臍腹、短気。驚悸、少気。煩心喜嘔。霍乱。狐疝。狂易、妄言、怒罵。

『千金翼方』

狂言浪走。心煩、短気。卒噦。吐変、不下食。上気咳嗽、胸満、短気、牽背切痛。

『外台』

灸五壮。

心痛不可按、煩心、熱病、胸中澹澹、腹満暴痛、恍惚不知人、手清、少腹満、瘈瘲、病心疝、満不得息、息賁、時唾血、心腹脹満、噫、煩熱、善嘔、膈中不通利、霍乱、発狂、妄言、怒恐、悪火、善罵詈、狐疝、驚悸、少気、胸脇支満、瘈瘲引少腹痛、短気、煩満、嘔吐、心脹。

『銅人』

鍼入六分、留七呼、得気即寫、灸亦良、可灸七壮、至七七壮止、忌猪魚生冷酒熱麺物等。

心中煩満、熱病胸中痰飲、腹脹暴痛、恍惚不知人、息賁、時唾血、蚘虫心痛、蠱毒、霍乱、発狂不識人、驚悸、少気。

『聚英』

銅人鍼六分、留七呼、得気即瀉、灸七壮、止七七壮。

上気咳逆、胸満、短気、背痛、胸痛、痞塞、数種心痛、冷痛、蛔虫痛、蠱毒、猫鬼、胸中痰飲、先心痛、先吐霍乱、不識人、驚悸、腹脹、暴痛、恍惚不止、吐逆、不食、傷寒煩心、喜嘔、発狂、少気、腹痛、黄疸、急疸、急疫、咳嗽、狐疝、小腹脹、噫、煩熱、膈中不利、五蔵気相干、卒心痛、尸厥。

妊娠子上衝心、昏悶、刺巨闕、下鍼令人立甦、不悶、次補合谷、瀉三陰交、胎応鍼而落、如子手掬、心生下手、有鍼痕、頂母心向前、人中有鍼痕、向後、枕骨有鍼痕、是験。

『図翼』

刺六分、留七呼、灸七壮。一曰刺三分、灸七七壮。

上気咳逆、胸満気短、九種心疼、冷痛引少腹、蚘痛、痰飲、咳嗽、霍乱、腹脹、恍惚、発狂、黄疸、中隔不利、煩悶卒心痛、尸厥、蠱毒、息賁、嘔血、吐痢不止、牛癇。

千金云、治吐逆不下食、灸五十壮、上気胸満、牽背徹痛、灸五十壮。若霍乱、心痛、先吐、灸二七壮。未愈再二七壮。又治卒忤、灸百壮。

神応経云、治心腹積気、可灸十四壮。又云、治小児諸癇病、如口噦吐沫、可灸三壮、艾炷如小麦。

百證賦云、兼刺膻中、能除膈痛、飲蓄難禁。

『灸経』

灸七壮。

心痛不可忍、嘔血、煩心、膈中不利、胸脇支満、霍乱吐痢不止、困頓不知人。

『説約』

鍼八分、灸五壮。

九種心疼、蚘痛、痰飲、吐利、噦逆止まず、卒忤、尸厥を治す。

『鍼灸則』

心胸疼痛、膈中不利。

意釈と解説

①急性熱病の熱が内攻したために胸に熱が多くなり、張り膨らんで痛み、呼吸が苦しくなる。あるいは胸が頼りなく感じ、心下が張り膨らんで急に痛みだし、ぼんやりとして認知症のようになる。手は冷え、下腹も痛み引きつける。

②発熱した熱が胃腸を中心とした腑に充満すると狂ったようになり、罵詈雑言などの訳の分からないことをしゃべり、怒り、火にあたったり見たりするのを嫌う。

③息賁、つまり、肺積になると時々吐血する。

④肝経が熱を受けると、胸脇部が張り苦しくて痛み、引きつけて臍を中心とした腹部が痛み、息切れして胸が張り苦しくなる。

⑤鼠径ヘルニアになると、気持ちがオドオドして動悸がし、呼吸も浅くなる。

⑥以上のような状態のときに巨闕を用いるが、そのほか、霍乱で嘔吐下痢するものや食欲不振、咳嗽、黄疸などにも巨闕を用いる。

現代の主治症と施術法

〈松元〉

鍼六分、留むること七呼、気を得て即ち瀉す、灸七壮ないし七七壮。

心外膜炎、肋膜炎、横隔膜痙攣、十二指腸虫、蛔虫などより来る腸粘膜の刺戟胃痛、吐瀉に効あり、また直腹筋痙攣。肋間神経痛、咬筋萎縮即ち急性症より来たるに効あり、あるいは神経性心悸亢進症および発狂を治す。そのほか、胃の諸患を主る。

〈駒井〉

灸七壮、鍼六分。

心外膜炎、心臓神経痛、気管支カタル、嘔吐、咳嗽、横隔膜痙攣。

〈岡部〉

心下痞硬、心臓疾患、肺臓疾患。

〈本間〉

動悸、息切れのある各種心臓病。神経性心悸亢進症、神経性嘔吐、神経性消化不良にも効く。

〈竹之内・濱添〉

鍼五分、留むること七呼、気を得て後瀉す、灸七壮ないし七七壮。

心疾患を主る。腹直筋痙攣、胃痙攣、胃炎、嘔吐、食道痙攣、横隔膜痙攣、胸膜炎、肋間神経痛、胸脇苦悶、怔忡、驚悸、発狂、神経衰弱、ノイローゼ、貧血、人事不省。

〈代田〉

心臓疾患を主る。即ち心痛、心悸亢進症、心臓弁膜症、狭心症など。胃酸過多、胃痙攣、食道狭窄、喘息、咳嗽にも用いられる。神経痛またはリウマチで上肢の挙上不能なるもの、手足の引きつり、腰曲りて伸びざるものなどにも効く。

〈中医学〉

直刺0・5~1寸、可灸。

胸痛、心痛、驚くと動悸がするもの、仮死状態、うつ病で精神錯乱するもの、癲癇、健忘症、胸部膨満感と呼吸困難、気が上逆し咳嗽するもの、腹脹と突然の激しい腹痛のあるもの、嘔吐、しゃっくり、食物が食道部分でつかえて飲み込めないもの、あるいは一定時間後に吐き出すもの、胃液の逆流、黄疸、下痢。

〈深谷灸〉

神経性心悸亢進、神経性嘔吐、息切れ。

〈森〉

やや上方、胸廓内に向けて直刺15～30ミリ。

心臓疾患、心下部のつかえ痛み・緊張、喘息、胃痛、吐き気。

〈首藤〉

超旋刺。

消化器疾患、特に胃の病、心臓疾患、不眠、喘咳。

まとめ

①巨闕に抵抗や圧痛がある場合は、食塊または水飲塊、つまり、飲み過ぎや食べ過ぎである。巨闕周辺がこれらによって詰まると胸が苦しくなり、動悸、息切れがして数脈になる。それが必ずしも心臓疾患を意味しないが、患者は胸が苦しいと訴える。

②同じような状態で、咳や喘息などの呼吸器疾患の症状が現れていることもある。もちろん、消化器疾患にも効果があるが、諸先生が記されている巨闕の主治症の病理は、以上のようなものである。

③いずれの場合も、切皮程度の置鍼と知熱灸を併用し、本治法（脾虚証や腎虚証が多い）が適切であれば、巨闕の部分は柔らかくなり、症状が軽減される。

④代田は五十肩や手足の引きつりに効くとしている。これは、おそらく巨闕で脾胃が補われるからではないかと思うが、面白い治効なので追試してみるとよい。

345 鳩尾《きゅうび》

一名尾翳・䯊骬・神府

取穴

上胃部胸骨体下端の下一寸に取る。俗にミゾオチの正中にあたる。胸骨剣状突起の下際五分に取る。

古法の主治症と施術法

『霊枢』経脈第十

任脈之別、名曰尾翳、下鳩尾、散于腹、実則腹皮痛、虚則痒掻、取之所別也。

『明堂』

禁不可刺灸。

心中寒、脹満、不得息、唾血、血瘀、胸中痛、心痛（『医心方』では心腹痛）、心背相引而痛、喉痺、食不下。

『甲乙経』

十二巻・手足陽明少陽脈動、発喉痺、咽痛第八に「喉痺、食不下」とある。

『千金方』

牛癎之為病、正直視、腹脹。心痛暴絞急絶欲死。喉痺咽腫、水漿不下。胸満咳逆。心寒脹満不得食、息賁唾血、厥心痛、善噦、心疝、太息。腹皮痛、搔痒。咳唾血。噫、喘、胸満、咳嘔。熱病偏頭痛、引目外眥。少年房多、短気。

『外台』

不可灸刺、一云灸五壮。

心中寒、腸満不得息、息賁時唾血、血瘀熱病、胸中痛不得臥、心痛不可按、善噦、心疝、大息、面赤、心背相引而痛、数噫、喘息、胸満咳嘔、腹痛皮搔痒、喉痺食不下。

甄権云、宜鍼不宜灸。

『銅人』

不可灸、灸即令人、畢世少心力、此穴大難鍼、大好手、方可此穴下鍼、不然取気多、不幸令人夭。鍼入三分、留三呼、寫五吸、肥人可倍之、忌如前法。

心風、驚癎、発癲、不喜聞人語、心腹脹、胸中満、咳逆、数噫、喘息、喉痺、咽壅水漿不下。

『聚英』

銅人禁灸、灸之永世令人、少心力、大妙手、方可鍼、不然鍼取気、多令人夭、鍼三分、留三呼、瀉五吸、肥人倍之。明堂灸三壮。素註不可刺灸。

息賁、熱病、偏頭痛引目外眥、噫喘喉鳴、胸満、咳嘔、咳痺、咽腫水漿不下、癲癎、狂走不択言語、心中気悶、不喜聞人語、咳唾血、心驚悸、精神耗散、少年房多、短少気。

『図翼』

禁刺灸。一云、可刺三分、灸三壮。此穴大難下鍼、非甚妙高手、不可軽刺也。

心驚悸、神気耗散、癲癎、狂病。

席弘賦云、鳩尾、能治五般癎、若下湧泉、人不死。

『灸経』

灸三壮。

心驚悸、神気耗散、癲癎病、狂歌不択言也。

『説約』

鍼八分、灸五壮。

心腹卒痛、死せんと欲す、喉痺、喘急、小児臍風、撮口を治す。

『鍼灸則』

卒霍乱、神志昏昧者。

意釈と解説

①咽喉の腫れ痛みや食べた物が下らないときに鳩尾を用いる。

②そのほか、胸の痛み、動悸、咳き込み、喘息、上腹部の張りなどにも、鳩尾を用いる。

③『明堂』では禁鍼禁灸になっているのに主治症があるというのが面白い。『銅人』などに記されているように、鍼は上手に刺さないと早死にさせてしまう。ただし、これは中国鍼の太い物を刺したときのことで、日本のような細い鍼を浅く刺すときには問題ない。灸も禁止されているが、ここに灸すると、身熱が多くなって胸苦しさが増すためだと思われる。これも3壮程度なら問題ない。

現代の主治症と施術法

〈松元〉

鍼三分、留むること三呼、瀉五吸、灸三壮（ただし、肥満者はこれを倍す）。

心臓炎、肺出血、気管支炎、扁桃腺炎、咽喉炎、胃炎などの急性症に誘導法として応用。またヒステリー、憂鬱症、狂癲病、新生児強直痙攣（臍風撮口）。あるいは情欲亢進より来たる神経性心悸亢進に効あり。

〈駒井〉

禁鍼・禁灸穴、ただし鍼三分との説あり。

慢性胃カタル、神経衰弱。

〈岡部〉

胃疾患、心臓病。

〈本間〉

頭痛、偏頭痛、咽喉痛、心臓病、神経衰弱、癲癇、狂、横隔膜痙攣、急性胃カタル、催吐。

〈竹之内・濱添〉

鍼三分、留むること三呼、灸三壮。

心疾患を主る。肺出血、気管支炎、扁桃炎、咽喉炎、食道痙攣、胃痙攣、ヒステリー、ノイローゼ、憂鬱症、狂癲病、胸膜炎、肋間神経痛、初生児強直痙攣。

〈中医学〉

下に向かって斜刺0・5～1寸、可灸。

心痛、心悸、心煩、癲癇、驚きにより誘発する精神病、胸中満痛、咳嗽、喘息、嘔吐、しゃっくり、食物が食道を逆流する。胃痛。

〈深谷灸〉

しゃっくり止め、頭痛、偏頭痛、てんかん、心臓疾患灸三壮、心兪と併用。、催嘔（鍼）。

〈森〉

やや上方胸廓内に向けて直刺10～15ミリ。

心臓疾患、心下部のつかえ。

〈上地〉

毒物を飲んだときに吐かせる穴。深鍼すると即死する場合がある。

まとめ

胸の痛みが背部にまで打ち通すもの。食物の不消化で胸苦しいとき。咽喉痛、喘息、咳嗽などに鳩尾が用いられる。胸痛のときは上に向けてやや深く刺す。ほかの場合は浅い単刺でよい。

346 中庭《ちゅうてい》

取穴

胸部正中にして、膻中の下一寸六分に取る。胸骨体の下端より少し上方の陥凹に取る。

古法の主治症と施術法

『明堂』

刺入三分、灸三壮。

胸脇支満、膈塞、心下響響然、飲食不下、嘔吐。食復還出（『医心方』は食入腹還出）。

『甲乙経』

九巻・肝受病及衛気留積、発胸脇満痛第四に「胸脇榰満、膈塞、飲食不下、嘔吐食復出」とある。

『千金方』

胸脇柱満。膈塞食不下、嘔吐還出。

『銅人』

可灸五壮、鍼入三分。

胸脇支満、噎塞食飲不下、嘔吐食還出。

『聚英』

銅人灸五壮、鍼三分。明堂灸三壮。

胸脇支満、噎塞、食飲不下、嘔吐、食出、小児吐奶。

『図翼』

刺三分、灸五壮。

胸脇支満、噎塞、吐逆、食入還出、小児吐乳。

『灸経』

灸三壮。

飲食不下、嘔逆、食下還出也。

『説約』

鍼二分、灸五壮。

胸痛、胸痺を治す。

意釈と解説

①肝経や胆経に熱がこもったために胸脇部が痞え苦しくなり、食べた物が膈の部分に停滞して下らない。そうして食べた物を嘔吐してしまう。

②以上のような状態のときに中庭を用いるが、小児の吐乳にも用いる。

現代の主治症と施術法

〈松元〉

鍼三分、灸七壮。

肺充血、食道狭窄、嚥下困難、嘔吐、小児の吐乳。

〈駒井〉

刺鍼二分〜三分、施灸三壮〜五壮。

食道狭窄、嘔吐、小児吐乳、喘息。

〈岡部〉

食道の疾患、肝機能障害、喘息、心臓病。

〈本間〉

心臓疾患で胸苦しい。食道痙攣で食べた物が下らない。嘔吐が止らない。

〈竹之内・濱添〉

鍼三分、灸三壮。

心疾患、肺疾患、食道疾患、嘔吐、吐血、吐乳、乳腺炎、肋間神経痛。

〈代田〉

食道炎、食道狭窄、胃酸過多症、心臓病、喘息、肺門腺結核。

〈中医学〉

横刺0・3〜0・5寸、可灸。

胸腹部の脹満、食道に食物が詰まり飲み込めないもの、あるいは一定の時間後に吐き出す、嘔吐、心痛、喉の奥に梅の種などが詰まった感じのあるもの。

〈深谷灸〉

食道痙攣、嘔吐が止らない、胸くるしい、息苦しい、胃疾の治療圧痛点。

〈森〉

上方に向けて皮下刺法10ミリ。

胆嚢炎、吐乳。

まとめ

①筆者はあまり用いたことがないが、咳や喘息などのときに補法の接触鍼で散鍼をする。
②膻中から中庭にかけて熱感がある人がいる。これは心と肺に熱があることを示している。したがって、これを補法の散鍼で補って取るか、知熱灸で取るかを考える。熱が多ければ知熱灸とする。
③心肺の熱になる原因は、肝虚陰虚熱証または腎虚陰虚熱証である。したがって血圧が高くなっていることが多い。

347 膻中《だんちゅう》

心包の募／一名元兒・胸堂・上気海

取穴

仰臥して、左右の乳頭間を結んだ線と胸骨正中線の交わるところに取る。

古法の主治症と施術法

『脈経』平三関病候并治宜第三、第十条
寸口脈芤、吐血、微芤者衂血、空虚去血故也、宜服竹皮湯、黄土湯、灸膻中。

『脈経』同、第十一条

寸口脈伏、胸中逆気、噎塞不通、是胃中冷、気上衝心胸、宜服前胡湯、大三建円、鍼巨闕、上管、灸膻中。

『明堂』

刺入三分、灸五壮。

胸痺、心痛、煩満、咳逆、喘唾、短気不得息（『医心方』は満短気、咳、喘、不得息）、不能言。

『甲乙経』

九巻・邪在肺五蔵六府受病、発咳逆上気第三に「咳逆上気、唾喘、短気、不得息、口不能言」とある。

『千金方』

腹満、気短、転鳴。吐変不得下食。転筋在両臂、及胸中者。消渇、咽喉乾。胸心痛。心痛。咳嗽。短気不得息、不能言。

『千金翼方』

胸痺心痛。卒噦。吐変不下食。上気咳逆。

『銅人』

可灸二七壮。今附、療膈気、嘔吐、涎沫、婦人乳汁少。其穴禁不可鍼、不幸令人夭折、慎猪魚酒麺物等。

肺気咳嗽、上喘唾膿、不得下食、胸中如塞。

『聚英』

銅人禁鍼、鍼之令人夭。明堂灸七壮、止七七壮。気府論註、鍼三分、灸五壮。

上気、短気、咳逆、噎気、膈気、喉鳴、喘嗽、不下食、胸中如塞、心胸痛、風痛、咳嗽、肺癰唾膿、嘔吐涎沫、婦人乳汁少。

『図翼』

禁刺、灸七壮、刺之不幸、令人夭、甲乙経曰、刺三分。

一切上気、短気、痰喘哮嗽、咳逆、噎気、膈食反胃、喉鳴、気喘、肺癰、嘔吐涎沫膿血、婦人乳汁少。此気之会也、凡上気不下、及気噎、気膈、気痛之類、均宜灸之。

神応経云、上気、喘咳、可灸七壮。

千金云、胸痺心痛、灸百壮、上気咳逆、灸五十壮。

玉龍賦云、兼天突、医喘嗽。

百證賦云、兼巨闕鍼之、能除膈痛、蓄飲難禁。

一伝、治傷寒風痰壅盛。

『灸経』

灸五壮。

胸膈満悶、咳嗽気短、喉中鳴、婦人奶脈滞、無汗、下火立愈。岐伯曰、積気、乾噎。

意釈と解説

①咳き込んでのぼせ、ゼエゼエと喘いで痰が出る。当然、息切れして呼吸が苦しく、話すこともできないほどのことがある。

②以上のような状態のときに膻中を用いるが、そのほかに胸の痛み、胸苦しさ、糖尿病、乳汁分泌不足、しゃっくり、心窩部の詰まり感などにも用いる。

現代の主治症と施術法

〈**松元**〉

鍼三分、灸七壮ないし七七壮。

胸部鬱血、肋膜炎、肋間神経痛、咳嗽、気管支炎、肺壊疽、食道狭窄、嚥下困難（膈噎）咳逆、乳汁不足。

〈**駒井**〉

施灸三壮～五壮、刺鍼を禁ず。

肋膜炎、気管支炎、肋間神経痛、咳嗽、心臓神経痛、乳腺炎、神経性心悸亢進、膿胸。

〈**柳谷**〉

胸部鬱血、咳嗽、肋膜炎、気管支炎、肋間神経痛、乳閉および小児の吐乳、短気、胸ふさぎ、心臓神経痛、神経性心悸亢進、膿胸、乳腺炎、食道狭窄。

〈**岡部**〉

呼吸困難、心痛、ノイローゼ、乳汁分泌過少。

〈**本間**〉

呼吸微弱、呼吸促迫、肋膜炎、肺結核、気管支炎、心臓性喘息、心臓衰弱、肋間神経痛、乳腺炎、乳汁分泌不足、食道痙攣。

膻中を治療する場合は鍉鍼か知熱灸で試しながら治療の度を定めていくのがよい。

〈**竹之内・濱添**〉

鍼三分、灸三壮ないし七七壮。

精神神経症を主る。心疾患、肺疾患、食道痙攣、乳腺炎、乳汁不足、胸膜炎、肋間神経痛、胸脇苦悶、気の変動に応用する。

〈**代田**〉

心臓弁膜症、心筋梗塞、狭心症、肋膜炎、神経性心悸亢進症。神経症、ヒステリー、気鬱症などの特効穴。乳房痛、乳汁分泌不足、肋間神経痛、背痛などにも効く。

〈**中医学**〉

横刺0・3～0・5寸、可灸。

咳嗽、喘息、痰や唾液の中に膿血の混じるもの、狭心症の痛み、心悸、心煩、妊婦の母乳不足、食道に物が詰まり飲み込めないもの、あるいは一定時間後に吐き出す、腹部の腫脹、腹水。

〈**深谷灸**〉

胸苦しい、咳き込み、乳汁不足。

〈**森**〉

正中に沿って上方または下方に向けて皮下刺法10ミリ。

心臓疾患、ノイローゼ、乳腺炎。

〈**上地**〉

心の募穴的作用をもつ。圧痛があるときは心臓か肺か胃からくる痛みである。知熱灸がよい。力のない咳に至陽と組み合わせて知熱灸がよい。表裏の関係。肋間神経痛の痛み止め、知熱灸か半米粒大5壮くらい。嚥下困難。呼吸など胸の故障。

〈**首藤**〉

超旋刺。

ノイローゼなどの神経性疾患、消化器疾患、乳汁不足、乳房疾患。

まとめ

①古典書物では咳嗽や心痛を治すとあって、精神的な疾患には触れられていない。しかし、後世になると気の会ということだろうか、精神、神経系疾患に用いられている。肝虚陽虚寒証で太陰経の気滞があるときに補う。

②中庭で述べたように、この周辺に熱をもっていて、そのために高血圧症、心痛、胸痛などを訴える場合がある。胸に熱が多い人は多言である。これは、肝虚陰虚熱証、腎虚陰虚熱証、脾虚肝実熱証などから胸の熱になっているわけだから、本治法が大切である。ただし、接触鍼または知熱灸を用いてよい。

③不容周辺に硬結、圧痛がある場合は食塊である。食塊があると膻中が痛み、その痛みが背部（膏肓、魄戸あたり）に響いて痛む。驚いて救急車で病院に行くと異常がないと言われることがあるが、心筋梗塞の前兆のことがある。このような人は肉食、生魚食を止めるのがよい。

④喘息に透熱灸5壮、天突（3壮）と併用する。

⑤慢性の心疾患で脈が沈、細であれば積があるので、切皮置鍼する。

348 玉堂《ぎょくどう》

一名玉英

取穴

胸骨部正中、膻中の上一寸六分に取る。左右第三肋間の中央に取る。

古法の主治症と施術法

『明堂』

刺入三分、灸五壮。

胸中満（『医心方』は胸満）、不得息、喘息、脇痛骨疼、喘逆、上気、嘔吐、煩心。

『甲乙経』

九巻・肝受病及衛気留積、発胸脇満痛第四に「胸中満不得息、脇痛、骨疼、喘逆上気、嘔吐、煩心」とある。

『千金方』

咳逆上気、心煩。

『銅人』

可灸五壮、鍼入三分。

胸満、不得喘息、胸膺骨疼、嘔吐寒痰、上気煩心。

『聚英』

銅人灸五壮、鍼三分。

胸膺疼痛、心煩、咳逆上気、胸満不得息、喘急、嘔吐、寒痰。

『図翼』

刺三分、灸五壮、一云少灸。

胸膺満痛、心煩咳逆、上気喘急不得息、喉痺咽壅、水漿不入、嘔吐寒痰。

百證賦云、兼幽門、能治煩心嘔吐。

意釈と解説

肝胆経に熱がこもったために胸が張り苦しくなって呼吸がしにくくなり、脇や肋骨も痛み、咳き込んでのぼせ嘔吐する。以上のような状態のときに玉堂を用いる。

現代の主治症と施術法

〈駒井〉

刺鍼二分～三分、施灸三壮～五壮。

肋膜炎、気管支炎、喘息、嘔吐、肋間神経痛。

〈岡部〉

喘息、気管支炎、心臓疾患。

〈本間〉

呼吸器疾患や食道の病で嘔吐する場合に用いられる。

〈竹之内・濱添〉

鍼三分、灸七壮。

心疾患、呼吸器疾患、精神神経症、胸膜炎、肋間神経痛、嚥下困難、嘔吐、食道痙攣。

〈中医学〉

横刺0・3～0・5寸、可灸。

大胸筋部の疼痛、咳嗽、呼吸困難、喘息、咽喉の炎症や疼痛、嘔吐、白色の痰、乳房の腫れや痛み。

〈深谷灸〉

嘔吐、吐き気止め。

〈森〉

下方に向けて皮下刺法、10～15ミリ。

喘息、気管支炎、心臓疾患。

まとめ

肺に熱をもって咳き込んだり、喘息が起こっている場合は、玉堂に圧痛がある。接触鍼または知熱灸を用いるとよい。肺熱が旺盛であれば切皮置鍼してもよい。

349

紫宮《しきゅう》

取穴

胸骨部正中にして、華蓋の下一寸六分に取る。左右第二肋間の中央にあたる。

古法の主治症と施術法

『明堂』

刺入三分、灸五壮。

胸脇支満（『医心方』は胸中榰満）、痺痛骨疼、飲食不下、嘔逆（『医心方』は咳逆）、上気、煩心。

『甲乙経』

九巻・肝受病及衛気留積、発胸脇満痛第四に「胸脇榰満、痺痛、骨疼、飲食不下、嘔（千金作咳）逆、気上、煩心」とある。

『千金方』

胸脇柱満。咳逆上気、心煩。

『銅人』

可灸五壮、鍼入三分。

胸脇支満、胸膺骨疼、飲食不下、嘔逆上気、煩心。

『聚英』

銅人灸五壮、鍼三分。明下灸七壮。

胸脇支満、胸膺骨痛、飲食不下、嘔逆上気、煩心、咳逆、吐血、唾如白膠。

『図翼』

刺三分、灸五壮。

胸脇支満、膺痛、喉痺咽壅、水漿不入、咳逆上気、吐血、煩心。

『灸経』

灸七壮。

飲食不下、嘔逆、煩心、上気吐血、及唾如白膠。

意釈と解説

肝胆経に熱が内攻したために胸脇部が痞えて張り苦しくなり、しびれて痛み、肋骨も痛む。このような状態になると飲食物が消化せず、吐き気がしてのぼせて胸苦しくなる。このような状態のときに紫宮を用いる。

現代の主治症と施術法

〈駒井〉

刺鍼二分～三分、施灸三壮～五壮。

食道痙攣、胃出血、肺結核、嘔吐、肋間神経痛、喀血。

〈岡部〉

嘔吐、胸部痛、痰の多いもの。

〈本間〉

肋膜炎、気管支炎で胸苦しい場合、咳のひどい場合、食道の病で吐く場合などに用いる。

〈竹之内・濱添〉

鍼三分、灸七壮。

心疾患、呼吸器疾患、精神神経症、胸膜炎、肋間神経痛、嚥下困難、嘔吐、食道痙攣。

〈中医学〉

横刺0・3〜0・5寸、可灸。

咳嗽、喘息、胸部脇の膨満感、胸部痛、咽喉の炎症や疼痛、吐血、嘔吐、飲食物が喉を通らないもの。

〈深谷灸〉

肋膜炎、気管支炎、咳のひどいのによい。

〈森〉

下方に向けて皮下刺法10ミリ。

〈上地〉

喘息、気管支炎、心臓疾患。

膈噎翻胃の場合、膻中に知熱灸をし、紫宮に散鍼をする。

まとめ

玉堂と同じで、肺熱があるための咳、喘息に用いる。接触鍼、知熱灸を多用するが、切皮置鍼してもよい。

350 華蓋《かがい》

取穴

胸骨部正中にして、胸骨体と胸骨柄の接合部の前面中央に取る。胸骨体と胸骨柄の接合部は胸骨角となり、前方に突出して隆起を為している。隆起の直上溝状のところに取る。

古法の主治症と施術法

『明堂』

刺入三分、灸五壮。

胸脇支満、骨痛引胸中（『外台』は痛引胸中）、咳逆、上気、喘不能言。

『甲乙経』

九巻・邪在肺五蔵六府受病、発咳逆上気第三に「咳逆上気、喘不能言」とある。

九巻・肝受病及衛気留積、発胸脇満痛第四に「胸脇榰満、痛引胸中」とある。

『千金方』

胸脇柱満。咳逆上気、喘暴。短気不得息、不能言。

『銅人』

可灸五壮、鍼入三分。

胸脇支満、痛引胸中、咳逆上気、喘不能言。

『聚英』

銅人鍼三分、灸五壮。明下灸三壮。

喘急、上気、咳逆、哮嗽、喉痺、咽腫、水漿不下、胸皮痛。

『図翼』

刺三分、灸五壮。

咳逆、喘急、上気、哮嗽、喉痺、胸脇満痛、水飲不下。

神応経云、治気喘、咳嗽、胸満喘逆、不能言語、可灸七壮。

百證賦云、兼気戸、治脇肋疼痛。

『灸経』

灸五壮。

胸脇支満、咳逆上気、喘不能言也。

意釈と解説

①肺熱のために咳き込んでのぼせたり、ゼエゼエと喘いで言葉も出ないくらいに苦しむときに華蓋を用いる。

②肝経と胆経に熱が内攻したために肋骨弓の上下、つまり胸脇部が張り苦しくなり、その熱が胸にも及ぶために胸の中が痛んで咳き込む。このようなときにも、華蓋を用いる。

現代の主治症と施術法

〈駒井〉

刺鍼二分～三分、施灸三壮～五壮。

喘息、気管支カタル、肋膜炎、逆上、扁桃腺炎、咽喉カタル。

〈本間〉

咽喉カタル、扁桃腺周囲炎。

〈竹之内・濱添〉

鍼三分、灸七壮。

肺・気管支疾患を主る。心疾患、扁桃炎、咽喉炎、嚥下困難、食道痙攣、嘔吐、胸膜炎、肋間神経痛。

〈中医学〉

横刺0・3～0・5寸、可灸。

咳嗽、喘息、胸部脇の痛み、咽喉の炎症や疼痛、喉の腫れ。

〈深谷灸〉

紫宮と同じ。咽喉カタル。

〈森〉

下方に向けて皮下刺法10ミリ。

喘息、気管支炎、心臓疾患。

まとめ

子供がクループに罹って咳が止まらないときに接触鍼を行うとよい。

351 璇璣《せんき》

取穴

胸骨部正中にして、天突と華蓋の間に取る。天突の下一寸にあたる。

古法の主治症と施術法

『明堂』
刺入三分、灸五壮。
胸満痛、喉痺、咽癰、水漿不下。

『甲乙経』
九巻・肝受病及衛気留積、発胸脇満痛第四に「胸満痛」とある。
十二巻・手足陽明少陽脈動、発喉痺、咽痛第八に「喉痺、咽腫、水漿不下」とある。

『千金方』
喉痺咽腫、水漿不下。胸中満。

『銅人』
可灸五壮、鍼入三分。

『聚英』
胸皮満痛、喉痺咽腫、水漿不下。
銅人灸五壮、鍼三分。
胸脇支満痛、咳逆上気、喉鳴、喘不能言、喉痺咽癰、水漿不下、胃中有積。

『図翼』
刺三分、灸五壮。
胸脇満、咳逆上気、喘不能言、喉痺、咽腫、水飲不下。
玉龍賦云、兼気海、治尪羸、喘促。
席弘賦云、治胃中有積、兼三里功多。
百證賦云、兼神蔵、治膈満、項強、已試。

『灸経』
灸三壮。
胸脇支満、咳逆上喘、喉中鳴也。

意釈と解説

胸が張り苦しくて痛む。咽喉が腫れて水分も咽を通らないなどのときに、璇璣を用いる。そのほか、胸脇部の痛み、咳き込みなどにも用いる。

現代の主治症と施術法

〈駒井〉
刺鍼二分〜三分、施灸三壮〜五壮。
扁桃腺炎、肋間神経痛、狭心症、喘息。

〈**本間**〉

肋膜炎、喘息、咽が腫れて飲み物が通らないような場合に用いられる。

〈**竹之内・濱添**〉

鍼三分、灸七壮。

気管支炎、喘息、呼吸困難、心疾患、扁桃炎、バセドウ病。

〈**中医学**〉

横刺0・3～0・5寸、可灸。

咳嗽、喘息、胸部膨満痛、咽喉の炎症や疼痛、消化不良。

〈**深谷灸**〉

のどが腫れて飲み物が通じないとき、喘息。

〈**森**〉

下方に向けて皮下刺法10ミリ。

喘息、気管支炎、心臓疾患。

まとめ

扁桃炎などで咽喉が腫れているときに用いる。単刺でやや深く刺す。森の刺法がよい。

352 天突《てんとつ》

陰維と任脈の会／一名五戸・玉戸・天瞿

取穴

仰いで頸窩の正中に取る。

古法の主治症と施術法

『素問』気穴論第五十八

背与心相控而痛、所治天突～。

『明堂』

刺入一寸、留七呼、灸三壮。

咳逆上気、喘、暴瘖不能言、及舌下俠青縫脈、頸有大気、喉痺、咽中乾急不能息、喉中鳴、翕翕寒熱、頸腫、肩痛、胸満、腹皮熱、衄、気哽、心痛、隠軫、頭痛、面皮赤熱、身肉尽不仁。

『甲乙経』

八巻・五蔵伝病、発寒熱第一下に「咳上気、喘、暴瘖不能言、及舌下俠縫青脈、頸有大気、喉痺、咽中乾、急不得息、喉中鳴、翕翕寒熱、項腫、肩痛、胸満、腹皮熱、衂（衄も同意）、気短、哽、心痛、隠疹、頭痛、面皮赤熱、身肉尽不仁」とある。

十二巻・寒気客於厭、発瘖不得言第二に「喉痛、瘖不能言」とある。

『千金方』

瘻、灸天瞿三百壮。面皮熱。挟舌縫脈青。喉鳴、暴忤、気哽。心痛短気。咳逆。咳逆上気、喘暴。肩背痛。頸有大気。漏。漏頸痛。喉痺、咽乾急。

『千金翼方』

上気、気悶、咳逆、咽塞、声壊、喉中猜猜、灸天瞿五十壮。

『銅人』

鍼入五分、留三呼、得気即寫。

咳嗽上気、胸中気噎、喉中状如水鶏声、肺壅、喀唾膿血気、咽乾、舌下急、喉中生瘡、不得下食。灸亦得即不及鍼、其下鍼、直横下（意味不明）、不得低手、即五蔵之気傷人、慎如薬法、及辛酸物等。

『聚英』

銅人鍼五分、留三呼、得気即瀉、灸亦得、不及鍼、若下鍼、当直下、不得低手、即五蔵之気傷、人短寿。明堂灸五壮、鍼一分。素註鍼一寸、留七呼、灸三壮。

面皮熱、上気咳逆、気暴喘、咽腫、咽冷、声破、喉中生瘡、喉猜猜、喀膿血、瘖不能言、身寒熱、頸腫、哮喘、喉中鳴翕翕如水雞声、胸中気梗梗、侠舌縫青脈、舌下急、心与背相控而痛、五噎、黄疸、醋心、多唾、嘔吐、癭瘤。

許氏曰、此穴一鍼四効、凡下鍼後、良久先脾磨食、覚鍼動為一効、次鍼破病根、腹中作声、為二効、次覚流入膀胱、為三効、然後、覚気流行、入腰後腎堂間、為四効矣。

『図翼』

刺五分、留三呼、灸三壮。甲乙経曰、低頭取之、刺入一寸。

上気哮喘、咳嗽、喉痺、五噎、肺癰、吐咯膿血、咽腫暴瘖、身寒熱、咽乾、舌下急、不得不食。

神応経云、治気喘、咳嗽、可灸七壮。

玉龍賦云、兼膻中、医咳嗽。

霊光賦云、治喘痰。

百證賦云、兼肺兪、治咳嗽、連声。

千金云、治上気、気悶、咽塞、声壊、灸五十壮。

『灸経』

灸五壮。

咳逆気喘、暴瘂不能言、身寒熱、頸腫、喉中鳴、翕々胸中気哽哽也。

『説約』

鍼五分、灸三壮。

心痛背に引く、喉痺食下らず、暴瘖、喘息を治す。

『鍼灸則』

喘急、痰涎咳嗽、又云、喉痺、咽乾急。

意釈と解説

①咳き込んでのぼせ、ゼエゼエ喘いで急に声が出なくなる。舌の裏側に縫い合わせたような形で静脈が浮き出ている。これは瘀血である。頸部のリンパ腺が腫れ、咽喉が痛み、咽が乾いて急に呼吸が苦しくなり、呼吸するとヒーヒーと喉が鳴る。悪寒してポッポッと発熱し、項が腫れ、肩が痛み、胸が張り苦しくなる。また腹の皮が熱し、鼻出血し、息切れ、喉の詰まり、心痛、皮膚病、頭痛なども

現れ、顔面の皮膚が赤くなって熱く、身体全体の肌肉が知覚麻痺を起こす。以上のような状態のときに天突を用いる。

②以上の主治症は病理が複雑である。まずは悪寒、発熱し、その熱が内攻したためにさまざまな病症を現すように思われる。咽喉に熱が多くなれば咳嗽や咽喉痛となり、頸部の熱になればリンパ腺炎となり、皮膚の内側に熱が多くなれば湿疹となり、それが表面に出てくれば顔が赤くなるなどと考えられる。しかし、天突でこれらの病症が治るかどうかは経験がない。

③『金匱要略』の百合狐惑陰陽毒病脈証併治第三の「陽毒之為病、面赤斑斑如錦文、咽喉痛、唾膿血、五日可治、七日不可治、升麻別甲湯主之」（第十三条）とある状態と似ている。

現代の主治症と施術法

〈松元〉

鍼五分ないし一寸、留むること三呼ないし七呼、気を得て即ち瀉す、灸三壮ないし七壮。

咽頭炎、気管支炎、扁桃腺炎、咳嗽、心臓炎、心臓肥大、急性舌骨筋麻痺、唾液分泌過多、嚥下困難、食道癌、嘔吐、甲状腺膿腫、癭瘤。

〈駒井〉

刺鍼三分〜七分、施灸三壮〜七壮。

甲状腺腫、扁桃腺炎、喉頭結核、気管支カタル、喘息、嘔吐。

〈岡部〉

刺鍼は斜め下方に向かって刺す。

喘息、咽喉腫、瘖して言うこと能わず。

〈本間〉

咳嗽痰、扁桃腺やその周囲の炎症にも効く。

〈竹之内・濱添〉

鍼三分ないし一寸、留むること三呼ないし七呼、気を得て後瀉す、灸三壮ないし七壮。

気管支炎、喘息、呼吸器疾患、喉頭炎、咽頭炎、扁桃炎、バセドウ病、嘔吐、食道痙攣、心疾患、そのほか、咳止・痰の症一切に応用する。

〈代田〉

喘息、ジフテリア、喉頭結核、気管支炎、咽頭炎、嗄声。

〈中医学〉

まず0・2〜0・3寸直刺。その後も胸骨柄の後縁に沿って、気管支の前縁をゆっくりと下に向けて0・5〜1寸刺入する。可灸。

咳嗽、喘息、胸中の気逆、唾とともに膿血を吐き出す、咽喉の腫れや疼痛、舌のひきつれ、急性の発声困難、甲状腺腫、食道に食物が詰まり飲み込めないもの、あるいは一定時間後に吐き出す、喉の奥に梅の種などが詰まった感じ（梅気核）。

〈深谷灸〉

喘息の必須穴。咳嗽、気管がむずむずして咳の出るのによい。

〈森〉

頸窩のくぼみから胸骨の内側を貫くように胸廓内に沿って斜刺20〜30ミリ。

〈上地〉

咳嗽、気管支炎、喘息。

仰臥位にさせ、背にあてものをしてアゴを上げさせる。胸骨の裏側に沿って寸3の鍼を刺し下ろす。くすぐったくなったら留め、咳が出そうになったら合図させて抜く。

咳のとき、痰を出すとき。喉の痛み。

まとめ

①喉がイガイガして咳が出るものによく効く。刺鍼後は喉がすっきりすると言う。刺法は上地の方法がよい。

②そのほか、咽喉部の腫れや痛みには必ず用いる。梅核気つまり喉に何か詰まった感じがする場合にもよい。この状態を『金匱要略』では「咽中炙臠」という。炙った肉片が喉に張り付いたようだという意味。

353 廉泉《れんせん》

陰維と任脈の会／一名本池・舌本・結本

取穴

仰いで頸部前面の正中、喉頭隆起の上の陥凹に取る。

古法の主治症と施術法

『霊枢』刺節真邪第七十五

黄帝曰、其咳上気、窮屈、胸痛者、取之奈何、岐伯曰、取之廉泉。

『明堂』

刺入二分、留三呼、灸三壮。

舌下腫、難以言、舌縦涎出、咳逆少気（『医心方』は咳逆上気）、喘（『外台』は喘息）、嘔沫、歯噤（『外台』は噤齗、上気、胸満）。

『甲乙経』

九巻・邪在肺五蔵六府受病、発咳逆上気第三に「咳上気、窮詘、胸痛者、取之廉泉～取廉泉者、血変乃止」とある。

十二巻・手足陽明脈動、発口歯病第六に「舌下腫、難以言、舌縦涎出」とある。

『千金方』

舌下腫、難言、舌縦涎出。咳逆少気、喘息嘔沫、歯噤。

『銅人』

可灸三壮、鍼入三分、得気即寫。

舌下腫難言、舌縦涎出、咳嗽上気、喘息嘔沫、口噤、舌根急縮、下食難。

『聚英』

素註、低鍼取之、鍼一寸、留七呼。銅人灸三壮、鍼三分、得気即瀉。明堂鍼二分。

咳嗽上気、喘息嘔沫、舌下腫難言、舌根縮急、不食、舌縦涎出、口瘡。

『図翼』

刺三分、留三呼、灸三壮。

咳嗽、喘息、上気、吐沫、舌縦、舌下腫難言、舌根急縮、不食、涎出、口瘡。

『説約』

百證賦云、兼中衝、堪攻舌下腫痛。

鍼三分、灸三壮。

喘息、吐沫、舌ゆるみて言いがたき、或は舌根急縮するを治す。

意釈と解説

①咳き込んでのぼせ、喉を締め付けられたような感じになり、胸が痛む。舌の下が腫れて言葉が出にくい。あるいは舌が緩んで涎が流れる。

②以上のような状態のときに、廉泉を用いる。そのほか、食べ物を飲み込みにくい、口内炎、舌炎、舌の痛みなどにも用いる。

現代の主治症と施術法

〈**松元**〉

鍼五分ないし一寸、留むること三呼ないし七呼、気を得て即ち瀉す、灸三壮ないし七壮。

〈**駒井**〉

咽頭炎、気管支炎、咳嗽、重舌、舌骨筋麻痺。

灸三壮、鍼三分。

気管支カタル、喘息、咽喉カタル、嘔吐、唾液過多。

〈**岡部**〉

扁桃腺炎、言語障害、咳嗽、咽喉の疾患、重舌。

〈**本間**〉

舌炎、舌知覚神経麻痺、舌の諸運動筋麻痺、咽喉の腫れもの、咳、痰が多い、唾液分泌過多。

〈**竹之内・濱添**〉

鍼三分、灸三壮ないし七壮。

咽頭炎、喉頭炎、扁桃炎、バセドウ病、気管支炎、喘息、咳嗽、舌炎、重舌、口内炎。

〈**代田**〉

咽頭炎、扁桃腺炎、舌骨筋麻痺。

〈**中医学**〉

直刺0・5〜0・8寸、置鍼しないこと、可灸。

舌下腫痛、舌根部のひきつりや強ばり、伸舌して涎が出る、舌のこわばり、中風の言語障害、舌と口の渇き、舌や口の瘡、急に声が出なくなったもの、咽喉の炎症や疼痛、聾唖、咳嗽、喘息、消渇、食道に食物が詰まり飲み込めないもの。

〈**深谷灸**〉

脳溢血で声の出ないとき、舌炎。

〈**森**〉

仰向いて前から後の方向へ10〜30ミリ。

言語障害。

まとめ

声がれや咽喉の腫れ痛みに用いるが、接触鍼でよい。知熱灸をしてもよい。

354 ▼ 承漿《しょうしょう》

足の陽明と任脈の会／一名 天池・鬼市

取穴

おとがい唇溝の中央に取る。

古法の主治症と施術法

『明堂』

刺入二分、留三呼（『医心方』は留六呼）、灸三壮。

寒熱、悽厥、鼓頷、癲疾嘔沫、痙口噤（『外台』は寒熱痙）、互引、口乾、小便赤黄、或時不禁、消渇嗜飲、目瞑、身汗出、衄血不止。（『外台』に上歯齲とある）。

『甲乙経』

七巻・六経受病、発傷寒熱病第一中に「寒熱、悽厥鼓頷」とある。

七巻・太陽中風感於寒湿、発痙第四に「痙、口噤、互引、口乾、小便赤黄、或時不禁」とある。

十一巻・陽厥大驚、発狂癇第二に「癲疾、嘔沫」とある。

十一巻・五気溢、発消渇、黄癉第六に「消渇、嗜飲」とある。

十二巻・足太陽陽明手少陽脈動、発目病第四に「目瞑、身汗出」とある。

十二巻・血溢、発衄第七に「衄血不止」とある。

『千金方』

目眩瞑。小便赤黄、或時不禁。消渇嗜飲。癲疾嘔沫、寒熱痙互引。寒熱悽厥、鼓頷、癲痙口噤。汗出、衄血不止。

『銅人』

偏風、口喎、面腫、消渇、口歯疳蝕生瘡。灸亦佳、日可灸七壮、至七七壮止、灸即血脈通宣、其風応時立愈、其艾炷、不用大、一依小竹筋頭作炷、脈鹿細状、如細線、艾炷破肉、但令当脈灸、亦能愈、疾凡灸臍下久冷疝瘕、痃癖、気塊、伏梁、積気、宜艾炷大、故小品諸方云、腹背宜灸五百壮、四肢則但去風邪、不宜多灸、七壮至七七壮止、不得過随年数、如巨闕、鳩尾、雖是胸腹之穴、灸不過七七壮、艾炷不須大、以竹筋頭作炷、正当脈上灸之、若灸胸腹艾炷大、灸多、令人永無心力、如頭頂穴、若灸多、令人失精神、臂脚穴灸多、令人血脈枯竭、四肢細痩無力、既復失精神、又加於細痩、即脱人真気。鍼入三分、得気即寫、忌如前法。

『聚英』

素註鍼二分、留五呼、灸三壮。銅人灸七壮、止七七壮。明堂鍼三分、得気即瀉、留三呼、徐徐引気而出、日灸七壮、過七七停四五日、後灸七七、若一向灸恐、足陽明脈断、其病不愈、停息復灸、令血脈通宣、其病立愈。

偏風半身不遂、口眼喎斜、面腫、消渇、口歯疳蝕生瘡、暴瘖不能言。

『図翼』

刺二分、留五呼、灸三壮。

偏風半身不遂、口眼喎斜、口噤不開、暴瘖不能言。刺三分、徐徐引気而出、及治任之為病、其苦内結、男子為七疝、女子為瘕聚。

一云、療偏風、口喎、面腫、消渇飲水不休、口歯疳蝕、生瘡、灸之亦佳、日可七壮、至七七壮止。即血脈宣通、其風応時立愈、艾炷不必大、但令当脈、即能愈疾。

千金云、小児唇緊、灸三壮。又云、凡噦令人惋恨、灸七壮、炷如小麦。

又十三鬼穴云、此名鬼市、治百邪、癲狂、当在第八次下鍼。

百證賦云、寫牙疼而即移。

通玄賦云、治頭項強。

『灸経』

灸三壮。

偏風、口眼喎斜、消渇、飲水不休、口噤不開、及暴瘂不能言也。

『説約』

鍼二分、灸三壮。

偏風、口歪むを治す。

意釈と解説

①激しく悪寒して顎をガクガク震わせ、後に発熱する。

②痙病で口をくいしばって引きつけ、口が渇き、小便が赤黄色く、時に失禁する。

③癲癇発作を起こしたときに沫を吐く。

④糖尿病で飲み物を多く摂る。

⑤眼がくらんで全身から冷や汗が出る。

⑥鼻出血が止まらない。

⑦以上のような状態のときに承漿を用いるが、そのほかには半身不随、顔面神経麻痺、顔面の腫れ、歯痛などにも用いられる。

現代の主治症と施術法

〈**松元**〉

鍼三分、留むること五呼、気を得て即ち瀉す、瀉して徐々に気を導き、而して鍼を出す、灸三壮ないし七壮。

中風、口眼喎斜、急性舌骨筋麻痺、言語不能、半身不随、顔面浮腫、唇瘡、下肢の激痛、消渇。

〈**駒井**〉

灸七壮、鍼二分。

中風、顔面神経麻痺、顔面浮腫、糖尿病、歯神経痛、言語不正。

〈**岡部**〉

半身不随、口眼喎斜、顔面および口唇の瘡、三叉神経痛、顔面神経麻痺、言語を発せず。

〈**本間**〉

顔面浮腫、三叉神経痛、顔面神経麻痺、下歯痛、言語不能。

〈**竹之内・濱添**〉

鍼二分、留むること五呼、気を得て後瀉す、瀉して徐々に気を導いて鍼を出すこと。灸三壮ないし七壮。

中風、言語不能、顔面神経麻痺、顔面浮腫、唇瘡、下歯痛、糖尿病、狂癲病、ノイローゼ、三叉神経痛。

〈代田〉

顔面神経麻痺、三叉神経痛、歯痛。

〈中医学〉

斜刺0・3〜0・5寸、可灸。

顔面神経麻痺、唇のこわばり、顔面の腫れ、歯痛、歯齦の腫れ・出血、涎、アフタ、急性の発生障害、消渇でよく水分を摂取するもの、遺尿、癲癇。

〈深谷灸〉

言語不能、口眼喎斜、三叉神経痛、顔面麻痺、下歯痛。

〈森〉

直刺5〜10ミリ。

下歯痛、顔面神経麻痺。

〈上地〉

下前歯の痛み、ぐらつき、歯槽膿漏、下腹部のわだかまり、鍼のみの穴。

まとめ

①半身不随などで顔面神経麻痺を発症しているとき。三叉神経痛、下歯痛、口唇ヘルペス、口内炎などに用いる。切皮置鍼か単刺を用いる。

②承漿が糖尿や小便の失禁に効くかは不明。追試していただきたい。

付録

経穴と病名・病症対照表

肺経

あくび多し　尺沢　経渠　太淵
胃下部のしこりと熱　魚際
息切れ　侠白
遺精　列欠
胃熱にて頭痛　魚際
陰茎痛　列欠
咽喉炎　尺沢　孔最　列欠　魚際
咽喉腫痛　中府　尺沢　孔最
咽喉痛　尺沢　列欠　経渠　太淵　魚際　少商
咽頭痛　列欠
嚥下困難　魚際　少商
嘔血　太淵　魚際　少商
黄疸　少商
嘔吐　尺沢　経渠　太淵　少商
嘔吐下痢　尺沢
嘔沫　列欠
悪寒　少商
驚いて癲癇　列欠
悪風　少商
咳逆　経渠
咳喘　太淵
咳嗽　中府　雲門　侠白　尺沢　孔最　列欠　経渠
　太淵　魚際　少商
顔が赤くなるほどの咳　尺沢
過外転症候群　中府
牙関緊急　列欠
角膜炎　太淵
霍乱　魚際　少商
下歯痛　列欠
ガス中毒　侠白

風邪　孔最　太淵　少商
肩こり　中府　列欠
喀血　尺沢　孔最　太淵　魚際
空えずき　中府　侠白
身体が倦怠感　太淵
間歇熱　天府　列欠　経渠　太淵
間歇熱発汗後の悪寒　少商
眼疾患　列欠
眼痛　天府　侠白
感冒　列欠　経渠　魚際　少商
顔面及び四肢の浮腫　中府　雲門
顔面神経痙攣　列欠
顔面神経麻痺　列欠
顔面蒼白　尺沢
顔面の癰腫　列欠
気管支炎　中府　雲門　天府　侠白　尺沢　経渠
気管支疾患　孔最　太淵
気管支出血　太淵
気胸　太淵
気虚の痛み　太淵
吃逆　経渠　太淵　魚際　少商
逆気してもらす　尺沢
急性病　孔最
胸郭出口症候群　中府
狭心症　尺沢
胸中の痛み　経渠
胸中煩満　中府
胸痛　中府　雲門　侠白　魚際
胸背痙攣と疼痛　雲門　経渠
胸背疼痛　雲門　太淵
胸部神経痛　侠白　太淵
胸部脹満　尺沢
胸部脹満感　経渠

胸部痛　経渠
胸膜炎　中府　雲門　天府　侠白　尺沢　孔最　太淵
局発痙攣　太淵
近視　天府
頸肩腕症候群　雲門　天府　侠白　列欠
頸項強　列欠
血管の病　太淵
月経異常　列欠
血尿　列欠　魚際
げっぷ　太淵
欠盆部痛　太淵
結膜炎　天府　侠白　太淵
血絡有れば刺絡　魚際
解熱　天府　侠白
下痢　太淵
眩暈　天府　侠白　魚際
肩関節リウマチ　中府　雲門
肩甲関節炎　雲門
肩甲関節リウマチ　雲門
肩甲間部痛　列欠
肩甲間部の凝り　中府
肩甲神経痛　尺沢
肩甲部麻痺　列欠
肩背神経痛　雲門
肩背部疼痛　中府　雲門　尺沢
肩背部の凝りと疼痛　中府　雲門
高血圧症　天府　侠白　尺沢
甲状腺の炎症　天府
口唇乾燥　少商
喉中乾き　魚際
項部筋の引きつり　列欠
声がれ　中府　孔最
呼吸器疾患　中府　天府　尺沢　孔最　列欠　太淵

呼吸困難　中府　侠白　尺沢　魚際
呼吸促迫　雲門　侠白
呼吸微弱　列欠
五十肩　中府　雲門　天府　侠白　尺沢
再帰熱　中府　雲門
三叉神経痛　列欠
耳下腺炎　少商
四肢運動麻痺　尺沢
痔疾　孔最
四肢の癰腫　列欠
四肢暴腫　尺沢
痔出血　孔最
痔瘡　孔最
舌の乾き　尺沢
舌の腫れ　少商
歯痛　列欠
痔痛　孔最
失禁　太淵
失声　孔最　魚際
実証性の眼病　尺沢
重舌　少商
手指痙攣　少商
手指の屈伸不自由　孔最
手掌熱　列欠　経渠　太淵　魚際　少商
手掌の麻痺　少商
上気　経渠
上逆　太淵
上胸部疼痛　孔最
上肢神経痙攣　雲門　尺沢
上肢神経痛　中府　雲門　天府　侠白　尺沢　孔最
上肢の運動障害　孔最
上肢の挙上障害　雲門

上肢の神経麻痺　雲門　天府　孔最　列欠　少商
上肢リウマチ　天府　侠白
小児かんむし　少商
小児急性気管支炎　経渠
小児頸腺腫脹　孔最
小児病　少商
小児の引きつけ　尺沢　少商
小児の扁桃炎　少商
小児暴喘　経渠
小児慢性腸カタル　少商
上腹部の張り　中府　雲門
小便頻数　尺沢　列欠　太淵
上腕神経痛　雲門　天府　侠白
上腕痛　中府
上腕内側痛　天府　侠白
上腕のリウマチ　天府
食道痙攣　経渠
食物の味なし　太淵
食欲不振　中府　雲門　太淵
書痙　尺沢　孔最　少商
痔瘻　孔最
指腕の痙攣　少商
心窩部痛　侠白
心下満　少商
振寒発熱　太淵
神経性心悸亢進症　侠白　魚際
腎経肺経の虚症　尺沢
人事不省　少商
心臓萎縮　太淵
心臓炎　経渠
心臓疾患　中府　雲門　侠白　尺沢　列欠　経渠
　太淵　魚際　少商

心臓疾患の顔の浮腫　雲門
心臓肥大　雲門
心臓弁膜症　侠白　魚際
心臓麻痺　魚際
心痛　侠白　経渠　太淵
身熱あって汗なし　孔最
枢熱　経渠
頭痛　孔最　列欠　魚際
精神神経症　侠白
精神鎮静　尺沢
精神病　天府　少商
精神病で喜思・妄語　天府
精神病で狂気・悲泣　天府
正中神経痙攣　尺沢　孔最
正中神経痛　尺沢　孔最
声門痙攣　中府
咳　尺沢　経渠
咳の伴う喉の痛み　尺沢
舌黄色　魚際
喘息　中府　雲門　天府　侠白　尺沢　孔最　列欠
　経渠　太淵　少商
前膊筋炎　孔最　列欠
前膊神経痛　太淵
前膊前面疼痛　太淵
前膊疼痛挙上不能　孔最
前腕部痙攣　魚際
僧帽弁不全　尺沢
側胸廓神経痛　雲門
側頸痛　列欠
卒中の喚起　天府
大胸筋の圧痛　列欠
帯下　列欠

唾血　魚際　少商
脱肛　孔最
食べた物が下りない　少商
肘関節炎　孔最
肘関節リウマチ　孔最
中気の予防　天府　侠白
長胸神経痛　雲門
潮熱　尺沢
直腸出血　孔最
突き目　魚際
癲癇　少商
橈骨神経痛　雲門　列欠　経渠
橈骨神経麻痺　雲門　列欠
橈骨部諸筋の炎症　列欠
頭頂部熱感　魚際
吐血　天府　尺沢　太淵　魚際
乳腺炎　天府　侠白　太淵　魚際　少商
尿道炎　列欠
尿の変色　尺沢　太淵
寝違い　列欠
熱と咳　少商
熱病　中府　孔最　経渠　少商
熱病で汗が出ない　経渠
熱病に発汗の効　孔最
ノイローゼ　天府　尺沢　少商
脳溢血　天府　侠白　尺沢
脳充血　天府　列欠　魚際　少商
脳貧血　魚際
のぼせ　天府　尺沢
乗物酔い　魚際
肺炎　中府　天府　侠白　孔最
肺虚証　太淵
肺虚証の瀉穴　魚際

肺虚で熱や咳　経渠
肺虚による疾患　太淵
肺経の痛み　列欠
肺結核　中府　雲門　尺沢　孔最
肺疾患　中府　雲門　孔最　経渠　太淵
肺出血　太淵
肺浸潤　尺沢
肺尖浸潤　中府
排水の効果　尺沢
肺の実　孔最
背部痛　経渠
吐気　天府　侠白
膊神経叢痛　天府
発熱　雲門　魚際
発熱して気管支病　尺沢
発熱を伴う肺の病　尺沢
鼻の奥が乾く　魚際
鼻の疾患　尺沢
半身不随　列欠　尺沢　少商
煩満　侠白
肘疼痛して挙上不能　孔最
肘の痛み　尺沢
肘の痙攣　魚際
肘無力　列欠
鼻出血　天府　侠白　列欠　少商
ヒステリー　尺沢　列欠　魚際　少商
鼻炎　列欠
微熱　魚際
皮膚病　列欠
腹痛　魚際
副鼻腔炎　列欠
腹部膨満感　中府　尺沢　太淵
浮腫　中府

婦人下腹部厥冷　列欠
不眠症　太淵
偏頭痛　列欠
扁桃炎　中府　雲門　尺沢　孔最　列欠　経渠
　魚際　少商
扁桃腺肥大　孔最
膀胱炎　尺沢　列欠
膀胱経の疾患　列欠
母指弾発指　魚際
母指痛　孔最　列欠　経渠　太淵　魚際
母指の瘭疽　少商
母指麻痺　孔最　列欠
脈拍異常　太淵
マラリア　天府
鞭打ち症　列欠
胸苦しい　侠白　尺沢　太淵　少商
胸苦しく熱がある　雲門
胸のつかえ　少商
無脈症　太淵
眼の疾患　太淵
眼の充血　天府　侠白　魚際
目眩・眩暈　天府
夜尿症　尺沢
夜盲症　少商
憂鬱症　尺沢
陽虚の汗　経渠
リウマチ　天府　孔最
肋間神経痛　中府　雲門　天府　侠白　経渠　太淵
腕関節炎　経渠　太淵　魚際
腕関節の無力疼痛　太淵
腕関節リウマチ　太淵　魚際

大腸経

悪腫　温溜
アトピー性皮膚炎　手三里
胃痙攣　温溜　手三里　曲池
胃痛　合谷
胃無酸症　臂臑
インキンタムシ　肩髃
咽喉腫痛　商陽　三間　合谷　陽渓　温溜　曲池
　天鼎　扶突
咽喉痛　二間　合谷　偏歴　天鼎　扶突
咽喉の病　商陽　二間　三間　陽渓　曲池
咽喉部ポリープ　臂臑
咽頭炎　二間　天鼎
うつ病　陽渓　曲池
嚥下困難　二間　天鼎　扶突
炎症性のでき物　温溜
涎沫を吐す　下廉　上廉
黄疸　手五里
嘔吐　温溜　手三里
嘔吐下痢症　手三里
悪寒　二間　合谷
悪寒して肩背痛　二間
悪寒発熱　合谷
疥癬　合谷　曲池
疥瘡　合谷
咳嗽　商陽　二間　三間　合谷　手五里　天鼎
　扶突
蛔虫で腹部膨満感　下廉　上廉
下顎部の腫脹　商陽　二間
顎関節痛　合谷

角膜実質炎　合谷
角膜白翳　合谷　陽渓
下肢外側神経痛　臂臑
下歯神経痛　商陽　三間　合谷　巨骨
下歯痛　商陽　合谷　陽渓　温溜　下廉　曲池
　巨骨
かすみ目　曲池
風邪　商陽　二間　合谷　陽渓　温溜　手三里
　肩髃
風邪の頭痛　曲池
肩及び肘の屈伸不能　巨骨
肩こり　合谷　陽渓　手三里　曲池　巨骨　天鼎
肩上肢の倦怠痛　偏歴
肩上腕の疼痛　肩髃
肩の筋肉痛　肩髃
喀血　手五里
化膿性疾患　合谷　手三里
化膿性腫れ物　曲池
過敏性皮膚炎　曲池　肩髃
化膿予防　曲池
下腹部痙攣　下廉
下腹部疼痛　下廉
過労性気管支炎　天鼎
眼窩痛　下廉
間歇熱　三間　合谷　陽渓　偏歴
眼瞼炎　曲池
眼疾　合谷
顔色脱失　下廉　上廉
汗疹　肩髃
眼精疲労　曲池
関節炎　二間
肝臓肥大　手五里

眼痛　合谷
眼底出血　合谷
寒熱往来　合谷　曲池　手五里
眼病　曲池
顔面神経痙攣　手三里　迎香
顔面神経麻痺　二間　三間　合谷　偏歴　手三里
　禾髎　迎香
顔面の化膿性皮膚炎　合谷　下廉　手三里
顔面の痙攣や凝り　臂臑
顔面の充血　三間　手三里
顔面の激しい痛み　温溜　迎香
顔面の皮膚病　商陽
顔面浮腫　合谷　迎香
顔面部の組織炎　商陽
気管支炎　下廉　上廉　曲池　天鼎　扶突
気付け　曲池
狂気　陽渓　手三里　曲池
胸鎖乳突筋の凝り　天鼎　扶突
狭心症　下廉
胸中瘀血　巨骨
胸中の熱　巨骨
胸腹部内臓疾患　下廉
胸膜炎　商陽　下廉　上廉　曲池
くしゃみ　迎香
頸の凝り　合谷　天鼎　扶突
頸肩腕症候群　臂臑　肩髃　巨骨　天鼎　扶突
頸項の緊張　臂臑
頸項部疼痛　偏歴　曲池
頸部の異常　天鼎
頸部の凝り　臂臑
頸部リンパ腺炎　手三里　曲池　手五里　臂臑
　天鼎　扶突　巨骨

血虚正気虚損　合谷
月経不順　合谷　曲池
月経閉止　合谷
結節性紅斑　合谷
欠盆から肩の痛み　商陽
結膜炎　陽渓　合谷　温溜　曲池
下痢　三間　下廉　上廉
肩関節炎　肘髎
肩関節痛　肩髃　巨骨
肩関節麻痺　肩髃
肩関節リウマチ　肘髎　肩髃
肩甲関節痛　臂臑　肩髃　巨骨
肩甲関節リウマチ　肩髃　巨骨
肩甲骨疼痛　曲池　肩髃
肩甲神経痛　合谷　上廉　曲池　肩髃
肩甲部諸筋痙攣　下廉　上廉　肩髃
肩甲部諸筋神経痛　下廉　上廉
肩甲部諸筋神経麻痺　下廉
肩甲部麻痺　肘髎
肩項部痙攣　肩髃
言語不正　陽渓　偏歴
言語不能　合谷　偏歴　温溜　臂臑
腱鞘炎　陽渓　二間　合谷　手三里
肩端の筋肉が痩せ　肩髃
肩背前膊部神経痙攣　温溜
肩背の怠い痛み　温溜
肩背部神経痛　二間
肩背部疼痛　商陽　三間　偏歴　温溜　巨骨
肩背部麻痺　二間
肩膊肘腕部神経痙攣　偏歴
肩膊部関節リウマチ　肘髎
健忘症　曲池
口渇　二間　温溜

口噤　合谷　上廉　禾髎
口筋萎縮　商陽　温溜　下廉　上廉
口腔炎　商陽
口腔諸患　温溜　合谷　陽渓
後頸部諸筋萎縮　臂臑
後頸部諸筋痙攣　臂臑
高血圧症　商陽　曲池　臂臑　合谷
甲状腺腫　巨骨　天鼎　扶突　肩髃
口唇炎　下廉
口唇ヘルペス　合谷　上廉
口舌の腫痛　温溜
後頭部疼痛　臂臑
口内炎　商陽
肛門の病　温溜　陽渓
口輪諸筋の攣縮　禾髎
声がれ　臂臑　天鼎
呼吸困難　三間　温溜　下廉　天鼎
五十肩　合谷　偏歴　手三里　曲池　肘髎　手五里
　臂臑　肩髃　巨骨
三角筋リウマチ　臂臑　肩髃
三叉神経痛　三間　手三里　禾髎　迎香
耳下腺炎　禾髎
歯齦炎　下廉　合谷
歯根膜炎　温溜
痔疾　温溜
四肢の運動麻痺　手五里
示指の麻痺　偏歴
痔出血　温溜　合谷　手三里
視神経萎縮　商陽　二間　合谷
歯槽神経痛　手三里
舌の痛み　温溜
歯痛　二間　陽渓　偏歴　温溜　下廉　上廉
　手三里　曲池　手五里　臂臑　肩髃　巨骨

　天鼎　扶突　禾髎
湿疹　陽渓　手三里　肩髃
耳閉感　迎香
嗜眠　二間　合谷　陽渓
耳鳴　商陽　偏歴
斜角筋症候群　天鼎　扶突
斜頸　扶突
しゃっくり　温溜
尺骨神経痛　肘髎
臭覚減退　禾髎　迎香
手指の腫痛　三間
手背の腫痛　三間
消化不良　下廉
猩紅熱　合谷　曲池
上肢神経痛　合谷　温溜　手三里　曲池　肘髎
　手五里　臂臑　肩髃　巨骨　天鼎
　扶突
上歯痛　禾髎　迎香
上肢の痙攣引きつり　手五里
上肢の麻痺　上廉　曲池　肘髎
小児神経症　二間
小児の嘔吐下痢　陽渓　三間　温溜
小児の熱性痙攣　三間
小児の引きつけ　二間　巨骨
小児の扁桃炎　合谷
小児の便秘　二間　三間
小児の夜泣き　商陽　合谷
小児麻痺　曲池
上膊神経痙攣　曲池　肘髎
上膊神経痛　二間　曲池　肘髎　臂臑　肩髃　巨骨
上膊神経麻痺　二間　肘髎　臂臑　肩髃　巨骨
上部の出血　巨骨
小便黄赤　下廉

小便不通　上廉
小便不利　偏歴　上廉
上腕神経痛　三間　肘髎　臂臑　巨骨
上腕神経麻痺　手三里　臂臑　巨骨
上腕前腕の諸病　肩髃
上腕のしびれ　肩髃
食指の神経痛　三間
食指の神経麻痺　三間　偏歴
食指のリウマチ　三間
食道炎　天鼎　扶突
書痙　陽渓
諸瘡　曲池
視力減退　合谷
心胸神経痛　下廉　陽渓
神経衰弱　合谷　手三里　曲池
唇口乾燥　三間
心臓狭窄　手五里
心臓病　手五里
心内膜炎　手五里
蕁麻疹　合谷　手三里　曲池　臂臑　肩髃
水腫　偏歴
頭重　手三里
頭痛　商陽　温溜　下廉　上廉　手三里　曲池
肩髃　巨骨
精神病　陽渓　曲池
脊背の凝り　合谷
舌炎　温溜
舌骨神経麻痺　合谷　天鼎　扶突
舌肥大　三間
喘咳　商陽　二間　三間
前胸部疼痛　天鼎
喘息　商陽　上廉　曲池　天鼎　扶突　迎香

前膊以下手指の麻痺　手三里
前膊神経痛　手五里
前膊部の麻痺　合谷
前膊神経麻痺　手三里　手五里　臂臑
前腕に力無し　曲池
前腕の痛み　手三里　臂臑
前腕の痺れ　手三里
前腕の腫れ痛み　曲池
前腕や手の引きつり　肩髃　巨骨
瘡疥　曲池
躁病状態　合谷
卒倒　商陽
帯状疱疹　合谷
大腸カタルの発熱　商陽
大腸経の熱　曲池
丹毒　曲池
肘関節炎　曲池　肘髎
肘関節神経痛　曲池
肘関節痛　下廉　手三里
肘関節の運動障害　手三里
肘関節の痙攣　手三里
肘関節リウマチ　肘髎
中心性網膜症　臂臑
虫垂炎　温溜
中風で意識不明　商陽　上廉
中風予防　曲池
腸疝痛　温溜　三間　合谷　曲池
腸チフス　二間　温溜　下廉　曲池　肩髃
腸鳴　三間　温溜　上廉
直腸出血　手三里
痛風　商陽
突き目　曲池

手足の浮腫　温溜
手先の痺れ痛み　天鼎
テニス肘　合谷　陽渓　手三里
手に力が入らない　臂臑　肩髃
手の親指が曲がらない　肩髃
手の痛み　手三里
手の痺れ　手三里
手の神経痛　臂臑
癲癇　二間　三間　偏歴　温溜
癲癇で吐血するもの　巨骨
天枢の圧痛　曲池
橈骨神経痛　商陽　合谷　陽渓　偏歴　下廉　上廉
手三里　肘髎　手五里
橈骨神経麻痺　陽渓　手三里
頭部の充血　三間
動脈硬化　合谷
吐血　巨骨
吐舌　温溜
トラホーム　曲池
呑酸　手三里
難産　合谷　陽渓
難聴　商陽　偏歴　上廉　迎香
乳腺炎　下廉
寝違い　巨骨
熱病　商陽　二間　三間　合谷　陽渓　曲池　肩髃
熱病で汗が出ない　商陽　合谷　温溜
熱病で心煩　陽渓
ノイローゼ　陽渓　手三里　曲池
脳溢血　合谷　手三里
膿血便　二間　合谷　陽渓
脳充血　商陽　手三里　曲池
脳貧血　陽渓　合谷　手三里　禾髎　迎香

のぼせ　商陽　手三里　曲池
肺炎　手五里
肺虚の下痢　曲池
肺結核　温溜　下廉　上廉
歯が浮いたとき　巨骨
膊神経痛　偏歴　天鼎
白内障　合谷　臂臑
麦粒腫　二間　曲池
破傷風　臂臑　肩髃
バセドー病　天鼎
発汗過多　曲池
発声障害　二間　合谷　手三里
鼻タケ　合谷　禾髎　迎香
鼻づまり　禾髎　迎香
鼻の病　三間
鼻水　合谷　二間　陽渓　禾髎　迎香
歯の病　商陽　陽渓　温溜　曲池
半身不随　合谷　陽渓　下廉　上廉　手三里　曲池
　肘髎　臂臑　肩髃
パンヌス　曲池
冷え症　下廉　三間　合谷
肥厚性鼻炎　禾髎　迎香
腓骨神経痛　手三里
肘の屈伸不能　曲池　巨骨
肘の力無し　曲池
肘の病　手五里
鼻出血　二間　偏歴　温溜　禾髎　迎香
ヒステリー　陽渓　手三里　手五里
鼻瘡　禾髎
臂肘部麻痺　肘髎
微熱　二間　曲池
皮膚過敏　合谷
皮膚の痒み　曲池

皮膚病　温溜　曲池　手五里　臂臑　肩髃
飛蚊症　臂臑
表熱の瀉法　温溜
風眼　陽渓
腹痛　合谷　下廉　上廉
腹痛吐瀉　曲池
副鼻腔炎　合谷　手三里　禾髎　迎香
腹部膨満感　三間　手三里
腹膜炎　手五里
フリクテン　曲池
分裂病　陽渓
閉経　合谷
偏頭痛　合谷　二間　三間
扁桃炎　商陽　合谷　陽渓　偏歴　温溜
　下廉　上廉　手三里　曲池　臂臑
　天鼎　扶突
便秘　合谷　上廉
膀胱炎　下廉
膀胱の病　上廉
膀胱麻痺　下廉
母指痛　陽渓
母指の腱鞘炎　合谷
母指麻痺　偏歴
頬の腫れ　温溜　下廉　手三里
麻疹　合谷
麻痺の妙穴　肩髃
マラリア　合谷　曲池
耳の疾患　陽渓
無汗多汗　合谷
虫歯の痛み　陽渓
鞭打ち症　巨骨
胸より上の病　曲池
眼が黄色　二間　陽渓　偏歴

眼の痛み　二間　曲池
眼の炎症性疾患　曲池
眼の痒み　三間
眼の疾患　商陽　合谷　手三里　臂臑
眼の充血　合谷　三間　迎香
目眩・眩暈　三間　下廉　手三里
面腫　合谷　温溜
面疔　商陽　手三里　曲池　臂臑
面目の病を総ぶ　合谷
網膜炎　合谷
網膜症　臂臑
網膜剥離　臂臑
指の痙攣　合谷
癰　合谷
癰疔　温溜
よく驚く　曲池
横になりたがる　肘髎　手五里
流行性感冒　合谷　手三里
流行性耳下腺炎　合谷
リウマチ　陽渓　合谷　手三里　曲池　手五里
　臂臑
緑内障　商陽　臂臑
老眼　曲池
肋間神経痛　下廉
腕関節炎　陽渓　偏歴
腕関節の腫れ痛み　曲池
腕関節リウマチ　陽渓

胃経

あくび多し　衝陽　陥谷　内庭
悪夢　厲兌

足第二指の麻痺　陥谷　内庭
足萎え無力　衝陽
足の冷え　陰市　条口　厲兌
足膝の冷え　梁丘
足不収脛枯　豊隆
胃アトニー　不容　梁門　足三里
胃炎　地倉　屋翳　梁門　足三里　下巨虚　陥谷　内庭
胃潰瘍　不容　承満　梁門
胃拡張　不容　梁門
胃下垂　梁門　滑肉門　外陵　足三里
胃カタル　承満　梁門　梁丘　下巨虚
息苦しい　梁門
胃経の虚のとき補う　解渓
胃経の実に瀉法　豊隆　解渓
胃経の神経痛　厲兌
胃痙攣　人迎　不容　梁門　関門　滑肉門　天枢　陰市　梁丘　足三里　条口　陥谷
胃酸過多症　屋翳　不容
胃出血　滑肉門
遺精　大巨　帰来
胃中の熱　気衝　梁丘　条口
胃中冷　足三里
胃腸カタル　梁門
胃腸疾患　関門　太乙　天枢　伏兎　足三里
胃腸の痛み　上巨虚　豊隆
胃腸の虚弱　上巨虚　条口　内庭
胃腸の熱　上巨虚　気衝
胃痛　人迎　不容　承満　太乙　滑肉門　伏兎　梁丘　足三里　衝陽　内庭
胃熱のため譫言　解渓
胃の虚実とも　衝陽

胃の疾患　欠盆　不容　承満　梁門　関門　太乙　天枢　足三里　豊隆　解渓
胃部膨満感　承満　梁門　関門　衝陽
陰茎痛　帰来　気衝
咽喉炎　人迎　水突　気舎
咽喉腫痛　大迎　人迎　水突　気舎　欠盆　豊隆　解渓　内庭
飲食下らず肩息す　承満
陰中の痛み　水道
咽頭炎　人迎　水突　気舎　内庭
陰部痛　帰来
インポテンツ　外陵　大巨　帰来　気衝
うつ病で精神錯乱　太乙　滑肉門　足三里　豊隆　厲兌
癭瘤　気舎
嚥下困難　人迎　水突　気舎　乳根　不容　承満　足三里
横隔膜痙攣　気舎
嘔逆　滑肉門
黄疸　頭維　不容　承満　梁門　水道　厲兌
嘔吐　地倉　人迎　水突　気舎　不容　承満　梁門　関門　滑肉門　天枢　足三里　衝陽
嘔吐下痢症　人迎　乳根　天枢　豊隆　解渓　衝陽
悪寒　衝陽
驚きによる精神疾患　衝陽
外陰部腫痛　気衝
咳逆　水突　気戸
外股皮下神経痛　伏兎
咳嗽　人迎　水突　気舎　欠盆　気戸　庫房　屋翳　膺窓　乳根　不容　承満　滑肉門　豊隆
外大股筋痙攣　髀関
顎関節痛　大迎　頬車　下関

角膜炎　承泣　四白　巨髎　承満
角膜白翳　承泣　四白
下肢外側神経痛　髀関　伏兎　陰市
下肢倦怠感　上巨虚　下巨虚
下肢前側神経痛　髀関　伏兎　厲兌
下歯痛　大迎　頬車
下肢疼痛　気衝　陰市　梁丘　上巨虚　条口　解渓
下肢の痙攣　伏兎　豊隆
下肢の痺れ痩せ　下巨虚　解渓
下肢の諸疾患　足三里
下肢の神経痛　大巨　豊隆
下肢の冷え　伏兎
下肢の浮腫　厲兌
下肢の麻痺　髀関　伏兎　陰市　梁丘　条口　下巨虚　豊隆　解渓　衝陽
下肢のリウマチ　大巨
ガス中毒による痙攣　衝陽
ガス中毒の発熱　衝陽
かすみ目　四白　衝陽
風邪で食物の味なし　気戸
風に当ると涙出る　承泣　四白
下腿痙攣　条口
下腿の冷え痛み　条口
肩こり　欠盆
肩の腫れ　水突　気舎
カタレプシー　内庭
脚気　関門　太乙　髀関　伏兎　陰市　梁丘　犢鼻　足三里　上巨虚　条口　下巨虚　豊隆　解渓　内庭　厲兌
喀血　承満　関門
脚気にて心下煩満　太乙
下腹厥冷　天枢　大巨　水道　帰来　気衝

下腹牽引痛　天枢
下腹部炎症性疾患　気衝
下腹部から性器痛　天枢　外陵
下腹部諸疾患　水道
下腹部腸の痛み　滑肉門
下腹部痛　外陵　大巨　水道　帰来　気衝　陰市
　伏兎　上巨虚　下巨虚
下腹部の腫瘍　帰来
下腹部不快感　梁門
下腹部膨満感　大巨　水道　帰来
下腹より咽喉に引痛　髀関
眼球青色　巨髎
眼筋痙攣　陥谷
肝経の異常　気衝
間歇性跛行症　気衝　犢鼻
間歇熱　大迎　関門　陥谷　内庭　厲兌
眼瞼炎　承泣
眼瞼痙攣　承泣　頭維
眼瞼掻痒　四白
眼瞼の引きつり　承泣　巨髎　地倉
眼瞼浮腫　陥谷
眼瞼麻痺　解渓
完穀下痢　上巨虚
顔色脱失　下巨虚
肝積　不容
肝臓疾患　不容　承満　梁門　関門　太乙　天枢
　大巨
感冒　欠盆　気舎　気戸　屋翳　膺窓　滑肉門
　天枢　条口　下巨虚
顔面神経痙攣　四白　地倉　大迎　下関　陥谷
顔面神経麻痺　承泣　四白　巨髎　地倉　大迎
　頬車　下関　頭維　衝陽　内庭
　厲兌

顔面の胃経の痛み　内庭
顔面の充血　大迎　解渓
顔面浮腫　大迎　解渓　衝陽　陥谷　厲兌
眼輪筋痙攣　承泣　大迎
眼輪筋硬直　大迎
黄色い鼻水　厲兌
気が落ち着かない　太乙
気管支炎　水突　気舎　欠盆　気戸　庫房　屋翳
　膺窓
気管支カタル　人迎　屋翳　大巨
気管支痙攣　庫房
気管支出血　滑肉門
気逆　庫房
急性関節リウマチ　人迎
胸脇苦満　不容
胸腔の疾患　豊隆
脇下痛と筋の硬化　承満
胸鎖乳突筋の凝り　水突
狂状　衝陽　厲兌
狭心症　人迎　欠盆　乳根
狂癲病　太乙　滑肉門　足三里　豊隆　厲兌
胸内疼痛　膺窓
胸背季肋部痛　気戸　不容
胸背部の痙攣　気戸
胸腹部の強ばり　不容
胸部疼痛　欠盆　庫房
胸膜炎　欠盆　気戸　庫房　屋翳　膺窓　乳根
　豊隆
胸悶胸痛　乳根　豊隆
季肋部の脹痛　庫房　屋翳　膺窓
近視　承泣　巨髎
唇乾き涎出る　下巨虚
唇の緩み　地倉

唇や頬の腫れ　巨髎
頸や肩の凝り　水突
頸筋萎縮　頬車
頸項強痛　頬車　気舎
脛骨神経痛　足三里
脛骨神経麻痺　足三里
頸椎神経痙攣　大迎
頸部肩甲部疼痛　欠盆
頸部諸筋の神経痛　頬車　欠盆
頸部疼痛　巨髎　大迎
頸部リンパ腺炎　大迎　人迎　水突　気舎　欠盆
下血　上巨虚　条口
月経異常　帰来
月経過多　天枢　髀関
月経痛　天枢　外陵　水道　上巨虚
月経不順　天枢　大巨　帰来　気衝
月経閉止　帰来
結節性紅斑　人迎
血尿　内庭
欠盆中の痛み　欠盆
結膜炎　承泣　頭維　欠盆
下痢　承満　梁門　関門　太乙　滑肉門　天枢
　外陵　大巨　水道　帰来　梁丘　足三里
　上巨虚　下巨虚　陥谷　内庭
肩脇部諸筋痙攣　不容
肩脇部諸筋疼痛　不容
肩胛神経痛　欠盆
肩胛部諸筋痙攣　気舎
言語不正　足三里　下巨虚
言語不能　四白　地倉　頬車
肩息　承満
肩背部疼痛　欠盆　気戸　不容
痃癖　不容

口角諸筋の萎縮　承泣
口角諸筋の痙攣　承泣
睾丸炎　大巨　水道　帰来　気衝　伏兎　梁丘
口眼諸筋痙攣　地倉
咬筋痙攣　大迎　頬車
口腔疾患　足三里
高血圧症　地倉　人迎　足三里　解渓
甲状腺腫　人迎　水突　気舎
紅疹　伏兎
口唇炎　巨髎
口唇各部の痙攣　大迎
交接不能　水道
口内炎　地倉
口輪筋硬直　大迎
口輪筋の痙攣　大迎
口輪筋麻痺　地倉
声がれ　豊隆
股関節炎　髀関　伏兎
股関節脱臼　気衝
呼吸器疾患　庫房　屋翳　膺窓　乳根　梁門　天枢
足三里
呼吸困難　水突　欠盆　気戸　庫房　屋翳　膺窓
股筋痙攣または硬直　髀関
五十肩　欠盆　上巨虚
骨髄炎　人迎
坐骨神経痛　大巨　伏兎　梁丘　足三里
産後の諸疾患　気衝
産後の腹痛　足三里
産後の目眩　足三里
産後胞衣下らず　乳根　気衝
三叉神経痛　承泣　四白　巨髎　地倉　大迎　頬車
下関　頭維　内庭

耳下腺炎　大迎　頬車　人迎
子宮位置異常の腹痛　水道
子宮下垂　水道　帰来
子宮筋腫　帰来
子宮痙攣　髀関
子宮周囲炎　帰来
子宮充血　伏兎
子宮出血　外陵　大巨　伏兎
子宮と膣の疾患　水道
子宮内膜炎　天枢　大巨　水道　帰来　気衝
子宮の疾患　天枢　大巨　水道　気衝
歯齦炎　四白　巨髎　内庭　厲兌
歯根膜炎　大迎　下関
四肢厥冷　内庭
四肢倦怠感　大巨　足三里
痔疾　梁門　髀関　伏兎
四肢の消炎　下巨虚
四肢の神経痛　足三里
四肢の浮腫　豊隆　気戸
四肢の麻痺　足三里　上巨虚
歯槽神経痛　頬車
舌の強ばり　滑肉門
歯痛　巨髎　地倉　下関　頭維　衝陽　内庭　厲兌
膝蓋部冷却　髀関　伏兎　陰市
膝関節炎　屋翳　髀関　伏兎　陰市　梁丘　犢鼻
足三里　上巨虚　条口　下巨虚
膝関節麻痺　梁丘　犢鼻
膝関節リウマチ　梁丘　犢鼻
膝部萎縮屈伸不能　陰市
膝部麻痺屈伸不能　陰市
ジフテリア　解渓　衝陽
斜頸　気舎

しゃっくり　水突　気舎　気戸　庫房　屋翳　乳根
不容
臭覚異常　足三里
十二指腸疾患　梁門　滑肉門
十二指腸虫　天枢
羞明流涙　承泣　頭維
消化器疾患　関門　太乙　滑肉門　天枢　外陵
大巨　足三里
消化不良　気舎　梁門　太乙　滑肉門　天枢
足三里　上巨虚　陥谷
上眼瞼下垂　解渓　陥谷
猩紅熱　伏兎
上肢神経痛　欠盆
上歯痛　四白　巨髎　下関　衝陽
上肢の痙攣　欠盆
上肢の麻痺　欠盆
小腸炎　下巨虚
小児かんむし　屋翳
小児の肺炎　陥谷
小児の慢性病　天枢
小児麻痺　足三里　下巨虚　豊隆
上腹部痛　滑肉門
小便が出渋る　大巨　水道
小便頻数　関門　太乙　水道　足三里
小便不利　大巨　水道
小便閉　大巨　水道　梁丘　豊隆
諸潰瘍　大巨
食滞便秘の前頭痛　頭維
食中毒　内庭
食道炎　水突　気舎　欠盆　屋翳
食道狭窄　乳根
食道痙攣　人迎　水突　乳根　不容

食道通過障害　乳根
食道疾患　庫房
食物の味がない　内庭
食欲不振　不容　承満　梁門　関門　足三里
　下巨虚　衝陽　厲兌
諸臓の慢性病　足三里
自律神経失調症　気舎
視力減退　頭維
腎盂炎　滑肉門　天枢　大巨　水道　気衝
腎炎　滑肉門　天枢　大巨　水道　気衝
心外膜炎　太乙
心窩部痛　不容
心悸　太乙　足三里
心悸亢進　人迎　欠盆　膺窓　乳根　不容　大巨
神経症　足三里
神経衰弱　滑肉門　足三里　豊隆　衝陽　内庭
神経性心悸亢進症　人迎　大巨
心下が堅くなる　外陵
心下が痞える　気衝
人事不省　厲兌
心臓から臍まで引痛　外陵
心臓病　欠盆　庫房　屋翳　膺窓　乳根　不容
　梁門　太乙　天枢　足三里
腎臓結核　大巨
腎臓の疾患　天枢　水道　帰来　伏兎
腎の積聚　天枢
心煩　太乙　天枢
蕁麻疹　伏兎　足三里　内庭
水腫　関門　天枢　足三里　上巨虚　陥谷　厲兌
膵臓の疾患　欠盆　不容　梁門
水毒　滑肉門
水分過飲　天枢
頭痛　四白　地倉　頬車　下関　頭維　人迎　伏兎

　足三里　豊隆　解渓　陥谷
精系痙攣　水道
精系神経痛　気衝
生殖器疾患　天枢　帰来　気衝
精神錯乱　太乙　足三里
精神神経症　厲兌
精神病　豊隆　厲兌
臍腹部の強ばり　不容
臍部の腹痛　太乙　天枢
精力減退　大巨
咳　不容
咳に膿血が混じる　庫房
赤白帯下　天枢
舌炎　滑肉門
舌下神経麻痺　人迎
舌下腺膿瘍　滑肉門
舌骨筋麻痺　地倉
喘咳　足三里
疝気　気衝
全身浮腫　屋翳　関門　太乙
喘息　人迎　水突　気舎　欠盆　気戸　庫房　屋翳
　膺窓　乳根　不容　承満　天枢　豊隆
前膊神経痙攣　乳根
前膊神経痛　乳根
前立腺炎　気衝
前立腺肥大　帰来　気衝
早漏　大巨
足関節炎　解渓　衝陽
足関節痙攣　解渓
足関節痛　足三里
足関節捻挫　解渓　衝陽
足関節リウマチ　足三里　衝陽
足蹠の痛み　解渓　陥谷

足蹠のしびれ　解渓
足蹠のほてり　解渓
足背腫痛　陥谷　内庭
足背痛　豊隆
足背部発赤腫脹　衝陽　陥谷
足背部浮腫　条口　衝陽　陥谷
鼠径神経痛　気衝
大胸筋麻痺　庫房
帯下　大巨
大腿部屈伸不随　髀関
大腿部厥冷　陰市
大腿部前側疼痛　陥谷
大腿部痛　髀関　伏兎
大腿部麻痺　髀関
唾血　不容　承満
唾血濁沫　庫房　屋翳
脱肛　滑肉門　水道
脱疽　人迎　気衝
脱腸　水道　帰来　気衝
立っていられない　天枢　上巨虚
胆疾患　不容　承満　梁門　梁丘
胆石疝痛　人迎　不容　梁門
胆道炎　不容　関門
痰に膿血が混じる　屋翳
膣炎　帰来
血の道　帰来
中耳炎　下関　滑肉門
虫垂炎　天枢　水道　梁丘　上巨虚
腸炎　天枢　大巨　上巨虚　条口
腸カタル　梁門　滑肉門　天枢　大巨　気衝
　上巨虚　条口　下巨虚　豊隆
腸痙攣　外陵
腸疾患　梁門　太乙　滑肉門　天枢　大巨　水道

足三里　条口
腸出血　条口
腸疝痛　膺窓　関門　太乙　滑肉門　天枢　大巨　水道　髀関　梁丘　上巨虚　条口　下巨虚　豊隆　陥谷
腸チフス　天枢　足三里　上巨虚　条口　衝陽　内庭
腸鳴　膺窓　承満　関門　天枢　足三里　上巨虚　陥谷　内庭
腸鳴泄瀉　関門
痛風　人迎
手足の痙攣　屋翳
手足の病　大巨
手の神経痛や麻痺　欠盆
癲癇　膺窓　承満　太乙　豊隆　解渓　衝陽
癲疾狂走　太乙
盗汗　陥谷
動悸して不眠　大巨
糖尿病　不容　陰市　厲兌
頭部の皮膚の痛み　内庭
吐血　気戸　庫房　不容　承満　滑肉門
吐舌　太乙　滑肉門
涙が出やすい　厲兌
難産　気衝
難聴　承泣　下関
乳癌　下巨虚
乳汁不足　乳根
乳腺炎　欠盆　気戸　屋翳　膺窓　乳根　梁丘　足三里　下巨虚　陥谷　厲兌
尿道炎　帰来　気衝
尿路結石　水道　気衝
妊娠嘔吐　人迎

妊娠急痛　気衝
寝違い　巨髎　大迎　頬車
熱のため譫言　天枢
熱病　陥谷　内庭　厲兌　豊隆
熱病後の悪風　不容
ノイローゼ　足三里　解渓　衝陽　厲兌
脳溢血　足三里　厲兌
脳充血　大迎　頭維　人迎　膺窓　伏兎　足三里　解渓
脳出血　厲兌
脳神経系疾患　天枢
脳髄鎮静　気舎
脳の疾患　内庭
脳貧血　下巨虚　厲兌
のぼせ　庫房　滑肉門　天枢　足三里
乗物酔い　厲兌
肺炎　気戸　膺窓　大巨
肺気腫　気戸
肺結核　水突　気戸　庫房　関門　大巨　足三里　上巨虚
肺充血　人迎　庫房　屋翳　豊隆
肺尖浸潤　上巨虚
梅毒性疾患　欠盆
排便すると苦しい　豊隆
吐き気　衝陽
膊神経痛　欠盆
白帯下　外陵　大巨　帰来　上巨虚
麦粒腫　解渓
破傷風　大迎　頬車
バセドー病　人迎　水突　気舎　欠盆
発狂　下巨虚
鼻カタル　巨髎

鼻づまり　欠盆　上巨虚　厲兌
鼻と目の異常　巨髎
鼻の痛み　四白
鼻の疾患　地倉　足三里
早打肩　欠盆
腹が脹る　気衝
反射誘導穴　足三里
半身不随　地倉　頬車　大巨　髀関　伏兎　陰市　梁丘　犢鼻　足三里　上巨虚　条口　下巨虚　豊隆　解渓
脾胃虚弱　足三里
脾胃経を補う　足三里
冷え症　天枢　陰市
冷えて腹痛　陰市
鼻炎　足三里　厲兌
引きつけ　豊隆
肥厚性鼻炎　巨髎　足三里
髀骨神経痛　犢鼻　足三里　上巨虚　条口　下巨虚　解渓　衝陽　陥谷　内庭　厲兌
尾骨疼痛　解渓
膝から足の厥冷　陰市
鼻出血　巨髎　犢鼻　足三里　内庭　厲兌
ヒステリー　足三里　豊隆　解渓　衝陽　内庭　厲兌
髀側大腿皮神経痛　髀関
額の痛み　陥谷
泌尿器疾患　天枢　大巨　水道
腓腹筋痙攣　乳根　条口
皮膚の痛み　屋翳
ヒポコンデリー　足三里
百日咳　水突　気戸
貧血　人迎　足三里

風眼　頭維
不感症　伏兎
副睾丸炎　外陵　水道　気衝
腹水　太乙　滑肉門　気衝　陰市　足三里　陥谷　厲兌
腹中の腫瘍　天枢
腹直筋痙攣　不容　承満　梁門　関門　太乙　外陵　大巨　帰来　気衝　髀関　梁丘　足三里　陥谷　厲兌
腹痛　承満　梁門　関門　外陵　気衝　髀関　伏兎　陰市　梁丘　足三里　条口　衝陽　陥谷　内庭
副鼻腔炎　四白　巨髎　足三里　解渓
腹部硬結　梁門
腹部膨満感　不容　承満　関門　天枢　外陵　大巨　伏兎　陰市　足三里　上巨虚　解渓　衝陽　内庭　厲兌
腹膜炎　承満　大巨　気衝　髀関　足三里　厲兌
婦人科でむかむか　頭維
婦人下腹の脹痛　水道
婦人心痛　豊隆
婦人病　天枢　帰来　伏兎　足三里
不妊症　天枢　大巨　水道　帰来　気衝
不眠症　大巨　足三里　衝陽
臍より上の病症　滑肉門
偏頭痛　頭維
扁桃炎　大迎　人迎　水突　気舎　欠盆　気戸　滑肉門　足三里　条口　下巨虚　厲兌
便秘　関門　太乙　滑肉門　天枢　外陵　大巨　水道　帰来　足三里　上巨虚　豊隆　解渓
膀胱炎　大巨　水道　帰来　気衝
膀胱の病　水道　帰来
膀胱麻痺　水道

歩行困難　上巨虚　下巨虚
頬の腫れ　地倉　大迎　頬車
慢性気管支炎　上巨虚
眉間の痛み　解渓
耳鳴り　承泣　下関　滑肉門　足三里
耳の痛み　下関　解渓
耳の疾患　地倉　頬車　承満
虫歯の痛み　大迎
鞭打ち症　巨髎　大迎　頬車　水突
胸や季肋部の詰まり　気戸
眼の痛み　承泣　四白　頭維
眼の痒み　承泣　四白
眼の疾患　承泣　四白　巨髎　地倉　足三里
眼の充血　承泣　四白　大迎　頭維　欠盆　庫房　解渓　衝陽　陥谷
眼の腫れ　承泣　解渓　陥谷
目眩・眩暈　四白　下関　頭維　人迎　足三里　豊隆　解渓
妄想して笑う　足三里
毛髪焦がれ脱肉　下巨虚
夜盲症　承泣
憂鬱症　足三里
輸卵管炎　気衝
腰脚から伏兎の痛み　陰市
腰脚から伏兎の冷え　陰市
腰脚から伏兎の麻痺　陰市
腰神経痙攣　髀関
腰神経痛　髀関
腰椎神経痛　髀関
腰痛　天枢　外陵　大巨　気衝　髀関　伏兎　陰市　梁丘　足三里　上巨虚
腰背から睾丸痛　下巨虚
腰腹から陰中に引痛　水道

腰部下腹部痛　帰来　気衝
腰部の脹れと痛み　水道
腰部の冷え　陰市
よく笑う　豊隆
涎が止まらない　地倉
ラッパ管炎　水道　気衝
卵巣炎　帰来　気衝
リウマチ　下巨虚　解渓
緑内障　巨髎
淋疾　外陵　大巨　帰来　髀関　陥谷　内庭
涙液過多　承泣　頭維
羸痩　足三里
レイノー病　気衝
肋間神経痛　欠盆　気戸　庫房　屋翳　膺窓　乳根　不容　承満　外陵　下巨虚　豊隆
ワゴトニー　人迎

脾経

あくび多し　漏谷
悪夢　隠白　商丘
足静脈瘤　箕門
足萎え痺痛　三陰交
胃アトニー　商丘
胃炎　隠白　地機　腹哀
胃潰瘍　公孫　漏谷　地機
胃拡張　漏谷
胃下垂　商丘　腹哀
胃カタル　隠白
胃痛　公孫
息切れ　公孫
胃痙攣　隠白　大都　太白　漏谷　地機　衝門

府舎　腹結　腹哀
胃酸過多症　三陰交　漏谷　地機
胃弱　腹哀
痿証　太白
胃腸炎　三陰交
胃腸カタル　太白　公孫　地機　陰陵泉　箕門　大横
胃腸疾患　太白　漏谷　地機　陰陵泉　衝門　腹哀
胃腸弱く身体が怠い　商丘
胃痛　大都　太白　公孫　商丘　地機　腹哀
胃部筋縮　大包
陰茎痛　三陰交　陰陵泉　腹結
咽頭炎　周栄
陰部痛　陰陵泉
インポテンツ　三陰交　漏谷　地機　陰陵泉　箕門　腹結
飢えて食を欲せず　太白
内股炎　地機
内股神経痛　商丘
内股の冷感　地機　陰陵泉
うつ病で精神錯乱　隠白　商丘
嚥下困難　食竇　胸郷　周栄
黄疸　隠白　商丘　陰陵泉　腹結
嘔吐　隠白　大都　太白　公孫　商丘　地機　陰陵泉　府舎　食竇
嘔吐下痢症　太白　公孫　三陰交　陰陵泉　府舎
大きなため息が多い　商丘
悪寒　太白
瘀血症　血海
外踝痛　商丘
咳嗽　商丘　腹結　食竇　天渓　胸郷　周栄
潰瘍性大腸炎　腹哀

下肢外側疼痛　大包
下肢倦怠感　隠白　大都　太白
下肢内側疼痛　商丘　三陰交　地機　衝門　府舎
下肢の諸疾患　隠白
下肢の疼痛　太白　商丘　三陰交　漏谷　地機　陰陵泉
下肢の冷え　隠白　三陰交　漏谷　箕門
下肢の麻痺　太白　三陰交　漏谷　地機
下肢浮腫　公孫　三陰交　地機
臥すことを好む　商丘
臥すと喘息　陰陵泉
カタル性肺炎　食竇　天渓
脚気　太白　公孫　三陰交　漏谷　地機　陰陵泉　箕門
脚気衝心　腹結
下腹から性器に引痛　三陰交　衝門　府舎　腹結
下腹部が硬い　血海
下腹部痙攣　公孫
下腹部厥冷　三陰交　陰陵泉
下腹部痛　太白　三陰交　漏谷　陰陵泉　衝門
下腹部の腫塊　三陰交　府舎　大横
下腹部膨満　陰陵泉
肝炎　三陰交　漏谷　地機　食竇
間歇性跛行症　衝門
間歇熱　公孫
関節炎　太白
関節疼痛　大都
関節リウマチ　大都　太白
肝臓疾患　隠白　腹結　腹哀
寒熱往来　府舎　公孫
感冒　公孫　大横

感冒性胸膜不全症　公孫　大都
顔面の疾患　公孫
顔面の充血　公孫
顔面浮腫　公孫　商丘　腹哀
気管支炎　胸郷　周栄　大包
気管支カタル　食竇　天渓　周栄　大包
気分がすぐれない　商丘
胸脇が張って痛む　太白　周栄
胸脇苦満　食竇　大包
胸脇支満　天渓
胸筋リウマチ　食竇　周栄　大包
狂状　隠白
狭心症　箕門　大包
胸水　食竇
胸痛　隠白　太白　天渓
脇内苦悶　胸郷
胸背痙攣　胸郷
胸背の引きつり痛み　胸郷
胸部・脇の脹痛　胸郷
胸膜炎　隠白　大都　商丘　陰陵泉　食竇　天渓　胸郷　周栄　大包
胸満　隠白
虚すれば鼓脹　公孫
虚すれば百節尽く緩　大包
季肋痛　周栄
筋肉痛　太白　漏谷　地機
筋肉を犯す疾病　大横
くしゃみ　陰陵泉
クローン病　腹哀
下血　公孫
下焦の病　箕門
月経異常　血海

月経過多　隠白　三陰交
月経前後の不調　三陰交
月経痛　地機　血海　大横
月経不順　隠白　三陰交　地機　血海
月経閉止　三陰交　血海
血尿　隠白　血海
げっぷ　食竇
血便　隠白
下痢　隠白　太白　公孫　商丘　三陰交　地機
　陰陵泉　衝門　府舎　腹結　大横　腹哀
倦怠感　太白　商丘
睾丸炎　血海　箕門　衝門　府舎
睾丸の萎縮　三陰交
睾丸肥大　漏谷
高血圧症　公孫　三陰交
交接過度　三陰交
口内炎　周栄
高熱　府舎
更年期障害　三陰交　血海
呼吸器疾患　食竇　天渓
呼吸困難　大包
呼吸促迫　陰陵泉
腰の痙攣　地機
五十肩　胸郷　周栄
股神経痛　箕門　衝門
骨膜炎　大都　太白　商丘
逆子　三陰交　衝門
産後悪露尽きず　三陰交
産後悪露不行　三陰交
産後の諸疾患　三陰交
産後の眩暈　三陰交
耳下腺炎　隠白
子宮位置異常　衝門

子宮炎　箕門　府舎
子宮筋腫　血海
子宮痙攣　隠白　衝門
子宮疾患　隠白
子宮充血　三陰交　地機　血海
子宮出血　三陰交　血海　衝門
子宮脱　三陰交
子宮内膜症　三陰交　陰陵泉　血海
子宮肥大症　血海
四肢厥冷　三陰交　衝門
四肢倦怠感　三陰交
痔疾　商丘　箕門　府舎
四肢端冷　隠白
四肢の痙攣　大横
四肢の浮腫　大都　商丘
四肢無力　大包
歯痛　陰陵泉
痔痛　衝門
膝関節炎　陰陵泉　血海
膝関節痛　漏谷　地機　陰陵泉
膝関節内側痛　三陰交　血海
膝関節リウマチ　陰陵泉　血海
湿気下し　三陰交
湿疹　三陰交　血海
実すれば腸中切痛　公孫
実すれば身尽く痛む　大包
失精　漏谷
ジフテリア　公孫　衝門　大横
しゃっくり　太白　天渓
十二指腸潰瘍　腹哀
酒客譫語　衝門
出血　漏谷
消化器疾患　公孫　陰陵泉　腹結　大横　腹哀

消化器疾患の痛み　隠白
　消化不良　大都　太白　公孫　商丘　三陰交　漏谷
　　地機　陰陵泉　腹結　腹哀　大包
小児の引きつけ　隠白　大都　商丘
小児の夜泣き　隠白
小児麻痺　商丘
小児夜尿症　三陰交　箕門
上腹部激痛　隠白
小便の渋り　血海
小便頻数　三陰交　陰陵泉　血海　箕門
小便不利　三陰交　地機　陰陵泉
小便閉　地機　箕門
食傷　陰陵泉
食道拡張　食竇
食道憩室炎　食竇
食道痙攣　食竇
食欲不振　隠白　太白　公孫　三陰交　地機
　陰陵泉　腹哀
女性の下腹部痛　隠白
痔瘻　太白
腎盂炎　大横
腎炎　三陰交　大横
心窩部がぞくぞくする　隠白
心窩部痛　隠白　大都
神経衰弱　隠白　商丘　漏谷
神経性皮膚炎　三陰交
心下苦悶　大横
腎疾患　三陰交
人事不省　隠白　血海
心臓炎　太白　公孫
心臓病　太白　公孫　商丘　腹結　食竇　天渓
　胸郷　大包
心痛　隠白　大都　腹結

心内膜炎　大都

心腹脹満　三陰交

蕁麻疹　三陰交　血海

衰弱　公孫

水腫　公孫　三陰交　地機　陰陵泉　食竇

水分の摂りすぎ　公孫

髄膜炎　商丘

頭痛　公孫

精液欠乏　地機

精系炎　衝門

精系神経痛　陰陵泉　衝門

精系淋病　衝門

生殖器疾患　三陰交　陰陵泉　血海　箕門　衝門　府舎

精神興奮して逆上　隠白

精神錯乱　公孫

精神病　太白

精力減退　地機

咳　隠白　太白　商丘

脊髄炎　商丘

赤白帯下　三陰交

摂護腺炎　衝門

舌本強ばり　商丘

全身倦怠　大都　公孫　商丘

全身の掻痒感　血海

全身の疼痛　大包

喘息　隠白　商丘　陰陵泉　箕門　食竇　天渓　胸郷　周栄　大包

前立腺肥大　地機

早漏　三陰交　地機

足関節炎　商丘　三陰交

足関節捻挫　商丘

足関節リウマチ　商丘

側胸部疼痛　公孫

足蹠痛　公孫

足背痛　商丘

鼠径炎　箕門

鼠径部腫痛　箕門

鼠径ヘルニア　商丘　地機　箕門　衝門

鼠径リンパ腺炎　箕門

帯下　三陰交　漏谷　血海

体重節痛　太白

大腿神経痛　地機

大腿部内側疼痛　箕門

大腸炎　地機

大腸カタル　府舎

胎動不安　衝門

多汗症　大横

脱肛　公孫　商丘

脱疽　箕門

食べても痩せる病　漏谷

多夢　隠白

胆虚　三陰交

胆疾患　隠白　地機　腹結　腹哀　食竇

胆石疝痛　隠白　地機　腹哀

膣炎　商丘　陰陵泉　血海　衝門　府舎

虫垂炎　府舎　腹結

中毒症　府舎

腸カタル　隠白　地機　府舎

腸寄生虫　大横

腸痙攣　衝門　府舎

腸骨下腹神経痛　腹結

腸出血　太白　公孫　腹哀

腸神経痛　太白　三陰交　陰陵泉

腸疝痛　太白　公孫　商丘　三陰交　漏谷　地機　陰陵泉　衝門　府舎　腹結　大横

腸チフス　大都

腸チフスの四肢厥冷　大都

腸の疾患　腹結

腸鳴　太白　公孫　商丘　漏谷　地機

腸鳴腹脹　三陰交

痛風　大都　太白

痛痒感の喪失　漏谷

悪阻　腹結

手足厥冷　大都　三陰交

手足の病　大横

癲癇　公孫

動悸　公孫

糖尿病　隠白　大都　太白　公孫　漏谷　地機　陰陵泉

吐逆　大都

吐血　隠白　地機

内踝痛　商丘

内臓の働きが悪い　地機

涙が出やすい　陰陵泉

難産　三陰交

乳汁分泌不足　衝門　天渓

乳腺炎　食竇　天渓　胸郷　周栄

尿失禁　陰陵泉

尿道炎　三陰交

尿利減少　大包

尿路結石　太白

妊娠中の健康灸　三陰交

妊娠中の子宮出血　衝門

熱病で無汗　大都

捻挫　商丘

ノイローゼ　隠白　漏谷
脳充血　公孫
脳の疾患　公孫
のぼせ　大横　天渓　血海　陰陵泉
肺炎　胸郷　周栄　大包
肺結核　商丘　胸郷　大包
肺充血　食竇　天渓　胸郷
排尿困難　三陰交　漏谷　陰陵泉　箕門　衝門
肺脾の脈虚　商丘
吐き気　公孫　陰陵泉
発狂　公孫
発熱　公孫　商丘
鼻水　陰陵泉
腹が冷えて下痢　大横
煩心失眠　公孫
半身不随　漏谷
脾胃虚弱　商丘　三陰交
冷え症　三陰交
脾気失調すれば厥気　公孫
脾実　商丘
脾腫　府舎
鼻出血　隠白
ヒステリー　商丘　漏谷　衝門　大横
泌尿器疾患　陰陵泉
皮膚の色白く乾き咳　商丘
脾脈逆すれば霍乱　公孫
貧血　隠白
伏臥不能　胸郷
副睾丸炎　衝門
腹水　隠白　商丘　地機　箕門　衝門　府舎　大横
腹中の寒　陰陵泉
腹直筋痙攣　大都　地機　箕門　衝門　府舎　腹結　大横

腹痛　大都　太白　公孫　商丘　漏谷　地機　血海　箕門　衝門　府舎　腹結　腹哀　大包
腹部の瘀血　漏谷
腹部の冷え　衝門　腹結
腹部膨満　隠白　大都　太白　公孫　商丘　三陰交　漏谷　地機　陰陵泉　血海　衝門
腹膜炎　隠白　太白　陰陵泉　血海　衝門　腹結　大横
浮腫　陰陵泉
婦人下腹部腫塊　地機
婦人更年期の高血圧　陰陵泉
婦人病　商丘　漏谷　陰陵泉　血海　箕門
不正出血　隠白　血海
不妊症　三陰交　血海　衝門
不眠症　隠白　太白　三陰交　胸郷
閉経　三陰交　血海
閉鎖神経痛　箕門
臍の痛み　陰陵泉　腹結　腹哀
便秘　大都　太白　公孫　商丘　衝門　府舎　腹結　大横　腹哀
膀胱炎　三陰交
膀胱麻痺　大包
母趾麻痺　太白　公孫
慢性胃腸病　公孫　三陰交
慢性膵炎　地機
未消化下痢　三陰交
夢精　三陰交
胸がドキドキする　大都
目眩・眩暈・血暈　大都　三陰交
憂鬱症　大横
腰痛　大都　太白　地機　陰陵泉　箕門　衝門
腰腹神経痛　大都　太白　衝門
腰部厥冷　衝門

よく悲しむ　隠白
よく笑う　商丘
横になりたがる　公孫
横になれない　大都
卵巣炎　府舎
リウマチ　漏谷　地機
緑内障　血海
淋疾　三陰交　漏谷　血海　箕門
羸痩　三陰交
冷感症　三陰交
レイノー病　箕門
漏血不止　三陰交
肋間神経痛　箕門　食竇　天渓　胸郷　周栄

心経

あくび多し　通里
息切れ　少海
胃痙攣　少府
痛みを下げる　少海
胃腸の衰え　神門
遺尿　通里　少府　少衝
胃の疾患　神門
胃の出血　陰郄
咽喉カタル　神門　少衝
咽喉腫痛　霊道　神門
陰部掻痒症　少府
陰部痛　少府
陰部の病　少府
うつ病で精神錯乱　少海　神門　少衝
腋窩腺炎　少海
腋窩部の痛み　少海

腋臭　極泉
横隔膜炎症　少海
嘔血　神門
黄疸　青霊　神門　少府　少衝
嘔吐　霊道　神門
悪寒　青霊　少海　陰郄　神門
おくび　神門
驚き恐れる　陰郄
驚き心悸する　神門
肩腕上肢の内側後痛　通里
肩痛　青霊
喀血　神門
悲しみ恐れ驚き　少府
悲しみ恐れやすい　霊道　通里
悲しみやすい　少衝
乾嘔　極泉　霊道
間歇熱　神門　少府
寒熱往来　少衝
感冒　通里
顔面熱有りて無汗　通里
気管支炎　通里
吃音　神門
気付け　少衝
胸脇の痛み　少衝
狭心症　陰郄　神門　少衝
胸痛　少海　少府　少衝
狂癲病　少海　神門
狂病　神門
胸膜炎　極泉　青霊　少海　少衝
虚すれば不能言　通里
季肋部の疼痛　極泉
筋萎縮　霊道

頸痛　少海
頸部リンパ腺炎　極泉　少海
下焦の病　少府
月経過多　通里　陰郄
肩胛筋痙攣　少海
肩胛上膊の痙攣　青霊
健忘症　少海　神門
項強　少海
項筋収縮し回顧不能　少海
高血圧症　少衝
恍惚　神門
口中熱　少衝
声が出ない　少海　霊道　通里　陰郄　神門
呼吸器疾患　青霊
呼吸困難　極泉　少海
呼吸微弱　少衝
五十肩　極泉　青霊
小指の運動障害　少府
ゴルフ肘　少海
三叉神経痛　少海
子宮出血　通里　陰郄
子宮脱　少府
子宮内膜症　陰郄　神門
四肢厥冷　極泉　少海
四肢の運動障害　極泉
四肢不随　少海
舌が強ばり喋れない　霊道　通里
歯痛　少海
実すれば支膈　通里
尺骨神経痛　極泉　青霊　少海　通里　陰郄　神門　少府
尺骨神経麻痺　霊道　通里　陰郄　神門　少府

手根関節炎　神門　少府
手指の厥冷　少海
手指の麻痺　霊道
手部の神経痛　霊道
上肢が急に引きつる　霊道
上肢が冷えて痛む　極泉
上肢神経痛　少海　神門　少府
上肢内側後部痛　少衝
上肢の痛み　青霊　通里
上肢の痙攣　通里　神門　少衝
上肢の麻痺　少海
掌中熱　神門　少府　少衝
小児の引きつけ　霊道
上膊神経痙攣　青霊　陰郄
上膊神経痛　少府
上膊神経麻痺　青霊　少府
小便閉　少府　少衝
食欲不振　神門
心悸が突き上げる　通里
心悸亢進　極泉　少海　霊道　神門
心胸狭窄痛　霊道
腎虚証の精神異常　少海
心筋梗塞　陰郄　神門
神経症　神門
神経衰弱　極泉　青霊　少海　霊道　神門
神経性心悸亢進症　通里　陰郄　神門　少府　少衝
心経の病で喘咳　霊道
心下の痛み　極泉
人事不省　少衝
心臓炎　極泉　陰郄
心臓衰弱　少海　通里　神門　少府
心臓肥大　少海　神門

心臓病　極泉　青霊　少海　霊道　通里　陰郄
　神門　少府　少衝
心痛　極泉　少海　霊道　陰郄　神門　少衝
心内膜炎　霊道　神門　少衝
身熱　少海
心嚢炎　少衝
心煩　神門
頭痛　青霊　少海　霊道　通里　陰郄　神門　少衝
精神錯乱　神門
精神神経症　青霊　通里　神門
精神病　神門
精神不安　少衝
正中神経痛　極泉
舌骨筋萎縮　霊道
舌骨筋麻痺　霊道　通里　神門
前陰臭　少衝
喘息　神門
前頭神経痛　青霊
前膊痙攣　少海
前膊神経麻痺　神門　少府
足背部痛　霊道
立ちくらみ　霊道
弾発指　少府
膣痙攣　少府
痴呆で悲しみ泣く　神門
肘関節痛　少海　霊道
肘関節リウマチ　少海
中年女性の不安　通里
中風　少府
中風昏睡　少衝
突き目　少府
手の痙攣　少海
手の冷え　極泉

手の震え　少海
癲癇　少海　神門
癲狂病　少海　神門
盗汗　陰郄
動悸　少海　陰郄
糖尿病　少府
吐血　陰郄　神門　少衝
内尺骨筋リウマチ　霊道
尿道炎　少府
尿道麻痺　神門
熱が久しく下がらない　少府
熱病　通里　少衝
熱病後の衰弱　少衝
ノイローゼ　青霊　少海　霊道　通里　陰郄　神門
　少府
膿血便　神門　少衝
脳充血　少衝
脳貧血　少海　神門
脳貧血にて頭痛　少海
脳貧血にて眩暈　少海
のどの渇き　極泉　神門　少衝
のぼせ　少海　陰郄　神門　少衝
肺炎　通里
肺結核　少衝
排尿困難　少府
発狂　少海
鼻カタル　神門
鼻づまり　神門
鼻の充血　少海
半身不随　少府
煩満　少衝
冷えのぼせ　陰郄
悲観する症　通里

肥厚性鼻炎　少海
膝の厥冷　少府
鼻出血　陰郄　神門
ヒステリー　極泉　霊道　通里　陰郄　神門　少府
　少衝
臂肘神経痛　霊道
臂肘部の痙攣　少海
肥満症　少海
頻脈　霊道
副鼻腔炎　少海
婦人科疾患　少府
不正出血　少府
不整脈　少府
不眠症　神門
分裂病　神門
扁桃炎　霊道　通里　陰郄　神門
便秘　神門
膀胱麻痺　少府
耳鳴り　少海
胸苦しい　陰郄　少衝
胸騒ぎ　霊道
胸の圧迫感　極泉
眼の疾患　少府
眼の充血　少海　通里　少府
眼の内眥充血　霊道
目眩・眩暈・血暈　少海　霊道　通里　陰郄　神門
面疔　神門
野球肘　少海
憂鬱症　極泉　通里
瘍　少府
よく笑う　霊道　少府
肋間神経痛　極泉　青霊　少海　霊道　少衝
脇の痛み　青霊　少海　神門

腕関節炎　霊道　神門
腕関節リウマチ　神門

小腸経

イボ　陽谷　支正
咽喉炎　天容　天宗
咽喉腫痛　前谷　天窓　天容
咽喉痛　少沢　前谷　秉風　天窓
咽頭炎　天容
うつ病　後渓　小海
うつ病で精神錯乱　前谷　陽谷　支正　天窓
腋下腺炎　小海
黄疸　腕骨　小海　顴髎
驚きやすい　支正
外耳炎　聴宮
疥癬　養老
疥瘡　後渓　陽谷
咳嗽　少沢　前谷　後渓　陽谷　支正　天宗　秉風
　曲垣　肩外兪　肩中兪
外聴道炎　聴宮
下顎の腫痛　天宗
顎関節症　聴宮
喀痰　肩外兪　肩中兪
角膜炎　後渓　陽谷
角膜白翳　少沢　後渓　腕骨
下肢外側痛　臑兪
かすみ目　顴髎
肩こり　天宗　秉風　曲垣　肩外兪　肩中兪
肩痛　養老　小海　肩貞　臑兪　天宗
肩の腫れ　臑兪
肩や上腕の神経痛　養老　秉風
肩や手が痛む病　秉風
肩や手の運動麻痺　秉風
肩より頸部に引痛　天窓
脚気　前谷
喀血　肩中兪
悲しみ憂う　支正
化膿性皮膚炎　養老　支正
下腹部の痛み　小海
身体の外側痛　臑兪
乾嘔して唾液が溜る　天容
間歇熱　少沢　前谷　後渓　腕骨
眼瞼炎　養老
眼瞼の引きつり　顴髎
眼瞼部のびらん　後渓
眼精疲労　養老　肩外兪
肝臓病　天宗　肩外兪
肝胆の痛み　天宗
頷痛　肩貞
寒熱往来　少沢　前谷　後渓　腕骨　肩外兪
感冒　少沢　前谷　後渓　腕骨　支正
顔面神経痙攣　顴髎
顔面神経麻痺　天窓　天容　顴髎　聴宮
顔面の充血　支正　顴髎
顔面の腫れ物　天宗
顔面浮腫　小海
寒冷に遇うと涙出る　腕骨
記憶力減退　聴宮
気管支炎　肩外兪　肩中兪
胸鎖乳突筋の凝り　天窓　天容
狂状　小海　天窓
狭心症　少沢　天宗
胸痛　少沢　天宗
脇内煩熱　小海
胸背神経痙攣　天容
胸部疾患　天宗
胸膜炎　小海　天宗　秉風　曲垣　肩外兪　肩中兪
　天窓　天容
筋の萎縮　肩外兪
口が開けられない　天窓　天容　聴宮
口が苦い　少沢
唇の腫れ　顴髎
首が回らない　天容
頸肩腕症候群　前谷　後渓　陽谷　養老　支正
　小海　肩貞　秉風　肩外兪　肩中兪
　天窓　天容
頸・項・顎関節の腫脹　腕骨
頸項頷肩の痛み腫れ　小海
頸項痛　少沢　支正　小海　天容
頸項部攣急　少沢　肩外兪　肩中兪　天窓
頸項部腫瘍　天容
頸椎症　天宗
頸痛　後渓　秉風　曲垣　肩外兪
頸部頷関節の腫脹　陽谷
頸部強直　後渓
頸部痙攣　天窓
頸部肩甲部疼痛　臑兪　天宗　秉風　曲垣　天窓
　天容
頸部疼痛　前谷　顴髎
頸部蜂窩織炎　秉風
頸部リンパ腺炎　肩貞　天容
血痰　肩中兪
欠盆中の痛み　肩貞
結膜炎　前谷　養老

厥冷　肩外兪
肩関節炎　肩貞
肩関節痛　肩貞　臑兪
肩甲関節炎　肩貞　臑兪
肩甲関節リウマチ　養老　肩貞
肩甲筋萎縮　曲垣
肩甲部痙攣　小海　秉風　曲垣　肩外兪　天窓
肩甲部疼痛　養老　小海　肩貞　天宗　秉風　曲垣
　肩外兪
肩甲部麻痺　養老　臑兪　天宗　秉風　曲垣
　肩外兪
言語不能　天窓　天容
肩背痛　後渓　肩外兪　肩外兪
健忘　支正
口渇　少沢
項強　腕骨　支正　肩中兪
口筋萎縮　顴髎
後頚部痛　前谷　小海
高血圧症　腕骨　陽谷　支正　肩貞　臑兪　秉風
　肩外兪　肩中兪
高血圧の予防　天宗
甲状腺腫　天窓　天容
項痛　支正　天容
後頭神経痛　臑兪　曲垣
後頭部が重い　少沢
項頭部の凝り　後渓　臑兪　曲垣
口内炎　陽谷
口熱　少沢
更年期障害　天宗
項の腫れ　陽谷
呼吸器疾患　少沢　肩中兪　天容
呼吸困難　腕骨　小海　天容
五指の痛み　後渓

五指の痙攣　後渓
五十肩　前谷　後渓　養老　支正　小海　肩貞
　臑兪　天宗　秉風　曲垣　肩中兪
小指が動かない　養老
逆まつげ　少沢
坐骨神経痛　後渓　臑兪
三叉神経痛　天窓　天容　顴髎　聴宮
耳下腺炎　前谷　陽谷　天窓　天容　聴宮
歯齦炎　陽谷　小海　天容
四肢疼痛　支正
四肢の痙攣　腕骨
四肢の痺れ　肩貞
四肢の神経麻痺　肩貞
四肢無力症　支正
舌の強ばり　少沢
歯痛　腕骨　小海　秉風　肩外兪　肩中兪　天窓
　天容　顴髎　聴宮
弱視　後渓　養老　肩中兪
斜頸　天窓
しゃっくり　前谷
尺骨神経痛　前谷　後渓　腕骨　陽谷　養老　支正
　小海　天宗　曲垣
尺骨神経麻痺　少沢　前谷　腕骨　陽谷　養老
　支正　小海　曲垣
重舌　天容
手根関節リウマチ　腕骨　養老
手指の痛み　支正
上肢外側部痛　陽谷
上肢挙上不能　秉風　曲垣　肩外兪
上肢後外側部痛　少沢
上肢神経痛　養老　肩貞　天宗　秉風　曲垣
　肩外兪　肩中兪　天窓
上肢神経麻痺　養老　肩貞　臑兪　秉風　肩中兪

上肢帯外側後部痛　小海
上肢帯の怠さや痛み　臑兪　秉風
上肢内側痛　肩貞
上肢の痛み　前谷　腕骨　肩貞　臑兪　天宗　曲垣
　肩外兪
上肢のリウマチ　臑兪　秉風　曲垣
小児かんむし　前谷
小児の引きつけ　少沢　前谷　腕骨　陽谷
上膊痙攣　後渓　養老
上膊神経痛　支正　肩貞　臑兪　秉風
上膊麻痺　肩貞　肩外兪
上腕外側部疼痛　天宗
上腕神経痛　養老　小海　臑兪　天宗
上腕部疼痛　曲垣
書痙　腕骨　支正
視力欠乏　養老　肩外兪　肩中兪　聴宮
心悸亢進　少沢
腎虚の下痢　曲垣
神経衰弱　支正
人事不省　少沢
心臓衰弱　少沢
心臓肥大　少沢
心臓病　少沢　小海　天宗　秉風　肩外兪
心臓部疼痛　天宗
頭項痛　前谷
頭項の腫瘍　天容
頭重　臑兪　天宗
頭痛　少沢　前谷　後渓　腕骨　陽谷　養老　支正
　小海　肩貞　天宗　秉風　曲垣　肩中兪
　天窓　天容　聴宮
精神病　後渓　小海
脊柱強直　後渓
舌強で乳食不能　陽谷

背中や上肢帯の痛み　養老
喘息　肩外兪　肩中兪　天窓
前膊神経痙攣　後渓　養老　支正　小海
前膊神経痛　少沢　前谷　陽谷　小海
前膊疼痛　養老
前膊麻痺　腕骨　養老
僧帽筋炎　臑兪　天宗
僧帽筋収縮回顧不能　後渓
側頸痛　天窓
肘関節炎　肩貞
肘関節痙攣　前谷　後渓　支正
肘関節痛　腕骨　小海
肘関節リウマチ　小海
中耳炎　天窓　聴宮
虫垂炎　支正
聴覚器麻痺　聴宮
腸出血　後渓
腸疝痛　小海
突き目　小海
癲癇　前谷　後渓　陽谷　小海
癲狂　前谷　陽谷　支正
盗汗　後渓
頭頂部の痛み　後渓
糖尿病　腕骨　支正
頭部の充血　少沢
頭部の熱　少沢　前谷　支正
頭部の病　少沢
吐血　前谷
吐舌　陽谷
突発性難聴　聴宮
内臓の諸熱　後渓
涙が出やすい　腕骨　肩外兪　聴宮

難聴　少沢　前谷　後渓　陽谷　小海　肩貞　天窓
天容　聴宮
日射病　少沢
乳汁不足　少沢　前谷　肩貞　天宗
乳腺炎　少沢　天宗
寝違い　少沢　後渓　小海　肩中兪　天窓　天容
熱による発疹　支正
熱病　少沢　前谷　後渓　腕骨　陽谷　支正
熱病後の余熱　肩貞
ノイローゼ　支正　小海
脳溢血　少沢
脳充血　養老　支正　肩貞　天容
脳の疾患　支正
咽が詰まった感じ　天容
のぼせ　少沢　陽谷　肩中兪
肺炎　後渓　秉風　曲垣　肩外兪　天窓
肺結核　小海
破傷風　聴宮
バセドー病　天容
鼻づまり　前谷
鼻の疾患　前谷
半身不随　少沢　腕骨　臑兪　天宗　秉風　曲垣
肩外兪　天窓
鼻炎　前谷　顴髎
肘の屈伸不能　支正
鼻出血　後渓
ヒステリー　支正
皮膚過敏掻痒症　天窓
皮膚病　後渓
腹直筋痙攣　腕骨
副鼻腔炎　小海　肩中兪　顴髎
腹膜炎　肩外兪

舞踏病　小海
不眠症　腕骨　支正
偏頭痛　肩外兪　天窓　天容
扁桃炎　少沢　前谷　小海　肩中兪　天窓　天容
頬の腫れ　前谷　小海　天宗　天窓　天容
マラリア　前谷
耳周辺の熱　腕骨
耳汁　陽谷　肩貞　天窓
耳鳴り　少沢　前谷　後渓　腕骨　陽谷　養老
小海　肩貞　天窓　天容　聴宮
耳の痛み　天窓
耳の疾患　養老　天窓　天容　聴宮
鞭打ち症　後渓　肩外兪　肩中兪　天窓
胸苦しい　少沢　小海
眼の痛み　前谷　腕骨　陽谷
眼の下の腫れ　顴髎
眼の疾患　少沢　前谷
眼の充血　少沢　後渓　養老　支正　肩中兪　顴髎
聴宮
眼の腫れ　陽谷
目眩・眩暈・血暈　少沢　後渓　陽谷　養老　支正
小海　聴宮
面疔　養老　支正
妄言　陽谷
指関節炎　腕骨
指の痛み　支正
瘍腫　小海
腰痛　後渓　養老
翼状片　前谷
よく笑う　支正
涎が出やすい　少沢
卵巣欠落症状　天宗

リウマチ熱　後渓

涙管漏　腕骨

肋間神経痛　腕骨　陽谷　小海　肩貞　天宗　秉風
曲垣　肩外俞　天窓　天容

脇痛　腕骨　陽谷

腕関節炎　腕骨　養老

腕関節痛　陽谷

腕関節リウマチ　腕骨　養老

膀胱経

アキレス腱炎　崑崙　僕参

あくび多し　心俞　脾俞　神堂

足五指屈伸不能　飛揚

足の感覚障害　天柱　跗陽

足の痙攣　京骨

足の脱力感　飛揚　申脈

足の冷え　志室　申脈　至陰

頭の熱感　五処

胃アトニー　心俞　膈俞　脾俞　胃俞

胃炎　心俞　膈俞　胆俞　脾俞　胃俞　肓門　胞肓
足通谷

胃潰瘍　膈俞　脾俞　胃俞　意舎　胃倉　胞肓

胃拡張　肝俞　脾俞　胃俞

胃下垂　心俞　膈俞　胆俞　脾俞　膈関

胃カタル　膈俞　肝俞　脾俞　胃俞　膏肓　意舎
肓門

怒りやすい　肝俞

胃癌　膈俞　胃俞　膈関

息切れ　心俞

胃痙攣　肝俞　胆俞　脾俞　胃俞　三焦俞　魂門
陽綱　意舎　胃倉　肓門　志室

胃酸過多症　膈俞　胃俞　膏肓

胃弱　肝俞　意舎

胃十二指腸疾患　肓門

萎縮腎　腎俞　大腸俞

胃出血　膈俞　肝俞

胃神経症　膈俞

遺精　腎俞　小腸俞　膀胱俞　白環俞　上髎　下髎
承扶　膏肓　至陰

胃腸炎　脾俞　胃俞　意舎

胃腸疾患　脾俞　胃俞　三焦俞　大腸俞　膏肓
魂門　陽綱　肓門　志室

胃腸の痛み　肓門

胃痛　膈俞　肝俞　脾俞　胃俞　胃倉　申脈　金門

胃内停水　脾俞　胃俞　足通谷

胃熱のため多食　肝俞

胃の疾患　天柱　肺俞　心俞　膈俞　肝俞　脾俞
胃俞　膏肓　膈関　意舎　胃倉　肓門
足通谷

胃部膨満感　膈俞　神堂　胃倉　足通谷

胃噴門部の病　膈関

陰器痛　次髎

陰虚内熱の潮熱　肺俞

咽喉炎　天柱　大杼　肺俞　胆俞

咽喉腫痛　天柱　大杼　胆俞

咽頭炎　大杼　風門

陰嚢萎縮　足通谷

陰嚢腫痛　胞肓

陰嚢偏大　合陽

陰部腫脹　胞肓　崑崙

陰部掻痒症　膀胱俞

陰部痛　志室　秩辺　飛揚

陰部の汗　会陽

陰部の諸瘡　膀胱俞　志室

インポテンツ　腎俞　上髎　下髎　会陽　志室
胞肓　足通谷

陰門腫痛　志室　崑崙

うつ病で精神錯乱　絡却　心俞　肝俞　飛揚　申脈
束骨　足通谷

癭瘤　通天

腋窩腺炎　胆俞

腋下のリンパ腺炎　胆俞

嚥下困難　心俞　胆俞　膈関　魂門　陽綱　意舎

黄疸　肺俞　膈俞　肝俞　胆俞　脾俞　膈関　魂門
陽綱　意舎　束骨

嘔吐　承光　玉枕　肺俞　厥陰俞　心俞　膈俞
胆俞　脾俞　胃俞　三焦俞　腎俞　上髎
魄戸　膏肓　譩譆　膈関　意舎　胃倉　肓門

嘔吐下痢症　胃俞　浮郄　委中　承筋　承山　跗陽
僕参　申脈　金門

悪寒戦慄　神堂　膈関

悪寒発熱　大杼

驚くと動悸　心俞

悪風寒　玉枕

外踝の炎症腫痛　跗陽　申脈　金門

咳逆　厥陰俞　膏肓

咳嗽　大杼　風門　肺俞　厥陰俞　心俞　膈俞
魄戸　膏肓　神堂

蛔虫による腹痛　陽綱

潰瘍性大腸炎　小腸俞

角膜炎　京骨

角膜実質炎　攅竹　譩譆

角膜白翳　睛明　攅竹　承光　京骨　至陰

下肢外側神経麻痺　浮郄

下肢外側痛　申脈

下肢が萎えて弱い　僕参　申脈

下肢後側疼痛　浮郄　束骨

下肢疾患のすべて　大腸兪　小腸兪　膀胱兪　次髎
　殷門　合陽　承筋　金門
下肢内側疼痛　会陽
下肢の痙攣　胆兪　胞肓　承山
下肢の倦怠感　承筋　承山　飛揚　跗陽
下肢の痺れ痛み　委中　秩辺　申脈　金門
下肢の腫痛　承山　飛揚　跗陽
下肢の神経痛　胆兪　大腸兪　殷門　陽綱　意舎
　肓門　跗陽　申脈　金門
下肢の疼痛　委中　志室　胞肓　合陽　飛揚　跗陽
　束骨
下肢の麻痺　次髎　承扶　殷門　浮郄　委陽　委中
　合陽　承山　飛揚　跗陽
下肢痩せて脱力　委中　秩辺
下肢冷感　膀胱兪　上髎　次髎　中髎　下髎　承扶
　申脈
かすみ目　五処　委中　足通谷
風邪　風門　附分　至陰
風に当ると涙出る　睛明　攅竹
下腿の引痛　委陽　合陽　承筋
肩こり　風門　厥陰兪　大腸兪　委中　附分　膏肓
　譩譆　膈関　魂門　陽綱
肩痛　大杼　神堂
脚気　心兪　脾兪　大腸兪　膀胱兪　中膂兪　殷門
　浮郄　委陽　合陽　承筋　承山　飛揚　崑崙
　僕参　申脈　至陰
喀血　膈兪
化膿性皮膚炎　風門
下半身の神経痛　腎兪
下半身の神経麻痺　腎兪
下腹部から性器痛　小腸兪　中膂兪　白環兪　次髎
　合陽　承山

下腹部痙攣　委陽　合陽
下腹部痛　三焦兪　大腸兪　膀胱兪　中膂兪　次髎
　下髎　胃倉　肓門　申脈　金門
下腹部膨満感　委陽　委中
下腹部冷感　膀胱兪　志室
身体鈍痛　殷門
過労　腎兪　大腸兪　中髎　膏肓　志室
肝炎　肝兪
眼火閃発　肝兪
眼球青黄色　陽綱
間歇熱　大杼　白環兪　上髎　次髎　中髎　譩譆
　飛揚　京骨　束骨　至陰
間歇性跛行症　大腸兪
眼瞼痙攣　睛明　攅竹
寒湿内傷の病　下髎
眼精疲労　睛明　攅竹　曲差
関節リウマチ　脾兪　大腸兪　小腸兪　飛揚
肝臓疾患　膈兪　肝兪　胆兪　膈関　魂門　陽綱
　意舎　胃倉　志室
肝臓肥大　肝兪　脾兪　胃兪
眼底出血　攅竹　天柱　腎兪
眼底動脈硬化　天柱
寒熱往来　腎兪　会陽　委中　譩譆　崑崙
感冒　五処　承光　大杼　風門　委中　譩譆　至陰
顔面神経麻痺　睛明　攅竹　曲差　通天　絡却
　肝兪　魄戸　膏肓
顔面の諸疾患　睛明
気管支炎　大杼　風門　肺兪　厥陰兪　膈兪　肝兪
　膏肓　魄戸　神堂
起坐不能　飛揚　申脈
胸脇苦満　譩譆　魂門　至陰
胸筋リウマチ　譩譆

狂状　五処　心兪
狭心症　天柱　厥陰兪　膈兪
胸中の熱　大杼　風門
胸中の痞え　膈関
胸痛　心兪　神堂　譩譆
狂癇病　攅竹　肝兪　僕参　束骨
胸背痛　風門
胸背部痙攣　肝兪　神堂
胸腹部膨満感　神堂
胸膜炎　大杼　風門　肺兪　厥陰兪　心兪　膈兪
　肝兪　胆兪　腎兪　附分　魄戸　膏肓
　神堂　譩譆　膈関　魂門
　陽綱　意舎　志室
起立性蛋白尿　三焦兪
近視　睛明　攅竹　玉枕
筋の引きつり　肝兪　意舎
くしゃみ　攅竹　風門
口が苦い　胆兪
首が回りにくい　通天　次髎　附分　魄戸　束骨
頸肩の凝り　天柱　魄戸
頸肩腕症候群　天柱　大杼　風門　附分　束骨
頸項の凝り痛み　京骨　束骨
頸項部引痛　附分　魄戸
頸項部痙攣　天柱　大杼　足通谷
頸項部疼痛　膀胱兪　中膂兪　白環兪　委中
　足通谷
脛骨神経痛　崑崙
脛骨神経麻痺　申脈
頸椎症　天柱
頸部諸筋の痙攣　附分
頸部疼痛　絡却　魄戸
頸部リンパ腺炎　肺兪　魄戸

鶏鳴下痢　崑崙
下血　下髎
下焦の病　下髎
血液疾患　膈兪　膈関
血液循環障害　心兪
結核疾患　腎兪
月経痛　腎兪　大腸兪　次髎　承扶　志室
月経調え瘀血排除　小腸兪
月経不順　膈兪　腎兪　小腸兪　白環兪　上髎
　次髎　中髎
血尿　風門　肺兪　腎兪　小腸兪
血病一切　膈兪
ゲップ　肝兪　膈関
血便　脾兪　中膂兪　会陽
結膜炎　睛明　攅竹　心兪　京骨　束骨　至陰
下痢　脾兪　胃兪　三焦兪　腎兪　大腸兪　小腸兪
　膀胱兪　中膂兪　中髎　下髎　会陽　魂門
　陽綱　意舎　肓門　胞肓　束骨
肩甲間部の凝り　神堂
肩甲筋痙攣回顧不能　天柱
肩甲部痙攣　魄戸
肩甲部の怠い痛み　大杼
言語障害　心兪
肩背から腰まで痛む　三焦兪
肩背項頸部凝り痛み　大杼
肩背疼痛　五処　天柱　大杼　肺兪　附分　魄戸
　膏肓　神堂　譩譆　膈関　崑崙　足通谷
肩背の凝り　附分　崑崙
肩背の引きつり　三焦兪　附分　崑崙
肩髆疼痛　神堂
健忘症　心兪　脾兪　膏肓
睾丸炎　上髎　次髎　中髎　胞肓　合陽
口筋萎縮　通天

項筋収縮　大杼　申脈
項頸重痛　通天　魄戸
高血圧症　睛明　攅竹　曲差　通天　天柱　大杼
　心兪　腎兪　膀胱兪　上髎　次髎　委中
　附分　膏肓　神堂　承山　跗陽　崑崙
　僕参　申脈　束骨　足通谷　至陰
虹彩炎　攅竹
甲状腺腫　通天　絡却
甲状腺肥大　大杼
後頭筋痙攣　絡却　天柱
後頭神経痛　曲差　絡却　玉枕　天柱　大杼　束骨
口内炎　肺兪
更年期障害　天柱　膈兪
項の凝り　通天　崑崙
項背筋痙攣　大杼
項部強・痛・引きつり　天柱　大杼　風門　附分
　志室
項部痛　絡却　足通谷
肛門諸筋の炎症　白環兪
肛門諸筋の痙攣　白環兪
肛門諸筋の神経痛　白環兪
肛門痛　白環兪
肛門の病　下髎
股関節炎　承扶　京骨
股関節の痺れ　浮郄
呼吸器疾患　大杼　風門　肺兪　厥陰兪　膈兪
　腎兪　附分　魄戸　膏肓　神堂　譩譆
　膈関
呼吸が浅い　腎兪
呼吸困難　承光　肺兪　肝兪
腰以下の感覚異常　次髎
五十肩　風門　心兪　大腸兪　次髎　附分　膏肓
　神堂　申脈　金門

股神経痛　腎兪　大腸兪　浮郄
骨カリエス　上髎
骨髄神経痛　胆兪
骨盤内臓器の諸疾患　小腸兪　中膂兪　上髎
骨膜炎　肺兪　膈兪　胆兪
逆子　至陰
坐骨神経痛　通天　膈兪　腎兪　大腸兪　小腸兪
　膀胱兪　中膂兪　白環兪　上髎　次髎
　中髎　下髎　会陽　承扶　殷門　浮郄
　委中　魂門　志室　胞肓　秩辺　合陽
　承筋　承山　飛揚　跗陽　崑崙　僕参
　申脈　金門　京骨　束骨　足通谷
　至陰
坐骨神経麻痺　承山　飛揚
産後胞衣下らず　崑崙　至陰
三叉神経痙攣　通天
三叉神経痛　睛明　攅竹　曲差　承光　通天　玉枕
　魄戸　膏肓　跗陽
痔核　下髎　会陽　承筋
自汗　膈兪　委中
色盲　睛明
子宮外膜炎　次髎
子宮潰瘍　上髎　次髎　中髎
子宮下垂　上髎　次髎　中髎
子宮筋腫　上髎　中髎　下髎
子宮痙攣　膀胱兪　申脈
子宮後屈　下髎　会陽　承扶
子宮実質炎　次髎
子宮充血　足通谷
子宮内膜炎　腎兪　小腸兪　膀胱兪　中膂兪　白環兪
　上髎　次髎　下髎　合陽　跗陽
子宮の疾患　大腸兪　小腸兪　膀胱兪　中膂兪
　胞肓　跗陽

子宮付属器炎　腎兪
四肢倦怠感　膈兪
痔疾　絡却　腎兪　大腸兪　小腸兪　膀胱兪
　中膂兪　白環兪　上髎　次髎　中髎　下髎
　会陽　承扶　委中　胞肓　秩辺　合陽　承筋
　承山　飛揚　申脈　束骨
四肢の神経麻痺　白環兪　跗陽
四肢の熱　委中
痔出血　会陽
視神経萎縮　天柱
舌の乾燥　胆兪
歯痛　厥陰兪　小腸兪　附分
膝蓋部麻痺　金門
膝窩筋の痙攣　浮郄　委中
膝窩筋の引きつり　浮郄
膝窩疼痛　委陽
膝関節炎　大杼　大腸兪　小腸兪　膀胱兪　上髎
　浮郄　委陽　委中　僕参　申脈　肝兪
　脾兪　承筋　京骨
膝脚の無力感　膀胱兪
嗜眠　攅竹　脾兪
視野狭窄　攅竹
弱視　攅竹　曲差　天柱　腎兪
積聚　脾兪　三焦兪
しゃっくり　攅竹　厥陰兪　膈兪　膈関
臭覚減退　玉枕　天柱
十二指腸潰瘍　胆兪　脾兪　肓門　意舎　胃倉
十二指腸虫　肝兪　胃兪　膏肓
羞明流涙　承光　風門
手掌の運動機能不全　膈兪　膈関
出血　次髎
消化器疾患　膈兪　脾兪　腎兪　膏肓　意舎

消化不良　胆兪　脾兪　胃兪　三焦兪　腎兪
　小腸兪　膏肓　魂門　陽綱　意舎　肓門
　志室　胞肓　足通谷
踵骨痛　承筋　承山　崑崙　僕参
上肢神経痛　大杼　心兪　附分　魄戸　膏肓　神堂
上肢の痺れ　附分　魄戸
上実下虚の顔面痛　飛揚
小腸カタル　脾兪　浮郄
小腸脹痛　小腸兪
小腸の疾患　胃倉
上殿神経痛　胞肓
小児クル病　肺兪　崑崙　束骨
小児の蛔虫　魂門
小児の結膜炎　睛明
小児の言葉が遅い時　心兪
小児の消化不良　胃倉
小児の心気不足　心兪
小児の癲癇　五処　崑崙　金門
小児の引きつけ　睛明　承山　崑崙　申脈　金門
小児の夜泣き疳虫　金門
小児の緑便　胃兪
小児の羸痩　胃兪
小児麻痺　肝兪　腎兪
小児夜尿症　上髎　次髎　中髎
上膊神経麻痺　神堂
上膊部痙攣　魄戸
上腹部痛　肓門
小便赤い　次髎
小便が赤く渋る　膀胱兪　次髎
小便が黄色　魂門　陽綱
小便が出渋る　小腸兪　志室
小便頻数　天柱　風門　肺兪　腎兪　大腸兪

　小腸兪　膀胱兪　次髎　会陽　委陽
　委中　足通谷
小便不利　小腸兪　上髎　中髎　下髎　至陰
小便閉　小腸兪　白環兪　上髎　次髎　中髎　承扶
　委陽　委中　胞肓　秩辺　承山　京骨
　足通谷　至陰
上腕神経痛　附分　膏肓
食道癌　膈兪
食道狭窄　心兪　膈兪　神堂　膈関
食道痙攣　肺兪　膈関
食道疾患　胆兪
食道通過障害　胆兪
食欲不振　肺兪　心兪　膈兪　肝兪　脾兪　胃兪
　三焦兪　腎兪　魂門　陽綱　意舎　胃倉
　肓門
諸臓の慢性病　三焦兪
自律神経失調症　肝兪　三焦兪　肓門
視力欠乏　睛明　攅竹　曲差　五処　絡却　玉枕
　天柱　肝兪
視力障害　通天
痔瘻　下髎　承筋
腎盂炎　三焦兪　腎兪　膀胱兪　志室
腎炎　胃兪　三焦兪　腎兪　大腸兪　膀胱兪　志室
心外膜炎　厥陰兪　譩譆　崑崙
心窩部痛　厥陰兪　心兪
心窩部の痞え　膈兪　次髎
心悸　厥陰兪　膈兪
心悸亢進　天柱　厥陰兪　心兪
腎虚　腎兪　中膂兪　白環兪　肓門　志室
腎虚羸痩　腎兪
心筋梗塞　天柱　厥陰兪　心兪　膈兪
神経症　攅竹　通天　絡却　天柱　心兪　腎兪　僕参

神経衰弱　睛明　曲差　五処　承光　玉枕　天柱
　厥陰兪　心兪　膈兪　肝兪　脾兪
　三焦兪　腎兪　附分　膏肓　肓門　志室
　申脈
神経性嘔吐　膈兪
心痙攣　膈兪
心下急痛　肓門
心下膨満感　腎兪
心下満　厥陰兪
人事不省　心兪
心臓炎　肺兪
心臓疾患　承光　肺兪　厥陰兪　心兪　膈兪　脾兪
　三焦兪　腎兪　附分　魄戸　膏肓　神堂
　譩譆　膈関　魂門　京骨　束骨
心臓神経症　厥陰兪
心臓性の咳　膈兪
心臓肥大　曲差　厥陰兪　膈兪
心臓弁膜症　心兪　京骨
心臓麻痺　肺兪
心臓麻痺の予防　膈兪
腎臓結核　腎兪　膀胱兪　志室
腎臓疾患　脾兪　三焦兪　腎兪　大腸兪　小腸兪
　膀胱兪　上髎　中髎　委中　胃倉　肓門
　崑崙
腎臓腫瘍　膀胱兪
心痛　崑崙
心内膜炎　心兪　魂門　陽綱
心煩　心兪
蕁麻疹　風門
膵炎　脾兪　陽綱　意舎　胃倉
頭項強硬　風門
頭重　睛明　攅竹　曲差　五処　承光　通天　絡却
　玉枕　天柱　飛揚　跗陽　崑崙　足通谷

　至陰
頭痛　睛明　攅竹　曲差　五処　承光　通天　絡却
　玉枕　天柱　大杼　風門　心兪　膈兪　肝兪
　胆兪　三焦兪　膀胱兪　委中　附分　膈関
　魂門　承山　飛揚　跗陽　崑崙　僕参　申脈
　金門　京骨　束骨　足通谷　至陰
頭痛して悪寒　胆兪
生殖器疾患　腎兪　大腸兪　小腸兪　膀胱兪　中膂兪
　白環兪　上髎　次髎　中髎　下髎
　会陽　志室　胞肓　秩辺　崑崙
精神神経症　天柱　厥陰兪　肝兪　附分　膏肓
　魂門　陽綱
精神病　攅竹　五処　心兪　肝兪　腎兪
臍腹部の強ばり　大腸兪
精力減退　腎兪
脊髄炎　胃兪　大腸兪　膀胱兪　委陽
脊髄疾患　大腸兪　小腸兪　上髎
脊髄前角炎　僕参
脊髄癆　膏肓
脊柱の引きつり　膈兪　金門
脊椎過敏症　大杼
脊椎カリエス　大杼　肺兪　膈兪　膈関
脊椎背中の突っ張り　神堂
脊背部神経痛　五処　胃倉
赤白帯下　上髎　次髎　中髎　合陽
舌白苔　肝兪
仙骨神経痙攣　白環兪
仙骨神経痛　白環兪
仙骨脊柱筋の痙攣　白環兪
仙骨脊柱筋の神経痛　白環兪
全身痙攣　肝兪
全身強直　肝兪
全身のしびれ　膈兪

全身煩熱　曲差
喘息　大杼　風門　肺兪　膈兪　肝兪　腎兪　魄戸
　膏肓　神堂　肓門
仙椎神経痛　小腸兪　膀胱兪　中膂兪　承扶
前頭神経痛　攅竹　曲差　束骨
前立腺肥大症　中髎　承扶　殷門　委陽　胞肓　秩辺
僧帽筋痙攣　絡却
足関節炎　跗陽　崑崙　僕参　申脈　金門　京骨
足関節捻挫　京骨
側胸痛　胆兪　陽綱　金門
足蹠痙攣　僕参
足蹠痛　京骨　至陰
足蹠熱感　至陰
足蹠麻痺　僕参
足背部痛　崑崙　申脈　金門　京骨　束骨　足通谷
足背麻痺　金門
体幹部の感覚障害　天柱
帯下　小腸兪　上髎　会陽　合陽
大小腸の疾患　小腸兪
大腿外側神経痛　浮郄
大腿関節炎　委中
大腿の引痛　委陽
大腿部炎症　殷門
大腸炎　脾兪　大腸兪　中髎
大腸疾患　大腸兪
大腸の熱　承山
多汗症　申脈
多食して痩せる　脾兪　胃兪　腎兪　大腸兪
立ちくらみ　腎兪
脱肛　大腸兪　白環兪　上髎　次髎　中髎　下髎
　会陽　承扶　胞肓　秩辺　承山
脱疽　大腸兪
痰が多い　膈兪　肝兪　膏肓

胆疾患　肝兪　胆兪　膈関　魂門　陽綱　意舎

胆石疝痛　膈兪　肝兪　胆兪　脾兪　三焦兪　陽綱　意舎　胃倉　志室　崑崙

丹毒　心兪

胆嚢炎　肝兪　胆兪　胃倉

蛋白尿　腎兪　三焦兪

膣炎　腎兪　膀胱兪　会陽　合陽

血の道　天柱　膈兪

中耳炎　腎兪

虫垂炎　大腸兪

中毒症　肺兪

腸炎　胃兪　三焦兪　腎兪　大腸兪

腸カタル　脾兪　三焦兪　腎兪　大腸兪　小腸兪　中膂兪　会陽　膈関　胞肓　束骨

腸骨下腹神経痛　腎兪

腸疾患　胃兪　大腸兪　小腸兪　上髎　次髎　中髎　下髎　会陽　意舎　胃倉　肓門

腸出血　小腸兪　中膂兪　白環兪　会陽　魂門　陽綱　意舎　合陽

腸疝痛　小腸兪　中膂兪　浮郄　魂門　合陽　金門

疔瘡　委中　束骨

腸チフス　通天　天柱　大杼　三焦兪

潮熱　膈兪　胆兪

腸鳴　胃兪　三焦兪　大腸兪　次髎　下髎　魂門　陽綱　意舎　胞肓

直腸炎　中膂兪　次髎　中髎　下髎　秩辺

直腸カタル　下髎

直腸疾患　白環兪　次髎　下髎

直立不能　承山　申脈

椎間板ヘルニア　大腸兪　崑崙

疲れやすい　腎兪

常に便意を催す　会陽

悪阻　胃兪

低血圧症　天柱　足通谷

癲癇　攅竹　五処　絡却　天柱　大杼　心兪　肝兪　委陽　委中　承山　飛揚　僕参　申脈　金門　京骨　束骨

殿部痛　承扶　胞肓

殿部の痺れ　次髎　浮郄

盗汗　風門　肺兪　膈兪　委中　膏肓　譩譆　膈関

糖尿病　肝兪　脾兪　胃兪　三焦兪　腎兪　大腸兪　小腸兪　膀胱兪　中膂兪　膈関　陽綱　胃倉

頭部打撲の痛み　風門

頭部熱感　曲差

頭部の疾患　天柱　大杼

吐血　肺兪　心兪　膈兪　肝兪　膏肓　膈関

吐乳　脾兪　胃兪

トラホーム　攅竹　脾兪

内眥痛　跗陽　申脈　足通谷　至陰

内臓下垂　脾兪　膏肓

内臓出血　厥陰兪　心兪　膈兪　腎兪

長く立てない　金門

夏バテ　三焦兪

涙が出やすい　曲差　肝兪

難産　崑崙　至陰

難聴　腎兪　束骨

乳汁不足　厥陰兪　膏肓

乳腺炎　厥陰兪　膏肓　肓門

尿意頻数　浮郄

尿道炎　腎兪　大腸兪　膀胱兪　次髎　中髎　下髎　秩辺

尿道の病　腎兪

尿路結石　膀胱兪　志室

寝違い　天柱　大杼　次髎　附分　束骨

熱病　五処　承光　玉枕　天柱　大杼　風門　膈兪　委陽　委中　神堂　譩譆　膈関　至陰

ネフローゼ　腎兪

ノイローゼ　五処　通天　玉枕　天柱　肺兪　厥陰兪　心兪　肝兪　附分　膏肓　僕参　申脈

脳溢血　腎兪　委中　足通谷

脳梗塞　通天

脳充血　睛明　攅竹　曲差　玉枕　天柱　三焦兪　膀胱兪　附分　膏肓　神堂　承山　跗陽　崑崙　僕参　申脈　京骨　束骨　足通谷　至陰

脳出血　曲差　天柱　心兪

脳脊髄疾患　志室

脳軟化症　攅竹　天柱

脳の疾患　五処　承光　通天　絡却　天柱

脳貧血　睛明　攅竹　天柱　足通谷

脳膜炎　京骨

のぼせ　肺兪　膏肓　飛揚　至陰

のぼせ眼　攅竹

肺炎　風門　肺兪　厥陰兪　魄戸

背筋痙攣　天柱　胃兪　次髎

背筋痛　膏肓　膈関

背筋リウマチ　附分　譩譆

肺結核　大杼　風門　肺兪　厥陰兪　膈兪　胆兪　三焦兪　腎兪　中髎　下髎　魄戸　膏肓

肺結核の予防　胆兪

肺疾患　大杼　肺兪

肺出血　肺兪

肺浸潤　大杼　肺兪　腎兪

肺尖カタル　三焦兪　附分

肺尖浸潤　風門　魄戸

背長筋の痙攣　白環兪

背長筋の神経痛　白環兪

背椎神経痛　小腸兪　胃倉

梅毒　肺兪　心兪　腎兪　附分　膏肓　譩譆

排尿困難　三焦兪　腎兪　上髎　中髎　下髎　委陽　委中　秩辺

背部悪寒　胃倉

背部脊中痛　肝兪　膈関

背部痛　膈兪　肝兪　脾兪　膀胱兪　中膂兪　殷門　委中　膈関　魂門　承山　飛揚　束骨　足通谷　至陰

肺門腺結核　膈兪

背腰の痛み　大杼

背腰の凝り　大腸兪

吐き気　肝兪　膈関

白帯下　腎兪　小腸兪　白環兪　上髎　次髎

白内障　攢竹　絡却　肝兪　京骨

バセドー病　大杼

肌荒れ　肺兪

発狂　心兪　膏肓

鼻タケ　曲差

鼻づまり　睛明　攢竹　曲差　五処　承光　通天　絡却　玉枕　天柱　大杼　風門　飛揚　申脈　至陰

鼻の疾患　曲差　五処　通天　玉枕　天柱　風門

鼻のポリープ　通天

鼻水多し　承光　通天　風門

歯の浮き　膈兪

煩心　承光

半身不随　通天　天柱　風門　心兪　肝兪　腎兪　大腸兪　上髎　次髎　殷門　浮郄　委陽　委中　膏肓　合陽　承筋　承山　飛揚

脾胃虚弱　脾兪　跗陽　申脈　至陰

冷え症　腎兪　跗陽

鼻炎　承光　通天　至陰

脾経の変動　脾兪

肥厚性鼻炎　天柱　肺兪

腓骨神経痛　浮郄　委陽

腓骨神経麻痺　浮郄　委陽　金門

膝の冷却　上髎　次髎　中髎

鼻出血　曲差　通天　天柱　大杼　肝兪　白環兪　委中　譩譆　承山　飛揚　崑崙　京骨　束骨　足通谷　至陰

ヒステリー　絡却　天柱　肺兪　心兪　膈兪　肝兪　腎兪　僕参　申脈

鼻痛　通天

尾てい骨打撲の腰痛　次髎　会陽

泌尿器疾患　腎兪　次髎　下髎　志室

微熱　大杼　風門　膈兪　三焦兪　膏肓

脾の熱　肝兪

腓腹筋痙攣　膀胱兪　浮郄　委陽　委中　合陽　承筋　承山　飛揚　跗陽　崑崙　僕参　申脈　金門　束骨

腓腹筋麻痺　承筋　飛揚　僕参

皮膚の発赤腫脹　委中

皮膚病　肺兪　大腸兪　金門

飛蚊症　肝兪

ヒポコンデリー　肝兪

百日咳　風門

貧血　心兪　膈兪　膈関

俯仰できない　神堂　胃倉

伏臥で寝られない　心兪

副腎機能障害　腎兪

腹水　胃倉　志室

腹直筋痙攣　小腸兪　浮郄　委陽　意舎　胃倉　志室　胞肓　飛揚　跗陽

腹痛　胃兪　大腸兪　委中　陽綱　胃倉　肓門　志室　合陽　崑崙

腹痛下痢　膀胱兪

副鼻腔炎　睛明　攢竹　曲差　五処　天柱　脾兪

腹部の寒熱　会陽

腹部膨満感　脾兪　胃兪　三焦兪　腎兪　大腸兪　中膂兪　中髎　魄戸　意舎　胃倉　胞肓

腹膜炎　膈兪　中膂兪　志室　飛揚　金門

腹膜の疾患　腎兪

浮腫　脾兪　三焦兪　腎兪　胃倉　志室　承山

婦人科疾患　天柱　三焦兪　腎兪　大腸兪　小腸兪　膀胱兪　中膂兪　白環兪　上髎　次髎　中髎　下髎　胞肓　秩辺

婦人下腹部腫物　膀胱兪

婦人の血暈　玉枕

婦人不定愁訴　志室

不正出血　小腸兪　合陽　承筋

不整脈　心兪

不妊症　腎兪　大腸兪　小腸兪　中膂兪　上髎　中髎　志室

不眠症　睛明　玉枕　天柱　心兪　肝兪　脾兪　譩譆　申脈

フリクテン　攢竹　魄戸

分裂病　心兪　僕参

ベーカー嚢腫　委中

変形性腰痛　大腸兪

偏頭痛　五処　通天　絡却　胆兪　金門

扁桃炎　天柱　大杼　風門　肺兪　心兪

便秘　三焦兪　大腸兪　小腸兪　膀胱兪　中膂兪　白環兪　上髎　次髎　中髎　下髎　会陽

承扶　浮郄　膈関　胃倉　肓門　胞肓　秩辺
承筋　承山
膀胱炎　風門　肺兪　腎兪　小腸兪　膀胱兪
中膂兪　上髎　次髎　下髎　会陽　浮郄
委陽　胞肓　秩辺　合陽　承筋　承山
飛揚　申脈　束骨　足通谷　至陰
膀胱痛　膀胱兪
膀胱痙攣　腎兪　金門　京骨　束骨
膀胱結核　腎兪　小腸兪　次髎
膀胱の疾患　三焦兪　腎兪　小腸兪　膀胱兪　中膂兪
白環兪　上髎　次髎　中髎　下髎
承扶　委中　志室　跗陽　崑崙　金門
京骨
膀胱麻痺　腎兪　小腸兪　次髎　委陽
歩行困難　合陽　承山
マラリア　譩譆
慢性気管支炎　通天
慢性の疾患　膏肓　肓門
眉間の痛み　攅竹
水を吐く　肺兪
耳鳴り　絡却　腎兪　至陰
耳の疾患　天柱　腎兪
無汗　膈兪
夢精　心兪　腎兪　大腸兪　膏肓
鞭打ち症　天柱　大杼　風門　膈兪　附分　膈関
束骨
胸苦しい　厥陰兪　心兪
胸から背にかけ引痛　承光　心兪
胸の詰まり感　肺兪
胸や脇の痛み　胃兪
目頭の痒み　睛明
眼の痛み　睛明　攅竹　曲差　承光　玉枕　天柱
崑崙　至陰
眼の疾患　睛明　攅竹　承光　通天　玉枕　天柱
膈兪　肝兪　胆兪　至陰
眼の充血　睛明　攅竹　曲差　五処　絡却　玉枕
天柱　風門　心兪　肝兪　申脈　京骨
束骨
眼の腫れ　天柱
目眩・眩暈　睛明　攅竹　曲差　五処　承光　通天
絡却　玉枕　天柱　大杼　風門　肝兪
三焦兪　膀胱兪　譩譆　陽綱　飛揚
崑崙　申脈　京骨　束骨　足通谷
網膜症　天柱
夜間排尿　腎兪　小腸兪　膀胱兪
夜盲症　睛明　攅竹　肝兪
憂鬱症　絡却　肺兪　心兪
幽門狭窄　膈兪
陽気虚乏　会陽
腰脚の病　下髎
腰脚部の神経麻痺　中髎　委陽
腰筋痙攣　大腸兪
腰膝が怠い痛み　腎兪
腰神経痙攣　承扶
腰神経痛　腎兪　膀胱兪　中膂兪　承扶　崑崙
腰脊部の強痛　三焦兪
腰仙部痛　小腸兪　秩辺
癰疽　心兪　束骨
腰腿痛　小腸兪　跗陽　京骨
腰椎神経痛　三焦兪　小腸兪　上髎　秩辺
腰痛　天柱　膈兪　肝兪　胆兪　脾兪　胃兪
三焦兪　腎兪　大腸兪　小腸兪　膀胱兪
中膂兪　白環兪　上髎　次髎　中髎　下髎
会陽　承扶　殷門　浮郄　委中　譩譆　膈関
陽綱　意舎　胃倉　肓門　志室　胞肓　秩辺
合陽　承筋　承山　飛揚　跗陽　崑崙　僕参
申脈　金門　京骨　束骨　足通谷　至陰
腰殿部痛　胞肓
腰背痙攣　大杼　承扶　殷門　委陽　譩譆　胞肓
承筋
腰背神経痛　肺兪　白環兪　承扶　殷門　委陽
胃倉　志室　胞肓　合陽　承筋　承山
飛揚　束骨
腰背脊の凝り　神堂
腰腹神経痛　腎兪　大腸兪
腰部脊柱痛　肺兪　大腸兪　膀胱兪　中膂兪
殷門　委陽　志室　胞肓　合陽
腰部の冷え　大腸兪
涎多し　膈関
ラッパ管炎　小腸兪
卵巣嚢腫　上髎　次髎　中髎
裏急後重　中膂兪　中髎　下髎　秩辺
リウマチ　上髎　次髎　浮郄　委陽　譩譆
リウマチ疾患　心兪　腎兪　小腸兪
リウマチ熱　大杼
緑内障　絡却
淋病　腎兪　大腸兪　小腸兪　膀胱兪　中膂兪
上髎　次髎　中髎　会陽　志室　胞肓　跗陽
僕参
涙液過多　攅竹
涙管閉塞　睛明　厥陰兪　束骨
涙管漏　肝兪
羸痩　脾兪　三焦兪　腎兪　膏肓
涙嚢炎　曲差
レイノー病　大腸兪
労熱　胆兪

顱頂部痙攣　通天
肋間神経痛　大杼　風門　肺兪　厥陰兪　心兪
　膈兪　肝兪　脾兪　胃兪　附分　魄戸
　膏肓　神堂　譩譆　膈関　魂門　陽綱
　意舎　承筋　申脈　至陰
六腑の病　申脈
脇腹痛　小腸兪　譩譆　志室　至陰

腎経

アキレス腱炎　水泉　復溜
あくび多し　腹通谷
足腰が冷えて痛む　湧泉　復溜
足の冷え　湧泉　然谷
アルコール中毒　築賓
胃アトニー　肓兪　陰都
胃炎　陰都　腹通谷
胃潰瘍　肓兪　陰都　幽門
胃拡張　陰都　腹通谷
胃下垂　肓兪　商曲
胃カタル　陰都　腹通谷
胃癌　陰都
胃痙攣　肓兪　商曲　石関
胃酸過多症　肓兪　幽門　歩廊
胃弱　復溜
萎縮腎　肓兪
遺精　然谷　太渓　横骨　大赫　気穴　四満
胃腸カタル　大赫
胃痛　太渓　肓兪　幽門
胃の疾患　石関　陰都　腹通谷　幽門
胃部の冷え　肓兪
胃部膨満感　陰都

陰虚火動の熱　復溜
陰茎痛　陰谷　大赫　気穴　四満
咽喉炎　彧中　兪府
咽喉乾燥　照海
咽喉痛　湧泉　然谷　太渓　大鍾　復溜　陰谷
咽喉腫痛　太渓　照海
咽喉の詰まり感　然谷
咽喉閉塞　湧泉
咽腫血痰　太渓
陰唇炎　然谷　陰谷
咽頭炎　太渓　大鍾
咽頭膿瘍　然谷
陰嚢痙攣　横骨
陰嚢収縮　横骨
陰部腫脹　陰谷
陰部掻痒症　然谷　照海　交信　陰谷
陰部痛　陰谷　横骨　大赫
インポテンツ　然谷　太渓　陰谷　横骨　大赫　気穴
飢えて食を欲せず　湧泉　復溜
内股痙攣痛　陰谷
うつ病で精神錯乱　築賓　陰谷
嚥下困難　大鍾　腹通谷　幽門　神蔵
黄疸　湧泉　然谷　肓兪　商曲　陰都　腹通谷
嘔吐　然谷　太渓　大鍾　照海　肓兪　石関　陰都
　腹通谷　幽門　歩廊　神封　霊墟　神蔵
　彧中　兪府
嘔吐下痢症　湧泉
嘔吐して涎流す　築賓
悪寒　神封
瘀血　四満　石関
瘀血上衝して腹痛　商曲
恐れ　湧泉
恐れて落着きなし　築賓

咳逆　神封　霊墟　彧中　兪府
咳嗽　湧泉　太渓　陰都　腹通谷　幽門　歩廊
　神封　霊墟　神蔵　彧中　兪府
角膜炎　横骨　大赫　四満　中注　肓兪　陰都
下肢水腫　復溜
下肢内側疼痛　水泉　交信　築賓
下肢の倦怠感　照海
下肢の疼痛　交信
下肢の萎え痺れ　然谷
下肢の冷え　太渓　復溜
下肢の麻痺　太渓　復溜
下腿内側痛　築賓
下腿の浮腫　復溜
下腿の無力運動障害　復溜
肩こり　復溜　腹通谷
脚気　太渓　照海　復溜　築賓
喀血　湧泉　然谷　太渓　大鍾
下腹部外方痛　交信
下腹部が冷えて痛む　湧泉
下腹部から性器痛　湧泉　太渓　照海　交信　築賓
　陰谷　四満　肓兪
下腹部痛　太渓　照海　水泉　横骨　大赫　気穴
　四満　商曲
下腹部膨満感　然谷　復溜　陰谷　横骨
下腹部冷感　四満
身体が重い　復溜
身体冷え　大鍾　復溜
肝炎　築賓　陰都　腹通谷　歩廊
肝機能障害　商曲　石関　陰都
間歇熱　照海
顴骨筋萎縮　腹通谷
眼精疲労　大赫
肝臓疾患　幽門

感冒　歩廊　神封　兪府
顔面神経麻痺　腹通谷
気管支炎　太渓　大鍾　陰都　幽門　歩廊　神封
　霊墟　神蔵　彧中　兪府
気管支出血　湧泉
気逆して煩悶　大鍾
気胸　神封　神蔵
気付け　湧泉
亀頭炎　大赫
胸郭出口症候群　彧中　兪府
胸脇苦満　神封
驚恐して落着きなし　照海
驚恐して楽しまず　大鍾
胸脇部の張り　霊墟　彧中
胸鎖関節痛　彧中
狭心症　太渓　歩廊　神封
胸痛　太渓　築賓　腹通谷　歩廊　神蔵　兪府
狂癲病　湧泉　築賓
胸部季肋部痛　陰都
恐怖症　然谷
胸膜炎　湧泉　太渓　歩廊　神封　霊墟　神蔵
　彧中　兪府
胸肋部痛　然谷
虚脱　復溜
近視　水泉
脛骨神経痛　大鍾
月経減少　水泉
月経痛　照海　水泉　交信　大赫　四満　中注
月経不順　然谷　太渓　大鍾　照海　交信　陰谷
　大赫　気穴　四満　中注　肓兪
月経閉止　水泉　交信
血痃　然谷

ゲップ　石関
結膜炎　中注
下痢　然谷　水泉　復溜　大赫　気穴　四満　中注
　肓兪　商曲　石関　腹通谷　幽門
健忘症　太渓　復溜　幽門
口渇多飲　然谷
睾丸炎　然谷　復溜　四満
睾丸腫痛　交信
高血圧症　湧泉　然谷　水泉　復溜　築賓　神蔵
甲状腺炎　彧中
甲状腺肥大　兪府
喉頭痛　幽門
後頭部痛　湧泉
口内炎　太渓　大鍾
声が出ない　湧泉　復溜　腹通谷
声がれ　湧泉
呼吸器疾患　太渓　復溜　肓兪　歩廊　神封　霊墟
　神蔵　兪府
呼吸困難　歩廊　霊墟　神蔵　彧中　兪府
心悲しみ不楽　照海
五十肩　歩廊
五臓の虚弱　横骨
五臓の病　照海
骨膜炎　復溜
股内神経痛　交信
坐骨神経痛　湧泉　太渓　大鍾　照海
産後の子宮出血　水泉　四満
産後の腹痛　石関
痔核　築賓
耳下腺炎　然谷
自汗　然谷　復溜
子宮位置異常　照海

子宮筋腫　陰谷　大赫　気穴
子宮下垂　湧泉　然谷　照海　水泉　交信　築賓
　大赫
子宮痙攣　大鍾　四満　中注　石関
子宮周囲炎　四満　中注
子宮充血　然谷　商曲　石関
子宮内膜炎　照海　陰谷
子宮の疾患　気穴
四肢厥冷　太渓
四肢倦怠感　照海
痔疾　復溜　陰谷
四肢浮腫　復溜
舌の乾き　湧泉　大鍾　復溜
舌の強ばり　湧泉
歯痛　太渓　復溜
膝関節炎　照海　陰谷
膝関節痛　陰谷
膝関節リウマチ　陰谷
失精　横骨
嗜眠　石関
しゃっくり　太渓　石関　幽門　神蔵
十二指腸潰瘍　商曲　石関　陰都
踵骨痛　大鍾　水泉　復溜
手足の痺れ　復溜
消化器疾患　太渓
消化不良　中注　商曲　石関　陰都　腹通谷　幽門
笑筋萎縮　腹通谷
猩紅熱　湧泉
上肢の麻痺　太渓
小腸カタル　肓兪　商曲
小児臍腹痛　築賓
小児胎毒　築賓

小児の癲癇　築賓
小児の引きつけ　湧泉　然谷
上腹部痛　築賓　商曲　石関　陰都
小便が黄色　陰谷　商曲
小便が漏れる　大赫
小便赤黄　復溜
小便頻数　然谷　太渓　照海　陰谷　横骨　大赫
　四満
小便不利　大鍾　水泉　交信
小便閉　大鍾　復溜　横骨　大赫　気穴　四満
　商曲　石関
小便淋瀝して腹痛　水泉
食中毒　築賓
食道狭窄　大鍾　彧中　兪府
食道痙攣　歩廊　神封　霊墟　神蔵　彧中　兪府
食欲不振　太渓　商曲　幽門　歩廊　神封　神蔵
　彧中　兪府
自律神経失調症　肓兪
視力欠乏　復溜
腎盂炎　然谷　肓兪
腎炎　湧泉　然谷　大鍾　照海　水泉　復溜　交信
　築賓　横骨　気穴　四満　中注　肓兪　陰都
心外膜炎　大鍾　肓兪
心窩部硬満　石関
心悸亢進　湧泉　然谷　太渓　腹通谷
腎機能低下　陰谷
心胸狭窄痛　然谷　太渓
心筋梗塞　湧泉　然谷　神封
神経衰弱　大鍾　照海　復溜　大赫　神封　霊墟
　神蔵
神経過敏　照海
神経症　湧泉　然谷　築賓
神経性心悸亢進症　大鍾　復溜　神蔵

心下膨満感　大鍾　幽門
心下満　湧泉
心下悶痛　水泉
人事不省　湧泉
腎積　気穴
腎積による奔豚気　湧泉　四満
新生児強直痙攣　然谷
新生児破傷風　然谷
心臓炎　湧泉　然谷
心臓疾患　湧泉　然谷　太渓　肓兪　幽門　歩廊
　神封　霊墟　神蔵　彧中　兪府
心臓神経症　太渓　神蔵
心臓衰弱　大鍾　復溜
心臓肥大　肓兪
心臓弁膜症　神封
腎臓結核　肓兪
腎臓疾患　湧泉　太渓　復溜　陰谷
心痛　築賓　腹通谷
心内膜炎　太渓　歩廊
身熱無汗　復溜
心嚢炎　歩廊
蕁麻疹　築賓
腎を補う　湧泉　復溜
膵炎　陰都
頭重　太渓
頭痛　湧泉　太渓
すべての解毒　築賓
精系神経痛　横骨
生殖器疾患　照海　陰谷　横骨　大赫　肓兪
精神神経症　霊墟　神蔵　神封
精神病　湧泉　復溜
精力減退　復溜　肓兪
脊が強ばる　石関

脊髄炎　復溜
赤白帯下　照海　陰谷
摂護腺炎　陰谷
舌骨筋麻痺　湧泉　腹通谷
喘息　湧泉　太渓　大鍾　陰都　腹通谷　歩廊
　神封　霊墟　神蔵　彧中　兪府
前立腺肥大症　陰谷　横骨
早漏　大赫
足関節炎　太渓　大鍾　照海　水泉
足関節リウマチ　照海
足蹠痙攣　湧泉
足蹠痛　然谷　太渓　復溜
足蹠熱感　湧泉　然谷
足背部痛　然谷
鼠径ヘルニア　交信　築賓
帯下　水泉　大赫　四満
大腿内側神経痛　陰谷
大腸カタル　四満
大動脈炎　神蔵
対面拒否症　大鍾
唾液過多　商曲　幽門　彧中　兪府
唾液不足　然谷
唾血　太渓　大鍾
立ちくらみ　水泉
多言　復溜
脱肛　築賓
痰が多い　霊墟　彧中
痰が出にくい　太渓
胆疾患　幽門
胆石疝痛　石関
胆嚢炎　商曲　石関　陰都
膣炎　陰谷　横骨　大赫　気穴
膣脱　然谷　水泉　交信　築賓

痴呆症　大鍾

中耳炎　然谷　太渓

腸カタル　復溜　交信　四満　中注　肓兪　商曲
陰都　腹通谷

腸間膜神経痙攣　肓兪　商曲

腸疝痛　照海　復溜　交信　築賓　陰谷　横骨
四満　中注　肓兪　商曲　石関

腸鳴　復溜　四満　陰都

悪阻　幽門

癲癇　湧泉　照海　築賓

盗汗　然谷　復溜　交信　彧中　兪府

動悸　復溜　築賓　腹通谷

頭頂痛　湧泉

糖尿病　然谷　太渓　肓兪

動脈硬化症　神蔵

内踝腫痛　太渓

長く立てない　然谷

難聴　太渓　復溜

乳腺炎　歩廊　神封　霊墟　神蔵

乳房腫瘍　霊墟

尿道炎　然谷　交信　横骨　大赫

尿道狭窄　然谷

尿の白濁　然谷

尿路結石　横骨

熱病　湧泉　太渓　陰都

ノイローゼ　復溜　築賓　肓兪　幽門　神封　霊墟
神蔵

脳溢血　復溜

脳充血　湧泉

脳出血　湧泉

咽の乾き　照海

のぼせ　湧泉　中注

乗物酔い　築賓

肺炎　神封　霊墟　神蔵　彧中　兪府

肺気腫　陰都　兪府

肺結核　湧泉　復溜

肺充血　神封　神蔵　彧中　兪府

梅毒　築賓

排尿困難　然谷　太渓　大鍾

排尿障害　湧泉　陰谷

肺膨張不全　歩廊　神封

白帯下　気穴

バセドー病　兪府

鼻づまり　歩廊

半身不随　照海　復溜

煩悶　神蔵

冷え症　太渓　大鍾

鼻炎　霊墟

膝股下腿内側痛　交信

ヒステリー　湧泉　然谷　大鍾　照海　築賓

泌尿器疾患　照海　横骨

腓腹筋痙攣　湧泉　太渓　大鍾　築賓

飛蚊症　湧泉

貧血　大鍾

不感症　陰谷　大赫

腹水　湧泉　水泉　復溜　交信　四満　中注　肓兪
商曲　石関　腹通谷

腹中腫塊　商曲

腹直筋痙攣　太渓　横骨　大赫　気穴　四満　商曲
石関　歩廊　神封

腹痛　太渓　水泉　四満　肓兪　商曲　石関
腹通谷　幽門

腹部膨満感　大鍾　復溜　陰谷　四満　肓兪　陰都
腹通谷　歩廊

腹部冷感　四満　中注

腹膜炎　照海　復溜　四満　中注　肓兪　商曲　石関

浮腫　湧泉　太渓　水泉　復溜　交信　四満

婦人科疾患　湧泉　照海　復溜　陰谷　横骨　肓兪
石関

不正出血　交信　築賓　陰谷　四満

不妊症　湧泉　然谷　大赫　四満　石関　陰都

不眠症　湧泉　太渓　照海

分裂病　然谷

扁桃炎　湧泉　然谷　太渓　大鍾　照海　彧中　兪府

便秘　湧泉　太渓　大鍾　照海　交信　四満　中注
肓兪　商曲　石関　陰都　腹通谷

膀胱炎　然谷　大鍾　水泉　復溜　交信　築賓
陰谷　横骨　大赫　気穴　四満

膀胱痙攣　水泉

膀胱の疾患　復溜　石関

膀胱麻痺　大鍾　水泉　横骨　大赫　気穴　四満

歩行困難　交信

耳鳴り　然谷　太渓　復溜

耳の疾患　太渓　照海　復溜

脈拍微弱　復溜

夢精　大赫

胸に痞える　神蔵

眼の炎症　照海

眼の充血　横骨　大赫　気穴　四満　肓兪　商曲
石関　陰都　腹通谷　幽門

目眩・眩暈　湧泉　太渓　復溜

メランコリー　大鍾

妄語　築賓

夜間排尿　太渓　大赫　気穴

薬物中毒　築賓

腰筋痙攣　復溜

腰脊椎痛　太渓
腰腿麻痺　湧泉
腰痛　湧泉　太渓　大鍾　復溜　四満　中注　肓兪
腰背痙攣　気穴
腰背痛　大鍾　復溜　気穴
腰背に引きて痛む　復溜
腰背部椎骨強痛　復溜
腰部脊柱痛　気穴　肓兪
腰部脊椎の引痛　大鍾
横になるのを好む　大鍾　照海
涎多し　然谷　陰谷　幽門　彧中
涎出て胃熱　復溜
癲病　照海
卵巣炎　気穴
卵巣嚢腫　陰谷
リウマチ　湧泉
裏急後重　湧泉
流産癖　然谷
淋病　然谷　大鍾　照海　水泉　復溜　交信　築賓　陰谷　横骨　大赫　気穴　肓兪　商曲　石関
肋間神経痛　幽門　歩廊　神封　霊墟　神蔵　彧中　兪府
肋骨カリエス　兪府

心包経

胃カタル　間使　大陵
意識消失　中衝
胃出血　郄門
胃痛　曲沢　間使　内関　大陵
胃部停滞　労宮
胃部不快感　間使

陰虚内熱　労宮
咽喉炎　間使
咽喉詰まり感　間使
咽頭カタル　間使　大陵
うつ病　労宮
うつ病で精神錯乱　間使　内関　大陵　労宮
腋下腺炎　天池　間使　大陵
嚥下困難　労宮
嘔血　郄門
黄疸　内関　労宮
嘔吐　曲沢　間使　内関　大陵
驚きやすい　曲沢　大陵
外傷　郄門
疥癬　大陵
咳嗽　天池　曲沢
痂疥　大陵
各種出血　郄門
角膜炎　内関　大陵
風邪　曲沢
脚気　郄門
喀血　郄門
肝炎　内関
間歇熱　天池
関節リウマチ　労宮
寒熱往来　天池　間使
感冒　曲沢
顔面神経麻痺　内関
顔面浮腫　中衝
記憶喪失　内関
気管支炎　天池　曲沢
胸筋痛　天池
胸脇脹満　天泉
胸筋リウマチ　天泉

強心作用　郄門
狭心症　天泉　郄門　間使
胸中熱　天泉
胸痛　天池　郄門
胸背痛　天泉
胸部季肋部痛　大陵
恐怖症　郄門
胸膜炎　天池　天泉　郄門　間使　内関　大陵
胸悶　天池
頸が回らない　大陵
頸部リンパ腺炎　天池
下血　郄門　労宮
月経不順　間使
結膜炎　内関
肩甲関節神経痛　内関
言語障害　中衝
口渇　曲沢
高血圧症　内関　大陵
口臭　労宮
喉中喘鳴　天池
口内炎　労宮
声が出ない　曲沢　間使
呼吸器疾患　曲沢　郄門
呼吸困難　天池　天泉　郄門
五十肩　天池　天泉
五臓の乱れ　大陵
産後の眩暈　内関
子宮充血　間使
子宮内膜症　間使
歯齦炎　労宮
四肢挙らず　天池
痔疾　内関
肢端知覚異常　中衝

舌の強ばり　中衝
指痛　中衝
失神　内関
しゃっくり　天泉　郄門　内関　労宮
手根関節炎　内関　大陵　労宮　中衝
手指のしびれ　大陵　労宮
手掌の熱　間使　大陵　労宮　中衝
手掌の皮膚病　労宮
消化器疾患　内関
猩紅熱　曲沢
上肢神経痛　内関
上肢内側痛　天泉
上肢の痛み　曲沢　間使　内関
上肢の湿疹　大陵
上肢の引きつり　内関
上肢の震え　曲沢
上肢麻痺　内関
小児のかんむし　労宮　中衝
小児の引きつけ　間使　中衝
小児の夜尿症　中衝
小児の夜泣き　間使
上膊神経痛　曲沢
上部からの出血　郄門
小便が赤色　大陵
小便閉　内関
上腕痛　天泉
書痙　郄門　間使　内関　大陵　労宮　中衝
腎炎　内関
心外膜炎　天池　郄門　内関　中衝
心窩部痛　曲沢　郄門　内関
心下部煩満　大陵

心悸亢進　天泉　郄門　間使　内関
神気不足　郄門
心胸狭窄痛　間使
心筋炎　内関
心筋梗塞　郄門　間使
神経過敏症　郄門
神経衰弱　天池　郄門　間使　内関　大陵
神経性心悸亢進症　郄門　間使
心下堅満　天池
心下満　間使　中衝
心室鼓脹　天池
心臓炎　郄門
心臓疾患　天池　天泉　曲沢　郄門　間使　内関　大陵　労宮　中衝
心臓神経症　曲沢
心臓肥大　天池　労宮
心臓病の救急穴　大陵
心臓弁膜症　郄門
心痛　天泉　曲沢　郄門　間使　内関　大陵　労宮　中衝
心内膜炎　天泉　曲沢　間使　内関　中衝
身熱　曲沢
心煩　天池　郄門
頭強　内関
頭痛　天池　曲沢　大陵
精神神経症　天池　天泉　曲沢　郄門　間使　内関　大陵　中衝
精神病　間使
正中神経痛　曲沢　郄門　間使　内関　大陵　労宮　中衝
正中神経麻痺　曲沢
舌下腫痛　中衝

舌骨麻痺　間使
全身不随　労宮
喘息　天池　内関
前膊神経痛　内関
痰が多い　天池
弾発指　大陵
血の道症　間使
肘関節炎　曲沢
肘関節痙攣　間使
肘関節神経痛　内関
肘関節リウマチ　曲沢
肘肩甲関節炎　曲沢
肘肩甲関節神経痛　曲沢
中暑　労宮　中衝
中風　間使　内関　労宮
腸炎　内関
疔瘡　郄門
腸チフス　曲沢　間使
鎮痛作用　郄門
突き目　労宮
悪阻　曲沢
手が握れない　大陵
掌の筋腱痛　労宮
手の麻痺　内関
癲癇　郄門　間使　内関　大陵　労宮
動悸　曲沢　郄門　間使　内関　大陵　労宮
頭部の湿疹　大陵
吐血　曲沢　郄門
乳腺炎　天池
熱病　天池　天泉　曲沢　間使　内関　大陵　労宮　中衝
ノイローゼ　天池　天泉　郄門　間使　内関　大陵

脳充血 内関 中衝
脳貧血 天泉
のぼせ 曲沢 郄門 中衝
パーキンソン病 労宮
肺炎 天池
肺結核 曲沢
肺充血 天泉
背痛 郄門
吐き気 間使 内関
発狂 間使 大陵
鼻づまり 中衝
半身不随 間使 内関 大陵 労宮 中衝
煩躁 曲沢 間使
煩満 中衝
悲泣して楽しまず 大陵
脾虚証 大陵
鼻出血 郄門 労宮
ヒステリー 郄門 間使 内関 大陵
腓腹筋痙攣 曲沢
皮膚病 大陵
悲または笑いて不休 労宮
貧血 天泉 内関
風疹 曲沢
副鼻腔炎 中衝
婦人科疾患 間使
不整脈 労宮
不眠症 内関
偏頭痛 内関
扁桃炎 大陵 労宮
便秘 内関
麻疹 曲沢
胸苦しい 中衝
眼の痛み 郄門
眼の充血 内関 大陵
目眩・眩暈 内関
夜間の発熱 労宮
夜驚症 中衝
憂鬱症 郄門 間使
指先の痺れ感 郄門
指先の知覚異常 労宮
淋病 郄門
レイノー病 中衝
肋間神経痛 天池 天泉 曲沢 郄門 間使 内関 大陵
腕関節炎 内関 大陵
腕関節の腫れ 労宮
腕関節リウマチ 内関 大陵

三焦経

息切れ 天井
咽喉カタル 中渚 天井 天牖
咽喉腫痛 関衝 支溝 臑会
咽喉腫瘍 中渚
咽喉痛 関衝 液門 中渚 陽池 四瀆 臑会 翳風
咽喉の詰まり感 四瀆
咽頭炎 関衝 天井 清冷淵 翳風
腕の痛み 支溝
欧氏管閉塞 天牖
黄疸 清冷淵 角孫
嘔吐 支溝 瘈脈 顱息 角孫
嘔吐下痢症 関衝 支溝 会宗
悪寒 天髎
悪寒発熱 支溝
外耳道炎 翳風
疥癬 支溝
咳嗽 天井
外聴道炎 角孫
顎関節症 角孫 耳門 和髎
角膜実質炎 角孫 和髎 糸竹空
角膜白翳 関衝 液門 天牖 翳風 角孫 糸竹空
下肢外側痛 外関
風邪 陽池 和髎
肩が重く挙上不能 肩髎
肩こり 液門 外関 支溝 四瀆 臑会 肩髎 天髎
肩上腕の痛み 清冷淵
肩痛 支溝 天髎
脚気 清冷淵
化膿性疾患 会宗
下腹部の疾患 陽池
間歇熱 液門 陽池 四瀆
眼瞼痙攣 糸竹空
環指の痛み 中渚
環指の麻痺 液門 中渚
肝臓肥大 四瀆 天髎
寒熱往来 液門 陽池
感冒 陽池 和髎
顔面充血 支溝
顔面神経麻痺 液門 翳風 耳門 和髎 糸竹空
顔面の痙攣 天牖 和髎
顔面浮腫 天牖
気管支炎 天井 顱息
寄生虫 三陽絡
驚悸 液門 中渚
胸筋リウマチ 会宗
胸鎖乳突筋痙攣 天髎 天牖
胸鎖乳突筋麻痺 天牖
狭心症 天髎

胸中熱 支溝 肩髎
狂癲病 液門 天井 清冷淵
夾板筋痙攣 天牖
胸膜炎 支溝 肩髎
季肋部痛 支溝 天井
頸が回らない 臑会 天牖
頸肩・肩甲部痛 四瀆
頸肩の凝り 天井
頸肩腕症候群 外関 支溝 会宗 三陽絡 四瀆 天井 清冷淵 消濼 臑会 肩髎 天髎 天牖
頸項筋痙攣 消濼 肩髎 天牖
頸項筋麻痺 消濼
頸項神経痛 天井 肩髎 天牖 角孫
頸項部強直 消濼
頸項部血瘤 臑会
頸項部脂肪瘤 臑会
頸項部腫瘍 臑会
頸項部引きつり痛み 消濼 天髎 天牖
頸椎症 天髎
頸部肩部痛と凝り 消濼
頸部リンパ腺炎 天井 臑会 翳風
結締組織炎 消濼
結膜炎 翳風 角孫 和髎 糸竹空
下痢 瘈脈
肩関節炎 臑会 肩髎
肩関節リウマチ 臑会
肩甲関節痛 関衝 臑会 肩髎
肩甲関節リウマチ 肩髎
肩甲間部の麻痺 天髎
肩甲筋痙攣 消濼 肩髎
肩甲筋リウマチ 肩髎

肩甲骨部の腫瘍 臑会
肩甲神経痛 清冷淵
肩甲部諸筋痙攣 消濼 臑会
肩甲部神経麻痺 臑会 肩髎
肩甲部蜂窩織炎 会宗
言語障害 翳風
肩背痛 外関 四瀆
肩背部の怠い痛み 支溝
口渇 陽池
睾丸炎 陽池
項強 天牖 角孫
咬筋痙攣 翳風
高血圧症 天髎
虹彩炎 和髎 糸竹空
甲状腺腫 天井 臑会
後頭筋痙攣 消濼
後頭神経痛 天井 消濼 天髎
後頭神経麻痺 消濼
口内炎 角孫
口輪諸筋の萎縮 支溝
声が出ない 支溝 三陽絡 四瀆
呼吸困難 支溝 四瀆
五十肩 液門 陽池 外関 支溝 会宗 三陽絡 四瀆 天井 清冷淵 消濼 臑会 肩髎 天髎
五労七傷 天髎
逆まつげ 糸竹空
三角筋リウマチ 臑会 肩髎
産後の諸病 支溝
産後の貧血人事不省 支溝
三叉神経痛 液門 天井 翳風 角孫 耳門 和髎 糸竹空

耳下腺炎 翳風
子宮位置異常 陽池
歯齦炎 液門 角孫
四肢挙らず 支溝
四肢が弱い 支溝
四肢の運動麻痺 三陽絡 四瀆
四肢の冷え 液門
刺鍼の誤治 液門
舌の強ばり 関衝
歯痛 液門 中渚 外関 三陽絡 四瀆 天井 消濼 肩髎 天牖 翳風 角孫 耳門 和髎 糸竹空
霜焼け 四瀆
斜頸 天牖
しゃっくり 天井 翳風
尺骨神経痛 関衝 液門 中渚 陽池 外関 支溝 三陽絡 四瀆
尺骨神経麻痺 液門
羞明流涙 糸竹空
手指の痛み 関衝 液門 中渚 陽池 外関
手指の運動障害 中渚
手指の痺れ 液門
消化器疾患 陽池
笑筋萎縮 翳風
上肢筋リウマチ 中渚 天髎
上肢挙上不能 陽池 清冷淵 肩髎
上肢神経痙攣 肩髎
上肢神経痛 中渚 陽池 外関 三陽絡 四瀆 天井 清冷淵 肩髎 天髎 耳門
上肢帯痛 臑会 天髎
上肢帯の怠さや痛み 中渚 陽池
上肢の痛み 液門 中渚 外関 消濼 天髎

上肢の運動障害　外関
上肢の皮膚の痛み　会宗
上肢の麻痺　三陽絡　四瀆　消濼
小児かんむし　関衝
小児のあくび頻発　翳風
小児の嘔吐　顱息
小児の脳膜炎　瘈脈
小児の引きつけ　天井　瘈脈　顱息　糸竹空
小児の夜泣き　瘈脈
小児の涎多し　顱息
上膊神経萎縮　会宗　三陽絡　四瀆
上膊神経痙攣　会宗　三陽絡　四瀆
上膊神経痛　支溝　会宗　三陽絡　四瀆　清冷淵
　消濼　臑会　肩髎
上膊神経麻痺　消濼
上腕関節炎　陽池　外関
上腕神経痛　支溝　消濼　臑会
上腕痛　支溝　清冷淵
上腕の倦怠感　四瀆
食道狭窄　関衝
食欲不振　天井
書痙　外関　支溝　会宗　三陽絡　四瀆
自律神経失調症　陽池　外関　会宗　三陽絡　四瀆
腎炎　四瀆
心下満　支溝
心悸亢進　支溝　液門　天井　天髎
心筋梗塞　支溝
神経衰弱　天井　清冷淵
人事不省　液門　天髎　糸竹空
心臓炎　支溝
心臓衰弱　消濼
心臓肥大　支溝
心臓病　支溝

心煩　関衝
唇吻強硬　角孫　耳門
蕁麻疹　外関
頭項強直　角孫
頭重　和髎
頭痛　関衝　液門　中渚　外関　会宗　三陽絡
　四瀆　天井　清冷淵　消濼　肩髎　天髎
　瘈脈　顱息　角孫　和髎　糸竹空
精神神経症　関衝　液門　陽池　天井
脊髄炎　天井　清冷淵
舌咽神経痛　天牖
舌炎　関衝
舌骨筋麻痺　支溝　三陽絡　四瀆
浅深屈伸筋麻痺　液門
全身倦怠感　陽池
喘息　支溝　顱息
前膊筋萎縮　陽池　会宗　三陽絡　四瀆
前膊筋痙攣　液門　陽池　会宗　三陽絡　四瀆
　清冷淵　臑会
前膊筋麻痺　陽池　四瀆　清冷淵　臑会
前膊神経痛　関衝　外関　会宗　三陽絡　四瀆
　天井　清冷淵
僧帽筋痙攣　天髎
側脇部の張り　四瀆
帯下　陽池
立ちくらみ　天牖
打撲　天井
多夢　瘈脈
丹毒　会宗
血の道症　支溝
肘関節炎　中渚　天井　清冷淵
肘関節痛　関衝　液門　中渚　外関　清冷淵
中耳炎　翳風　瘈脈　耳門

虫垂炎　会宗
中風　天髎
腸疝痛　陽池
腸チフス　支溝
鎮痛作用　三陽絡
悪阻　陽池
低血圧症　外関
テニス肘　四瀆
手の震え　外関
癲癇　会宗　天井　消濼　瘈脈　顱息　糸竹空
盗汗　中渚
瞳孔不全　瘈脈
橈骨神経痛　会宗　三陽絡　四瀆　消濼　臑会
糖尿病　陽池
頭部諸器官充血性症　翳風
頭部の腫れ　天牖
頭部の病　関衝
突発性難聴　四瀆　天牖
吐乳　瘈脈
トラホーム　角孫　和髎　糸竹空
難聴　関衝　液門　中渚　陽池　外関　支溝　会宗
　三陽絡　四瀆　天井　清冷淵　天牖　翳風
　瘈脈　耳門
寝違い　外関　支溝　会宗　天井　清冷淵　消濼
　臑会　肩髎　天髎　天牖
熱病　関衝　液門　中渚　陽池　外関　支溝　会宗
ノイローゼ　中渚　陽池　天井　清冷淵
脳充血　関衝　液門　会宗　三陽絡　四瀆　天牖
　瘈脈　顱息　和髎
脳神経の病　糸竹空
脳貧血　液門　中渚　会宗　三陽絡　四瀆
脳膜炎　瘈脈　顱息
のぼせ　外関　天井

肺充血　支溝
肺尖カタル　支溝
背痛　天髎
背部脊中起立筋痛　中渚
背腰痛　天井
吐き気　中渚
麦粒腫　耳門
発狂　糸竹空
鼻タケ　顱息　和髎
鼻づまり　天髎　天牖　顱息　和髎
鼻の疾患　耳門　和髎
鼻の腫れ痛み　和髎
歯をくいしばり口不開　翳風
半身不随　外関　肩髎
パンヌス　角孫　和髎
煩満　陽池
鼻炎　天髎　角孫　和髎
ヒステリー　関衝　天井
皮膚の痒み　支溝
腹直筋痙攣　陽池　外関
副鼻腔炎　天井　清冷淵　和髎
婦人科疾患　陽池
舞踏病　会宗　三陽絡　四瀆
不妊症　支溝
不眠症　三陽絡　四瀆　天井
フリクテン　角孫　和髎
偏頭痛　外関　会宗　四瀆　天井　天髎　天牖　翳風　角孫　糸竹空
扁桃炎　関衝　支溝　天井　清冷淵　翳風
便秘　支溝
頬の痛み　外関
耳鳴り　関衝　液門　中渚　外関　支溝　四瀆　天井　天髎　天牖　翳風　瘈脈　顱息　耳門　和髎

耳の痛み　液門　中渚　外関　会宗　天髎　瘈脈　顱息　角孫　耳門
耳の疾患　液門　四瀆　天髎　天牖　翳風　瘈脈　顱息　角孫　耳門　和髎
鞭打ち症　外関　会宗　三陽絡　四瀆　天井　清冷淵　消濼　臑会　肩髎　天髎　天牖
目尻の痛み　支溝　外関　天井　清冷淵
眼の痛み　中渚　外関　会宗　天牖　翳風　角孫　糸竹空
眼の疾患　外関　臑会　天髎　天牖　翳風　瘈脈　角孫　耳門　和髎　糸竹空
眼の充血　関衝　液門　中渚　外関　支溝　会宗　天井　清冷淵　天髎　天牖　瘈脈　角孫　耳門　糸竹空
眼の腫れ　関衝　中渚　角孫
目眩・眩暈・血暈　関衝　液門　中渚　外関　支溝　天牖　翳風　瘈脈　糸竹空
妄語　液門　中渚
憂鬱症　天井
瘰癧　支溝
腰痛　陽池　外関　天井　清冷淵
流行性結膜炎　糸竹空
涙腺炎　糸竹空
顱頂部神経痙攣　天髎
肋間神経痛　支溝　天井　消濼　臑会
脇の痛み　外関　清冷淵
腕関節炎　液門　陽池　外関
腕関節腱鞘炎　外関
腕関節リウマチ　陽池　外関

胆経

あくび多し　風池
足腰の冷え　陽輔
足の痛み　丘墟
足の痙攣　陽陵泉
足の煩熱　足竅陰
足の冷え　陽交
足の病全般　陽陵泉
胃アトニー　肩井
胃炎　五枢　維道　居髎　環跳　懸鍾　丘墟
胃潰瘍　五枢　維道　陽陵泉
胃拡張　懸鍾　日月
胃下垂　肩井　陽陵泉
胃痙攣　京門　五枢　居髎　環跳　中瀆　陽陵泉　丘墟
胃酸過多症　正営　承霊　輒筋　日月　陽陵泉
胃弱　懸鍾
胃中の熱　懸鍾
胃腸疾患　京門　侠渓
胃痛　丘墟　足臨泣
胃内停水　日月　京門
胃の疾患　肩井　日月
胃の冷え　率谷
胃部の熱　懸釐
咽喉炎　完骨　風池
咽喉腫痛　足竅陰
咽喉痛　陽交　陽輔
咽喉の詰まり感　瞳子髎
咽頭炎　瞳子髎
鬱を開く　居髎

腋下神経痛　地五会　陽輔
腋下のリンパ腺炎　淵腋　陽輔　懸鍾　丘墟
足臨泣
遠視　目窓
黄疸　日月　陽陵泉
嘔吐　曲鬢　率谷　陽白　輒筋　日月　京門　維道
陽陵泉
悪寒　陽白　目窓　承霊
悪寒発熱　外丘
瘀血　懸鍾
驚き恐れる　天衝
驚きやすい　侠渓
外踝、足指の組織炎　外丘
外踝の腫痛　丘墟
咳逆　浮白　頭竅陰　肩井
外耳炎　聴会　風池
咳嗽　率谷　浮白　頭竅陰　肩井　淵腋　輒筋
日月　丘墟　足竅陰
顎関節症　聴会　曲鬢
角弓反張　上関
角膜炎　瞳子髎
角膜実質炎　瞳子髎
角膜白翳　瞳子髎　陽白　頭臨泣　丘墟
下肢外側痙攣　中瀆
下肢外側組織炎　中瀆
下肢外側痛　浮白　頭竅陰　淵腋　輒筋　居髎
環跳　中瀆　膝陽関　陽陵泉　外丘
光明　侠渓　足竅陰
下肢外側麻痺　中瀆　膝陽関　陽陵泉
下肢厥冷　地五会
下肢神経痛　率谷　五枢　維道　陽輔
下肢に光沢無し　地五会
下肢の痿証痺証　陽交　外丘　光明　丘墟

下肢の水腫　陽交
下肢の麻痺　完骨　居髎　環跳　陽輔　懸鍾　侠渓
下肢のリウマチ　陽陵泉
下肢冷感　膝陽関
かすみ眼　懸釐　足竅陰
風邪　懸顱　懸釐　曲鬢　承霊　脳空
下腿神経痛　懸鍾
下腿に力が入らない　居髎
下腿のしびれ　膝陽関
肩こり　完骨　風池　肩井　輒筋　五枢
肩痛　浮白　足竅陰
脚気　居髎　環跳　中瀆　膝陽関　陽陵泉　陽交
外丘　光明　陽輔　懸鍾　丘墟　足臨泣
脚気衝心　肩井
喀血　地五会　侠渓
下腹部から性器痛　五枢　維道　居髎　丘墟
下腹部骨盤内疾患　陽輔　懸鍾
下腹部痛　帯脈　五枢　維道　居髎
下腹部膨満感　輒筋　日月
乾嘔　懸釐
間歇熱　懸釐　風池　丘墟　足臨泣
眼瞼炎　瞳子髎
眼瞼痙攣　陽白
顔色蒼然　陽輔
眼精疲労　陽白
肝臓疾患　承霊　肩井　日月　京門
寒熱往来　完骨　脳空　風池　淵腋　陽輔　丘墟
足臨泣　侠渓
感冒　懸顱　頭臨泣　目窓　正営　承霊　風池
陽輔　懸鍾　地五会
顔面神経痙攣　上関
顔面神経麻痺　瞳子髎　聴会　上関　頷厭　懸釐
完骨　本神　陽白　風池　陽陵泉

陽輔
顔面充血　懸顱　懸釐　頭臨泣　目窓　正営　承霊
丘墟
顔面腫瘍　完骨
顔面の痛み　聴会
顔面のシミ　陽輔
顔面の諸疾患　肩井
顔面浮腫　懸顱　懸釐　完骨　目窓　陽陵泉　陽交
侠渓
眼輪筋痙攣　懸顱
気鬱　風池
気管支炎　承霊　肩井　淵腋　輒筋　陽交
期門の滞りを解く　居髎
驚狂　陽交
胸脇苦満　外丘　陽輔
胸脇痛　丘墟　侠渓　足竅陰
胸脇の痛み　輒筋
胸脇脹満痛　陽交
狂犬病　外丘
胸痛　頭竅陰　足臨泣　地五会　侠渓　足竅陰
脇痛　淵腋　陽交　足臨泣　地五会
狂癇病　風池　日月
胸腹脹満　懸鍾
胸部膨満感　地五会
胸膜炎　頭竅陰　肩井　淵腋　輒筋　日月　京門
環跳　陽陵泉　陽交　外丘　光明　陽輔
懸鍾　丘墟　足臨泣　地五会　侠渓
胸満　淵腋
足竅陰
季肋部の痛み　本神　頭竅陰　日月　陽陵泉　懸鍾
足臨泣
近視　目窓
口が苦い　頭竅陰　陽陵泉　陽輔

唇の強ばり　正営

唇の引きつり　正営

頸筋強直　懸鍾

頸肩腕症候群　完骨　脳空　風池　肩井　環跳
　外丘　光明　陽輔　懸鍾

頸項強　陽交　懸鍾

頸項痛で回顧不能　曲鬢　脳空　風池　肩井　輒筋

頸項の凝り　脳空　風池　肩井

頸項部痙攣　浮白　本神　脳空　風池　肩井

頸項部疼痛　率谷　天衝　浮白　頭竅陰　完骨
　脳空　風池　肩井　外丘　陽輔　丘墟

脛骨神経痛　陽交　光明

脛骨神経麻痺　陽交

頸部疼痛　上関

頸部リンパ腺炎　浮白　肩井　陽輔　足臨泣

痙攣症　陽陵泉

月経痛　帯脈　五枢　維道　足臨泣

月経不順　帯脈　五枢　維道　足臨泣

月経閉止　足臨泣

月経を早める　中瀆

欠盆部痛　陽輔

結膜炎　瞳子髎　正営

下痢　京門　帯脈

肩関節痛　淵腋

肩甲関節炎　浮白

肩甲内縁の痛み　京門

言語障害　浮白

言語不能　完骨

腱の弛みと引きつり　陽陵泉

肩背の冷え　京門

肩背部疼痛　風池　肩井　五枢　居髎　環跳

口渇　足竅陰

睾丸炎　五枢　維道

項強　京門　丘墟

咬筋痙攣　頷厭

後頸部の凝り　完骨

高血圧症　上関　曲鬢　率谷　浮白　風池　肩井
　陽陵泉　懸鍾　足竅陰

甲状腺腫　天衝　浮白　風池

口中悪臭　頭竅陰

後頭神経痛　浮白　完骨　足臨泣

後頭部の硬直　本神

後頭部の凝り　完骨

後頭部不快感　完骨

項部強・痛・引きつり　風池

口輪筋萎縮　完骨

股関節痛　環跳　侠渓

股関節リウマチ　環跳

呼吸器疾患　輒筋

呼吸困難　浮白　淵腋　輒筋　日月　丘墟　足竅陰

五趾不全　地五会

五十肩　肩井　居髎　環跳

骨髄炎　懸鍾

骨膜炎　上関　頭竅陰

酒の酔い　足臨泣

坐骨神経痛　京門　維道　居髎　環跳　中瀆
　膝陽関　陽陵泉　陽交　外丘　光明

坐骨神経麻痺　足臨泣
　懸鍾　丘墟　足臨泣　侠渓

産後の脳貧血　肩井

三叉神経痛　瞳子髎　聴会　上関　頷厭　懸釐
　曲鬢　頭竅陰　完骨　本神　陽白
　目窓　正営　承霊　風池　肩井
　陽陵泉　足臨泣

耳下腺炎　完骨

子宮下垂　五枢　維道

子宮痙攣　居髎　環跳

子宮後屈　五枢　維道

子宮出血　肩井

子宮内膜炎　五枢

歯齦炎　天衝　完骨

痔疾　居髎　環跳　懸鍾

四肢の運動麻痺　懸鍾

四肢の神経痙攣　頭竅陰

四肢の神経麻痺　浮白

四肢の鈍痛　日月

四肢の冷え　肩井

四肢不随　輒筋　中瀆

視神経痛　足竅陰

舌の強ばり　頭竅陰　足竅陰

歯痛　聴会　上関　頷厭　懸顱　懸釐　曲鬢
　率谷　天衝　浮白　完骨　目窓　正営　承霊
　肩井　輒筋

膝蓋骨の腫痛　膝陽関　陽陵泉

膝膕関節炎　環跳

膝膕屈伸不能　足竅陰

膝下腿部痛　懸鍾

膝関節炎　居髎　環跳　膝陽関　陽陵泉　陽輔

膝関節痛　陽交　光明　侠渓

湿気下し　懸鍾

趾端知覚異常　地五会

視野狭窄　風池

弱視　正営

斜視　頷厭

しゃっくり　浮白　日月　懸鍾　足竅陰

十二指腸潰瘍　日月

羞明流涙　陽白　目窓
消化器疾患　率谷
消化不良　京門
上眼瞼下垂　陽白
猩紅熱　環跳
上肢挙上不能　浮白　淵腋　肩井
上肢神経痛　肩井
上肢の病　肩井
顳顬筋痙攣　曲鬢
小腸痛　居髎
小児胃腸障害　帯脈
小児のクル病　外丘
小児の癲癇　頷厭
小児の引きつけ　上関　頷厭　曲鬢　率谷　本神
頭臨泣　陽陵泉　陽交
小児麻痺　陽陵泉　懸鍾
小便赤濁　京門
小便不利　懸鍾
上腕神経痛　肩井　輒筋
食欲不振　率谷　維道
自律神経失調症　風池
視力欠乏　瞳子髎　上関　頷厭　本神　目窓
風池　光明
腎盂炎　京門　帯脈
腎炎　日月　帯脈　維道
心窩部痛　率谷
心悸亢進　脳空　風池　肩井　日月
心胸狭窄痛　陽輔　侠渓
神経衰弱　懸顱　曲鬢　完骨　陽白　頭臨泣　目窓
風池　肩井　輒筋　日月　京門　陽交
懸鍾
神経性心悸亢進　脳空
心下苦悶　日月

心下満　日月　懸鍾
人事不省　本神　頭臨泣
心臓疾患　肩井　懸鍾　足臨泣　侠渓
心臓肥大　足竅陰
腎臓結核　京門
腎臓疾患　京門
心痛　陽輔
心煩　足竅陰
頭項強硬　本神
頭項の凝り　本神
頭項部の痙攣　完骨
頭重　率谷　頭竅陰　脳空　風池
頭痛　瞳子髎　聴会　上関　頷厭　懸顱　懸釐
曲鬢　率谷　天衝　浮白　頭竅陰　完骨
本神　陽白　頭臨泣　目窓　正営　承霊
脳空　風池　肩井　外丘　光明　丘墟
足臨泣　地五会　侠渓　足竅陰
精系神経痛　五枢
生殖器疾患　京門　五枢　維道
精神神経症　懸顱　懸釐　曲鬢　正営　承霊　日月
陽交
精神病　日月　陽交　光明
脊髄炎　承霊　懸鍾
脊髄癆　光明
赤白帯下　帯脈　五枢　維道
舌炎　足竅陰
疝気　丘墟
前脛骨部痛　地五会
前脛骨部の怠さ　侠渓
全身強直　風池
全身の関節痛　陽輔
喘息　承霊　肩井　淵腋　輒筋　日月　陽交
前膊神経痛　肩井

僧帽筋痙攣　脳空
足関節炎　陽輔　丘墟
足関節腫脹　足臨泣
足関節捻挫　陽輔　懸鍾　懸鍾　丘墟　足臨泣
足関節リウマチ　丘墟
側胸痛　淵腋　陽陵泉　陽交　外丘　陽輔　丘墟
足指痛　中瀆　陽陵泉
足蹠痛　足臨泣
足背痛　陽輔　懸鍾　地五会　侠渓　足竅陰
足背部腫痛　足臨泣　地五会　侠渓　足竅陰
足背麻痺　懸鍾
側腹痛　足臨泣
鼠径部の痛み　環跳
鼠径ヘルニア　五枢
帯下　帯脈　五枢　維道　陽陵泉
太息できない　陽輔
大腿外側痙攣　中瀆
大腿外側神経痛　環跳　中瀆
大腿外側神経麻痺　中瀆　膝陽関
大腿外側組織炎　中瀆
唾血　地五会
脱肛　居髎　環跳
胆経通りの痛み　陽輔　足臨泣
胆実　陽輔
胆石疝痛　日月　京門　中瀆　陽交　外丘　光明
陽輔　懸鍾　足臨泣　地五会
胆道炎　外丘
胆嚢炎　肩井　日月　陽陵泉　光明　陽輔　丘墟
足臨泣
痰を出す　率谷
膣炎　五枢　維道
中耳炎　聴会　上関　浮白　完骨
腸炎　丘墟

腸カタル　京門　維道　居髎
腸骨鼠径神経痛　居髎
腸疾患　維道　居髎
聴神経麻痺　足竅陰
腸疝痛　日月　京門　帯脈　五枢　維道　居髎　環跳　中瀆　丘墟
腸鳴　京門　帯脈
悪阻　率谷　帯脈
手足の煩熱　足竅陰
低血圧症　浮白
手の痺れ　居髎
癲癇　上関　頷厭　天衝　完骨　本神　頭臨泣　正営　脳空　肩井　陽交　外丘
動悸がしやすい　侠渓
頭部外面の病　陽陵泉
頭部の痙攣　目窓
頭部の疾患　肩井
吐血　地五会
トラホーム　瞳子髎　陽白
内臓出血　陽陵泉
涙が出やすい　瞳子髎　頭臨泣
難産　肩井　輒筋
難聴　聴会　上関　頷厭　浮白　頭竅陰　頭臨泣　目窓　正営　承霊　脳空　地五会　侠渓　足竅陰
乳癌　足臨泣
乳腺炎　光明　足臨泣　地五会　侠渓
乳様突起炎　完骨
尿道炎　帯脈　五枢　維道　懸鍾
尿道狭窄　帯脈
尿路結石　京門　帯脈
認知症　肩井

寝違い　完骨　脳空　風池　肩井　外丘
熱病　率谷　頭臨泣　目窓　正営　承霊　脳空　風池　光明　侠渓　足竅陰
脳溢血　浮白　頭臨泣　環跳
脳出血　完骨
脳充血　頷厭　懸顱　懸釐　曲鬢　率谷　天衝　浮白　頭竅陰　完骨　本神　正営　承霊　脳空　風池　肩井　侠渓
脳神経系疾患　本神　承霊　脳空　風池　肩井
脳脊髄疾患　陽輔　懸鍾　足臨泣
脳貧血　肩井　足竅陰
脳膜炎　頭竅陰
のぼせ　輒筋　陽陵泉
乗物酔い　足臨泣
肺炎　淵腋　輒筋　丘墟
肺気腫　侠渓
肺結核　脳空　地五会　侠渓
肺充血　丘墟　侠渓
肺尖カタル　肩井
背部悪寒　陽白　京門
吐き気　率谷
白内障　天衝　頭臨泣　光明
破傷風　陽陵泉
鼻づまり　頭臨泣　目窓　正営　承霊　風池
鼻の痛み　脳空
鼻の疾患　聴会　曲鬢　正営　承霊　肩井
鼻の中が乾く　懸鍾
鼻水多し　頭臨泣　目窓　承霊
煩渇　懸顱　率谷
半身不随　聴会　上関　曲鬢　完骨　本神　正営　承霊　風池　肩井　輒筋　居髎　環跳　中瀆　膝陽関　陽陵泉　陽交　外丘

パンヌス　陽白　光明　陽輔　懸鍾　丘墟　足臨泣
冷え症　膝陽関
冷えて陰部痛　環跳
鼻炎　頷厭　懸顱　懸釐　承霊　風池　懸鍾
髀骨神経痛　陽陵泉　陽交　外丘　光明　足臨泣　侠渓
髀骨神経麻痺　陽陵泉　陽交　足臨泣
膝下の皮膚が痛む　陽輔
膝の筋肉の引きつり　膝陽関
膝の冷え　陽白　陽陵泉
肘挙らず　足竅陰
鼻出血　懸顱　懸釐　曲鬢　承霊　風池　懸鍾
ヒステリー　懸顱　懸釐　風池　肩井　輒筋　日月　陽交
泌尿器疾患　五枢
髀腹筋痙攣　居髎　環跳　陽陵泉　外丘　丘墟
皮膚の痛み　外丘
皮膚病　外丘
ヒポコンデリー　日月
疲労　肩井　懸鍾　丘墟
風疹　環跳
副睾丸炎　五枢
腹直筋痙攣　日月　帯脈　維道　懸鍾
腹痛　帯脈
副鼻腔炎　頭臨泣　目窓　風池　肩井
腹部の冷え　率谷　陽白　膝陽関
腹部膨満感　日月　京門　帯脈　懸鍾
腹膜炎　輒筋
浮腫　維道　環跳
婦人科疾患　肩井　帯脈　五枢　維道　居髎　環跳　足臨泣

二日酔い　率谷
二日酔いの片頭痛　懸釐
二日酔いの顱頂部痛　曲鬢
不眠症　完骨　陽白　風池　肩井
フリクテン　瞳子髎　陽白
偏頭痛　瞳子髎　上関　頷厭　懸顱　懸釐　曲鬢
率谷　天衝　浮白　頭竅陰　完骨　目窓
正営　承霊　脳空　風池　環跳　陽陵泉
陽交　光明　陽輔　足臨泣　足竅陰
扁桃炎　浮白　頭竅陰　完骨　脳空　肩井　陽交
陽輔　懸鍾　丘墟　足竅陰
膀胱炎　京門　帯脈　五枢　維道
便秘　京門　帯脈　五枢　陽陵泉　懸鍾
膀胱の疾患　京門
歩行困難　浮白　完骨
頬の腫れ　完骨　光明　侠渓
頬腫れ口不開　曲鬢
麻疹　環跳
耳鳴り　聴会　上関　頷厭　懸釐　天衝　浮白
頭竅陰　完骨　脳空　地五会　侠渓
足竅陰
耳の痛み　頭竅陰　完骨
耳の疾患　聴会　曲鬢　率谷　天衝　頭竅陰　風池
肩井　輒筋　足竅陰
鞭打ち症　完骨　脳空　風池　肩井　外丘
胸苦しい　足竅陰
胸と手の痙攣　居髎
眼が痒い　瞳子髎　陽白
目尻の痛み　頷厭　懸顱　懸釐　陽白　足竅陰
眼の痛み　瞳子髎　懸釐　曲鬢　陽白　頭臨泣
目窓　正営　承霊　脳空　光明　陽輔
丘墟　足臨泣　地五会　足竅陰
眼の疾患　瞳子髎　上関　頷厭　懸釐　曲鬢　率谷
天衝　頭竅陰　完骨　本神　陽白
頭臨泣　目窓　正営　承霊　脳空　風池
肩井　輒筋　日月　光明　丘墟　足臨泣
侠渓　足竅陰
眼の充血　瞳子髎　聴会　上関　頷厭　懸顱　懸釐
曲鬢　頭臨泣　目窓　脳空　風池　肩井
陽輔　懸鍾　丘墟　地五会　侠渓
足竅陰
眼の腫れ　曲鬢　陽白　頭臨泣　目窓　脳空　丘墟
足竅陰
目眩・眩暈　聴会　上関　頷厭　曲鬢　率谷　天衝
頭竅陰　完骨　本神　陽白　頭臨泣
目窓　正営　承霊　脳空　風池　肩井
足臨泣　侠渓　足竅陰
網膜症　瞳子髎
夜盲症　陽白　光明
憂鬱症　輒筋
夢が多い　足竅陰
腰脇痛　京門　帯脈
癰腫　浮白　頭竅陰
腰腿部痺れ痛み　居髎
腰痛　肩井　輒筋　京門　帯脈　五枢　維道　居髎
環跳　中瀆　陽陵泉　陽交　陽輔　丘墟
足臨泣　地五会
腰殿と大腿部の筋炎　環跳
腰腹神経痛　帯脈
腰部痙攣　陽輔
腰部股関節痛　五枢　維道
腰部の冷え　帯脈　膝陽関　陽輔
涎多し　本神　輒筋
乱視　風池
緑内障　瞳子髎　上関　陽白
淋病　五枢　維道　光明
涙管漏　瞳子髎　風池
顱頂痛　足臨泣
肋間神経痛　淵腋　輒筋　日月　京門　居髎　環跳
陽交　外丘　光明　陽輔　懸鍾　丘墟
足臨泣　地五会　侠渓　足竅陰

肝経

足冷えてのぼせ　章門
胃潰瘍　中都
胃下垂　章門
胃痙攣　足五里　陰廉　章門
胃酸過多症　中封　期門
胃腸疾患　章門
胃痛　章門
胃の疾患　期門
陰茎痛　大敦　行間　太衝　中封　足五里
咽喉炎　膝関
咽喉腫痛　膝関
咽喉痛　太衝
咽喉の詰まり感　蠡溝
陰嚢水腫　中都　曲泉
陰嚢漏血　大敦
陰部股関節痙攣　曲泉
陰部股関節痛　曲泉
陰部臭　行間
陰部掻痒症　蠡溝　膝関　曲泉
陰部痛　大敦
インポテンツ　大敦　曲泉
飢えて食を欲せず　期門
内股神経痛　陰包
うつ病で精神錯乱　大敦　太衝　曲泉

嚥下困難　期門
黄疸　太衝　中封　章門　期門
嘔吐　行間　太衝　章門　期門
嘔吐下痢症　期門
悪寒　中封
悪心　大敦　曲泉
咳逆　中封
咳嗽　行間　中封
角弓反張　章門
下肢厥冷　太衝　中封　蠡溝
下肢神経痛　曲泉
下肢内側痛　行間　膝関　曲泉
下肢の痿証痺証　太衝　膝関　曲泉
下肢の痙攣　陰廉
下肢の麻痺　蠡溝　中都
下腿内側の引痛　大敦
下腹腫脹下肢に響く　曲泉
下腹部が硬い　蠡溝　陰廉
下腹部痙攣　太衝　中封　蠡溝　中都　陰包
下腹部・性器痛　大敦　行間　太衝　中封　蠡溝
中都　曲泉
下腹部痛　大敦　中都　陰包　足五里　陰廉
下腹部の冷え　陰包
下腹部膨満感　行間　中封　蠡溝　曲泉　足五里
陰廉
肝炎　中封　期門
肝機能障害　太衝　曲泉　期門
間歇性跛行症　太衝
間歇熱　行間　中封
肝硬変　太衝　期門
関節リウマチ　太衝　膝関
肝臓疾患　大敦　行間　太衝　蠡溝　中都　曲泉
章門　期門
肝臓肥大　太衝　章門　期門
寒熱往来　期門
感冒　行間　曲泉　足五里
顔面神経麻痺　行間
顔面蒼白　行間　太衝
気管支炎　章門　期門
亀頭炎　大敦
胸脇苦満　大敦　章門　期門
狭心症　太衝　期門
胸中の熱　期門
脇痛　章門
胸痛　章門
狂癲病　行間
胸腹痛み臥せず　章門
胸腹部痙攣　曲泉　章門
胸腹部膨満感　中封
胸部膨満感　行間
胸膜炎　行間　太衝　章門　期門
脛骨神経痛　太衝
脛骨神経麻痺　太衝
頸部疼痛　足五里
頸部リンパ腺炎　太衝
痙攣症　章門
下焦の出血　中都
血液疾患　章門
血塊　曲泉
月経過多　大敦　行間　中都
月経が止まらない　中都
月経痛　行間　蠡溝　曲泉
月経不順　大敦　太衝　蠡溝　曲泉　陰包　足五里
陰廉　期門
月経閉止　行間　太衝　蠡溝
血尿　大敦　章門
下痢　行間　中封　中都　曲泉　章門　期門
肩臂が挙らない　章門
口渇　太衝　期門
口渇して不食　章門
睾丸萎縮　太衝　中封
睾丸炎　大敦　太衝　中封　蠡溝　足五里　陰廉
睾丸腫痛　足五里
睾丸引きつり痛む　中封　蠡溝
咬筋麻痺　大敦
高血圧症　大敦　行間
口唇炎　太衝
喉頭炎　膝関
股関節内側痛　太衝　陰廉
呼吸困難　行間　太衝
腰から腹下肢に引痛　陰包　陰廉
五趾不全　太衝
腰や足の痛み　陰包
五十肩　曲泉
五臓の病　章門
坐骨神経痛　太衝
産後の悪露下らず　中都
産後の腹痛　曲泉
産後の余病　期門
産褥熱　期門
子宮充血　行間　曲泉
子宮出血　大敦　行間　太衝　蠡溝　中都　陰包
足五里
子宮下垂　大敦　蠡溝　曲泉　足五里
子宮痙攣　章門
子宮内膜症　蠡溝　曲泉　期門

痔疾　曲泉
四肢の運動麻痺　章門
四肢の倦怠感　足五里　章門
四肢の冷え　行間
視神経萎縮　行間
ジストニア　大敦
膝蓋の腫痛　曲泉
膝関節炎　膝関　曲泉
膝関節痛　行間　陰包
膝関節内側痛　太衝　膝関
ジフテリア　行間
嗜眠　足五里
霜焼け　太衝
しゃっくり　行間　期門
十二指腸潰瘍　期門
消化器疾患　章門
消化不良　章門
小児発育不全　章門
小児吐乳　章門
小児脳膜炎　行間
小児のかんむし　大敦
小児の消化不良　章門
小児の引きつけ　大敦　行間　太衝
小児の腹痛　太衝
小児夜尿症　大敦　行間　太衝　陰包
上膊神経痛　太衝
小便が出にくい　中封　蠡溝　曲泉　陰包
小便頻数　大敦　行間　太衝　中封　曲泉　陰包
足五里
小便不利　大敦　足五里
小便閉　大敦　太衝　蠡溝　中都　曲泉　陰包
足五里
食傷　章門

食欲不振　太衝　中封　章門
視力減退　太衝　曲泉
腎炎　足五里　期門
心外膜炎　期門
心悸亢進　行間　蠡溝　章門　期門
心胸狭窄痛　行間
神経症　中封
神経衰弱　行間　曲泉　章門　期門
神経性心悸亢進　行間　蠡溝　曲泉　章門
心下満　大敦
人事不省　大敦　行間　章門
心臓疾患　大敦
腎臓結核　足五里
腎臓疾患　章門
心痛　大敦　太衝　章門　期門
蕁麻疹　蠡溝
脾臓疾患　章門
すぐに横になりたがる　足五里
頭痛　大敦　太衝　中封　膝関　曲泉
精液過少　中封
精系神経痛　陰廉
生殖器疾患　大敦　行間　太衝　陰包　陰廉
脊髄炎　蠡溝
脊背神経痛　章門
赤白帯下　蠡溝　陰廉
喘咳　期門
全身麻痺　中封
全身の痙攣症　大敦
喘息　中封　章門　期門
前立腺炎　大敦　太衝
早産流産防止　陰包　陰廉
足関節炎　中封
側胸痛　太衝　中都

足底痛　行間　太衝
足背部腫痛　太衝
側腹部の引痛　大敦　太衝
鼠径部痛　曲泉　足五里
帯下　太衝　蠡溝　中都
大腿内側牽引痛　陰廉
大腿部内側痙攣　曲泉
大腿部内側神経痛　曲泉　陰包　足五里
大腿部内側麻痺　曲泉
脱疽　太衝
胆石疝痛　行間　中封　章門　期門
胆嚢疾患　行間　太衝　中都　章門　期門
膣炎　大敦　足五里
チック症　中封
血の道症　期門
虫垂炎　曲泉
腸炎　行間　太衝　中封　章門
腸潰瘍　中都　曲泉
腸管閉塞　足五里
腸出血　太衝
腸疝痛　大敦　行間　太衝　中封　蠡溝　中都
曲泉　足五里　陰廉　期門
腸チフス　期門
腸鳴　章門
痛風　行間　中封
手足倦怠感　章門
癲癇　大敦　行間　太衝　中封
盗汗　大敦
糖尿病　大敦　行間　章門　期門
動脈硬化　足五里
吐血　太衝
内外翼状筋麻痺　大敦
内踝の腫痛　中封

日射病　大敦
尿道炎　大敦　太衝　中封　曲泉
尿道痛　曲泉
熱入血室　期門
熱病　行間　中封　期門
ノイローゼ　行間　太衝　蠡溝　期門
脳充血　大敦　行間
脳貧血　行間
のぼせ　行間　太衝
肺炎　期門
肺結核　章門
排尿困難　大敦　行間
背部悪寒　章門
背部の強ばり　章門
白帯下　行間　曲泉
白内障　太衝
破傷風　中都
発狂　曲泉
鼻づまり　大敦
半身不随　行間　膝関　足五里　章門
煩熱　章門　期門
冷えのぼせ　曲泉
髀骨神経痛　太衝
髀骨神経麻痺　太衝
膝の屈伸不能　曲泉
鼻出血　大敦　曲泉
ヒステリー　大敦　行間　蠡溝
脾臓肥大　章門
泌尿器疾患　大敦
腓腹筋痙攣　膝関
腓腹筋部の冷え　中都
ヒポコンデリー　蠡溝

疲労　章門
貧血　章門
腹水　章門
腹直筋痙攣　大敦　陰包　足五里　陰廉　章門　期門
腹痛　太衝　蠡溝　中都　章門
腹部腫塊　章門
腹部の冷え　足五里　陰廉
腹部膨満感　大敦　太衝　中都　足五里　章門　期門
腹膜炎　大敦　蠡溝　曲泉　章門　期門
婦人科疾患　大敦　曲泉　陰包　陰廉
不正出血　大敦　行間
舞踏病　章門
不妊症　太衝　陰包　陰廉
不眠症　行間
閉鎖神経痛　陰包　足五里　陰廉
便秘　大敦　行間　太衝　中封　膝関　陰包　期門
膀胱炎　中封　蠡溝　曲泉　足五里　陰廉　章門　期門
膀胱麻痺　蠡溝　足五里
房事過度　膝関　曲泉
母趾腫痛　蠡溝
母趾麻痺　行間　太衝
奔豚気病　期門
眼の痛み　太衝　蠡溝
眼の疾患　太衝
眼の充血　行間　太衝
眼の腫れ　太衝
目眩・眩暈　大敦　行間　太衝　曲泉
網膜症　足五里
腰神経痛　陰包　章門
腰痛　大敦　行間　太衝　中封　蠡溝　中都　曲泉　陰包　陰廉　章門

腰殿部の痙攣　陰包
腰背が冷えて痛む　章門
腰背部の引きつり　蠡溝
腰腹神経痛　中封
腰部痙攣　太衝
腰部脊柱痛　章門
腰部の冷え　中都
卵巣炎　陰包　足五里
緑内障　太衝　足五里
淋病　大敦　行間　太衝　中封　曲泉
肋間神経痛　行間　太衝　章門　期門

督脈

足腰の神経痛　腰兪
足の痺れ　腰兪
頭の痒み　百会
アルコール中毒　顖会　上星　素髎
胃アトニー　至陽　霊台
胃炎　大椎
胃痙攣　懸枢　脊中　筋縮
胃酸過多症　至陽　霊台　顖会
異常興奮　身柱
遺精　長強　腰陽関　命門
胃腸疾患　懸枢
胃痛　筋縮
胃の疾患　至陽
胃部の厥冷　至陽
咽喉腫痛　至陽
咽喉痛　身柱　瘂門　風府　脳戸
咽喉の疾患　陶道

咽頭炎 大椎 瘂門 風府
陰部掻痒症 長強
インポテンツ 長強 腰陽関 命門
うつ病で精神錯乱 長強 筋縮 身柱 大椎 瘂門 風府 脳戸 強間 後頂 百会 上星 神庭 水溝 兌端 齦交
上目遣い 筋縮
運動神経麻痺 風府
運動麻痺 腰陽関
瘻瘤 脳戸
嚥下困難 至陽
黄疸 脊中 筋縮 至陽 大椎 風府 脳戸 水溝 兌端 齦交
嘔吐 命門 大椎 瘂門 強間 顖会 神庭
悪寒 命門 霊台
悪寒発熱 陶道
悪心 顖会
驚き恐れる 命門
驚きやすい 筋縮
咳嗽 至陽 霊台 神道 身柱 陶道 大椎
角弓反張 長強 腰兪 命門 身柱 陶道 瘂門 百会 神庭
角膜炎 齦交
角膜白翳 上星 齦交
下肢厥冷 腰兪
下肢の痿証痺証 腰兪 腰陽関
下肢の疾患 腰陽関
下肢の麻痺 腰兪 腰陽関 命門
ガス中毒 神道
風邪で悪寒 身柱
風邪で鼻水 身柱
風邪の予防 大椎
悲しみ恐れる 風府

下腹部痙攣 筋縮
下腹部の冷え 腰陽関 命門
眼窩上神経痛 上星
間歇熱 腰兪 命門 神道 大椎 上星
肝臓疾患 筋縮 至陽
寒熱往来 神道 陶道 大椎 上星
肝斑 命門
感冒 脊中 身柱 陶道 大椎 瘂門 風府 強間 後頂 百会 神庭
顔面充血 脳戸 前頂 顖会 上星 齦交
顔面神経痙攣 齦交
顔面神経麻痺 筋縮 身柱 大椎 脳戸 強間 百会 神庭 素髎 水溝 兌端 齦交
顔面蒼白 顖会 上星
顔面痛 瘂門
顔面の皮膚病 齦交
顔面浮腫 前頂 水溝 兌端
気管支炎 至陽 霊台 身柱 陶道 大椎
驚悸 神道 百会
胸脇苦満 至陽
狭心症 身柱
強心法 霊台
胸椎カリエス 霊台
胸痛 霊台 陶道
狂癲病 長強 風府
恐怖症 神道
胸膜炎 筋縮 至陽 霊台 身柱 陶道 大椎
頸肩腕症候群 身柱 陶道 大椎
頸項肩背部諸筋痙攣 身柱
頸項部痙攣 陶道 大椎 後頂 百会
頸項部疼痛 長強 腰兪 腰陽関 命門 至陽 風府 強間 百会 齦交

頸項部の張り凝り 瘂門 風府
頸部疼痛 瘂門 風府 脳戸
頸部の腫れ 脳戸
痙攣症 筋縮 後頂 百会
下血 長強
月経不順 腰兪 腰陽関
月経閉止 腰兪
血便 長強 腰兪 腰陽関 脊中
下痢 長強 腰兪 腰陽関 命門 懸枢 脊中 百会
肩甲間部の異常 長強
肩甲部痙攣 陶道
言語障害 神道 瘂門 風府 脳戸 百会
言語不正 筋縮 身柱
肩背痛 神道
肩背の凝り 陶道
健忘症 神道 百会
高血圧症 命門 身柱 陶道 大椎 瘂門 風府 脳戸 強間 百会 前頂 上星
口臭 兌端 齦交
甲状腺腫 脳戸
口唇の引きつり痙攣 齦交
後頭痛 瘂門 脳戸 強間
口内炎 兌端 齦交
項の強ばり 陶道 大椎 瘂門 強間
項の引きつり 霊台 後頂
項背強ばり 瘂門
項部硬直 後頂 百会
声がれ 陶道
呼吸器疾患 至陽 霊台 身柱 陶道
呼吸困難 大椎
五十肩 陶道
五臓の虚弱 大椎
骨盤内臓器疾患 腰陽関

骨膜炎　命門　大椎
坐骨神経痛　長強　腰陽関　命門　至陽　百会
嗄声　瘂門
三叉神経痛　大椎　脳戸　神庭　水溝　兌端
子宮下垂　百会
子宮後屈　長強　命門　腰陽関
子宮出血　腰陽関　命門
子宮の疾患　腰兪　命門
歯齦炎　兌端　齦交
痔疾　長強　腰兪　命門　脊中　陶道　大椎　百会
四肢の運動障害　筋縮
四肢の倦怠感　至陽　霊台
四肢の冷え　命門
四肢の浮腫　水溝　兌端
痔出血　命門
舌の乾き　兌端
歯痛　大椎　水溝　兌端
痔痛　百会
膝関節痛　腰陽関
ジフテリア　神道
嗜眠　顖会　上星
嗜眠性脳炎　瘂門
しゃっくり　至陽
臭覚減退　百会　顖会　上星
重舌　瘂門
酒皶鼻　素髎
手掌と指先の麻痺　至陽
出血を止める　命門
消化器疾患　至陽
消化不良　命門　懸枢　至陽
上気道疾患　身柱
上肢神経痛　陶道　大椎

小児過敏症　顖会
小児顖門陥没　長強
小児脳膜炎　命門　身柱　前頂
小児喘息　霊台
小児の感冒　百会
小児のかんむし　命門　身柱
小児の下痢　身柱
小児の消化不良　脊中　身柱
小児の脱肛　脊中
小児の癲癇　身柱　百会　水溝
小児の吐乳　身柱
小児の引きつけ　長強　命門　神道　大椎　強間
前頂　顖会　上星
小児の百日咳　身柱　百会
小児の臍肥大　齦交
小児のヘルニア　身柱
小児の病の予防　身柱
小児病総て　命門　神道　身柱
小児麻痺　筋縮　身柱
小児夜尿症　長強　腰兪　命門　身柱
小便が出にくい　長強　腰兪
小便失禁　長強
小便白濁　命門
小便頻数　腰陽関　命門
小便閉　長強
食道狭窄　至陽
食物が詰まる　至陽
食物の味がない　至陽
食欲不振　懸枢　至陽
自律神経失調症　筋縮　至陽　霊台　神道　身柱
百会
視力減退　百会　上星　神庭

痔瘻　長強
心因性言語障害　瘂門
心因性疾患　瘂門　風府　百会　兌端
腎盂炎　命門
腎炎　命門　至陽　水溝
心悸亢進　神道　身柱　風府　強間　後頂　百会
神庭
心胸狭窄痛　至陽
神経症　神道　身柱　瘂門　百会　神庭
神経衰弱　筋縮　至陽　神道　身柱　大椎　風府
強間　百会　顖会
心下満　強間
人事不省　神道　瘂門　風府　百会　顖会　上星
神庭　素髎　水溝　兌端
新生児の窒息　素髎
心臓疾患　至陽　神道　身柱　陶道　百会
心臓性の咳　至陽
心臓肥大　百会
腎臓疾患　命門　懸枢
心煩　百会
心痛　神道
蕁麻疹　至陽
水腫病　前頂
頭重　長強　至陽　霊台　陶道　瘂門　風府　脳戸
強間　前頂　顖会
頭重高揺　長強
頭中の諸病　風府
頭痛　長強　腰兪　腰陽関　命門　至陽　霊台
神道　陶道　大椎　瘂門　風府　脳戸　強間
後頂　百会　前頂　顖会　上星　神庭
精液欠乏　命門
百会
生殖器疾患　長強　命門

精神恍惚として不楽　神道
精神神経症　霊台　百会　上星
精神病　長強　筋縮　神道　身柱　大椎　瘂門
　風府　上星
精力減退　命門
脊髄炎　腰陽関　脊中　身柱　瘂門
脊髄過敏症　身柱　百会
脊髄カリエス　懸枢　脊中　身柱
脊髄疾患　長強　腰兪　腰陽関　命門　脊中　至陽
　霊台　百会
脊中の痛み　至陽
脊中のひきつり　筋縮
舌炎　大椎　瘂門
舌乾燥唾液少ない　至陽
舌骨筋麻痺　瘂門　風府　脳戸
舌本部の出血　脳戸
脊の強ばり　長強
背骨の痛み　懸枢
喘咳　霊台
仙骨脊柱筋萎縮　懸枢
仙骨脊柱筋強直　懸枢
全身の痙攣症　長強
全身硬直　風府
全身麻痺　神道
前頭痛　瘂門　後頂　顖会　上星　神庭
喘息　至陽　霊台　神道　身柱　陶道　大椎　素髎
腺病体質児の強壮　命門
前立腺炎　腰陽関
前立腺肥大　長強
僧帽筋痙攣　瘂門　風府
早漏　命門
帯下　腰陽関　命門
大便失禁　長強

脱肛　長強　腰兪　命門　脊中　百会
胆嚢疾患　筋縮　至陽
中耳炎　脳戸
中枢神経興奮　百会
腸炎　命門
腸カタル　腰陽関　懸枢　脊中
腸結核　命門
腸出血　長強　命門　脊中
腸疝痛　腰陽関　命門　懸枢
潮熱　陶道　大椎
腸捻転　命門
腸鳴　懸枢　至陽
直腸カタル　腰兪
椎間板ヘルニア　腰陽関
低血圧症　強間　顖会
癲癇　長強　腰兪　命門　脊中　筋縮　神道　身柱
　大椎　瘂門　風府　脳戸　強間　後頂　百会
　前頂　顖会　上星　神庭　水溝　兌端
動悸して驚きやすい　百会
糖尿病　脊中　水溝　兌端
頭部の化膿性湿疹　脳戸
内臓の諸熱　命門
夏バテの下痢　身柱
難聴　百会
日射病　水溝
寝違い　陶道
熱病　腰兪　命門　霊台　神道　身柱　陶道　大椎
　風府　上星　水溝
ノイローゼ　筋縮　神道　大椎　百会
脳溢血　神道　身柱　大椎　瘂門　風府　百会
脳疾患　後頂
脳充血　長強　腰兪　腰陽関　身柱　陶道　大椎
　瘂門　風府　脳戸　強間　後頂　百会

　前頂　上星　水溝
脳出血　長強　瘂門　風府　百会
脳水腫　強間
脳脊髄疾患　命門　筋縮　至陽　身柱　陶道　大椎
　瘂門　百会
脳軟化症　身柱　瘂門
脳の疾患　神道　脳戸　顖会　上星
脳貧血　長強　大椎　百会　前頂　顖会　上星　神庭
脳膜炎　瘂門　百会
喉の使いすぎ　陶道
のぼせ　至陽　脳戸　前頂　顖会
肺壊疽　霊台
肺炎　身柱　大椎
肺気腫　大椎
肺虚証　至陽
肺結核　至陽　霊台　身柱　大椎
背椎神経痛　筋縮
背部諸筋の萎縮　懸枢
背部諸筋の強直　懸枢
背部脊中の怠い痛み　陶道
背部痛　筋縮　瘂門
背部の疔瘡　身柱
肺門腺結核　霊台　身柱
白帯下　命門
発狂　長強　筋縮　身柱　風府　強間　後頂　百会
　上星
鼻タケ　前頂　顖会　上星　素髎　齦交
鼻づまり　身柱　大椎　風府　百会　顖会　上星
　神庭　素髎　水溝　兌端　齦交
鼻の疾患　百会　前頂　上星　素髎　水溝　兌端
鼻ポリープ　上星
鼻水　百会　前頂　神庭　素髎　齦交
半身不随　筋縮　大椎　瘂門　風府　後頂　百会

冷え症　腰陽関
鼻炎　大椎　風府　百会　上星　神庭　素髎　水溝　兌端
鼻出血　命門　身柱　大椎　瘂門　風府　顖会　上星　神庭　素髎　水溝　兌端
ヒステリー　筋縮　至陽　神道　身柱　大椎　瘂門　風府　強間　百会　顖会　上星　兌端
泌尿器疾患　命門
微熱　至陽　霊台
微熱で頭痛　身柱
皮膚病　陶道
ヒポコンデリー　筋縮　身柱　大椎
疲労　命門　身柱　大椎
風疹　大椎
副腎機能低下　命門
腹痛　命門　懸枢　至陽
副鼻腔炎　陶道　大椎　風府　百会　前頂　顖会　上星　神庭　齦交
腹部膨満感　懸枢
腹膜炎　命門
婦人科疾患　腰兪
舞踏病　身柱
不眠症　筋縮　神道　身柱　大椎　強間　後頂　百会　顖会　神庭
偏頭痛　風府　後頂　百会
扁桃炎　大椎　瘂門　風府　脳戸
便秘　長強　腰兪　腰陽関　命門
膀胱炎　長強　腰陽関
膀胱の疾患　腰兪
膀胱麻痺　腰兪　腰陽関
歩行困難　瘂門　風府
頬の腫脹　齦交

奔豚気病　懸枢　神道
マラリア　大椎
味覚消失　百会
耳鳴り　命門　百会　前頂
耳の痛み　百会
耳の疾患　大椎　百会
鞭打ち症　身柱　陶道　大椎　百会
胸がそわそわする　神道
眼の痛み　大椎　風府　脳戸　前頂　顖会　上星　神庭
眼の疾患　百会　上星　齦交
眼の充血　大椎　脳戸　百会　前頂　顖会　上星　神庭　齦交
眼の腫れ　前頂　上星　神庭
目眩・眩暈　命門　筋縮　陶道　瘂門　風府　脳戸　強間　後頂　百会　前頂　顖会　上星　神庭　兌端
夜盲症　神庭
指先の痺れ　大椎
腰神経痛　長強　懸枢
腰髄麻痺　腰陽関
癰疽疔瘡　霊台
腰椎カリエス　命門
腰椎神経痛　腰陽関
腰痛　長強　腰兪　腰陽関　命門　脊中　至陽　大椎　百会　水溝
腰背神経痙攣　懸枢
腰背神経痛　腰兪　命門　懸枢　筋縮　至陽　霊台
腰背部の凝り　懸枢
腰部諸筋の強直　腰兪
腰部脊柱仙骨部痛　長強
腰部脊柱の強ばり痛　腰兪　懸枢　脊中　水溝

腰部脊中の引痛　神道　身柱
腰部仙骨部疼痛　腰陽関　水溝
腰部の筋肉弛緩　腰兪
腰部の冷え　腰兪　腰陽関
涎が多い　強間
流産癖　命門
リウマチ　命門
淋病　長強　腰兪　腰陽関　命門
涙液過多　神庭　素髎　齦交
涙管漏　神庭　齦交
涙腺炎　神庭
羸痩　至陽
顱頂部痛　後頂　前頂
肋間神経痛　筋縮　至陽　霊台　神道　身柱　陶道　大椎

任脈

胃アトニー　神闕　建里　中脘　上脘
胃炎　石門　陰交　下脘　建里　中脘　上脘　巨闕
胃潰瘍　中脘　上脘
胃拡張　下脘　建里　中脘
胃下垂症　水分　下脘　中脘　上脘
胃カタル　鳩尾
胃癌　中脘
息切れ　巨闕
胃痙攣　気海　神闕　建里　中脘　上脘　巨闕　鳩尾
胃酸過多症　中脘　上脘　巨闕　中庭
胃弱　神闕　水分　中脘
胃出血　中脘　紫宮
遺精　会陰　曲骨　中極　関元　石門　気海

胃腸疾患　神闕　水分
胃痛　下脘　建里　中脘　上脘　巨闕　鳩尾
胃内停水　水分　中脘
胃の疾患　下脘　建里　中脘　鳩尾　中庭
陰茎痛　中極　関元　石門
咽喉腫痛　玉堂　紫宮　華蓋　璇璣　天突
咽喉痛　鳩尾　玉堂　紫宮　華蓋　璇璣　天突
咽喉の疾患　廉泉
咽喉の詰まり感　中庭　天突
咽頭炎　天突　廉泉
陰嚢ヘルニア　中極
陰部掻痒症　会陰　中極　関元　陰交
陰部多汗症　会陰
陰部痛　中極
インポテンツ　会陰　中極　関元　石門　気海
陰門腫痛　会陰
うつ病で精神錯乱　会陰　中脘　巨闕
癭瘤　天突
嚥下困難　中脘　上脘　巨闕　中庭　膻中　玉堂
紫宮　華蓋　天突　廉泉
黄疸　中脘　上脘　巨闕
嘔吐　神闕　下脘　建里　中脘　上脘　巨闕　鳩尾
中庭　玉堂　紫宮　華蓋　天突　廉泉
嘔吐下痢症　中脘　上脘　巨闕
驚きやすい　中脘
驚くと動悸　巨闕
咳逆　膻中　紫宮
咳嗽　上脘　巨闕　鳩尾　膻中　玉堂　紫宮　華蓋
璇璣　天突　廉泉
角弓反張　神闕
下肢の激痛　承漿
下肢の病　下脘
下肢のリウマチ　中極

喀血　紫宮
下腹部から性器痛　会陰　曲骨　関元　気海　陰交
下腹部痙攣　関元
下腹部の痛み　関元　気海
下腹部の疾患　気海
下腹部のわだかまり　承漿
下腹部冷え睾丸引痛　陰交
下腹部膨満感　曲骨　中極　関元　陰交　神闕
下腹部冷感　中極　関元　石門　気海　陰交
肝炎　中脘
間歇熱　中脘
肝臓疾患　中脘　上脘　中庭
感冒　中脘
顔面神経麻痺　承漿
顔面の湿疹　承漿
顔面浮腫　承漿
気管支炎　上脘　巨闕　鳩尾　膻中　玉堂　紫宮
華蓋　璇璣　天突　廉泉
脚部冷感　気海
逆流性食道炎　巨闕　鳩尾
急に声が出なくなる　廉泉
驚悸　巨闕
胸脇苦満　上脘　巨闕　膻中
胸脇部痛　華蓋
脇下痛　中脘
狭心症　巨闕　膻中　璇璣
胸中気逆　天突
胸中満痛　鳩尾
胸痛　上脘　巨闕　紫宮
狂癲病　鳩尾　承漿
胸腹部膨満感　中庭
胸部鬱血　膻中
胸部痛　紫宮

胸部膨満感　巨闕　紫宮　璇璣
胸膜炎　上脘　巨闕　鳩尾　膻中　玉堂　紫宮
華蓋　璇璣
虚症の浮腫　下脘
下焦に力を付ける　中脘
月経過多　曲骨
月経痛　会陰　曲骨　関元　気海
月経不順　会陰　曲骨　中極　関元　気海
月経閉止　会陰　関元　石門　気海
血尿　中極　関元
血便　関元　中脘
下痢　関元　石門　気海　陰交　神闕　水分　下脘
中脘　上脘　巨闕
言語障害　廉泉　承漿
健忘症　巨闕
睾丸炎　中極　関元　石門　陰交
睾丸湿って痒い　曲骨
睾丸の水腫　石門
睾丸の引きつり　石門　陰交
咬筋萎縮　巨闕
甲状腺膿腫　天突
口唇炎　承漿
口唇の強ばり　承漿
喉頭炎　天突　廉泉
喉頭結核　天突
口内炎　廉泉
肛門周囲炎　会陰
肛門の痒み　会陰
呼吸器疾患　巨闕　中庭　膻中　玉堂　紫宮　華蓋
天突
呼吸困難　巨闕　中庭　膻中　玉堂　璇璣
呼吸促迫　膻中
腰が伸びない　巨闕

骨盤内腫瘍　中極
骨盤内臓器疾患　曲骨
坐骨神経痛　中極　陰交
嗄声　天突
産後悪露尽きず　曲骨　中極　関元　石門　気海　陰交
産後の諸病　中極　関元　石門　気海
産後のヒステリー　関元
産後の貧血眩暈　中脘
三叉神経痛　承漿
子宮潰瘍　曲骨
子宮下垂　会陰　中極　関元　気海　神闕
子宮筋腫　中極　関元　気海
子宮痙攣　中極　石門　陰交
子宮後屈　中脘
子宮充血　中極　関元
子宮出血　曲骨　中極　気海
子宮内膜症　曲骨　中極　関元　陰交
子宮の疾患　中極　関元　石門　気海　中脘
子宮付属器炎　中極
歯齦炎　承漿
痔疾　会陰　関元
四肢の倦怠感　関元　石門
四肢の冷え　神闕
四肢の無力感　気海
歯槽膿漏　承漿
舌と口の渇き　廉泉
舌の強ばり　廉泉
舌の引きつり　天突
歯痛　承漿
膝蓋部痙攣　陰交
室女病　中極

ジフテリア　天突
しゃっくり　下脘　建里　中脘　上脘　巨闕　鳩尾
十二指腸潰瘍　中脘
十二指腸虫　建里　巨闕
消化器疾患　膻中
消化不良　関元　石門　気海　陰交　神闕　水分　下脘　建里　中脘　上脘　巨闕　璇璣
上肢挙上不能　巨闕
小腸疾患　関元
小児顖門陥没　陰交　水分
小児のかんむし　陰交
小児の消化不良　中脘　上脘
小児の吐乳　神闕　中庭　膻中
小児の発育不全　関元　石門　気海
小児の引きつけ　神闕
小児の腹痛　下脘
小児夜尿症　曲骨　中極　関元　石門　気海
小便が出にくい　会陰　関元　石門　陰交
小便失禁　中極
小便白濁　関元
小便頻数　会陰　曲骨　中極　関元　石門　気海　神闕　水分　承漿
小便不利　水分
小便閉　会陰　中極　関元　石門　気海　神闕　水分
食道炎　中庭
食道癌　天突
食道狭窄　巨闕　中庭　膻中
食道痙攣　巨闕　鳩尾　中庭　膻中　玉堂　紫宮　華蓋　天突
食道疾患　上脘　中庭　玉堂　紫宮
食欲不振　神闕　下脘　建里　中脘　上脘
自律神経失調症　気海　中脘　上脘

腎炎　中極　関元　石門　陰交　水分　中脘
心外膜炎　上脘　巨闕
心窩部痛　巨闕
心下部の緊張　巨闕
心悸亢進　中脘　上脘　巨闕　鳩尾　膻中
腎虚　関元　陰交
腎虚の冷え　曲骨
心筋梗塞　膻中
神経過敏　気海
神経症　関元　石門　気海　膻中
神経衰弱　関元　石門　気海　陰交　神闕　下脘　建里　中脘　巨闕　鳩尾
神経性心悸亢進症　中脘　上脘　巨闕　鳩尾　膻中
心下痞硬　巨闕
心下満　上脘
人事不省　神闕　中脘　巨闕
新生児強直痙攣　鳩尾
心臓炎　鳩尾　天突
心臓疾患　巨闕　鳩尾　中庭　膻中　玉堂　紫宮　華蓋　璇璣　天突
心臓神経症　膻中
心臓衰弱　膻中
心臓性喘息　膻中
心臓肥大　天突
心臓弁膜症　巨闕　膻中
腎臓疾患　気海　神闕　下脘
心痛　上脘　巨闕　鳩尾　中庭
心煩　鳩尾　膻中
頭重　中極
頭痛　中脘　鳩尾
生殖器疾患　曲骨　中極　関元　石門　気海　陰交　下脘

精神神経症　膻中　玉堂　紫宮
精神病　関元　鳩尾
臍部の絞痛　石門　気海　陰交　神闕
精力減退　中極　関元　気海
赤白帯下　曲骨　関元　石門　気海
舌炎　廉泉
舌下腫痛　廉泉
舌骨筋麻痺　天突　廉泉　承漿
舌根部の強ばり　廉泉
舌根部引きつり　廉泉
舌知覚麻痺　廉泉
前陰が腫れて痛む　中極　関元
喘咳　巨闕
全身倦怠感　神闕
喘息　中脘　上脘　巨闕　鳩尾　中庭　膻中　玉堂
　紫宮　華蓋　璇璣　天突　廉泉
前立腺炎　会陰　関元　石門
前立腺肥大　曲骨　中極
躁鬱病　気海
早漏　中極　関元
大胸筋部の疼痛　玉堂
帯下　曲骨　中極　陰交
体力衰え痩せ無力　関元
唾液分泌過多　天突　廉泉
脱肛　会陰　関元　神闕
唾膿血　天突
痰が多い　紫宮　天突　廉泉
胆石疝痛　中脘
胆嚢炎　中庭
胆嚢疾患　中脘　上脘
蛋白尿　関元　石門
膣炎　会陰　中極　陰交
膣の痛み　会陰

虫垂炎　石門　気海
腸炎　下脘
腸カタル　関元　石門　神闕　水分　下脘　中脘
腸間膜炎　石門　上脘
腸疾患　気海　下脘
腸出血　関元　気海
腸疝痛　石門　気海　陰交　神闕　水分　中脘
腸鳴　神闕　水分　下脘　中脘
悪阻　中脘
手足の痙攣　中脘
手足の引きつり　巨闕
溺死者の急救法　会陰
癲癇　会陰　神闕　中脘　上脘　巨闕　鳩尾　承漿
動悸　巨闕
動悸して驚きやすい　中脘
糖尿病　関元　中脘　承漿
吐血　石門　中脘　上脘　中庭　紫宮
内臓虚弱　曲骨
内臓虚弱で羸痩　関元　石門　気海
内臓下垂　気海　神闕
内臓の位置異常　中脘
夏バテの下痢　神闕
乳汁分泌不足　膻中
乳腺炎　中庭　膻中　玉堂
尿道炎　会陰　中極　関元　石門　気海　陰交
熱病　関元　石門　上脘
熱病の嘔吐下痢　関元
ノイローゼ　関元　気海　陰交　神闕　中脘　巨闕
　鳩尾　膻中　承漿
脳溢血　神闕
膿胸　膻中
のぼせ　巨闕　華蓋
肺壊疽　膻中

肺結核　膻中　紫宮
肺充血　中庭
肺出血　鳩尾
背痛　膻中
肺門腺結核　中庭
吐き気　巨闕　玉堂
バセドウ病　璇璣　天突　廉泉
発狂　巨闕　鳩尾
発声困難　天突
半身不随　承漿
冷え症　関元　石門　気海
引きつけ　中脘
ヒステリー　気海　中脘　鳩尾　膻中
泌尿器疾患　中極　関元　石門　気海
疲労　関元　神闕
貧血　巨闕
腹腔内の塊　下脘
腹水　中極　関元　気海　陰交　神闕　水分　下脘
　建里　膻中
腹直筋痙攣　陰交　巨闕
腹痛　関元　気海　水分　下脘　建里　中脘　巨闕
腹部膨満感　関元　石門　気海　神闕　水分　下脘
　建里　中脘　上脘　巨闕　膻中
腹膜炎　中極　関元　石門　気海　陰交　水分
　下脘　中脘
浮腫　曲骨　中極　関元　石門　神闕　水分　建里
婦人科疾患　会陰　曲骨　関元　気海　中脘
不正出血　中極　関元　石門　気海　陰交
不妊症　会陰　曲骨　中極　関元　気海　陰交　神闕
不眠症　中脘　巨闕
偏頭痛　鳩尾
扁桃炎　鳩尾　華蓋　璇璣　天突　廉泉
便秘　会陰　関元　気海　陰交　神闕　中脘

膀胱炎　曲骨　中極　関元　石門　気海　陰交
膀胱結核　中極
膀胱の疾患　気海　神闕
膀胱麻痺　曲骨　中極　関元　石門　気海
奔豚気病　石門　陰交　中脘
慢性疾患の冷え疲れ　関元
胸苦しい　中庭　膻中　紫宮
胸がそわそわする　巨闕
目眩・眩暈　関元　上脘
憂鬱症　鳩尾　膻中
幽門部痙攣　下脘
腰痛　中極　気海　下脘
腰背筋強直　水分
腰部痙攣　陰交
腰部脊柱強ばり引く　水分
涎が多い　廉泉
ラッパ管炎　中極
卵巣炎　中極
裏急後重陰部不快　会陰
リウマチ　関元
淋病　会陰　曲骨　中極　関元　石門　気海　神闕　水分
羸痩　下脘
聾唖　廉泉
肋間神経痛　上脘　巨闕　鳩尾　中庭　膻中　玉堂　紫宮　華蓋　璇璣

❖あとがきI

治療室にはクラシックの音楽とともにいつもキーボードを叩く音が響いている。先生の元で修行すること数年、お馴染みの軽快なリズムを聴きながら毎日の仕事に追われていた。

ある日、原稿の校正をするよういわれた。本書である。以前から本の構想はお聞きしていたのだが、あまりに早い仕上がりに驚いた。経穴名の後に続く膨大な量の古典の原文と明治以降から現代までの諸先生方の主治症。さらにそれらを踏まえて一穴一穴に対する先生の考えがまとめられており、古典の生理・病理に基づいた思考や経験など、先生のすべてが盛り込まれていると感じた。即臨床に活かすことができる内容に感激しつつ、古典書物を睨みつける日々が続いた。肺経から心経までは勢いよく進んだ。膀胱経でくじけそうになったが、なんとか全経穴を終えることができた。

鍼灸師は、数多ある経穴を駆使して病気に立ち向かわねばならない。そのためには一つでも多くの経穴の主治症を経験し、施術法なども含め自家薬籠中のものとすることが望まれる。しかし、先生は常々「一人の鍼灸師が経験できる経穴の主治症は一生かかっても限度がある」と言われる。したがって、そのほかの経穴を知るには師匠に習い、勉強会などで学び、そして書物の中からヒントを得て実際に試みて自分のものとする以外にない。とすれば、臨床を積み重ねてできた古典書物を紐解き、二千年以上前から現代に至るまでの諸先輩方の脈々と受け継がれてきたものを整理し、さらに現在も第一線で走り続けておられる先生の経験までもが加わった本書は意義あるものだと思う。

伝統医学は経験医学である。その無数の経験が凝縮したこの一冊を開けば、古の聖人たちの治療風景が目の前に広がるやもしれない。手掛かりに満ち溢れ、臨床の場で大いに助けになるであろう。

痛みのある部位に刺すような単純な治療ではなく、胃腸の病気には足三里というような短絡的な選穴でもない。臓腑経絡の虚実寒熱を把握し、さらに寒熱の波及が身体にどう変化をもたらし、それに対しどうするか。その答えを解く鍵が本書には散りばめられている。

先人達がしてきたように自由自在に経穴を操り病気を治す。それはもはや古典の中だけの記述ではなく、現実のものとなる日も近い。臨床に挑み、経験を積み、また古典に回帰する。鍼灸師たちの終わることのない旅路。そのたゆまぬ努力は伝統医学の真髄に迫らんとするためには必然のことであろう。我々は一本の鍼、一握りの艾で病を癒やすのだから。

古典医学の蘊奥に分け入る必読書と言っても過言ではない本書を片手に、治療に奮闘し更にその経験を後世に繋ぐ、そのような鍼灸師がより多く輩出されることを祈る。また私もその一員でありたいと強く願う。

元来、勉強には無縁であった私にこのような勉強できる機会をくださった池田先生に、この場をお借りして心の底から感謝を申し上げたい。そして眉間にしわを寄せて作業している私を温かく見守ってくれた家族にも感謝を捧げる。

２０１６年11月

黒木　享

❖あとがきⅡ

『素問』にしたがえば、病は虚から発生する。たとえば流産、中絶、出産、外傷、精神労働などで血が不足したとする。これを肝虚証または肝血虚という。この場合、収斂作用のある肝経を補って肝血を多くして治癒に導くわけだが、肝の血虚になると寒または熱が発生する。発生した寒または熱は、そのほかの臓腑経絡に波及する。たとえば、肝経の表は胆経なので、肝虚で発生した熱は胆経に出てきて頭痛などの病症を発生させる。あるいは、大腸経や肺経にも熱が波及する可能性がある。そうして、大腸経や肺経の流れを阻害して、いろいろな病症を発生させる。その病症が、気血津液の、いずれの虚または実の状態なのか、さらに寒症なのか熱症なのか、湿症なのか燥症なのかを判断する。これが病理を知るということである。中医学では、これを弁証という。

たとえば鼻づまりの患者が来たとする。原因を問うと、パソコンの打ち過ぎで肩が凝り、鼻が詰まりやすくなった。専門医院では副鼻腔炎だとの診断を受けている。パソコンの打ち過ぎだから血虚だろうと考えて脈診すると、弦脈で左関上の脈が虚している。腹診すると左の胃経が張っている。これは肝積である。肝積は肝虚から発生する。故に肝虚証と決めてよいが、副鼻腔炎はどう考えるか。

改めて脈を診ると右の寸口脈が浮きぎみで大きく、重按しても強く感じる。これは大腸経と肺経の流れが悪くて熱が停滞している。また、副鼻腔炎だから湿も停滞している。念のために手三里、曲池、尺沢などを按圧すると圧痛がある。大腸経と同じ陽明経である胃経を按圧しても「気持ちがよい」という。

これをまとめると、肝血虚のために発生した熱が大腸経と胃経と肺経に波及して、これらの経脈の流れを阻害して、副鼻腔炎を発生させたとする。ゆえに肝経を補い、大腸経や胃経や肺経の経穴を、按圧し、その反応の状態によって虚実に分けて補瀉する。もし香臭にまで異常があれば、肺経にまで熱が入っている。部分的には四白、禾髎、迎香などにも刺鍼するか、知熱灸を施す。

以上のように診察して、全体の病理を考えて選経、選穴するなら、標治法も本治法も関係なくなる。すべての経穴が標治法穴になり本治法穴になり得る。であるなら、すべての経穴の主治症を知る必要があるのではないか、と考えるに至った。それが本書を執筆するきっかけなのである。

既刊の経絡治療誌や医道の日本誌を読んでみると、本治法、標治法という用語は、『素問』から借用して竹山晋一郎の発案で決まったようである。

要するに難経の選穴方法による陰経の補瀉穴を本治法穴と言い、患部に対する治療を標治法と決めたのである。しかし、本治法と標治法の関連までは論証されていなかった。だから、経絡治療の本治法には効果がなく、標治法で治しているのだなどという批判も出たのである。しかし、肝虚証、脾虚証、肺虚証、腎虚証などによって寒熱が発生し、その寒熱の波及や偏在によって、いろいろな経絡に病症が発生すると考えれば、本治法と標治法の関連についての説明は容易である。そうして、以上に述べたように、その区別すら無用なのである。

本書は完成までに4年の歳月を費やした。それでこの程度かと言われそうだが、そう思う人は、ぜひとも追加、訂正していただきたい。ただし、1つの経穴が何に効くかを決定するのは容易ではない。腰痛の人が来たときに中封のみに刺鍼して帰す勇気が、いまの筆者にはない。いずれはそうしたいと考えている。

最後になったが、本書の校正については医道の日本社の山口智史編集長以下、スタッフのみなさんに多大な労力を強いてしまった。また内弟子の黒木享と渋谷純子にも綿密に校正してもらった。特に黒木には古書の点検をしてもらったので共著者といっても差し支えない。表紙には入れなかったが、奥付には黒木享と入れた。皆さん、ありがとう。

２０１６年　11月

池田政一　識

【編著】

池田政一（いけだ・まさかず）

1945年、愛媛県生まれ。1968年、明治鍼灸専門学校卒業。鍼灸と漢方薬の理論と臨床の一致をライフワークとして研究を続け、国内外で講演活動を続けるとともに、多くの内弟子を育ててきた。

元・鍼灸経絡治療学会学術部長。現在、漢方薬専門店と鍼灸治療院を開設。

著書に『図解鍼灸医学入門』『古典ハンドブックシリーズ』『伝統鍼灸治療法』『蔵珍要篇』『古典の学び方』（以上、医道の日本社）、『臓腑経絡からみた薬方と鍼灸（全五巻）』『古今腹証新覧』『脈経解説』『新古典の学び方』『鍼灸と湯液の臨床百選』（以上、たにぐち書店）、『難経真義』（六然社）、『日本鍼灸医学・経絡治療基礎篇』『日本鍼灸医学・経絡治療臨床編』（ともに経絡治療学会）。

編集協力：黒木享

校正協力：斉藤智（青山エディックス スタジオ）

カバー・本文デザイン：掛川竜

経穴主治症総覧

2017年1月1日　初版第1刷発行
2019年8月1日　初版第3刷発行

編著者　池田政一
発行者　戸部慎一郎
発行所　株式会社　医道の日本社
〒237-0068　神奈川県横須賀市追浜本町1-105
TEL　046-865-2161　FAX　046-865-2707
印　刷　ベクトル印刷株式会社

ISBN 978-4-7529-1152-4　C3047